海派针灸

陆氏针灸

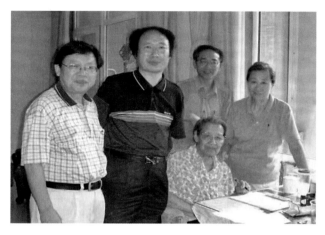
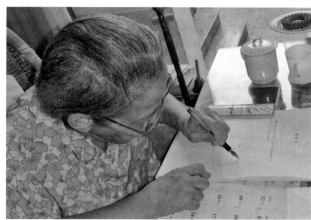

图1 "陆氏针灸疗法"申报国家级非物质文化遗产并获成功。图为申报专家团队及朱汝功签署授权书授权上海市针灸经络研究所申报

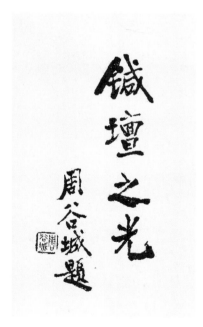
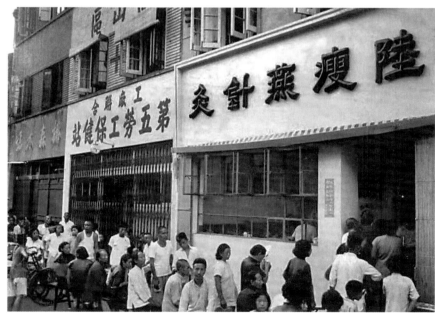

图2 著名学者周谷城赞誉陆瘦燕为"针坛之光"

图3 20世纪50年代,患者在"陆瘦燕针灸"诊所外排队就诊的场景

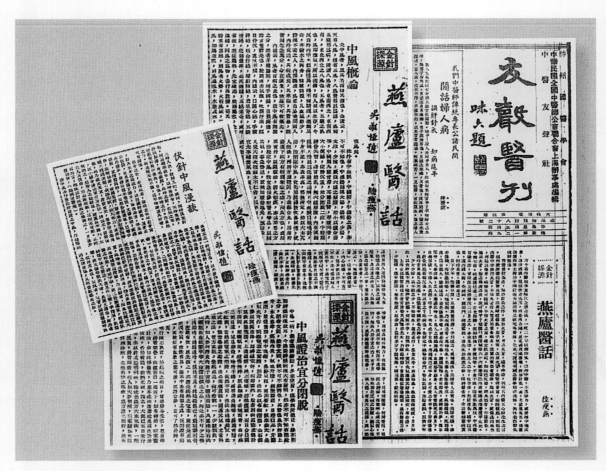

图4　20世纪40年代,陆瘦燕在上海报纸上刊载《燕庐医话》,宣传推广中医

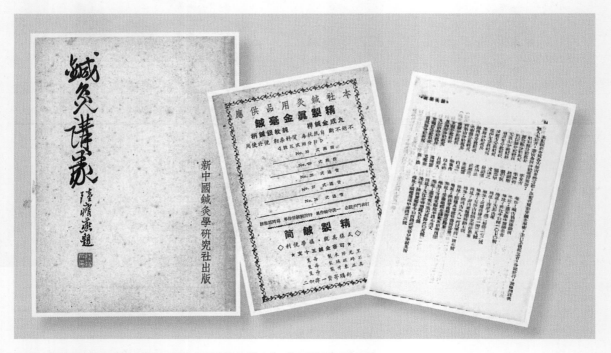

图5　陆瘦燕、朱汝功伉俪亲自编写出版《针灸讲义》,为函授班同学释疑

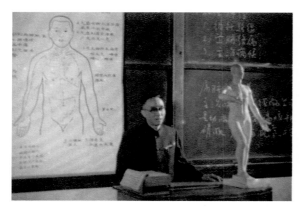

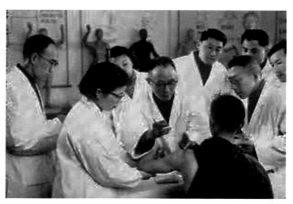

图6　1958年，陆瘦燕在上海中医学院（现上海中医药大学）为学生上课

图7　陆瘦燕为西医学习中医研究班学员做手法示教

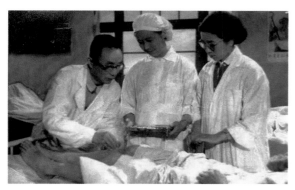

图8　20世纪60年代，陆瘦燕在病房会诊，为患者治疗

图9　20世纪40～60年代，陆瘦燕撰写的针灸著作

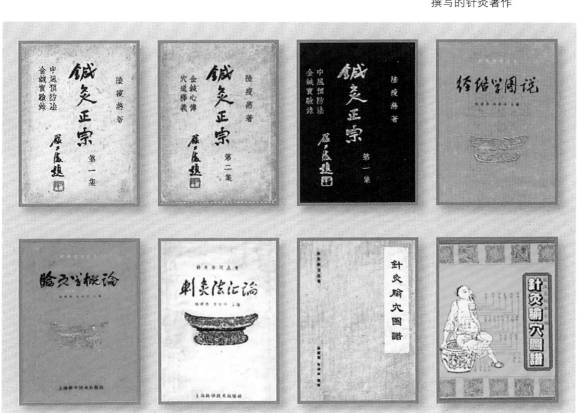

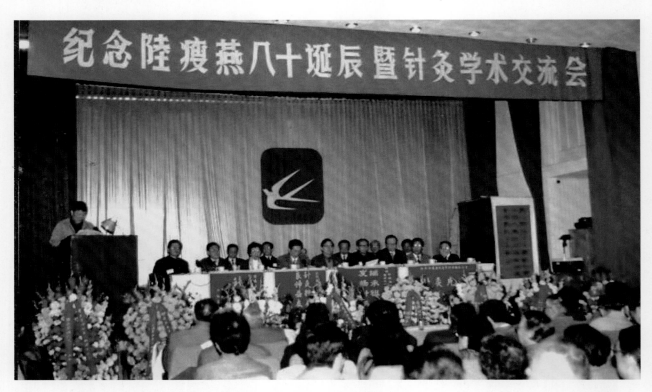

图10　1989年11月,纪念陆瘦燕八十诞辰暨针灸学术交流会举办

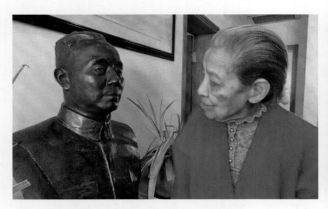

图11　鹣鲽情深,朱汝功凝望陆瘦燕铜像

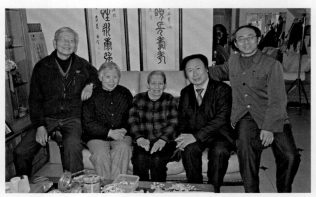

图12　陈汉平夫妇、吴焕淦、刘立公探望朱汝功

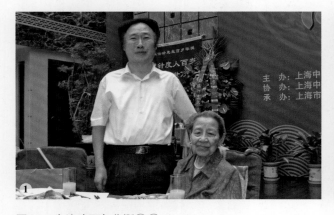

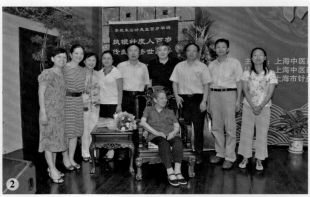

图13　朱汝功百年华诞①②

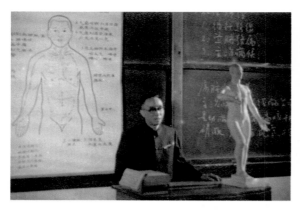

图6 1958年,陆瘦燕在上海中医学院(现上海中医药大学)为学生上课

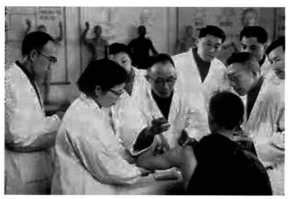

图7 陆瘦燕为西医学习中医研究班学员做手法示教

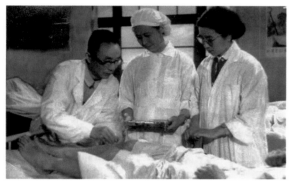

图8 20世纪60年代,陆瘦燕在病房会诊,为患者治疗

图9 20世纪40～60年代,陆瘦燕撰写的针灸著作

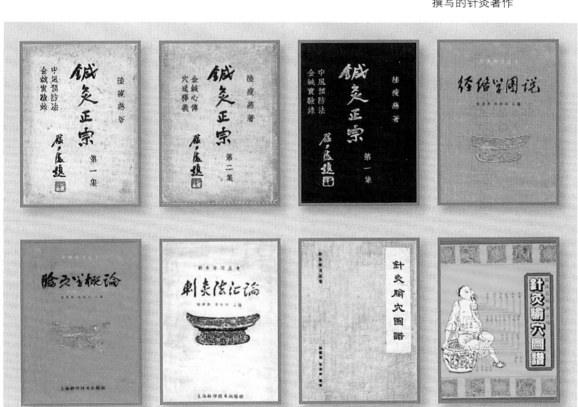

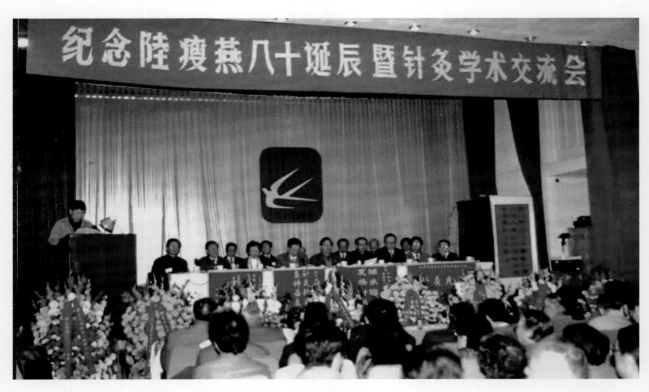

图10　1989年11月,纪念陆瘦燕八十诞辰暨针灸学术交流会举办

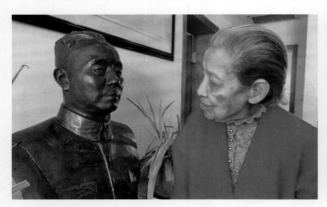

图11　鹣鲽情深,朱汝功凝望陆瘦燕铜像

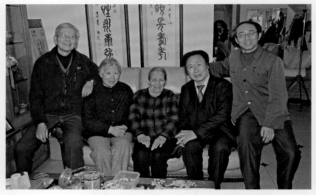

图12　陈汉平夫妇、吴焕淦、刘立公探望朱汝功

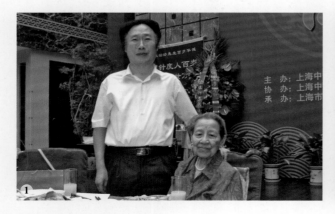

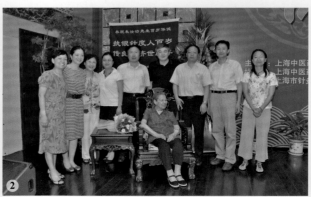

图13　朱汝功百年华诞①②

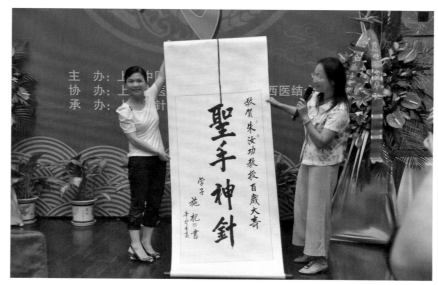

图14　施杞贺朱汝功百年华诞

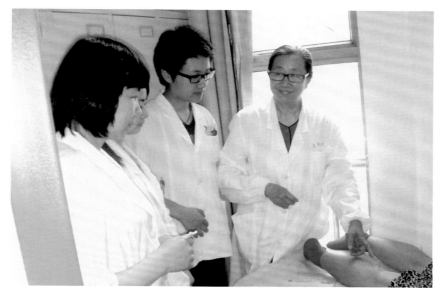

图15　陆瘦燕之女陆焱垚带教学生

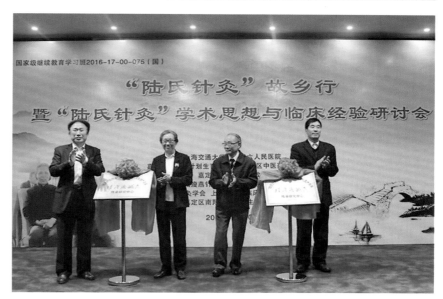

图16　2016年4月,"陆氏针灸"故乡
　　　行活动

杨氏针灸

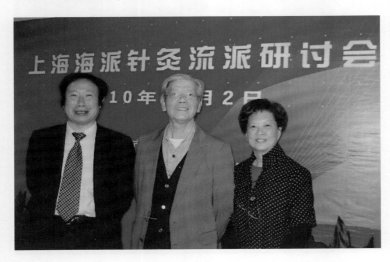

图17 吴焕淦、陈汉平、杨容参加学术研讨会

黄氏针灸

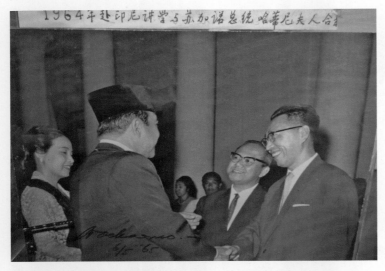

图18 1964年,黄羡明(右)赴印尼讲学,受到
时任总统苏加诺及夫人哈蒂尼(左)亲切
接见

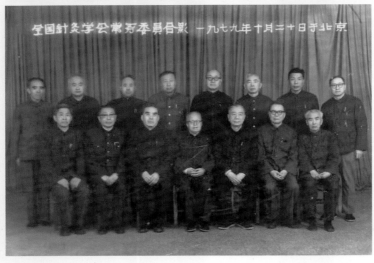

图19 1979年,包括黄羡明在内的全国针灸学
会常务委员合影

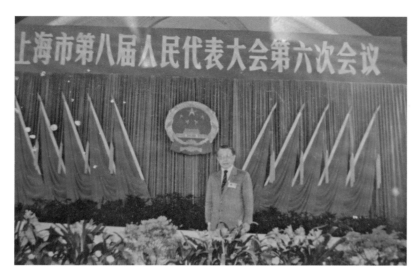

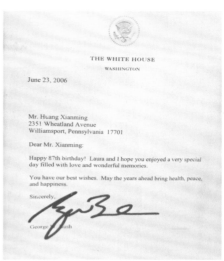

图20 黄羡明任上海市第八届人民代表大会代表

图21 2005年7月4日,时任美国总统乔治·沃克·布什因黄羡明为美国人民健康做出的贡献题写感谢信

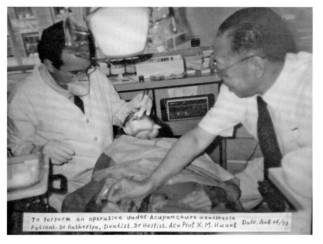

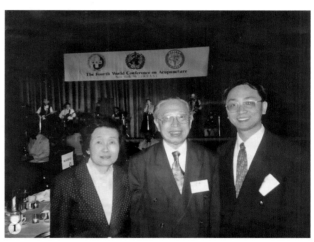

图22 1993年,黄羡明在美国为一位患者进行手术时,使用针刺麻醉技术

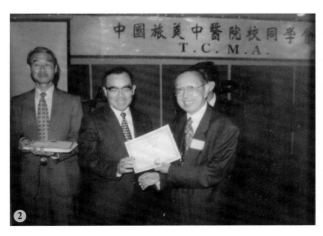

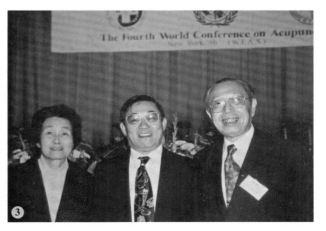

图23 黄羡明与旅美友人①②③

方氏针灸

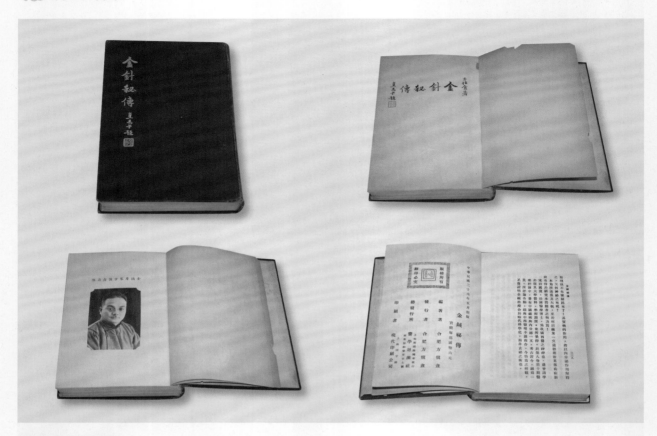

图24 《金针秘传》

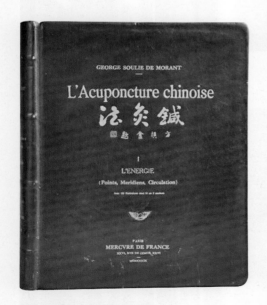

图25 《针灸法》(法文版)

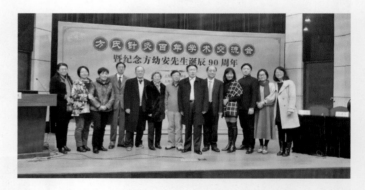

图26 方氏针灸百年学术交流会方氏针灸传人与部分参会专家留影

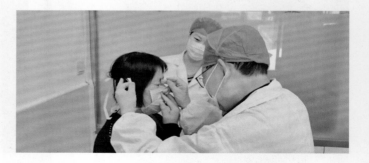

图27 第三代方氏针灸代表性传人张仁在临床带教

奚氏针灸

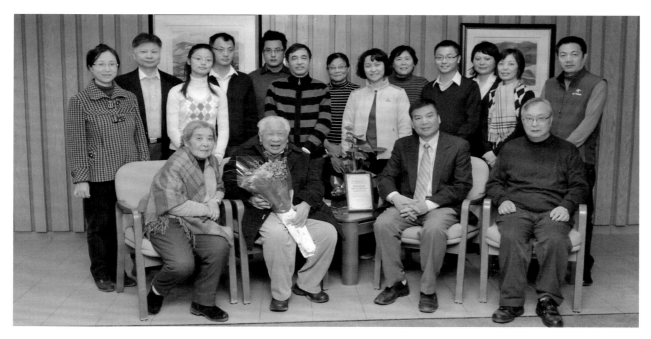

图28　2013年底，浦蕴星带领韩建中、徐佳赴加拿大多伦多，在奚永江及其主持的加拿大上海针灸中心、加拿大安大略省中医师针灸师公会短期访问

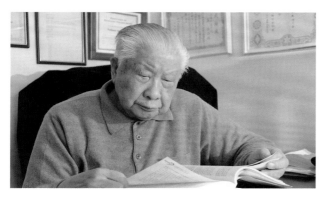

图29　2014年初，奚永江于加拿大多伦多阅读《岳阳医院60年发展史》

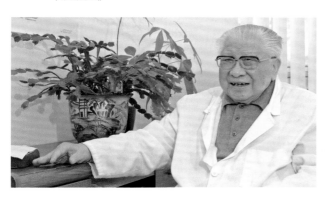

图30　2014年初，奚永江于加拿大多伦多上海针灸中心接受电视台记者采访

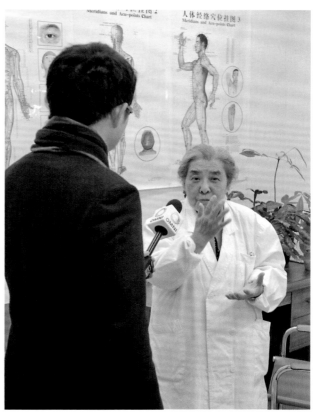

图31　2014年初，浦蕴星于加拿大多伦多上海针灸中心接受电视台记者采访

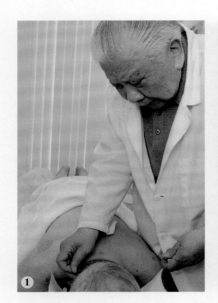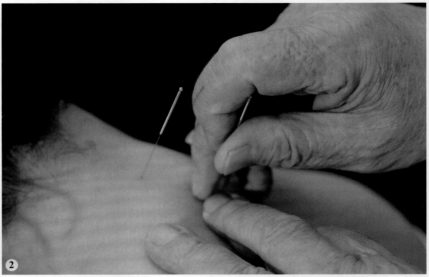

图32 2015年,奚永江在加拿大多伦多上海针灸中心为患者做针刺治疗①②

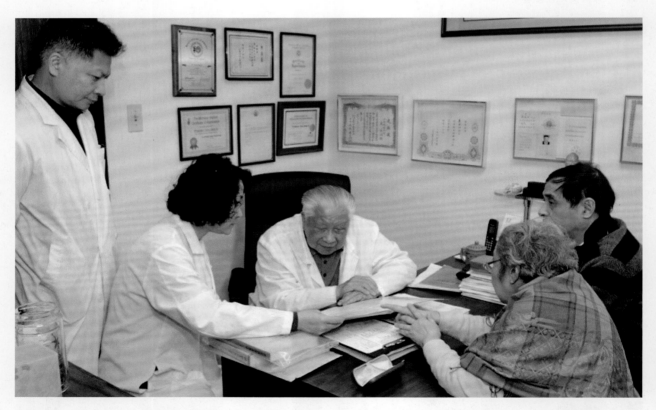

图33 2015年,浦蕴星、韩建中、徐佳在加拿大多伦多上海针灸中心向奚永江、奚德培汇报上海奚氏针灸流派传承工作

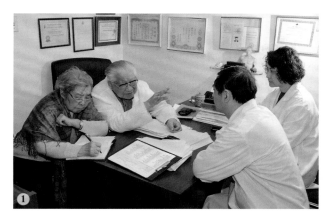
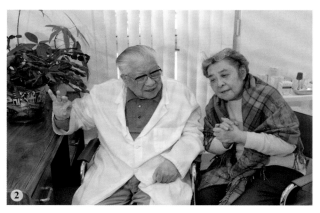

图34　2015年,奚永江在加拿大多伦多上海针灸中心向浦蕴星、韩建中、徐佳介绍奚氏针灸流派在多伦多的发展情况①②

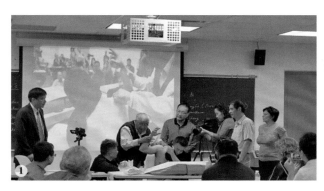
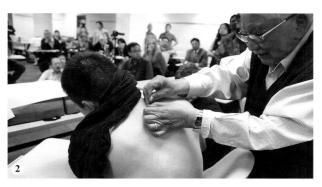

图35　2015年9月,在与加拿大安大略省中医师针灸师公会合作举办的奚氏针灸学术论坛暨恭贺奚永江教授行医70周年活动上,奚永江授课并示范针刺手法①②

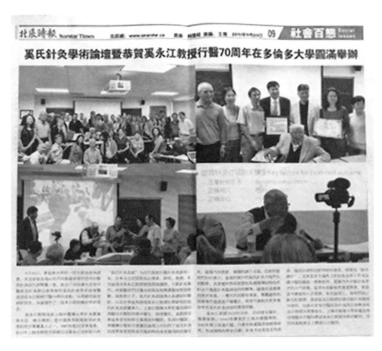

图36　加拿大多伦多报纸报道奚氏针灸学术论坛暨恭贺奚永江教授行医70周年活动

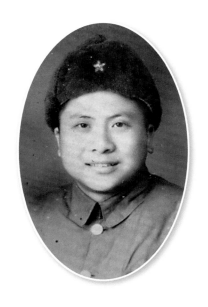

图37　奚永江参加第二批上海市抗美援朝志愿医疗队

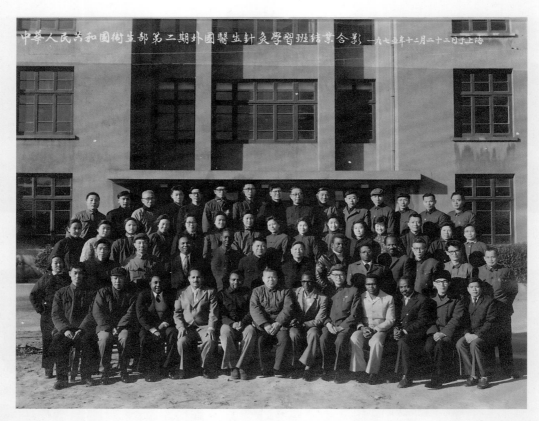

图38　1975年12月，奚永江在卫生部上海国际针灸培训中心与学员合影

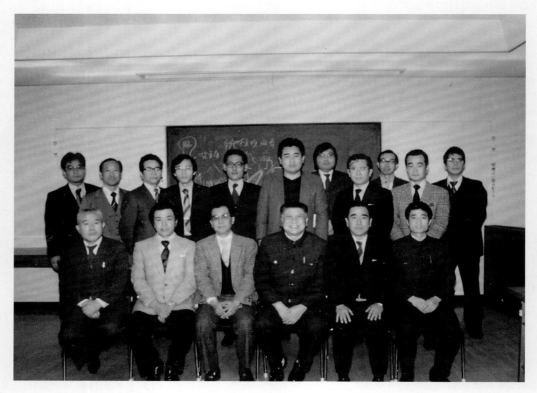

图39　奚永江赴日本讲学

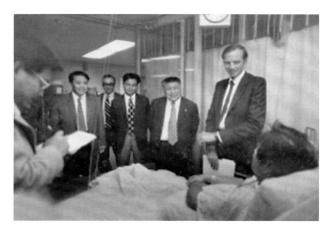

图40 奚永江出访美国旧金山

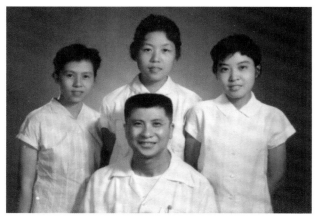

图41 1955年,上海市卫生局建立"中医师带徒"制度以培养新中医,奚永江被聘为第一届带徒老师,带徒3名,分别为凌月明、徐培坤、浦蕴星(后排自左至右)

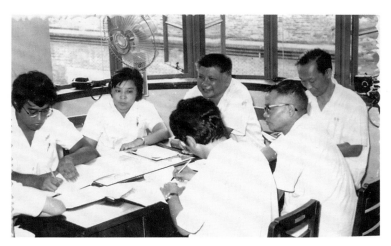

图42 奚永江、浦蕴星参加针灸科业务学习

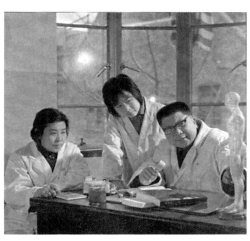

图43 奚永江临床小讲课(左一为浦蕴星)

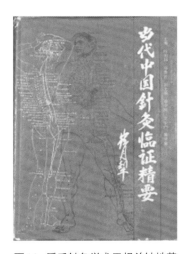

图44 奚氏针灸学术思想总结性著作《当代中国针灸临证精要》

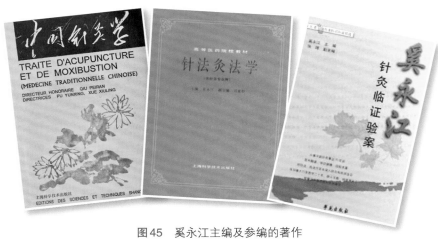

图45 奚永江主编及参编的著作

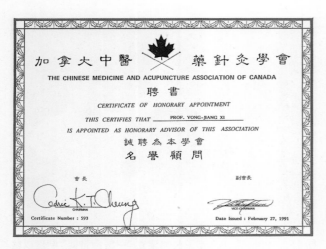
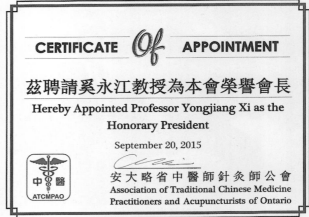

图46 1991年,加拿大中医药针灸学会聘奚永江为名誉顾问　图47 2015年,加拿大安大略省中医师针灸师公会聘奚永江为荣誉会长

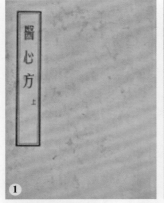
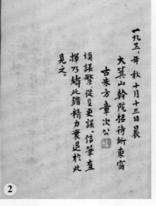
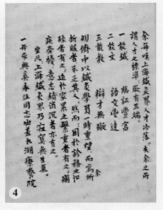

图48 章次公赠奚永江《医心方》并赠言①~④

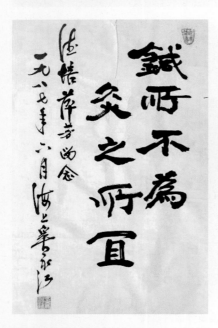
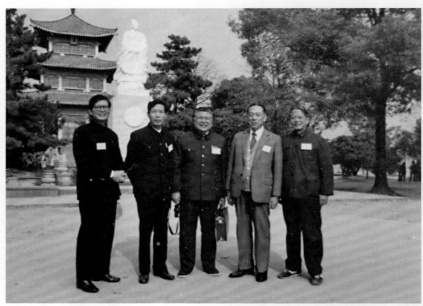

图49 奚永江墨宝"针所不为,灸之所宜"　图50 陈汉平、李鼎、奚永江、方幼安、杨依方合影(左起)

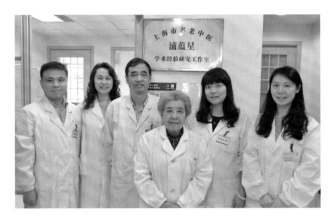

图51 浦蕴星与临床带教学生合影

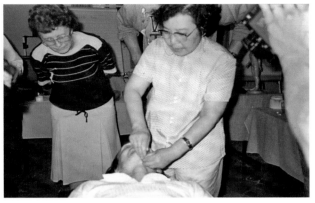

图52 浦蕴星出访法国,示范针刺操作

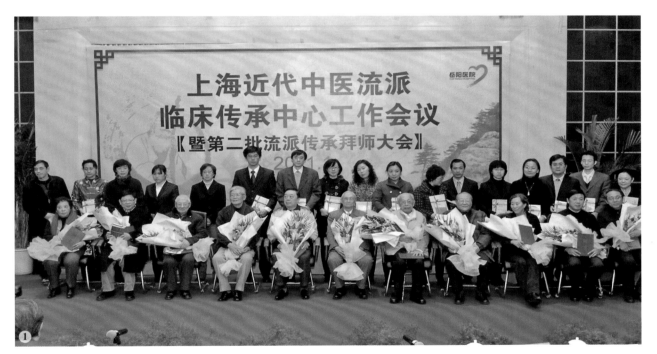

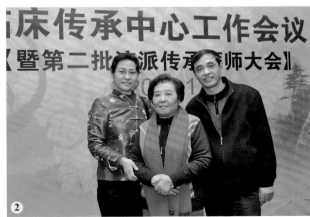

图53 韩建中、徐佳拜师浦蕴星①②

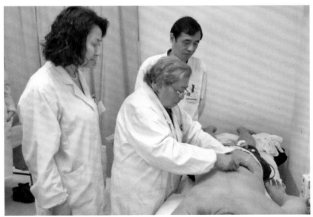

图54 在上海近代海派中医流派临床传承中心,浦蕴星第一批收徒韩建中、徐佳跟师临诊

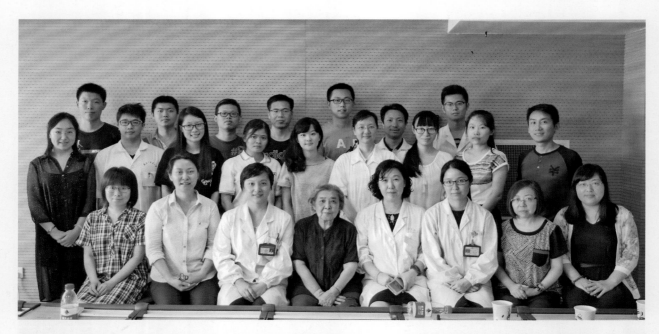

图55 2016年7月，在上海举办上海市级中医药继续教育项目《奚氏针灸流派学术思想和临床特色技术》暨纪念奚永江教授行医70周年

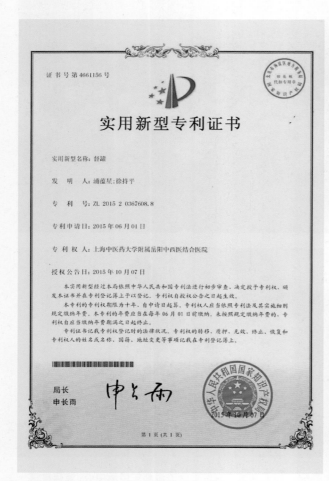

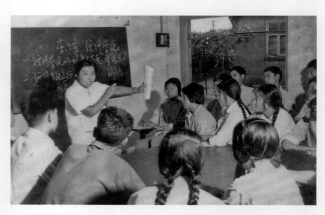

图57 1973—1974年，蒲蕴星被派往上海中医学院（现上海中医药大学）教改小分队，赴当时的川沙县江镇卫生院任教师

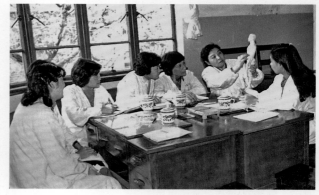

图56 浦蕴星"督罐"实用新型发明专利证书

图58 浦蕴星带领科室医生业务学习

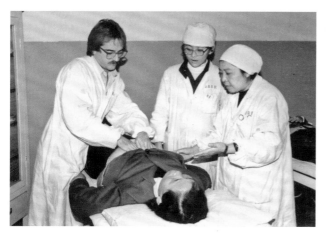

图59 浦蕴星临床带教卫生部上海国际针灸培训中心学员

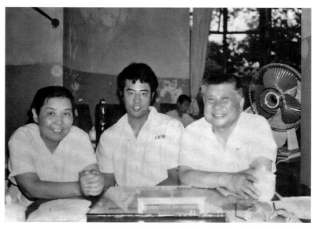

图60 奚永江、浦蕴星与卫生部上海国际针灸培训中心学员合影

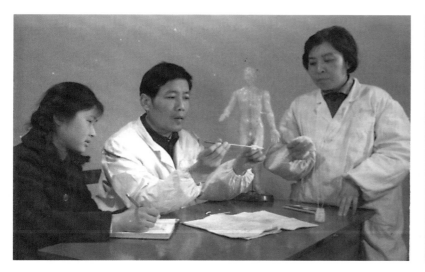

图61 浦蕴星与李鼎教学备课

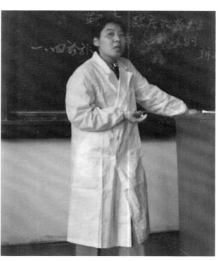

图62 浦蕴星于上海中医学院（现上海中医药大学）课堂教学

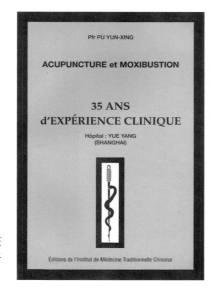

图63 浦蕴星主编《35年针灸临床经验》（该书为浦蕴星中东工作期间整理出版，于1997年由法国出版社出版）

秦氏针灸

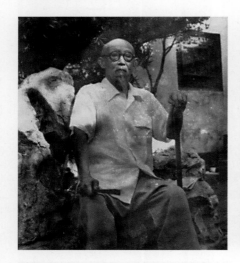

图64　1964年，秦志成在上海豫园

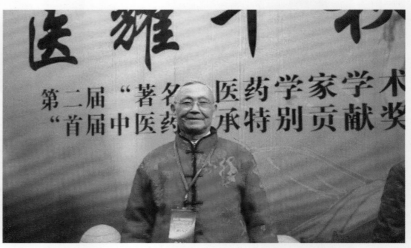

图65　2006年，秦亮甫获"首届中医药传承特别贡献奖"

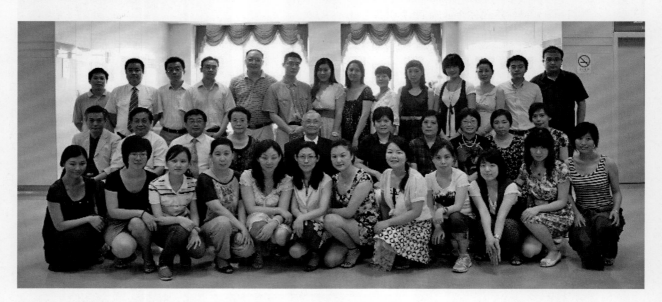

图66　2011年8月，秦亮甫及其传承人合影

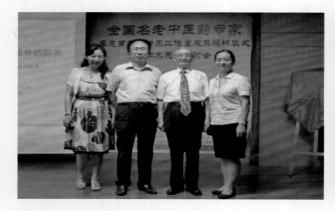

图67　2011年9月，全国名老中医秦亮甫工作室在上海交通大学医学院附属仁济医院揭牌

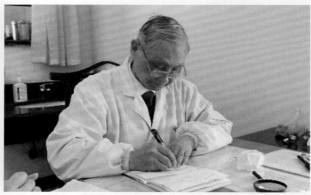

图68　2015年，秦亮甫在门诊

党氏针灸

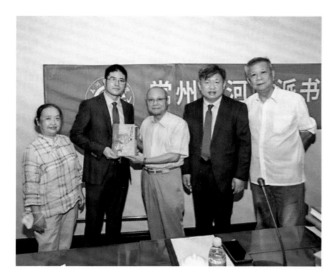

图69　2021年9月，常州孟河医派传承书院出师仪式
左起：席与玚副会长（席德治女儿），张李唯，党惠庆（常州孟河医派传承学会理事），顾书华（常州孟河医派传承学会会长），丁一谔（丁甘仁曾孙）

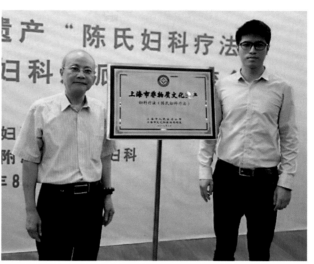

图70　2019年，党惠庆（左）携徒张李唯（右）参加上海市非物质文化遗产"陈氏妇科疗法"活动

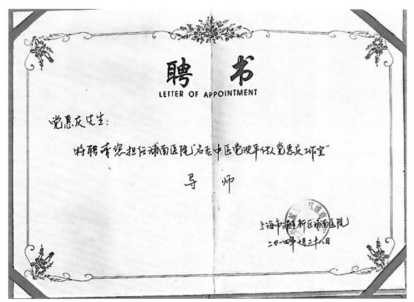

图71　2014年，党惠庆被聘为上海市浦东新区浦南医院"名老中医党波平传人党惠庆工作室"导师

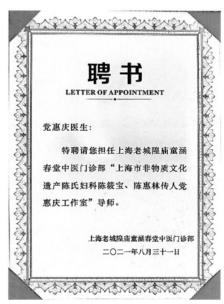

图72　2021年，党惠庆被聘请为"上海市非物质文化遗产陈氏妇科陈筱宝、陈惠林传人党惠庆工作室"导师

严氏化脓灸

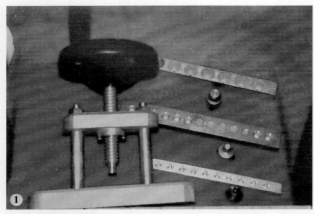 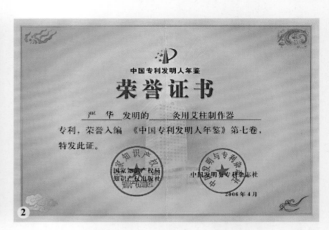

图73　灸用艾炷制作器（专利号：CN2676854）①②

盛氏针灸

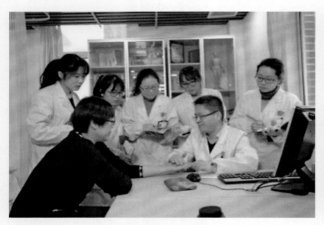

图74　盛氏针灸第四代传承人胡智海的教学门诊

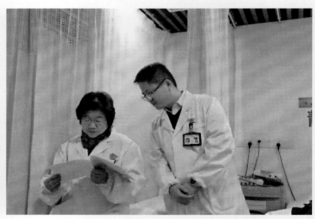

图75　潘守纶和胡智海诊余探讨盛氏针灸理论和技术

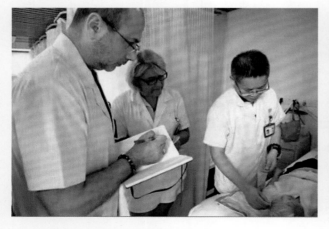

图76　胡智海门诊带教留学生

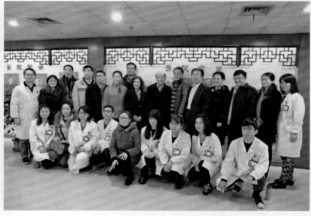

图77　2016年,盛氏针灸专科建设专家研讨会

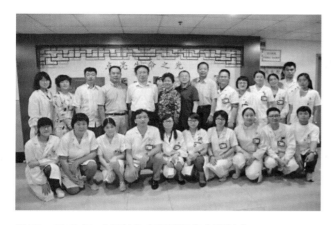

图78　2019年,盛氏针灸专科建设专家研讨会

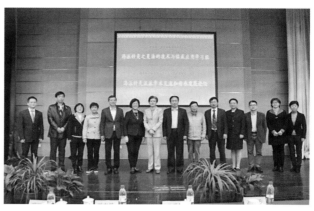

图79　2018年,胡智海带领针灸科成功举办国家继续教育学习项目

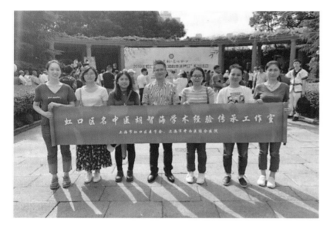

图80　2019年,胡智海医师带领工作室传承团队参加上海市虹口区非物质文化遗产相关活动

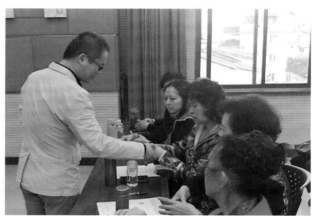

图81　胡智海为社区居民讲座和义诊,指导居民养生保健

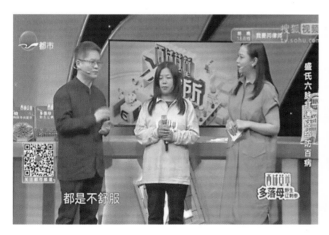

图82　胡智海应邀在上海星尚频道"X诊所"节目主讲"盛氏六脉打通经络防百病"

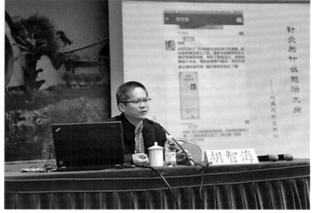

图83　胡智海在上海市虹口区图书馆宣讲"针灸为什么能治大病",推广"盛氏针灸疗法"

◎ 腕踝针

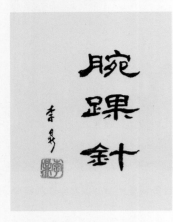

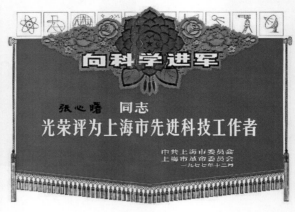

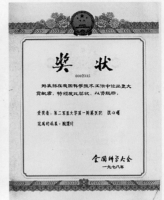

图84 著名针灸学家李鼎题词　　图85 1977年12月,张心曙被评为"上海市先进科技工作者"　　图86 1978年,张心曙获全国科学大会奖

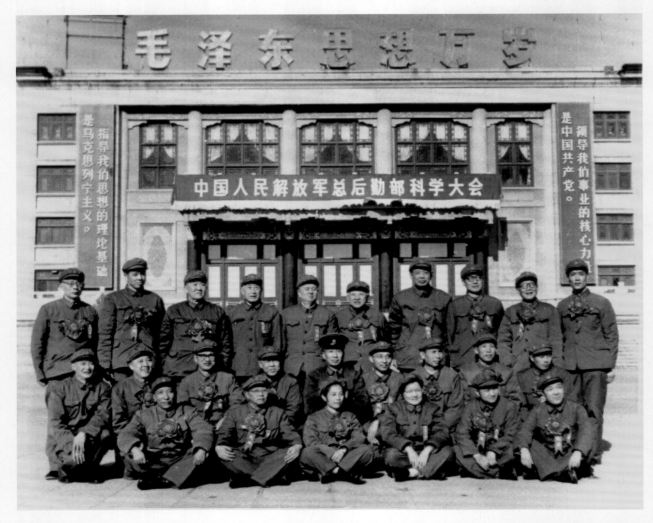

图87 1977年11月,张心曙(第二排左三)参加中国人民解放军总后勤部科学大会,并获中国人民解放军总后勤部科学大会奖

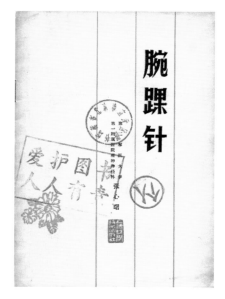
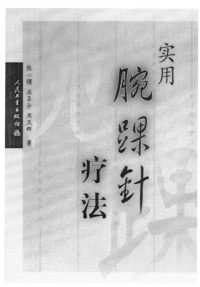
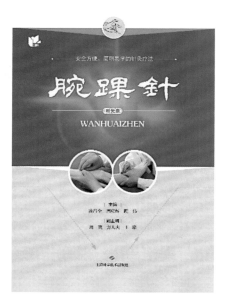

图88　1978年版《腕踝针》　　　　　　图89　2002年版《实用腕踝针疗法》　　　图90　2017年版《腕踝针》(附光盘)

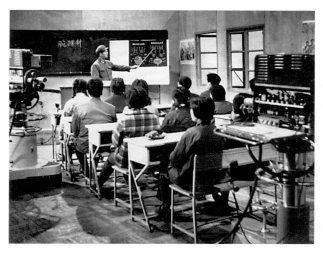

图91　1975年12月,上海电视台制作张心曙主讲的腕踝针电视教育节目

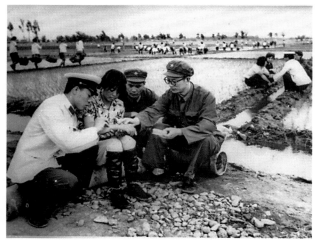

图92　1976年6月,中国人民解放军总后勤部卫生部举办腕踝针学习班,张心曙(前排右一)深入工厂、农村为工人、贫下中农服务,带领学员在田间地头为社员治病(《解放军报》)

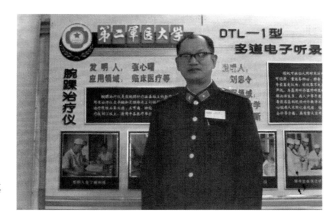

图93　1987年9月,张心曙在第三届全国发明展览会展示其发明的腕踝治疗仪

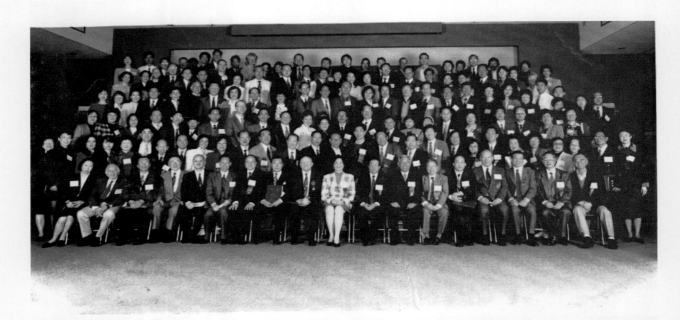

图94　1995年4月,张心曙(第二排左十)在美国参加中国针灸-微针疗法首届国际研讨会

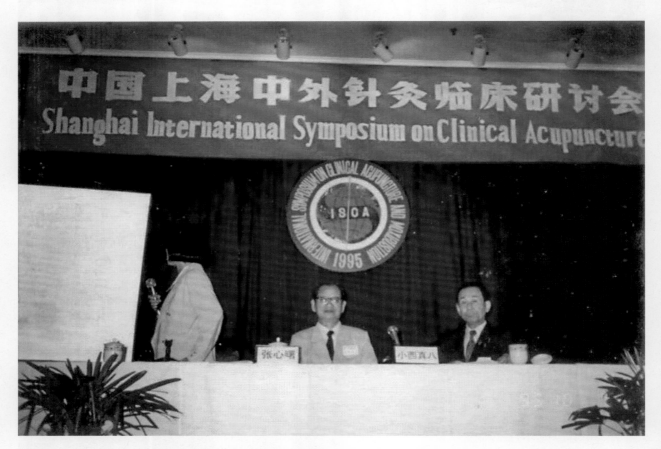

图95　1995年10月,张心曙出席中国上海中外针灸临床研讨会,并主持大会交流

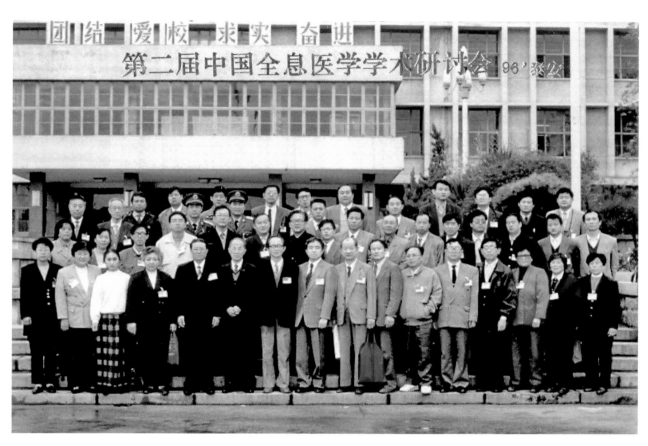

图96　1996年10月,张心曙(前排右八)参加第二届中国全息医学学术研讨会

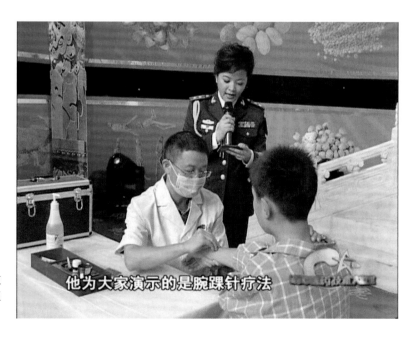

图97　2007年8月,周庆辉参加全军中医药技
　　　术大比武,被总后勤部授予"军队中医
　　　药技术能手"称号

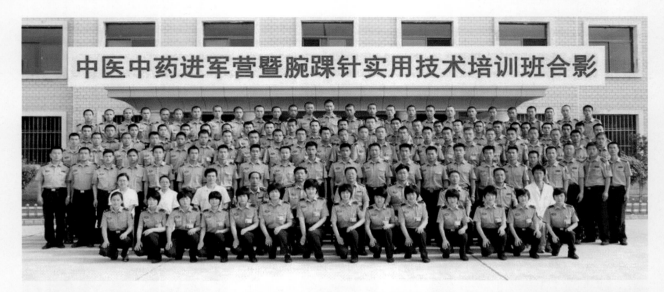

图98　2009年7月，第二军医大学（现海军军医大学）中医系腕踝针团队深入基层部队开展"中医中药进军营暨腕踝针实用技术培训班"系列活动

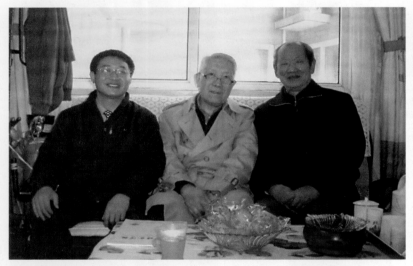

图99　2012年12月，周庆辉陪同时任世界卫生组织针灸名词国际标准化科学组主席的蒋庆棠拜访张心曙

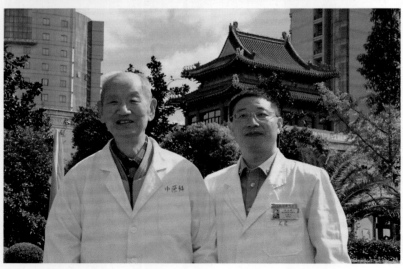

图100　腕踝针发明人张心曙与传承人周庆辉在上海长海医院

海派针灸名家李鼎

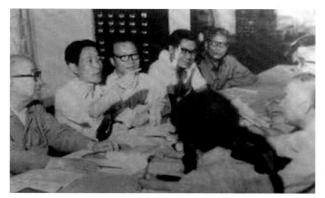

图101　1984年，李鼎参加《经络学》定稿会

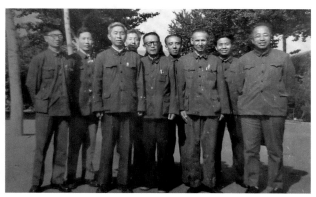

图102　李鼎在教师培训班合影

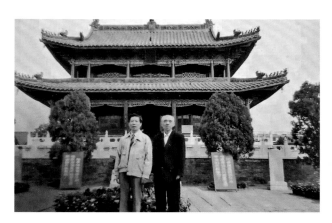

图103　李鼎与魏稼（澄江针灸学派第三代传人）合影

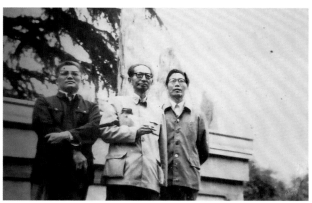

图104　李鼎和裘沛然等合影

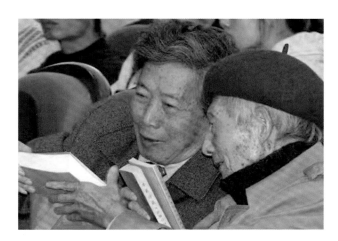

图105　李鼎和裘沛然合影

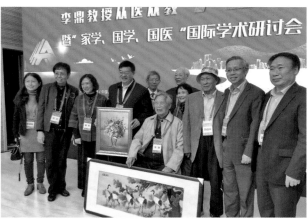

图106　李鼎从医从教70周年活动

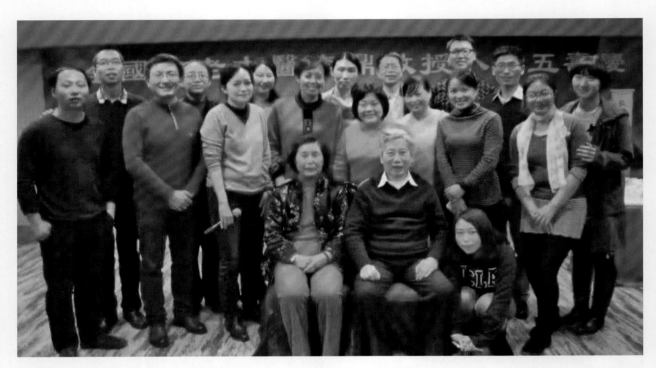

图107 李鼎85岁生日

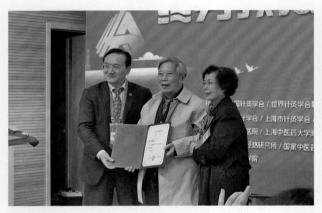

图108 李鼎获终身教授证书

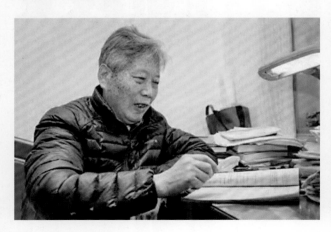

图109 李鼎在书房

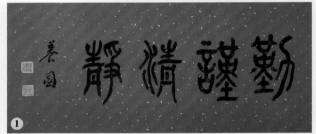

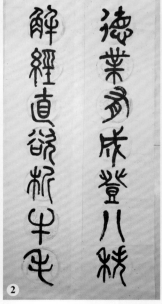

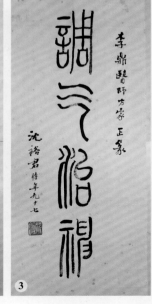

图110 李鼎墨宝①②③

海派针灸名家金舒白

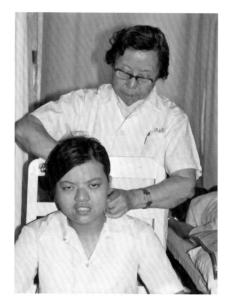

图111　金舒白为患者治疗

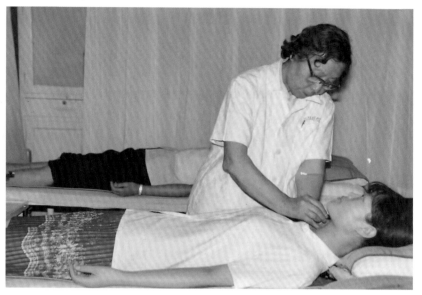

图112　金舒白为甲状腺疾病患者治疗

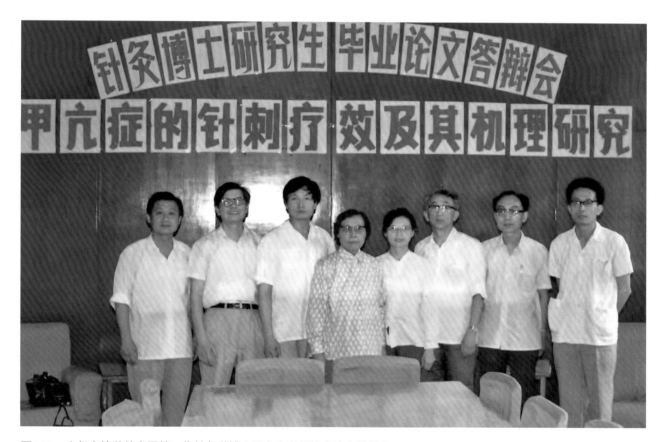

图113　金舒白培养的全国第一位针灸学博士研究生举行毕业论文答辩会

杨继洲针灸

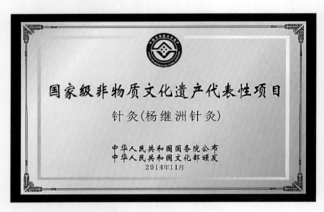

图114　杨继洲针灸荣获国家级非物质文化遗产代表性项目

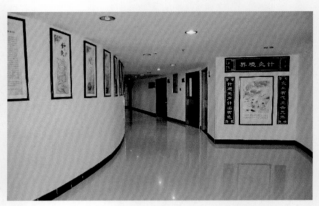

图115　杨继洲针灸文化馆内景

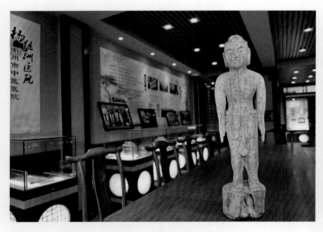

图116　杨继洲医院内杨继洲针灸文化展示厅

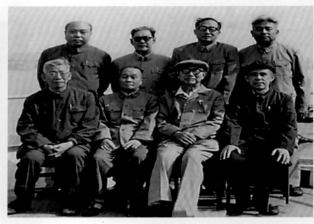

图117　邱茂良参加学术会议合影
前排左起：曲祖贻、邱茂良、孟昭威、马继兴；后排左起：贺普仁、郑魁山、叶庭光、杨廉德

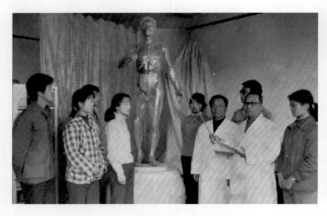

图118　邱茂良（右二）在讲授针灸经络腧穴

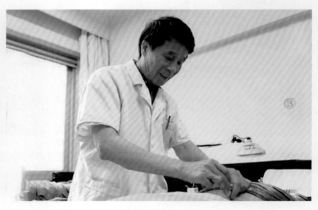

图119　王樟连为患者治疗

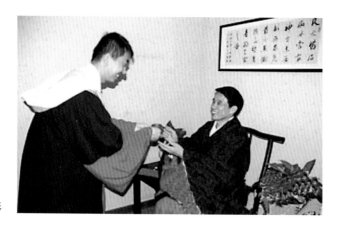

图120　王樟连与弟子合影

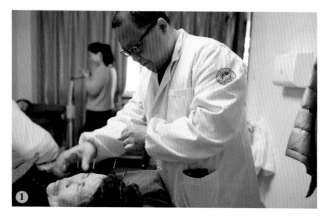

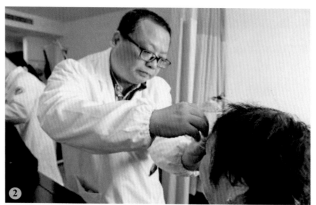

图121　金瑛为患者施治①②

高氏针灸

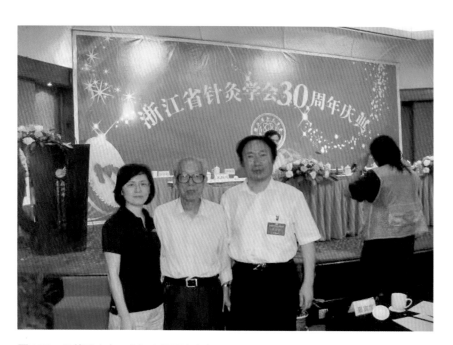

图122　吴焕淦（右一）与高镇五（中）

盛氏针灸

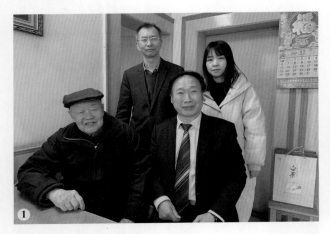 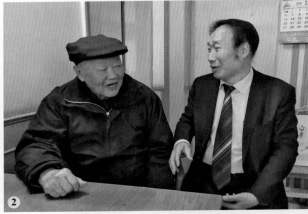

图123　吴焕淦拜访盛燮荪①②

施氏针灸

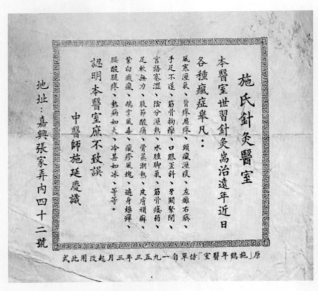

图124　施氏针灸医室招贴广告

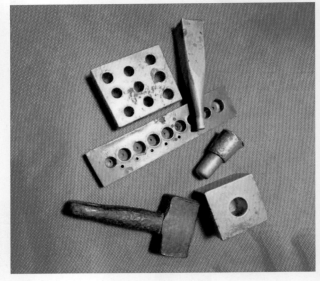

图125　制作艾炷的铜器

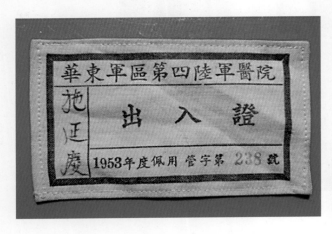

图126　华东军区第四陆军医院颁发给施延庆的出入证

江苏针灸流派

澄江针灸学派

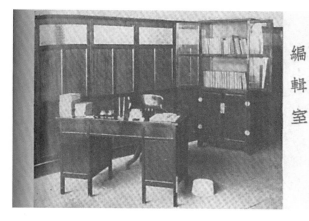

图127　《针灸杂志》编辑室

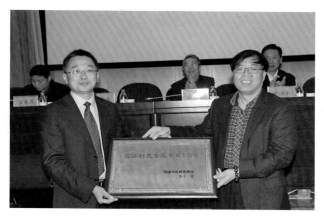

图128　国家中医药管理局中医学术流派传承推广基地办公室贺振泉副主任代表国家中医药管理局向南京中医药大学澄江针灸学派传承工作室授牌

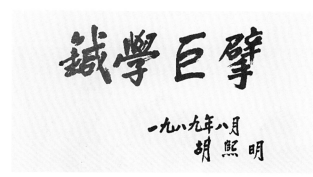

图129　1989年8月，时任卫生部副部长胡熙明为承淡安题词

金陵陶崑灸疗术（动力灸）

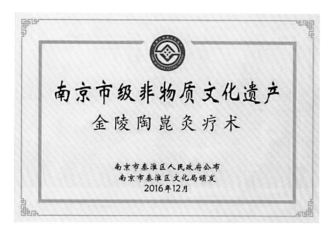

图130　金陵陶崑灸疗术入选南京市非物质文化遗产

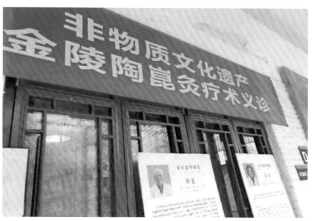

图131　金陵陶崑灸疗术义诊活动

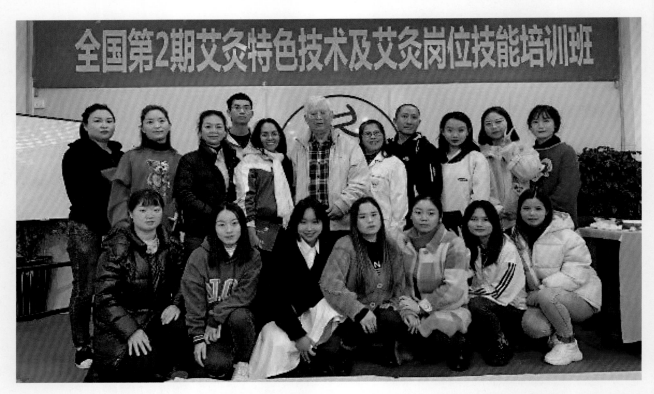

图132　由世界针灸学会联合会、中国针灸学会及安迪共同主办的艾灸特色技术及艾灸岗位技能培训班（第二期）在贵州省安顺市镇宁布依族苗族自治县开班

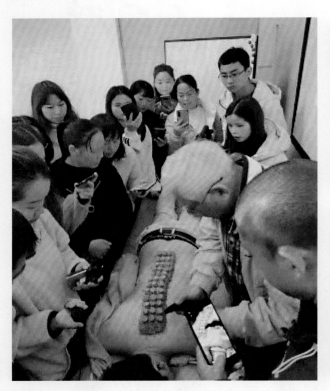

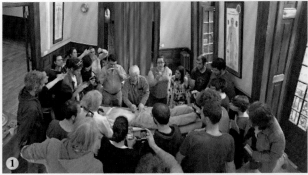

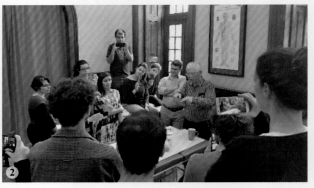

图133　金陵陶崑灸疗术代表性传承人陶崑受邀在学习班讲授金陵陶崑灸疗术的临床运用。图为学员们学习长蛇灸的实际操作

图134　2019年5月，陶崑受葡萄牙里斯本中医学院邀请赴学校讲课

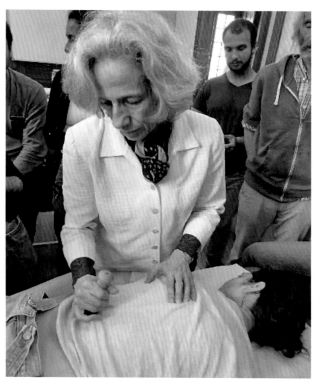

图135 葡萄牙里斯本中医学院学生安娜于2001年专程到南京跟随陶崑学习并掌握动力灸手法，现在里斯本开设针灸诊所并在学校担任老师。图为安娜给她的学生做动力灸示范

图136 2019年10月27日，陶崑受邀为南京中医药大学承办的2019年国家级中医药继续教育项目"筋针疗法暨针灸技术创新培训班"授课

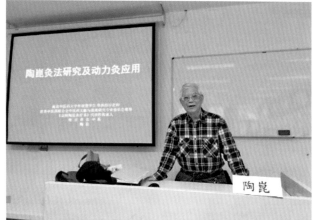

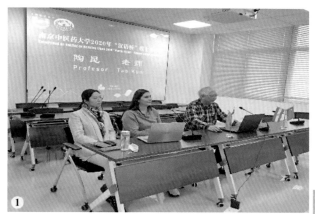

图137 陶崑接受南京中医药大学国际教育学院邀请，在新冠疫情期间为南美洲的智利、阿根廷、厄瓜多尔的学生线上教授灸法①②

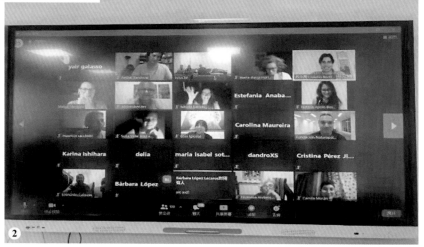

北京针灸流派

程氏针灸

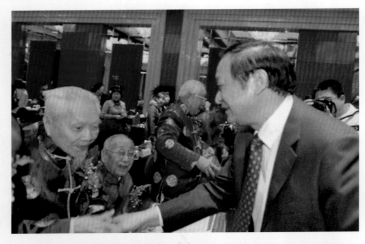

图138 时任卫生部副部长、国家中医药管理局局长
王国强向程莘农获得"首都国医名师"称号
表示祝贺

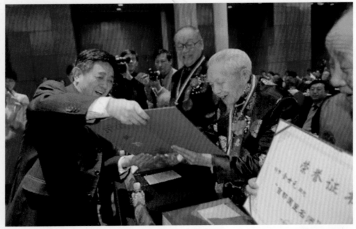

图139 时任北京市副市长丁向阳为程莘农颁发"首
都国医名师"荣誉证书

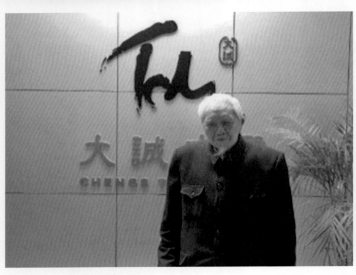

图140 2006年程莘农参观程氏针灸临床传承基地
"大诚中医门诊"

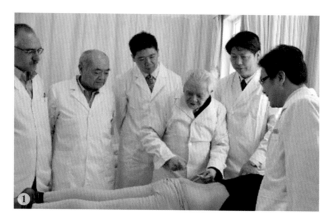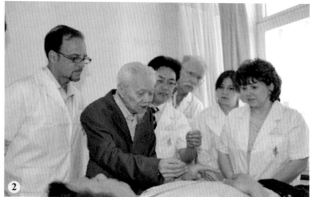

图141　程莘农示范针刺手法①②

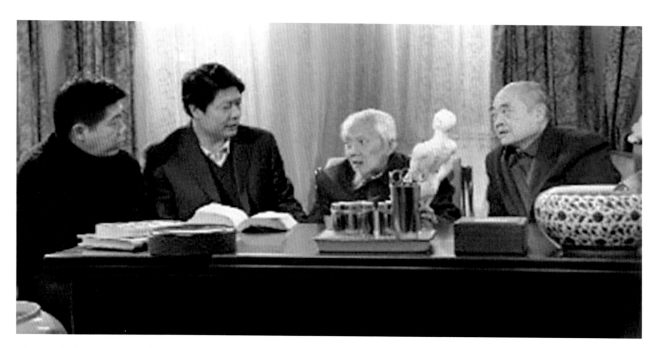

图142　程凯、杨金生、程莘农、程红锋（左起）研讨学术

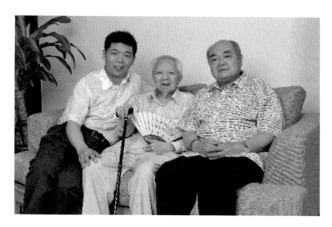

图143　程凯、程莘农、程红锋（左起）合影

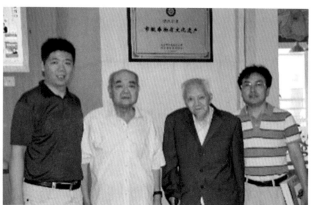

图144　程凯（左一）、程红锋（左二）、程莘农（左三）等合影

贺氏针灸流派

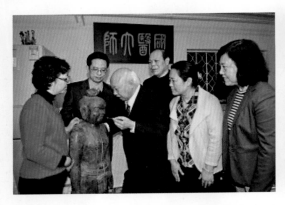
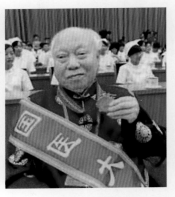

图145 贺普仁（左三）向弟子和传人们讲授"贺氏　　图146 2009年，贺普仁被授予
　　　　三通法"　　　　　　　　　　　　　　　　　　　　　　"国医大师"荣誉称号

孙氏梅花针

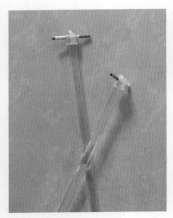
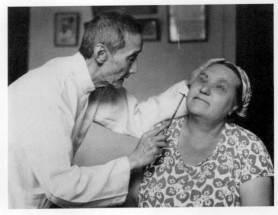

图147 孙氏梅花针　　　　　　　　图148 孙惠卿为苏联专家做梅花针治疗

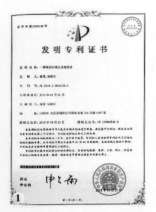
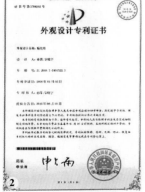
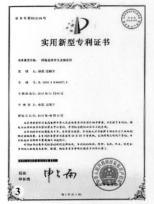

图149 "一种梅花针针头及梅花针"获发明专利证书和实用新型专利证书，"梅花针"
　　　　获外观设计专利证书①②③

河南针灸流派

邵氏针灸流派

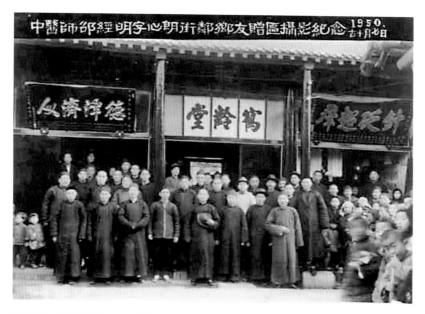

图150　邵经明曾在20世纪30年代于河南周口西华县开设"鹤龄堂"悬壶应诊，图为1950年乡邻赠邵经明的牌匾

岭南针灸流派

陈氏针法学术流派

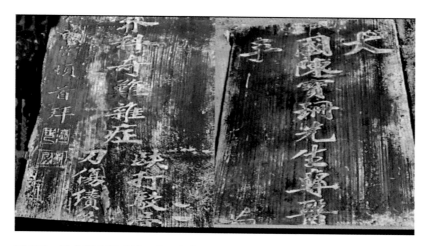

图151　陈宝珊在清光绪二十一年（1895年）于广州西关（现广州市荔湾区）开设"大国手陈宝珊医馆"，挂牌行医

四川针灸流派

@ 李氏杵针流派

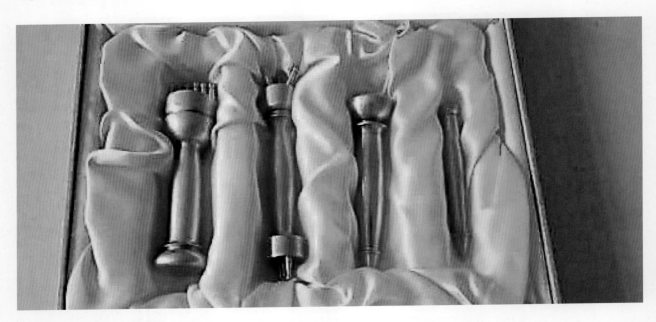

图152　杵针结构及铜制杵针

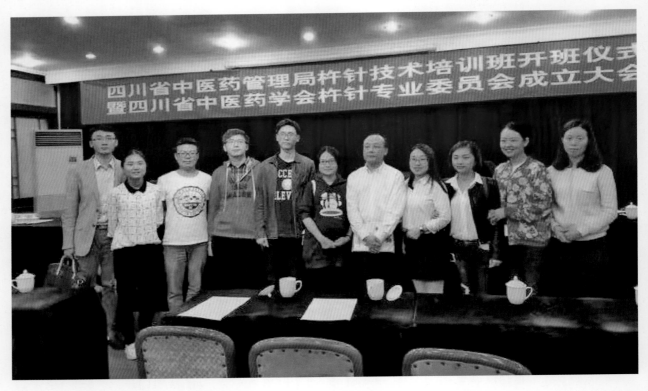

图153　四川省中医药学会杵针专业委员会成立

辽宁针灸流派

彭氏眼针学术流派

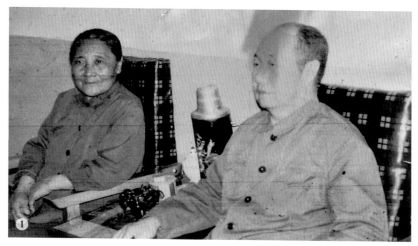

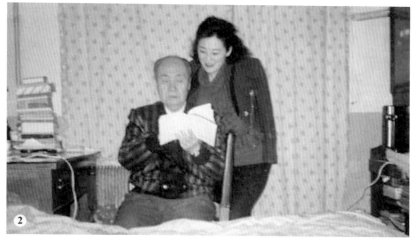

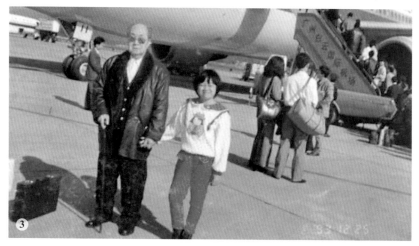

图154　彭静山与家人①②③

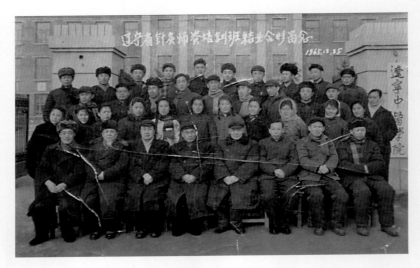

图155　1965年12月，辽宁省针灸师资培训班结业合影留念

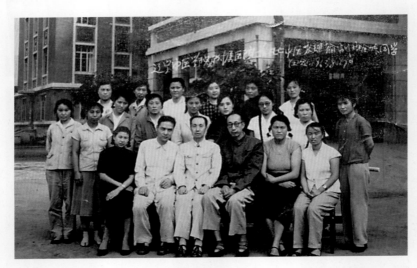

图156　彭静山与辽宁中医学院附属医院（现辽宁中医药大学附属医院）同学合影

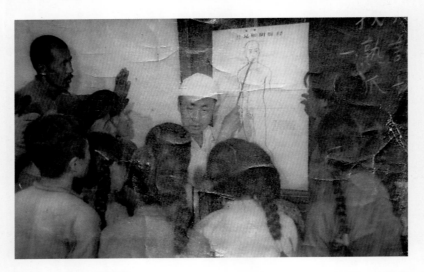

图157　彭静山在授课

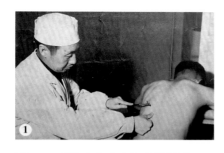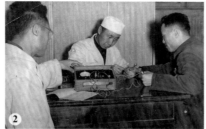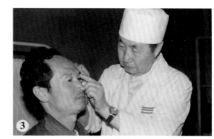

图158 彭静山为患者诊疗①②③

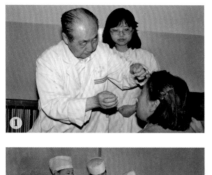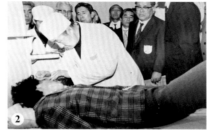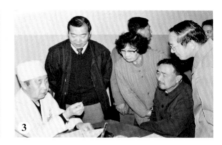

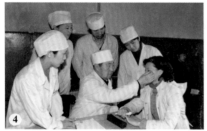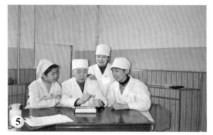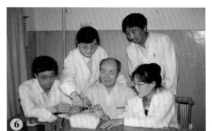

图159 彭静山临床带教①～⑥

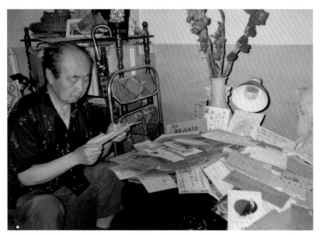

图160 彭静山整理书信

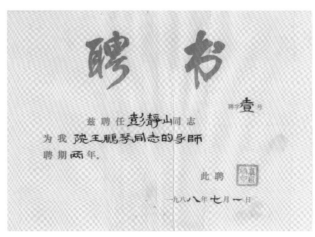

图161 1988年,彭静山被聘为王鹏琴的导师

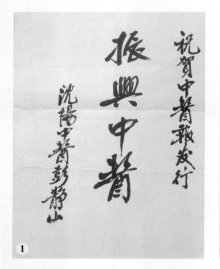

图162　彭静山的题词①②

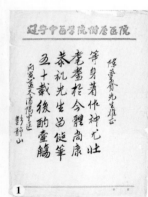

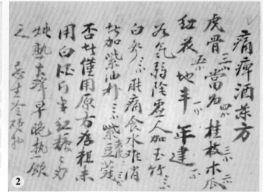

图163　彭静山的手稿①～⑥

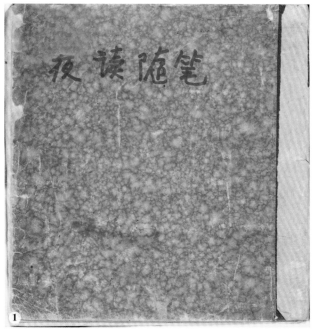

图164　彭静山的读书笔记①②

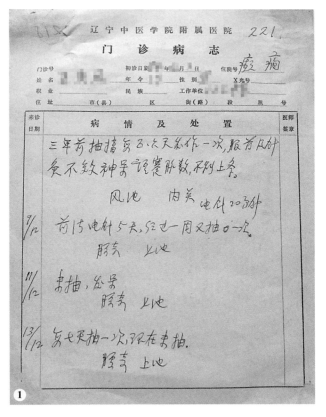

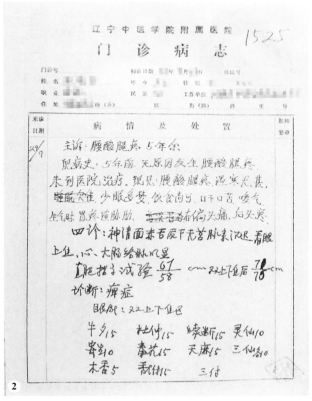

图165　彭静山记录的患者病历①②

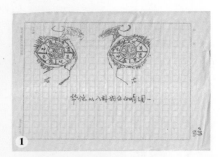
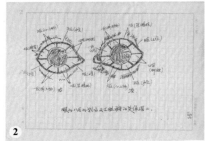
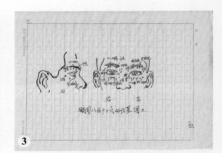

图166 彭静山所画眼针八区十三穴的最初手绘分区①②③

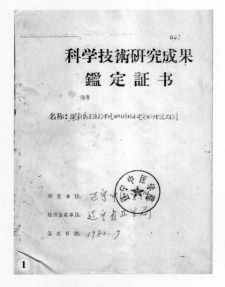
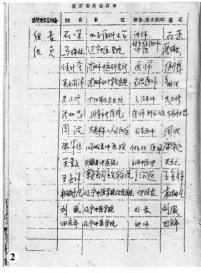
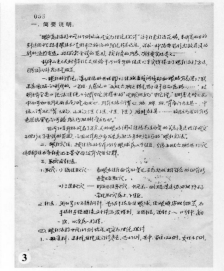
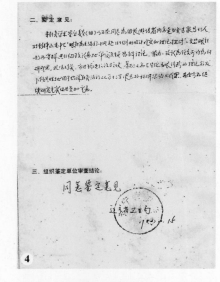
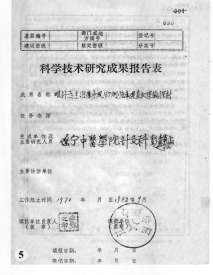
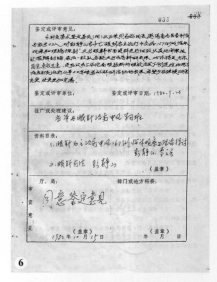

图167 彭静山完成"眼针为主治疗中风167例临床观察和理论探讨"研究,并于1982年获科学技术研究成果鉴定证书①～⑥

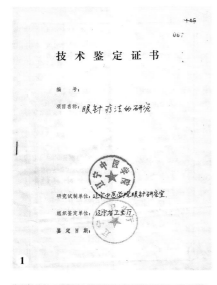

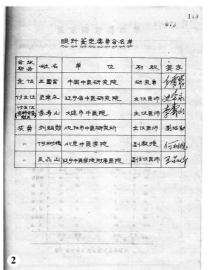

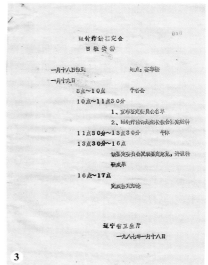

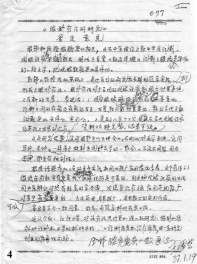

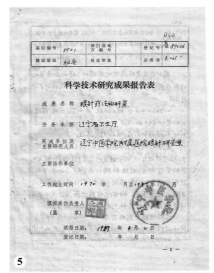

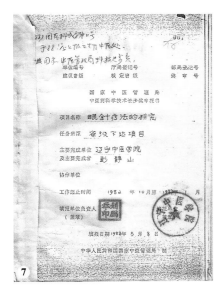

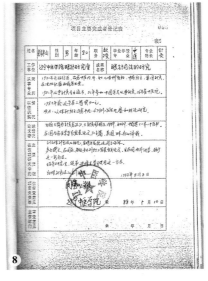

图168　彭静山完成"眼针疗法的研究"，并于1987年获鉴定证书①～⑧

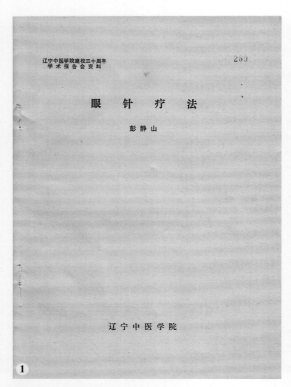

图169　彭静山主编的《眼针疗法》①②

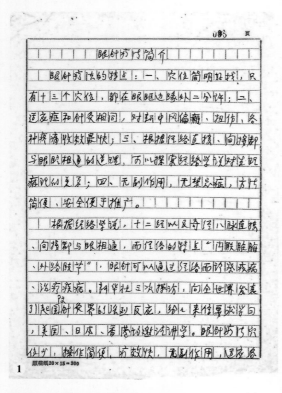

图170　彭静山的《眼针疗法》手稿①②

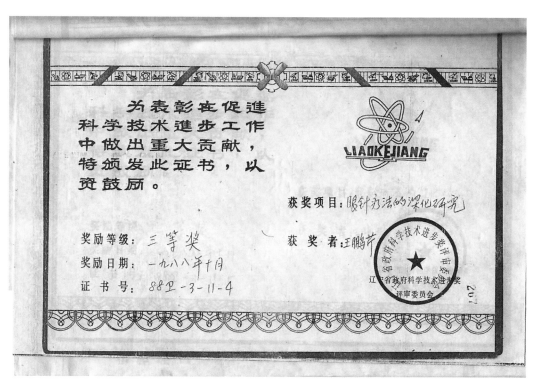

图171   1988年10月,彭静山"眼针疗法的深化研究"获辽宁省政府科学技术进步奖三等奖

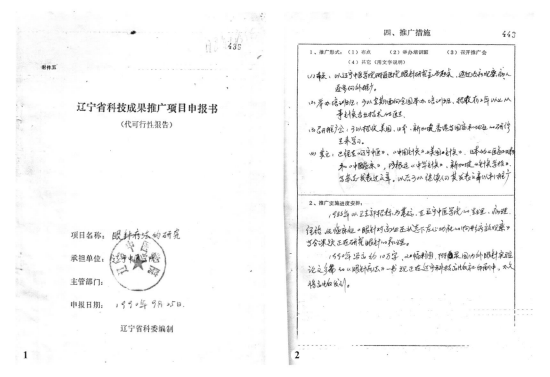

图172   1990年,"眼针疗法的深化研究"申报辽宁省科技成果推广项目①②

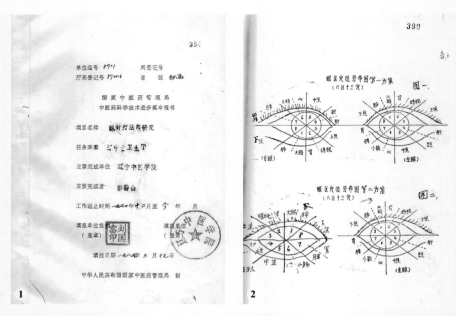

图173　1990年,"眼针疗法的深化研究"申报国家中医药管理局中医药科学技术进步奖①②

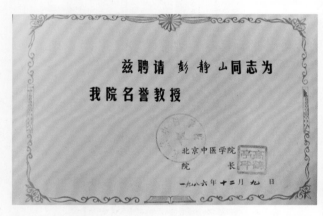

图174　1986年,北京中医学院(现北京中医药大学)聘请彭静山为名誉教授

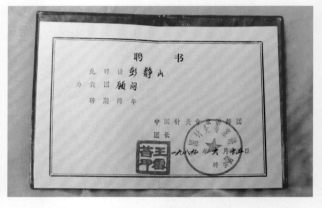

图175　1989年,中国针灸专家讲师团聘请彭静山为顾问

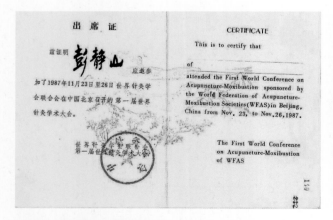

图176　彭静山应邀参加1987年11月23日至26日在北京召开的世界针灸学会联合会第一届世界针灸学术大会

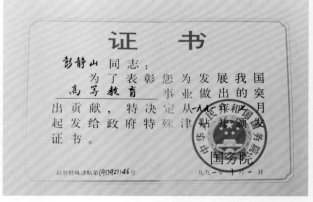

图177　1991年,彭静山获国务院政府特殊津贴,以表彰其为发展我国高等教育事业做出的突出贡献

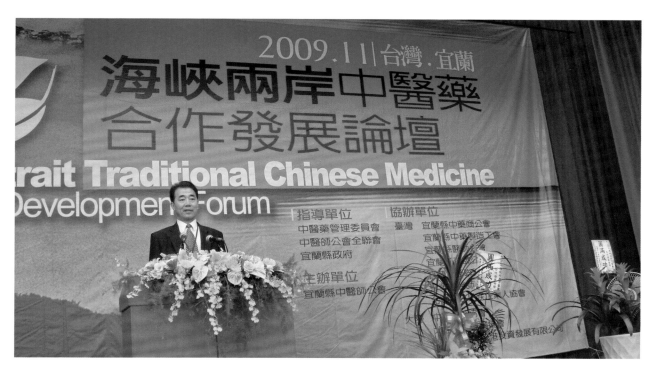

图178　2009年，田维柱参加海峡两岸中医药合作发展论坛

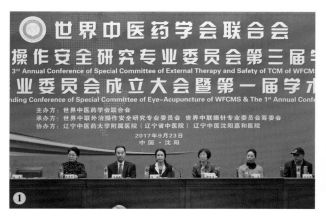

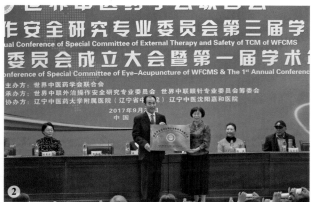

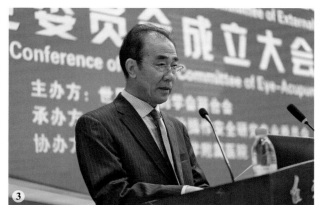

图179　2017年，世界中医药学会联合会眼针专业委员会成
　　　　立大会，田维柱出任会长①②③

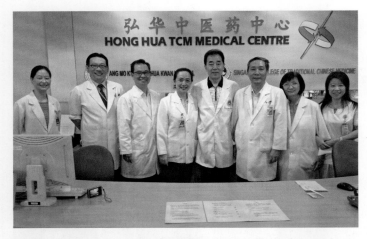

图180　2015年,田维柱在新加坡指导眼针操作

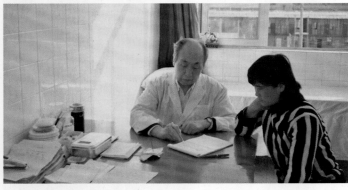

图181　1985年,彭静山在深圳指导王鹏琴临证

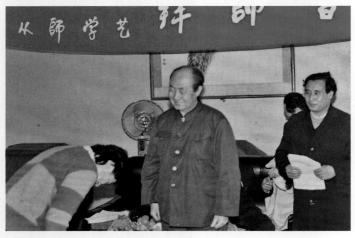

图182　1988年,彭静山收王鹏琴为徒

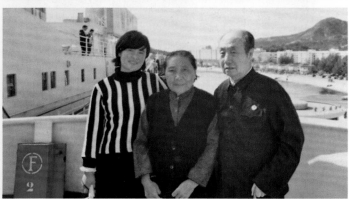

图183　彭静山与王鹏琴合影

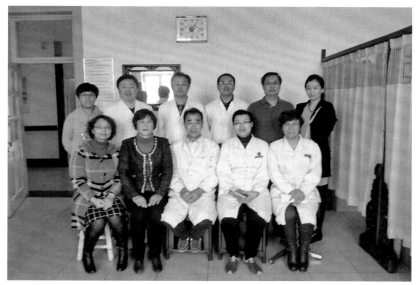

图184　王鹏琴工作合影

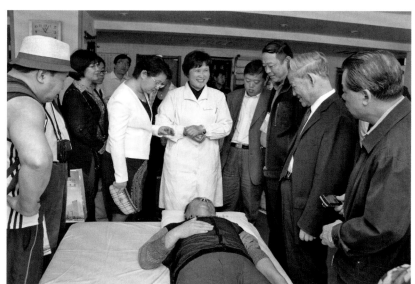

图185　王鹏琴讲解针灸临床

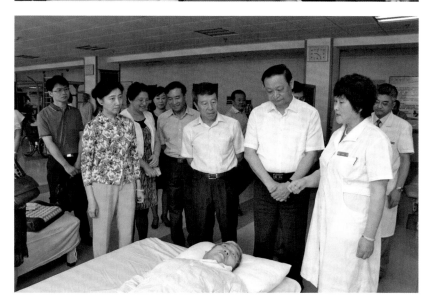

图186　王鹏琴介绍科室优势病种

甘肃针灸流派

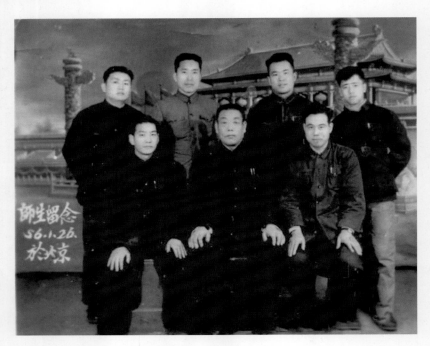

图187　郑氏针法流派师生合影
前排左起：郑魁山、郑毓琳、李志明；后排左一：孙稳

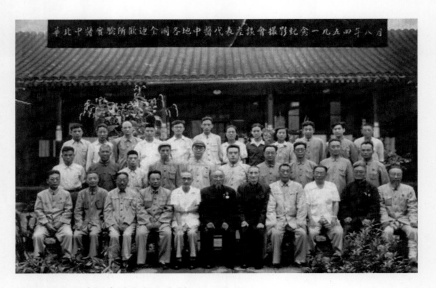

图188　华北中医实验所师生合影
一排：高凤桐（左二）、赵树屏（左三）、李振三（右二）、郑毓琳（右四）；二排：李
志明（左一）、肖友三（右四）、孟昭威（左五）、董得懋（左六）、尚古愚；三排：郑
魁山（右二）、岳美中（右三）、陈彤云（右四）

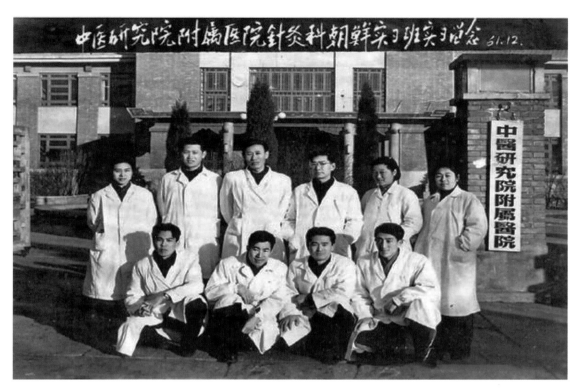

图189　1961年12月，郑魁山（后排右三）与中医研究院（现中国中医科学院）附属医院针灸科朝鲜实习班留影

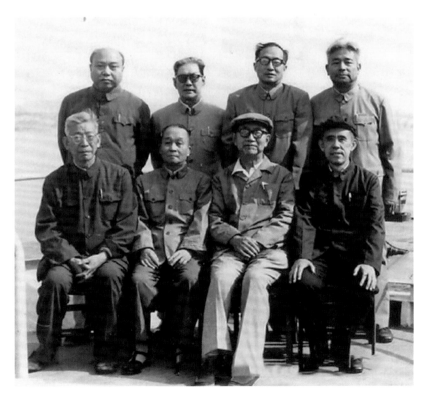

图190　郑魁山和同仁合影
前排左起：曲祖贻、邱茂良、孟昭威、马继兴；后排左起：贺普仁、郑魁山、叶庭光、杨廉德

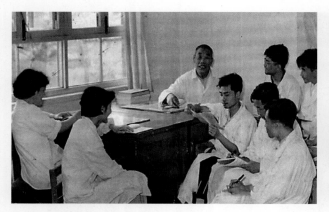

图191　郑毓琳临床带教

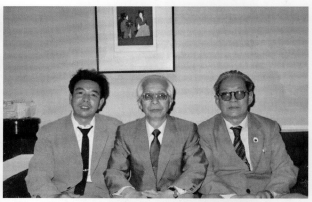

图192　郑魁山（右）与长子郑俊江（左一）在日本讲学

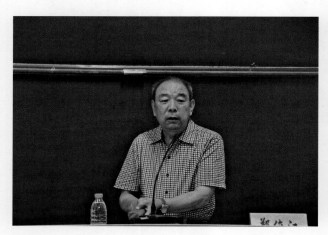

图193　郑俊江于2014年7月在天津对郑氏针法手法进行讲解和演示

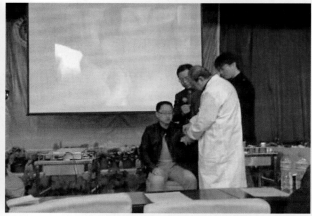

图194　郑俊江于2013年4月在天津演示郑氏针法手法

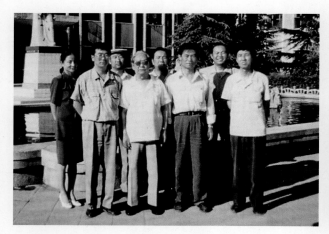

图195　郑毓琳诞辰100周年纪念会期间部分参会人员合影
前排左起：刘喆、郑魁山、陈跃来、张毅

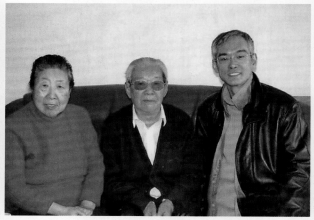

图196　黄龙祥（右一）与郑魁山

云南针灸流派

张氏三颗针流派

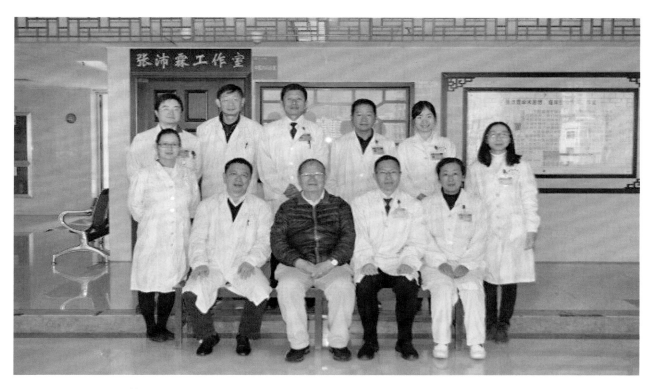

图197 张沛霖与部分弟子

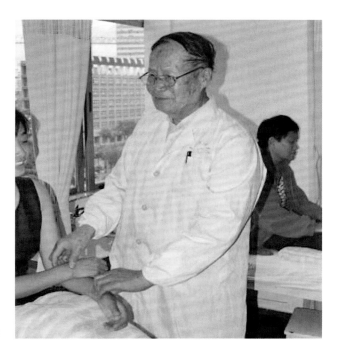

图198 张沛霖诊疗中

吉林针灸流派

长白山通经调脏手法流派

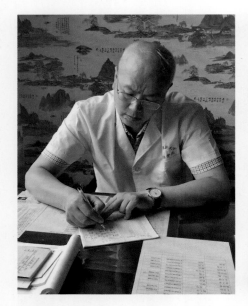

图199 王富春临证

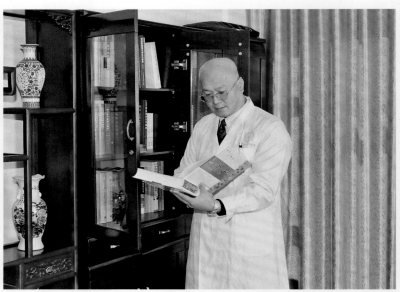

图200 王富春在书房

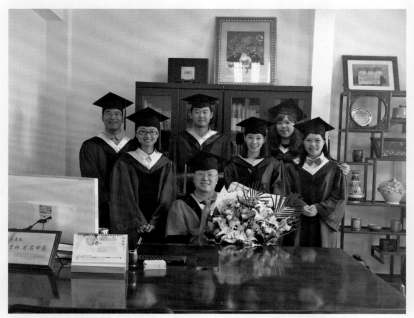

图201 王富春与研究生合影

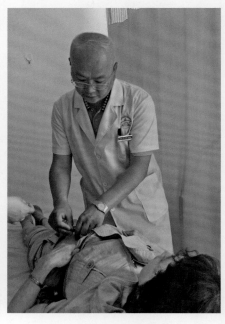

图202 王富春为患者针刺治疗

山西针灸流派

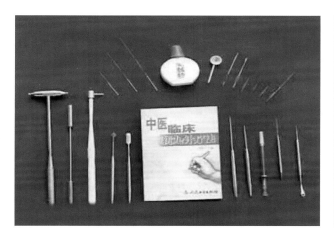 师怀堂新九针学术流派

图203　师怀堂新九针

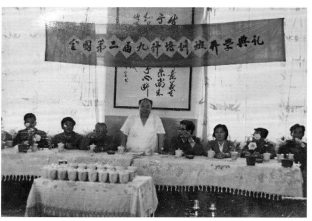

图204　1983年，全国第二届九针培训班在晋城举办，师怀堂在开学典礼上讲话

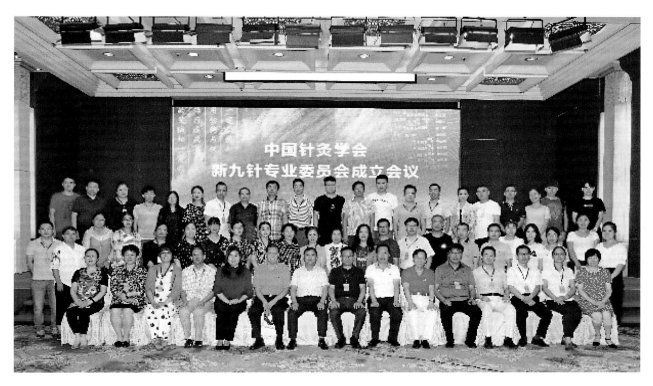

图205　2018年8月，中国针灸学会新九针专业委员会成立。图为会议全体委员合影

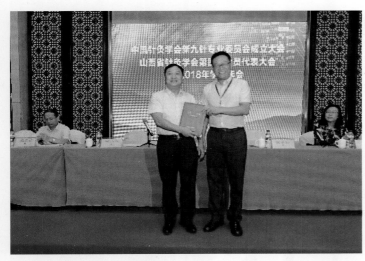

图206　中国针灸学会领导俞晓春授予冀来喜主任
　　　　委员证书

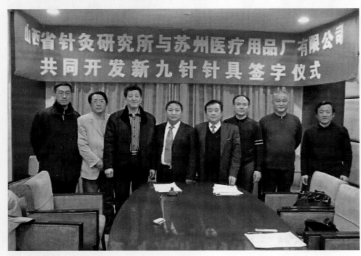

图207　2010年,山西省针灸研究所与企业共同开
　　　　发新九针针具签字仪式

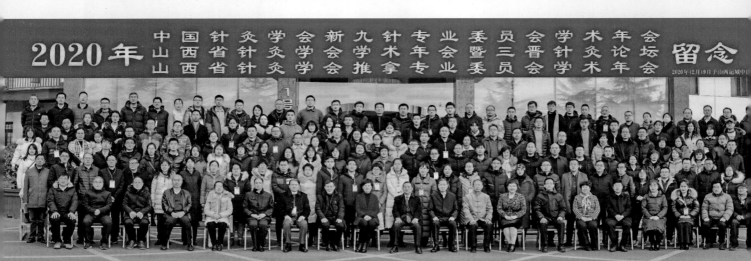

图208　2020年,中国针灸学会新九针专业委员会学术年会合影留念

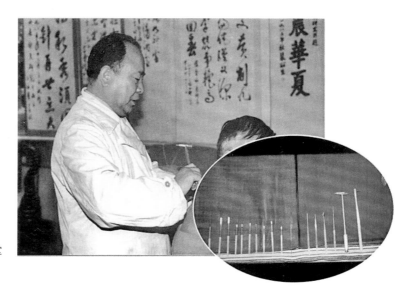

图209 "新九针"创始人师怀堂

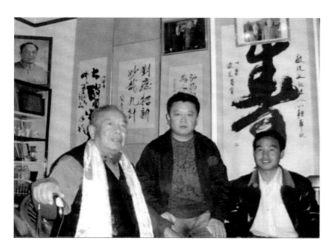

图210 师怀堂与后辈徒弟合影

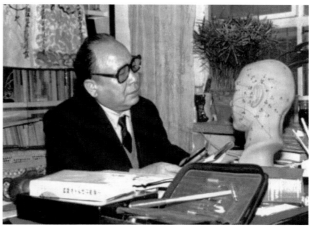

图211 师怀堂工作照

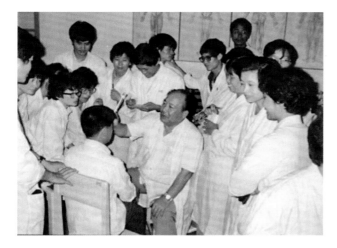

图212 师怀堂带教"新九针"学员

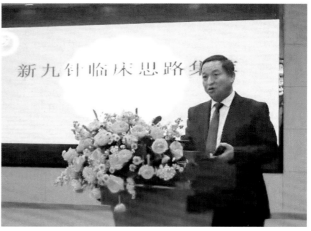

图213 2018年8月,中国针灸学会新九针专委会学术会议上,冀来喜做"新九针"实用技术讲座

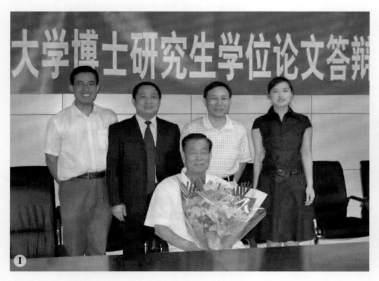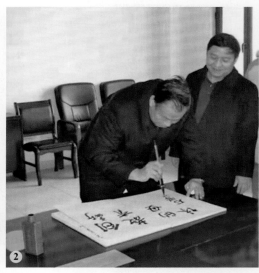

图214 石学敏院士参加冀来喜学生毕业论文答辩及冀来喜与恩师石学敏院士合影①②

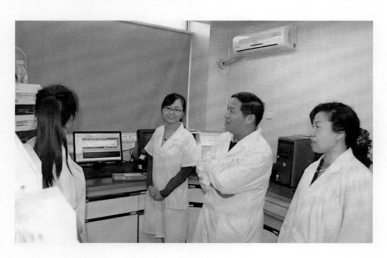

图215 冀来喜指导针灸实验室工作

谢氏艾灸

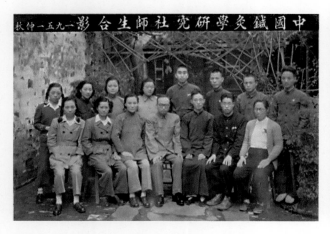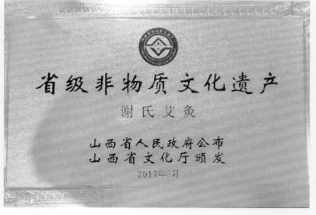

图216 承淡安（第一排中）、谢锡亮（第二排右四）等师生合影

图217 2017年10月，"谢氏艾灸"被评为山西省省级非物质文化遗产

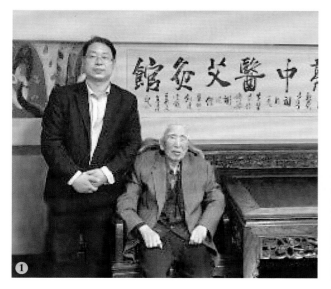
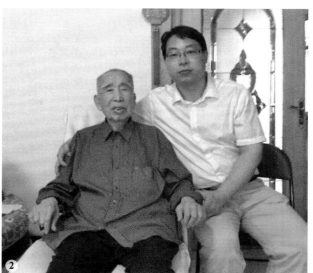

图218　谢锡亮与其嫡孙谢延杰合影

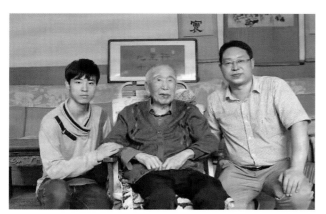

图219　谢锡亮与谢延杰、杨健行合影

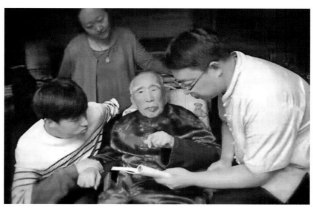

图220　谢锡亮指导谢延杰、杨健行、王燕学习针灸

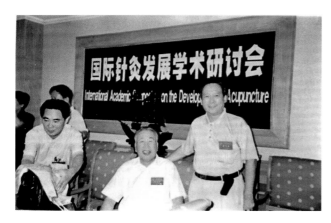

图221　谢锡亮参加学术交流

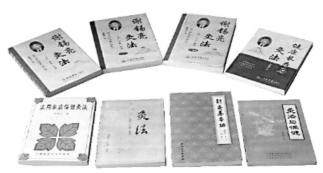

图222　谢锡亮著作

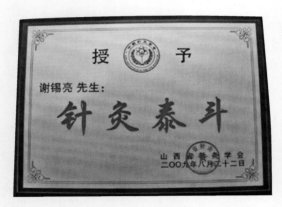

图223 山西省针灸学会授予谢锡亮"针灸泰斗"
称号

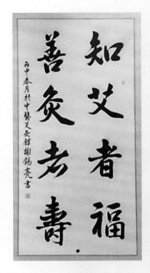

图224 谢锡亮墨宝

燕赵针灸流派

高氏针灸学术流派

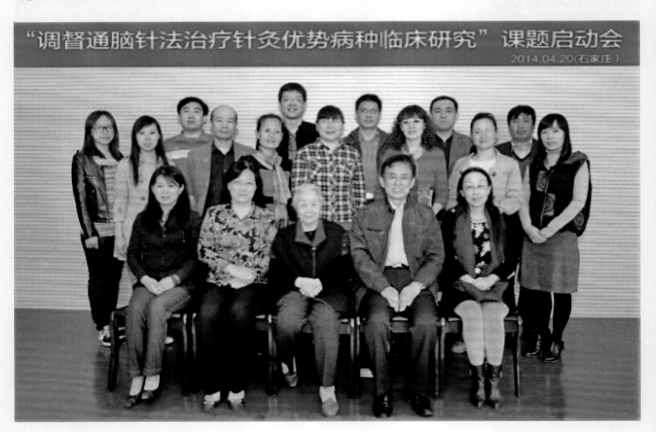

图225 燕赵高氏针灸学术流派课题启动会合影

新疆针灸流派

☁ **徐氏针灸流派**

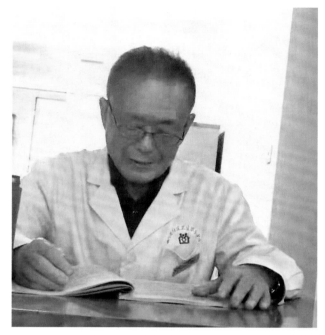

图226 徐占英潜心钻研

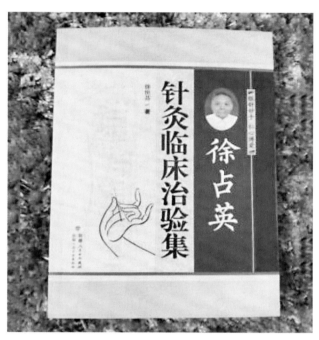

图227 徐世芬主编的《徐占英针灸临床治验集》

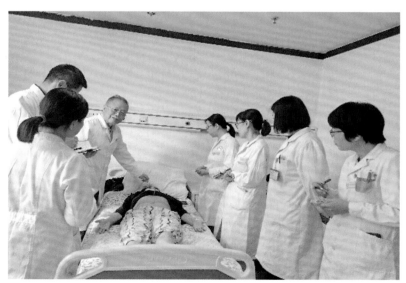

图228 徐占英教学查房

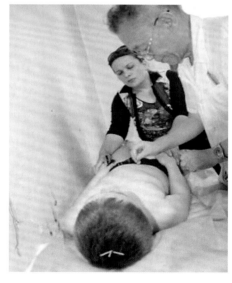

图229 徐占英为哈萨克斯坦脑瘫男孩治疗

周氏梅花针灸

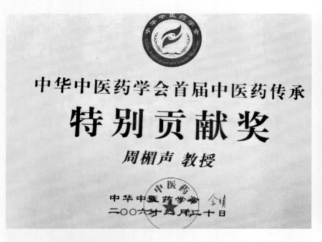

图230 周楣声荣获中华中医药学会"首届中医药传承特别贡献奖"

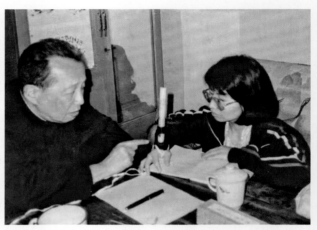

图231 周楣声带教学生

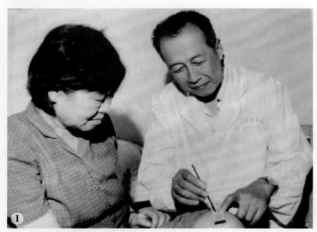

①

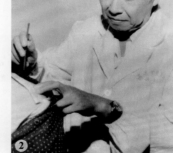

②

图232 周楣声为患者治疗①②

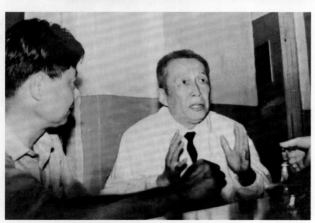

图233 周楣声为学生讲解梅花针灸

中国针灸流派

主　审

石学敏　孙国杰

主　编

吴焕淦　刘慧荣　纪　军　吴璐一

上海科学技术出版社

图书在版编目（ＣＩＰ）数据

中国针灸流派 / 吴焕淦等主编. -- 上海 ： 上海科
学技术出版社，2024.1
ISBN 978-7-5478-6396-1

Ⅰ．①中… Ⅱ．①吴… Ⅲ. ①针灸学－中医流派－中
国 Ⅳ．①R245-092

中国国家版本馆CIP数据核字(2023)第208108号

本书的出版获得以下资金资助：
1.国家非物质文化遗产保护资金资助项目-"针灸（陆氏针灸疗法）"
2.上海市市级非物质文化遗产保护专项资金资助项目-"针灸疗法（陆氏针灸疗法）"

中国针灸流派

主审　石学敏　孙国杰

主编　吴焕淦　刘慧荣　纪　军　吴璐一

上海世纪出版（集团）有限公司 出版、发行
上　海　科　学　技　术　出　版　社
（上海市闵行区号景路159弄A座9F-10F）
邮政编码201101　www.sstp.cn
苏州工业园区美柯乐制版印务有限责任公司印刷
开本 889×1194　1/16　印张 37　插页 33
字数 1100千字
2024年1月第1版　2024年1月第1次印刷
ISBN 978-7-5478-6396-1 / R·2876
定价：298.00元

本书如有缺页、错装或坏损等严重质量问题，请向印刷厂联系调换

内容简介

中医流派的产生和发展繁荣了学术,丰富了临床诊疗手段,针灸流派研究对于针灸学术的继承和创新同样具有重要的意义。本书对当前针灸流派研究中的相关概念进行了辨析,探讨了针灸流派形成、发展与文化的关系,梳理了推动针灸流派形成的相关因素,总结针灸流派未来发展趋势、保持鲜活生命力的必要保障机制。同时,采用社会学方法与文献学方法结合,对全国19个不同地域的45家针灸流派展开深入研究与挖掘,对流派形成与发展、流派名家生平与学术活动及影响进行溯源,并对影响流派传承与创新的重要因素如师承关系、传承情况、学术观点、临证医案等展开研究与比较,为研究和学习针灸流派学术思想和临床经验、推动流派发展提供了丰富、翔实的资料。

本书适用于针灸专业医教研工作者,中医院校研究生、本科生,以及爱好并研究针灸的非专业人士。

编 委 会

前　言

　　针灸学是中医学的重要组成部分,疗法独特,效果显著,迄今为止仍然在疾病的防治中发挥着重要作用。在针灸学漫长的发展历程中,形成了不同的学术流派,呈现出"一源多流"的学术特色。不同针灸流派学术思想和临床技艺的交融与争鸣,丰富了针灸学理论和实践的内容,推动了针灸医学的发展。

　　自纪晓岚在《四库全书总目提要》中提出"医之门户分于金元"以来,关于中医学术流派的研究,代不乏人。1963年,魏稼先生即对古代针灸学派的学术观点及其形成因素、对国内外影响等一系列问题进行了初步探索,其后针灸界前辈群贤对古代针灸流派的研究探讨渐次丰富。自2010年"中医针灸"被列入世界非物质文化遗产名录以来,针灸学的传承工作越来越受到行政主管部门、学术界的重视,全国各地均以流派传承为切入点传承发展针灸事业。经过不断挖掘,全国范围内涌现出诸多以地域、独特技法等划分和命名的针灸流派,使针灸流派更加丰富,从文献、临床和实验角度对各针灸流派学术思想和特色诊疗技艺的研究屡见不鲜。与此同时,争鸣之声从未间断,诸如"流派"与"学派"的异同、流派的划分方法、流派研究与传承模式的探讨等。针灸流派研究呈现出"百花齐放,百家争鸣"的繁荣景象。

　　虽然近年来有关针灸流派的研究时有报道,但纵观各针灸流派研究内容,主要包括流派的学术源流、传承脉络、临床特点与经验整理等,研究尚欠全面和深入。同时,针灸流派研究成果多为分散报道形式,至今还没有一部汇集中国针灸流派研究集大成之作问世。

　　本书的编撰正是在这样一种背景下进行的。我们在对以往针灸流派研究成果及学术争鸣进行回顾与检视的基础上,对中国针灸流派开展全面、深入的研究并结集出版,以提供完备翔实的针灸流派研究成果,推动针灸学术的传承与发展。

　　本书的编委会成员均为针灸界知名的专家学者,以及多年从事针灸理论、文献及流派研究的专业人员，其中也不乏流派的代表性传承人，对针灸流派的研究颇有造诣。在编委会的组织下，各针灸流派传承人负责撰写本流派的相关内容，撰稿人的权威性保证了本书的内容质量。

本书主要以地域归类不同流派，主体内容涵盖：

一、针灸流派概论。梳理当前流派研究中一些基本概念，如流派、学派与医派的异同，流派的确定和划分的方法等，探讨流派产生的内在与外在影响因素，针灸流派形成及其特色，以及针灸流派的研究现状和发展趋势等。

二、汇集19个不同地域的部分主要针灸流派，聚焦于"流派溯源""流派传承""流派名家"三方面内容。

"流派溯源"：一般围绕流派所在地域文化对针灸流派产生、特色形成等的影响，或流派的形成背景、过程，创始人及代表人物，流派整体的学术思想或特色，学术地位及学术影响等方面。

"流派传承"：主要介绍流派的传承谱系及传承工作。

"流派名家"：以生于1840年至1970年、流派代表性人物、具有一定学术造诣为入选标准，撰写每位名家或名家群体的生平简介、学术观点、针灸特色和临证医案。由于年代跨度较大，不同时代的医家医案体例不一，仅就其体例格式及术语规范做了少量调整，以保持医案原貌、体现医家临证诊治特色。

需要指出的是，由于流派的形成时间多较久远，不同代表人物的医事活动时间跨度较大，不同流派的传承情况或较为复杂等，因此，在撰写过程中，各个流派根据自身的具体情况，围绕上述三方面内容在表述形式和内容上可能不尽相同，各有侧重，以适应流派的多态性特点。另外，在有限的时间和条件下，本书尽可能全面地收集了各地域的主要针灸流派，但难免挂一漏万，期望在今后再版时继续补充完善，以更加全面地反映针灸流派的研究成果。

综上可见，本书是一部集大成之作，既探讨目前流派研究中的理论问题，又汇总整理各针灸流派现有研究成果，在对各针灸流派学术领袖和名老专家的学术思想开展进一步深入挖掘整理的同时，亦兼顾流派内其他目前较少涉及的医家，力争全面反映流派的传承脉络和学术继承发展的情况。同时，尽可能采用图文并茂的编写方式，以求生动形象地展现各针灸流派的风采。

针灸医学作为一门实践性、操作性极强的学科，其世代流传表现出多元性和多样性，技法众多，流派林立，共同成就了针灸事业的发展和繁荣。全面深入研究和发展针灸学术流派，不仅能丰富中医针灸学的理论体系，还能为中医针灸学的学术进步产生重要、巨大的推动作用；不仅能提高学者的理论水平与临床经验，还有助于从更深层次揭示中医针灸学术发展的内在规律及外部条件,加强中医针灸学理论与临床经验的传承,为当今中医针灸学术研究方向的定位及有关政策的制定提供决策依据;不仅是抓好传承创新,切实推进中医针灸学可持续发展的重要一环,也是培养造就新一代名医的重要途径,可以给当代中医药工作者带来更多的启迪,产生更多的新理论、新思维、新方法,使中医针灸学术在发展中完善,临床水平在实践中提高,中医药事业在创新中繁荣。

另外,在当前国家着力推进中医药继承创新、切实提高中医医疗服务能力、大力发展中医养生保健服务的形势下,针灸流派的传承发展更加具有积极的现实意义,既有利于系统继承当代名老中医药专家学术思想和临床诊疗经验,总结中医优势病种临床基本诊疗规律,又有利于更好地适应人民群众多层次、多样化的中医药服务需求。

由此可见,《中国针灸流派》的编撰出版,适应了当前中华传统文化复兴的需求、适应了国家着力推进的健康服务的需求,适应了中医针灸学科自身传承发展的需求,承载着学术和社会经济生活两方面的意义与价值。

本书的读者对象主要是从事针灸临床、教学和科学研究的工作者,中医药相关管理人员,中医针灸专业在读本科生和研究生,以及热爱和从事中医针灸事业的其他相关人员。中医针灸事业的发展和繁荣,有赖于各界人士的积极参与、勇敢探索,不断回望审视过往,总结经验、吸取教训,完善当下的理论研究和临床实践,"不驰于空想,不骛于虚声,而惟以求真的态度作踏实的工夫"(李大钊),借由此途开创更加美好的未来。《中国针灸流派》正是秉持这一理念,全面总结已有研究成果,完善、夯实当下的针灸流派研究,期冀本书的编撰出版为针灸界提供流派研究的学术参考,成为针灸学术发展的助推器,为针灸事业的发展和繁荣尽绵薄之力。

最后,借用中医泰斗邓铁涛先生之语"中医学的前途有如万里云天,远大光明,我们的责任,任重而道远!"——万里云天万里路,愿与读者诸君共勉!

本书的编撰过程中,国医大师严世芸教授、国医大师施杞教授、国医大师石学敏院士及全国名中医孙国杰教授等给予了认真审阅,并提出了宝贵意见与建议,特此致以真诚的感谢!

本书的出版获得了国家非物质文化遗产保护资金资助-"针灸(陆氏针灸疗法)",以及上海市市级非物质文化遗产保护专项资金资助-"针灸疗法(陆氏针灸疗法)"。

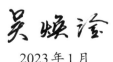

2023年1月

目　录

绪　论
中医针灸流派概述

一、针灸流派、学派的概念及其划分与确立

1. 流派、学派与医派

当前，针灸学界在探讨和确立不同派别时，有"流派""学派""学术流派""医派"的不同称谓，尤以前两者为多用。那么，其间之异同如何？

《说文解字》载："流，水行也……篆文从水"，"派，别水也"。《说文解字注》载："水别流为派。"可见，流派一词原始的词义指水行支流。《中文大辞典》进一步阐述曰："水之支流曰流派。今谓一种学术因从众传授互相歧异而各成派别者，亦曰流派。"《辞海》注释为："学派，即一门学问中由于学说师承不同而形成的派别"，"流派，指学术、文艺方面的派别"。从上述定义来看，"流派"与"学派"既有区别，又有联系。《各家针灸学说》指出："学派与流派二者的概念不尽相同。学说是构成学派的要素，是形成学派的基础，有学派必有学说，没有学说的学派是不存在的。但这里所谓流派则涉及范围更广，它既包括有学说的学派，也包括对某些问题的主张、见解和风格倾向，而不一定都有系统的学说。"可见，"流派"的概念较"学派"更为宽泛，因此"流派"一词尤被广泛使用。此外，还有将"流派"与"学派"泛称为"学术流派"的现象，这在一定程度上反映出区别使用"流派"和"学派"在实践层面存在一定难度。

关于"医派"，在《辞海》《现代汉语词典》中并无词条，但在中医界时有使用，如"孟河医派""新安医派""岭南医派"等。可见，"医派"的命名具有地域性，是中医界和民间对具有区域特色的一种或多种"学派"或"流派"的总称，在"医派"之下，可以根据不同的学科再划分流派或学派。

2. 针灸流派的划分和确立

在针灸流派的划分问题上，针灸学界在20世纪60年代即开始了探讨，至今仍未形成统一的标准。根据现有文献资料，有代表性的针灸流派划分主要有以下一些方式。

五分类法：由梁保义、郑桂英提出。将针灸从春秋战国到明清时代划分为攻泄、温补、调气、理论文献整理和综合五大学术流派。

十八分类法：由魏稼、高希言提出。将先秦至现在两千多年针灸学发展历程做整体考察，划分针灸各派，包括经学、经穴考订、穴法、手法、重针、刺营出血、重灸、贴穴、炼脐、急症、热病、外科、儿科、妇科、喉科、虚劳、针药并重、中西汇通十八大流派。

按阶段分类法：由谭源生提出。将针灸学术流派划分为古代、现代两个阶段，古代针灸学术流派有诊脉刺脉派、黄帝明堂派、针刺手法派、刺络放血派、重灸派、按时取穴派；现代主要的针灸学术流派有针法派、微针派、腧穴特种疗法派、中西医结合学派，并在此基础上再次进行分类。针法派可分为毫针手法派、锃圆针派、长针派、镵针派、锋针派、火针派、新九针派、浮针派；微针派可分为耳针派、头针派、眼针派、腕踝针派、手针派、腹针派；腧穴特种疗法派可分为新兴物理刺激流派和腧穴生物刺激流派；中西医结合学派可分为神经学流派、肌学流派、小针刀派。

此外，马继兴根据针法和灸法的不同，将古代针灸流派划分为子午流注针法流派、灵龟飞腾八法流派、灸膏肓穴法流派、小儿天钓病灸法流派、发背灸法流派、骑竹马灸法流派、"太乙神针"法流派、骨蒸病

灸法流派。李辰按照治疗方法、治疗部位、学术思想，将当代针灸流派分为简穴流派、个性治疗流派、组穴流派、效验穴流派、感应流派。方剑乔从手法特色的角度，将当代浙江针灸分为手法派、疗法派、用穴派和针药结合派等相对固定的针法灸法流派。王永洲提出现代针灸学三个新流派，即实验针灸学、全息针灸学、针刀学。杨鹏燕通过整理分析"五分法""十八分法"和"两阶段分类法"等划分方法，提出按古代、近代、现代三个阶段的"三阶段分类法"。

综上可见，对于针灸流派的划分问题，研究者从不同视角立论，提出不同的划分方法，仍众说纷纭，没有形成统一的标准。

与流派的划分现状相似，流派的确立亦未形成统一的标准，但与之不同的是，在流派的确立问题上，有一些共识性的基本要素。

著名中医学家任应秋提出："凡一学派之成立，必有其内在的联系，否则，便无学派之可言。所谓内在联系，不外两端：一者师门授受，或亲炙，或私淑，各成其说而光大之；一者学术见解之不一致，各张其立说，影响于人。"可以看出，任应秋认为学术流派的认定一是传承，二是影响于人的学说。

方松春等提出流派应具有一定影响力和明确的传承脉络，目前仍拥有传承人，具有独特的学术思想与独到的诊疗经验。王庆其认为流派应该具备以下三个特点：独特的学术思想，独到的诊疗经验，形成若干代代相传的人才链、学术链。

宋咏梅指出学术流派应以著名医家为核心人物，具有鲜明的学术思想及稳定的传承体系。张友和归纳流派必备三个条件：一是学术思想，二是人才链，三是著作和影响。胡国华认为流派的形成需要有三个条件，即学术带头人；反映该流派观点，并保持该流派的研究方法和学术风格的传世之作；具有一定学术水平的传承弟子。

李锄指出学术流派形成条件有五：学术代表人物，学术拥戴和传播者，独树一帜的学术著作，一定的学术影响和形成流派后公认的派名。

此外，随着"中医针灸"被确定为世界非物质文化遗产，针灸流派的确立也或多或少地受到了"非物质文化遗产"代表性项目评审工作的影响。文化部对传统医药类国家级非物质文化遗产代表性项目评审标准为：具有百年以上的传承历史，传承脉络清晰，在当代以活态形式存在；采用传统的医疗、养生或炮制方法，体现精湛的技艺；具有鲜明的民族、地域特色，具有独特的历史、文化、科学价值。

从以上论述来看，虽然诸家的关注点不尽相同，但流派确立的基本条件已形成确定的共识，据此，针灸流派的确定需满足以下基本要素：① 鲜明的学术主张或特有的临床技法。② 明确的奠基者和相对稳定的传承体系。③ 学术著作及学术影响力。

二、针灸流派的形成因素

1. 传统家族文化

中医针灸流派是中国传统文化的重要组成部分，其形成带着深深的传统文化印迹，尤其是家族文化。传统家族文化的特点，是具有封闭性和自足性的。在社会生产力低下、物质条件匮乏的时期，一个家族为保证家族技艺的传承，为生存而维持竞争力，就必须封闭且自足；加之父权社会的伦理要求，家族技艺只传本姓、概不外传、传子不传女等传承模式，在保留核心技术的同时，也为流派的形成奠定了深厚的文化基础。代代相传，后世对先辈所传的技术不断巩固发展，学术思想和理论架构不断完善，便逐渐形成了一支中医学术流派。

家传是中医针灸流派最常见，也是既往最主要的传承方式。大多数流派都经历了家族内部代代相传延续至今，有着明晰的传承谱系。如宋代席弘"先世为明堂之官"，世代相传至第十代孙席信卿时都为家传形式；四川李氏杵针流派，源起自明代，至今家传16世，均是典型的依靠家族世代传承的学术流派。

2. 地域特征

中华大地自古地广物博，不同地域之间地理环境、气候、物产、人群体质、民俗文化等千差万别，这种地域性的差异是中医针灸流派形成的重要因素，也是最大的特征之一。早在春秋战国时期，《大戴礼记·易本命第八十一》就有关于不同生活环境导致体质差异的记载："坚土之人肥，虚土之人大，沙土之人细，息土之人美，耗土之人丑。"《素问·阴阳应象大论》中亦有描述："东方生风""南方生热""西方生燥""北方生寒""中央生湿"。《吕氏春秋》记载："轻水所多秃与瘿人""重水所多尰与躄人""甘水所多好与美人""辛水所多疽与痤人""苦水所多尪与伛人"。因人、因时、因地制宜是中医学辨证论治的重要体现，早在《素问·异法方宜论》中就有明确记载："东方之域,天地之所始生也,鱼盐之地,海滨傍水,其民食鱼而嗜咸,皆安其处,美其食,鱼者使人热中,盐者胜血,故其民皆黑色疏理,其病皆为痈疡,其治宜砭石,故砭石者,亦从东方来。西方者,金玉之域,沙石之处,天地之所收引也。其民陵居而多风,水土刚强,其民不衣而褐荐,其民华食而脂肥,故邪不能伤其形体,其病生于内,其治宜毒药。故毒药者,亦从西方来。北方者,天地所闭藏之域也。其地高陵居,风寒冰冽,其民乐野处而乳食,脏寒生满病,其治宜灸焫。故灸焫者,亦从北方来。南方者,天地所长养,阳之所盛处也。其地下,水土弱,雾露之所聚也。其民嗜酸而食胕,故其民皆致理而赤色,其病挛痹,其治宜微针。故九针者,亦从南方来。"这均表明古人已认识到地域不同,气候条件不同,致病病邪也各异。

故此,带有深厚地理文化背景等具有地域性特色的针灸流派应运而生。如长白山通经调脏手法流派,源自吉林省长白山地区,在"通经络、调脏腑"的学术思想基础上,根据地域特性,结合了针灸、敷贴、推拿、药浴等技术,逐步形成以"温热类、补益类"为主的特色手法流派。再如形成于近代上海的海派针灸,因上海是近代中国开放较早的城市之一,受西方科技、文化影响颇大,随着近代城市化建设加快、疾病谱系急剧变化、西方医学知识和技术对传统针灸学的冲击,上海针灸医家必须不断寻求自身的创新自立,进而形成了具有"开放性、兼容性、多元性、创造性、主体性"特征的地域针灸流派。

3. 中国古代文化意识形态

中医学的形成、发展与多种传统文化意识形态直接相关。春秋战国时期百家争鸣,诸子百家的学术思想逐步渗透到医学领域。两晋至隋唐时期道家思想盛行,受道家思想影响,王焘对灸法推崇备至,成为针灸学发展史上"重灸派"代表人物。宋元时期是我国文化思想史上又一个活跃的时期,在对儒家思想的继承和发展中形成了理学,是儒、道、佛三教合一的结果,提倡"格物致知"、讲究"穷理"等,这种思想上的融合和治学方法上的改变,使这一时期在针灸理论解读及针灸临床实践上都产生了学术争鸣,涌现了王惟一、王执中、窦材、窦汉卿等针灸医家,至金元时期形成了以四大家为代表的学术争鸣局面。宋代统治者推崇道教,陈抟倡导的太极八卦影响深远;金元时期被道家奉为"万古丹经王"的《周易参同契》中最早使用"纳甲"法于人体的养生,其所讲的阴阳交媾、夫

妻配合与五行的关系,对子午流注等针法的形成和发展都有着重要的指导意义。此外,灵龟八法、飞腾八法等时间针灸法也同样受到道家理论的影响。学术争鸣促进了针灸学理论的丰富和发展,也直接促进了针灸流派的产生。可见,中国古代文化意识形态对针灸学术流派的形成有着必然的影响。

4. 社会历史背景

针灸流派的形成与不同时代特定的社会历史背景也有密切的联系,社会政治、经济、科技、教育等的发展状况必然对学术的发展产生直接或间接的影响。例如,宋代重视针灸,采取了组织校勘出版针灸古籍、开展针灸教育、编纂针灸著作、铸造针灸铜人等发展针灸的具体措施。与之相反,公元1822年,清政府下令"针灸一法,由来已久。然以针刺火灸究非奉君之所宜,太医院针灸一科,着永远停止",使针灸的发展遭受沉重打击。近代中国战乱频仍,社会动荡,针灸以其"简便廉验"的优势而获得重视和认可,承淡安力倡针灸学术,以复兴针灸为己任,著书立说,兴办针灸教育,研究针灸学术,成为澄江针灸学派的创始人。此外,在中西医冲突、汇通与交流的社会背景下,应运萌生了更加丰富多彩的针灸流派(海派文化、海派中医、海派针灸),如海派陆氏针灸、海派杨氏针灸等;为阐释针灸的科学性,针灸界在继承传统的基础上,采用西方医学理论、方法探索针灸的科学内涵,形成了"科学针灸"流派;随着科学技术的发展,新思想、新技术、新材料不断被应用于针灸领域,产生了新的施治部位、取穴思路、刺灸方法、针灸用具等,促使更多针灸流派的产生,形成了头针流派、腕踝针流派、靳三针流派、董氏奇穴流派、梅花针法流派、新九针流派等。

三、针灸流派的发展源流

1. 古代针灸流派

关于古代这一时间段的界定,文学界和史学界统一为1840年鸦片战争爆发之前的历史时间段。有研究者将针灸从春秋战国到明清时代划分为攻泄、温补、调气、理论文献整理和综合五大学术流派;也有学者分为重灸派、针刺手法派、诊脉刺脉派、黄帝名堂派、刺络放血派和按时取穴派。

先秦时期是中医学理论的奠基时期,这一时期的针灸学术流派主要有扁鹊学派、黄帝学派。扁鹊学

派在历史上曾经长时间占据主导地位，自扁鹊学派衰落之后，黄帝学派取而代之，绵延数千年。学界对中医流派有"一源多流"之说，"一源"即指中医学理论的奠基之作《黄帝内经》，其为黄帝学派之经典，集中反映了秦汉以前的医学成就。后世各种学术流派均在其基础上，对针灸学理论从不同角度进行解读和阐发，并受各自所处时代的哲学和文化等的启迪，从而促进了流派的产生。如针刺法在宋代以前基本遵循《黄帝内经》《难经》的框架，较少发展，至宋代《素问遗篇·刺法论》，继《黄帝内经》《难经》之后，对针刺法进行了又一次系统总结，对金元时期针法的丰富和针刺手法派的盛行起到了重要作用；按时取穴流派学术思想同样源于《黄帝内经》，其中有关天人相应、气血流注、针刺候气逢时等学说为子午流注纳甲法的按时开穴奠定了理论基础。至宋金元时期，理学兴起，五运六气学说盛行，纳甲说和纳支说引入到针灸治疗中，从而产生了按日时干支推算针灸的经脉和穴位的方法，逐渐形成按时取穴流派。此外，还有以家传、师承为脉络形成的流派，如南朝徐熙一家六代针灸家世相传，为我国第一个较大规模的家族针灸流派；南宋时的席弘家传十代后又通过师传延续至第十一代陈会和第十二代刘瑾。以师承和私淑方式为主形成的针灸流派有以河间刘完素、易水张元素为代表，以云岐子、李东垣、罗天益、窦材等为追随者的针灸流派；以及以窦汉卿为代表，以杜思敬、窦桂芳为追随者的针灸流派。

2. 近代针灸流派

自1840年鸦片战争到1949年新中国成立是中国近代史时期。早在1822年，清代道光皇帝下令在太医院废除针灸科，针灸的发展已然遭受沉重打击。1840年鸦片战争后，中医学历经"教育系统漏列中医案""废止中医案"，发展受到重创，针灸学也是在"救亡图存"这一背景下不断探索、艰难前行的。虽然针灸发展面临的政治、文化大背景是不利的，但在为针灸生存发展进行的各种抗争、探索中，为针灸学的近现代发展保存了人才、拓展了思路、积累了经验。近现代很多针灸流派的奠基人都是这一时期产生的。

例如，近代著名针灸家承淡安于20世纪30年代创办中国针灸学研究社、针灸杂志、针灸学校和医院，广传针灸薪火。其门人及学生程莘农、杨甲三、赵尔康、谢建明、邱茂良、罗兆琚、曾天治、卢觉愚等一大批日后知名的针灸界专家学者，成为新中国成立后构建

针灸教育体系、发展现代针灸学术的奠基人和中流砥柱，对针灸在海外的传播也起了很大的推动作用。1989年在"纪念承淡安先生诞辰九十周年暨国际针灸学术研讨会"上，首次提出"澄江学派"这一名称。2012年，"澄江针灸学派"被列入第一批中医学术流派传承工作室建设单位之一。

继承传统和改革创新并举是近代针灸流派的共性特征。以海派针灸为例，鸦片战争后，上海开埠，西方的文化、科学、技术等不断传入，人员交流往来频繁，逐渐形成了"开放、包容、创新、多元"的"海派文化"特征。肇始于近代的海派针灸流派中，很多奠基者或开创人都是这一时期从外埠汇集上海的。例如海派方氏针灸方慎盦由扬州来沪，黄氏针灸黄鸿舫由无锡来沪，党氏针灸党波平由无锡来沪，严氏化脓灸流派之一脉由浙江平湖来沪。与发源于上海本地的针灸医家杨氏针灸杨永璇、奚氏针灸奚永江和金舒白等共同形成了近代海派针灸百花齐放、百家争鸣的格局。海派针灸医家在继承中医学传统理论的基础上，在实践中不断革新针灸技法，形成了鲜明的特色，如陆瘦燕重视提插捻转补泻手法的运用，提倡温针、伏针、伏灸；杨永璇首创絮刺火罐疗法，擅长刺罐合用；黄氏的行针十二法、三才补泻针法、三气运针法、善用透刺、导气针法；方慎盦强调辨证施治，取穴少而精，重视手法等。

总体来说，近代针灸在针灸学发展历程中扮演着承上启下的重要作用，在学术上既继承传统，又改革创新。近代针灸教育、科学化探索等对现代针灸学发展产生了深远影响。

3. 当代针灸流派

新中国成立后，中医学的发展受到党和国家领导人的高度重视。第一届全国卫生工作会议于1950年8月在北京召开，将"团结中西医"确定为三个基本原则之一，毛泽东为会议题词"团结新老中西各部分医药工作人员，组成巩固的统一战线，为开展伟大的人民卫生工作而奋斗"，表明当代中国传统中医学与现代医学结合发展的主流趋势，针灸学也在中西医结合的潮流中迎来了蓬勃发展的春天。一方面，现代科学技术手段革新，针灸学与多学科交叉融合，新材料、新技术的涌现为临床提供多样化针具，同时也拓展了针灸治疗方法；另一方面，新中国成立后，全国范围内纷纷建立高等中医院校，开展中医药人才模式化教育。这些因素对当代针灸流派的形成也产生了巨大

影响,使针灸学进入快速发展时期。

例如,自从20世纪80年代开始,山西省针灸研究所师怀堂所长带领的研究团队,对两千年前就广为临床使用、针具种类丰富、治疗病种多样的"古九针"进行了深入细致的考证及研究,结合现代技术,大胆革新,改制出最初的新九针针具,并创制了每种针具的独特针法,称为"新九针疗法"。其后,以祁越、乔正中、师爱玲、冀来喜等为突出代表,经过40多年的不懈努力,在临床、教学与科研方面得到了持续发展与创新。相较"古九针","新九针"针具材质精细、外形精致,临床运用更加简验效廉,打破了针灸治疗中传统的单一制毫针或单一针具施治的局限性,强调发挥不同针具的特异性和多种针具配合使用的整体性治疗作用,扩大了针灸治病的范围,显著提高了临床疗效,尤其是开拓了针灸外科、针灸美容等针灸治疗新领域。再如,"黑龙江孙氏针灸流派"孙申田在脑血管病的诊治过程中,博采中西,汲取众家,发现针灸学科与现代医学的交叉点,首创针灸和神经内科结合为主的医疗模式,形成了孙氏腹针疗法、运动针法、经颅重复针刺激针法等独特技术,在痛症、中风病、面神经麻痹、神志病等病症治疗方面颇有治疗特色。

随着2010年"中医针灸"被列入世界非物质文化遗产名录,针灸学的传承工作越来越受到行政主管部门、学术界的重视,经过梳理挖掘,全国范围内涌现出诸多以地域、独特技法等划分和命名的近现代针灸流派,使针灸流派更加丰富,呈现出精彩纷呈的繁荣景象。

四、针灸流派的发展现状

1. 国家重点扶持中医学术流派发展

2006年,国家中医药管理局组织相关专家开展了中医学术流派的专题研究,探讨学术流派的概念,梳理各流派的历史脉络和发展现状,并提出了相关的传承、保护、发展中医学术流派的建议。2007年2月,首届"海派中医"论坛在上海举行,上海中医药各界与来自全国各地的中医药专家学者深入探讨了海派中医的学术源流、学术特点、发展现状、传承研究等,以地方试点的形式为在全国范围内开展学术流派研究工作积累了宝贵经验。2008年起,国家中医药管理局先后在广西、山东、江苏、北京等地开展了中医学术流派传承的试点工作。2012年10月,《关于开展中医学术流派传承工作室建设项目申报工作的通知》正式

印发,全国各地申报者众,在558份申报材料中,遴选出64家代表性的中医学术流派传承工作室,其中11家为针灸学术流派。地方政府积极响应国家发展流派的政策,投入巨大人力物力。以上海为例,2011年,上海市卫生局、上海市中医药发展办公室开展了海派中医流派传承研究基地建设项目(总经费6 600万元)、海派中医流派与特色技术扶持项目(总经费600万元)。2009年海派针灸代表"陆氏针灸疗法"入选上海市非物质文化遗产名录,2011年入选国家级非物质文化遗产名录。同年,同是海派针灸代表的"杨氏针灸疗法"入选上海市第三批非物质文化遗产名录,2012年入选海派中医流派传承研究基地建设项目。此外,"严氏针灸疗法""方氏针灸"也被上海非物质文化遗产名录收录。从国家级政策出台,到地方政府推出多种扶持流派方案,表明发展中医学术流派、针灸学术流派的传承在国家中医药事业发展中有举足轻重的地位。

2. 多种传承方式结合

流派的发展离不开传承。针灸流派的传承方式,最早以家传和师承为主,同时还有官办院校教育的形式。新中国成立以后,高等中医院校教育普及,硕博士培养模式建立,名中医工作室成立,国内外学术交流日益频繁,多种传承方式结合则是当代社会背景下发展出的新型传承模式。国家中医药管理局公布的首批11家针灸学术流派中,四川李氏杵针流派由李氏先祖李尔绯创立于明代,依靠家族世代传承16代;云南管氏特殊针法学术流派由创始人管家岱创立于晚清时期,经管氏家族传承至今已5代;湖湘五经配伍针推流派源自清同治年间,以刘开勋为奠基人,家传4代。形成于近代的澄江针灸学派,以师承方式传承至今,河南邵氏针灸流派、广西黄氏壮医针灸流派等都是师带徒传承的模式。高等院校研究生教育也是传承的主流形式之一,长白山通经调脏手法流派由刘冠军创立,刘冠军在吉林省中医进修学校培养了纪青山和李一清为学术传承人,之后又培养出硕士、博士、博士后为第三代、第四代学术传承人,为流派的发展注入源源不断的新生力量。

3. 针灸流派学术特色鲜明

鲜明的学术特色是流派传承绵延不息的核心要素。各大针灸流派均有各自独特的学术主张和理论体系。以国家中医药管理局首批公布的"全国中医学术流派传承工作室建设项目"中与针灸相关的流派为例,简述如下。

（1）澄江针灸学派：以临床疗效为起点的学术范式，以学术提高为导向的学术目标，以承古纳新为视野的学术方法，坚守传统针灸理论，汇通融合西医学知识。

（2）辽宁彭氏眼针学术流派：依据眼白睛脉络形态、颜色的变化以判断病因、病位、病势。

（3）长白山通经调脏手法流派：提出"经络脏腑相关"理论，通过针灸、推拿、敷贴等外治方法调经络以治脏腑。

（4）河南邵氏针灸流派：擅于针、灸、药并用，内外兼治，主张辨证与辨病相结合。

（5）湖湘五经配伍针推学术流派：以"五经配伍、五行制助"为核心，以"经脏相关，归经施治"为重点，结合五行生克理论、脏象学说以及经络脏腑相关学说，针法、灸法和推拿术结合运用。

（6）岭南靳三针学术流派：三针组穴，善治脑病，提出以阴阳辨证，辨阴阳之虚实、急缓，平衡二气。

（7）广西黄氏壮医针灸流派：主张壮医学的毒虚致病理论、阴阳理论、三道两路理论、三气同步理论和脏腑气血骨肉理论，补充气血理论，重视调气通路，临床善用特定穴。

（8）云南管氏特殊针法学术流派：以十六种针灸配穴法为取穴法则，有管氏"下针十法"，即进、退、捻、留、捣、弹、搓、努、盘、飞。强调"针刺手法整体观"，弘扬时间医学。

（9）四川李氏杵针流派：以动物骨骼、金石、玉石、木料等制成针具，不刺入皮下，以原络、俞募、河车、八阵之穴为主，天应为导作为取穴原则。有运转、开阖、点叩、升降、分离五种施针手法。

（10）甘肃郑氏针法学术流派：强调"针气结合"，重视气功作为基本功，提出"针刺治病八法"，即汗、吐、下、和、温、清、消、补。倡导时间针法，创立郑氏"补穴法""温通法""穿胛热""关闭法""过眼热"等特色手法。

（11）蒙医五疗温针流派：以"三根七素平衡理论"和"蒙医整体观"为指导，根据"脑-白脉调控理论"指导下的腧穴与脏器、器官、肢体之间的表里关系，遵循寒病热治、热病泻治、寒热平调、引病除外（即祛除病气、病血，引出协日乌素、脓液、血肿）的治疗原则，选择相应的穴位，施以温针治疗或温穿刺治疗。

4. 流派交流与合作

针灸流派工作一直受到各级政府的关注和重视，尤其是2010年"中医针灸"列入《人类非物质文化遗产代表作名录》以来，出台了很多全国或地方性的流派保护和传承政策，各级学术组织和团体也积极响应，建立针灸流派相关学术组织，召开流派相关学术会议。

值得一提的是，2012年国家中医药管理局公布首批中医学术流派以后，11家针灸学术流派积极响应，相互学习和交流，通过继续教育学习、联合培养传承弟子、相互设立推广工作站等，开展了流派间的深度交流和合作。此外，还深入挖掘和整理其他针灸流派和民间针灸流派等，如北京金针流派、贺氏针灸流派等。在各流派的积极推动和联合组织申请下，2014年11月，中国针灸学会批准成立"学术流派研究与传承专业委员会"，云集了全国多个针灸流派的专家学者，组织了多种形式的针灸流派学术交流，促进了针灸流派的人才培养和学术传承创新。至今，"中国针灸学会学术流派研究与传承专业委员会"已经产生了第二届委员会，每年一次的学术大会，大大推进流派间交流和借鉴。

此外，上海、吉林、云南等省市也成立了各自的针灸流派专业委员会等二级专业委员会，对各地不同特色针灸流派间的学术推广、学术交流与合作产生了极大的推动作用，如上海陆氏针灸、杨氏针灸、方氏针灸等都有各自特色，相互间的交流与合作形成了海派针灸的内涵。

世界针灸学会联合会也多次组织各项世界针灸交流活动，如每年一度的世界针灸周活动、"一带一路"中医针灸风采行等都不乏各针灸流派的参与，有效提升了针灸流派的国际化影响。

五、针灸流派的未来发展趋势

1. 流派促进学术发展，学术发展促进新流派产生

在数千年的发展历程中，因地理环境、社会历史背景、地域文化等方面的差异，以及在临证实践中对针灸学理论的不同体悟、对针灸技法的不同运用等，不同的医家产生了不同的、独到的治疗思路、治疗方法、治疗技术，并通过家传、师承等形式不断传承，形成了不同的针灸学术流派，从而推动了中医针灸理论和临床实践能力的丰富与发展。在科学技术极大发展的当代，知识的传播突破了时空的限制，有效地促进了针灸流派学术思想和临床技术的传播，有利于学术的发展和临床的进步。另外，针灸在与西方医学

的交流中,在参与国际化医疗产业的循环中,对于标准化和规范化的需求日益高涨。而针灸学术流派的传承研究,可以使针灸学在面对标准化和规范化的挑战时,保持针灸的特色及多样化,保持灵动、鲜活的生命力。

近现代针灸学术传统发生了重大转型,针灸医学实践由单一的临床观察扩展为临床研究和实验研究并举的局面,其实践的手段与方法亦随着科学技术的发展而不断丰富,促进了新观点、新学说的产生,新流派或新学派也必将伴随着学术发展而产生。如近代医家们对经络、腧穴、刺灸法等针灸学基础理论的阐释融入了神经、血管的概念,并在理论阐释和临床实践中引入了科学实验的结论,从而形成了以"中西汇通"为学术主张和实践遵循的汇通学派。再如基于临床实践提出"热证贵灸"的安徽周氏梅花针灸流派、以刺激头皮不同分区定位来治疗疾病的头针流派、以腕踝部皮下浅刺来治疗疾病的腕踝针流派等。现代针灸学在"传承精华,守正创新"的时代呼唤之中,秉持开放、包容、多元、创新的理念,运用多学科知识和方法开展针灸学术研究和实践,必将促进新学术流派的产生。

2. 流派促进学科发展,学科发展为流派传承提供保障

学科是高校教学、科研的功能单位,学科建设是高校教学、科研和社会服务的基础。在20世纪90年代初,上海中医界就提出了中医药学科建设发展的"一体两翼"观,即"以传承中医药理论体系和历代医家所积累的丰富临证经验为主体,以整理研究中国传统文化与中医药继承创新相结合为一翼,以借鉴和引用现代科技包括现代医学探索生命规律为另一翼",

揭示了流派传承和学科建设相互依托、相互促进的内在关系。可以说,流派传承为学科建设开拓深度,学科建设为流派传承提升高度。

随着流派传承工作的深入开展,越来越多流派传承工作贯穿学科建设的理念,将理论、实践、临床、科研、教学有机结合,既全方位保障了流派的传承发展,又促进了学科建设和发展。

学科和流派的发展都离不开人才的培养。在流派传承工作中,形成了以代表性传承人为核心、主要传承人为骨干、青年继承人为后备的代际人才梯队,通过院校教育、师承教育、跟师襄诊等多种方式,培养了许多既具备中医药理论基础,又深谙本流派学术思想和技术特色的流派及学科人才。同时,由于现代开放性的院校教育,使流派间的人才互通日益普遍,一人同属多个流派,促进了不同流派的交流互鉴以及学科人才的互联互通。

学科和流派的发展都以提升中医药临床服务能力和科技创新能力为核心。在流派传承工作中,以流派为纽带的学科团队将本流派学术思想和理论体系、独特技术及其临证应用进行挖掘、继承,并以提升临床服务能力为目标,进行多方面的深入研究,如临床经验验证、临床评价研究、机制阐释研究、产学研转化研究等,在继承中探索创新,在创新中深度继承,形成了应用基础和临床协同研究平台,提高了科技创新能力,促进了学科发展。

综上所述,今后随着流派传承和研究工作的推进,必将促进针灸学术的发展、促进针灸学科的建设;同时,学术发展也将促使新流派的产生,学科建设与发展也势必为流派的传承提供人才和组织机制的保障。

------------------------------- 主要参考文献 -------------------------------

[1] 许慎.说文解字[M].长沙:岳麓书社,2006:232,239.
[2] 段玉裁.说文解字注[M].上海:上海古籍出版社,1988:553.
[3] 中文大辞典编纂委员会.中文大辞典:第十九册[M].台北:中国文化研究所,1982:206.
[4] 辞海[M].上海:上海辞书出版社,1979:2179,2577.
[5] 魏稼.各家针灸学说[M].上海:上海科学技术出版社,1987:9.
[6] 梁保义,郑桂英.古代针灸流派述评[J].天津中医学院学报,1992(2):30-33.
[7] 魏稼,高希言.针灸流派概论[M].北京:人民卫生出版社,2010.
[8] 中医学术流派研究课题组.争鸣与创新:中医学术流派研究[M].北京:华夏出版社,2011:177-200.
[9] 马继兴.针灸学通史[M].长沙:湖南科学技术出版社,2011.
[10] 李辰.基于文本数据挖掘的当代针灸临床流派研究[D].北京:中国中医科学院,2012.
[11] 方剑乔.当代浙江针灸名家针法流派梳理[J].浙江中医药大学学报,2012,36(12):1342-1344.
[12] 杨鹏燕.中国现代针法流派的临床特色研究[D].南京:

南京中医药大学,2016.

［13］ 王莹莹,杨金生.对中医学术流派与传承方式的若干思考［J］.中国中医基础医学杂志,2015,21（1）: 44-47.

［14］ 方松春,杨杏林.论海派中医与海派中医学术流派［J］.中医文献杂志,2010,28（2）: 37-39.

［15］ 王庆其.从文化传承研究中医学术流派探讨［J］.浙江中医杂志,2012,47（7）: 469-470.

［16］ 宋咏梅.中医学术流派研究的进展、问题与建议［J］.山东中医药大学学报,2012,36（1）: 3-4.

［17］ 张友和.中医学术流派的形成与发展［J］.内蒙古中医药,2005,5: 4.

［18］ 胡国华.中医学术流派研究纳入教学的实践和设想［J］.新疆中医药,2010,28（6）: 54-56.

［19］ 李锄.针灸流派议［J］.南京中医学院学报,1992,3（3）: 169-171.

［20］ 高武.针灸聚英［M］.黄龙祥,整理.北京: 人民卫生出版社,2006: 252.

［21］ 方向东.中华传统文化经典全注新译精讲: 大戴礼记［M］.南京: 江苏人民出版社,2019: 441.

［22］ 姚春鹏.黄帝内经·上册·素问［M］.北京: 中华书局,2012: 121.

［23］ 王先滨,王之虹.长白山通经调脏推拿手法的传承与溯源［J］.针灸临床杂志,2017,33（4）: 44-46.

［24］ 张仁.海派针灸与针刺麻醉［C］//中国针灸学会第十届全国针刺麻醉针刺镇痛及针刺调整效应学术研讨会论文集,2010: 6.

［25］ 朱熹.朱子语类［M］.北京: 中华书局,1986.

［26］ 陈全林.周易参同契注译［M］.北京: 中国社会科学出版社,2004.

［27］ 刘正才,王泽,李江成,等.道家与针灸学［J］.浙江中医杂志,1997,7: 291-294.

［28］ 闫杜海,李成文.宋金元时期针灸学的发展［J］.河南中医学院学报,2003,5: 79-80.

［29］ 任锡庚.太医院志［M］.清同治二年,1863: 2.

［30］ 李伯聪.扁鹊和扁鹊学派研究［M］.西安: 陕西科学技术出版社,1990: 294.

［31］ 黄龙祥.论《素问》遗篇"刺法论"的针法学术价值［J］.针灸临床杂志,1996,4: 1-3.

［32］ 魏稼.古代针灸流派（一）［J］.江西中医药,1983,6: 58-66.

［33］ 吴焕淦,张志枫,何星海,等.陆氏针灸流派的形成与传承研究［J］.上海针灸杂志,2010,29（1）: 1-5.

［34］ 吴焕淦,口锁堂,刘立公,等.针灸学家陆瘦燕［J］.中国针灸,2006,26（12）: 885-889.

［35］ 戎倩雯,杨奕望.杨永璇学术经验管窥［J］.上海中医药大学学报,2005,19（1）: 20-21.

［36］ 纪军,夏勇,刘立公.黄氏针灸流派的学术特色［J］.中国针灸,2012,32（9）: 810-814.

［37］ 刘慧荣,纪军,吴焕淦,等.近代上海针灸学术发展管窥［J］.世界中西医结合杂志,2014,9（11）: 1148-1156.

［38］ 在第一届全国卫生会议上的总结报告［J］.中医杂志,1951,1: 8-15.

［39］ 高恩显.卫生立业的基石——忆第一届全国卫生会议［J］.医院管理,1984,12: 47-49.

［40］ 曹玉霞,王海军,冀来喜.师怀堂新九针施术思想撷英［J］.山西中医药大学学报,2019,20（6）: 436-437,441.

［41］ 张天生,靳聪妮,关芳,等.新九针溯源与发展［J］.中国针灸,2009,29（7）: 591-594.

［42］ 张建斌.澄江针灸学派的形成与学术特点［J］.江苏中医药,2017,49（5）: 61-63.

［43］ 刘露阳,崔韶阳,袁双双,等.基于观眼识证理论分析肝肾阴虚证下焦区络脉特异性［J］.辽宁中医杂志,2018,45（10）: 2030-2034.

［44］ 程修平,王鹏琴,王艺蓉.基于球结膜微循环改变验证彭静山教授观眼识病理论［J］.中华中医药学刊,2020,38（3）: 129-133,273.

［45］ 王宇,杨永清,邵素菊,等.针灸名家邵经明先生学术思想探源［J］.上海中医药大学学报,2015,29（4）: 1-4.

［46］ 钟峰,娄必丹,刘密,等.湖湘五经配伍针推学派学术思想及临床特色刍议［J］.四川中医,2018,36（5）: 38-40.

［47］ 郎建英,庄礼兴,贺君,等."靳三针"疗法治疗缺血性中风后痉挛性偏瘫随机对照研究［J］.上海针灸杂志,2013,32（6）: 440-443.

［48］ 李蕙萍,陈丽,杜艳军,等.浅析靳三针疗法［J］.湖北中医杂志,2019,41（2）: 56-58.

［49］ 袁青,刘龙琳,沈秀进,等.论"靳三针"学术内涵［J］.中国针灸,2014,34（7）: 701-704.

［50］ 宋宁,李浪辉,黄贵华,等.广西黄氏壮医针灸学流派学术特色和传承感悟［J］.世界中西医结合杂志,2015,10（7）: 910-913.

［51］ 王祖红,李群,叶建,等.管氏针刺方法学术特点探析［J］.云南中医学院学报,2007,（5）: 42-44,70.

［52］ 谭彪,孙瑗,黄勇.李氏杵针流派理论经验在骨伤科疾病中的应用进展［J］.医学综述,2019,25（4）: 748-751.

［53］ 孙润洁,田亮,方晓丽,等.郑氏针法学术流派的形成与传承研究［J］.中国针灸,2017,37（3）: 331-334.

［54］ 希荣苏布德,乌日汉.蒙医温针结合口服蒙药治疗强直性脊柱炎（赫依达日根）临床观察［J］.中国民族医药杂志,2021,27（5）: 32-33.

［55］ 阿古拉.蒙医温针体系［J］.包头医学院学报,2021,37（1）: 1-133.

［56］ 图雅.蒙医的传统五疗举隅［J］.中国民族民间医药,2012,21（17）: 7.

［57］ 施杞.保持传统文化特色,促进中医药现代化［J］.世界中医骨科杂志,2003,5（2）: 78-79.

［58］ 施杞.中国传统文化是中医学成型和发展的基原［J］.上海中医药大学学报,1996,10（2）: 10-11.

第一章
海 派 针 灸

据考古发现和历史文献记载，上海已有约6 000年的悠久历史。上海地区水系发达，连接江南，通达腹地，为中医药的发展提供了得天独厚的地域条件。交通的便利促进了不同人群的交往，也带来了不同文化的碰撞。在数千年的绵延发展中，不同文化在这里融合与发展，如崧泽文化、良渚文化、广富林文化、马桥文化、吴越文化等，形成了多元开放的文化特质。至1843年上海开埠为通商口岸，特殊的地理及社会环境吸引了大批国内外移民，不同肤色、不同信仰、不同语言的人们汇聚上海，进一步推动了多种文化在上海的传播、交流、融会，丰富了海派文化的底蕴，造就了"海纳百川，兼容并蓄"的海派文化特点。在这样的地域环境和文化特点背景下，海派针灸根植于上海多元文化的土壤，得以产生和发展，并带有海派文化深深的烙印，呈现出"开放、兼容、吸纳、创新"的特点。

海派针灸是对上海针灸流派的统称，包括以代表人物命名的针灸流派（如陆氏、杨氏）、海派针灸名家、创立于上海的特色技术流派等方面内容。

第一节　陆 氏 针 灸

一、流派溯源

上海陆氏针灸流派形成于清末民初。奠基人李培卿（1865—1947年），字怀德，江苏嘉定（今属上海）人。李培卿自幼好学，诗书礼易无一不通。其父李晏甫喜好习武且武艺高强，年轻时曾参加民团武装，后在嘉定以"民团教习"安身立命，定居于嘉定西门外严庙乡，生二子二女。因其立誓李门后代子孙弃武习医、治病救人，故在李培卿22岁时，其父特为其延请浙江四明名医陈慕兰教授中医针灸，尽得其传。学成后，李培卿早年在嘉定严庙乡悬壶，除秉承师传外，还辗转江浙一带，虚心求教，博采众长，医术日进。这一阶段，李培卿习用长针，取穴精简，针灸并用。

20世纪30年代起，李培卿开始到上海行医，在医疗实践中医术不断精进，学术独有创见。1962年，陆瘦燕、朱汝功整理总结了李培卿的学术经验，撰写了《李培卿的学术经验》一文（发表于《上海中医药杂志》1962年第9期），指出其临证：① 重视脾胃、强调经络；② 切诊太溪脉、冲阳脉以察脾肾虚实，分析预后；③ 提倡"温针"及"伏针""伏灸"；④ 施术习用毫针，重视提插、捻转手法。这些学术观点和临证特色成为陆氏针灸流派创立和发展的基石。

李培卿育有六子二女，陆瘦燕为李培卿最小的儿子，6岁时出嗣昆山陆家。李培卿因爱幼子，后亦定居在昆山，并悬壶应诊。陆瘦燕16岁中学毕业后，即随父李培卿学医，后在昆山、上海两地开业，因医术精湛、医德高尚，名闻沪上。1943年，与朱汝功结为伉俪。两人在诊务之余，共同创办"新中国针灸学研究社"和"针灸函授班"。新中国成立后，陆瘦燕接受上海中医学院（现上海中医药大学）的聘请，担任针灸教研室主任，着手筹建针灸系，并于1960年成立了全国第一个针灸系，担任系主任。他亲自为各个层次的学生上课,并主持编写教材,研制教具,提高形象化教学效果。陆瘦燕和朱汝功数十年如一日,在针灸临床、教育、研究等领域为针灸学的发展做出了很多贡献,也为陆氏针灸流派的创立和薪火相传奠定了基础。

二、流派传承

(一)传承谱系

海派陆氏针灸是近现代国内外影响较大的针灸流派之一。陆氏针灸流派创立者陆瘦燕及其夫人朱汝功数十年如一日不懈努力,精勤奋勉,在针灸临床、实验、文献等各方面均颇有建树,在繁忙的针灸临床、研究工作的同时,亦潜心针灸教育,并笔耕不倦,为继承、研究和发扬针灸医学做出了巨大贡献。陆氏针灸流派的传承方式主要有家传、师承授受和学校教育等,现已传承至第5代。

陆氏针灸第一代奠基者李培卿,字怀德,上海嘉定人,享有"神针"之誉。李培卿育有六子二女,其中五子瘦鹤、七子君梅、八子瘦燕继承父业。

陆瘦燕与夫人朱汝功,作为第二代开拓者,秉承家学,并发扬光大,共同为陆氏针灸的确立、发展、繁茂做出重要贡献,使陆氏针灸流派成为著名针灸流派之一。

第三代传人为"陆氏针灸"继承发展者,包括陆瘦燕的子女、入室弟子、"新中国针灸学研究社"及

"针灸函授班"的学员,以及上海中医药大学受教的学生等。陆瘦燕和朱汝功共育有五子四女,其中陆筱燕、陆李还、陆利霞、陆利芳、陆焱垚、陆明、陆伦继承父业。入室弟子共有85人,其中如李元吉、杨钧伯、屈春水、王佐良、顾礼华、高正、尤益人、石小平、陈德尊、王天籁、施正华、吴绍德、王志煜、张时宜、苏肇家、高忻洙等,在针灸医疗、科研、教育、文献等诸领域均颇多建树。在上海中医药大学受教的学生中,亦很多成为针灸名家,在针灸医疗、科研、教育、文献等诸领域建树颇多,如陈汉平、王卜雄、杨文英、刘炎、居贤水、魏福良等。

第四代传人包括陆氏孙辈、第三代传人的再传弟子。陆氏的孙辈如金夷、金泰、席时召、朱显达继承家学,研习针灸;第三代传人的再传弟子如吴焕淦、裴建、施征等,入室弟子如吴耀持,他们在国内外针灸领域从事医疗、科研、教育工作,成绩斐然。

第五代为第四代传人的学生等参与传承、发扬陆氏针灸者。陆氏针灸传承谱系如图1-1。

(二)传承工作

"陆氏针灸疗法"由上海市针灸经络研究所吴焕淦牵头申报上海市和国家级非物质文化遗产,2009年被列入上海市非物质文化遗产名录,2011年被列入国家级非物质文化遗产名录,上海市针灸经络研究所为保护单位。其传承保护工作有序进行,形成了较完备的传承保障机制,陆氏针灸代表性传承人吴焕淦被评

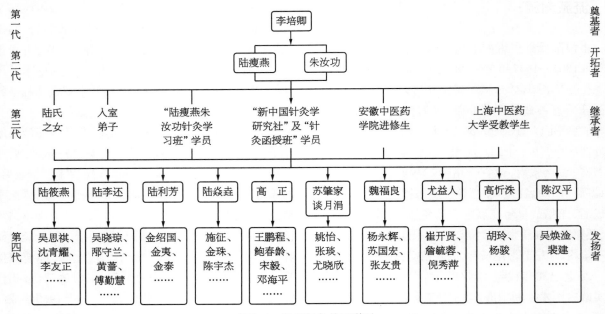

图1-1 陆氏针灸传承谱系

为上海市非物质文化遗产保护工作先进个人。2009年11月，陆氏针灸传承弟子吴焕淦教授牵头举办了"陆瘦燕先生百年诞辰纪念暨陆氏针灸学术思想交流大会"。本次大会在上海浦东创新港会议中心召开，海内外400余位代表出席。会后，吴焕淦教授将本次参会论文汇编成册供更多针灸同道学习。2011年，陆氏针灸流派被"上海近代中医流派临床传承中心"确立为海派针灸流派之一。2012年，陆氏针灸流派传承研究基地建设项目顺利启动，上海中医药大学附属龙华医院、上海市针灸经络研究所为传承基地，项目合作单位包括上海中医药大学附属岳阳中西医结合医院、上海中医药大学、上海交通大学医学院附属第六人民医院、上海市中医医院、上海市浦东新区中医医院；同时成立专家委员会与顾问委员会，指导陆氏针灸流派的学术思想总结和临床经验的发挥，旨在努力发掘陆氏针灸流派特色诊疗技术，并通过陆氏针灸流派传承、学生跟师临床学习，继承流派学术思想、临床经验，培养传承人才临床诊疗能力。2020年1月，代表性传承人吴焕淦教授牵头举办了"纪念陆瘦燕先生诞辰110周年学术研讨会"。吴焕淦教授数十年如一日，殚精竭虑，为推动陆氏针灸学术的继承和发扬做出了重要贡献。

在陆氏针灸学术思想及临床经验整理总结方面，近年来先后汇编出版了《陆瘦燕针灸论著医案选》《陆瘦燕朱汝功针灸学术经验选》《针灸名家——陆瘦燕学术经验集》《陆瘦燕针灸医案医话》《陆瘦燕金针实验录》《陆瘦燕朱汝功针灸带教录》《陆瘦燕朱汝功针灸集成》等著作；在发掘陆氏针灸流派特色诊疗技术方面，依托于陆氏针灸传承研究基地，以优势病种为切入点，探索陆氏针灸辨证体系；对陆氏针灸技术，如温针、导气守气手法等，进行刺激参数和量效规律研究；通过探讨陆氏针刺手法规律，形成手法操作规范，进行适宜技术推广应用。

三、流派名家

陆瘦燕　朱汝功

（一）生平简介

陆瘦燕（1909—1969年），江苏昆山人，原姓李名昌，晚号"燕叟"，有斋室曰"燕庐"，自幼出嗣陆门。陆瘦燕16岁中学毕业后，即随父学医，于1927年通过

上海市医学会考试，取得行医资格即悬壶开业，先后在江苏昆山南街"绿墙头"及上海原南市区两处开业，后迁至上海八仙桥。因医术精湛、医德高尚，名闻沪上。1952年，陆瘦燕、朱汝功伉俪除私人开业外，还积极参加上海市公费医疗第五门诊部的特约门诊工作，同时创办针灸学习班，培养针灸

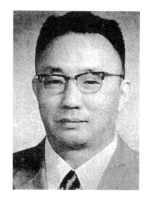
陆瘦燕（1909—1969年）

专业人才。1955年，陆瘦燕被聘为中国人民解放军第二军医大学中医顾问，1958年起任上海中医药大学针灸教研室主任、针灸系主任、上海中医药大学附属龙华医院针灸科主任，1964年调任上海市针灸经络研究所所长。1959年受中央卫生部委派，陆瘦燕作为中国医学代表团成员到俄罗斯讲学、会诊，回国后他被任命为国家科学技术委员会委员。陆瘦燕曾任第三届全国政协特邀代表，上海市第一、第二、第三届政协委员，上海市原南市区第一、第二、第三届人民代表，中国农工民主党上海市委员会委员，上海市中医药学会副主任委员，上海市针灸学会主任委员等职。

朱汝功（1913—2017年），上海奉贤人。曾就读于上海中国医学院，师承章次公、李培卿。1941年朱汝功毕业后，在奉贤南桥镇开业，诊务兴盛。1943年，朱汝功与陆瘦燕结为伉俪，婚后在上海八仙桥各自设行医。1960年，朱汝功接受上海中医药大学附属龙华医院的聘请，任针灸科副主

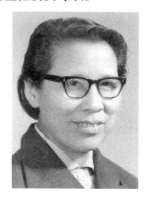
朱汝功（1913—2017年）

任；1979年以后，任上海市针灸经络研究所室主任、上海市针灸学会副主任委员、《上海中医药杂志》及《上海针灸杂志》编委等职务。她率领子女及门人弟子整理出版了《陆瘦燕针灸论著医案选》、《针灸腧穴图谱》（修订本）、《陆瘦燕朱汝功针灸学术经验选》、《针灸名家陆瘦燕学术经验集》、《陆瘦燕针灸医案医话》、《陆瘦燕金针实验录》等专著，为陆氏针灸的传承留下了宝贵的文献资料。1981年，朱汝功赴美国，历任美国针灸医学会第六届副理事长，美东针灸医师联合会

第一、第二届常务理事兼学术研究部主任，美国针灸医学会第七届第一副理事长，美国针灸医学会第九、第十届理事等职，为弘扬针灸医学做出了很大贡献。

（二）人物事略

陆瘦燕是现代著名针灸学家、针灸临床家、针灸教育家，知名学者周谷城曾誉其为"针坛之光"。陆瘦燕在《金针心传》按语中说："余不辞辛苦，埋头苦干，于中国针灸界或稍有贡献也。"这既是他的志向，也是他的行动指南。他倾尽毕生精力从事针灸医疗、教学和科研工作。在学术上，融会贯通，推陈出新，自成体系；在诊疗针术上，理法方穴术娴熟，疗效卓著；在教育上，无私传授，桃李天下。通过数十年辛勤耕耘，陆瘦燕对针灸学的继承和发展做出了极大贡献，在国内外享有较高的学术声誉。

20世纪40年代，"陆氏针灸"就已名扬沪上，"陆瘦燕针灸"诊所患者盈门。到20世纪50年代，诊所业务更是鼎盛，特别是在夏季，前来打"伏针"的患者更多，不得不每日限额挂号，以致患者通宵排队候诊。由于疗效卓著，屡起沉疴，"陆氏针灸"得到患者交口称赞，被《大公报》誉为"针灸大王"。

20世纪40年代，受"西学东渐"的影响，中医、针灸均有所衰退，陆氏伉俪在繁忙的诊务之余，在报纸上刊载《燕庐医话》宣传推广中医针灸；并于1948年春，在上海创办"新中国针灸学研究社"和"针灸函授班"，亲自编写讲义，答疑解惑，传授针灸学知识和技术。全国各地及东南亚均有"新中国针灸学研究社"分社，影响遍及海内外。

新中国成立后，陆瘦燕、朱汝功伉俪在参加公费医疗第五门诊部工作期间，于1952年和1955年先后开办了两期针灸学习班，学制3年，采用边教学、边临诊及集体上课、个别带教的形式进行教学，课程设置兼顾中西，将传统带徒教学模式与院校教育模式结合起来，培养了一批学有专长的针灸专业人才，其中有不少成为针灸事业的骨干，他们创立的这种"集中教，个别带"的教学模式作为一个成功的范例，后来被上海历届中医带徒班所吸取。1958年，为更好地继承发扬针灸医学，培养针灸事业接班人，陆瘦燕毅然放弃了收入丰厚的私人门诊，接受上海中医药大学的聘请，担任针灸教研室主任，着手筹建针灸系，并于1960年成立了全国第一个针灸系，担任系主任。他亲自为针灸系、医疗系、西医学习中医研究班、针灸培训

班的同学上课，做手法示教；主持编写不同层次的针灸学教材；研制教具，主持设计创制了我国第1台与成人同样大小的光电显示经络腧穴电动玻璃人模型，并于1964年获得全国工业产品二等奖；主持设计创制了我国第1套脉象模型，亦于1964年获得全国工业产品三等奖。通过直观的教具配合上课，大大提高了教学效果。

为促进针灸学术发展和传播，在临床、教学工作的同时，陆瘦燕、朱汝功伉俪笔耕不辍，他们共同整理总结了经络、腧穴、刺灸、治疗等方面的中医理论和临床经验，并将其多年的理论研究成果和临床实践经验编纂成"针灸学习丛书"，先后出版了《针灸正宗》《经络学图说》《腧穴学概论》《刺灸法汇论》《针灸腧穴图谱》等专著，在书的封面上均印有一个"盘"状图样，是陆瘦燕、朱汝功寓意"和盘托出"，将自己的知识和经验全盘呈现给读者，这些专著对推动针灸学术的发展起到了促进作用，影响深远。

1958年夏，全国第一次针灸经络学术会议在上海召开，卫生部、各省市的领导及针灸专家参加了这次盛会，陆瘦燕在会上表演了"烧山火""透天凉"针刺补泻手法，使受试者当即分别产生热或凉的感觉，与会者为之震惊和振奋，近而掀起了全国研究针刺手法的热潮。在盛名之下，陆瘦燕、朱汝功先生并没有固步自封、停滞不前，而是在坚守传统的同时，致力于针刺手法的物质基础和原理机制研究。在20世纪60年代，他们与上海第一医学院（现复旦大学上海医学院）合作，借助多方位肌电测绘技术，对导气手法诱发循经感传时相应经穴电学变化进行观察；还与上海中医药大学生化教研室协作，采用双盲法观察了烧山火、透天凉手法的生理学效应，通过实验研究证实了不同的补泻手法不仅可以产生不同的主观感觉变化，而且有生理学效应和物质基础。这些在当时，无论是国内还是国外均居于领先地位，开创了实验针灸的先河。可以说，他们是"针灸-现代生命科学"研究的拓荒者，对针灸学术研究有着深远的影响。

陆瘦燕、朱汝功还为针灸医学在世界的传播做出了卓越的贡献。1959年，陆瘦燕受卫生部委派，作为中华人民共和国成立后第一个中国医学代表团成员，赴俄罗斯讲学、会诊，进行学术交流，将中国针灸较为系统地做了介绍，引起俄罗斯医学界的极大兴趣。1981年，朱汝功退休后移居美国，年近70仍继续为传播和发扬针灸医学尽力，曾任美国针灸医学会副理事

长、美东针灸医师联合会常务理事及学术研究主任等职。朱汝功多次为针灸学习班的学员授课，应邀在世界针灸学术交流会上作报告及手法示范，治愈了许多当地医院束手无策的患者，使中国古老的针灸医学得到国外更多人士的认同和赞扬。

陆瘦燕虽然久负盛名，但从不以名家自居。他为人谦和，严于律己，乐于助人；仁心仁术，对待患者一视同仁，热情认真给予诊治；对待学术实事求是，谦虚谨慎。1989年11月，为了纪念陆瘦燕对我国针灸事业所做的巨大贡献，继承和发扬陆氏针灸学术思想和医疗经验，上海市针灸经络研究所等单位组织召开了"纪念陆瘦燕诞辰八十周年暨陆氏针灸学术经验交流会"，世界卫生组织传统医学合作中心、中国针灸学会、中国中医研究院（现中国中医科学院）等12个组织机构，以及当时的全国人大常务委员会副委员长周谷城，卫生部部长钱信忠，卫生部中医药管理局局长吕炳奎，中国针灸学会会长、世界针灸学会联合会终身名誉主席鲁之俊等来电来函致贺，当时的美国针灸学会会长、世界针灸学会联合会执行委员洪伯荣，美国纽约针灸医师公会会长丁景源，美东针灸医师联合会会长徐觉己等也发来贺电、贺词或敬送锦旗和花篮；会后成立了"陆瘦燕针灸学术研究会"。2009年11月，召开了"纪念瘦燕先生百年诞辰暨陆氏针灸学术思想交流大会"。国医大师颜德馨手书"超俗拔群"四字表达敬仰之情。

（三）学术观点与针灸特色

陆瘦燕及朱汝功秉承家学，融会贯通，针灸学术精湛，在针灸理论、临床、教学、科研各方面均有建树，形成了鲜明的学术特色。

1. 研究阐发针灸学理论

（1）重视经络学说，阐发经络理论：陆瘦燕重视经络学说，强调经络理论对针灸临床的指导，指出："经络学说从孕育、诞生到发展，皆与针灸息息相关。如失去经络学说的指导，实践中就会迷失方向，缺乏理论依据，在千变万化的病例面前，必然不知所措。"在当时，有些针灸医师在临床施治时也不以经络理论为指导，头痛针头，脚痛针脚，存在一种盲目否定经络、取消经络理论、废经存穴的论调，陆瘦燕强调重视经络学说及其对临床的指导作用，并著书立说，传道授业，既可正本清源，又使经络学说得以传承和发扬。

陆瘦燕对经络学说的钻研以经典文献为依据，互参互证，融会贯通，对经络学说中的诸多问题都有精辟的阐释。例如，对"经气"的理解，他认为经气包含禀受于父母先天精气而产生的元气和后天之谷气（即流行于经脉内外的荣卫之气），两者在生理上相辅相成，相互为根。再如，运用标本根结理论，阐明：① 五输穴依次向心排列，与其经络循行方向不完全一致。② 内脏疾病可用俞募穴及本输穴治疗。③ 手三阳经"是动、所生病"中没有本腑病的症状，一般不能治疗本腑病。④ 六阳经脉不主本腑"所生病"，只有六阴经脉主本脏"所生病"。此外，陆瘦燕从整理研究经脉的交会关系中，阐明了十二经脉手足同名经相互衔接为六经的情况，从而解释了"伤寒六经"的来由，解决了历代文献中对伤寒六经和十二经脉是否一致的争议。如上种种，不一而足。陆瘦燕对经络学说的研究全面深入，撰著《经络学图说》一书及《经气的探讨》《经络学说的探讨与针灸疗法的关系》等论文，阐发其理论认识。这些理论的阐发，是陆氏针灸学术思想体系的基石，如对手法的研究、切诊的运用、穴名的诠释、经络学说的理论原理研究和实际运用、刺法的运用和配穴原则等，对针灸学理论研究及其学术思想体系形成都有深刻的影响。

（2）探讨针刺手法的分类及作用，为临床提供依据：陆瘦燕全面收集整理了古代有关针刺手法的文献记载，根据手法的操作和作用等对其进行了分类，认为可以分解为三大类，即基本手法、辅助手法和复式手法。基本手法是针刺过程中的一些基本操作，包括进退、提插、捻转、针向、留针（作为手法操作的衍生而归入基本手法）五种。辅助手法包括爪、切、循、摄、扪、按、弹、刮、动、摇、搓、盘、飞、弩十四种。复式手法是基本手法和辅助手法的组合应用形式，包括四大类二十种：① 补法或泻法单纯组合，有烧山火和透天凉两种。② 补法和泻法交错组合，有阳中隐阴、阴中隐阳、流气法、提气法、龙虎交战、饿马摇铃、子午捣臼七种。③ 补泻法和行气法相互组合，有运气法、纳气法、青龙摆尾、白虎摇头、苍龟探穴、赤凤迎源、龙虎升降、通关交经法、关节交经法九种。④ 配穴法与手法相组合，有五脏交经法、膈角交经法两种。此外，陆氏还从针刺手法的作用角度，对针刺手法进行了分类，概括为候气（催气）、行气、补泻三类方法。其中，补泻类手法又分为调和阴阳类、疏调营卫类和通用类三种,条理清晰,便于临床选用。

针对迎随补泻、捻转补泻、烧山火与透天凉手法,陆瘦燕做了正本穷源的文献研究,指出迎随补泻可归纳为两大派别,其一导源于《黄帝内经》,是指两种候气而刺的原则,其中又有三种不同观点:① 以水下百刻为度,候卫气所行的盛衰而施行迎随补泻。② 以十二经脉配十二时辰,候营气流注盛衰的时刻而施迎随补泻。③ 候邪气至而泻为迎,邪气去而补为随。这三种以候气待时而施针的方法,应取本经腧穴为宜,前两者是卫气与营气盛衰而施迎随补泻的,除了待时而施迎随外,还应结合徐疾补泻;后者是候邪气盛衰待时而施迎随,主要针对的疾病为周痹,可用泻络放血或针向迎随补泻法。其二源于《难经》,以经脉循行往来的逆顺为施行补泻的依据,有针向迎随法、补生泻成经络迎随法、捻转迎随法等。对于捻转补泻,陆瘦燕认为将捻转针体的基本手法发展成为具体补泻手法当起始于金元时期,捻转补泻手法操作原理归纳为两大类:一是以阴阳的顺逆为依据;二是以经脉往来循行与捻针方向的顺逆为依据,呼吸、提插、针向等补泻法同用。在对烧山火、透天凉手法研究的文献中,陆瘦燕指出有关这两种手法的文献记载应以《金针赋》为最早,但因采用歌赋体裁,叙述不够清晰,致使其后医家对烧山火、透天凉手法的阐发多有不同。陆瘦燕据《黄帝内经》《难经》经旨,对《金针赋》原文加以分析,提出了较为规范的操作方法。

此外,陆瘦燕对针刺手法中的其他问题也多有阐发,如提出针刺轻重刺激只能作为“量”来看待,不能与补泻作用混为一谈;平补平泻法指刺激量较小的补法或泻法,与文献中记载的“平针法”不同;留针时间的多少是相对的,留针的目的是将手法的刺激加强,以达到更好的治疗效果;针刺时应双手协同,既便于提插时掌握轻重和深浅,又可以宣散气血,不伤正气,并控制针感传导方向;爪切时应切于经脉之近旁,而不是经脉之上,以免影响得气和感传。

(3)系统考订穴位,诠释穴名:陆瘦燕对全身经穴及历代文献中记载的有明确部位的奇穴做了系统的整理和详细的考证,著述《腧穴学概论》,绘制成《针灸腧穴图谱》,使“初学者可得其概要,研究者可从而推衍”。

陆瘦燕通过对腧穴名称的揣摩和分析,认为腧穴名称皆有深意,其命名依据有经络学说,阴阳学说,脏腑气血学说,腧穴所在处的解剖和位置特点,腧穴在生理、病理、治疗上的特性等五方面。具体命名方法有比拟法、象形法、会意法、写实法四种。例如,少商、商阳、商丘穴,陆瘦燕认为“商”为“金”声,“金”乃肺与大肠的五行属性,“少商”为肺经脉气所出的井穴,为比拟法与会意法结合而命名的;“商阳”为大肠经的井穴,性属庚金(即阳金)而得,为会意法命名;“商丘”穴为脾经经金穴,其处有骨隆起如丘故名,也是采用了会意法与比拟法相结合而命名的。再如,“中极”为星名,该星位在天体中央,中极穴位在腹部,居人体之正中,如“中极”星位有天体垂布的现象,故以为名,这是象形法的命名方式;“肩髃”穴名体现了该穴位于肩上髃骨端的特点,这是写实法的命名方式。这些穴位命名的方法和意义,对于腧穴的理解和记忆均有一定的参考价值。

2. 强调辨证论治,注重切诊

陆瘦燕强调辨证,认为针灸临床辨证,即是运用四诊的方法,采集病史,追究病因,然后根据脏腑、经络、营卫气血等中医理论,综合研究分析其病机,辨明八纲属性和标本缓急关系。准确的辨证是正确论治的前提,若辨证不明,必然导致论治不当,针药妄投。此外,由于针灸不同于方药,在临证时需辨明病在何部,属于何脏何经,故此,“是动病”和“所生病”对针灸临证辨证治疗亦为重要。

在辨证的基础上进行论治。针灸治病的基本法则是“盛则泻之,虚则补之,陷下则灸之,不盛不虚以经取之”及“菀陈则除之”。然而,临床所见往往虚实夹杂,治疗要则为补泻同施,采用阴中隐阳法和阳中隐阴法。此外,对于正气大虚之人,虽有邪实,亦应先用补法扶正以蠲邪。

在四诊的运用上,陆瘦燕注重切诊,指出就针灸临床上应用的范围而论,切诊包括切脉、按触皮部和经脉、腧穴等。切脉有人迎、寸口、三部九候等常用的诊法,此外,还应重视“湮而不彰者”:① 切诊脉源,包括肾间动气、虚里之脉,分别诊候人体“元气”和“宗气”的虚实变化。② 冲阳、太溪之脉,分属足阳明胃和足少阴肾两经,与寸口、右关及两尺相应,同候脾胃及肾脏之气。“寸口脉尺部微弱者,太溪脉也必濡细;寸口脉左尺细弱的,冲阳脉也相类似。上盛下虚的病者,寸口多大于冲阳、太溪;下盛上虚者,寸口多小于冲阳、太溪。冲阳脉偏亢者,胃火有余;太溪脉盛实者,相火常炽,如果参合诊断,大有益处。”③ 颔厌、太冲脉,分属足少阳胆经和足厥阴肝经,诊候两经经气。④ 左右偏胜,切诊左右脉搏,以候人体左右经气平衡与否。同时,还应重视对皮部、经脉循行线路、部分特定穴的触察、切按,以便全面掌握疾病的状态,在此基础上制定出正确的治疗方案。

此外,陆瘦燕还提出运用寸口脉、丹田脉、太溪脉和冲阳脉的变化来判断疾病的轻重和吉凶。丹田脉反映肾间动气,即原气的盛衰;冲阳脉反映胃气的盛衰,此处的病脉更可以察知疾病的进退吉凶;太溪脉反映肾脏之气的盛衰。丹田脉、太溪脉和冲阳脉与寸口脉结合才能正确判断机体正气的盛衰和病情的吉凶,这对今天的针灸临床仍具有指导作用。

3. 处方配穴知常达变

陆瘦燕认为,针灸处方配穴也和中医内科处方用药一样,有一定的组方规律。要做好处方配穴,首先,必须了解脏腑经络等中医基本知识和腧穴的主治性能等问题。其次,还需在整体辨证的基础上,辨别标本缓急。一般以局部取穴法、邻近取穴法和循经取穴法为处方的基本方法,以局部和邻近病所的腧穴为主穴,以经络循行所到处四肢的腧穴为配穴。常用的配穴方法有俞募配穴法、表里配穴法、纳支配穴法、刚柔配穴法、子母配穴法、对症配穴法等。另外,陆瘦燕据《难经·七十五难》"泻南补北"说而推衍演化"泻南补北配穴法",泻南即泻火,补北即补水。此法针对木实金虚,而土旺于时气平无恙的病理机制,木实生火,火实克金,故治疗上须泻火救金以实肝木;又因补土则犯制水之忌,导致水亏无以克火,火旺则更伐金,故提出补水,水壮盛则可制火,火衰而不烁金,则金虚得解而能制木,木因而平。据此推论,火实水虚,在金平无恙时,可以补木泻土;土实木虚,在水平无恙时,可以补火泻金;金实火虚,在木平无恙时,可以补土泻水;水实土虚,在火平无恙时,可以补金泻木。这是"实则泻其子"的权宜变通之法。

4. 习用毫针,重视爪切,善施手法

《灵枢·九针论》:"七曰毫针,取法于毫毛,长一寸六分,主寒热痛痹在络者也。"《灵枢·刺节真邪》:"刺寒者,用毫针。"《针灸甲乙经·九针九变十二节刺五邪》:"毫针者,取法于毫毛,长一寸六分,令尖如蚊虻喙,静以徐往,微以久留,正气因之,真邪俱往,出针而养,主以治痛痹在络者也,故曰病痹气补而去之者,取之毫针。"从以上记述来看,古人认为毫针适用于寒邪痛痹之浅在络脉者,但陆瘦燕认为毫针的适用

范围非常广泛。毫针纤细灵活,搓转自如,提插应手,可减少疼痛,运针时施行手法方便,肌腠损伤较少,不伤正气,较其他针具更安全。同时,陆瘦燕积极探索改进针具,创制"瘦燕式"金质、银质毫针及各种规格的不锈钢毫针,认为针具的好坏主要在于针柄缠绕是否均匀紧凑,针尖是否圆利得当,在他的倡导下,逐步发展成目前普遍使用的"松针形"毫针针尖的统一规格。由于毫针针体细软,容易弯曲,故陆瘦燕十分重视针具的修制和保养,指出每日诊毕,对使用过的针具都要逐一整修,务使针体挺直、无弯曲、无缺损,针尖没有勾毛。

在进针方法上,受《标幽赋》中"左手重而多按,欲令气散,右手轻而徐入,不痛之因"及《流注指微赋》中"针入贵速,既入徐进"的启示,再经过不断的临床实践,陆瘦燕体会到进针须双手协作,以左手(押手)大拇指甲用力按穴,右手(刺手)持针,中指须抵住针身,无名指抵在患者皮肤,然后将针沿左大拇指甲边缘,一捻一插迅速刺入皮肤。这种爪切进针的优点还有:① 使患者减轻疼痛或不觉疼痛。② 保障准确取穴,不致偏离。③ 通过切按,可宣散血气,避开血管或器官。④ 便于施行各种针刺手法。

陆瘦燕认为运用针刺手法是取效之关键,尤其在治疗脏腑病时,运用补泻手法,疗效确比不用补泻手法为佳,所以他除了进行大量的针刺手法文献研究外,在临床上亦十分重视手法的运用。在诸多针刺手法中,"提插"和"捻转"是针刺手法的基础。提插法以阳下之为补,阴上之为泻,是针对元气虚实而设,有调补先天之气的作用。捻转法以顺经捻转为补,逆经捻转为泻,是根据营气循环的有余不足而创设的,有疏调后天之气的功效。其捻转补泻操作法为:以营气循环的方向为施术依据,补法时手三阳、足三阴及任脉,拇指向后;手三阴、足三阳及督脉,拇指向前。泻法时,手三阳、足三阴及任脉,拇指向前;手三阴、足三阳及督脉,拇指向后。同时,陆瘦燕还领风气之先,对针刺手法进行了实验研究,采用多方位经穴肌电测绘的方法,观察经络"导气"针法对感觉的产生、循行的方向,以及相应经穴电变化的影响,结果表明三者之间有较多的相对一致性;还观察到烧山火、透天凉两种针刺手法,对于体温的变化和血糖、血浆柠檬酸含量的变化均有不同的影响。

5. 倡用温针、伏针与伏灸

温针首见于张仲景《伤寒论》,但却被后人视为

俗法而不用。陆瘦燕认为"温针不但有温行经气的功效，还有帮助加强手法的作用，不论在补法或泻法时都可应用"。具体来说，温针宜用于阴寒之邪所侵袭而致的疾病，如冷麻不仁，走注酸痛，关节不利，经络塞滞，肿胀腹满，以及瘫、痪、痿、痹四大奇疾，久病经络空虚，荣卫之气不调等病，效果尤著，特别对一切慢性疾病属阴寒者更为相宜，除高热、肝阳、心悸、惊恐、抽筋、震颤、癫痫、喘息以及不能留针的患者外，都适用。温针的目的在求其温暖，不求其灼热，所以艾炷不宜过大，灸壮不宜过多，一般只需燃灸一壮（枣核大）即可，否则灼伤皮肤，非但达不到治疗的目的，反而增加患者的痛苦，有失温针的用意。温针的灸壮多少，和艾炷大小、针具的材质相关，如粗针、短针、银针等传热较快，艾炷宜小；长针、细针、钢针等传热较慢，艾炷可稍大。

"伏针""伏灸"在前人文献中无从稽考。陆瘦燕在临床实践中体会到伏天天气炎热，人体腠理开疏，此时或针或灸，必能引导伏留筋骨深处的外邪外泄；同时伏天阳气旺盛，于此时针灸，可以添助不足之阳气，加强卫外的作用，有助于巩固疗效，因此提倡伏针、伏灸。基于《黄帝内经》"天温日明，人血淖泽而卫气深，气易行，血易浮"的原则，结合《黄帝内经》中"春夏养阳"的养生之道，陆瘦燕认为伏针、伏灸宜用于产后风湿及风寒壅滞经络而产生的瘫、痪、痿、痹等疾病，以及阳虚患者；而阴虚阳亢或气火有余的患者，则不宜用伏针和伏灸。

（四）临证医案

1 耳鸣

王某，男，21岁。

初诊： 1964年10月6日。

[症状] 3年前因跌仆伤及头部，当时曾昏迷2～3分钟。2年前踢球时又撞伤头部，迄今终日头昏作胀，记忆力减退。半年前理发时头部受冷风吹袭，自后经常耳内风鸣，兼有眩晕，听力未减，曾经于西医五官科检查，据称结果为"阴性"。舌质淡红，脉弦，太冲、太溪脉大小相仿。

---

① －：代表泻法。下同。
② ＋：代表补法。下同。
③ ±：代表平补平泻法。下同。

[辨证] 症由髓海不足，宗脉空虚，为风邪所袭，正邪相击，以故鸣响不已。

[治则] 治拟疏通经气，以宁听神。

[针灸处方] 听宫－①，听会－，翳风－，中渚－，侠溪－。

[治法] 捻转手法，留针5分钟。

二诊：

[症状] 治疗后自感轻快，唯劳累后仍感眩鸣。脉来弦滑，舌苔薄润。

[辨证] 病系肝肾两亏，风邪袭于少阳宗脉之分所致，本在少阴厥阴，标在阳明少阳，治拟标本同调。奈久病正虚，疗治非易，除治疗外，宜多调养。

[针灸处方] 肝俞＋②，肾俞＋，听宫－，听会－，中渚－，侠溪－。

[治法] 捻转、提插，不留针。

三诊：

[症状] 又针治3次，针后能保持2～3日效果，过后耳鸣又增，头晕亦加，甚时视物模糊，针已见效，但未巩固，再从前治。

[针灸处方] 肝俞＋，肾俞＋，听宫－，听会－，中渚－，侠溪－。

[治法] 捻转、提插，不留针。

四诊：

[症状] 针刺14次以来，精神渐振，耳鸣时轻时重，鸣声转细。脉濡细，舌苔薄滑，质淡嫩。

[辨证] 少阳气火渐降，风邪渐清，唯肝肾不足，精气不能上济于耳。

[治则] 培补肝肾。

[针灸处方] 肝俞＋，肾俞＋，翳风±③，听会－，太溪＋，曲泉＋，合谷＋。

[治法] 捻转、提插，不留针。

五诊：

[症状] 迭投培补肝肾，疏泄少阳，引阳明精气上济之法，睡眠渐酣，耳鸣减轻。脉转缓，舌苔薄滑。

[治法] 再拟前方续治，手法同前。

六诊：

[症状] 疗效渐趋稳定，睡眠良好。脉舌无变化。

[治法] 再宗前法，处方、手法同上。

② 耳聋

范某,女,29岁。

初诊: 1963年5月24日。

[症状]近2个月来,左耳失聪,左颞颅部胀痛,时有眩晕,夜寐多梦,纳谷不香。舌胖苔薄,切脉弦数。太冲大于冲阳,额厌大于太溪。

[辨证]症系肾水不足,肝胆之火浮越,挟痰浊乘袭清空之窍而致。

[治则]滋水柔肝,息风开窍。

[针灸处方]翳风-,听会(左)-,听宫(左)-,额厌(左)-,丝竹空(左)-,中渚(左)-,太冲(左)-,太溪(双)+。

[治法]捻转补泻。

二诊:

[症状]经针治,头痛大减,耳聋亦轻,额厌脉静,唯太冲仍大于冲阳。舌胖苔薄。再拟前法续进。

[针灸处方]翳风-,听会(左)-,额厌(左)-,丝竹空(左)-,中渚(左)-,太冲(左)-,肾俞(双)+。

[治法]捻转补泻。

三诊:

[症状]头痛如啄,左耳听觉减而复增。脉弦滑,舌胖苔薄白。治拟前法,以观其效。

[针灸处方]额厌-,听宫(左)-,听会(左)-,翳风(左)-,风池(左)-,中渚(右)-,太冲(左)-,太溪(双)+。

[治法]捻转补泻。

[辅助治疗]耳聋左慈丸二两,每日早晚各服二钱,温开水下。

[疗效]三诊后患者未再来,于6月3日随访,谓前针治3次,并服药丸后,耳聋头痛已愈。

③ 失眠

李某,男,33岁。

初诊:

[症状]入寐艰难,已有半载,症情忽作忽止,近月尤苦,头晕而鸣,口干心烦,遗精腰酸。舌质红而少苔,脉现细数。

[辨证]此由肾水亏虚,心阳独亢。

[治则]壮水制火,交通心肾。

[针灸处方]心俞,肾俞+,神门-,三阴交+。

[治法]心俞:米粒灸,3壮。肾俞、神门、三阴交:提插补泻,不留针。

二诊:

[症状]夜寐少安,然易惊醒,他症亦见改善。舌红脉细。仍予原治法加减。

[针灸处方]厥阴俞,肾俞+,神门-,三阴交+,内关-,太溪+。

[治法]厥阴俞:米粒灸,3壮。肾俞、神门、三阴交、内关、太溪:提插补泻,不留针。

三诊:

[症状]已能醋然入睡,面现华色,精神大振,仍有头晕。

[治法]补泻,不留针。

四诊:

[症状]仍能醋然入眠,面现华色,精神大振,头晕耳鸣已除,口干心烦亦失,术后未有遗精,但尚乏力、腰酸。舌红少苔,脉细。

[治则]再以交通心肾之法治疗之,佐以调补脾胃、益血养神,以图巩固。

[针灸处方]内关-,神门-,三阴交+,脾俞+,足三里+,太溪+。

[治法]提插,不留针。

④ 水肿

徐某,女,54岁。

初诊:

[症状]肿由下肢而起,食欲不振,大便溏泄,小溲短涩,渐延腹面浮肿,神倦肢冷,脘闷腹胀。舌淡胖,苔白滑,脉沉细。

[辨证]是因脾肾阳虚,阳不化水,水气内停。

[治则]治以温阳健脾,行气利水。

[针灸处方]肺俞+,脾俞+,肾俞+,气海+,水分。

[治法]脾俞、肾俞:提插捻转,留针加温。气海:提插,不留针。水分:熨灸5～10分钟。

二诊:

[症状]灸后小便增多,遍身水肿已去其半,脘闷腹胀也告缓减,仍有便溏,小溲清长。舌淡苔白,脉沉细。治已应手,仍以原方出入。

[针灸处方]肺俞+,脾俞+,肾俞+,气海+,阴陵泉±,水分。

[治法]双阴陵泉±,留针加温,其他穴位不留针。水分仍按上法。

三诊:

[症状]小溲通利,遍身浮肿基本消失,胃纳已

旺,腹胀告和,二便正常,精神见振。舌质略淡,苔薄白。再以温阳和土为治。

[针灸处方]脾俞+、肾俞+、气海+、足三里+。

[治法]足三里:提插、捻转,留针加温。气海:提插,留针加温。脾俞、肾俞:不留针。

5 遗尿

王某,男,14岁。

初诊:

[症状]夜间熟睡梦如厕,未有无遗之夜,症情已阅十载,神疲乏力,少气懒言,恶与他辈同嬉,面色苍白,形体消瘦,纳谷不香。舌淡苔白,脉象细弱。

[辨证]系由脾肾二虚,固摄无权。

[治则]当以补肾健脾,培本缩泉为治。

[针灸处方]肾俞、膀胱俞、肺俞、关元+、足三里+。

[治法]肾俞、膀胱俞、肺俞:米粒灸,各七壮。关元、足三里:提插补泻、温针。

二诊:

[症状]遗尿已间日而作,面尚少华,精神稍见好转,饮食有增。舌淡苔白,脉沉细,

[治则]补肺肾,健脾胃,而达塞流固本之旨。

[针灸处方]肺俞、膀胱俞、关元+、足三里+、三阴交+。

[治法]肺俞、膀胱俞:米粒灸,各7壮。关元、足三里、三阴交:提插补泻,温针。

三诊:

[症状]针灸兼施后已连续五夜未见尿床,面转红润,饮食渐增,精神振作。舌淡,脉细。症已奏效,再以补肾健脾,佐以升阳益气。

[针灸处方]百会、大椎、中极、足三里+、三阴交+。

[治法]百会、大椎、中极:米粒灸,各七壮。足三里、三阴交:提插补泻,温针。

四诊:

[症状]患者已无梦,无遗尿,纳谷香,面色红。脉软,舌苔正常。仍宗上法,以善其后。

[针灸处方]心俞+、关元+、气海+、足三里+、三阴交+。

[治法]提插补泻,温针。

6 胃痛

邱某,男,64岁。

初诊:1964年8月18日。

[症状]1961年5月因腹痛、黄疸反复发作而在松江某医院施行胆总管引流术(胆囊未切除,有否结石不详),术后诊断为慢性胆囊炎、慢性胰腺炎。手术后腹痛发作依旧,每遇饮食不节,即引起上腹部当胃而痛,平时两胁胀痛,头昏乏力。脉濡细,舌质暗红,苔白腻。

[辨证]甲木犯胃,湿浊中阻。

[治则]疏泻少阳,化湿和胃。

[针灸处方]胆俞-、阳纲-、阳陵泉-、内关-、足三里+。

[治法]捻转补泻,留针10分钟。

[疗效]根据上方,每周针治2次,脘腹隐痛渐减,胃纳亦增,唯大便仍日行1～2次,此乃脾阳不振,中焦运化失司,肝胆之气横逆所致。自第七诊后,于原方基础上再加肝俞-、脾俞+。至第十诊时,大便、食欲均已正常,胁痛得除,乃结束第1个疗程而嘱调治休养。

7 脑震荡后遗症

吴某,男,29岁。

初诊:1959年9月24日。

[症状]1955年后脑及肩背部被木棍击伤,昏迷,住院8日,诊断为脑震荡,以后留有头痛眩晕,视力减退,夜寐不安等症状。脉弦滑,舌质红。

[治则]疏泄清空,滋水降火。

[针灸处方]风池-、百会+、上星+、丝竹空-、行间-、复溜+、神门-。

[治法]提插,捻转。

二诊:1959年9月28日。

[症状]针刺后诸恙改善,视力亦见好转,寐仍多梦。脉来弦滑。仍宗上治。

[针灸处方]风池-、上星+、丝竹空-、行间-。

8 小脑桥脑萎缩症案

何某,男,34岁。

初诊:1964年9月29日。

[症状]走路不稳,已历4年,时有头痛眩晕,两目远视昏糊,目珠不活,偶有震颤,并有复视,行履常向右侧倾斜,饮食易呛,精神疲乏,烦躁不宁。无四肢震颤,二便不利等症,经某医院诊断为"小脑桥脑萎缩",而来针灸治疗。诊得舌胖,苔薄黄,寸口虚细而数。

［辨证］病系肝肾两亏,风阳上越,久病之体,势必气阴两亏。经多方治疗,目前尚属稳定,但终属缠绵之疾,绝非旦夕间可能奏功。

［治则］补肾柔肝,升清降浊。

［针灸处方］风池－,风府－,太溪＋,足三里＋,行间－,昆仑－,委中－。

［治法］提插、捻转,不留针。

二诊:1964年10月6日。

［症状］头晕略轻,下肢行履少力,针刺后觉有热气上下窜动,余症如旧。脉细数,苔薄白。治再宗前,加太溪－,手法同前。

三诊:1964年10月10日。

［症状］针后效果不甚明显,诸症如旧。治法宗前方加减。

［针灸处方］风池－,丝竹空－,上星－,肝俞＋,肾俞＋,太溪＋,太冲＋,阳陵泉－,昆仑－,足三里＋,委中－。

四诊:1964年10月13日。

［症状］针刺后两足渐见有力,略有眩晕,近来风邪犯肺,鼻塞打喷嚏,咳嗽时作,精神疲乏,治宜两顾。

［针灸处方］风池－,丝竹空－,上星－,外关－,列缺－,肝俞＋,肾俞＋,太溪＋,太冲＋,阳陵泉－,昆仑－。

五诊:1964年10月20日。

［症状］13日针治后病势顿觉减轻,行履情况良好,无须扶杖而行。脉舌如前。再拟原法。

［针灸处方］风池－,肾俞＋,外关－,列缺－,肝俞＋,肾俞＋,太溪＋,太冲＋,阳陵泉－,昆仑－。

六诊:1964年10月24日。

［症状］步履较佳,唯眼球震荡增加。再拟原法。

［针灸处方］上方加睛明－。

七诊:1964年11月7日。

［症状］迭投培补肝肾,升清降浊之法,眩晕渐趋好转,下肢行履较稳,举足有力,不扶杖能步行1 000多米,视力仍感模糊,间有复视。脉象细数,舌苔薄滑。二便正常,病久势笃,正气不足,肝肾两亏,症状尤著。再拟前法出入。

［针灸处方］肝俞＋,肾俞＋,复溜＋,太溪＋,风池－,行间－,光明－,曲泉＋,阳陵泉－。

［治法］提插、捻转,不留针。

八诊:1964年11月17日。

［症状］针治以来,病情明显好转,下肢步履已较有力,尤以左侧更为明显。每次针后2～3日内症状好转较显著,视力仍较差,有复视。脉细数,舌质淡,中有裂纹,苔薄腻。

［治则］培补肝肾,升清降浊。

［针灸处方］风池－,风府－,丝竹空－,肝俞＋,肾俞＋,足三里－,太溪＋,光明＋,太冲＋,行间－。

［治法］提插、捻转,不留针(针丝竹空时,感觉足底有热气窜动)。

⑨ 胃痛

谢某,男,44岁。

初诊:

［症状］突然胃痛,经治疗,痛势未减,连痛1日,当晚抬至当地卫生院急诊。诊脉两手俱伏,舌淡嫩,面色㿠白,四肢逆冷,精神萎靡,呕吐清水,头目眩晕。

［辨证］按脉论证,属中宫虚寒,阳气不运。

［治则］温中散寒,宽中理气。

［针灸处方］内关,足三里。

［治法］针芒补泻,结合努法。内关二穴同时捻转,得气后针芒向上斜插,右手持针重重斜插一寸许,按针不动,静以待气,患者即觉酸胀直窜胸脘,脘痛立止,胀闷亦解,按其脉息稍起。复刺足三里,起针10分钟后,由其妻子伴同回家。翌日随访,已愈。

第二节 杨 氏 针 灸

一、流派溯源

杨氏针灸起源于清末民初,是海派中医的重要流派之一。创始人杨永璇出生于1901年,幼读诗书,长而习医,17岁受业于浦东唐家花园名医王诵愚,3年学成后返乡,以"针灸疯科方脉"悬壶应诊,先后在董家渡、三林塘等地设立定期分诊所,积累了丰富的经验。1937年,杨永璇迁居上海八仙桥开业行医,诊病周详,凭着高超的医术及良好的医德,很快独树一帜,自成流派。尤其是为周信芳针疗发音嘶哑症,一针见效,于是声名鹊起,成为上海滩的针灸名家。杨永璇特设济贫号免费为穷苦人施针给药,成为百姓口中的"活菩萨"。新中国成立后，杨永璇获得首批参加公立医院工作机会，历任原上海市第十一人民医院、上海中医药大学附属曙光医院针灸科主任，上海中医药大学针灸教研组副主任、针灸系副主任，上海市针灸经络研究所副所长，上海市针灸学会主任委员，曾受到当时陈毅市长的嘉奖和周恩来总理的亲切接见。

杨永璇在针刺操作手法上师承了先师王诵愚，并根据自己临床经验，将阴刺、输刺、阳中隐阴、阴中隐阳等手法与火罐结合，创立了絮刺火罐疗法，临床上更具卓见，在临床应用中收效殊多。

阴刺法：《灵枢·官针》曰："十曰阴刺，阴刺者，左右率刺之，以治寒厥，中寒厥，足踝后少阴也。"马蒔注："左右俱取穴以刺之，所以治寒厥，然中寒厥者，必始于阴经，自下而厥上，故取足踝后少阴经之穴以刺之。名阴刺者，以其刺阴经也。"杨永璇尝见先师治发音嘶哑，必取太溪（双）穴，以太溪为足少阴之俞，少阴之脉络于咽，发音嘶哑，是为病在少阴、阴刺之法，双侧同时进针，双手握针，左右同入，一样深度，如有麻咸效果更佳，能收润燥益气，毓阴和阳之功，疗效颇为显著。

输刺法：《灵枢·官针》："输刺者，刺诸经荥输脏俞也。"此法治疗慢性病甚为有效，如癫痫，一般取神庭、百会、水沟为主，每次必用。如发作时间短而间歇时间长者，配身柱；若发作时间长而间歇期短者，配筋缩、长强；发作前呕吐者，加阳溪；发作前头痛者，加风池；发作后恶风神惫、昏昏思睡者，加间使；发作前后面赤、呕血、遗溺，加神门；如出现六畜鸣音者，加鸠尾、上脘；昼发，灸申脉；夜发，灸照海；并根据王肯堂《证治准绳》"痫症发作与足六经脏气有关，如平旦发者足少阳，晨朝发者足厥阴，日中发者足太阳，黄昏发者足太阴，人定发者足阳明，半夜发者足少阴"之记载，在治疗时按不同发作时间，加取不同经脉的俞穴，结合"输刺"之意。如足少阳取临泣，足厥阴取太冲，足太阳取束骨，足太阴取太白，足阳明取陷谷，足少阴取太溪，其疗效比一般取穴好很多。

阳中隐阴、阴中隐阳的手法：采用阴阳奇偶补泻法。如初期病发于阳者，用阳中隐阴法；如久病及阴，用阴中隐阳法。此法对先寒后热病，可先补后泻；对先热后寒病症，可先泻后补。运用得当，疗效可期。

火罐疗法虽属外治法之一，但亦具有全身作用，功能舒畅经络，流通气血，开豁毛窍，镇痛祛邪，以往多为单独使用，杨永璇将针罐结合，似加强针刺效果。如流火肿痛，在红肿部位絮刺后拔罐，吸出瘀血，可促使血流畅通，退热消肿，效果显著。其他如头痛、落枕、胃脘痛、腰背痹痛、髀枢疼痛、干湿脚气、挫闪疼痛、扭伤肤肿、月经不调、感冒、气喘等，根据十四经脉，辨证论治。若存在明显瘀滞，采用絮刺火罐均有显著疗效。

杨永璇毫无保留地将医术授教于弟子后辈，使杨氏针灸传承有继，广济众生。传承至今，杨氏针灸已相传四代，有100多年的历史，其鲜明的医疗特色、快速显著的疗效成为近现代上海地区一支重要的学术流派。

二、流派传承

（一）传承谱系

第一代：杨永璇。

第二代：杨永璇长子杨依方、儿媳张令华、女儿杨评芳，以及张洪度、徐明光、张怀霖、陈幼铭、张振华、葛林宝、陈懿仓等均为杨永璇临床带徒学生。

第三代：杨依方女儿杨容、女婿方厚贤，张逸萍为杨依方带徒学生，徐鸣曙、李昌植、陈春艳为葛林宝带徒学生，陈懿仓之子陈克正。

第四代：陈萍、官昌、秦继、范瑛、张明贤、高以谦、卢月婷为杨容带徒学生。杨氏针灸传承谱系如图1-2。

（二）传承工作

杨永璇及其长子杨依方共同完成《针灸治验录》一书，该书是新中国成立后存世的第一部针灸医案专著，记载了大量临床第一手的资料，其中也有杨氏流派的中医验方及个人经验穴等，获得海内外医家的一致好评并再版。此外，杨永璇还撰写了《针刺配合药物治疗58例类中风》《絮刺火罐疗法治疗脊椎病肥大症》等论文10余篇，引起国内外医学界共鸣。由其后人编写的《杨永璇中医针灸经验选》多次印刷，深受海内外中医针灸学术界的欢迎。日本针灸医师协会还于1992年举办了"杨永璇针灸学术思想专题研讨会"。

杨永璇勤奋好学，刻苦钻研，并擅长创造革新。他根据临床经验于1918年左右设计制成圆筒形成套

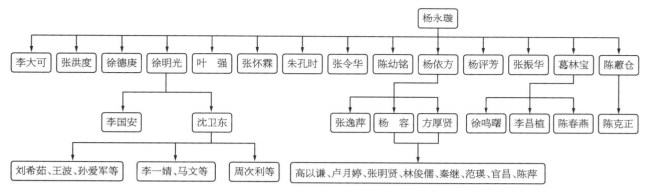

图1-2 杨氏针灸传承谱系

的铜质火罐,每套6只,大小不一,最大者高7 cm、直径5 cm,最小者高5 cm、直径3 cm。由于大小依次递减,故能套叠,便于携带,门诊出诊,应用便利。同时为了增强吸附能力,用面粉和水,做成面积较火罐口径略大、厚约2 cm的面饼,作为衬垫之用,使火罐口与皮肤密切紧贴,不致漏气,这样对拔罐部位的选择可以不受限制,不论体表部位大小、高低不平,均可使用,从而提高疗效,大大提高了在面瘫治疗上火罐的应用,通过温针、叩刺和面部火罐,使发病日程较久的面瘫后遗症患者的疗效得到显著提高。

杨永璇致力于中医针灸事业60余年,其门下弟子众多,遍布海内外,将杨氏针灸带进了高校,带进了医院,带出了国门,主要分布在上海中医药大学附属曙光医院、上海市浦东新区周浦医院、上海市针灸经络研究所、上海市气功研究所等,也曾赴韩国、日本、澳大利亚、马来西亚、以色列等国进行针灸讲学。其关门弟子葛林宝在日本讲学期间,治好了日本前首相福田赳夫的疑难杂症,使其成为杨氏针灸的拥趸。

作为第二代传承人代表的长子杨依方,是首批上海市名中医,"上海市继承名老中医专家学术经验研究班"指导老师,上海市中医学会常务理事,上海市针灸学会副主任委员,在全面继承杨氏针灸医疗特色的基础上,倡导水针、磁穴、头针、鼻针、药灸、七星针等多种疗法,尝试"针刺麻醉"外科手术,提出了以"舌诊"诊断阑尾炎的创见,符合率达90%以上。杨依方擅长治疗中风、面瘫、痛风及胸腰椎肥大等疾病,享誉四方。

第三代传承人代表,杨依方之女杨容,是上海市针灸学会常务理事,出生于上海市浦东新区周浦镇,6岁随祖父杨永璇临诊,高中毕业后考入上海中医药大学"名老中医带徒班",随祖父杨永璇、父亲杨依方

学习祖传的针灸医术,屡获"上海市巾帼奖""上海市三八红旗手"等荣誉称号。杨容全面继承了祖传三代"杨氏针灸学术流派"的专长和特色,和爱人方厚贤(方氏内科传人)一起在此基础上与现代医学相结合,力创的"中医全方位综合疗法"走出了中医临床学的新路,得到了时任上海中医药大学专家委员会主任裘沛然的好评。她的"絮刺火罐疗法治疗脊椎病变特色专科"成为上海有影响的中医特色专科之一;其撰写的《名中医杨依方学术经验介绍》《杨氏絮刺火罐疗法治疗脊椎病变90例临床报告》分别在第二、第四届中国上海国际针灸临床研讨会上荣获优秀论文奖。杨容在上海市浦东新区周浦医院主持的临床科研项目"杨氏絮刺火罐疗法治疗颈椎病变临床和实验研究"于2003年被上海市科委评定为"上海市科学技术成果"并受到表彰。退休后杨容又受上海市浦东新区卫生局之命组建"方厚贤、杨容名老中医学术经验研究工作室",仍在为发展杨氏针灸疗法和培养杨氏针灸学术流派接班人而继续奉献。她在工作之余长期开展杨氏针灸义诊服务,已坚持35年之久,义诊总数超过28万人次,服务覆盖面遍及全国并延伸到海外10余个国家和华人华侨地区。如今第四代传承人陈萍、官昌、范瑛、秦继、朱婷婷、张明贤、高以谦、卢月婷等皆师从杨容,传承杨氏针灸一脉。

2011年杨氏针灸列入上海市非物质文化遗产保护项目。2012年至今,杨氏针灸流派传承研究基地成立,在上海中医药大学附属曙光医院、南汇县中医医院(现上海市南汇区光明中医医院)、上海市浦东新区周浦社区卫生服务中心"方厚贤 杨容名老中医工作室"、上海市杨浦区大桥社区卫生服务中心等基地先后成立,不仅全面继承了前辈们的学术专长和特色,还使之与现代科技、医学相结合,继承研究絮刺火罐疗法,

扩大流派特色优势病种,临床上取得良好的疗效。

近年来,杨氏针灸传人以多种形式宣传、推广流派思想和技法。如2019年第十期《浦东政协》记录并刊登了方厚贤、杨容《感恩祖国,回报社会》的文章。2020年7月17日,上海纪实栏目平台发表了由《新民晚报》记者朱全弟撰写的《针药结合,大有可为!——杨氏针灸大爱传承》专栏报道。2019年5月12日,杨氏针灸传人应邀赴江苏宜兴参加"关爱匠人,传承匠心"杨氏针灸疗法义诊活动。2019年5月,《联合时报》总编辑邓的荣、《人民政协报》上海站站长王燕,对杨氏针灸传人进行实地采访。2019年9月,杨氏针灸传人参加上海精神文明建设委员会、上海市妇联指导举办的第一届"傅雷杯"上海最美家书,浦东新区第十八届家庭文化节的访谈类节目"医者仁心"。2020年10月24日,杨氏针灸传人参加浦东新区"非遗传承健康生活"为主题的"非遗"在社区成果巡回展。2020年5月,参加浦东新区三林"非遗日"活动,在非遗活动上普及杨氏针灸与现代针灸的差别及特色。2020年5月8日,由浦东新区侨联等联合举办了侨联周浦义诊组成立35周年纪念活动,列举了35年来,包括杨氏针灸在内的相关流派、机构为我国港澳台及世界其他地区的义诊服务。

2020年10月,杨氏针灸第三代传人、上海政协之友社社员杨容,浦东新区政协之友社名誉副理事长方厚贤及浦东新区政协之友社理事胡麦珥三位专家为杨氏针灸第四代传承人卢月婷所在的延吉社区卫生服务中心新职工、党员及职工代表讲授医德教育课"学医德楷模,施仁心仁术"。

2021年5月,杨氏针灸第四代传承人高以谦所在的大桥社区卫生服务中心正式挂牌成为杨氏针灸传承基地。

2021年7月,杨氏针灸传人参加由中国太平面向全国举办的上海梧桐人家大型国际养老社区的医疗分会现场,为来自全国各地的来宾宣传普及上海非遗项目杨氏针灸疗法,并现场施针。

此外,传承人们还根据流派学术研究成果,扩展加强临床应用,积累有效病例,探讨特色技术诊疗规律,规范完善特色技术诊疗方案,达到推广辐射杨氏针灸流派特色技术,将杨氏针灸发扬光大的目的。目前,杨氏针灸流派弟子遍布全国以及澳大利亚、马来西亚等国家,并通过建立流派分基地形式加强医疗科研合作,影响力不断增强,造福国内外患者。

三、流派名家

杨永璇　杨依方

(一)生平简介

杨永璇是杨氏针灸流派代表人物。

杨永璇(1901—1981年),号静斋,上海南汇人。著名中医针灸学家。17岁受业于上海浦东地区针灸名医王诵愚,20岁学成,返回故里周浦悬壶应诊,1937年迁居上海市区行医。杨永璇擅长针灸,兼通内科,名闻沪上,致力于针灸事业60余年,医术精湛,医德高尚,有较高的声望。新中国成立后,他首批参加公立医院工作;1952年起,义务担任中医门诊部特约医师;曾任原上海市第十一人民医院针灸科主任,上海中医药大学附属曙光医院针灸科主任、顾问,上海中医药大学针灸教研组副主任、针灸系副主任,上海市针灸经络研究所副所长;兼任中国针灸学会委员,上海市中医药学会常务理事,上海市针灸学会主任委员、顾问,上海市第三、第四、第五届政协委员。

杨永璇为人忠厚淳朴,勤奋钻研,并能谆谆教导后学,他高尚的品质和医德对流派传人有很深的影响。杨永璇毕生致力于中医针灸事业60余年,为继承发扬中医学遗产、培养中医人才做出了贡献。杨永璇在刺络拔罐、针药结合等方面有自己独特见解,其"絮刺拔罐"疗法,即现代临床刺络拔罐的前身,现已被临床普遍采用。

杨永璇生肖属牛,国医大师裘沛然曾撰对联称赞他:杨公医德世难求,堪称医林孺子牛。

杨依方(1924—2015年),上海南汇人。杨依方是杨永璇的长子,幼承家学,复进上海中国医学院接受中医学系统教育,力求深造,1943年毕业,继续在父亲杨永璇诊所襄诊、临诊,全面继承父业。1946年,杨依方以优异成绩通过国家高等考试第一届全国中医师考试,历任原南汇县周浦镇第一联合诊所所长、针灸医师,南京中医学院(现南京中医药大学)奉贤教学点针灸教师,江苏省中医院针灸医师,上海市浦东新区周浦医院针灸医师、中医科主任,上海市浦东新区南汇中心医院副院长、中医院支部书记;曾兼任上海市医学会常务理事,上海市针灸学会副主任委员,《上海针灸杂志》《上海中医药年鉴》编委,《新编中国针灸学》特邀编委,上海市浦东新区卫生工作者协会副主任,上海市浦东新区医学会副理事长,上海市浦东新区退休科技工作者协会副理事长，上海市浦东新区《医事历》编委副主任、副主编，原《南汇县卫生志》协编；曾被评选为人大代表，曾获上海市文教卫生群英会先进工作者奖章、上海市爱国卫生先进工作者奖状、上海市人民政府记功奖励证书、上海市浦东新区优秀科技工作者、上海市浦东新区先进科技工作者，入选原南汇区百件好事；1993年确定为上海市继承老中医专家学术经验指导老师，1995年被评为"上海市名中医"，并入选1995年上海市原南汇区十佳好事；传略被载入《上海高级专家名录》《中国中医名人辞典》《中国当代名人录》《当代世界名人传》（中国卷）、《现代中国针灸推拿气功100名人》（日本东京谷口书店发行日文版）、《中华名医名术大典》《中国社团体会长秘书长辞典》《中国专家大辞典》《世界优秀专家人才名典》。

（二）学术观点与针灸特色

1. 针药并用，内外同治

20世纪初期，中医同道开业挂牌，有称针科的，有称风科的；前者主要用针灸，后者主要用中药，分界较为清晰。杨永璇在1921年以"针灸疯科方脉"悬壶应诊，开业时即表明其针药并用的学术特点。

他在临诊时，按脉察舌，辨证论治，根据病情需要，以针、灸、拔火罐为主要治疗手段，兼用中药煎服、丸散膏滋、药熨熏洗、外敷搽擦等多种治疗方法。

凡属全身性疾病和急重病症，大多以针灸和中药并用。如感冒发热，治当疏解，药用麻桂、荆防、桑菊、银翘等方参治，选印堂、大椎、风门、曲池、合谷诸穴；头项强痛者，药加葛根，穴增风池；内心烦热者，药用黄芩、黄连，穴取内关；咽喉疼痛、碍于饮食者，针取经验奇穴利咽穴（位于手阳明大肠经天鼎穴外侧0.8寸），进针0.5~1寸；并内服煎药（玄参9g，挂金灯3g，薄荷头3g，金蝉衣3g），疗效显著。

同样对类中风之症，前期以针药并用为多，后遗半身不遂则以针刺为主。唯遇阴阳俱虚，气血皆少，形气不足者，则不予针刺而用中药，即《灵枢·邪气脏腑病形》所说的："（脉）诸小者，阴阳形气俱不足，勿取以针而调以甘药也。"

但对哮喘患者，发作期常用针刺大椎、肺俞、尺泽、列缺、丰隆等穴以平喘降逆，宣肺化痰，是急则治其标也；缓解期则取大椎、肺俞、膏肓、灵台等穴，用艾炷麦粒明灸，甚至大艾炷化脓灸，以祛寒定喘，温阳固本，是缓则治其本之法也。

在临床上遇到病灶范围局限、病因比较单纯的疾病，大多以针刺和拔火罐为主；其病在末梢而又日久不愈者，除针灸以外，再加用中药煎汤熏洗。如双手指节顽硬，麻痛交作之症，针刺曲池、外关（或内关）、八邪（或合谷透后溪），加温针，并用生香附12g，桑叶3g，天仙藤10g，原蚕砂（包）10g，功劳叶10g，生姜3片，每日2次，煎汤熏洗，也能提高疗效；亦有以针灸、中药内服、熏洗外治三法并用，如跟骨骨刺的治疗。

对皮肤疾患，大多以中药治疗为主，如银屑病内服中药煎剂，外用药液涂布或药饼搽擦而获愈。针刺风门、肩髃、尺泽、阳池、大陵、血海、三阴交（或用絮刺火罐疗法），内服消风散加减而治愈。

对于针灸与中药，《黄帝内经》已明言："毒药治其内，针石治其外。"因此，对于病因、病位复杂的病症，针药同用可相辅相成，相得益彰，孙思邈《千金方》谓："知针知药，固是良医。"

2. 刺罐结合，活血化瘀

20世纪20年代初，上海针灸界在临床治疗中大多或针或灸，或针灸并用，一般不用火罐。那时火罐主要是走方医在用。杨永璇在学医时，继承了其老师王诵愚的学术经验，采用针刺与拔罐相结合的治疗方法。针、灸、火罐相结合早期在临床应用的，当推杨永璇。

火罐古称角法。在马王堆《五十二病方》中有记载，之后长期未有记载，唐代孙思邈《千金方》里又见有角法的记载。而清代赵学敏（浙江钱塘人）在《本草纲目拾遗》中首次记载了"火罐气"。

杨永璇在学术上勤求古训、博采众方，创造了多针浅刺，活血化瘀的絮刺火罐疗法。该法运用唱针捆绑在筷子上，重叩穴位，微微出血之后拔以火罐，吸出瘀血凝块，达到祛瘀生新、舒经活络的目的，如治疗颈椎、胸椎、腰椎肥大，顽固性周围性面神经麻痹，慢性荨麻疹等。用唱针捆绑在筷子上作为治疗工具，可以看作是早期的七星针。

杨永璇基于以下两点，将这种方法命名为絮刺火罐疗法。首先，杨永璇使用七枚絮针绑在竹筷上，由此以针得名"絮刺"。原治疗工具收藏于上海中医药博物馆展厅。《黄帝内经》记载的传统"九针"中有两种源于絮针。其次，东汉时期经学大师郑玄在对《礼记·曲礼》中"毋絮羹"的注解中载有"絮，犹调也"，说明"絮"包含调和、调节之意，由此以功用命名

"絮刺"。杨永璇认为絮针叩刺后加拔火罐具有调理气血的功效,故称之为絮刺火罐。

葛林宝在继承传统经验后,又开展了"絮刺火罐治疗痹证的临床和实验研究",以验证絮刺火罐治疗痹证的疗效,揭示其作用机制。该研究获上海市2003年度相关科技成果奖。其研究表明:痹证造模组的坐骨神经传导速度明显减慢,A类纤维兴奋阈明显增高,C类纤维兴奋阈明显降低;而治疗组则有明显的恢复效果。风寒湿痹造模使坐骨神经和腓肠肌组织的丙二醛(MDA)含量明显增高,絮刺火罐治疗MDA含量则明显降低。

3. 切脉望舌,四诊合参

正如《丹溪心法》说:"盖有诸内者,必形诸外。"杨永璇在针灸治病中十分重视四诊,在四诊中尤重切脉望舌。

首先要识别正常的脉象,一定要理解脉的"胃""神""根"。"胃"指"脉以胃气为本"。平人脉象以不浮不沉,不疾不徐,从容和缓,节律一致为有胃气。"神"是指脉来柔和有力,杨永璇认为"识得神之有无,可辨病之虚实"。"根"是指肾气未绝,脉必有根,故尺脉应指有力的,便是有根之脉。

杨永璇也非常重视望舌,"辨舌质可辨五脏之虚实,视舌苔可察六淫之浅深",还要仔细辨别舌体的位置和动作,也可以了解患者的心理和病况。

杨永璇认为根据震颤程度的不同而有三种诊断可能:一是正常舌苔而尖端出现震颤的,可以测知该患者胆小如鼠;二是舌苔薄,质淡或绛而胖的舌尖端出现震颤者,可以拟诊为心脏病态的现象;三是在薄黄或白苔的舌端中间,出现微颤的,可以肯定是神经衰弱。

4. 重视经络,辨证论治

针灸治病必先明辨病在何脏腑何经络,然后按照脏腑经络和腧穴的相应关系,采取循经取穴,邻近取穴,局部取穴或随症取穴等方法相互结合使用。他常说:"脱离了经络,开口动手便错。"

(1)重视压痛检查,有助诊断:杨永璇在临床上重视体表穴位的压痛检查,借以分析内部脏器的病变情况。他认为急性病压痛较显著,慢性病的压痛范围较小。五脏六腑处于胸腹中,脉气发于足太阳膀胱经,故五脏六腑之俞穴在背腰部。如咳呛病在肺俞处有反应,按之舒服;脏躁病(癔病)在心俞;溃疡病在胃俞;胆囊病在胆俞都有按痛。又如精神分裂症患者,在血海穴有压痛;月经病及失眠患者在三阴交穴有压痛等。

(2)重视针感传导,气至病所:针刺治疗要有一定的感应(即得气),这是一般针灸医生均能做到的。但是,针灸临床上若能"气至病所",那么疗效往往更好。杨永璇认为,针刺感应的放散程度是由经络路线及穴位性能来决定的。扎针时如改变针尖的迎随方向,可使放散路线有所不同。如内关、少海清热安神,针感向下,但当宽胸理气时,于内关行催气手法,酸感可放散至肘臂,获效殊佳;尺泽、列缺调肺利气,都向下放散,但列缺在治疗颈项部疾病时,也可向上放散;合谷能升能散,如手法正确,针感可到肩髃,甚至到头顶;足三里穴能和胃止痛兼补气,针感向下可到第二趾,在治疗阑尾炎时,足三里针感偶有向上达腹股沟。针刺这些穴位,如掌握正确的手法,往往"得气"的感应较强。若运用催气手法使针感"气至病所",效果更好。

(3)重视循经取穴,提高疗效:"经脉所过,主治所在。"杨永璇在临床上重视循经远道取穴的治法,收效较快。如咽干,取双太溪,用阴刺法,效果较好;急性扁桃体炎,针合谷、少商较有效;胁痛取阳陵泉;胸闷欲呕泻,取内关、太冲;落枕,取交叉对侧的列缺。

(4)经筋之病,以痛为输:十二经筋是随着十二经脉分布的,它循行于体表而不入内脏,因其发病症状偏于筋肉方面。杨永璇在临床上对于经筋之病,常用"以痛为输"的方法来治疗。如网球肘,杨永璇在检查患者肘部时,可发现一局限的压痛拒按处,就在该点(即天应穴)施以较强的恢刺或合谷刺手法,以泄其邪,然后配以艾灸温针。

5. 注重手法,善于补泻

针刺手法与疗效的关系甚为密切,古代文献也有较多论述。特别是《灵枢·官针》对古代各种刺法进行了详细分类,如九刺、十二刺、五刺等,直到现代,大多数仍有实用价值。对进针手法,杨永璇认为应该轻缓。指爪紧切穴位,令气血宣散,用右手拇指、示指持针,缓缓刺入,进针速度要慢,捻旋角度要小,既可减轻破皮的痛感,又可不致损伤血管。这种进针手法和《标幽赋》记载的"左手重而多按,欲令气散;右手轻而徐入,不痛之因"是一致的。

至于出针手法,杨永璇同样认为必须轻缓,切不可一抽而出。与《金针赋》"下针贵迟,太急伤血,出针贵缓,太急伤气"的见解是吻合的。

在进针过程中,杨永璇认为当针刺到达分肉筋骨间时,就要加强捻旋,适当提插,待针下有沉紧感觉,"如鱼吞钩饵之沉浮",这时患者亦感针下胀重酸麻或出现传导感应等现象,此为得气。若进针后好像刺在豆腐中一样,"如闲处幽堂之深邃",患者除疼痛外,毫无其他感觉,此为不得气,就要运用循、搓、弹等催气方法,使气速至,才能获得疗效。

杨永璇还用不同的针刺方法治疗不同的痹证。如用"直刺旁之,举之前后,恢筋急"的恢刺法,治疗筋痹;用"左右鸡足,针于分肉之间"的合谷刺法,治疗肌痹;用"直入直出,深内之骨"的输刺法,治疗病久日深的顽痹痼疾;用"直入一,傍入二"的齐刺法,治疗淋巴结炎和腱鞘囊肿;用"正内一,傍内四,而浮之"的扬刺法,治疗漏肩风、腰扭伤和股外侧皮神经麻痹;用"直入直出,数发针而浅之,出血"的赞刺法,治疗丹毒、胫肿;用"左右率刺之"的阴刺法,取双侧太溪穴,治疗咽喉干痛、发音嘶哑。

杨永璇在临床上还经常应用"左病刺右、右病刺左"的巨刺,特别将其运用于陈旧性面瘫和中风后遗症。这在当今临床中运用比较普遍。关于巨刺法的理论一直没有确解。杨永璇将其解释为"借健侧之正气,行患侧之经气"。因为人体十二经脉是对称的,一侧经气对另一侧有推动作用。

6. 调理脾胃,治病求本

杨永璇行医60年,擅长针灸疯科兼内科方脉。在处方立说之中,对李东垣的《脾胃论》推崇备至。在临床上对肠胃消化系统疾患,重视调理脾胃,固不待言;对其他病症患者,不论情志抑郁、饮食劳倦、抑或贼风寒邪、顽痹痼疾,在辨证论治时,皆以"脾胃学说"为指导,除对症治疗外,均以调理脾胃为主。

有姚某,女,64岁,患腰痛不能回顾,痛甚则悲泣不已,杨永璇见之曰:"此阳明腰痛也。"他针双侧足三里,用捻旋补法,腰痛顿缓;再取肾俞、气海俞,针后加拔火罐,转侧回顾均便,患者满意而归。他说,此法出于《素问·刺腰痛》,原文是:"阳明令人腰痛,不可以顾,顾如有见者,善悲,刺阳明于骺前三痏,上下和之出血,秋无见血。"

杨永璇常说:"人身之脾胃,犹汽车之发动机,脾胃是供应人体生长发育所需的营养物质的器官,而发动机是推动车轮前进的动力。所以在临床上必须重视调理脾胃。"

7. 详审病因,善调情志

中医对于喜、怒、忧、思、悲、恐、惊七情有独到的看法。情志过极,每易致病。如《素问·阴阳应象大论》说"悲胜怒,怒胜思,思胜恐,恐胜喜,喜胜忧",这就是《黄帝内经》对于情志病的治疗法则。

但杨永璇认为不良精神状态或情绪"可使气机郁滞,甚则耗气伤阴。本为郁滞之症,治以郁滞之法,易犯虚虚实实之戒","唯独喜乐能使气机和顺,情志舒畅,营卫通利。故可用喜乐之法,统治情志之病"。杨永璇常在临床上用喜乐之法治疗情志方面的疾病,也从未遇有过甚之例,他认为不会有"喜伤心"之虞。

实际上,当医生在患者诊察之际,治疗即已寓于其中。若能针对病因以劝喻患者,并以体谅同情的态度,想方设法减轻患者苦痛,使患者感到心情舒畅,常能获事半功倍之效。此不仅为医德之所在,亦可归为喜乐之法的应用。此外,柴胡疏肝散、逍遥散,是古医家为气郁而设,有疏肝解郁之功。阳陵泉、足三里、内关、中脘等穴具有理气宽中之效,均为杨永璇所习用。

杨永璇晚年虽诊务繁忙,但对待患者和蔼可亲,全无清高之态。凡遇有七情所伤者,杨永璇更是循循善诱,劝慰开导,甚则以言戏之,常使患者破涕为笑,然后不厌其烦,谆谆叮咛,并在病史上专注一笔,使患者引以为戒。

（三）临证医案

1 头痛

案1　顾某,女,38岁。

[症状]　头痛偏左,形寒胸闷,项强腰酸,有胃病史,睡寐善寤或彻夜不眠,郁郁寡欢,心房悸怯,居经尤甚,似有苦闷难诉状。

[治则]　用安中舒郁法,加以安慰。

[针灸处方]　太阳-,曲鬓-,神门-,足三里-,均取双侧。

[治法]　徐疾补泻法。

[中药处方]　归脾丸二钱(黄昏开水吞),逍遥丸二钱(汛水潮时吞)。

[疗效]　依上法治疗,3个月而愈。

案2　陈某,女,49岁。

[症状]　素有肝胃病史,头目眩痛,心悸手颤,持针不能穿线。性情急躁,容易生气,魂梦不安,面色红润。脉形弦数,左寸独强,右关滑,舌薄绛。对待别人

热情,对家中人则主观武断。

［治则］清宁息风。

［针灸处方］百会－,风池－,间使－,神门－,三阴交－,后四穴均取双侧。

［治法］短刺,徐疾补泻法。

［按］头痛的原因各自不同,呈现的痛点痛势也是不同的。杨永璇在临床上根据经络线路而分型论治。一般以手足三阳和足厥阴经占大多数。在诊治中,重视精神安慰,收效较好。

② 面神经麻痹

案1 赵某,女,59岁。

初诊:

［症状］右偏口眼㖞斜初起,咀嚼不便,迎风有泪,入夜魂梦不安,伴有左手腕囊肿和肘端腱鞘炎,拒按。在工作上很感不便。

［诊断］周围性面瘫,腱鞘囊肿,腱鞘炎。

［针灸处方］百会－,阳白－,瞳子髎－,风池－,承泣－,地仓透颊车－,合谷－,百会后六穴均右,列缺(左)＋。

［治法］徐疾补泻法。

二诊:

［症状］面瘫好转,饮食稍见方便。

［治法］用前法,加用辅助手腕舒筋方法。取穴同上,加阳池△①、大陵△、天应△,均左。

三诊:

［症状］咀嚼渐便,迎风流泪已减,夜寐已安,仍用前法。

四诊:

［症状］面瘫逐渐减轻,仍不能吹口哨。再守前法,防止肉瞤筋惕。

五诊:

［症状］病态逐步好转,腱鞘囊肿稍减,处理同上。

六诊:

［症状］㖞斜已恢复90%,左肘端拒按已缓,只是囊肿虽软而未平。口眼㖞斜,次第恢复,只是肌肉未仁,仍有牵掣感觉。

［针灸处方］取穴原方,地仓不透颊车,去合谷。

七诊:

［症状］面部已无障碍,只需手部治疗。

---

① △:代表灸法。

［针灸处方］天应(桡骨上端,曲池外侧2～3分),阳池－、大陵－。

［治法］阳池、大陵用合谷刺,加温针2壮。

［疗效］共计治16次,诸恙悉平,至今未发。

案2 牟某,男,36岁。

初诊:

［症状］左偏面瘫较甚,在外地医院治疗无显效,乃返沪治疗。当时咀嚼困难,眼睑不能闭合。脉弦滑,舌黄燥。

［针灸处方］阳白－,太阳－,攒竹－,四白－,风池－,地仓透颊车－,阳白后五穴均左,列缺(右)＋。

［治法］徐疾补泻法。

二诊:

［症状］面瘫无变化,睡眠安定,精神好转,续用前法。

三诊:

［症状］面部肌肉渐呈活动,仍用前法治疗。

四诊:

［症状］眼睑渐能活动,口㖞亦减半,同上穴。

五诊:

［症状］面瘫逐渐好转,再用上法。

六诊:

［症状］1周后,由于冷风吹袭,脉道不利,气血闭塞,尚有反复,又来诊治。

［疗效］㖞斜因气血得通,再守前法。告愈。

案3 孙某,男,45岁。

初诊:1975年4月28日。

［症状］右偏面瘫1周,右颈项强痛,咀嚼不便,脉形浮滑,舌苔薄白。

［针灸处方］百会－,太阳－,阳白－,攒竹－,风池－,地仓－,合谷－,百会后六穴均右,列缺(左)＋。

［治法］徐疾补泻法。

［中药处方］炒荆芥一钱,川玉金二钱,白僵蚕二钱,地龙干一钱,炒丹皮二钱,桑叶一钱,钩藤三钱(后入),炒赤芍三钱。4剂。

二诊:

［症状］面瘫稍减。

［治法］接用上穴。原方去荆芥,加薄荷一钱,4剂。

三诊:

［症状］右面瘫好转,仍用上法。

四诊:

[症状]面瘫显著好转,目能闭,口能合,唯右头顶部跳动感。

[针灸处方]同上穴,加通天(右),去百会。

五诊:

[症状]面瘫已近痊愈,右头顶部跳动亦瘥。

[针灸处方]再用前法,加百会,去通天。

六诊:

[症状]喝斜已愈合。

[治法]同上穴。处方:六味地黄丸三两,每服二钱,日服2次。

案4 夏某,女,56岁。

初诊:1975年6月26日。

[症状]右偏面瘫4日,竖眉肌不动,口角微喝,言语不利。脉形缓滑,舌苔白胖。血压160/110 mmHg。风痰内稽,四肢麻木,有卒中之兆,务须静养为嘱。

[针灸处方]风池-,太阳-,四白-,攒竹-,地仓透颊车-,合谷-,上穴均右,列缺(左)+。

[治法]徐疾补泻法。

[中药处方]炒荆芥一钱,霜桑叶一钱,地龙干二钱,钩藤三钱(后下),丹皮三钱,广皮二钱,川玉金二钱,净柴胡一钱,生代赭一两。2剂。

二诊:

[症状]头晕,手足发麻,脚无力,面瘫依然,痰咳不出。脉形缓滑,舌白清,苔黄腻。血压160/110 mmHg。

[针灸处方]同上穴加百会,丰隆。

[中药处方]原方加制半夏二钱。

三诊:

[症状]头晕、手足麻木均减,脚仍无力。右偏面瘫好转,痰少,脉苔似上。血压150/100 mmHg。

[针灸处方]同上穴治疗。

四诊:

[症状]面瘫好转。血压160/100 mmHg。

[针灸处方]同上穴。

[中药处方]原方去荆芥,加炒苏梗三钱。

五诊:

[症状]口眼喝斜渐趋恢复,唯四肢酸痛。

[针灸处方]风池-、太阳-、地仓-、颊车-、合谷-,均右。

[中药处方]炒苏梗三钱,制半夏二钱,苦光杏三钱,川玉金二钱,石菖蒲八分,灵磁石五钱,橘红二钱,钩藤三钱(后下)。7剂。

六诊:

[症状]右偏头作痛。血压140/92 mmHg。

[针灸处方]同上穴加攒竹(右),再守前方加攒竹(右)、内关(双)。

[按]面神经麻痹亦称"面瘫",中医认为该病是由外感风寒侵袭面部经络(主要为阳明、少阳等经),以致经气流行失常,气血不和,经筋失于濡养,纵缓不收而发病。杨永璇认为面瘫有小中风之称,多为外风袭络所致,故治疗要及时,大都能恢复。针刺以疏通面颊部经气为主,并结合循经远道取穴,则疗效较著,必要时可酌配中药。

3 闪腰

案1 顾某,男,50岁。

初诊:

[症状]挫闪腰痛初起,腰部裂痛、掣痛。剧痛不能忍,既不可咳嗽,又不能自由活动。呻吟不已。脉形弦浮尺实,舌苔薄燥。

[治则]用顺气舒郁法。

[针灸处方]水沟-,合谷-,肾俞○①-,大小肠俞○-,上髎○-,均取双侧。

[治法]徐疾补泻法。

[中药处方]炒白芥子二钱(研末吞),桃仁泥三钱(吞),越鞠丸二钱(吞),炒延胡三钱,薄橘红二钱,炒苏梗三钱,苦光杏三钱,白檀香一钱。2剂。

[疗效]二诊时,其病霍然若失,行动自如,接用前法。注意:1周内不宜弯腰,以防复发。

案2 王某,女,28岁。

初诊:

[症状]不慎闪挫腰痛,腰骶亦痛。不能咳呛,不能打喷嚏,痛苦难堪,哭笑不得。脉形沉弦,舌苔薄润。

[辨证]系病在太阳经,伴有气滞。

[治则]顺气舒络为主。

[针灸处方]合谷-,内关-,肾俞○-,上髎○-,白环俞○-,均取双侧。

[治法]徐疾补泻法。

---

① ○:代表絮刺火罐法。

[中药处方] 炒白芥子一钱（吞），越鞠丸二钱（吞），炒延胡索三钱，丝瓜络二钱，薄橘红二钱，炒苏梗三钱，苦光杏三钱，白檀香一钱。2剂。

二诊：

[症状] 痛势缓而未除，转侧不利，仍不能回顾。脉形沉滑，舌苔薄燥。

[辨证] 此为太阳牵及阳明经之故。采用前法。

[针灸处方] 同上。

[中药处方] 原方加当归三钱，炒枸杞子五钱，净柴胡一钱，去杏仁、丝瓜络。4剂。

三诊：痛已解，仍有腰脊酸楚不舒，大便不畅。

[治法] 用滋肾舒筋法。

[针灸处方] 间使－，大杼○－，肾俞－，中髎○－，腰俞○－，均取双侧。

[治法] 徐疾补泻法。

[中药处方] 暂停汤药，改健腰丸，每服二钱吞服，每日2次，服15日。

四诊：腰部酸楚已缓，活动已便，再用前法。

[按] 闪挫腰痛病起于突然，往往在无意中发生。杨永璇认为要分有因无因，再辨经论治。《黄帝内经》云："腰者肾之外候，一身能赖以转移。然诸经贯于肾而络于腰背。"腰新痛宜外疏邪气而内清湿热；久痛则补肾兼理气血。在治疗中须按其轻重而针药并治，疗效较显。

4 癃闭

王某，男，20岁。

初诊：

[症状] 患者精神不正常，跳楼跌断左足而截除，突然小溲两日不通，少腹痛。脉形寸关盛尺细。属上盛下虚之象。

[治则] 急泻太厥二阴以下之，补少阴以去之。

[针灸处方] 偏历（双）－，列缺（双）－，曲泉（右）－，阴陵泉（右）－，太溪（右）－。

[治法] 徐疾补泻法。

[疗效] 二诊时，经针治后历3小时而小便通畅，接用前法。

三诊时，症情稳定，仍用前法，以图巩固。

[按] 小便不通，少腹胀痛，是为膻中之气不下行，暴病属热，点滴不出，脉形为上盛下虚。杨永璇用泻实补虚法，使水窦开阖自如，数日之病，一旦通畅，是谓气顺则自通也。

5 脊椎肥大症

案1　王某，男，40岁。

初诊：

[症状] 项背牵强酸痛4个月，经常郁郁不舒，现右手腕掌指全部麻刺，影响工作。X线摄片示：第6、第7颈椎和第1～3胸椎肥大性变化。检查大杼区域有明显压痛。脉缓滑，稍有涩意。

[辨证] 为风寒湿痰涩于营卫，有碍气血流行。

[针灸处方] 脊突（第6、第7颈椎间），身柱，膏肓俞（右）。

[治法] 用絮刺火罐疗法，叩100次。

二诊：

[症状] 项背牵强酸痛减轻，入夜稍能侧睡，右手掌麻刺胀重感稳定，当是脾主四肢，治宗前法。

[针灸处方] 同上，加脾俞（右）。

三诊：

[症状] 右手掌麻刺痛明显减轻。颈项右肩胛冈微有酸痛和牵制感，此系三阳经脉道尚未通畅，以"上有压迫，下有阻碍也"。再用前法。

[针灸处方] 脊突，大椎，身柱，中柱，膏肓俞（右），脾俞（右）。

[治法] 用絮刺火罐疗法，叩120次。

四诊：

[症状] 项背症情明显减轻。右手掌麻刺大半缓解，现颈项能自由活动。再守前法。

五诊：

[症状] 颈项已无酸麻感，手掌麻刺已近消失。再守前法。

[疗效] 诸恙悉平，再用前法，以图巩固。

案2　傅某，男，55岁。

初诊：1972年9月18日。

[症状] 1971年春节开始腰骶部酸痛。入夏后病痛向上蔓延达背脊部，并牵及胸胁部痛，甚则不能起卧及下蹲，伴有低热、心悸、气促。当时检查红细胞沉降率（简称"血沉"）每小时70 mm，摄片示"腰椎轻度肥大"。经外院用地塞米松及艾灸治疗，虽有好转，但病未消。今年以来右下肢及左肩酸麻，影响工作。再摄片示"胸腰椎肥大"。

[针灸处方] 大椎，身柱，曲垣（左），大肠俞（右），小肠俞（右）。

[治法] 用絮刺火罐疗法。

［疗效］治疗4次后腰部酸痛少缓。15次后腰背部酸痛明显减轻，去曲垣，加天宗（左）。21次时诉腰背部痛有小反复，加风门、白环俞，均双。24次后症情虽渐好转，仍感牵强不利，去风门，加膈俞（双）。25次时，加肝俞（双）。28次后腰背酸痛始告稳定，去白环俞、膈俞。共治29次，恢复工作。

案3 张某，男，63岁。

初诊：1973年4月17日。

［症状］腰腿酸痛已5个多月，X线摄片示第2～12及第1、第2腰椎肥大性病变。曾用水针结合电针治疗近3个月，无显效。

［针灸处方］大椎，身柱，脾俞（双），腰阳关，白环俞（双），环跳（左）。

［疗效］3次后腰部酸痛少缓，共治86次。开始每周2～3次，症状减轻后改为每周1～2次，稳定时每月再治1～2次。患者述治疗前胸前如挂油瓶，两腿酸重不耐多步，治疗后逐渐好转，放血越多越舒服，现在胸腰部症情已稳定。

案4 平某，男，60岁。

初诊：1973年6月8日。

［症状］头昏，颈项强痛，左手臂麻木，拇指、示指尤甚，活动不利，已3个月，影响工作。摄片示第4～7颈椎肥大性改变，第5、第6椎间隙狭窄。迭经中医、西医治疗无显效。脉弦，苔薄。

［诊断］颈椎病。

［针灸处方］脊突，大椎，身柱，附分（双），魄户（双），风池（双），列缺（双）。

［治法］背部腧穴以絮刺火罐疗法为主。风池、列缺用针刺疗法。

［疗效］共治53次，症情从好转到稳定，返回工作岗位。

［按］脊椎肥大症，中医属于"痹证"范围，"痹"具有"闭"的含义，即经络气血阻滞的意思。张介宾说："闭者，道路闭塞，则贵于开通也。"此证西医认为较难治，过去用一般针灸方法，效也不显。杨永璇用絮刺火罐疗法，有较好的效果。"絮刺"即用皮肤针叩刺。絮刺乃员针、锋针之取法，可以调卫气，故曰"絮刺者调也"。火罐能疏畅经络，流通气血，两者结合有开豁毛窍、镇痛消炎的作用，其优点是善轻摘其邪气，不伤其正气。取穴以督脉及膀胱二经为主，夹脊之脉为辅。轻者叩击60余次，重者叩击100余次，每次拔罐要吸出汁沫或瘀血方有效果。

第三节 黄氏针灸

一、流派溯源

黄氏针灸萌芽于长三角，创立于上海。黄鸿舫与黄羡明是黄氏针灸流派代表人物。

上海自1843年11月17日开埠后，由于其特殊的地缘优势，逐渐取代了苏杭的中心地位，成为江南文化、经济中心，地域不断扩展，逐渐发展为繁华的大都市。经济的繁荣，门户的开放，加之近代上海人口稠密，交通便利，文化开明，吸引了大量外来中医，其中不乏针灸医家，如陆氏针灸、杨氏针灸、黄氏针灸、方氏针灸、党氏针灸等众多流派，其中黄氏针灸是颇具特色的一支。

近代上海名医云集，形成众多流派。由于清朝及民国政府对中医针灸的打压以及西医的冲击，使近代上海中医一直在"救亡图存"的背景下不断探索，学术、教育、组织形式等发生深刻变化，形式多样的报刊、多种模式的中医教育、现代雏形的医疗机构以及繁荣兴盛的中医社团等新生事物迭出，促进了中医的发展，也形成了学术争鸣、中西汇通的学术氛围，最终造就了以"开放、兼容、吸纳、创新"为特点的海派中医群体，他们既保存自身传统特色，又具极大包容性，在我国中医药学的发展历史上占据着重要地位。"黄氏针灸"在这一时代大背景下，在开展临床诊治的同时，也积极投入到中医抗争与变革的实践之中，逐渐塑造了"继承与发展并重，中医与西医并举"的学术理念。

1902年，"黄氏针灸"创立人黄鸿舫经上海友人动员，于沪上悬壶，在云南北路开设诊所，以针刺治病，辨证细致，选穴精简，于手法尤重导气。第二代传人黄羡明在20世纪30年代即随父襄诊，后独立行医，新中国成立后，先后在上海市第一人民医院、原上海市第十一人民医院、上海中医药大学附属岳阳中西医结合医院青海路门诊前身第五门诊部行医，广有医名。此外，他还先后在上海中医药大学、世界卫生组织国际针灸培训中心担任教学及管理工作，可谓桃李满天下,将黄氏针灸传扬至整个上海乃至海外。黄羡明在1991年远赴美国,开创针灸事业近20载,确立了黄氏针灸在美国的影响和地位。

二、流派传承

(一)传承谱系

有关黄鸿舫的文献记录很少,长期以来对其学医业医情况了解不多,所幸其子黄羡明后人向上海市针灸经络研究所文献研究室捐赠其生前部分手稿,其中简略记述了黄鸿舫的一些生平事迹,获知其学术传承情况的些许信息,记录如下:黄鸿舫收徒要求甚严,

必须具有良好的医古文基础并对中医学有坚决学习志愿者,才能收他为徒,其一生先后收了海宁张三省,无锡石筱山、顾逢昌,常熟沈思椿,苏州郭玉衡,上海马东海、胡知临等七人为徒,均为男性。其中石筱山因急需继承其父的伤科专业,未满1年即终止学习针灸医术。黄羡明先后培养了郑惠田、朱江、刘立公、潘立民、万达敏、曹汉彪、周庆辉等研究生,成为黄氏针灸第三代传人的主要组成人员,为黄氏针灸的传承打下了基础。2011年,黄氏针灸被列为"上海近代中医流派临床传承中心"传承保护项目,刘立公研究员为黄氏针灸流派的代表性传承人,纪军、夏勇等为第四代继承人。黄氏针灸传承谱系如图1-3。

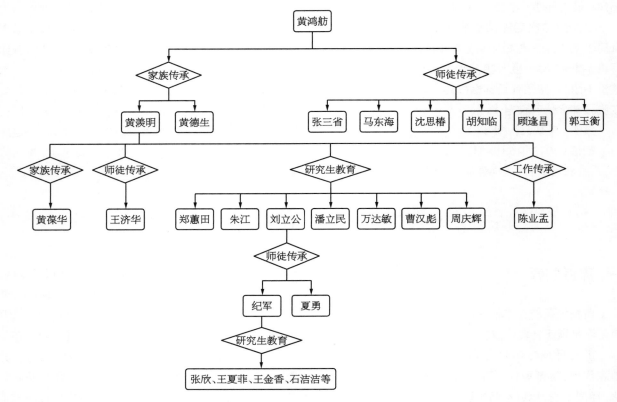

图1-3 黄氏针灸传承谱系

(二)传承工作

2011年,黄氏针灸被列为"上海近代中医流派临床传承中心"传承保护项目;2021年,黄氏针灸入选上海市虹口区非物质文化遗产,对促进其传承发展具有重要意义。

黄氏针灸传承至今已有近120年的历史,几代传人秉持"师古不泥、与时俱进"的治学理念,在针灸学理论、研究方法、针灸技法和临床实践中不断探索,较

好地诠释和印证了"传承精华,守正创新"的中医药学发展理念。

1. 学术与临床代有发扬

(1)学宗经典,重视脾胃学说:黄氏针灸自20世纪初创立至今已120余年,传承至今已五代。创立人黄鸿舫认为,习针灸者当熟读《黄帝内经》《伤寒杂病论》等经典著作,认识到针灸不是单纯的操作技术,而是具有独特理论体系的医学专科;针灸的临床应用,除了精通中医学脏象、经络、营卫、气血等基础理

论以外，更应当精通辨证审因，立法施治的诊治知识，才能有的放矢地选经取穴，配伍组方，正确应用温、凉、补、泻的针刺手法。

在全面掌握各家学说的基础上，黄鸿舫尤其重视金元时期李东垣继承张元素的易水学派而发展"脾胃为后天之本"的学术思想，提出"内伤脾胃，百病由生"。这一学术思想的形成与《素问》"土者生万物"的认识分不开。中医学对消化系统功能的认识是"脾为湿土，得阳始运，其气主升。胃为燥土，得阴自安，其气主降"的生理特性。在正常活动中升降协调，则受纳、消化、吸收、排泄的生理功能正常，必然发挥取其精华、弃其糟粕的作用；同时也能正常地生化无形之气和有形之血来维持机体的生命。由此证明，东垣提出"脾胃是后天之本"是完全正确的。可是过去继承脾胃学说的中医学家们只注意脏象学说中的脾胃生理功能，明知脾胃是气血生化之源，却偏偏忽视了十二经脉输送气血到人体各个部位，全靠经脉这一途径来完成这一任务。黄羡明在继承脾胃学说的过程中，复习了《灵枢·经脉》，十二经脉循行的排列次序是手太阴肺经列于十二经脉之首，肺经起于中焦（胃），下络大肠，还循胃口，上膈属肺。由此可见，肺经的起点在中焦的胃，向下循行，经过大肠后，向上循行到肺，而肺主管一身之气而司呼吸，血从脾胃生化而成，血的活动全靠气的推动，这就是中医所谓的"气行则血亦行"。而具有藏血功能的肝经列于十二经脉之末，都有支脉分出，通过横膈膜向上与肺经相衔接。由此可见，人体的气血能在全身运行是靠经脉的循环而完成的。将脏象与经脉紧密结合起来，可使脾胃学说趋向完整。

黄羡明在医疗实践中用脾胃学说来诊治诸种疾病，不论病在脾胃，还是气血虚弱的患者，佐以和胃健脾的治法，临床疗效确有不同程度的提高，特别在针灸应用方面，确有不少收获。通过不断的临床实践，将脾胃学说用于针灸方面归纳成应用纲要：即病在太阴，当用灸治；病在阳明，当用针治；胃有燥火，宜针而泻之，以清阳明之燥热；胃有虚寒，宜温而灸之，以祛阳明之虚寒；胃阴不足，禁用灸治，以保胃阴之耗损。这种升清降浊的治疗法则，是黄羡明继承脾胃学说的心得，既可用于脾胃疾病，也可应用于其他病症的康复治疗。如对于某些疑难杂病，从脾胃入手，选用补益脾胃、补气升清、补气摄血、补气举陷、益元降火等法施以针灸治疗，常获佳效。另外，许多慢性

病患者服药时间长，往往出现疲倦、胃脘不舒，或闻药欲呕，求之针灸，首先健运脾胃，使之饮食得当，治疗信心倍增。针灸疗效讲究"得气"，在针刺治疗中或针刺治疗疗程后，对中脘、天枢、足三里等穴行麦粒灸或温灸，患者脾阳旺胃阴足，气血化生源泉不竭，经络气血充足，治疗起来往往事半功倍。

（2）对针刺技法的认识和研究：在针刺技法上，黄氏针灸同样是在继承《黄帝内经》《难经》等经典理论的基础上，融会贯通而自成体系，形成了从进针至出针的"行针十二法"，而黄氏针灸的补泻手法，主要由上述十二法综合而成，以徐疾为基本大法，并结合营卫气血，因病而施。黄鸿舫尝谓："用针之要，在于调气；调气之道，全赖补泻；补泻之用，要知迟速，徐疾之分，当分左右。"病属于实，刺之宜急，攻邪当疾入疾出（迟则滞气）而徐按（急则滞气），使郁滞得通，邪气易出；病属于虚，刺之宜缓，补正当徐入徐出（速则伤血）而疾按（缓则郁血），使经脉无伤，真气不泄。此外，根据病位浅深，刺亦有浅深之分，病在卫者卧而刺之；病在营者切而刺之。对于提插两法，他不赞同插补提泻之说，认为插提二法各宜补泻，插则针深，补泻于营；提则针浅，补泻于卫。至于行针候气，他认为也有先后左右之分，既可候气于已针之后，亦不可忽视致气于未针之前，行针前可以左手循压，借以推经助气。

"黄氏针灸"强调"得气"是针刺取效的关键。黄鸿舫认为："针治疾病必须全神用针，旨在调气，操作时思想必须集中在针上，不能谈笑自如，眼顾左右，不可进针后将针吊在表皮上，更不可盲目深刺乱捣，耗伤正气，因为这都是既无医术又无医德的行为。如果不纠正这种行为，必然是对患者治疗不负责任，并且是对针灸医学的信誉起破坏作用。"黄羡明遵循此法，在临床施用针刺治病时对针刺得气问题非常重视。历代针灸文献一再强调针刺治病"气至而有效"。可是查阅历代针灸文献，都找不到"得气"有效的客观指标，更找不到"得气"是取得针刺治疗效果的具体资料。长期以来针刺的"得气"有效问题处于知其然、不知其所以然的抽象阶段。黄羡明在进行针麻肺切除手术的临床研究中，记录术前试针测痛和针刺诱导时的针刺不同感应种类，以比较手术效果好坏，体会针刺感应种类究竟与疗效有何关系，结果发现：在针麻肺切除术1 067例中，针麻效果属于优的140例（未用任何镇痛药），其针感均为酸重感应；针

麻效果属于良的739例，其针感均为酸、胀、重的单一感应；针麻效果属于尚可的146例，其针感均为不强的胀痛感应；失败的42例，其针感均为痛感、胀痛感。初步证明，针刺得气的针感与治疗效果确有密切关系。

（3）对祛邪与扶正的认识与实践：正确处理好扶正与祛邪的关系是中医治病的特色，因为中医学解决人体病理状态，其基本方法不外乎祛邪与扶正两大基本治则。黄羡明在医疗实践中体会到，要正确运用这两大治则，关键立足于中医辨证审因。凡是正气未伤，应祛邪以保其正；正气已伤，应先扶正兼祛其邪。总的要求是尽力做到祛邪而不伤正，扶正而不助邪，其关键在于衡量邪正比重的多少。

刘立公继承并发展了黄氏针灸祛邪与扶正的治疗方法，采用化脓灸扶正补虚，应用于乙型肝炎的治疗，认为化脓灸可以提高机体免疫功能，从而使乙肝患者出现一过性的肝功能损伤，然后得以好转，病毒指标亦有改善，但其远期疗效尚不够稳定。化脓灸可在一程度上替代干扰素等免疫制剂的使用，灸疗后机体自身产生的免疫物质可能比从体外进入的免疫制剂更适合机体本身，且价格低廉，比较适合我国国情，故可考虑在临床上运用。此外，临床研究认为化脓灸治疗可以提高癌症患者的生活质量和生存质量；可以刺激机体释放细胞因子——肿瘤坏死因子（TNF），故能杀伤肿瘤细胞；可使患者病情得到控制，为艾灸治疗肿瘤提供了依据。

在针灸临床中，刘立公认为人之发病，多为邪气所致，正如张从正所言："病之一物，非人身素有之，或自外而入，或由内而生，皆邪气也。"而无论外感内伤，都如王清任所言"所伤者无非气血"。

气血是人体生命活动的物质基础和动力，如《灵枢·本脏》曰："人之气血精神者，所以奉生而周于性命者也。"在正常的生理状况下，人体血气在经络系统中运行畅顺，以维持机体正常的新陈代谢。当人体遭受邪气侵袭时，经络之中气血运行不畅，血和气便发生壅滞不通的病理现象，因而治疗时应以祛邪为首要，法宗《灵枢·小针解》："菀陈则除之者，去血脉也。"即采用刺络放血法，以速祛其邪，令经脉气血通行，邪去而正安，达到愈病之目的。刺络放血疗法属于黄氏八种针法纲要中的"泻法""消法"。在临床科研工作中以高黏血症、高脂血症和高血压为切入点，细致深入地开展了刺络放血疗法的临床实验研究，探讨了刺络放血疗法的近远期疗效、对患者血液流变学

指标的影响等，为刺络放血疗法的疗效和机制提供了实验证据。

作为黄氏针灸第四代继承者，纪军在对黄鸿舫、黄羡明、刘立公诸位老师的学术观点和治疗经验的学习中，继承黄氏针灸治重脾胃的学术思想和刺络放血特色疗法，将其运用于针灸治疗皮肤病的临床实践中，取得较好的疗效。

2. 流派研究成果

对黄氏针灸流派的继承研究，主要包括两方面。一方面为总结学术思想、疗法特色及临床经验，已发表多篇学术论文。另一方面，对本流派代表人物的医事活动、对针灸发展的贡献等方面进行整理，因资料匮乏，黄鸿舫的相关信息尚待研究，目前集中对黄羡明的针灸医事活动进行了梳理，其中尤其突出的是其对针灸海外传播做出了较大贡献，详述如下。

黄羡明长期担任国际针灸教学工作，为针灸医学走向世界做出了不懈努力，先后出访过古巴、印尼、肯尼亚、日本等国家，足迹遍及五大洲、20余个国家和地区，为100个国家和地区培训了8 000多名医师，壮大了世界各地的针灸专业队伍，为中国传统文化走向世界做出了贡献。在对外针灸交流中，黄羡明等人据理力争，针灸适应证才从1987年时的3种扩大到现在的数十种；在参加世界针灸学会联合会的会议筹备工作中，黄羡明与其他学者共同努力，捍卫中国在世界针灸学的地位。古稀之年旅美期间，黄羡明仍不断凭借着高超的针灸技术和自身卓越的影响力，在普通民众及高层领导人中传播针灸文化，为促进针灸医术在美国的发展继续努力，为针灸学的现代化和国际化做出了积极的贡献。

（1）革新针灸教具，便于针灸形象化教学：20世纪50年代中期开始，黄羡明从研究文献着手，对全身穴位进行考证，并用现代解剖部位为定位标准，绘制八幅彩色的"十四经穴位挂图"，挂图中穴位命名一律采用汉语拼音，并按每条经脉循行的次序对经穴进行编号。该套挂图用中、日、英、法、俄、西班牙6种文字出版发行，以满足国际针灸教学的需要。同时为了提高教学效果，黄羡明与原上海医学模型厂合作制造了各种不同规格的塑料经穴模型，以及高达1.65 m的场磁发光经穴玻璃人等立体感很强的现代化教具。

（2）参与及主持国际针灸教学工作：黄羡明从1960年开始承担国际针灸教学，当时卫生部专门为保加利亚、匈牙利、波兰、捷克斯洛伐克、民主德国、罗马

尼亚6个国家举办为期8个月的西医学习针灸医学培训班，培训地点设在北京协和医院，黄羡明参加了课堂教学和临床带教的工作。据他回忆，当时在带教过程中，采用针刺四肢穴位治疗术后肠胀气效如桴鼓，为10年后北京协和医院医师李绮芳采用此法治愈美国《纽约时报》记者詹姆斯·雷斯顿的术后肠胀气埋下了伏笔。

1964年，黄羡明受印尼卫生部邀请赴雅加达中央医院为22名西医各科主任举办为期10个月的正规化针灸教学。在完成教学任务的同时，黄羡明为印尼民众诊治疾病，取得较好疗效，扩大了针灸的影响，多次获得印尼卫生部的好评，并在回国前受到当时印尼苏加诺总统和夫人哈蒂妮接见、褒奖，并设国宴饯行。

1975年，我国政府受世界卫生组织（WHO）的委托，在上海、南京、北京3个城市成立3个国际针灸培训中心，为发展中国家西医医师正规化培训针灸学理论，针灸操作方法和常见病的诊治，学员由WHO按期输送，学费由WHO承担。黄羡明负责筹备工作，并于1982年起担任上海国际针灸培训中心主任8年之久。在教师和翻译们共同努力下，先后培养了100多个国家和地区的8000多名西医师正规学习中医基础理论和针灸学知识和技能，掌握中国针灸医术的临床应用，壮大了世界各国针灸专业队伍，也促进了发展中国家针灸学会的建立和针灸学术的国际交流。

20世纪70～80年代，上海市先后和日本大阪、横滨和神奈川建立友好城市。为了促进中日两国文化交流，上海市人民政府应日方要求，为日本针灸师举办短期针灸进修班，黄羡明担任培训班负责人及首席教师，每次为期3个月，3年共举办了6期培训班，使200多名日本针灸师接受正规化的培训，使其在针灸学理论水平、操作技能和临床诊治能力方面均获得明显提高，为促进中日友谊做出了一定的贡献。

（3）参加国际学术活动，传播针灸学术，促进中国在国际针灸舞台上发挥更大作用：1979年6月，黄羡明作为中方代表参加了世界卫生组织首次在中国北京召开的针灸针麻座谈会，鉴于当时存在的很多国家在经络、穴名的音译、意译和编号方面不统一，以致针灸的国际学术交流产生困难和混乱的现象，黄羡明提出实现经络、穴位名称国际化，对促进国际针灸学术交流具有十分重要的意义，得到各国与会代表的赞赏和支持。世界卫生组织于1981年12月在菲律宾马尼拉召开了由9个国家和地区的15位针灸专家参加

的穴名标准化工作组会议，经过充分研讨协商，制定了十四经穴名的标准化方案。该方案包括三要素，即由经穴名的英文缩写字母数字编号、汉语拼音穴名和汉字组成的，其英文缩写字母数字编号居左，汉语拼音穴名居中，汉字居右。

1981年，黄羡明应世界卫生组织邀请，以临时顾问的身份参加在瑞士日内瓦总部召开的传统医学与手法治疗合作中心主任协调会，本次会议的中心议题是讨论建立合作中心的原则和合作中心如何配合世界卫生组织促进和发展传统医学，使发展中国家在2000年实现"人人享有医疗保健"这一目标。黄羡明在大会发表了题为《中国传统医学历史以及新中国成立后的发展现状》的演讲，介绍了我国传统医学悠久的历史、独特的理论体系、行之有效的治疗方法等，新中国成立后中国传统医学的继承发掘、整理提高的发展情况，以及受世界卫生组织委托，在为发展中国家培训针灸人才方面所做的工作和已经取得的成效，并向世界卫生组织提出建议，期望尽快同意在中国建立针灸、中药的培训和研究等合作中心，以便更好地与其他已经建立合作中心的国家进行合作和交流经验。与会代表纷纷表示支持，他们认为在传统医学方面，中国已经做了大量的工作，积累了丰富的经验，最后一致要求把"中国必须建立合作中心"这一意见写进会议报告。1983年，世界卫生组织批准中国成立6个合作中心，后来又增设了1个，使中国占传统医学合作中心总数的42%以上。具体分配是上海2个，南京2个，北京3个（其中包括三地原有的国际针灸培训中心）。

（4）黄羡明古稀之年旅居美国，为针灸在美国的正规化发展做出贡献：早在1979年，黄羡明就撰文回答了美国著名女艺人雪莉·麦克莱恩关于"针灸能治疗关节炎吗"的提问（该文发表于《上海中医药杂志》1979年第5期），其内容分3点：① 此问题的提出表明美国各界人士渴望了解中国针灸医术。② 列举针灸治疗关节炎的有效病例，并说明中医治疗的病因病理与针灸能取得治疗效果的关系。③ 以当时邓小平副总理在访问期间与美国卡特总统签订的中美科技文化协议为例，说明今后中国的针灸医术一定能为美国民众的医疗保健服务。1991年，年届古稀的黄羡明应知友之邀旅居美国，在10余年的时间里，身体力行地为促进针灸医术在美国健康发展做出了贡献，其旅居美国后主要工作有以下几方面。

① 向纽约州医学教育主管部门补充与替代医学中心建议中医药、针灸办学必须走正规化道路，首要工作是要制定出办学的基本要求和具体的办学标准，每年对现有的中医学院校的课堂教学计划、临床教学计划以及教师队伍的学术水平进行严格检查，不符合标准者应勒令关闭。这一建议得到纽约州医学教学主管部门认可并施行。

② 呼吁从行业整体权益出发，各个针灸专业和学术团队团结起来，抛弃私心杂念，争取成立受法律保护的"中医针灸专业联盟工会"作为保护专业成员合法权益的机构，才能使政府主管部门了解中国传统医学各科专业的要求和存在的问题，并改进管理方法，同时也可与其他专业组织进行对话协商，使中国传统医学各科专业均能为美国各族裔民众医疗保健做出有益的贡献。

③ 提出开展临床研究并采用循证医学的方法扩大适应证是中国传统医学在西方国家中生存和发展的关键性问题，呼吁在美从事中医药针灸的专业人员切勿等闲视之，应当赶快行动起来，对常见病、多发病开展临床研究，在课题研究上一定要充分体现科学性。

④ 强调开展临床研究应重视科研设计的科学性，以争取获得美国国家卫生研究院（NIH）的经费资助。NIH是美国最大的科研经费审核与发放的机构，其补充与替代医学办公室中心的宗旨是采用严格的现代化科学方法来论证补充与替代医学的临床疗效，其研究经费从1990年全年200万美元到2003年上升到2亿多美元，其中中药和针灸的相关研究一直占据重要地位，这是中医药针灸专业的良好机遇。

在旅居美国的10余年中，黄羡明从古稀到耄耋，虽然年事已高，却仍倾注热情与心血从事其热爱的中医针灸事业，历任美国中医药针灸医疗保健中心主任、世界针灸学会联合会国际针灸专业水平考试委员会委员、美国针灸学会（AAA）终身顾问、美国中医学会（AAOM）华人顾问、纽约州针灸执照医师联合公会（UANYSLA）顾问、美国中医专业学会暨中医学院同学会（TCMAA）顾问、美国中医针灸学会（ATCMA）顾问、1996年世界针灸学会联合会（WFAS）在纽约召开的第四届世界针灸学术大会副主席兼学术论文评审组组长等职，因其突出的贡献而获得美国中医药专业公会颁发终身成就奖，以及美国纽约州针灸医师联合公会、美国中医学会颁发《纽约中医》荣誉证书。

三、流派名家

黄鸿舫　黄羡明

（一）生平简介

黄鸿舫（1879—1944年），字伊莘。近代沪上针灸名家，在20世纪20年代与著名中医徐小圃、祝味菊、夏应堂、包识生、马寿民等齐名。黄鸿舫先祖祖籍福建，后移居江苏无锡梅村镇，早年从师于苏州针灸名家虞觉海，学成后先于苏州开业，后经上海友人动员，于1902年悬壶沪上，

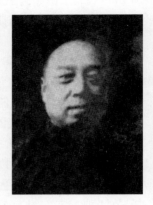

黄鸿舫（1879—1944年）

在云南北路开设诊所，以针刺治病，辨证细致，选穴精简，于手法尤重导气。黄鸿舫一生先后收了海宁张三省，无锡石筱山、顾逢昌，常熟沈思椿，苏州郭玉衡，上海马东海、胡知临等7人为徒，均为男性。临诊之余，黄鸿舫热心中医学术团体的工作，曾担任过上海神州医药总会（现上海神州国医学会）理事兼评议员、当时的神州医药专门学校针灸学教师、沪南神州医院针灸科主任、中央国医馆理事等职。据《上海卫生志》记载，黄鸿舫著有《针灸知要十讲》，惜未及刊行即毁于抗日战火。

黄鸿舫平生以仁术济世为矢志，曾谓门下曰："医虽小道，然操生杀大权，应怀割股之心，勿贪货，戒骄懈，方为良医。"治病重视辨证审因，针具专用含金量80%的金针，取其既不会生锈，又不会折断的优点。其操作上难度较大，须经刻苦锻炼，才能顺利运针操作。他用针灸治疗疑难杂症，颇有临床经验，尤其是对各种痛症的治疗；其针刺手法提插、轻重的操作技术，确有独到之处。黄鸿舫认为针刺补虚泻实，其目的是力求调节机体功能的平衡；在学术上重视脾胃学说，因为脾胃是人体后天之本，气血生化之源，十二经脉起于中焦，与脾胃有密切关系，如果脾升胃降，功能正常，就能产生新鲜气血并能顺利通过经脉，将气血输布运行到人体各部，以维持生命的健康。他将后天之本的脾胃看成与先天之本的肾脏同样重要，认为不论治疗外感还是内伤疾病，均应注意健脾和胃。

黄羡明（1920—2011年），单名皞，字香圣，黄鸿

舫之哲嗣，20世纪30年代初求学于丁甘仁创办的上海中医学院（原名上海中医专门学校），并师从包识生深造内科；其针灸尽得其父黄鸿舫之真传，未满弱冠即侍父应诊，1937年起悬壶沪上，以其精湛的医术而名噪大江南北，40年代末即被誉为上海三大针灸名医之一。黄羡明历任上海市第一人民医院针灸科主任、上海中医药大学针灸教研组副主任、上海市中医研究所副所长、上海市针灸经络研究所所长、上海国际针灸培训中心主任、上海中医药大学专家委员会委员、上海市针灸学会主任委员、中国针灸学会副会长、中华中医药学会理事兼上海分会副理事长、世界针灸联合会中方筹备委员及顾问等学术职务；1978年在上海第一批被授予中医教授，是全国最早的针灸博士生导师之一。

黄羡明精于针术，善治杂病，在治疗胃、十二指肠溃疡，糖尿病性膀胱病变方面有独特的经验。他与西医合作首创了术前运针诱导的方法，代替药物麻醉做扁桃体摘除术，对耳针定位诊断和治疗进行了科学的验证，参与了经穴玻璃人的研制；与其他学者共同主编《中国针灸大全》，参加编审《中国针灸学概要》《中医针灸学》《十四经穴位解剖挂图》《俞穴断层解剖图谱》等，发表论文40余篇。

（二）学术观点与针灸特色

1. 学术观点

（1）辨证求因，审因立法：黄鸿舫指出：汤液与刺灸，法虽异而理同，故《黄帝内经》《难经》《甲乙经》固为针家所必读，但《伤寒论》《金匮要略》以及后世各家方书亦应一一揣摩，否则徒夸手法取穴之末，舍辨证求因、审因立法之本，难以奏效。辨证识症是论治的基础，包括3个方面：首先，因病有同病异症、异病同症之别，亦有在脏在腑、在经在络、在气在血、在营在卫之分，证有属寒属热、属虚属实、真寒假热、假寒真热、大实如虚、大虚若实之异。因此，临证时必须擅于从复杂的表象中分清主次，抓住本质，辨清疾病的部位、性质。其次，还须辨识疾病的原因，辨疾病的外感和内伤是审因的总纲。第三，要辨别邪正关系，根据正邪在矛盾关系中的地位来决定扶正与祛邪的主次先后，或扶正为主，或祛邪为主，或扶正与祛邪兼顾。综合以上3个方面的辨证结果，才能治有所据。此外，黄鸿舫指出"诊病不察传变，最易陷于被动"，病变无穷，治法亦应无穷，深知随机应变之理，乃

可防之于未传之前，治之于已传之后，视疾病之演变，而因时制宜，不可执一不化。

在辨证求因的基础上，再进行审因立法，包括确定治则和治法两方面。治则和治法必须建立在辨证的基础之上，脱离了辨证审因，则所有的治则治法便成为无本之木、无源之水。在治则方面，主要有治病求本、扶正祛邪、调整阴阳与调理气血、调整脏腑4个方面，这是针灸临床必须遵循的准则，其中，扶正祛邪为论治之总则。在治法方面，要求在掌握同病异治与异病同治的基础上，针对不同证因，采用补、泻、温、清、升、降、消、开等治法，黄羡明将其概称为"黄氏八种针法纲要"。

补法：用针灸扶助正气，增进功能，补益人体阴阳气血和脏腑虚损的一种治法，适用于虚证，如补肾固本、补中益气、补益气血、补益肝肾等。邪气实不能用补法，邪气未尽不能早用补法，虚中夹实不能单用补法。

泻法：用针灸驱除邪气，恢复正气的一种治法，运用于实证，如发汗解表、泻热通里、活血祛瘀、放血疗法等均属泻法。虚证不可用泻法，虚实夹杂不可单用泻法。

温法：用针灸温养阳气，温经通络，回阳固脱的一种治疗方法，适用于寒证，如温经通络、温中散寒、回阳固脱等。实热证不可用温法，阴虚体质慎用灸法。

清法：清法是用针灸疏风散寒、清热、解毒、开窍的一种治疗方法，适用于热证，如疏风散热、清热开窍、清热解毒、清泻里热等。体质虚弱者禁用清法。

升法：利用针灸升阳益气，提举下陷的方法，适用于清阳不升、头晕目眩、中气下陷、阴挺、脱肛、久痢等病证，如升阳益气、升举下陷等。阴虚阳亢者忌用升法。

降法：降法是用针灸降气、潜阳的方法，适用于气、阳上逆之证，如和胃降逆、潜降肝阳等。虚证、上虚下实证禁用降法。

消法：用针灸消而散之的针法，如消食导滞、消痞化积、祛瘀消肿等。

开法：醒脑开窍，宣闭治厥的针法，如清心宁神、豁痰开窍等，用于惊厥、癫痫、中风等急症。

上述八种针法纲要，是通过针刺补泻手法而实现其效应的，其临床应用必须建立在辨证基础之上，通过四诊并以八纲、脏腑、经络等辨证理论作为指导，才能做到有的放矢地运用针刺与艾灸，更好地发挥其治病作用。

（2）治重脾胃，以胃为先：黄鸿舫非常推崇李东

垣、叶天士的脾胃学说。脾胃为气血生化之源，后天养生之本，营卫气血皆化生于脾胃受纳运化的水谷精微，十二经脉也起自中焦，故脾胃清和，就能滋生气血，气血充盈，则调和经脉，灌溉四旁；若纳运失常，升降失司，则气血日衰，经脉乖和，病从内生；营卫不固，外邪也易入中。因此，"脾胃内伤，百病由生"。内伤之因，不外情志饮食劳倦所伤。情志致病，以思虑忧愁为多，思虑太多则伤脾；忧愁虽伤肺，但忧愁不解则伤意，亦能影响及脾；至于饮食劳倦，更与脾胃有关；如痰湿、食治、气虚、血衰等症，无不与脾胃相关。另外，脾胃属土居中，与其他四脏关系密切，不论何脏受邪或劳损内伤，都会伤及脾胃。同时，各脏器的疾病也都可以通过脾胃来调和濡养、协调解决。

因此，在临床治内伤杂病，守法于脾胃之调理，具有重大意义。然而，东垣之立法详于治脾，略于治胃，偏于温脾阳，忽于养胃阴。叶天士以"脾宜升则健，胃宜降则和……太阴湿土，得阳始运；阳明燥土，得阴自安"立论，正补东垣之未备。在刺灸方法的选择上，应根据脾胃的特性采取相应的方法，如病在阳明宜针，病在太阴宜灸，气滞血瘀宜针，气虚血衰宜灸，胃有燥火宜针，胃阳不振宜灸。在用穴立方方面，遵循以下原则：病在气分，偏重阳明；病在血分，偏重太阴；通降失司，治从阳明；健运失职，治从太阴；虚人饮食所伤及外感暴病新愈，当以理胃为主；内伤劳倦及久病之后，当以理脾为主。当然，重视脾胃的论治原则，并不废弃对其他脏腑的论治方法，而是要更好地运用阴阳五行生克制化的原理，根据经络的逆顺出入来推求病机，细心论治，采用培土生金、培土泄木、益火生土、崇土制水等治法，恢复机体阴平阳秘的生理状态。

黄羡明继承其父学术思想，临证亦非常重视调理脾胃，尤其强调胃气的重要性，主张治病必先审察脾胃功能之盛衰。在治法上胃病因宜治胃，余脏有病也应重视调其胃气。《黄帝内经》曰："有胃气则生，无胃气则死。"由此可见，"胃气之盛衰"关系到整个机体状态之盛衰。针灸是治之于外，调之于内的一种医术，必须通过经穴才能发挥其治病效应，而经脉则起自中焦，分布于机体之内外，胃气有权，气血充和，诸脏获益，则行于经脉内外之营卫必然调和，所以黄羡明认为百病之治，以胃为先；用针之要，调胃为本；调胃有方，营卫自和。

（3）选穴精简，主次有方：黄羡明常说："善用兵者，兵不在多而在精，善用针者，穴不在多而在精，选穴要针对辨证，服从治则，一经中穴异而治同，选穴配伍，当权衡利弊而定取舍。特别是治疗慢性病，常用一穴，必逊疗效，交替用穴，使穴有调息之机，所谓有备无畏也。但病者往往求愈心切，渴望一诊多针，以求速效。医者如不坚持原则，以多针博病人之欢心，妄图射百矢而中其一，即效也不利于病者也，盖乱刺必然乱气，气乱反易导致机体功能失常，徒增病者痛苦。"他一贯主张病单纯者选单穴治之。如急性扁桃腺炎多属于火热上攻之症，根据清火泻热的原则，一般刺少商放血或单刺合谷即可奏效。在选用单穴时还应重视一些经外验穴。如早期急性腰扭伤选用验穴，往往一针即见神效。而对病情复杂者的选穴也不宜过多，他擅长用五输穴，补母泻子法，通过辨证审因，选用有关经脉的腧穴组成处方。

黄羡明一再强调治病贵在有治疗法则。治病不辨寒热虚实，则温凉补泻的治则就难以确立，必然会造成选穴组方的杂乱无章，故选穴必须以治则为依据，特别在病情复杂变化时，选穴更要注意主次佐使。他常说："杂病难治，难在病情复杂。因此必须仔细分析症因，针对主要病因选择1～2穴作为组成处方的核心。"如肝肾不足引起的眩晕，先选太溪、太冲，以补益肝肾的治则确定主穴；其次可用虚补其母的治法配复溜或曲泉，以助主穴更好地发挥补益肝肾的功效。这种协同作用的配穴，对治疗复杂之症是十分重要的。当然，必要时又可对症用穴，选风池、神庭或印堂治其眩晕。又如心肾不交引起心火上亢的不寐症，其处方就应从补泻兼施的治法来组合，泻心经原穴神门，配照海或太溪补肾以潜其亢阳，有时也可用引火归原之法以小壮灸关元。

2. 针法特色

（1）行针十二法

① 切法：进针先用左手示指或拇指指甲重切穴，既可使定穴准确而不移，又可乘反复爪切之机进针而无痛。

② 卧法：进针卧倒针体，横刺，一针可透两穴，针在卫分，不伤营血。

③ 循法：进针前或进针后，用左手示指或拇指沿穴位上下，循经按摩，以催经气来潮。

④ 压法：进针得气后，用左手示指重压穴之上下。欲使经气上传则压穴之下方，欲使经气下传则压穴之上方。此乃运气通经之法，有助于针感敏捷者将针感循经传导。

⑤ 疾法：进针得气后，将针作疾入疾出之提插，使邪气外出。此方常用于泻实之时。

⑥ 徐法：进针得气后，将针作徐入徐出之提插，使经气不泄。此法常用于补虚之时。

⑦ 提法：进针后动而伸之，宜轻宜浅，调气于卫，从卫取气。常用于病在浅表。

⑧ 插法：进针后推而内之，宜重宜深，调气于营，从营置气。常用于病在深里。

⑨ 扪法：出针时左手用棉球扪闭针孔，固卫和营，经气不泄。

⑩ 搓法：进针后经气不潮针下，搓针以催经气，缓急轻重，指下权衡，经气来临，搓针归原。

⑪ 留法：进针后经气不潮，体虚气衰者，静以久留以催气至；实热之症，留之反复运针，以泻其邪。

⑫ 候法：进针后，针下经气来迟，息以候，如待贵人来临，经气来潮，慎守勿失。

黄氏的补泻手法，主要由上述十二法综合而成，以徐疾为基本大法，并结合营卫气血，因病而施。

（2）三才补泻针法：三才是指进针分3个层次。以针而言，如针刺深度定为0.9寸，可用40 mm毫针留0.6寸针体于体表，进针0.9寸分天（上）、人（中）、地（下）3层，每层距离为0.3寸。补泻的具体操作如下。

① 补法操作法：进针穿透皮肤，缓缓运针，进针得气后至皮下0.3寸的天（上）部，用重插轻提手法运针后将针从天（上）部缓缓进入皮下0.6寸的人（中）部。再作以上手法运针后将针从人（中）部缓缓进入皮下0.9寸的地（下）部，同样作以上手法运针后在地部留针。经3次手法运针为1度，一般做1～2度。第2度应将针缓缓提到天（上）部，按以上规定分3层运针。速度宜慢，捻转幅度90°，适用于虚证。

② 泻法操作法：进针穿透皮肤快速进针至皮下0.9寸地（下）部，然后用重提轻插手法运针后，快速上提至皮下0.6寸的人（中）部，再用以上手法运针后，将针上提到皮下0.3寸的天（上）部，同样作重提轻插手法运针后快速出针。如需要增加1度，可将针从天（上）部缓缓转进针至地（下）部，留针10～15分钟，再作第2度，操作方法同第1度。速度宜慢，捻转幅度270°，一般用于急性实证，如急性单纯性阑尾炎等疾病常用此法。

此外，对于不盛不虚之证，采用平针操作法，即进针得气后，提插速度中等，捻转幅度180°，适用于不虚不实之证。

（3）透针法：透针法始见于《玉龙歌》，这是一针透两穴的针法，一般都用75 mm以上的长针，操作有一定难度（因针体长，进针后很难稳定控制，针向很容易透到非穴位处），透针的具体应用可分为3种透法，即异经直透法、同经横透法、同名经横透法。下面举例说明。

① 异经直透法：选取位置相对的两条经脉之间的穴位进行透刺。如透刺阳陵泉→阴陵泉，主治膝关节肿痛；透刺间使→支沟，主治狂躁性精神病。

② 同经横透法：选取同一条经脉相邻近的穴位进行透刺。如透刺颔厌→悬厘，主治偏头痛、面瘫；透刺地仓→颊车，主治三叉神经痛。

③ 同名经横透法：选取手足同名阳经头面部穴位进行透刺，如透刺丝竹空→率谷，主治偏头痛。

（4）三气运针法：所谓"三气"是指进针后必须注意的三个操作要求，即得气、候气、催气。在临床中，一旦遇到体质差或形成气虚的病例就采用以下2种方法促进得气。

① 候气：进针到一定深度，在尚未采用补泻手法前，未见针下有得气针感，可采用"静以候气"的方法，即暂不运针等5～10分钟再按天、人、地三步运针。如再不得气，可采用"催气"的方法。

② 催气：催气针法是针在地（下）部将针向左或向右作360°捻针，往往能使针下出现得气感应，得气感出现后即将针作360°退还，然后根据补泻要求采用相应手法。

（5）导气针法：导气针法常用于治疗各种原因引起的痛症，其具体操作是进针到一定深度，在取得"得气"的基础上持续作重提轻插的运针手法，每次运针5分钟，称为1度，可留针10～15分钟，再做第2度，一般可做3度，每次运针必须随时询问患者有无针感和针感的强弱。凡是针感持续者，其镇痛效果较好。

（三）临证医案

1 带状疱疹

王某，56岁。

[症状] 左胁下疱疹如带状，状如珍珠，痛如针刺并有烧灼感，病已2日，烦躁不安，口干且苦，食欲不振，腑行艰结。舌质红，苔薄黄腻，脉弦滑而数。

[辨证] 肝胆湿热留滞，气滞血瘀。

[治则] 理气止痛，清热化瘀。

［针灸处方］支沟,曲池,行间,阳陵泉,期门。

［治法］泻法,留针30分钟,运针2次。

［中药处方］金铃子9g,广郁金9g,紫草根10g,延胡索6g,醋柴胡9g,青皮6g,炒白术12g,全当归12g,丝瓜络12g,炒枳壳9g,马齿苋9g。

［疗效］共治6次奏效。

2 面瘫

薛某,36岁。

［症状］3日前发觉左耳之后微痛,晨起洗脸漱口发觉左侧口眼歪斜,眼难紧闭,左口角流涎,进食后食物滞留左颊内,吹哨则口角流气,舌麻味觉消失。

［辨证］风寒侵袭阳明少阳之络。

［治则］温阳散寒,息风通络。

［针灸处方］地仓透颊车(左),翳风(左),风池(右),下关(左),列缺(右),丝竹空(左),合谷(右),承浆。

［治法］泻法,留针。地仓、下关用温针。

［中药处方］葛根12g,麻黄6g,桂枝6g,白芍12g,白附子6g,僵蚕9g,全蝎6g,防风9g,清甘草3g,法半夏9g,胆南星9g。

3 泄泻

张某,75岁。

［症状］腹痛肠鸣,大便溏薄,日行4~5次,夹有未消化食物,纳呆。脉弦,苔薄白腻。

［辨证］脾不健运,胃不降和,肝不柔顺。

［治则］健脾和胃柔肝。

［针灸处方］天枢,气海,足三里,三阴交,下脘,阴陵泉,大肠俞,肝俞,太冲。

［中药处方］生白术,杭白菊,广陈皮,防风,砂仁,莲子肉,党参,茯苓,山药,白扁豆,生薏苡仁,炙甘草,炙黄芪。

4 坐骨神经痛

费某,34岁。

［症状］初则腰尻疼痛,继而左腿股后疼痛如裂,咳则掣痛难忍,步行困难,左腿抬高试验阳性。

［辨证］寒湿如络,筋脉拘急。

［治则］祛寒除湿,温经通络。

［针灸处方］肾俞(左),大肠俞,秩边,环跳,殷门,委中,阳陵泉,昆仑,飞扬。

［中药处方］制川乌9g,麻黄6g,黄芪15g,白芍12g,乌梢蛇9g,宣木瓜15g,怀牛膝15g,蜈蚣2条,防己9g,生薏苡仁30g,川断9g,杜仲12g,补骨脂12g,伸筋草12g,地龙12g。

5 高血压病

沈某,66岁。

［症状］患高血压病已近10年,经常头疼眩晕,头重脚轻,夜难安寐,寐则梦扰纷纭,记忆力日渐减退,时而心悸、烦躁不安、动怒,形体丰腴,夜间多尿。舌质红,苔薄白,脉弦细而数。

［辨证］阴虚阳亢。

［治则］育阴潜阳。

［针灸处方］风池,三阴交,太溪,肝俞,肾俞,太冲,丰隆,百会。

［中药处方］生熟地,山萸肉,怀山药,粉丹皮,云茯苓,钩藤,煅龙骨,煅牡蛎,知母,黄柏,罗布麻,竹茹,明天麻。

6 急性阑尾炎

陆某,19岁。

［症状］右下腹疼痛阵作,伴有恶心反胃,嗳气纳呆,大便秘结已有3日。苔薄白,脉弦紧。

［辨证］阳明气滞不通,瘀血阻于下焦。

［治则］行气活血,清热导滞。

［针灸处方］阑尾穴,上巨虚,足三里。

［中药处方］金铃子,延胡索,制香附,陈橘核,焦谷芽,青砂壳,青陈皮,台乌药,柴胡,路路通,枳实炭,紫丹参,泽泻,炒竹茹。

7 支气管哮喘

席某,15岁。

［症状］哮喘已2年,触寒即发,眼鼻咽痒,咳喘发则呼吸困难,痰难咯出,胸闷不舒,面㿠白少华,大汗淋漓,大便溏泄,四肢清冷。苔白腻,脉滑数。

［辨证］脾肾两亏,肺胃留痰。

［治则］培补肺肾后天之本,兼化痰浊以治其标。

［针灸处方］膻中,天突,丰隆,足三里,列缺,尺泽,肺俞,肾俞,风门,大椎。

［中药处方］潞党参,大熟地,蜜炙麻黄,光杏仁,云茯苓,炙远志,旋覆花,怀山药,补骨脂,五味子,北秫米,白苏子,清炙草,款冬花。

8 胆结石

何某,37岁。

[症状]右胁疼痛阵作,中焦胀气易嗳,饮食不能馨进,喜进膏粱厚味,经CT检查胆囊有结石1大2小,大者如绿豆,肝脏肿大。脉象弦滑,舌质偏红,苔白腻。

[辨证]肝气郁滞,胆汁流行受阻。

[治则]清热利湿,疏泄肝胆。

[针灸处方]胆囊穴,期门,足临泣,太冲,肝俞,胆俞,支沟,阳陵泉。

[中药处方]柴胡,川楝子,延胡索,黄芩,炒枳壳,生山栀,茵陈,大金钱草,芒硝(冲),广木香。

9 月经失调

邓某,17岁。

[症状]适逢经临,少腹胀痛拒按,热敷则胀痛减轻,经色紫黑,带下稀薄。苔薄黄腻,脉象濡数。

[辨证]肝失疏泄,气滞则血瘀,气为血之帅,气行则血亦行,欲调其血先调气。

[针灸处方]气海,关元,三阴交,血海。

[中药处方]金铃子,延胡索,春砂壳,制香附,焦山楂,酒炒白芍,茺蔚子,小茴香。

10 经闭

乔某,39岁。

[症状]产后冲任两亏,月经四载未潮,形瘦不充,纳谷不馨,体重下降,病久根深,较难治疗。舌红少苔,脉细滑。

[治则]姑先培养中土而调冲任。

[针灸处方]肾俞,肝俞,上髎,血海,气海,关元,三阴交,足三里。

[中药处方]潞党参,全当归,熟附片,炮姜,炒谷芽,广陈皮,云茯苓,红花,桃仁,炙甘草,砂仁,炙粟壳,紫丹参。

第四节　方 氏 针 灸

一、流派溯源

方氏针灸流传至今已有百年历史,是上海地区最具有代表性的中医针灸流派之一。

方氏针灸的创始人方慎盦(1893—1962年),名墉,安徽合肥人,生于重庆,后随父定居扬州。当时扬州为中国的经济文化中心之一,方慎盦先跟从其父世交宋德宗习医,主攻内科方脉。因他多才多艺,工诗书绘画,年少有为,深受宋德宗喜爱,遂将长女启贤嫁予他。后经宋德宗介绍,方慎盦拜于黄石屏门下习金针术。出师后,方慎盦初于扬州开诊,治病或针或灸或药,每每根据病情需要施用,无不得心应手,不过年逾二旬,便已誉满一方,每月还应邀去上海出诊几日。

20世纪初的上海经济和文化空前繁荣,由于经常往返于上海和扬州,方慎盦出于发展考虑,1921年决定全家从扬州移居上海。因当时上海缺乏针灸医家,他临证遂以针灸为主,偶尔也使用中药。他兼收并蓄,疗效颇佳,很快就在上海打开了局面。

方慎盦精通法语,除行医外,他经常到原上海震旦医科大学为部分法国籍教授讲授针灸学,并在该校附属医院作示教、会诊。他思想开拓,勇于创新,创制了不少新型针灸器具,并在针灸临床中引进现代方法。方慎盦还任原上海市中医师公会学术科主任,对患者与同道间的医务纠纷秉公剖析,一言九鼎,新闻界与医学界颇为折服。他发起组织"医学挽澜社",创办馥南针灸医院,推广针灸应用,为推进针灸的国际交流(主要是法国)做出了贡献。

2015年,方氏针灸被列入上海市非物质文化遗产名录,现已传承至第四代,属于典型的海派中医针灸流派,具有海派文化的主要特征。在学术上,方氏针灸开放包容,师古不泥,衷中参西,变通为用;在临床上,其既重视传承,强调辨证,重视得气,又勇于创新,发现新穴,创制器械,不断扩大针灸病谱,提高疗效;在传播上,方氏针灸几代人都亲力亲为,不遗余力,不仅造福一方百姓,更为针灸推广应用并走向世界做出了重要贡献。

二、流派传承

(一)传承谱系

第一代:方慎盦(1893—1962年),名墉,安徽合肥人,师从宋德宗、黄石屏。

第二代：方幼安（1925—2004年），方慎盦之子，上海著名针灸学家，曾任复旦大学附属华山医院针灸科主任、复旦大学上海医学院教授、中国针灸学会理事、上海针灸学会副理事长、中华中医药学会上海分会常务理事。1941—1944年，方幼安随父学习针灸，后就读于当时的上海光华大学文学院。他在针灸治疗难治性病症，特别是在治疗脑中风、小儿脑病及针灸戒烟等方面有独特的临床经验。1991年，方幼安应邀赴阿根廷行医，除弘扬针灸文化外，还曾为出访该国的我国领导人进行多次保健医疗。他在总结针灸学术、促进针灸与国际交流等方面均有重要的贡献。

第三代：张仁、方兴、陈业孟等。

张仁，曾任上海市中医文献馆馆长、上海市针灸学会会长、中国针灸学会副会长，现任上海市非物质文化遗产评审委员会专家。他不仅跟师5年之久，还

与方幼安合作出版学术专著《针灸防治中风》《针灸防治小儿脑病》（1987年、1988年），目前是上海市非物质文化遗产方氏针灸的代表性传承人。

方兴，系方幼安之子，现在阿根廷行医，整理出版《方幼安针灸临证论文选》（1991年）。

陈业孟，原为复旦大学附属华山医院医师，现于美国行医，任纽约中医学院院长，并担任美国针灸与东方医学院校论证鉴定委员会（ACAOM）论证官暨执委、秘书长，全美华裔中医药总会执行会长，世界中医药学会联合会常务理事，*Acupuncture & Electro — Therapeutic Research*, *The International Journal*编委，纽约州政府教育厅针灸委员会原副主席等职。协助方幼安整理出版学术专著《针灸有效病证》（1990年）。

方氏针灸传承谱系如图1-4。

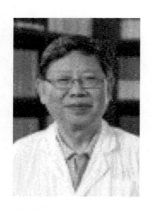 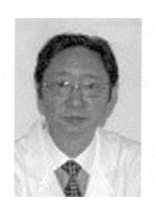 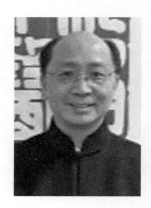

张仁（出生于1945年）　　　方兴（出生于1951年）　　　陈业孟（出生于1962年）

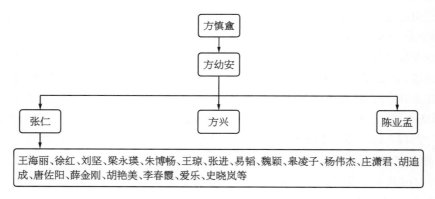

图1-4　方氏针灸传承谱系

（二）传承工作

方氏针灸是流传于上海的一个针灸流派，通过三代人近百年的努力，在海内外行医实践所积累的数以

百十万计的病例中总结出来的临床经验，具有十分重要的临床价值，在针灸学术上已显示出其丰富的积累和独特的优势。方氏针灸在学术上提倡继承经典，融会贯通，不泥古法；在临床上对古今中外有益病家之

术兼收并蓄,不仅造福上海的一方百姓,更为针灸文化走向世界做出了重要贡献。

1. 方氏针灸传承特点

(1)在知识传承上讲究固本:创始人方慎盦初从扬州名医宋德宗习内科,后又师从针灸大家黄石屏。20世纪20年代起,方慎盦在上海悬壶,以针灸名扬海内外,亦精于中医内科。在他所著的《金针秘传》中,可以看到其深厚的中医功底。

方慎盦认为针灸学者首先应熟读经典,对古今有益病家之术兼收并蓄,然后融会贯通,不泥古法,以求突破;在治疗上强调要根据病情需要,针药兼施。第二代传人方幼安在学术上也立足于固本求新,他认为本不固则枝不茂,如仅知固本而不知求新,则因循守旧,将限制学术的发展。

(2)在学术研究上重视创新:方慎盦精通法语、日语,思想开拓,主张只要对患者有益,就应该为我所用,在针灸临床中引进现代方法。如20世纪30年代初,他提倡不隔衣进针,要求患者暴露躯体,并用乙醇局部消毒;30年代中期,他参考西医的病历书写方式,设计使用"方慎盦诊病表"铅印病历。为提高疗效,方慎盦还勇于革新针灸器具,早在30年代,他就设计定制过2种针灸器械。

方氏针灸第二代传人方幼安,在继承家学的基础上,更重视创新,既擅长将中医经典中鲜为人注意的点滴加以发掘,又擅长将当时的新技术新方法加以发展。他的儿子方兴回忆:"我在1966年听父亲授课实习所获得的印象,以后每隔一段时间再有机会随诊时都发现,父亲在临床上有新的改进、突破。"

方幼安在20世纪80年代末就提出针灸临床研究应借鉴临床流行病学的研究概念,使其能有严谨的设计,以加强针灸疗效的论证力。他借助于复旦大学附属华山医院这家以西医为主的综合医院为科研平台,凭借其精湛的针灸技艺,做了大量的临床针刺观察,在针灸治疗难治性病症,特别是在治疗脑中风、小儿脑病及针灸戒烟等方面有独特的临床经验;并借用现代试验设计方法和数据,证实了针灸治病的实效性。

(3)在临床实践上博采众长:方慎盦多才多艺,工诗书绘画,早年从宋德宗习医,主攻内科方脉;后经宋德宗介绍,拜于黄石屏门下习金针术,具有深厚的文化底蕴,又博采众家之长,临床长于辨证,取穴精简,强调补泻手法,常能立竿见影,疗效卓著。《金针秘传》一书中记载他诊治当时日本同文书院院长大内畅三先生13年之久的陈旧腰痛医案:大内先生62岁,"平日起居坐卧均感不便,为阴雨之先,节气之前,不但不能转侧,且腰部肤冷如冰。中西杂治,终未离去痛苦,前曾一度归国,请其国中著名针灸家治之,一无大效"。方慎盦认为:"转侧不能,肾将惫矣。今既不能转摇,而腰部肌肉又异常觉冷,其为肾阳衰败无疑,宜温通肾府以祛寒湿而助元阳。"他仅取肾俞,施以补法,患者"腰部立觉奇暖,去针后即起立如常,为十余年之痛苦去于一针,何神速乃尔,即书'东亚神术'四字为赠"。他认为对古今有益病家之术应兼收并蓄,根据患者需要可针药并用。他曾治1例臂痛不举兼喘急者,辨证肾不纳气为本病,臂痛不举为标症,先针肾俞、关元等穴,并予补敛肾气之丸治之,2个月之后患者痊愈。

方幼安擅长在临床中不断吸收新知。一是,对针灸临床出现的新疗法,他能迅速掌握并不断提高,形成其治疗特色,如耳针戒烟、电针之用于中风等。二是善于发现、善于总结,如他在大量的临床实践中发现,"头三针"对精神、神经症状有较好疗效,与仅针刺百会或仅针刺脑户有截然不同之后果,与百会加四神聪也不一样,而且针刺方向与深度不同,疗效也不同,这些经验就是他从大量临床实践中获得的。

方氏针灸第三代传人张仁,擅长从文献中汲取养分,除跟师方幼安外,还师从部队眼科针灸名医李聘卿、国医大师郭诚杰,博采各家之长,形成了自己的特色,在诊治范围上以难治性眼病为主,涉及多种适合针灸治疗的现代难病。

(4)在文化传播上面向世界:方氏针灸早期和中期主要在上海的黄浦区、徐汇区和静安区从事医疗和教学活动,目前其活动范围已扩展至法国、美国、阿根廷等地,其不仅具有医学价值,还具有主体性、包容性、多元性和创新性等典型的海派文化特征。

方慎盦1929年有感于中医针法"尤式微"不彰,发起组织"医学挽澜社",呼吁国人给予中医应有的重视;同时,他发奋钻研针灸学术,"将平时所得于师门与出于心悟者",毫无保留著成一书——《金针秘传》,于1937年出版,1939年再版,远销海外,使众多读者加深对针灸的了解。由于其较高的学术和临床价值,2008年人民卫生出版社又重新将该书刊印出版。40年代初,他又创办馥南针灸医院,每晨义诊20号;刊印《馥南针灸医院特刊》。除行医外,他还经常前往原上海震旦医科大学为部分法国籍教授讲授针灸学。1931年，当时近代欧洲最有影响的针灸传播者、法国针灸学会主席苏理耶·德·莫朗特来上海向他登门拜师，并请他为其所著针灸专著《针灸法》审订并题签，方氏誉之为"二十世纪方慎盦"。

方幼安历来反对知识私有，主张把读书临证之心得或著为文章，或交流宣讲，他常说这种抛砖引玉，就正于诸贤，交流于同道，是有益无害的。他深切希望众多的医家学者把自己的宝贵经验宣扬传播，这对弘扬中华文化，造福人类健康，将裨益无穷。他也像他父亲一样毫不保守，不仅将其多年的临床经验毫无保留地传授给学生，而且全部写进了他的著作中，对针灸的传播有重要的作用。以《方幼安针灸临证论文选》收载的论文为例，就有1篇文章5次被英、法、日等语种的杂志转载。在晚年，方幼安更是走出国门，与儿子方兴在阿根廷传播针灸医术，影响深远。

方氏针灸第三代传人陈业孟，为针灸在美国的教育、立法、宣传及推广等做出了重要贡献。

张仁从事针灸临床、科研和文献研究50多年，经验丰富，著作等身，独立撰写和主编针灸中医专著60多部（其中大多数已脱销），另外还以中英文发表论文100余篇，主持上海市卫生局科研课题、参与上海市科委及国家"973计划"项目课题多项，一直致力于针灸临床、科研和文化传播工作。张仁还多次走出国门，在欧洲大陆传播针灸。

2. 方氏针灸的学术成果

（1）方慎盦的《金针秘传》：方慎盦在与各国医学同道的交流中，有感于"中医日就式微，而中医中之针法一科，更式微中之尤式微者。现实东西各国医术进步，一日千里，而咸认我国针法，远出科学新医之上，争先研究，不遗余力。固属此道一线曙光，而于此道之困苦艰难，或一时未易备历，则去变化无方之巧，或未能从一蹴几，则犹恐未免有徘徊歧路之患"，将多年所学所用毫无保留地著成一书——《金针秘传》，1937年由上海当时的医学回澜社出版。该书不分卷，论述了针灸源流，骨度尺寸，经脉孔穴，经穴主治，临床常用手法等。他在书中上溯《黄帝内经》《难经》等有关针灸论述的旨义，旁采针灸诸家针法，结合自己的潜心研究所得，较全面系统地论述了针灸理论渊源与临床应用，全书图文并茂，有易于记诵的歌诀，有作者及其老师的针灸验案，还有作者对针灸医学精

辟的学术见解。该书不仅易于学习和掌握，有利于临证应用，更具有启示作用，是一本非常实用的针灸参考书。

方慎盦师古不泥、变通为用的学术思想在这本书中得到了充分的体现。他认为首先"应娴熟经典，不以规矩不能成方圆""医者教人以规矩，取方圆也""规矩之法在师，方圆之法则在弟子矣"；其次，他又认为学经典不宜泥于古法，墨守成规，应知随机应变之理，而圆机活法。针灸临证更不主张拘泥于书本所载，如某穴刺几分深、留若干呼，以及艾炷大小、灸壮多少等，而主张应"究病因，察传变"，不应束缚于古人所定分寸，而应视病之沉浮，而为刺之深浅。他认为"苟不知变通，安能尽其法"，这种师古不泥、变通为用的指导思想贯穿于其毕生之治学、治病，以及吸取外来影响等各个方面。

他提倡继承经典，对古今有益病家之术兼收并蓄，临证主张辨证精确，取穴少精，重视手法，补泻分明，针药兼用。该书"有体以达用，即寓巧于规矩之中"，他也希望"学者苟能潜心钻研，较仆所得于艰难困苦之中者，必能事半功倍，则亦略尽己立立人、己达达人之心而已矣"。

《金针秘传》扉页为当时国民政府主席林森亲笔题词"救世金针"，另有当时朝野名流如孙科、于右任等政府高官，丁福保、丁济万、刘民叔等著名中医，以及国外人士题词共81幅；还有以诗文形式作序者，如当时中央国医馆馆长焦易堂、浙江名医叶熙春等23位。方慎盦社交之广，影响之大，可见一斑。《金针秘传》在1937年出版后，轰动一时，邮购者远至日本、东南亚及欧美，初版书迅即销售一空，在国内外所引起之反响，至深且广，社会各界对针灸又重新引起重视，对当时和以后之影响皆相当深远。

由于供不应求，该书于1939年再版。再版书末转载《医学评论》杂志中宋国宾博士论文《中国针术与内分泌》，该文以现代医学论点阐述部分针灸原理，这在当时是相当先进的；再版书末还附《再版金针秘传补充的几句话》一文，并附苏理耶·德·莫朗来信对《金针秘传》的评价："手示及《金针秘传》一书均已收到，感谢不尽。巴黎医师及鄙人现正从事金针之研究，尊著甚切需要。"又函称："尊著令我心旷神怡，更令我享受无量，尊著编制，体裁极佳，检阅极易，其中图画较之古书针灸大成或大全所载，进步殊多，此艰深之科学赖足下之书而研究便利，足下对于人类之

贡献可谓大矣。"由于该书较高的学术和临床价值，2008年人民卫生出版社将其作为"现代著名老中医名著重刊丛书"之一，又重新刊印出版。

（2）方幼安与陈业孟的《针灸有效病症》：世界卫生组织在1980年出版的《世界卫生·针灸专刊》中提出并建议在全世界推广应用针灸治疗的43种病症。方幼安深感国人应借此契机，深入挖掘整理出让世人信服的中国版针灸有效疾病谱，他根据家传和个人从事临床40余年的临证经验，在世界卫生组织出版的基础上增加了41种，共有84种针灸临床有效病症，其中还包括了目前全世界普遍感兴趣的针灸可以有效地用于戒烟、戒酒、戒毒、减肥、美容等有关资料，打破原来以内科病（包括部分眼科和口腔科病）为主的局限，覆盖了急症、内、外、妇、儿、五官各科病症及保健等，大大扩大了针灸适应病证。值得一提的是，世界卫生组织仅列出了43种针灸治疗有效的病名，但对临床如何诊断辨证、取穴及治疗操作并无具体说明。而针灸是一门实践操作性很强的学科，取穴不同，手法不同，疗效可能相差万里。方幼安感于此，在研究生陈业孟的协助下，总结归纳完成《针灸有效病症》一书，于1990年5月由当时的上海翻译出版公司出版发行。这本书不仅是对针灸有效病谱的推介，更是他一生临床经验的总结。

方幼安以其丰富的学术经验和特有治学严谨、精益求精的态度撰写本书。他重点做了以下几方面工作。首先，按照中西医两种论点"概述"有关病症，并以中医观点介绍"治则"，同时以更多文字介绍"治疗"。在"治疗"中详细、具体而又有选择性地介绍各种病症确实行之有效的治疗方法，包括针刺、艾灸、耳针、头针、穴位注射、激光针等。而他所推荐的治疗方法，不是就某一病症单纯罗列许多穴位，因为他认为这只会让读者更加迷茫，不知如何组合才是最佳方案，而是将治疗以处方形式表达，并且列出"首选处方"与"备选处方"，这无疑大大提高了实用性，学者可以按图索骥，选择各有关处方，用于临床。中医素来重视辨证论治，因此在治疗中，方幼安还考虑到按辨证分型，分别列出有关处方，这些治疗方法均为他多年实践之经验积累总结，也是平日临床常用，故对学者临证治疗有很大参考意义。

方幼安还根据自身从事针灸学数十年的学习和实践，深化有效病症在"治疗"之后附以自己的临证"体会"，或长或短，以自身治疗有效经验为基础，

阐发对有关病症的认识和探讨。这些难得的医话经验见解，正是学者最好的学习资料。

为避免一家之言影响学者的判断，方幼安还介绍了各有关病症同时期的"现代研究"，以使大家对针灸治疗该病症的具体方法和疗效有一个更为全面的认识，以便参考引用。

考虑到在针灸临床领域除了所总结的常见84种有效病症外，尚有许多处于研究及探讨的病症，因此，他还专门列出了国内外针灸研究动态，包括针灸应用于肿瘤的诊治，有系统地为大家提供了临床、机制、刺灸、经络以及其他变革疗法等多方面的最新资料，有述有评，为针灸临床提供了大量有实用价值的信息参考。

另外，方幼安带教张仁时，还与其合作出版《中风针灸防治》《小儿脑病针灸》等书。

（3）张仁的《眼病针灸》：张仁从事针灸临床、科研和文献研究50余年，具有自学、师承及学校教学3种不同方式的学医过程，师从部队眼科针灸名医李聘卿、国医大师郭诚杰、海派针灸医家方幼安，博采各家之长；又具有在基层的边疆农场、特大的国际性城市和欧洲发达国家的独特临床经历。他在对文献的深入研究和国内外丰富临床实践基础上，经过近50年探索，逐步形成独到的学术思想和诊疗经验，从治疗常见病至难治病，最后聚焦于难治性眼病，明确了自己的临床和研究方向。在他专注难治性眼病的治疗的30年里，经过不断的实践与总结，摸索出眼病针灸治疗的针刺技法特色，形成了一套独特而完整的经验，发表在他的著作《眼病针灸》中。

随着手机、电脑、平板电脑（PAD）的普及，眼病的发病率逐年上升，如何预防和治疗眼病，应引起医务工作者的重视。《眼病针灸》着重于对张仁应用针灸治疗眼病的临床经验进行全面收集和整理研究，分上下两篇。上篇介绍眼病针灸的优势和地位、历史与现状，以及眼的基础、眼病治疗常用穴位和技术；下篇介绍外眼病、青光眼、视网膜病、视神经病及其他疾病的治疗技术。为了便于读者了解和掌握眼病针灸的技术，该书还特配了针灸演示光盘。

该书是一本针灸治疗眼科疾病方面临床应用型学术著作，是对古代眼病针灸的积累、现代实践和张仁个人经验的全面系统的总结。该书收录了以难治性眼病为主，涉及多种适合针灸治疗的现代眼病，充分体现了张仁在文献研究上提倡的针灸文献研究应

将重点转移到高层次的应用和开发上来，通过文献研究提供眼病规范化治疗方案，在诊断上重视辨症辨病相结合；在治疗上讲究综合多种方术，异病同治，同中有异；在处方上强调综合方术有机结合，选穴定中有变；在操作上灵活运用不同刺灸之法，注重得气和气至病所。

这本书不仅可供针灸工作者、中医及中西医结合工作者使用，也可供西医眼科工作者、医学史及中医文献研究工作者参考。

三、流派名家

方慎盦

（一）生平简介

方慎盦（1893—1962年），名墉，安徽合肥人，生于重庆，后随父定居扬州。当时扬州为中国的经济文化中心之一，方慎盦先跟从其父世交宋德宗习医，主攻内科方脉。因他多才多艺，工诗书绘画，年少有为，深受宋德宗喜爱，遂将长女启贤嫁予他。后经宋德宗介绍，方慎盦拜于黄石屏门

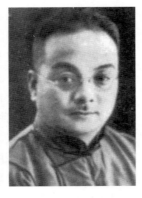

方慎盦（1893—1962年）

下习金针术。他随师侍诊数年，走南闯北，在其所著《金针秘传》一书附"针验摘录"24则，前2则就记录了他跟师黄石屏期间，为袁世凯治疗头风病和为民族实业家张謇治疗湿痹的病案。出师后，方慎盦初于扬州开诊，治病或针或灸或药，每每根据病情需要施用，无不得心应手，不过年逾二旬，便已誉满一方，每月还应邀去上海出诊几日。

20世纪初的上海经济和文化空前繁荣，是当时全中国最接近西方的地方，吸引了大量来自世界各地的寻求财富的探险家们。由于经常往返于上海和扬州，方慎盦出于发展考虑，1921年决定全家从扬州移居上海。因当时上海缺乏针灸名家，他临证遂以针灸为主，偶尔也使用中药。他临证兼收并蓄，勇于创新，提倡以医学为主，以救济贫病为怀，加上疗效颇佳，很快就在上海打开了局面。

方慎盦思想开拓，针灸临床中擅于引进现代方

法和技术。他最初沿袭黄石屏隔衣进针之术，后接受西方医学技术，开始在玻璃器皿中用乙醇浸泡纱布和针灸器材消毒，并以镊子取用。他在30年代中期吸收西医病历之长，结合中医四诊的要素，设计了名为"方慎盦诊病表"的铅印病历，并在临床上使用。为了提高针灸效果，他还创制了不少新型针灸器具，如为治疗外感头痛、肝风眩晕与小儿腹泻等症，创制了类似梅花针针具；为治疗虚寒证和麻痹症，创制了可放置药物的温灸器。

1929年，针对民国政府第一届中央卫生会议通过的废止中医案这一重大事件，方慎盦聚集志同道合的中医界有志之士，发起组织"医学挽澜社"中医学术团体，顾名思义，以力挽狂澜为己任，宣传振兴中医，反对民族虚无主义思潮。他还积极在当时的《新闻报》《申报》等报刊上发表文章，抨击当时政府的卫生政策，呼吁国人给予中医应有之重视。他还任当时的上海市中医师公会学术科主任，对病家与同道间的医务纠纷秉公剖析，一言九鼎，新闻界与医学界颇为折服。为了扩大针灸的影响，20世纪40年代初，他创办馥南针灸医院，每晨义诊20号，兼赠药品；出版针灸书籍，发表针灸科普文章，加深众多读者对针灸的了解。

方慎盦通法语和日语，思想开放，反对保守，他常借助现代医学之生理解剖知识，以触类旁通，进一步认识针灸。方慎盦有一妻弟宋国宾，为留法医学博士，那时在当时的上海震旦医科大学任教，学校的法籍教授中有很多人对针灸有兴趣，由妻弟介绍，向他学习者不乏其人，他还经常应邀前往震旦大学或广慈医院讲学、会诊。当时近代欧洲最有影响的针灸传播者之一、法国针灸学会主席苏理耶·德·莫朗在20世纪30年代特来上海向他登门拜师，并请他为其所著针灸专著审订并题签，誉之为"二十世纪方慎盦"。当时日本针灸界人士也与他多有交往，日本驻沪总领事河相达夫曾邀请他东渡，访日讲学，但由于当时正值"九一八"事变之后，故他拒而未去。

方慎盦除精研医道外，尚通书法、绘画与诗词音律，曾以画家身份载入《中国近现代人物名号大辞典》。他曾自云"嗜画"，与当时的名书画家吴湖帆、金建吾等文人墨客也多有往来。

方慎盦在学术和思想上尊古不泥，融会新知，大胆革新，著书立书，积极推动了中医的传播与复兴，在沪上乃至全国知名度颇高，为海派中医方氏针灸的创始人。

（二）学术观点与针灸特色

1. 师古不泥，变通为用

方慎盦认为针灸学者首先应熟娴经典，然后融会贯通，不泥古法，以求突破。他指出："医者教人以规矩，取方圆也。规矩之法在师，方圆之法则在弟子矣。"学者不宜墨守成规，泥古不化，而应"按视其寒温盛衰而调之，是谓因适而为之真者是也"。方慎盦阐述师古与变通相结合的学术思想，相当于我们当今提倡的传承与发扬。

2. 强调辨证，重视手法

方慎盦强调施治之前必先辨证，辨证是认识和治疗疾病的基础。辨证遵循阴与阳，取穴讲究少而精，多取穴是医者心中自无准绳，凭增患者痛苦。他十分重视手法，明确补泻，其常用的补泻法为徐疾结合开阖。他主张针刺必须得气，但不主张针感强烈，即应运针轻可去实，用轻捻微转之法，每获神效。在控制任脉下腹部针感导向上，他颇有经验，并归纳为以下数语："病人仰卧，医生立直，头左脚右，拇指向前，食指向后，气往下行。"

3. 兼收并蓄，勇于创新

方慎盦思想开拓，在针灸临床中引进现代方法。20世纪30年代初，他提倡不隔衣进针，要求患者暴露躯体，并用乙醇局部消毒。30年代中期已经使用"方慎盦诊病表"铅印病历。除患者姓名、性别、年龄、地址、年月日、编号外，其他内容还包括"初病经过、现在情形、特别症状、标准治法、处方、结果"；并列有"体气、面色、脉象、舌、嗜好、寒热、汗、饮食、睡眠、大便、小便"以及身体各部位"头、颈、眼、耳、口、齿、胸、腹、背、腰、手臂、腿足"等项。

4. 制作器械，不断创新

方慎盦在20世纪30年代为了提高针灸效果，创制了不少新型针灸器具。

一是类似梅花针针具。为据《黄帝内经》半刺、毛刺、扬刺而制成，上端为弹簧，下端为莲房状针管，排列五针。使用时，以针管对准腧穴，以拇指、中指持针，示指有节奏地叩按上端弹簧进行叩刺，治疗外感头痛、肝风眩晕与小儿腹泻等症。

另一种是温灸器。使用时内置药物，将温灸器下端的圆孔对准所选的穴位，点燃艾卷，艾火温热，使药物直透穴位。外层上下两截空洞不相对时，热气不会外泄。如患者感到温度过高时，可以转动外层上截，以调整空洞位置，使内外两层空洞相对，热气即可以外泄，以降低温度。此法可治疗虚寒证和麻痹证。

5. 发扬针灸，不遗余力

1929年，方慎盦发起组织"医学挽澜社"，兼任当时的上海市中医师公会学术科主任，呼吁国人给予中医重视。

20世纪40年代初，方慎盦曾创办馥南针灸医院，每晨义诊20号，扩大针灸的影响。他出版针灸书籍，发表针灸普及文章，使众多读者加深对针灸的了解，著有《金针秘传》及《风症指南》（1939年）等书。

方慎盦为近代向欧洲传播针灸的先驱者。他精通法语、日语，除行医外，经常前往当时的上海震旦医科大学为部分法国籍教授讲授针灸学，并在该校附属医院作示教、会诊。当时近代欧洲最有影响的针灸传播者、法国针灸学会主席苏理耶·德·莫朗在20世纪30年代特来上海向他登门拜师，并请他为其所著针灸专著审订并题签，誉之为"二十世纪方慎盦"。

（三）临证医案

1 阳痿

南通张涩老，中年即痿而不兴，其时尚未生子。病原由于幼年用脑过度，可见性与脑最有关系，不尽由于性病也。耳石屏师名，情托请治。其时石屏师为富安场盐大使，情不可却。为针肾俞、关元、气海、中极数穴，即日见效。后每觉疲劳时，必延往治。石屏师罢官后，常驻于通，皆涩老为东道主也。一次随师往，见其仅针关元一穴。因询一针足乎？师曰：此补精而活其气，不宜太过，过之则兴奋，过甚反于年老阳强阴弱之体不宜。予亦随赐一联（能以金针引疴起，曾从黄石受书来），并长跋于侧，今尚什袭藏之耳。

［按］阳痿一证，古称"阴痿""宗筋弛纵"等，临床辨证分虚实两端，虚证多见命门火衰、肾阴亏损；实证则多见肝郁气滞，或瘀阻脉络。本例阳痿，病由心理因素所致，并非由实质性病理改变。患者幼年时"用脑过度"，是为精神消耗过度，《素问·经脉别论》云："生病起于过用。"精神过劳亦可导致诸多临床症状，阳痿即其中之一症。患者中年致病，至黄石屏先生为其治疗时已届老年，故病程亦较长。常言"久病必虚"，又加之年老之体，故"每觉疲劳时"，症状就会加重。黄石屏为其针肾俞、关元、气海、中极，以方测症，当为命门火衰，除阳痿一症外，尚可见精神萎靡、

头昏乏力、腰脊酸软、喜热畏寒等症。诸穴中，肾俞具有滋阴壮阳，强肾益精作用；关元具有培元固本，补益下焦之功；气海者，"是男子生气之海也"（《铜人》），"盖人之元气所生也"（《资生经》），是为元气生发之处；中极穴，益肾兴阳，皆为补肾要穴。又，肾俞为五脏俞之一，而中极为膀胱之募穴，关元又为小肠之募穴，俞募相配，培补元气，益肾壮阳，故疗效颇好。另外，黄石屏特别强调对于该患者，治疗"不宜太过，过之则兴奋，过甚反于年老阳强阴弱之体不宜"，提示医生在临床操作过程中，应视患者的情况，把握分寸，适可而止，过犹不及。

2 中风不语

戊辰（1928年）之秋，张盛全中风不语。在中西医束手之时，余为之针百会一穴而苏，其时人皆以余为善治中风。其实中国之针，何病不可治。己巳（1929年）春，枥城曹幼珊忽中风而神昏不语，由张盛全急邀余往，脉已停止，两目紧闭，呼之不应。询其家人知病发仅一小时，数日前已觉口眼歪斜。此乃实症，不可误认为虚，乃为针肩井、三里等处，其脉立出，口已能言。询其本人，则云四肢麻甚。余复针头之风府，足之涌泉，三日即能起坐。复刺口角之地仓而口正，刺目眦之睛明而眼不斜，七日即康复如常。八年来体健身轻，虽七十有一，视之如五十许也。曾以"神针寿我"四字为赠。

［按］这则医案包括了两例中风不语病例，张盛全案简略，一笔带过，虽然仅一句话，但方慎盦一针治疗中风不语，正好诠释了《玉龙歌》所云："中风不语最难医，发际顶门穴要知，更向百会明补泻，即时苏醒免灾危。"本案重点叙述了曹幼珊案。曹氏发病急骤，方慎盦诊疗时距发病仅1小时，但患者数日前已出现口眼歪斜的中风先兆。症情危急，急则治其标，乃取肩井、足三里等穴。肩井，又名"膊井"，《针灸大成·考正穴法》云"主中风气塞，涎上不语，气逆"，与足三里配伍为古代经验配穴；《太平圣惠方》载肩井"特不宜灸，针不得深，深即令人闷……虽不闷倒，但针膊井，即须三里下气，大良"；《针灸大成》载"若针深闷倒，急补足三里"。现代临床研究认为，肩井具有较明显的降血压作用，可以治疗高血压病，以及因高血压引起的中风偏瘫。患者神昏不语，两目紧闭，呼之不应，据症，当为中风闭证，其病机常多阳气暴涨，痰涎壅上所致。方慎盦判断为实证，说明其临床经验

之丰富。针刺手法当为强刺激泻法，患者随即能开口说话。之后，诸多症状随之一一对应治疗，如取风府、涌泉治疗四肢麻木，取地仓治疗口歪，取睛明治疗目斜视等，皆随手见功，应针取效。

3 臂痛

臂痛不能举，在医理上缘因甚多，虚实寒热皆可使其病也。初起人不留意，后至半身不遂，全体不用，大病造成，治之已迟，此星星之火可以燎原也。褚德彝先生之夫人，臂痛经年，中西杂治，百药无灵，最后就诊于余。其右手不能平肩，日夜酸楚无宁息，断为肺络之痰阻滞血脉。为针曲池、合谷，应手而瘳。是以褚先生赠联（疢石名言微吕览，针俞神术阐仓公），有一针而愈之跋，所以纪实也。

［按］臂痛的病因甚多，正如方慎盦所言："虚实寒热皆可使其病也。"褚氏夫人病程较长，虽经中西医多方治疗而无丝毫疗效。根据患者臂痛、活动受限，且有日夜酸楚不宁的症状，方氏诊断为"肺络之痰阻滞血脉"，取手太阳大肠经之合谷、曲池两穴治疗。两穴在临床上经常配伍为用，既可治疗头面咽喉疾病，也可用以治疗肘臂局部疼痛。《针灸甲乙经》载，曲池可治疗"肩肘中痛，难屈伸，手不可举重"；《玉龙经》有合谷治疗"手臂膊痛红肿""手臂挛不能握物"等记载。痰阻血瘀，当为实证，针刺必以泻法治疗。两穴合用，加强了疏经活络作用，再配以强刺激泻法，故收效较捷。"一针而愈"，病家喜悦之情跃然纸上，撰联赠予方氏以表感谢，亦为人之常情。

4 手麻

吴兴陆连奎体健无疾，唯左手常麻，曾经中西杂治而不效，皆云防作风疾。前年其夫人因患偏头风痛为余治愈。而信金针必可疗斯疾，针手三里即愈。是以本书序文中曾道及也。凡手足微麻，人都不在意，而不知风症之初多有此类现状。如不即早图之，引起他症以致不救者甚多，如脑充血、脑裂、心脏病等。在中医医理上追本穷源，皆中风一症之分门别类也。

［按］此为方慎盦为陆连奎治疗手麻的医案，仅取手三里一穴而愈。手麻一症，中医大多认为是由风痰阻络，或痰湿瘀阻经脉所致，针灸局部取穴，疗效甚好。先贤也有类似治疗经验，如《针灸大成·杨氏医案》载有杨继洲用肺俞、曲池、手三里治愈"手臂不举"之症，类似于西医学中的颈椎病、肩周炎之类的

疾病,临床有借鉴意义。陆氏手麻,也与此类似。前医云"防作风疾",认为是中风的先兆症关,是诊断有偏差,所以虽然经过中西医各种治疗,症状也没有改善。医案下半部分,方慎盒就局部手麻与中风先兆之间的差别,提出了自己的看法,用以作鉴别诊断。若手足同时出现麻木,尽管症状轻微,仍有可能是中风的预兆,临床上应给予足够的重视,及早干预,可预防心脑血管疾病的发生,否则就有可能发生不测。这是方慎盒的经验之谈。

⑤ 盲肠炎

庚午(1930年)冬,余受苏州朱姓之请,频行有竺氏者来延治盲肠炎,有急不待缓之势。而朱姓之中风又不能略迟,不得已允以当夜归来。夜返申时,在站为其迎往。患者年三十许,服务于沪宁铁路。道其家人曾患盲肠炎剖腹而死。其父羲盒先生年七十有八,见其子病而焦灼,惶急之象,溢于言表。病象在右少腹奇痛,右足不能伸。予只针归来、三里、气海数穴,其痛立时即止,足亦能直。三次后即行走如常,来寓就诊,五日其病如失。羲盒先生仁和旺族,善绘事而能诗。因其子鹿奇先生之疾,即写竹屏四幅,中有一诗:"横截风烟竹两竿,黄山白岳出群看,金针度尽人间厄,太乙真传不用丹。"乃见其子大病之愈出乎意外,极其高兴,故诗画皆生气勃勃也。

[按]"盲肠炎"即今"阑尾炎"之俗称,中医称其为"肠痈"。此医案为针灸治疗急性阑尾炎的典型案例。患者具有典型的阑尾炎特征,右少腹剧痛(包括压痛和反跳痛),并且因腹部肌肉紧张而导致右腿不能伸直。方慎盒仅针3穴:归来、足三里和气海,其中归来为足阳明胃经经穴,位于少腹部(中极穴旁开2寸),右侧归来穴与"麦氏点"相近,是为局部就近取穴;足三里为胃经之合穴,可疏导腑气,加强胃肠蠕动,为远道取穴,远近相配,加强了通腑作用,又有理气止痛作用,故能即刻缓解疼痛;阑尾炎患者必伴有发热、全身无力等气虚症状,气海为任脉经穴,位于下腹部之丹田,是为生气之海,有培补元气作用,能增强患者的抵抗力。疗程仅5日,"其病如失",真可谓疗效如神。另外,需注意的是,竺氏所患之急性阑尾炎当属单纯性阑尾炎,虽然发病急骤,但病家延医及时,病情未及发生进一步变化,若针灸治疗方法得当,则可化险为夷。若阑尾炎未及时处理,进一步恶化,出现肠穿孔、腹膜炎等症,则非单纯针灸可控制病情,

医者须谨慎。

此医案不仅反映了方慎盒高超的医疗技术,也反映了其高尚的医德医风。方慎盒在20世纪20~30年代就已医名远播,延请其出诊的患者不在少数,有时难免在时间上有冲突。但方慎盒并不因此拒绝患者,而是不顾旅途往返疲劳,急患者所急。这种为患者不辞辛劳的精神,值得称颂。

⑥ 中风(突发)

师君兰亭老而健,某年来沪,寓于浦应仙家。夜半睡醒,忽口眼歪斜,语言难而半身肢体同时麻痹。延西医王某治之,谓此病西法并无专药,如延余诊,当有效。师仍游疑,复请某国医博士,多方治疗,犹不见轻,乃请余治。予谓病在少阴,痱症也。为针气海、环跳、肾俞等穴。顷刻之间,麻痹半身即能自行转侧,十日即完全告愈。某西医闻之曰奇矣。师君时已六十有三,次年又生一子。

[按]患者师兰亭63岁时突发中风。发病在半夜安静之时,推测多为"脑梗",而非"脑出血"。患者症状是半身肢体麻痹伴口眼歪斜、语言难出,明代薛己《内科摘要》载:"若舌暗不能言,足痿不能行,属肾气虚弱,名曰痱症,宜用地黄饮子治之。"由于患者对针灸的疗效心存疑虑,故在针灸治疗之前,已先由2名西医医生治疗过了,但症状"犹不见轻",所以在方慎盒接诊时,病程已经被拖延了一段时间,并不十分及时。但经方慎盒诊察后,当即断定"病在少阴,痱症也",认症准确,可见其熟读医书,对病机、治法了然于胸。针对肾气虚弱的病机,方慎盒取用气海、肾俞二穴固益肾气,而环跳穴是治疗半身麻痹或半身不遂的常用穴。中风自古就是一种多发病,历代医家在治疗半身不遂、口眼歪斜等方面积累了许多经验,取穴也不限于方慎盒所取诸穴。如《百症赋》云:"半身不遂,阳陵远达于曲池。"但方慎盒取穴少而精,且穴位配伍与病机紧密相扣,"理法方穴,一以贯之",故能在10日这样短的时间内"完全告愈",如此快捷的疗效,就连西医医生也啧啧称奇。

⑦ 肠癖

书家颜二民患肠癖十余年,其苦万状,中西医治,终未能愈。乙丑(1925年),余由陕军谢职归,遇于邗上,殷殷求治。为针手阳明数穴,以泻其热而通其壅,数日而愈。颜书一联"铁骑威连徼,金针度世人"以

志感谢。肠癖之症,虚实并有,颜乃实,故效速。如属虚症,则养阴补脾,清胃固脱,缺一不可。甚矣,同一用针,同一治病,而其难易相差如此。是故学针易,识症难也。

[按]肠癖之名,是因所下之物如涕如脓、黏滑垢腻,排出时辟辟有声,故称之为肠癖,亦称滞下、痢疾。正如方慎盦所言,其病机有虚实两方面。虚证以脾肾亏损为主,重在脾虚;实证以湿热、血瘀、食积、气滞等为主。本例患者虽然已有10余年病史,但通过辨证,方慎盦认为颜氏所患之肠癖为实证,故取手阳明大肠经经穴,以泻热清肠。案中没有提及具体的穴位,但大肠经的许多穴位都能调理肠腑、清利湿热,如《铜人腧穴针灸图经》载"三间,肠鸣洞泄,寒疟";《标幽赋》"刺偏历利小便,医大人水蛊";《循经考穴编》"肠鸣浮肿,水鼓等症";《针灸大成》"温溜,主肠鸣腹痛;下廉,主飧泄";《针灸甲乙经》"上廉,主小便黄,肠鸣相逐";《铜人腧穴针灸图经》"上廉,主肠鸣气走疰痛"等,临床上可据症选用。由于辨证准确,故效如桴鼓。此案给我们的启示是,针灸临床还是应该重视辨证施治。若是虚证,方慎盦提出应"养阴补脾,清胃固脱",取穴当以足太阴脾经和足阳明胃经为主,如足三里、上巨虚、三阴交等;也可配合局部取穴,如大肠募穴天枢、腑会中脘及小肠募穴关元等。

⑧ 脚面毒瘀

甲戌(1934年)春,余往上海某医院,为某姓治第四期梅毒入络。因其心脏衰弱,该院无法疗治,而由某君求余针之,是以间日必一往。一日闻女病室中,有北方口音之女子,嘤嘤作泣。余问故,某君谓此是警局董队长之妻,今将锯腿,是以悲泣。询其病状,则云脚面红肿而痛,已住院六月不瘥。某君怂恿予为之设法,余怜此妇如无足,几等于死,即往详询病情,始知由郁热而兼外感,邪留经络,中西杂治,药石乱投。断以温补之剂,邪不能出,下注于足,以致红肿大痛,气上冲心,日夜不安,寝食俱废者数月。余谓此病无须锯腿,可用别法以救之。而该院之某医,谓君能愈此病乎?余云中西医皆能愈,独君不识此症耳。先以提毒散瘀外治之法,即在委中放毒血盈升,针三里、悬钟、三阴交等穴,次日即安,十日大愈。节至中天,惠我角黍金丸,夫妻同来,叩谢再生之恩也。

[按]脚面红肿而痛,住院6个月,中西医杂合治疗,非但没有改善,反而病情加重,并出现全身症状,以致须截肢才能保命。一人遭此截肢厄运,可不悲乎?病情危急,方慎盦怜其不幸,挺身而出,一展其高超的针灸技术,救人一命。所谓"医者父母心",可见一斑。方慎盦采用放血疗法,在其委中穴处放血以"提毒散瘀","盈升"说明其放血量较大。放血疗法有清泄热毒、散瘀活血的作用,使邪有出路。另外,足三里是足阳明胃经上的一个重要穴位,除了众所周知的调理胃肠作用外,在局部还有祛风化湿作用,也是一个扶正祛邪的主要穴位。悬钟,又名绝骨,归足少阳胆经,为八会穴之一(髓会),功能泄胆火,舒筋脉。三阴交为足太阴脾经经穴,足三阴经脉交会于此,有养阴清热作用。治疗下肢局部肿痛,三穴有协同作用。

⑨ 肩背痛

叶氏媪,六十又三,患肩背痛,由颈循督脉而下七八寸,转侧不能,因此两臂亦痛不能举,日夜呼号,惨不忍闻。诊其脉沉迟,舌绛滑。《灵枢》云气胜有余肩背痛,适在督脉之上,肺实可知。余先泻其肺俞,当夜即能安睡,再针肩井、肩髃、曲池而愈。

[按]肩背痛,老年人多有之,多因局部肌肉劳损,复受风寒侵袭所致,只是叶氏患者症情较重,以至于日夜呼号,凄惨之声,令人不忍卒闻。俗语云:不通则痛。根据患者疼痛部位,方慎盦判断是"肺实",此处之"肺"不是指五脏之肺,应指手太阴肺经。"肺实"当指肺经气血不通,故方慎盦首先在局部用泻法,以祛除风寒之气,疏通经络。取肺俞乃因其为足太阳经背部五俞穴之一,其内应肺脏,是肺经经气转输、输注之处。方慎盦根据《灵枢》所载,肩背痛是"肺所生"之病,其病机为"气盛有余",故取肺俞,治法契合古意,也获得了满意的疗效。可见,深刻理解经典著作,有助于提高临床疗效。

⑩ 胸痛

朱右,年四十二,体素弱,中脘常隐隐作痛已十余年,时发时愈。近月连痛不已,甚且至于昏厥。初以手按之,痛可暂止,继则拒按,似觉有一气块由下而上,如至鸠尾处则大痛,再至咽间则厥矣。脉大而数,舌黄黑且垢腻,断为浊阴之气结于胃脘不散。为针中脘、三里而痛渐止,再刺关元、照海,即下黑色如栗之矢若干粒而愈。

[按]此案标题为"胸痛",据医案所述,实为"胃脘痛",是慢性胃炎的急性发作。患者时届中年,"中

腕"穴处隐痛已达10余年之久，并时常发作，可见患者长期患有脾胃虚寒之证，这是导致患者体弱的原因。近1个月来胃脘疼痛持续发作，且疼痛程度由隐痛转为剧痛，拒按，说明病机已由虚转实。舌苔黄黑且垢腻，说明胃脘阴寒之气已深重。治疗分两步，先急则治其标，针中脘、足三里理气止痛。中脘穴属任脉，为胃之募穴，八会穴之腑会，可治疗"一切脾胃之疾"（《循经考穴编》）。古籍中多有中脘主治胃痛的记载，如"胃胀者，腹满胃脘痛，鼻闻焦臭，妨于食，大便难"（《甲乙经》）。足三里为足阳明胃经合穴，可治一切胃肠道疾病，《四总穴歌》曰："肚腹三里留。"两穴为临床常用配伍，《针灸大成》载："东垣曰：气在于肠胃者，取之足太阴、阳明，不下，取三里、章门、中脘。"除止痛之外，两穴兼有通腑下气之功。其次，在急则治标的基础上，再针关元、照海。关元为小肠之募穴，照海属足少阴肾经，为八脉交会之一，通阴跷。两穴配伍，益气养阴，培补肾元，通过泻下燥屎而祛邪外出，达到治标又治本的目的。

方幼安

（一）生平简介

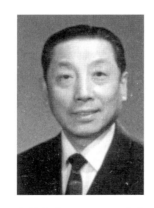

方幼安（1925—2004年）

方幼安（1925—2004年），出生于安徽合肥，著名针灸学家方慎盦哲嗣，针灸大师黄石屏的再传弟子。1941年，方幼安开始跟随其父学习针灸，1944年开始就读于当时的上海光华大学文学院。新中国成立之后，方幼安主要在复旦大学附属华山医院从事针灸临床。1985—1990年曾在上海市中医文献馆中医门诊部出诊，带教学生张仁。从事针灸临床、教学、科研50余年。为复旦大学上海医学院教授，曾任复旦大学附属华山医院针灸科主任，兼任中国针灸学会理事，上海针灸学会副理事长，中华中医药学会上海分会常务理事，《中国针灸》《上海针灸杂志》编委。

复旦大学附属华山医院是一家以西医为主的综合医院，得益于这一良好的科研平台，方幼安凭借其精湛的针灸技艺，做了大量的临床针刺观察，并借用

现代临床试验设计方法和数据，证实了针灸治病的实效性；他有意识地参考现代医学知识，研究针刺治病的生理基础。由于这些研究与世界接轨，论文发表之后，很快得到了国际医学界的认可，从而使针灸的治病疗效有了科学依据和循证医学证据，促进了中国针灸的现代化和中国针灸的对外交流事业。

方幼安1991年赴美国开办针灸学院，1992年应邀赴阿根廷行医。他在国外行医期间，除弘扬针灸文化外，还曾为出访该国的我国领导人进行多次保健医疗，2003年回国。方幼安的学术思想立足于固本和求新，其认为本不固则枝不茂，如仅知固本而不求创新，则因循守旧，限制针灸学术的发展。他既擅长把经典中鲜为人注意的点滴加以发掘，用于临床实践；又擅于把当今国际上初有苗子的新鲜事物加以发展，进行科学验证。将学习与实践、临床与科研紧密结合，为针灸学的现代化和国际化做出了重要的贡献。

方幼安一生都奉献给了针灸医学事业，为继承和发扬中医学瑰宝，他殚精竭虑，时刻不停，2004年他走完了八十载人生路，最后还将自己的遗体捐献给了祖国的医学事业。他虽已离开，却为后人留下了宝贵财富，他的光辉照亮了针灸后学的前路。

（二）学术观点与针灸特色

1.用穴特点

（1）重视穴位组合："头三针"，即百会、强间（百会后3寸）、脑户（风府上1.5寸）三穴之组合使用。治疗精神、神经症状，如脑发育不全和脑炎后遗症、血管性痴呆、神经症、抑郁症、强迫症、失眠症。上述三穴均属督脉，脑户穴在文献中曾有禁针灸之记载，但多年来予以三穴组合使用，可收到一定疗效。

（2）发现新穴："后太阳"穴，为治头痛之经验穴，是方幼安在临床实践中发现的另一定位，优于常用定位，位置在丝竹空穴水平向后移至鬓发际，由于位置在太阳穴之后，故暂名"后太阳"。他发现头痛时，其痛点基本上均在"后太阳"穴区，故开始试在痛处针刺，竟发现镇痛效果甚好，大大优于太阳穴。其进针操作法为浅刺卧针，向鬓发内以水平方向进针4 cm左右，小幅度捻转，留针30～60分钟，两侧两针。

（3）经穴新用：① 神道穴（第5、第6胸椎间）。方幼安临床曾发现有众多自诉胸闷之患者，感到胸部压紧不适，深呼吸后方稍可缓解片刻，一如心血管病

缺氧之症状，故多数自己怀疑心脏疾患而求医，但经心电图或更新仪器之检查，均属阴性。他发现此类患者在督脉神道穴均有隆起压痛，有时望诊即可确认。在神道穴针刺并温针，有明显效果。一经针刺，患者自感一如雨过天晴，阴霾消散，胸中顿感舒畅。经治疗几次后，其胸闷之症状，将会随神道穴之肿痛，同步消失。② 天柱、天鼎穴。天柱穴属足太阳膀胱经，天鼎穴属手阳明大肠经，古今针灸书籍未载天柱能治腰痛、天鼎能治肩痛，但他发现此两穴分别可治腰痛、肩痛，并经长期实践观察证实确有显著疗效。他在临床实践中发现痹证之实证腰痛十有八九在天柱穴部位出现隆起压痛，针刺一般均能奏效，仅初病速效，久病缓效之区别而已。腰痛愈后，在天柱穴之隆起压痛，将会随之消失。天鼎穴位于颈前部，平环状软骨，胸锁乳突肌后缘。他发现绝大多数肩痛患者，不论肩部各种痹证、颈椎病引起之肩周炎，甚至中风偏瘫患侧上肢疼痛不能抬举者，在患侧天鼎穴有明显压痛，但不隆起，单凭望诊，不用指压，不能发现。该穴经典多载治"暴喑气哽，喉痹嗌肿"，未见可治肩痛。针刺此穴有良好且快速的效应，其阳性反应会随症状出现而明显，随症状缓解而减轻，随症状消失而消失。

2. 针法特点

（1）重视针刺方向：方幼安在实践中发现，由于进针方向之不同，风池穴的针刺感传将随之各异，所获效果亦不相同。取风池穴治肝胆诸疾，或驱泄风邪时，其进针方向为对准对侧直视瞳孔，进针后小幅度捻转，针感在局部。如治目疾，必须紧靠枕骨下方，斜方肌起始部之外侧取穴进针，如偏离穴位即不可能得到预期针感，针尖必须对准同侧直视瞳孔，进针深度要达到4～5 cm。操作手法必须在达到规定深度后用小幅度反复捻转，针感可循足少阳经分布路线渐渐上行，通过顶部侧面，渐渐到达额部阳白穴或眼区。

（2）控制针感导向：方幼安针刺任脉下腹部穴力求"气至病所"。针刺气海、关元、中极等穴，治疗阳痿、早泄诸症时，要求针刺得气感应往下行，如能直达会阴；如治疗子宫脱垂与胃下垂诸症时，针刺脐孔上下诸穴，则要求针感上行。其方法可归纳为以下数语："患者仰卧，医生立右，头左脚右，拇指向前，示指向后，气往下行。"指患者取仰卧位，医生立于患者右侧。医生用左手指固定针体，然后右手持针捻转导气，捻转的要求是"拇指向前，示指向后"，按这种运针操作，其针感可以出现"气往下行"；反之，如拇指

向后，示指向前，则会出现针感上行。

（3）后遗针感的处理：对后遗针感过强，后遗不散，方幼安多采取以下处理方法：一是循经选穴，如取后溪穴治听宫之针感后遗症，取合谷穴治天鼎之针感后遗症，取蠡沟穴治刺关元所致会阴发麻之后遗症，取足三里穴治针气海所致腹痛之后遗症等。他认为后遗针感，多因郁而不散之故，针法可用泻法，可以奏效。另一法为在导致后遗症之原穴上进行，例如仍刺秩边穴消除下肢麻刺之针感后遗症，以泻为方，以通为用，通其壅滞，气行郁解。

此外，方幼安在临床中积累较丰富的治疗经验，如治疗中风后遗症，如患者上肢上抬困难即取天鼎，上肢痉挛性瘫痪取臂臑、三间，足下垂取足三里、阳陵泉（电针），往往收到良好效果。治疗戒烟，采用口、肺、神门等耳穴行针刺疗法，效果甚佳。

（三）临证医案

1 脑发育不全

王某，男，1岁半。

［症状］足月顺产，产后有窒息史。出生至今瘫痪，智力差。每日癫痫发作，大小便不能示意。

［检查］面部表情淡漠，有时傻笑，颈、腰、背软瘫，两上肢后翻，两手不能持物，拇指不能翘起，家长抱他站立时，两足背下垂。

［诊断］脑发育不全。

［治疗］

（1）体针

主穴：百会，强间，脑户。配穴：肩髃，曲池，外关，合谷，环跳，阳陵泉，委中，悬钟。

操作：主穴浅刺卧针，进针1寸左右，留针5～10分钟。配穴酌加。均给予适当针感，不必过轻过细操作，捻转得气不留针。

（2）水针（穴位注射）

取穴：哑门，大椎，命门，风池，肾俞，足三里。

药液：乙酰谷酰胺注射液，维生素注射液，或中药活血化瘀注射液。

操作：任选一种上述药液。每次选4～5穴，双穴者选2对。一般隔日1次。

（3）耳针

取穴：心，肾，神门，皮质下，脑干，脑点，枕。

操作：每次选3～4穴，均一侧，左右交替。用

75%乙醇或2%碘酒涂擦局部消毒,如发现针刺点有炎症时,应避免选用该穴。进针时以左手固定耳郭,右手持半寸或1寸长毫针,对准穴位,端正方向,以180°顺时针方向快速捻转进针,刺入软骨,以不刺透对侧皮肤为度。要求做到取穴准,方向对,进针快。留针10～15分钟。

[疗效]按上法用体针、水针、耳针同时治疗,经5次治疗后,患儿颈部已能抬起;9次治疗后,腰背明显挺直;15次治疗后,两足下垂明显好转。2个疗程结束时,面部表情较活跃,傻笑消失,癫痫不再发作。3个疗程结束时,可以搀挟行走,两手可以持物,大小便能示意。5个疗程结束时,可以独自行走,两手持物进食,能自动喊爸爸妈妈,继续治疗到11个疗程结束时,行走自如,可以自动蹲下、站起,以及独自上下楼梯。

[按]本案选自《方幼安针灸临证论文选》(方兴整理,上海翻译出版公司,1991年),是方幼安治疗小儿脑病的一个较为典型的案例。本案有三个特点:一是取穴,体针上用百会、强间、脑户,为方幼安总结的“头三针”,被广泛用于多种脑病的治疗,除小儿脑病外,曾用于中风、老年性痴呆等也有明显的效果。二是运用综合方术。本案中将三种针法,即体针、水针及耳针同时运用,这是方幼安治疗难病的重要特点。由于难病的难治性较高,单一针法往往不易取效,故有机运用多种针灸方术,发挥协同作用,可在临床中取得较大成效。三是耳穴针刺是方幼安擅长运用的刺法之一。因耳针刺激较麻烦且易引发感染,目前临床上多用耳穴贴压代替。其实,从实践来看,耳针刺激较之贴压即时效果更显,故不可偏废。

2 重症脑炎昏迷

罗某,女性,33岁。

[症状]高热,意识丧失,抽搐1个月。1986年9月7日起头晕乏力,9月13日四肢抽搐,两眼上翻,小便失禁,并烦躁不安、乱喊乱叫,渐而神志不清,在当地医院腰穿脑脊液检查阴性。9月19日起高热,浅昏迷,转至复旦大学附属华山医院急诊,脑电图检查示中高度弥漫性异常,基本电活动为θ节律,并有阵发性高波幅δ波,双侧额部为主。头颅CT报告未见异常。

[诊断]病毒性脑炎。

[实验室检查]GPT 129 U/L,TTT＜4 U,BUN 16.9 mg/dL,Cr 0.8 mg/dL,血糖100 mg/dL,K^+ 3.6 mmol/L,Na^+ 136 mmol/L,Cl^- 105 mmol/L,CO_2CP 53.8%,钩端螺旋体试验(－),乙脑补体结合试验(－),脑脊液检查无色、清,潘氏试验(＋),RBC 300万/mm^3,WBC 9×10^9/L,IgG 4.0 mg/dL,IgA 0,选择蛋白指数0.48。

[西医治疗]入院后,给予地塞米松、甘露醇、苯妥英钠治疗,后又予ATP、CoA、尼可林(胞磷胆碱注射液)、水解蛋白等支持治疗。虽生命体征稳定,但昏迷持续83日未能苏醒。

[神经系统体检]患者处于昏迷状态,根据Glasgow昏迷评分为4分。压眶反射出现双上肢内收、内旋、双下肢背屈伸直样,眼球左右浮动,瞳孔等大,光反射存在,眼底(－),双肱二头肌腱反射(±),余腱反射右(＋＋＋)、左(＋＋),右上肢屈肌张力增高,针刺无躲避动作,双侧病理征(＋)。

[辨证]患者不省人事,角弓反张,四肢强直,时有抽搐,高热,体肤若燔,两便失禁。苔黄腻,脉细数。证属邪毒外侵,入伤营血,热极伤阴。

[针刺治疗]10月15日开始针刺治疗。治拟醒脑开窍,清热解毒。予针刺百会、四神聪、脑户、水沟及双侧曲池穴,均用大幅度捻转泻法。在针刺水沟穴时患者有强烈情绪反应,哭泣不止,连续达45分钟。

[疗效]10月16日诊:患者整天有哭泣等情绪反应,尤其刺激百会更有此反应,昏迷程度评分改善,为7分。仍守原法治疗。

10月17日诊:患者与外界有所接触,用手指迅速接近其眼部,有眨眼反应,经常哭泣,其丈夫诉患者昨日曾说过“痛,很难过”。昏迷程度评分又进步,为12分。予百会、四神聪、水沟及双侧太冲诸穴针刺。

10月18日诊:患者今见到其丈夫即哭诉“话讲不出来”。昏迷程度评分已为13分。又予针刺百会、四神聪及双侧合谷、太冲,留针15分钟。

10月20日早查房时,患者哭叫不停,对外界刺激有所反应,能循声转头,进行简单应答,手指关节能活动。昏迷程度为14分。针刺选穴:百会、四神聪、脑户。

至10月21日,患者意识已清,拔除鼻饲管,能进食半流质,对答尚切题,昨告诉她“医生姓陈”,今追问能答出。昏迷评分已正常,为15分。脑电图检查示中度弥漫性异常,基本电活动为6～7 c/sθ节律,两半球有较多低幅δ波,未见明显局灶性δ波,与上次检查相比,慢波减少,未见阵发性高幅δ波。

[讨论]病毒性脑炎属于中医“温病”范畴,由于邪热之毒外侵,传变入里,邪热炽盛,扰及神明,清窍

受蒙而致不省人事，故针刺治则应以清热解毒、醒脑开窍为法。督脉经"会合足太阳经……交会头顶，进入络于脑"，故选用督脉的水沟、百会、强间、脑户；而经外奇穴四神聪能醒脑开窍，为治昏迷之经验穴；曲池则为大肠合穴，能清阳明炽热。

现代医学认为，病毒性脑炎的病理变化主要是脑组织水肿，脑组织不能再合成ATP，能量来源终止，由于脑细胞代谢非常活跃，耗氧量大而脑细胞本身又缺乏能量物质糖和氧的储备，故代谢障碍而致昏迷。根据神经解剖，脑干上行网状激活系统、丘脑弥散投射系统和大脑皮质为维持正常意识状态的主要神经结构。有实验表明，电刺激入睡动物的脑干网状结构，可使其觉醒，脑电活动转变为清醒时的去同步化。水沟穴在三叉神经分布区域，神经末梢颇为丰富，针刺水沟后其传入兴奋能通过脑干网状结构的上行激活系统，使大脑活动得到加强；而针刺百会、脑户等穴能加强大脑皮层的兴奋。因此，这些都是治疗脑炎昏迷的要穴。

Glasgow昏迷程度评分是根据患者睁眼状况、肢体运动反应、言语反应3方面的不同表现而进行，总计3～15分，该评分标准能较准确地评估患者的昏迷程度。本例昏迷患者针刺治疗前后均用该评分标准，为证实针刺疗效提供了病理依据，表明针刺治疗脑炎昏迷的疗效是肯定的，当然进一步研究尚有待随机对照的临床试验验证。

［按］本例选自《方幼安针灸临证论文选》，原题《针刺治疗一例严重脑炎昏迷》，并注明与陈业孟医师合作。这是方幼安以针灸治疗急重症的一个典型案例。这例医案在组方上充分显示方氏针灸的特色，治则上衷中参西，结合西医的实验室检查，充分依据中医学理论，辨证与辨病结合；配方上以"头三针"加四神聪、水沟为主，配合四肢穴，用穴精少；重视手法的应用和采用现代较先进的指标——Glasgow昏迷程度评分进行观察。

3 聋哑

邬某，男，12岁。

［症状］患者在出生后，从未发生过急性热病。自幼即不能发音，听觉极差。

［检查］一般检查：鼓膜正常，外耳道正常。

电听力测听：左耳骨导及气导完全消失，右侧骨导消失，气导损失在75～90分贝。

声响听力测听：左耳听觉完全消失，右耳0.5 m会话音。

针前发音情况：仅能作一个字音的尖声，如羊叫一般。

化验室报告：华康氏试验阴性反应。

［诊断］先天性内耳疾患。

［针灸处方］翳风，耳门，哑门，聚泉。

［治法］翳风穴针尖成45°角略向上，快速刺入，进针1～1.5寸，入针3～5分钟后停止捻转，直达预计深度，留针。耳门，针尖与皮肤垂直，快速刺入，同上针法；哑门同上针法，进针6～7分深，均留针30分钟。聚泉，针尖与水平成45°角，向舌根部斜刺入，强刺激捻捣不留针。每周3次，18次为1个疗程。

［疗效］经过针治2次后，即发现左侧听力有进步；针治5次后，右侧听力亦显著好转。1个疗程结束时（经18次针治），左侧听力已恢复到9 m高音，右耳恢复到10 m高音。可以作简单语句发音。电听力测听右耳有明显改善（左耳不明显）。

［按］本案选自《针刺治疗聋哑症100例临床总结》一文（刊登于《上海中医药杂志》1959年10月号）。该文由方幼安与方善璋、胡海鸣两位医师合作完成。据文中介绍，自1958年11月起，其先后分3批共治疗了113例上海市第三聋哑学校学生（日校及业余班）。在治疗过程中，除部分对象中途停学转入工作单位或因其他原因中断治疗外，坚持到2个疗程结束者共100例。2个疗程结束时，进行了一次听力复查和针前听力作为对照。结果发现100例患者中，总有效率为86%，其中显著进步者30%，有进步者56%，证实针刺治疗聋哑症有一定疗效。在40多年前就开始应用一定的客观指标对相当大的样本进行对照观察，是难能可贵的。

值得一提的是，该方法处方配穴，极为精简。正如文中所说，因为耳部穴位针感胀痛明显，故这样做可以减轻患者痛苦，也是依据文献结合临床提炼所得；而其操作，则要求快速进针，明显得气，除经外穴，延长留针时间，以增强效果。这也是时至今日在针灸临床上治疗耳鸣、耳聋所使用的方法。

文中也客观提到不同病因所致的聋哑，其针灸疗效有所区别。除此之外，针刺时机也相当重要。

4 肺结核

顾某，男，28岁。

[症状] 剧烈咳嗽，气急、左侧胸痛2个多月。1956年发现肺结核病，曾休息6个月，经用链霉素及异烟肼治疗后，可进行轻度工作。1959年1月间，因大咯血就诊于上海市胸科医院，18日后即转来本院。从1959年2月18日起，气急，左侧胸痛，腰痛，食欲不振，失眠，并因人工气腹引起左下腹胀痛。曾连续用各种中西药物治，未能制止。脉细，舌光无苔。

[诊断] 浸润型肺结核溶解播散期，左中空洞。

[辨证] 根据中医学的四诊八纲辨证诊断，认为患者属于阴虚火旺体质，即龚居中所谓"水亏火炽金伤"，治疗当以养阴滋肾生金，取穴以手太阴肺经为主，足少阴肾经及全身性强壮穴为辅。1959年5月4日开始针灸。初期由于患者咳嗽剧烈，急宜润肺镇咳，故针天突、尺泽、太渊等穴，均取泻法，根据《黄帝内经》所谓"邪胜则虚之"之法而施治，咳嗽虽剧，但已持续两个半月之久，而能在10日内完全停止，且未再发。待咳止后，即着重艾灸，培补脾肾两经，以滋养肺脏。

[针灸处方] 中府（针、补），尺泽（灸、针、泻），列缺（针、泻），太渊（针、泻），合谷（针、泻），偏历（针、泻），手三里（灸、针、补），曲池（灸、针、补），风门（灸、针、补），肺俞（灸、针、补），魄户（灸、针、补），膏肓（灸、针、补），脾俞（灸、针、补），胃俞（灸、针、补），肾俞（针、补），上髎（针、补），足三里（灸、针、补），三阴交（针、补），复溜（针、补），阴谷（针、补）。

[疗效] 1959年5月4日开始针灸。剧烈咳嗽在针灸后即迅速好转，针灸10日后完全停止，从而使患者坚定持续接受针灸治疗之信心。其他所有症状，亦相继完全消失，患者精神愉快，食欲明显增加，体重从57 kg增至63 kg。1959年7月6日胸片显示，左肺上中部块状阴影密度增加，结核浸润病变，左心缘有2 cm×2 cm之透明区存在；1959年8月26日胸片显示，左侧病变显著吸收好转，左心缘之透明区已不明显。实验室检查痰检由针前阳性，转变为针后连续9次均为阴性。患者在针灸前使用链霉素、异烟肼、对氨柳酸和人工气胸；针灸后完全停止，遂单独使用针灸治疗。

[按] 本案选自《针灸治疗7例肺结核病初步报告》一文（该文发表于《上海中医药杂志》1960年3月）。针灸治疗肺结核，近现代报道首见于1935年，以20世纪50年代多见，但以个案为主，多病例观察少见。该文报告的7个病例，均经摄片和实验室检查确诊，系住院病例。其中4例单纯用针灸疗法，余3例为针灸结合其他西医疗法。本例为单纯针灸法，针灸治疗原则首先是依据中医学的经络学说为指导思想，以手太阴肺经为主要，并以与手太阴为表里的手阳明为辅助。其次，据"肾为先天之本，脾为后天之源"一说，结合《素问·经脉别论》"夜行则喘出于肾，淫气病肺"；"饮入于胃，游溢精气，上输于脾，脾气散精，上归于肺"；明代龚居中著的《红炉点雪》"水亏火炽金伤，绝其生化之源"；《理虚元鉴》云"肺为五脏之天，脾为百骸之母，肾为性命之根，治肺治肾治脾，治虚之道毕矣"等观点，采取五行学说的培土生金之义，即虚则补其母为主的治则，即如案中所说"培补脾肾两经，以滋养肺脏"，进行选穴组方。方幼安指出，肺结核的针灸治疗，首先要建立整体观念，运用望闻问切，鉴别阴阳虚实，要"虚则实之，满则泄之，菀陈则除之，邪胜则虚之"，不宜拘泥成方，要因人制宜，因病制宜。其次，除全面兼顾而外，仍必须择急先治。如患者突发咯血，宜急舒通络脉，此所谓"菀陈则除之"，去"脉中之蓄血"。应速刺列缺、偏历、太渊、三里、合谷等穴，并宜急定其气，避免因咳嗽而致血随气逆。其三，应兼顾肺结核所特有之潮热、盗汗、失眠、食欲不振等症状。潮热、盗汗可刺督脉之大椎、身柱等穴，以固表收敛；失眠可刺心经、心包经之神门、大陵等穴，以补心安神；食欲不振可刺胃之募穴"中脘"及胃经诸穴。最后，患者本身的精神状态对本病的康复也具有相当重要的意义。

随着人类对结核病的有效控制，当今针灸治疗肺结核的有关资料已十分罕见，但本例的治疗思路、原则与方法，还是有较大的临床借鉴价值的。

5 子宫脱垂

潘某，女，46岁。

[症状] 自觉阴道口外有物下坠多年。正常生育3胎。初产后休息1个月，经产后休息1个月，即下田劳动，平时劳动均立位或下蹲位。平时自觉阴道口外有物下坠，带下绵绵，腰酸如折，下肢无力，周身困乏，尿频，面色灰黯发黑。舌红，脉细，尺脉尤见细弱。

[检查] 子宫Ⅱ度脱垂。

[诊断] 子宫脱垂Ⅱ度。

[针灸处方] 百会，气海，关元，归来，肾俞，复溜，蠡沟。

[治法] 百会穴麦粒灸5壮。用剪刀在穴区周围剪去头发约1 cm×1 cm大小，即可施灸。除任脉诸穴

外,其余各穴均双侧。留针30分钟,中间运针1次,出针时运针1次。

[疗效]除针灸外,未同用其他任何方法。治疗3次后复查,子宫已见回纳,宫颈外口仍低于坐骨棘水平。治疗1个疗程7次后复查,宫颈外口已高于坐骨棘水平。主诉症状大有改善,腰酸带下均消失。

[按]本案选自方幼安《针灸治疗子宫脱垂80例临床工作报告》一文,是1960年3~5月间,与上海市第一妇婴保健院妇科医生合作,在上海市青浦县(现青浦区)徐泾公社开展针灸治疗子宫脱垂的一个临床工作总结。现代针灸治疗本病,始见于20世纪50年代末,但如方幼安在60年代初即用较大样本进行观察的资料并不多见。本病的治疗充分显示了方氏针灸的特色:在辨证的基础上进行组方取穴,分为两组,一组为肾虚,一组为气虚。本例属肾虚,取穴不多,但考虑全面。方幼安强调针灸治疗以升提益肾为主,故取百会以升提益气;气海、关元、归来以升提益肾;肾俞、复溜以补益肾气;蠡沟属肝经,肝经绕阴器,可治子宫诸疾。在治疗上则针灸结合,继承传统之法,用麦粒灸百会,以加强益气之功;针刺则采取多运针,长留针,以增加升提作用。据统计,在所治疗的80例患者中,Ⅰ度脱垂7例全部有效,Ⅱ度脱垂64例中有56例有效,Ⅲ度脱垂9例中有1例有效,表明针灸治疗轻中度患者更为适宜。自20世纪70年代以来,芒针法应用于本病治疗,使效果有进一步提高,编著者根据自身实践,发现以方氏之法结合芒针治疗,其效更佳。

6 面神经麻痹

金某,女,30岁。

[症状]2日前感冒,翌晨右耳后疼痛,继之右侧面部口唇发麻,眼睑不能闭拢,口角流涎。

[检查]右额皱纹消失,鼻唇沟变浅,闭眼时呈兔眼。口角显向左歪斜,笑时更甚,不能吹口哨,鼓腮,右齿咀嚼困难,食物嵌滞在右侧腮内。

[诊断]右侧周围性面神经麻痹。

[针灸处方]主穴:攒竹,丝竹空,颊车,地仓,下关。配穴:风池,合谷。

[治法]主穴均用平刺法,即针体与皮肤成15°角进针。其中,攒竹向丝竹空穴方向平刺,要求针尖达到丝竹空穴。丝竹空向攒竹穴方向平刺,针尖达到攒竹穴。颊车向地仓穴方向平刺,要求针尖达到地仓穴。地仓向颊车穴方向刺,要求针尖达到颊车穴。下关穴用鸡爪刺法在该穴点上分别向瞳子髎、颧髎、颊车、地仓等穴成15°角平刺,要求针尖达到上述各穴的部位。配穴:风池向对侧目内眦方向进针,深3~5 cm。合谷,根据手阳明经所过应刺健侧,深4~5 cm。上述面部各穴,以进针后有酸胀感为度,风池穴和合谷穴都用泻法。

[疗效]针刺2次后,耳后疼痛及面都麻木感消失。第5次后,眼睑闭合基本恢复,口角流涎好转,在笑时尚能见到嘴角向左侧歪斜。但在针刺到第8次时,出现了倒错现象,口角改向右侧歪斜,乃改针左侧颊车、地仓及人中三穴,共针11次,症状完全消失,两侧无不对称。

[按]本例选自《针刺治疗面神经麻痹点滴体会》一文(该文发表于《赤脚医生杂志》1979年第3期)。方幼安治疗周围性面神经麻痹富有经验,从20世纪50年代初就有多篇文章见诸报刊,其最主要的一个特色是以面部取穴为主,且全部用透刺法。透刺法是将毫针刺入穴位后按一定方向透达另一穴(或几个穴)或另一部位的一种刺法。透刺法具有"接气通经"之功,使经气流通、上下相接,从而提高针刺疗效。面部透刺针具多选用(0.25~0.30 mm)×(40~50 mm)之毫针。面部肌层较薄,痛觉明显,对初学者来说可能有一定难度。下关穴,原作未说明究竟是一点多针透刺,还是一针向多穴点反复透刺,但当以后者为宜,即先从下关穴从上至下透刺,先刺至瞳子髎,退回下关再透至颧髎,如此反复行针。

值得一提的是,本例出现"倒错现象"的刺法,方幼安在文中指出:"极少数的病例,可因患侧面部恢复不全,产生瘫痪肌挛缩,导致健侧口角反歪向病侧,称为'倒错现象',当时需要反针健侧。"倒错现象临床上多见于面瘫后遗症患者。如本例在面瘫早期且在针刺治疗期间出现,可视为特例,但方幼安介绍的治法,却有一定借鉴价值。

7 顽固性荨麻疹

某患者,女性,40岁。

[症状]周身风团反复发作,伴腹泻25年。患者有25年荨麻疹病史,每届春夏之交,必严重发作,发作时除周身出现多处风团外,每日还会腹泻4~5次,有腹痛,并伴有腹内瘙痒难忍之不适感,历经治疗不愈。患者诉平素大便坚,有便秘史,口臭。嗜辛辣,饮

白酒。初诊正在发作时，患者烦躁不安，不能宁坐片刻，家属补诉患者性情暴躁。患者外观健壮，形体丰腴。舌质偏红，舌苔黄腻，脉象滑实。

［针灸处方］主穴：曲池，胃俞，公孙，血海，大肠俞。配穴：肺，大肠，直肠，交感，神门（均耳穴）。

［治法］主穴均取双侧，针刺。后两穴用三棱针点刺放血，每穴出血约2 mL，余三穴均用泻法。耳穴先取一侧用28号毫针点刺出血，另一侧用王不留行籽贴敷，嘱患者频频按压，务求剧痛。

［疗效］翌日复诊，风团大半消退，腹痛未作，腹内瘙痒感消失，大便畅通1次，神态较昨安静许多，苔腻渐化，仍按原法再治疗1次。第3日复诊，周身风团全部消退。随访2年，再未发作。

［按］本例是1例有25年病史的胃肠型慢性荨麻疹患者，属于难治病。方幼安针刺3次即获奇效，可谓难得。按方幼安的经验，上述病例之治法纯按中医辨证取穴，曲池为大肠合穴，胃俞、大肠俞为胃与大肠之背俞穴，公孙为脾之络穴，血海属脾经，为治荨麻疹之经验要穴；按此理加耳穴，以治此血热内蕴与胃肠实热交织之证；提出根据肺与大肠相表里之理论，其风团可发于肌肤者，亦必可内应于肠腑，用以解释风疹患者常有腹痛、腹泻之证出现。方幼安还提出，20世纪50年代末，在针刺治疗小儿麻疹时，发现凡麻疹患儿必并发腹泻，也充分证明了肺与大肠表里相关这一观点。

上述经验和观点，显然十分值得进一步临床应用和验证。在顽固性荨麻疹的治疗中，刺血确实是重要的治疗方法，但多用刺络拔罐之法，穴位多取大椎、膈俞、血海等穴，每次1穴，轮替应用，出血在10 mL以上。

8 中风

案1　邹某，女，62岁。

［症状］右侧偏瘫4个多月。1985年5月30日，因右半身瘫痪，经本市某三甲医院急诊处理，CT检查证实，诊断为缺血性中风，现伴有头痛、眩晕、失语等。1985年10月12日开始针刺治疗。

［检查］右上肢肌力1级，痛觉消失，屈肌张力高，右肘僵硬弯曲，右手呈爪样握拳状、不易扳开。下肢肌力4级，痛觉减退，轻度足内翻，步履尚可，可以单独行走。舌体右缘及舌下大片溃疡，进食时由于咸味刺激而感疼痛。脉象弦滑，舌质红，舌下静脉曲张，

苔薄黄。血压130/90 mmHg。

［治疗］太阳、风池（均双侧），针刺5次后，头痛眩晕从减轻到消失。廉泉、（头针）言语一区（双侧，电针），针刺6次后开始发音较前清楚，15次后明显清楚，旁人基本能听懂一半。曲泽、大陵、三间、后溪（均患侧）针刺6次后，上肢屈肌张力开始改善，30次后明显改善，别人稍加帮助，右肘、腕、指关节即可基本放松。复溜、太溪（均双侧）针刺14次后，舌质红、舌体溃疡开始好转，以后有反复，22次后明显好转并稳定。曲池、四渎、足三里、阳陵泉（均患侧，电针），针刺30次后，上肢肌力恢复到3级，可以抬到胸部，下肢步履接近正常。

［按］本例中风侧重表现在上肢肌力差、屈肌张力高、失语。中医辨证属于阴虚火旺，因此针刺治疗有针对性地给予提高肌力、改善肌张力为目的的疏通经络、恢复发音和滋阴降火。针刺治疗结果为上肢肌力得到部分恢复（3级），屈肌张力明显改善，发音好转，阴虚火旺导致的舌体溃疡得以愈合。

案2　俞某，男。

［症状］左侧肢体瘫痪近5个月。患者于1985年4月11日因左半身瘫痪，在复旦大学附属华山医院急诊处理。1985年4月13日脑部CT检查提示：左半球深部，相当于内囊部位，见一浅密度影，该影界限不锐利，约3 cm×2 cm大小，符合缺血性中风表现。1985年9月7日开始针刺治疗。

［检查］右上肢肌力2级，依靠肩胛骨运动，可稍带动上肢。下肢肌力4级，略呈内翻足，经人搀扶，可以行走几步。血压130/90 mmHg，甘油三酯588 mg/dL。脉弦，舌质淡，舌下静脉曲张，苔薄黄。

［治疗］取内关（一侧，左右交替），针刺15次后，甘油三酯从针前588 mg/dL降低到261 mg/dL，30次后继续下降到160 mg/dL，在针刺期间未用降血脂药物。

头针：取对侧运动区、感觉区中2/5，施电针。体针取肩髃、曲池、手三里、四渎（均患侧，分两组交替，电针），足三里、阳陵泉（均患侧，电针）。针刺5次后，上肢活动开始好转。15次后能逐步向前平伸并高举过头，向上伸直到170°～180°。针10次后，示指、中指、环指、小指肌力恢复到4级，可自主伸开到接近伸直，自主内收到接近握拳。30次后拇指能翘起，伸拇指长、短肌腱均可扪及。下肢活动在原有基础上也明显进步，肌力达5级，步态接近正常。针刺30次后脑部CT复查提示左半球深部之浅密度影明显缩小为

1 cm×0.5 cm，界限较前锐利，提示病变较前好转。

[按] 本例中风，侧重表现在上肢肌力差、血脂高，因此针刺治疗有针对性地给予疏通经络以提高肌力，活血化瘀以降低血脂。针刺治疗结果：上肢肌力得到部分恢复（提高2级），甘油三酯从针前588 mg/dL下降到160 mg/dL。

案3 马某，男，58岁。

[症状] 左半身瘫痪22日。患者于1986年4月7日因左半身瘫痪，经他院急诊处理，诊断为缺血性中风。有高血压史。于1986年4月29日开始针刺治疗。

[检查] 左上肢肌力2级，借助提高肩胛骨稍能带动上肢活动，但活动时肩部疼痛。下肢肌力2～3级，足背、足趾不能背屈，须经左右两人挽扶方能行走。行走时依靠提高左侧骨盆带动下肢，呈痉挛步态，僵直、拖曳状。左上肢痛觉消失，下肢痛觉减退。血压180/100 mmHg。脉弦滑，舌淡，舌下静脉曲张，薄黄苔。

[治疗] 体针：取天柱、天鼎（均患侧，留针），肩髃、曲池、足三里、委阳（均患侧，电针）。头针：取对侧运动区、感觉区中2/5（电针）。待体针、头针起针后，天柱、天鼎继续留针10分钟，嘱患者被动抬举上肢锻炼。经针刺5次后，上肢举高时疼痛好转；12次后疼痛消失，肌力明显恢复；15次后肌力恢复4～5级，能高举到180°。经针刺7次后，下肢屈伸活动开始好转，并能逐渐背屈足背、足趾；20次后下肢肌力恢复到4～5级，屈伸活动基本恢复到正常功能。

[按] 本例中风侧重表现在上肢肌力差，活动时肩痛，下肢肌力差，屈伸肌功能均严重下降，足背、足趾不能背屈。这是在中风偏瘫中常见的痉挛步态，因此在治疗时，有针对性地给予提高上肢肌力，并利用天柱、天鼎留针时锻炼功能活动，以改善肩痛。这种针法对肩关节在静止时或活动时（不论主动、被动）的疼痛均有很好的疗效。与此同时，注意提高下肢肌力对改善僵直、拖曳状的痉挛性步态，均可获得明显疗效。

中风三案小结

中风偏瘫也是方幼安针灸治疗主要病种之一。上述3例均选自《针灸防治中风》一书。格式上略有改动。此3个病例，有几个共同特点：均为脑梗死所导致的偏瘫，病程均不太长，最长者不到5个月，最短者22日；瘫痪肢体均具有2级或以上肌力。这些为针刺治疗提供了较好的治疗基础。针灸效果多与病程不超过半年、肢体瘫痪程度不低于2级为好。临床治疗上，上述3例虽在取穴、针法上略有区别，但也有

几个共同特点：一是取穴上采用头皮穴与体穴相结合，取穴精少，上下肢一般多则7穴，少则4穴，另加特色取穴天鼎、天柱。二是刺法上头针、体针与电针相结合，还特别强调在天鼎、天柱二穴留针期间活动患侧肢体，也就是临床上所谓的动留针。

张　仁

（一）生平简介

张仁，出生于1945年。上海市中医文献馆主任医师，享受国务院政府特殊津贴专家。曾任上海市中医文献馆馆长、上海市中医药情报研究所所长、《中医文献杂志》主编、中国针灸学会副会长、中国针灸学会针刺麻醉分会和针灸文献分会副理事长、上海市针灸学会理事长、上海市非物质文化遗产评审委员会委员等。

张仁高中毕业后向叔父张天中学习针灸，1971年起在原新疆生产兵团一三三团医院历任助理医师、医师、住院医师，1976年师从军中名医李聘卿学习针刺经外奇穴治疗眼病，之后近50年以此为基础，在针刺方法、取穴配方及治疗病种等方面均有创新和扩大，并形成其主要针灸临床的特色和优势。1980年，张仁师从现国医大师郭诚杰，攻读硕士研究生；1984年进入上海市中医文献馆工作后，又向针灸名家方幼安学习针灸治疗现代难病的经验；1989—1997年3次赴欧洲讲学应诊，被聘为比利时欧洲中医大学和荷兰神州中医药大学特聘教授，深受学员和患者好评。

张仁经历家传、自学和研究生教学3种学习方式，具有在边疆基层、国内特大城市和西欧发达国家3地行医经历，达50余年之久；独立撰写和主编针灸中医专著60多部（含中文简繁、英文和日文版本），分别在北京、上海、重庆、台北和东京等地出版。在长期的针灸临床中，50余年潜心于眼病治疗，积累了十分丰富和独到的实践经验，特别是在现代难治性眼病的针灸治疗上更是独树一帜。

（二）学术观点与针灸特色

针灸治疗眼病由于诊断手段和针灸器械的局限，古人留下经验不多；难治性眼病，现代有价值的针灸资料亦少，是以张仁总结的独特学术经验十分宝贵。

1. 由病求证，异病同治

由病求证，是借助现代技术对难治性眼病的确

切诊断,分析研究其证候特点以定针灸之法。异病同治,是针对这类疾病的特点和针灸的双向调节作用,在实践中总结了异病同穴、异病同方、异病同法这几种情况。

2. 治法,重视多法综合

由于难治性眼病病情复杂,为提高疗效,张仁取各种针法之长,加以综合应用,以发挥其协同作用。如在手法针刺的基础上,加用脉冲电刺激以增加得气感应,穴位注射以送药入眼,耳穴压丸以延长治疗效应。

3. 选穴,推崇奇穴新穴

通过实践总结,张仁将治眼病选穴归为三类:一线穴均以经外穴为主,如翳明、新明、上睛明;二线穴以经外穴为主,如球后、上明、上天柱,辅以经穴风池、瞳子髎;三线穴以经穴为主,如肝俞、肾俞、攒竹、光明,辅以经外穴正光1、正光2、太阳等。

4. 处方,讲究中取为主

通过大量实践的比较,张仁总结出难治疗性眼病处方总的规律是,以中取(颈部穴)为主,结合近取(眼部穴),配合远取(躯干及四肢穴)相结合,组方最佳。

5. 操作,重视针法应用

一是强调运用深透刺法,深刺多用于眼区穴,以治疗眼底病症;眼周穴则强调透刺,治疗外眼难治病症。二是强调手法,除了一般手法外,在治疗难治性眼底病时,特别对颈部穴,张仁在古今医家针刺手法的基础上总结了一套"气至病所"的手法。

(三)临证医案

1 眼肌痉挛

李某,女,51岁。

初诊: 2011年10月11日。

[症状]左侧面部不自主抽动2年8个月。

[病史]2009年初开始,无诱因出现左下眼睑不时跳动,时作时止,不能自制,以后日渐频繁,并且由眼睑向下逐渐延伸至口角,面部抽搐的程度逐渐加重,时间逐渐加长,情绪激动时加重。曾口服中西药、理疗和针灸等均未控制。

[针灸处方]主穴:牵正,新明1,阿是穴。配穴:颧髎,攒竹,夹承浆。

[治法]牵正、新明1两穴的针感充斥整个面颊,

出现局部的热胀舒适感。针刺1次后,发作间隔时间明显延长,抽搐程度也减轻。嘱每周治疗3次。

2 动眼神经麻痹斜视

向某,男,48岁。

初诊: 2012年7月12日。

[症状]右眼睑下垂伴复视2周。患者于2012年4月16日因"突发头痛头晕6日,右眼睑下垂2日,加重5小时"入院。当时体检:神清,左瞳孔直径2.5 mm,光反射(+),右瞳孔直径4 mm,光反射(±),右眼睑下垂。四肢肌力、肌张力正常,巴氏征(-)。诊断为脑动脉瘤破裂出血。立即在麻醉下进行介入治疗。出院后头痛头晕消失,双侧瞳孔直径2.5 mm,光反射存在。但出现右眼睑下垂,复视,经神经科和眼科均诊断为动眼神经麻痹,药物治疗未见好转。

[检查]患者右眼睑下垂,需用手指拨开视物,右眼球外斜,不能往里往下转动。舌淡苔腻,边有齿痕,脉濡。

[针灸处方]主穴:丝竹空,瞳子髎,风池。配穴:攒竹,鱼尾,光明。

[治法]主穴均取,酌加配穴。均选患侧穴。丝竹空、瞳子髎两穴针刺时,宜采用30号针深刺、强刺激手法,一般垂直进针0.8~1.0寸,反复提插捻转直至局部出现明显酸胀感,并有针感向眼眶内或外眼角放射。风池向同侧眼外眦方向进针,使针感向前额部放射。攒竹与鱼腰分别向鱼尾方向透刺,光明穴取对侧或患侧,针刺得气后,提插捻转半分钟。然后以风池、丝竹空(或瞳子髎)为一对,鱼尾与攒竹为一对,分别接通电针仪,使眼睑上有跳动,用连续波,频率1 Hz,强度以患者可耐受为宜,通电30分钟,每周治疗2~3次,10次为1个疗程。

[疗效]该患者治疗以上方为主,加承泣、上明穴,两穴均以30号1寸针深刺至得气,每周3次。2周后,右侧眼睑下垂消失,眼球可部分向右转动,向下尚不能,复视明显好转。治疗12次后,右眼可基本往左往下转动,复视消失,改为每周2次进行巩固。前后共治疗2个月,获痊愈。

3 急性尿道炎后遗尿失禁

应某,男,32岁。

初诊: 2018年12月10日。

[症状]尿频、尿急1个月余,伴尿失禁1周。患

者1个月前因劳累后出现尿频、尿急,当时无发热、恶寒、血尿、排尿困难等症状。外院查尿常规显示:白细胞(+++),红细胞(-),尿白蛋白(+)。予左氧氟沙星等抗炎药物治疗2周后,尿频症状略有好转,复查尿常规正常,但尿急、尿不尽症状加重,精神紧张时出现尿失禁,每日要数次更换内裤,反复检查尿常规及肾功能均正常。刻下:患者情绪抑郁,烦躁不安,失眠,腹胀腰酸,口干口苦,无尿痛,精神尚可。苔黄,脉濡数。

[诊断]急性尿道炎。

[针灸处方]主穴:秩边,关元,中极,曲骨,横骨。配穴:肾俞,三阴交,次髎,阴陵泉,印堂,百会。

[治法]俯卧位,双侧秩边穴取0.30 mm×(100～125)mm毫针,针尖略向内而成85°朝向水道穴,缓缓刺入3.8～4.8寸,至酸胀感传至会阴部。如无此现象,可略变换针尖方向或反复提插探寻,直至获得满意针感。再以雀啄法略运针半分钟左右取针,不留针。操作中手法刺激不可过强,以患者感觉明显且可忍耐为度。背部配穴常规针法至得气,亦不留针。针感亦向生殖器放射,以小幅度提插加捻转的平补平泻法运针1分钟。以双侧横骨为一组、中极和曲骨为一组,接电针仪,选用连续波,频率为2～5 Hz,强度以患者耐受为宜。下肢配穴常规针法,印堂、百会平补平泻,以局部酸胀为主,得气后留针,均留针20～30分钟。留针期间,腹部加红外线治疗仪照射。

[疗效]患者治疗2次后明显感觉尿频、尿急症状好转,每次尿量增多,未出现尿失禁。继续治疗第3次时,因感冒停治1周,患者自述停针期间,诸症稳定,唯工作稍忙或精神紧张后,仍可出现漏尿,但程度较前为轻。继续治疗6次后,患者感尿急症状消失,未再出现尿失禁。随访至今,未见反复。

[按]临床上通常采用大剂量抗菌药物治疗男性尿道炎后综合征,但临床疗效较差。此例患者经多种抗菌药物治疗,已无实验室客观指标,但仍存在多种症候群,如尿频、尿急、尿不尽,甚则尿失禁、焦虑、失眠等,严重影响患者生活和工作。采用上方治疗,效果明显,还可防止滥用抗生素,造成其他慢性疾病。但有两点值得注意,首先,电针刺激强度宜保持在适当范围内,不可过强。张仁指出,一般而言,毫针刺激以患者可耐受为度,电针强度以患者感舒适为度。其次,本例患者的精神因素对症状影响明显,故在基础方治疗同时应加用百会、印堂调畅情志,并加强患者

的心理疏导,使之保持心情舒畅,增加自信心,方可提升治疗的效果。印堂配百会是张仁总结的安神定志效方,适用于多种精神病症。

4 甲状腺突眼合并复视

刘某,女,58岁。

初诊:2018年7月8日。

[症状]双眼肿胀伴复视1年余。2016年4月自觉全身无力。进食后有呕吐感,检查发现甲状腺激素水平T3、T4、TSH异常,上海交通大学医学院附属新华医院诊断为"甲亢"。口服甲巯咪唑片,指标好转后逐渐减量,甚至停药。2016年12月再次反复发作,出现双眼肿胀,劳累后肿胀感明显,睡眠欠佳,渐出现复视,上海交通大学医学院附属新华医院诊断为甲状腺相关眼病,继续服用甲巯咪唑片并服用中药控制甲亢。

[检查]双眼轻度外突,眼睑闭合尚可,左眼活动正常,右眼球活动度变小,向上及向内活动明显受限。舌红,少苔,脉细。

[诊断]甲状腺相关性眼病。

[针灸处方]主穴:上明,球后(或承泣),瞳子髎,上天柱(天柱上5分),风池,新明1。配穴:内关,足三里,三阴交,目窗。

[治法]除基本手法外,因考虑到患者复视,眼球活动受限,故在眼区上明穴用齐刺法,毫针刺入上明,分别在左右0.5 mm处分别再刺入1针,电针仪连接上天柱和瞳子髎,连续波,频率为2 Hz,强度以患者可耐受为度。每周治疗2次。

[疗效]3个月后眼球向上活动明显改善,复视症状减轻,仅有向内活动略受限,故改为每周1次,经治疗5次后,症状基本消失。

[按]本例患者是甲亢后以眼肌麻痹为主,眼球运动受限,在治疗时,要重视刺法,在上明采用齐刺法,对病变范围小、部位深的神经肌肉麻痹疾病能增强针感,加强刺激,促进恢复。

5 难治性面瘫

陈某,女,49岁。

初诊:2019年3月11日。

[症状]右侧口歪3个月余。患者2018年12月突然出现右侧面部僵硬不适,并有口歪、流涎、鼓腮漏气等症状,当时无疱疹,无耳后疼痛。外院神经内科

予泼尼松及神经营养药口服,效果不明显,仍可见闭目不能、口角流涎等表现。刻下纳眠可,二便正常,为进一步治疗求治张仁。

[检查] 神清,伸舌居中,右侧额纹、鼻唇沟变浅,口角向左歪,右眼睑闭合不全,不能耸鼻子,右侧鼓腮漏气,耳郭无疱疹,耳后无压痛。舌暗,苔薄,脉滑。

[诊断] 面神经炎。

[针灸处方] 攒竹,阳白,瞳子髎,颧髎,鱼尾,口禾髎,地仓,夹承浆,风池,牵正。

[治法] 针刺前梅花针面肌局部叩刺,透刺及电针操作同前;针刺后进行闪罐治疗。甲钴胺注射液阳白、地仓交替穴位注射0.5 mL左右。每周3次。

[疗效] 治疗10次后,患者面部僵硬感减轻,右眼闭目露睛减少,但用力闭合时基本可全部闭合。治疗20次后,面部僵硬明显轻,额纹较前增多,口角歪斜好转。治疗30次后,患者右侧面部表情基本正常,鼻唇沟基本恢复,闭目无露睛,鼓腮无漏气,仅留部分额纹未恢复,但不影响患者日常生活。为巩固治疗效果,嘱患者继每周治疗1次。

[按] 周围性面瘫,经短期治疗可痊愈,但有些患者久治未效,或失治误治,使疾病缠绵难愈,病程在1～3个月甚至更长时间。经治疗未完全康复者,称为难治性面瘫。本病患者病程达3个月而未愈,故属难治性面瘫,由于病情较重,加之失治、误治,病程迁延日久,单纯采用针刺方法疗效欠佳,故张仁在临床上采用针刺透刺、闪罐、穴位注射等相结合的综合疗法,透刺范围涉及面部所有表情肌,并加用电针疏密波,通过疏密波拉动肌肉的作用,有助于麻痹肌的康复。

6 慢性荨麻疹

孙某,男,32岁。

初诊:2018年12月5日。

[症状] 反复四肢及躯干风团样皮疹伴瘙痒15年,加重2个月。15年前,因食海鲜后,四肢及周身皮肤突然出现苍白色风团,痒而不痛,抓瘙后加重。经皮肤科诊断为急性荨麻疹。用葡萄糖酸钙注射及服用开瑞坦(氯雷他定片)后好转。此后,仍反复发作风团样皮疹,口服开瑞坦(氯雷他定片)、盐酸西替利嗪等药物可改善,但无法根除。4年前发病后,口服上述药物效果不佳,换药为盐酸非索那定片,服后皮疹消退较快,但每隔2～3日后复发,须每日服药。每次发作,风团皮疹布满全身,瘙痒难忍,严重影响睡眠和

工作。

[检查] 患者颈项、胸腹及四肢散布大小不等之风团样皮疹,大如手掌,小如黄豆,遍布新旧之抓痕。脉略沉,舌暗红,苔白微腻。

[诊断] 慢性荨麻疹。

[针灸处方] 大椎透身柱,身柱透至阳,膈俞(双),风池(双),血海(双),三阴交(双)。

[治法] 透刺法操作同前,取0.3 mm×50 mm毫针。膈俞穴针尖朝向脊柱方向进针,留针20分钟。血海穴、膈俞穴针后刺络拔罐,两穴交替进行。每周治疗3次。

[疗效] 开始治疗,仅用膈俞、风池、血海、三阴交四穴,疗效不显。从第3次起加用接力透刺法,针刺治疗8次后,非索那定片从每日180 mg减为60 mg,且3～5日服用1次,双下肢基本无皮疹,上肢皮疹瘙痒程度减轻。

[按] 治疗本病采取"治风先治血"的原理,认为荨麻疹进入慢性期,多为血分之热稽留日久,病久入络,久病必瘀,针灸治疗荨麻疹必当清热化瘀活血,才能疏风通络。取大椎透身柱、身柱透至阳,四穴均为督脉穴,督主一身之阳;采用透刺之法,意在清诸阳之瘀热;取膈俞、血海以活血化瘀;三阴交调三阴之虚实。大椎透刺之法,对多种顽固性皮肤病有效。除膈俞、血海放血外,也可在肺俞放血,取肺主皮毛之意,还可耳尖放血,起清热活血化瘀之功效。

7 角结膜炎

诸某,女,27岁。

初诊:2007年12月15日。

[症状] 两眼红痛不适2年,加重并伴视力下降2个月。患者自前一年年初起,由于戴隐形眼镜时间过长等原因,出现时有眼红痒痛不适,局部经滴眼液治疗,不日就能缓解。但今年以来发作渐渐频繁,每2～3个月发病1次,疗程延长而且难愈。2个月前左眼又觉发痒,时有干涩、异物感;右眼随之亦作,渐渐变甚。自行用洁霉素(盐酸林可霉素)眼药水滴眼后无效,反而加重,出现疼痛,呈针刺样,兼见羞明、流泪、眼红、视物模糊。经眼科医生检查确诊为结膜炎合并角膜炎。虽然经过抗生素眼药水、眼膏的治疗,但是两眼依然红而隐痛不适,视力下降未复。无奈求助于针灸治疗。

[检查] 睑结膜轻度充血、球结膜轻度睫状充血,

角膜见点状浸润影。左眼戴镜视力0.3（原0.9），右眼戴镜视力0.8（原1.0），眼底无异常。

［针灸处方］主穴：① 上睛明，攒竹，翳明，球后；② 太阳，耳尖。

［治法］先取主穴第1组穴针刺，以30号1～1.5寸毫针，翳明穴针至酸胀感向颞侧放散，上睛明直刺1.2寸，以眼球有酸胀感为度。攒竹由上往下平刺，至眼区有胀感。留针30分钟。耳尖、太阳，取双侧，交替以粗毫针用刺血法。

［疗效］患者经首次治疗后，双眼红痛不适等症状即明显好转。经每周3次1个疗程（10次）的治疗，视物也变清晰。左眼戴镜视力至0.7，右眼戴镜视力1.0，但左眼外上部分睑结膜仍微红。再1个疗程（每周2次）巩固治疗，双眼视力完全恢复，睑结膜充血消失。考虑患者反复发病，故继续每周1次针治，又治4次。痊愈。

8 角膜溃疡

蔡某，男，31岁。

初诊：2008年2月5日。

［症状］双眼视物糊、异物感11年，加重1年余。患者母亲及舅父有遗传性角膜溃疡史。患者于1997年打羽毛球时，不慎碰伤右眼，即出现红肿不适，眼不能睁开，经某三级医院诊断为外伤性角膜炎，用西药治疗后好转，但始终不能痊愈。工作稍一劳累或用眼一多即可发作，逐渐延及左眼。2005年，经确诊为双角膜变性，右角膜溃疡。近1年来，症状日益加重，双眼难以睁开，畏光流泪，视物不清，尤以右眼为甚。已经9个多月不能工作，病休在家。医院建议在适当时机做角膜移植。此次由其父母亲陪同慕名前来就诊。

［检查］双眼角膜欠透明，右眼角膜近瞳孔处有一如米粒大、不规则、呈地图状瘢痕，为白色上皮堆积物。脉舌无明显异常。

［针灸处方］主穴：① 新明1，上睛明，攒竹，翳明；② 太阳，球后。配穴：肝，肾，眼，目1，目2，耳中（均为耳穴）。

［治法］因为患者家住远郊，只能每周来治疗1次，故每次主配穴均取。先取第1组穴针刺，操作同案例7。

［疗效］首次针后，患者自觉双眼轻松异常。可以睁开视物。经5次针刺后，症状基本消失，只是右眼的白色堆积物尚存，但已能上班工作。至4月14

日，患者突感右眼的遮蔽物消失，一下视物清亮。4月15日复诊时，右眼角膜上的白色上皮堆积物已全部消失，唯其基底部角膜略较毛糙。嘱其继续每周针刺1次，以巩固和促进疗效。

［按］上述2个验案，病程均较长，一为2年，一已达11年之久，均为西医所束手。特别是后者，为张仁首次治疗的遗传性角膜溃疡患者。在选穴组方时，首先采用治疗难治性眼病的基本处方（即第1组穴），行针刺治疗。因为考虑到增加眼区的营养和加强活血去瘀的作用，所以选维生素B_{12}和丹参注射液行穴位注射（每两组穴）。因患者要求1周治疗1次，为了维持疗效，故采用耳穴贴压法，竟然取得意想不到的效果，可供读者进一步临床验证。由上述医案得到的启示是：① 针灸治疗的潜力很大，要不断在临床上探索。如后一患者，西医认为右眼角膜近瞳孔处有一如米粒大、不规则、呈地图状瘢痕的白色上皮堆积物不可能消退，已决定采用角膜移植，结果自行脱落，连患者自己也意想不到。② 要因症而异。上面2个验案，虽都属于角膜病症，但其病因、病理、症状有一定区别，所以在运用效方时，不能一成不变，在基本方的基础上，取穴、操作都要有所变化。这是针灸治疗的关键之一。

角膜病是一致盲眼病，包括角膜炎症、角膜变性与营养不良等。多由于某种原因致感染性致病因子由外侵入角膜上皮细胞层而发生炎症。由于角膜具有透明性、透光度、屈光性及神经感觉等功能，加之角膜因无血管分布、抵抗力较低的生理特点，因此角膜病不仅对视力造成的损害严重，而且一旦发病，则变化快、痊愈时间长，并可累及周围组织而发生并发症。中医学中，将角膜归为黑睛，据不同症候而分别被命名为"赤眼生翳""聚开障""混睛障""聚星障"等。在古医籍中，针灸治疗本病，在唐代开始就已有所记载。现代针灸治疗本病，最早报道见于1959年。

张仁治疗该病选用的是难治性眼病的基础方之一，异病同方是其一个重要的学术思想，是指病位及病机均较一致的不同病症应用同一基本方，但是同中有异，对于该类病，张仁在取穴和操作上重视放血疗法的运用，如本处方第二组主方，就是取适用于放血的穴位——太阳和耳尖，具体放血要求用粗针头浅刺，多挤出黑血。在临床上曾见1例颅神经手术损伤的患者，眼睑长期闭合不全，角膜大块溃疡，张仁还加用耳穴中的眼穴，以细三棱针放多滴血，每每在挤出黑色的血滴后，患者觉眼睛会感觉舒适许多。上述2个病例同属于角膜病，取穴和操作基本相同，但在具体治疗时还是因症而异的，后1个病例由于病程长，所以选维生素 B_{12} 和丹参注射液行穴位注射，以增加眼区的营养并有加强活血去瘀的作用，几种方式协同作战，突显疗效。张仁的这种临证不拘泥于一法，随症灵活运用的思想是一种启迪。

9 眼肌痉挛

刘某，女，48岁。

初诊： 2003年8月14日。

[症状] 双侧上眼睑抽动1年余。1年多前无明显诱因地出现双侧上眼睑不自主抽动，以左侧明显。开始症状不重，不以为意，之后逐步加重，发作频繁，休息时略有减轻，遇劳则甚。开始时，尚可使用电脑，之后不仅无法观看电视或电脑，甚至阅读书报时也难以睁眼。早起尚可，午后或疲劳后加重。外院诊断为眼肌痉挛。对症治疗效不显。最近，双侧上眼睑抽动日益加重，难以睁眼视物，已无法工作和严重影响日常生活，兼见头晕头痛。纳可便调，夜寐尚可。于2003年8月14日初诊。

[检查] 形体中等偏瘦。微睁双眼，双上胞睑时而牵拽跳动，不能随意控制，胞睑皮肤正常，眼外观端好。左右裸眼视力1.0和0.8，双侧瞳孔等大等圆，对光反射存在，眼底正常。舌质红苔薄白，脉细略弦。

[针灸处方] 主穴：阳白，印堂，丝竹空，攒竹。配穴：风池，头临泣，三间。

[治法] 取30号1～1.5寸毫针。阳白穴用1寸针，针尖向鱼腰穴方向斜刺，行捻转手法，使局部产生热胀；丝竹空以1.5寸毫针透攒竹；攒竹用十字刺法，以1寸针透上睛明，分别由穴区上、内侧各0.5寸处，即由上睛明、由内向鱼腰各平刺透刺1寸，捻转得气后留针。风池穴向目外眦进针，用徐入徐出之导气法，促使针感向额部或眼区放射，然后留针。头临泣以1寸针，平透向目窗穴。三间，直刺1.2寸，较大幅度提插至明显得气。丝竹空与阳白（或攒竹）为一对，接通电针仪，疏密波，强度以眼肌明显收缩且患者可耐受为度，留针30～40分钟，每周2次。

[疗效] 首次针刺去针后眼睑抽动，暂时消失，但不久又复发，而发作频次则稍有减少。继续依上法治疗，1个疗程后，日久缠身的眼睑跳动基本得以控制，抽搐逐渐变疏，不再畏光，可以较长时间应用电脑，遂

因工作过忙而停治。1个月后复诊，自诉因1次加班工作时间过长，加之久视电脑后，症状复发如旧，因无法接触电脑乃至纸质文件，已病休在家。继用上法，因患者每次发作时双侧颞部胀痛，增取双太阳穴，以30号1寸针直刺，并嘱其坚持规律治疗。针后，即感症状又复减轻。

[疗效] 1个疗程后，眼睑抽动基本控制，可以上班，但仍不敢多使用电脑。2个疗程后，症状完全消失，已可正常工作。改为每周1次，以巩固疗效。随访至今，再未复发。

[按] 本病针刺起效较眼疲劳为快，效果也较显著，但要求坚持治疗。本例患者因中断治疗而造成复发，此种情况在临床中并不少见。另外，据包括本例在内的患者反映，针后症状虽可立即消失，但只能维持1～2日，又复加重。所以开始治疗时，应要求患者能隔日1次，以维持针效。待稳定后，改为每周2次，至症状完全消失后还应每周或半个月针刺1次，以防止复发。本例患者，在痊愈之后，曾坚持每周1次达半年之久。

10 干眼症

徐某，女，28岁。

初诊： 2012年4月20日。

[症状] 双眼干涩已半年余，出现烧灼感近1个月。患者左眼有弱视史（视力0.5）。半年来，因学习及工作繁忙，用电脑时间较长，自觉双眼干涩不适。点眼药水后，可缓解。3个月前，在一知名财务公司实习，因须同时观看3台电脑，双眼干涩症状加重，且有烧灼感，症状日渐加重。去学校医院诊治，未见效果。因难以继续学习和工作，经父母同意回国求治，并来我处希望针灸治疗。于2012年4月20日初诊。

[检查] 双眼球结膜潮红。经泪液分泌试验：每分钟左眼为2 mm、右眼为3 mm，泪膜破裂时间各为4秒。

[诊断] 双侧干眼病。

[针灸处方] 主穴：新明1，上睛明，下睛明，瞳子髎，攒竹，风池。配穴：正光1，正光2。

[治法] 每次主配穴均取。选用0.25 mm×（25～40 mm）的针具。新明1穴，操作时一手拇指、示指夹住耳垂下端向前上方退拉45°，另一手持针，针体与皮肤呈60°角向前上方45°快速进针破皮后，缓缓斜向外眼角方向进针约1.2寸，先行导气法，徐入徐出，并

用轻巧的手法反复仔细探寻，以求得针感向眼眶内或太阳穴部位放射，以该区域出现热胀舒适感为度，然后提插加小幅度捻转手法运针1分钟，捻转频率120次/分，提插幅度1～2 mm。上睛明和下睛明（睛明穴下2分）均浅刺，垂直缓慢进针至局部得气为度，不捻转，握住针柄守气1分钟。瞳子髎穴，先直刺0.8寸，略作捻转提插，至有明显酸胀感后，运针半分钟，再向耳尖方向平刺入7～8分，找到针感后留针。攒竹穴向上睛明穴透刺，针深8分左右。风池穴，针尖向同侧目内眦方向进针，经反复提插捻转至有针感，向前额或眼区放射。

上述穴位均取，针法要求针感明显，刺激宜中等度，力求达到气至病所。两侧瞳子髎、攒竹，分别接通G-6805多用治疗仪，用疏密波，频率60～200次/分，强度以患者可耐受为度，所有穴位留针30分钟，去针时再行针1次。配穴用皮肤针在穴区直径为1.0 cm范围内作均匀轻度叩打，每穴点叩刺50～100下，以局部红润微出血为度。上法每周2～3次。3个月为1个疗程。因考虑左眼有弱视史，加用承泣穴，深刺1.2寸，使眼球有明显酸胀感觉。首次针入后，患者即感双眼有泪液分泌，舒适异常，每周3次。治疗6次后，泪液分泌试验：每5分钟左眼为5 mm、右眼为6 mm。

［疗效］通过2个月治疗后，症状完全消失，经检测泪液分泌试验及泪膜破裂时间均告正常。患者害怕复发，又坚持巩固1个月。2013年10月，患者回沪探亲，告知1年多来该病再未复发。

［按］干眼病又称干燥性结膜角膜炎，指任何原因引起的泪液质和量异常或动力学异常，致泪膜稳定性下降，并伴有眼部不适，引起眼表病变等特征的多种病症的总称。临床表现为眼部干涩感、异物感、烧灼感、痒感、畏光、眼红、视物模糊、视力波动及视疲劳等，轻者影响工作和生活，严重者可导致眼表，尤其是角膜组织干燥直至溶解、穿孔，从而危害视功能。我国的一项干眼症流行病学调查报道，干眼症患病率已达12.9%。干眼症归属中医"白涩症"的范畴，提出目涩与泪液不足相关。现代针灸治疗干眼症，较早的临床报道见于1990年代的中期。张仁一直认为干眼症是一个有潜力的新针灸病谱，其治疗干眼症的特点如下。

（1）取穴有其解剖学基础：眼泪来自泪腺，泪腺位于眼眶外上方泪腺窝里，瞳子髎这一穴位就紧贴着泪腺；眼泪产生后，通过泪道排泄。泪道由泪小点、泪小管、泪囊和鼻泪管组成。泪小点在上眼睑、下眼睑缘内侧各有1个，眼泪由泪小点进入泪小管，然后进入泪囊，贮存备用。而上睛明、下睛明正好在泪小管和泪囊的附近，攒竹穴靠近泪囊。在这些穴位上行手法可以促进泪液的产生和分泌。瞳子髎和攒竹穴的疏密波电脉冲在给患者舒适感觉的同时，也持续不断地进行穴位刺激。

（2）上睛明和下睛明的针刺深度与眼底病不同，均是浅刺，以局部得气为度。眼部穴位操作不当极易引起眼眶皮下出血，产生熊猫眼症，影响美观，很多年轻的患者因此望而却步。张仁在操作时，迅速刺入皮下后则缓慢送针，不捻转，握住针柄守气1分钟，这样既可取得理想疗效，又大大减少眶内皮下出血。临床上眼病患者情绪抑郁、焦虑程度远远大于其他患者，张仁在临床治疗时总是尽量给患者放松舒适的治疗体验，同时又将损害降到最低限度。

（3）该治疗方案只是一个基本方。干眼症的病因较复杂，涉及内分泌、药物、感染、手术、外伤、全身疾病及生活工作环境等因素。张仁会根据患者的全身症状辨证加减用穴。

（4）对该治疗方案的临床观察研究曾于2010年获得上海市卫生局中医药科研基金资助。研究结果提示：该法有较好的临床疗效，能改善患者的临床症状，增加泪液分泌量，延长泪膜破裂时间，增加泪河的高度，改善角膜病变程度及眼部的耐受性，且对眼睛无不良反应，是一种依从性好的治疗方案。

第五节　奚氏针灸

一、流派溯源

2011年起，上海市将扶持、保护、创新、发展海派中医流派作为促进中医事业持续发展的重点工作之一，经专家论证，确定奚氏针灸代表的针灸医术为近代海派中医流派重要的一部分，奚桂祥为奚氏针灸流派创始人，奚永江为第二代代表性传人，浦蕴星为流派第三代代表性传人。上海市先后设立"奚氏针法特色技术传承研究""中医流派传承规律和模式研究——奚氏针灸"项目加以扶持，海派针灸流派奚氏针灸由此被认定。

奚氏针灸第二代传人奚永江对奚氏针灸学术思想和特色临床技术的形成有重大贡献，并且进行传授。奚永江始于家学，随父襄诊，后考入当时的上海中国医学院，深受近代海派中医学术思想影响。毕业后在父亲诊所2年，1945年挂牌独立开业。

奚永江是新中国成立后中国中医针灸教育的先导人物之一。1955年上海市卫生局建立"中医师带徒"制度培养新中医，奚永江被聘为第一届带徒老师，带徒3名，其中之一的浦蕴星于2011年被评为上海市名中医。奚永江1956年参与上海中医药大学院校教育，后为上海中医药大学针灸推拿系第一任主任、上海市重点学科针灸学科带头人，1981年首批国务院学位委员会批准的博士研究生导师。奚永江负责和参与上海中医药大学历届针灸教材、针灸教科书和工具书的编写和审阅，设计教学模型、穴位图谱、拍摄幻灯、电影、录像等；主编第五版全国高等中医药院校教材《针法灸法学》，国内业界学术地位由此可见。

浦蕴星为奚氏针灸流派第三代继承人，为代表性传人。1952年，浦蕴星参加工作即在奚永江负责的针灸科担任针灸助理工作，1955年参加上海市卫生局办的第一届中医带徒班（六年制）学习，师从奚永江。浦蕴星继承保持奚氏针灸流派学术思想和临床特色技术并有发扬创新；作为上海市近代海派中医流派传承中心奚氏针灸流派导师，收徒传承；上海市立项"上海市名中医浦蕴星临床经验继承研究工作室"，组建团队传承。

奚永江医术精湛，学识渊博。临床经验丰富，融

汇古今医学知识，保持家传技术特色，吸收海派中医学术思想精华，尤其精通《黄帝内经》《难经》刺法灸法，师古不泥，临床灵活运用古针法，擅用任、督、背俞穴、重视经络切诊等，有独到的针灸特色；最早总结奚氏针灸流派学术思想和临床特色，收录在陈佑邦、邓良月主编《当代中国针灸临证精要》书中。奚永江是"水针疗法"发掘者、研究者和推广者，为新针疗法创新发展做出重要的贡献。浦蕴星从事中医针灸临床、教学、科研工作65年，保持奚氏针灸流派"重视经络切诊，擅用任督背俞穴、注重针刺手法"等特点，创新不离宗，又有自己的临床特色和手法特色，发明"督罐"；在课堂教学和临床带教中大力推广发扬古针法手法，作为针刺手法操作者，被上海中医药大学录制成针灸教学片和科教影片，影响颇为广泛。

二、流派传承

（一）传承谱系

奚氏针灸流派传承通过家传、师承、指导研究生、临床带教等各种方式途径培养了奚永江、浦蕴星、奚德培为代表的四代众多传承人。奚氏针灸传承谱系如图1-5。

（二）传承工作

2012年，上海市扶持奚氏针灸流派传承研究第1个"奚氏针法特色技术传承研究"项目下达；2013年底，浦蕴星带领项目负责人韩建中、徐佳赴加拿大多伦多，对奚永江及其当时所主持的加拿大上海针灸中心以及加拿大安大略省中医师针灸师公会进行了短期访问。2014年，第2个"中医流派传承规律和模式

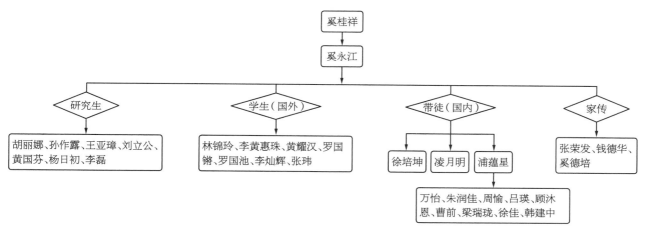

图1-5 奚氏针灸传承谱系

研究——奚氏针灸"项目下达；2015年，韩建中、徐佳赴多伦多跟随奚永江、奚德培访学研究3个月，深入挖掘奚氏针灸流派的起源、奚永江针灸临床、教学、科研、带教学生等资料，摄录奚永江针刺手法讲解和临床诊疗活动，整理奚永江保存的文物资料并进行了拍摄，访谈奚永江家传子女奚德培（幼子）、钱德华（女婿）、张荣发（女婿）并摄录；后续与奚永江、奚德培、张荣发保持联系，共同开展传承研究工作，其间完成的工作如下所述。

1. 完成奚氏针灸流派多媒体记录、编辑工作

照片类有2008—2014年奚永江多伦多临床病案照片203幅；扫描奚永江、浦蕴星保留的所有工作照片数百幅；拜访奚永江时拍摄的照片近百幅；拍摄浦蕴星临床、带教照片近百幅；保存奚永江手稿5篇；根据《奚永江曾发表的文章和著作》目录，下载保存14篇奚永江手稿；奚永江主编上海中医药大学教材2部；保存奚永江主编的第五版全国高等中医药院校教材《针法灸法学》；浦蕴星发表的文章，下载保存16篇；保存浦蕴星主编、参编的著作。录像类有录制奚永江讲课、操作、临床活动视频等31.7小时；录制浦蕴星临床、带教活动视频近10小时。整理以上奚氏针灸流派传承发展资料。挖掘浦蕴星发明技术1项，申请实用新型专利（名称：督罐；发明人：浦蕴星、徐持平；专利号：ZL 2015 2 0367608.8），根据浦蕴星口述记录督罐发明的故事。

2. 指导研究生完成《奚氏针灸流派学术思想和临床用穴规律的研究》的论文

论文以奚永江主编的《奚永江针灸临证验案》中针灸193例临证实例，以及浦蕴星2013—2016年的56例门诊病例为研究资料，以所有针灸处方中的取穴为线索，用数据挖掘的方法进行关联规则分析，总结出奚氏针灸流派的学术思想和临床用穴规律；指导研究生开展研究并发表《奚氏针灸对慢性肾炎患者血尿蛋白尿影响的临床观察》《奚氏针灸特色技术治疗类风湿关节炎的临床研究》，整理完善奚氏流派治疗类风湿关节炎、慢性肾炎、排卵功能障碍型不孕症的诊疗规范和针法操作规范，并发表论文。

3. 开展奚氏针灸流派学术交流活动

2012年和2013年，在"上海近代中医针灸流派临床传承研究班"上开展讲座，推广流派特色技术。2015年9月，在当时多伦多大学与加拿大安大略省中医师针灸师公会合作举办"奚氏针灸学术论坛暨纪念奚永江教授行医70周年"活动，90岁高龄的奚永江亲自讲课并演示手法操作，奚永江幼子奚德培、加拿大安大略省中医师针灸师公会会长李灿辉、学生张玮，以及韩建中、徐佳分别介绍奚氏针灸流派特色技术和手法操作要点；2016年7月，在上海举办上海市级中医药继续教育项目"奚氏针灸流派学术思想和临床特色技术"暨纪念奚永江教授行医70周年，浦蕴星亲自授课、示范手法操作；徐佳分别于在上海举办的国家级医学继续教育项目"海派针灸临床技术高级研修班"、北京举办的"第四届国际针灸推拿技法演示暨2016腧穴耳穴应用与针灸教育学术年会"中国针灸学会腧穴分会学术交流分会场、上海市级中医药继续教育项目"针刺手法及其临床应用"上专题介绍奚氏针灸流派学术思想特色技术和传承工作。

奚氏针灸流派代表性传人、上海市名中医浦蕴星，作为上海近代中医流派临床传承中心指导老师，先后两批带徒，韩建中、徐佳、梁瑞珑、曹前、顾沐恩拜师继承；"上海市名老中医浦蕴星工作室"培养韩建中、徐佳、梁瑞珑、周愉、曹前、万怡，继承人徐佳指导的研究生朴雪梅、吕瑛、李阳、万怡、马星、牛燕霞、刘巧、杨茜羽、李志元、吴凌翔、张靖怡、赵佳佳、姜银平、韩清、郑博雅均有跟随浦蕴星、韩建中临诊学习的经历，共同编写出版《浦蕴星针灸学术经验集》。

身居加拿大多伦多的奚永江得知浦蕴星在上海中医药大学附属岳阳中西医结合医院传承奚氏针灸流派带领团队时，感慨道"时势造英雄，英雄造时势"，认为上海市确立奚氏针灸流派是时代进步的产物，也是几代针灸人坚持发展的结果。

三、流派名家

奚永江

（一）生平简介

奚永江（1925—2020年），出生于山东青岛，别号海泉、钧。当时其父亲在青岛开业，有针灸行医执照，幼时随父回沪定居。父亲奚桂祥是上海川沙（现浦东新区）人，师从潘秀圃。据奚永江口述，当时他住家和父亲开业诊所在法租界霞飞路（后称淮海中路）1522弄甲支弄4号，都是租借的方形的院落，住所在后面，前面是诊所。奚永江每日到诊所看父亲针灸，虽然不懂，却对针灸产生浓厚的兴趣。奚桂祥针

药兼备,针灸为主,时用中药;擅长小儿疾病,挂牌宣传治疗小儿急惊风、慢惊风、小儿营养不良、急慢性泄泻(副霍乱)、跌打损伤等。奚永江评价父亲"业务很好",但不及当时杨永璇、陆瘦燕等沪上名家影响大。奚永江初一读毕因战乱辍学,白天观摩父亲诊疗,夜晚父亲教其医书。其间,父亲送奚永江去当时的上海第一中华职业补习学校读国文一年,打下国文基础。父亲认为其家学尚不足,应入学堂专学提高,鼓励奚永江投考上海的中国医学院夜课部,1年后又考入日课部插入二年级。有机会接受当时最好的中医院校教育,奚永江"心中很愉快",读书十分用功,得到师长器重,一位蒋姓教师鼓励他:"看你这位小师兄,将来前程无限。"1943年7月毕业,奚永江是全校年纪最小的毕业生,毕业后先在父亲诊所做助手。当时霍乱被称为"夏季时疫",奚桂祥治疗霍乱以祛邪扶正思路,委中放血祛邪,选择小动脉放血10 mL左右,小动脉压力减轻会自动止血,针刺四关、曲池、足三里行气补气,控制吐泻症状效果好。时疫流行时父亲出诊繁忙,患者为了救命也同意小医生去,故奚永江临床能力得到很大提高。1945年11月,奚永江在荣仁道国药号(迪化中路180号,现乌鲁木齐中路)设诊所独立悬壶海上,从事针灸及内科医疗,年仅20周岁。奚永江25岁成家生子,工作生活十分努力。

奚永江在上海中国医学院实习一年学制期间,因受父亲诊务影响而喜欢小儿科,跟随儿科名家董廷瑶、徐小圃抄方学习格外认真,对妇科也有偏爱,跟过朱小南、朱鹤皋临诊学习。

(二)人物事略

1. 新中国成立后中医针灸教育先导人物之一

奚永江1953年被上海市卫生局分配到卫生局直属中医门诊所参加工作,先顶替产假的朱南孙看妇科,之后开始针灸科诊务并负责针灸行政管理。奚永江邀请陆瘦燕、朱汝功、杨永璇、黄羡明等老前辈轮流定时前来出诊,支持门诊所针灸临床工作,对老先生们都十分尊敬,也结下深厚友谊。1955年10月,门诊所搬迁,改为上海市公费医疗第五门诊部,奚永江负责组建针灸科。

当时针灸科医生少,奚永江积极向上级党委报告,建议培养针灸医生,在科室办"针灸学习班",学员除本科室针灸助理人员及护士外,还有各公费医疗门诊部介绍前来听课的人员,每周讲课2次,半年修

毕学程。1955年1月,奚永江被推选为中医学会针灸科学会执行委员兼组织组长,担任筹备针灸进修班等工作;1955年4月被聘为中医学会主办针灸进修班,任经穴学教师;1955年3月受聘兼任上海市卫生学校针灸学教师,为内科医师专修班、外科医师专修班、助产医士班上课。1955年上海市卫生局建立"中医师带徒"制度,奚永江被聘为第一届中医带徒老师,收徒浦蕴星、凌月明、徐培坤3名。

1954年,奚永江被上海市卫生局指定为"华东高干疗养院"特约针灸医师,定期前往太湖华东疗养院(天瑞大箕山高干疗养院)为当时的高干医疗服务5年,曾为贺子珍会诊及治疗。章次公离沪赴京赠奚永江《医心方》上下册,附赠言:"余每叹上海针灸界人才冷落,夫余之所谓人才之标准厥有三端。一能针,临证丰富;二能文,语文畅达;三能教,辩才无碍。明僚中以针灸学负一时众望,而为余所折服者不乏其人。然而,因于诊务之忙碌者有之,迫于家累之繁重者有之,抱疾养忧,意志消沉者亦有之。坐此:上海针灸界乃寂寞无生气。一年来与奚永江同志出差太湖疗养院,工作配合相得益彰。然后乃知余往日之私叹为出于臆断,奚同志固三长备于一身。奚之尊人桂祥先生以针灸、内科有声于时。奚传其家学,复与顾坤一先生反复研讨,所学大进。顾奚犹自视欠然,再求学于卫生局主持之卫生学校。新知遂密,旧学深沉,以年甫过卅而所造已如此,将来诚未可量。余行将北上养疴,别离在尔,赠书并记。一九五五年,秋十月十三日晨。"可见,奚永江虽然年轻,但学有所成,得到认可,已成为当时上海中医针灸教育的中坚力量。

1956年上海中医学院(现上海中医药大学)成立,奚永江即全面参与教学工作。1958年与李鼎前往南京中医学院(现南京中医药大学)进修针灸教学3个月,详情在李鼎《针道金陵五十年——记1957年南京〈针灸学〉出书前后》〔李鼎.中医药文化,2007,2(6):30-32〕、《"循经穴考"五十年——历年针灸教学研究成果追记》〔李鼎.上海中医药大学学报,2006,20(4):13-16〕中可证一斑。奚永江1960年任上海中医药大学针灸系刺灸教研组副主任,1964年任针灸教研组副主任,1975年任卫生部在上海中医药大学主办的国际针灸培训中心副主任,1978年担任针灸推拿系主任,负责和参与上海中医药大学历届针灸教材、《针灸学辞典》《新编中国针灸学》等针灸教科书和工具书的编写和审阅,设计十四经脉玻璃人模型与

十四经穴彩色解剖图，参与拍摄幻灯、电影、录像等教学工作。1982年，奚永江被国家卫生部聘为高等医药院校针灸专业教材编审委员会委员，主编第五版全国高等医药院校教材《针法灸法学》。奚永江1981年成为国家教育部首批博士生导师，先后指导6名硕士、1名博士研究生毕业；1982年被聘为上海高级科学技术职称评定委员会委员；1985年5月被上海市人民政府聘为上海市医疗鉴定委员会委员；1987年被上海市高等学校教师职务评审委员会认定具有教授任职资格。上海中医药大学评委会主任对奚永江的评语为："奚永江同志长期从事针灸教学工作，教学效果优良，教学成果卓著，多次应邀赴日本、美国讲学或学术交流，在国际针灸学术界有较高声誉。有丰富的临床经验，治疗某些疑难杂症有独特的经验，经国务院学位委员会批准为博士研究生导师，为本市重点学科——针灸学科带头人，在全国针灸学术界有较大影响。"

2. 水针疗法的发掘者研究者推广者

新中国成立初期，上海市政府卫生部门采取了提高开业中医医疗能力的一系列举措，奚永江都积极参加。1950年春，奚永江参加上海市医师公会在八仙桥青年会的培训，这是中央人民政府提高医务人员对国家卫生方针和科学医学常识的了解所开设的学习班；1950年5月，中医师公会防疫运动临时学习班有143名中医报名参加，学习之后参与防疫注射任务，是历史上首次让中医人员参与防疫注射；1950年10月，上海市卫生局"种痘运动"，奚永江任常熟区工作队长；1950年与姜春华联合筹备常熟区中医师区会，奚永江任执行委员，每周1次组织同行集中学习交流；1950年参加医事工作者协会主办的夜课"新医学进修班"，学习西医知识；1951年3月，常熟区卫生科筹备常熟区医务工作者协会，奚永江任副主任。这些经历使奚永江了解了西医防疫措施的科学性和有效性，也增强了其对社会公益事业的责任感。

1951年6月，奚永江关闭诊所，报名第2批上海市抗美援朝志愿医疗手术队支前医生获批，编入第四大队；第1批医疗队没有中医，第2批挑选了2名中医师，奚永江和龚廉源代表上海中医界；1951年7月出发，1952年3月完成任务回沪。医疗队所在医院在中方鸭绿江边，接收从前线下来的伤员和生病的志愿军战士，是前线中转医院，每日有十几到上百的伤员送到医院，首先要给伤员洗澡、消毒伤口，奚永江用针灸抢救失血性休克的伤员，止血并维持血压，为下一步手术争取时间；他还尝试治疗多种病症，如失眠、发热、泄泻等，针灸具有止痛、解痉、止泻、抗感染作用，治疗效果得到西医认可，深受欢迎。医疗队长聂传贤（后曾担任当时的上海市眼科医院，现上海市眼病防治中心院长）让奚永江教医疗队的西医针灸方法、穴位，在医疗队推广使用。奚永江在医疗队参加西医内科和外科查房，学会听诊、腹部触诊等西医诊查手段，学习了西医查房、管理病房的方法，颇有收获。

回沪后在等待上海市卫生局分配工作期间，奚永江参加了多次培训。1952年7月至8月，奚永江参加的上海市医务人员爱国卫生训练班结业；1952年9月，奚永江考入上海市卫生学校第一届医学进修班，课程全部是西医知识，由当时上海规模较大的西医医院科室主任授课，水平很高，持续1年4个月的学习，对奚永江之后临床识症、参照西医诊断发挥针灸特长、选择针灸治疗优势病种、判断针灸疗效、建立传承创新观念都产生很大影响。

奚永江秉承"创造性地继承祖国医学"精神，"水针疗法"的发现、挖掘、研究、推广是典型事例。1956年，在第五门诊部进修针灸的李姓医生提到叔叔李浩城医师将止痛针注射在穴位上的话题，奚永江很感兴趣，专门去李浩城就职的水务局医务所登门拜访，向李浩城中医师了解"穴位注射"情况，认为这是一种创造性建议，于是在第五门诊部将其首先应用于失眠的治疗，取得疗效，并被《解放日报》报道，在全国范围产生广泛影响，掀起全国各地针灸临床应用的高潮，使"水针疗法"在治疗病种、注射药物、注射方法等各方面取得了长足的进展，成为针灸临床常用治疗方法。奚永江认为，穴位注射药物侧重于发挥药物激发穴位的调节作用，药物剂量应小于常规剂量，建议为常规剂量的1/8～1/4；穴位的取用应当坚持中医经络学说腧穴理论指导。中西汇通，西为中用，应当保持中医特色，不能偏离。"水针疗法"编入高等院校教材时，编写组讨论过"穴位注射""水针疗法"名称选择问题，奚永江认为针灸是外治方法，在穴位上给予各种方式的刺激，通过穴位给药是一个途径，更是一种刺激穴位的方式，水针疗法不应依赖药物是推广水针的初衷。

3. 在国际针灸学术文化交流中的作用

卫生部在上海中医药大学成立上海国际针灸培训中心，奚永江任培训中心副主任，负责教学工作。

奚永江在国际针灸学术界有较高声誉，多次应邀赴日本、美国讲学和学术交流。1980年应日本大阪府及大阪市邀请，奚永江赴日本大阪市讲授交流中医针灸学共3个多月；1983年上海市与美国旧金山市结为友好城市，他随同上海市当时的市长汪道涵访问旧金山市，并受美国中医基金会邀请在该市开设针灸临床讲习班共3个多月，圆满完成教学任务，获得旧金山市长及针灸管理协会等好评。1987年底，奚永江移居加拿大多伦多，行医20余年，救人无数，被誉为"妙手神针"，同时教学亦20余年，门下弟子无数。历任加拿大上海针灸中心主任、加拿大中医针灸学会名誉顾问、安大略省中医针灸学院杰出导师、米新能学院顾问和临床导师、加拿大怀雅逊大学特邀中医针灸专业顾问和导师、安大略省中医师针灸师公会名誉会长等职务，为中医针灸在全世界的弘扬做出了卓越的贡献。

（三）学术观点与针灸特色

1. 重视经络穴位切诊的运用

奚氏针灸流派十分重视切诊的运用，将经络穴位切诊放在临证之首。经络切诊指在经络理论指导下，医者运用手指指腹在经络循行体表投影处和腧穴所在部位以适当的力度进行推按、触摸、循压等操作，扪查其异常变化，并作为诊断、治疗、判断疗效转归的重要依据。

奚氏针灸流派认为，中医诊断望闻问切四诊合参，针灸临床切诊不应拘泥在"独取寸口"。患者出现临床症状，气血阴阳失衡，在经络穴位有相应反应，运用切诊诊查经络穴位，协助辨证诊断有极大的优势。其学术思想依据《黄帝内经》诸论，《灵枢·海论》曰："夫十二经脉者，内属于府藏，外络于肢节"；《素问·缪刺论》曰："凡刺之数，先视其经脉，切而从之，审其虚实而调之"；《灵枢·刺节真邪》"用针者，必先察其经络之实虚，切而循之，按而弹之，视其应动者，乃后取之而下之"；《灵枢·经水》指出："审、切、循、扪、按，视其寒温盛衰而调之"，深信人体脏腑肢节通过经络联属形成一个有机整体，故当机体功能失衡时，可在相应的经络及腧穴上出现异常表现。

奚氏针灸流派切诊特点是行遍全身分部进行。一般分头部、四肢部、胸腹部、背部诊。四肢及头部切诊时，多观察经脉体表循行路线上及相关腧穴处是否有压痛、结节、肿块、浮实感、凹陷等；认为机体实证多表现为相关腧穴处浮实感和压痛感，虚证多

见相应穴位处凹陷等。胸腹部切诊时，奚氏针灸流派推崇"急则看脉，缓则查腹"，意即急性病多在脉象上有所显现，诊脉可知病之寒热虚实。慢性病则在腹部表现出较为明显的体征，故查腹可知其病因之所在。腹部一般可划分为上腹、脐腹、少腹、小腹，每一部分均分布有不同的经络与器官；上腹属太阴，脐腹属少阴，少腹属厥阴，小腹属冲任。上腹按之或胀或痛，其痛所累为太阴经，多属脾胃病变；腹痛绕脐，或脐周深部有包块，脐痛所累及少阴经，所属肾气不足；两少腹按之作痛，其病多累及厥阴经，多属肝气郁结为病；小腹按之或痛或胀，多属子宫、膀胱为病等。背部切诊时多观察督脉、背俞穴及其邻近处的皮下组织有无隆起、凹陷、松弛和皮肤温度的变异等反应现象，以此分析判断属于某一脏或经的疾病。奚氏针灸流派总结脏腑病在相应背俞穴、夹脊穴、腹募穴等处多会有压痛或敏感等异常反应，同时在四肢相应的原穴、络穴、郄穴、合穴等处也会有压痛等异常反应。

奚氏针灸流派将切诊所找到的压痛点、敏感点及结节等异常表现既作为诊断的参考，也作为治疗取穴的依据，切诊阳性现象的变化作为针灸疾病转归、临床判断疗效的客观指标之一。其学术思想来自《灵枢·九针十二原》"五脏有疾，应出十二原，而原各有所出，明识其原，睹其应，而知五脏之害矣"；《灵枢·背腧》"欲得而验之，按其处，应在中而痛解，乃其俞也"。奚氏针灸流派临床经验指出，四肢内脏疾患通常在夹脊或督脉、背俞上有压痛，用拇指按压扪查，以压痛点为穴，疗效为佳；脊间韧带有压痛，取督脉穴；脊旁韧带有压痛，取夹脊穴；背俞穴有压痛，取背俞穴；膀胱经背部两条经络各有侧重，急性痛症用夹脊或者督脉穴加上背俞穴，慢性病则应加上膀胱经第二侧线的穴位，以加强疗效。

2. 善用任督二脉穴位及背俞穴

奚氏针灸流派学术思想崇尚中医整体观。经络系统"内属于腑脏，外络于肢节"，将五脏六腑、五体、五官、九窍、四肢百骸联系成为在结构功能上相对分割，生理功能上相互联系、相互支持、相互制约，病理上相互影响的有机的整体。奚氏针灸流派在治疗上遵从《素问·阴阳应象大论》"从阴引阳，从阳引阴，以右治左，以左治右"，《灵枢·终始》"病在上者下取之，病在下者高取之"的思想外，基于《黄帝内经》有关任脉、督脉与全身各阳经的联系、与足太阳经脉联

系最为密切、与十二经脉亦有着密切的联系的论述，基于五脏六腑经气输注足太阳膀胱经背部的理论，认为善用任脉穴、督脉穴、背俞穴，对五脏六腑阴阳失调、四肢百骸气血逆乱有整体调节作用，以达到阴阳经络气相交贯，脏腑腹背气相通应，阴病行阳，阳病行阴，从阴引阳，从阳引阴的临床作用；并总结出对于阴性的病证（脏病、寒证、虚证）可取位于阳分（背部）的督脉穴、背俞穴，阳性病证（腑病、热证、实证）可取位于阴分（胸腹部）的募穴临床经验。

奚氏针灸流派整体观中还强调动态辨证观，临证应识常达变，不可拘于前人某病、某证、某穴、某法之说，当因人、因病、因证、因效而立法，准确辨证，灵活施治；认为任何治疗方法均非万能之法，不可偏拘一法而疗诸疾，或可取效，或不效，或坏病，故不可以一疗全；特别注意针灸临证时整体观念的贯彻，对于以局部症状表现为特点的病证，在治疗局部症状的同时，切不可忘记究其根本，标本同治。关于针灸方法的选择，当根据临床疗效孰优作为标准来选择，如病证在某一阶段宜针，某一阶段宜灸，某一阶段宜针药合用，某一阶段不宜针灸等，病证不同，治疗各异。辨明病证阶段特点、病变经络特性、机体刻下功能状态后，制定治疗法则，整体与局部结合。

3. 注重手法运用，善用古针法

奚氏针灸流派重视无痛进针。针刺进针无痛不等于针刺无感，指进针时不引起明显疼痛，不致患者精神紧张、气血紊乱。对于首次接受针刺的患者，为缓解精神紧张，先让患者躺在床上休息放松几分钟，与患者仔细交流针刺的治疗作用和针感现象，男性取左足三里，女性取右三阴交，保证第一针不痛，让患者放松体会针刺的感觉。精神特别紧张者用细针轻轻刺印堂和耳穴神门以安神。

针刺手法可分为刺"气穴"与刺"肉节"两大类。刺"气穴"指调经络穴位之气为目的，针刺穴位必须得气，得气部位可深可浅，肌肉丰厚部位穴位可施行补泻手法。刺"肉节"指穴位皮下有结节，如筋膜水肿、肌腱拉伤疼痛，针刺达到病所不必得气。针刺不得气应当候气，最忌粗鲁急躁，主张入针后患者没有感觉，不要不断深入，要等候1～2分钟，为候气之要。泻法虽求经脉畅通，亦不可过度，补法更宜轻巧柔缓。

临床多用导气法。奚氏针灸流派认为针刺最大作用是调气，调气可发挥双向良性调节作用，《灵枢·五乱》曰"徐入徐出，谓之导气"。手法为进针后徐缓入针，得气后再徐缓出针的手法。奚氏针灸除其他手法外，多用导气法施针。

施行补泻手法应把握要点，补法在浅部候气，得气后逐步加深，推向深部，轻轻捻转，行九阳数；泻法在深部候气，由深到中，中到浅部，行六阴数。补泻进出针之紧提慢按、紧按慢提手法要领在于：紧可以理解为重，慢可以理解为轻，关键是紧，是针尖黏、牢、紧的感觉，不可放松，放松气跟不上。在"烧山火"手法基础上变化的手法总结热补法，进针后用极慢的速度慢慢往下插，押手紧按不松，不使气散，持续1～3分钟，患者针下有热感产生；热补法多用于腹部腧穴，可起到温寒补虚的作用，用于排卵功能障碍型不孕症以暖胞宫促排卵，经临床应用和临床研究获得了良好的临床疗效。

4. 根据《灵枢·官针》刺法，灵活应用

（1）浅刺法：集半刺、毛刺、浮刺、扬刺、直针刺要领，奚氏针灸流派将此法多用于背部腧穴，一取浅刺固护卫表扶正之功，二取背部腧穴调和脏腑之用。

（2）刺骨法：取短刺、输刺之长，运针深刺至骨边，以疏通气血，祛瘀生新。

（3）刺络法：奚氏针灸流派化瘀推崇刺络，认为凡络脉瘀阻，色呈青紫或红肿热痛者，应循"盛则泻之""菀陈则除之"的治疗原则，均采用刺络出血并加以拔罐的方法；灵活运用络刺、豹纹刺、经刺、赞刺之意；用于急性丹毒、类风湿关节炎，在肿胀局部用三棱针针刺出血或黏液，以活血祛瘀，消肿止痛。

（4）恢刺法：治疗伤筋疼痛。方法是在伤筋处多针刺，针尖到筋膜不针透筋腱，再用刮针法刺激经气，用手循压痛处肌肉，让患者活动痛处，舒筋活络。

（5）分刺法：治阳缓阴急症。中风后遗症肌肉挛缩，为阳缓阴急，肢体拘急内收为阴急。在内收主肌群肌肉两端筋尾处针2针，使拘急松缓后，再于阳侧拮抗肌肌腹中央刺1针，使阳侧拮抗肌收缩，改善肌肉松弛。

（6）阴刺法：镇痛解痉挛。在肢体左右穴位上双手同时运针，止痛解痉挛，用于针麻手术镇痛和胃肠痉挛疼痛。剧烈疼痛时，先耳针，再体针。

（7）傍针刺：直刺一针，旁刺二针。同一穴位不要重复刺在同一点上，在穴位范围刺均可。

奚永江中医基础扎实，有丰富的临床经验。陆瘦燕、张伯讷曾手书奚永江，介绍患者前往诊治，被沪上针灸同行称为"针灸临床学家"。

（四）临证医案

1 急性肾炎

蔡某,女,8岁。

初诊:

[症状]患者发热、咽痛5日,自述经常扁桃体发炎1年多,前天晨起面浮肢肿,略有咳嗽,腰酸,小便呈酱油色。脉浮数,舌质红,扁桃体有糜烂。

[辨证]风热证。

[治则]疏风清热,利水消肿。

[针灸处方]风池,大椎,曲池,鱼际,列缺,合谷,阴陵泉,足三里,三阴交。

[治法]均用捻转泻法。

二诊:

[症状]昨日针后,身热渐退,略有咳嗽,咽痛渐轻,小便颜色转淡。续予清利。

[针灸处方]尺泽,列缺,鱼际,足三里,三阴交,照海。

[治法]均用捻转泻法。连续针刺2次。

三诊:

[症状]身热已渐退,略有咳嗽,面浮肢肿已渐退去。

[针灸处方]大椎,身柱,至阳,肺俞,脾俞,肾俞,委阳,三阴交。

[治法]背俞均用平补平泻法。

四诊:

[症状]晨起浮肿均已退去,小便常规镜下略有红细胞,见少量蛋白尿。

[针灸处方]大椎,身柱,脾俞,肾俞,三阴交。

[治法]均用平补平泻法。隔日针刺。

[疗效]急性肾炎针刺疗效快捷,2周内临床症状均已消退。巩固治疗2周,处方:曲池,外关,列缺,合谷,阴陵泉,足三里,三阴交,太溪。

2 不孕症

陈某,女,32岁。

初诊:

[症状]结婚3年尚未生育,经期尚准,人感疲倦,头昏纳呆,性欲淡漠。脉濡,舌淡。

[辨证]脾肾亏虚。

[治则]健脾温肾,暖宫助孕。

[针灸处方]中极,子宫,三阴交,关元。

[中药处方]丹参9 g,川芎6 g,柴胡6 g,广木香6 g,淫羊藿6 g,仙茅6 g,墨旱莲6 g,女贞子9 g,紫石英15 g,益母草9 g,赤芍9 g,生黄芪9 g。

[治法]中极,子宫,导气法;三阴交,补法;关元,温灸。没有月经后7日,隔日针灸,连续3次。

[疗效]针药调治3个月后怀孕,足月产一男孩。

3 肩痛（肩部软组织疾病）

马某,女,54岁。

初诊:

[症状]右肩酸痛已3个多月,近半月来入夜疼痛较甚,不能向患肢侧睡,上举及后旋均受牵制,据述系提重物引起。

[辨证]瘀阻经络。

[治则]疏通经络。

[针灸处方]天髎(右),阳陵泉(右)。

[治法]均用泻法。针时嘱患者配合肩部活动。针刺肩部阿是穴痛点时,将肩部提起,用较粗较长的毫针透刺,边透边更换方向,促使粘连组织松懈,限制角度逐渐好转,此为恢刺法。然后加拔火罐。

[疗效]针治5次,右肩渐能上举,后旋,夜间肩痛已减轻,嘱晨起作肩部等运动。1个月后随访,右肩痛已基本消失。

4 偏头痛

徐某,女,56岁。

初诊:

[症状]偏左头痛频作,此次已持续3日。头痛时左眼有闪电样感觉,视力模糊,伴恶心。脉弦滑,苔薄腻。

[辨证]风邪客于少阳,肝阳偏亢。

[治则]平肝潜阳,疏泻风邪。

[针灸处方]风池,内关,中渚,阳辅,行间,左颞阿是穴。

[治法]各穴均双侧施以捻转泻法,留针30分钟,每隔10分钟运针1次。

二诊:

[症状]针后,左侧头痛减轻。今感头昏,胸闷,大便不畅。脉弦滑,苔根腻。

[辨证]少阳之邪有疏泻之象,唯有湿浊中阻。

[治则]升清化浊,按原意化裁。

［针灸处方］风池,内关,丘墟,太冲。

［治法］捻转泻法,留针30分钟。

三诊至五诊:

［症状］头痛已减轻,胸闷纳呆。

［针灸处方］原法调治,原方加足三里,去丘墟。

六诊:

［症状］针刺5次,左侧偏头痛已缓解,稍感神疲乏力。

［针灸处方］百会,印堂,手三里,足三里。

［疗效］随访3个月,已无头痛发作。

5 面瘫

赵某,男,40岁。

初诊:

［症状］左眼睑不能闭合,口角歪斜已2日,左耳根部略有疼痛。苔薄,脉浮数。

［辨证］风邪客于阳明之络。

［治则］疏风通络。

［针灸处方］风池(左),阳白,四白,地仓透颊车,翳风,合谷。

［治法］先针风池,先深后浅,行旋转补泻法;合谷亦行泻法;面部穴位均用轻泻手法;地仓穴可用透穴法(右)。

［疗效］二诊至六诊,每日针刺1次,连续5次后,左眼睑已能闭合。七诊至十诊,针刺10次后,左眼及口角均已基本恢复正常,停针观察。2个月后随访,面部恢复正常,无后遗症。

［按］面瘫为针灸的适应证,治疗越早疗效越好,一般不超过1个月即可基本恢复。针刺取穴宜少,手法宜轻,刺激不宜太强,尽量避免治疗过于频繁,不宜大量使用激素。

6 强直性脊柱炎

刘某,男,26岁。

初诊:

［症状］患脊柱强直已8年多,先从两髋开始,两下肢步履不便,伴有酸痛,逐渐发展至腰部、背部。最近,颈部肌肉强板不适,转侧不便,夜寐欠佳,消化不良,时有腹泻,面色萎黄,呈慢性病面容。舌边有齿

痕,苔薄腻,脉细濡。

［辨证］脾肾两虚。

［治则］固本培元,温补脾肾。

［针灸处方］① 风池,大椎▲[①],大杼▲,身柱,神道,至阳▲,筋缩,命门▲,肝俞,脾俞,肾俞。② 膻中▲,鸠尾,中脘▲,天枢,关元▲,手三里,足三里,外关,阳池,复溜,公孙。

［治法］附子饼灸。每次2壮,每周1次。四肢穴位用平补平泻手法,督脉、任脉均用导气法。

［疗效］半年来针灸治疗50次,以上两组穴位轮流使用,目前颈部已能随意转动,骶髂关节处疼痛明显减轻,全身状况及面色均有改善。2年后随访,腰背酸痛均缓解,下肢活动据称已便利。

7 慢性肺源性心脏病

洪某,女,63岁。

初诊:

［症状］患慢性肺心病已10余年,原有慢性支气管炎,平时咳嗽痰多,动则心悸、气急,上下楼梯不便,有明显肺气肿现象。舌苔薄腻,脉滑数。

［辨证］心肺气虚,脾肾失健。

［治则］补益心肺,强壮脾肾。

［针灸处方］① 膻中,中府,中脘,气海,尺泽,郄门,内关,血海,足三里,三阴交。② 大椎,身柱,神道,心俞,膈俞,脾俞,肾俞,委中。

［治法］① 组穴位采用平补平泻手法;② 组穴位可用轻补捻转手法。以上两组穴位可交替使用,每周1~2次,15次为1个疗程。

二诊:

第1个疗程结束,咳嗽已改善,痰液分泌较少,喘息情况已消失,再继续第2个疗程。嘱适当增加体育活动。

［疗效］3年后随访,慢性肺心病症状平稳,未出现急性发作,有待进一步观察。

8 急慢性胃炎

徐某,男,36岁。

初诊:

［症状］因工作关系,进食速度极快,近月来食后

---

① ▲:代表附子饼灸。

上腹部隐隐作痛,有嗳气、泛酸,每日大便1～2次、较溏薄,睡眠有时易醒。舌苔白腻,脉尚平稳,时觉口气秽浊。

［辨证］脾胃失健。

［治则］疏肝健脾。

［针灸处方］① 神道,至阳,膈俞,肝俞,脾俞,胃俞,三焦俞,三阴交。② 中脘,下脘,手三里,足三里,丰隆,太冲,地机,商丘。③ 膻中,建里,神阙,手三里,足三里。

［治法］背俞穴均用针尖迎随法;四肢穴位均用平补平泻法;膻中、建里、神阙每次轮流用药饼灸2壮,艾炷如半粒白果大。

［疗效］二诊至十诊,每周针灸2次。诉上腹部疼痛已止,略有胃部胀气,口臭已有改善。3个月后随访,胃部胀痛情况均已消失,体重略增,体力精神均已康复。

［按］足三里合治内腑,为胃经之合穴、土中之土穴,有双向调节的补泻功能,故为治疗胃腹疾病的首选穴位。在深针本穴1～1.5寸时,不少体质敏感患者,尤其西方人士可觉明显的胃肠蠕动,可听见肠鸣音,或者矢气、嗳气等浊气外排现象,有些患者针后回家后还继续嗳气,长的可达2日,此后脘腹胀满消失而胃口大开,可见该穴对增强胃肠蠕动有显效。

9 哮喘

梁某,男,48岁。

初诊:

［症状］据述患气喘症已20多年,平时咳嗽,痰多,近2周鼻塞,呼吸困难,伴有哮鸣音。舌苔薄黄,脉滑数。

［辨证］肺肾两虚。

［治则］清热化痰,兼顾脾肾。

［针灸处方］大椎,身柱,神道,至阳,定喘,风门。

［治法］均用泻法,留针30分钟。

二诊:

［症状］夜间鼻塞,影响睡眠。

［针灸处方］印堂,上迎香,天突,华盖,膻中,合谷,丰隆。

［治法］用针刺平补平泻法,留针20分钟。

三诊:

［症状］针治2次,夜间气喘较平,今取背俞为主。

［针灸处方］大椎,身柱,定喘,肺俞,脾俞,肾俞。

均用浅补法。

［疗效］至十三诊,连续针治13次,咳喘渐平。其后每周二胸募与背俞穴轮流使用,夜间哮喘渐平,鼻窍已畅,咳痰已少。

10 湿疹

刘某,女,35岁。

初诊:

［症状］患者四肢肘膝屈侧慢性湿疹已2年余,曾经中西药物治疗但少效,有时腰部亦有丘疹,四肢皮损区皮肤变厚、色素沉着、干燥脱落皮屑,入夜瘙痒影响睡眠,头昏,心烦,月经不准,口干喜饮。舌质红,少苔,脉细数。

［辨证］血虚风燥。

［治则］养阴润燥,祛风止痒。

［针灸处方］① 曲池,列缺,合谷,血海,足三里,三阴交,太溪,太冲。② 风池,大椎,肺俞,心俞,膈俞,肝俞,脾俞,肾俞,委中。③ 耳针选穴:神门,交感,皮质下,内分泌,枕,相应皮损区。

［治法］三组穴位交替使用,均用捻转泻法,背俞可用平补平泻手法,留针30分钟,隔日针刺1次。耳穴可用贴压磁珠或王不留行籽,每周2～3次,配合皮肤针叩打皮损区,以出血为度。

［疗效］3周后,四肢皮损区瘙痒已显著减少,入夜可眠,尤其用耳穴压贴后,患者在夜间可自行按压穴位,有即刻止痒效果。连续治疗15次后,腰间及四肢皮损均渐好转,改为每周治疗1～2次,巩固疗效,共计治疗30次,皮损处已平复,诸恙缓解。随访2年,未见复发。

浦蕴星

(一)生平简介

浦蕴星(1935—2017年),女,上海人。1952年7月,浦蕴星从原上海市立高级产校护理专业毕业,分配至上海市卫生局直属中医门诊所,担任针灸助理工作。奚永江科室举办"针灸学习班",利用业余时间培养针灸人才。浦蕴星积极参加,认真学习,1955年11月被组织推荐至上海市卫生局举办的第一届"中医师带徒班"(六年制)学习,师从奚永江,1961年10月毕业,是新中国成立后上海市政府正规培养的"中医师带徒班"首批中医专业人才,上海市卫生局认定其相当"大专"学历，并出具学历证明。

浦蕴星不断进修学习，孜孜不倦提高专业水平，1961—1962年参加上海市中医学会主办的上海市中医师进修班并获结业证书；1961—1966年组织统一安排在五门诊各科轮转，先后跟随严二陵、张凤郭、蒋文芳、石幼山、朱锡琪临诊学习；其间又于1964—1965年参加上海市中医学会主办的上海市针灸医师进修班并获结业证书；1979—1981年先后到上海市第一人民医院神经内科和复旦大学附属华山医院神经内科脱产进修2年，掌握神经内科疾病的西医知识和技能。1974年浦蕴星创办针灸科病房，是上海市公立医院首家针灸病房，建立一系列针灸病房管理制度，为上海市公立医院中医针灸临床的发展做出了历史性的贡献。

浦蕴星中医针灸理论功底扎实，作为专业骨干参与上海中医药大学的教学工作。1973—1974年参加上海中医药大学教改小分队，赴当时的川沙县江镇卫生院任教师工作；1979—1984年兼任上海中医药大学针灸讲师，在开设"经络腧穴学""刺灸法""针灸治疗学"课程中，担任中医医疗系77级、78级、79级，针推系80级，针灸推拿系推拿专业82级、83级的课堂授课；临床承担十五期国针班、西学中班、针推系本科生的带教工作；1987—1989年，指导2名硕士研究生的毕业论文，参加毕业生论文答辩，担任答辩专家。1984—1987年，浦蕴星兼任上海中医药大学三部针灸临床教研组副主任，同时获教学职称；1980年评为讲师，1991年评为副教授；先后参与《针灸学概要》国针班教材、《新编中国针灸学》（裘沛然、陈汉平主编）、《中国针灸学》（法语版，陈汉平主编）、《针灸治疗学》（乐秀珍主编）4部教材及专著的编著工作。

在针灸科研方面，浦蕴星1956年参加奚永江"水针疗法"的临床研究，较早地开展临床科研工作；担任针灸科主任后，与时俱进，对神经内科、外科、妇科方面的疾病进行研究，开创上海中医药大学附属岳阳中西医结合医院针灸科科研工作之先。1980年作为主要负责人，浦蕴星进行"针刺治疗丹毒急性发作临床疗效"观察研究；1984—1985年，作为奚永江课题组成员参与"针刺治疗早期类风湿关节炎临床观察"研究；作为主要负责人完成临床观察"耳压疗法治疗胆结石胆囊炎"课题；1986—1990年，作为课题组主要负责人之一，参加国家科委"七五"攻关课题"针刺治疗类风湿性关节炎临床与机理研究"；作为临床研究组主要负责人，完成了类风湿关节炎病因病机临床疗效针刺手法150例的研究工作，该课题通过国家卫生部验收时获得高度评价；1991—1995年，作为课题组长主持上海市高教局课题"针刺奇经穴位促排卵的临床与实验研究"，完成单纯用针刺促排卵约63例临床观察；参与泌尿系、肛肠手术的针刺麻醉课题的临床操作；与上海市第六人民医院、复旦大学附属华山医院等相关科室协作，对视神经萎缩视网膜色素变性进行临床实验研究；将奚永江导师的学术经验、主持的临床研究工作进行总结发表，公开发表文章16篇。

20世纪70年代末、80年代初，浦蕴星潜心研制的"督罐"，2015年申请获得国家实用新型发明专利。在职期间，浦蕴星担任上海市针灸学会针灸器材委员会委员、临床组组长。

2009年，浦蕴星首先提出"奚氏针灸流派"是沪上近代针灸流派的一支，奚永江是奚氏针灸流派创始人之一的观点。上海近代中医流派临床传承中心确立浦蕴星为奚氏针灸流派代表性传人。

同时，浦蕴星也是最早参加我国中医药对外文化交流活动的专家之一。1975—1979年期间，她调任国际针灸培训中心，担任二期留学生班、国际针灸提高班的教学工作。浦蕴星1987年参加世界针灸联合会第一届学术大会；1988年赴法国针灸讲学1个月；1991年赴阿联酋、卡塔尔讲学和针灸医疗工作；1995年赴比利时、瑞士讲学。浦蕴星整理中东工作期间临床疑难病治疗验案，1997年主编出版《三十五年临床经验（法语版）》，为中国传统医学与世界各国的文化交流做出了贡献。奚永江曾评价："浦蕴星同志长期从事针灸临床和教学工作，积累了不少宝贵经验。参加国际针灸班、针灸推拿等专业教学工作获得学员们好评。"

（二）学术观点与针灸特色

浦蕴星秉承奚氏针灸流派之学术观点，继承的同时又有补充和发展。

1. 重视经络穴位切诊的运用

浦蕴星临证重视切诊的运用，临床诊治必先察经络之实虚，视其应动，乃后取之；认为在人体这个通过经络联属的有机整体上，通过相应经络及腧穴的切诊，可查可判机体状态，有助于制定治疗法则、处方腧穴配伍，同时检验临床疗效。

2.善用任督二脉穴位及背俞穴,注重整体的动态辨证

浦蕴星吸纳奚氏针灸流派学术观点,在中医整体观念的思想指导下,善用任督二脉穴位及背俞穴,尤其注重督脉穴、背俞穴与任脉穴的配合应用。《素问·生气通天论》中记载:"阴平阳秘,精神乃治,阴阳离决,精气乃绝",认为督统诸阳,任领诸阴,阴阳平和,病即遂愈;通过任脉穴、督脉穴及背俞穴的配合应用,调节失衡之阴阳,以达疗疾之目的。

在注重奚氏针灸流派所倡导的整体观、动态观中,浦蕴星补充提出"临床诊治辨病辨证合参,辨病当辨疾病发展所处阶段,辨证论治,同病异治;同一病例,不可初诊见效,复诊仍按原方原法,可能出现疗效相距甚远的结果",认为针刺疗效是针刺与穴位相互作用的结果,针刺穴位对机体的影响是多方面的,强调应充分利用穴位之性能。

(1)整体性:针灸一个穴位可以对全身产生治疗影响。

(2)多样性:针刺一个穴位可影响多个器官的功能;针刺多个穴位,对同一个器官的功能都有影响;针刺同一穴位,在不同的条件下,对某一器官功能的影响不是绝对的。

(3)双相性:针刺对机体有一种良性的双向调整作用,其影响主要决定于针刺时的机能状态。

(4)特异性:针刺某个穴位,可以对机体产生特殊影响。

(5)层次性:某些穴位随着针刺深浅度的不同,其针感和适应证各异。

(6)方向性:某些穴位随着针刺方向的不同,针感和适应证各异。

浦蕴星临证注重针刺手法的应用,认为针刺手法是提高疗效的关键所在;针灸临证行针法时,在守气、守意的基础上,注重刺手中指的应用,运用刺手中指进针、维持针感、稳定针感形成独特的手法。施针之时,当意念集中,同时刺手中指在进针时紧压穴位皮肤,起固定皮肤的作用,当用力将针尖向下快速刺入时,中指随之屈曲,将针刺入;在进针后扶持针身,协助拇指、示指作用力传达到针尖,达到候气、得气目的;在得气后中指仍不放松,避免针感忽有忽无、忽强忽弱,达到留气的目的;若要针感扩散或感传,用中指作旋揉动作,可使针感像水波涟漪状扩散;若意控制针感单向扩散或传导,用拇指捏住针柄,中指向

意指的方向拨动针身;若作"短刺"手法,借助中指控制,使针尖在骨边上下磨骨,以达其效。

浦蕴星擅长运用古针法,同时也强调针法也当识常达变。浦蕴星指出,在不变的天地阴阳运行规律下,人身阴阳气血运行规律亦恒定未改,故针法仍要以《黄帝内经》为根。然时世的更替,环境的变化,现代科技的发展,人的思想、体质、生活方式都有所改变,因而针法在不离根本的前提下也要随之改变,即针法的应用一定要结合当时的诊察技术及人体体质特性,灵活调整针法方案,比如针刺的量和度、针具的选择、针刺时间的选择,以及针刺与现代诊疗方法的结合等。方案或简或全,当灵活应变,不可固守一法。

浦蕴星临床擅长三叉神经痛、头痛、急性阑尾炎、丹毒急性发作、急性腮腺炎、闭经、不孕症、传染性肝炎、支气管哮喘、急性泄泻、小儿脑发育不全等病症的针灸治疗;开设类风湿关节炎、颈椎病、不孕不育症、脑发育不全等专病门诊。

2011年,浦蕴星被评为上海市名中医。同行评议认为,浦蕴星学术成就中最突出的是注重临床针刺手法研究,擅长运用古代针法,她为上海中医药大学录制针刺手法教学影片的针刺手法操作,是保持传统针刺手法临床应用的代表性人物。

(三)临证医案

1 膝痛

李某,男,43岁。

初诊:

[症状]双侧膝关节畏寒7年余。患者7年前右膝关节韧带伴半月板损伤后出现畏寒,1年后出现左膝关节畏寒,须佩戴特制羊皮护膝。2个月前出现右膝后侧半月板撕裂。曾行温灸、推拿等治疗,未见明显好转。刻下:双膝畏寒,受凉后酸痛明显,无红肿热痛,无行动受限。

[辨证]寒凝经脉。

[治则]温阳通络。

[针灸处方]大椎,至阳,腰阳关,血海,阴陵泉,膝眼(左),足三里,曲泉(右)。

[治法]腰阳关采用补法,余穴平针。

二诊:

[症状]畏风减轻。

[针灸处方]大椎,至阳,腰阳关,命门,环跳,梁

丘,陵上,足三里,血海,内膝眼,阴陵泉,曲泉,足三里。

[治法]腰阳关采用补法,环跳快刺、不留针,余穴平针。

[疗效]可取下护膝,畏寒明显减轻。

[按]浦蕴星治疗本例膝关节炎并未循矩单纯使用膝关节局部穴位,而是先在督脉经穴上运用补法。督脉为阳脉之海,取阳中之阳大椎、至阳、腰阳关、命门等穴,意在振奋人体阳气。盖本病患以畏寒为第一主诉,且病程日久,久病入络,使用督脉经穴能促进气血运行,改善局部症状。膝眼、梁丘、血海、曲泉等为治疗膝关节病的要穴,有疏通膝关节局部气血的作用。足三里、阴陵泉分别为足阳明胃经合穴及足太阴脾经合穴,有益气血、壮筋骨、利湿活络作用。诸穴合用,既有温经散寒之功,又有局部活血通络之效,因此二诊过后,本病畏寒之症得以明显改善。

2 类风湿关节炎

吴某,女,61岁。

初诊:

[症状]关节疼痛7年余。自2007年起无明显诱因下出现全身小关节疼痛,伴肿胀,服用中药治疗后好转。2009年自觉症状加重,以右膝为主,行走加重,断续中西医治疗,未见明显好转。辅助检查:2012年右膝关节MRI显示,右膝股骨髁后方偏内侧结节影,请结合临床及必要时穿刺活检;右膝外侧半月板前角,右膝内侧半月板后角变性;右股骨外侧髁软骨磨损伴软骨下骨变性;右膝关节腔内少量积液。2012年12月类风湿因子459.0 IU/mL。刻诊:右膝疼痛,畏寒,胃胀,小便多,泡沫样,大便质稀。查体:右手指间关节,双侧膝关节变形,右膝肿胀明显,右膝肤温升高,右膝行走受限,双侧浮髌试验(－)。双侧天宗压痛明显。

[辨证]阳虚邪恋。

[治则]扶正祛邪。

[针灸处方]大椎,身柱,神道,至阳,筋缩,脾俞(双),肾俞(双),关元俞(双),秩边(双),天宗(双),肩髎(双),太溪(双),阳池(双),三间(双),右手阿是穴。左膝:阴谷,足三里。右膝:膝阳关,曲泉,合阳,梁丘,鹤顶,膝眼,阴陵泉。

[治法]大椎三针同刺,出针时摇大针孔再拔罐令邪出;秩边用提插泻法;余督脉经穴与背俞穴均采用浅刺轻捻补法;膝阳关用3寸针透曲泉;余穴平针。

[疗效]治疗后患者立觉疼痛缓解。

二诊:

[症状]患者疼痛好转,肤温较前降低,右手掌指关节肿胀缓解。

[针灸处方]中脘,足三里,太溪,太冲,大椎,身柱,至阳,天宗,筋缩,脾俞,肾俞,腰阳关,小肠俞,环跳,委中。左侧:合谷,阳池。右侧:三间,腕骨,外关,内膝眼,膝关,曲泉透阳关,阴陵泉,阿是穴。

[治法]大椎、至阳分别用两针同刺;余督脉经穴与背俞穴均采用浅刺轻捻补法;余穴平针。

[疗效]同法每周针刺2次,1个月后患者疼痛缓解明显,病情稳定。

[按]类风湿关节炎者,病程日久,一般为本虚标实。本例全身关节疼痛7年之久,病情反复,近期控制欠佳,属虚实夹杂之证。浦蕴星采用背部腧穴扶正以治本,局部腧穴泻邪以除标。大椎、至阳为督脉上阳气最盛之穴,多针刺络后拔罐,盖因本例存在急性热痛之征,旨泻热驱邪外出,余督脉经穴和背俞穴上采用浅刺轻捻补法,意在取营卫之气以达扶正祛邪之目的。此外,该患者右膝红、肿、热、痛明显,采用透刺法有利于消肿止痛,并可改善关节的活动度。余选穴以局部为主,盖急则治其标之意。

3 子宫肌瘤

江某,女,37岁。

初诊: 2013年12月5日。

[症状]发现子宫肌瘤近2年。患者2012年2月自发性流产,伴大出血。术后出现贫血,血红蛋白(Hb)最低至76 g/L,2012年11月27日复查Hb 97 g/L。2012年11月27日子宫附件B超提示:子宫质地不均,多发肌瘤可能(后壁31 mm×27 mm×24 mm,前壁42 mm×42 mm×45 mm,另一29 mm×28 mm×28 mm),双卵巢囊性结构。目前自觉疲劳,纳差,进食略多后即有腹胀,时有气乱。夜寐欠安,睡眠时间5～6小时,平素易醒。伴口苦,时有潮热。查体:T4～T6脊柱间主诉结节感,压痛明显。月经史:7/28天,量多,色鲜红,第4～5日伴血块,痛经(－);上次月经11月12日。生育史:0-0-1-0。

[辨证]肝郁脾虚,气血亏虚。

[治则]补益气血,疏肝健脾。

[针灸处方]百会,足运感区,三阴交,足三里。

中脘,关元,头维,内关,神道,膈俞,肝俞,脾俞,肾俞,十七椎,关元俞。

[治法] 督脉经穴与背俞穴均采用浅刺轻捻补法,余穴平针。

[疗效] 刻下即觉腹胀感减轻。

二诊:

[症状] 上次月经12月10日,共7日,月经周期正常,量较前减少,血块几无,自觉轻快,疲劳感减轻,无头晕,仍有纳差。

[针灸处方] 百会,印堂,承浆,中脘,气海,关元,肓俞,子宫,三阴交,足三里,大椎,至阳,脾俞,十七椎,关元俞,肾俞。

[治法] 督脉经穴与背俞穴均采用浅刺轻捻补法,余穴平针。

三诊:

[症状] 因情绪影响,暴怒,月经提前,上次月经1月1日,共9日,量多,色鲜红,伴血块,自觉咳痰不尽感,纳可。

[针灸处方] 神庭,印堂,头维,足运感区,膻中,中脘,气海,子宫,阴陵泉,丰隆,太溪,风府,神道,至阳,肝俞,脾俞,志室,十七椎,关元俞。

[治法] 督脉经穴与背俞穴均采用浅刺轻捻补法,余穴平针。

四诊:

[症状] 饮食不适时易引发小腹不适,大便成形,咳痰缓解,偶有左下腹隐痛。

[针灸处方] 百会,足运感区,神道,印堂,承浆,上脘,关元,子宫,气海,肓俞,内关,足三里,三阴交,丰隆,神道,至阳,肝俞,脾俞,十七椎,小肠俞。

[治法] 督脉经穴与背俞穴均采用浅刺轻捻补法,余穴平针。

五诊:

[症状] 腹胀明显好转,因近期工作紧张,偶有心慌,腰酸,进食稍有不慎则入睡困难,上次月经3月20日,共7日。舌暗,苔薄。

[针灸处方] 神庭,印堂,承浆,大陵,神门,气海,足三里,三阴交,风府,大椎,身柱,神道,至阳,脾俞,气海俞,小肠俞。

[治法] 督脉经穴与背俞穴均采用浅刺轻捻补法,余穴平针。

六诊:

[症状] 上次月经4月10日,量多,经停后寐差,4

月9日复查Hb 110 g/L,偶有腹胀。

[针灸处方] 神庭,印堂,承浆,神门,中脘,肓俞,关元,足三里,三阴交,大椎,身柱,神道,至阳,肝俞,脾俞,肾俞,十七椎,小肠俞。

[治法] 督脉经穴与背俞穴均采用浅刺轻捻补法,余穴平针。

七诊:

[症状] 腹胀好转,白带可,无明显不适。2014年7月24日子宫附件B超显示:子宫质地不均,多发肌瘤可能(右前壁21 mm×21 mm×20 mm,后壁18 mm×17 mm×17 mm,另一34 mm×34 mm×33 mm),右卵巢内囊性结构。

[针灸处方] 百会,足运感区,印堂,承浆,中脘,肓俞,关元,子宫,足三里,三阴交,大椎,身柱,神道,至阳,十七椎,关元俞,小肠俞。

[治法] 督脉经穴与背俞穴均采用浅刺轻捻补法,余穴平针。

[疗效] 该患者自初次就诊至复查B超,前后约8个月时间,可见子宫肌瘤明显缩小。

[按] 今人大多重用督脉,而任脉选穴较少,浦蕴星一直坚持以调理任督为基础,同样重视任督,任脉经常选用承浆、膻中、上脘、中脘、肓俞,包括常用阴交、水分等,都是为了发挥神阙的作用。在本案中,患者初次就诊情绪较为焦虑,选用内关、神道配伍小肠俞镇心安神,治疗神志病常选取心经配伍小肠经,如心俞加小肠俞,或神道加小肠俞等。而妇人疾病与肝脾肾三脏关系密切,因此也根据症情调整,使用背俞以及相应经络穴位,能在短短8个月时间达到子宫瘤缩小的效果,可谓是有奇效。

4 汗管角化症

俞某,男,68岁。

初诊:

[症状] 周身皮疹伴瘙痒10余年。初次发病于13年前儿子病逝后,当时经过治疗痊愈,后无明显诱因再次发作,每次发作持续2~3个月,后通过治疗再次痊愈;之后再次发作,如此反复发作10年余。近半年因劳累症情加重,周身皮疹伴严重瘙痒,瘙痒以夜间为甚,影响睡眠,曾行中医内服及外洗,西医抗过敏口服及外涂治疗,症情稍有缓解,皮疹及瘙痒仍存在。抽烟每日5~6支,饮酒,口干,易出汗,有高血压病史。刻下:周身皮疹,瘙痒,夜间及汗出后加重,情

绪不稳,易怒,胃纳不佳,大便难,靠药物通便,小便频短。舌红、干裂,苔黄腻,脉滑数。

[辨证] 肝郁血虚,瘀热内蕴。

[治则] 疏肝理血,清热养营。

[针灸处方] ①百会,神庭,承浆,曲泽(双),腕骨(双),血海(双),丰隆(双),三阴交(双),太冲(双)。②大椎,身柱,神道,至阳,肝俞,脾俞,委中。

[治法] 大椎三针同刺泻法,出针时摇大针孔,出针后拔罐令血出;至阳刺法同大椎,委中刺法同大椎。余捻转泻法。

二诊:

[症状] 初诊针刺后瘙痒有所缓解,维持约2日。舌红有裂纹,苔干厚,脉数。患者血分有热,取心肝经荥穴泻血分之热。

[针灸处方] ①百会,神庭,承浆,曲泽,少府,中脘,中极,血海,丰隆,三阴交,行间。②风池,风府,大椎,身柱,神道,心俞,至阳,膈俞,肝俞,大肠俞,小肠俞,委中。③耳尖,心区放血。

[治法] 诸穴捻转泻法。

三诊:

[症状] 左侧肩胛部、左侧前胸处疱疹1周,伴有疼痛、心慌,皮肤科诊断为带状疱疹。腿上皮肤皮疹较前明显消退,针后瘙痒可明显缓解2日,后虽仍有瘙痒,较前亦有所改善。近2日自行服用黄连、大黄等清热解毒药(具体不详)。舌红,苔黄腻。

[针灸处方] ①通天(百会处皮疹,换取膀胱经清热),上星,曲池,曲泽,外关透内关,合谷,中脘,血海,阴陵泉,丰隆,太冲(左),行间(右,清热),带状疱疹围刺。②风池,大椎,身柱,胸第3、第4、第5、第7夹脊,筋缩,脾俞,大肠俞,委中。

[治法] 诸穴捻转泻法。

四诊:

[症状] 皮疹好转、色暗,舌苔较前薄,大便1日2次。

[针灸处方] ①百会,曲池,三间,曲泽(右),内关(手厥阴心包经,清血分热,内关透外关),血海,阴陵泉,丰隆,太冲,中脘。②风池,大椎,身柱,带状疱疹围刺,肝夹脊,脾俞,大肠俞,小肠俞,委中。

[治法] 诸穴捻转泻法。

五诊:

[症状] 皮疹褪减明显,瘙痒缓解明显,自诉缓解70%~80%,现晚间服用西替利嗪1粒(之前2粒),偶尔臀部丘疹处涂抹外用药。带状疱疹处皮疹减退,疼痛改善,目前疼痛以前胸为主。

[针灸处方] ①神庭,印堂,曲泽,内关,曲池,合谷,中脘,血海,阴陵泉,丰隆,太冲,三阴交。②风池,大椎,身柱,胸左侧第4~6夹脊,膈俞,肝俞,脾俞,小肠俞,胞肓,委中。

[治法] 诸穴捻转泻法。

六诊:

[症状] 瘙痒明显减轻,自诉瘙痒减轻90%以上,皮疹改善80%以上,目前左胸背部带状疱疹皮疹基本消退,仍有疼痛,较前有所减轻,日间较夜间稍重。小便黄,夜寐差,靠安定(地西泮)入睡,之前2粒剂量,目前减成1粒。

[针灸处方] ①百会,神庭,承浆,曲池(左),外关(左),内关(右),合谷,膻中,胸前带状疱疹围刺,中脘,中极,血海,丰隆,阴陵泉,三阴交,太冲。②风池,风府,大椎,疱疹对应夹脊,心俞,胸第9夹脊,脾俞,大肠俞,秩边。

[治法] 诸穴捻转泻法。

七诊:

[症状] 瘙痒明显好转,昨日自行停服西替利嗪,瘙痒无明显加重,带状疱疹疼痛缓解明显,偶有轻微疼痛。自诉症情随情绪有所波动,夜寐差,大便干,小便频。

[针灸处方] ①百会,神庭,承浆,尺泽(泻法),列缺,合谷(泻法),中脘(清湿热),天枢,中极(清下焦湿热),丰隆(清湿热),血海(向上斜刺),三阴交,内关。②风池,胸左侧第4~6夹脊,右侧第4、第6夹脊,至阳,脾俞,三焦俞,大肠俞,小肠俞,秩边(左),胞肓(右)。

[治法] 诸穴捻转泻法。

八诊:

[症状] 前臂、下肢内侧生长汗毛,皮肤表面增厚,带状疱疹处有疼痛,臀部皮疹稍甚(因衣物天热等原因)。

[针灸处方] ①神庭,印堂,承浆,曲池(右),合谷(右),列缺(左),中脘,中极,阴陵泉(左),丰隆(右),三阴交(左),陷谷(右),公孙(左)(根据病情好转情况,适当可减少取穴;右侧阳明经,左侧阴经,阴阳相配,公孙、列缺相配)。②风池,大椎,胸左侧第4~6夹脊,右侧第4夹脊,至阳,脾俞,小肠俞,秩边,委中。

[治法] 诸穴捻转泻法。

九诊:

[症状] 皮疹基本消退,臀部尚有少许,自诉已基本不觉瘙痒。带状疱疹处疼痛明显改善,只遗留少许疼痛。舌苔白腻,较前好转,夜寐欠安。

[针灸处方] ① 神庭,头维,少海,曲池,合谷,血海,丰隆,阴陵泉,太冲,中脘,中极。② 风池,风府,大椎,胸左侧第4～5夹脊,右侧第3夹脊,膈俞,脾俞,小肠俞,秩边,委中。

[治法] 诸穴捻转泻法。

十诊:

[症状] 全身皮疹可,背部带状疱疹处时有刺痛。

[针灸处方] ① 百会,头维,印堂,承浆,中脘,关元,合谷,血海(左),阴陵泉,丰隆,三阴交(左),太冲(右)。② 风池,风府,大椎,身柱,至阳,中枢,脾俞,关元俞(左),秩边,中髎。

[治法] 诸穴捻转泻法。

十一诊:

[症状] 停安眠药,皮疹好转明显,大便成形、日行2～3次,小便调。

[针灸处方] ① 神庭,头维,承浆,曲泽,三间,血海,丰隆,三阴交(左),太冲,中脘,中极。② 风池,风府,大椎,胸第2、第3、第4夹脊,身柱,脾俞,大肠俞,小肠俞,秩边,委中。

[治法] 诸穴捻转泻法。

十二诊:

[症状] 疱疹好转,余诸症悉减。

[针灸处方] ① 百会,神庭,头维,承浆,中脘,三间,中极,血海,局部皮损平刺,丰隆,太冲,风府。② 风池,颈夹脊,身柱,神道,至阳,肝俞,脾俞,次髎,中髎,委中。

[治法] 诸穴捻转泻法。

[疗效] 皮疹基本消退,基本不觉瘙痒。

[按] 汗管角化病是一种与遗传有关的慢性角化性皮肤病,病因不明,多有家族史。原发损害为角化性丘疹,逐渐向周围扩展,中央皮肤正常或萎缩,其边缘为一狭窄的灰色或淡褐色角化性堤状隆起,隆起顶部有一更窄的沟槽,无自觉症状,好发于暴露部位,黏膜亦可发生。西医用药物对症治疗,无特殊疗法。浦蕴星说,此病非针灸科常见疾病,但是遵循辨证论治的原则,可以治疗。患者首诊时头皮、四肢、身体均有红褐色丘疹,伴有瘙痒,夏天不敢穿短袖,因瘙痒忍不住挠抓局部,时见贴身衣物上有血渍,为热入血分之象。首次发病因情绪受到严重打击所致,考虑此病发病基础与遗传有关,而情志不畅为其诱因。患者此次发病持续时间较长,经中医外科和针灸科联合治疗后,好转明显,原有红褐色丘疹变浅,皮损明显好转,可见针刺对于皮肤疾病的治疗亦有优势。

5 顽固性瘙痒疱疹

史某,女,20岁。

初诊:

[症状] 反复皮肤瘙痒2年。每逢春夏、日光照射及风吹、月经间期时丘疹、红斑增多、剧痒,经皮肤科药治至今,仍此起彼伏。刻诊:颊面、颈项、上背部、两上臂外侧有红斑、丘疱疹,头面部满布,剧痒。抓搔后稍有渗出液,上唇肿,伴夜寐不安,阵发心悸,心情烦躁,易怒,大便干结。舌质尖红赤,苔薄黄,脉弦滑数。

[辨证] 湿热郁肤,心肝火旺。

[治则] 清利湿热,清心平肝。

[针灸处方] 大椎,至阳,少海,少府,风池,三阴交,行间。

[治法] 大椎、至阳取0.30 mm×25 mm毫针快速点刺分许,即出针后术者以拇指、示指在针孔两侧挤捏使出血。少海捻转提插补法,三阴交平针,其余诸穴均行捻转提插泻法。留针30分钟,隔15分钟,间歇运针1次。出针时泻之则摇大其孔,不闭其穴。嘱明日复诊。

二诊:

[症状] 颜面,背部红疹显著消减,瘙痒亦轻,唇肿退,今晨已解大便。唯昨夜睡眠仍不酣,脉苔如上。针后血热之势受抑,唯心火独旺,原方损益,以清心泻火为治。

[针灸处方] 神庭,印堂,神道,少海,少府,风池,三阴交,行间。

[治法] 神庭、印堂、神道取0.30 mm×25 mm毫针点刺挤捏出血,其余诸穴针法同首诊。隔日治疗。

三诊:

[症状] 头面,背部红斑,丘疱疹均消退,部分结痂,不痒,两夜安睡,大便日行,患者神情舒畅。苔薄腻,舌淡红,脉平。心肝之火已平,湿热亦清,停止出血一法。

[针灸处方] 印堂,神庭,少海,风池,三阴交。

［治法］少海、风池分别行捻转提插补泻法，余穴平针。今起停针随访观察。嘱避免烈日暴晒，注意心理自我调节等事项。

［疗效］经1年随访观察，未有复发。虽值经行前后，或在吹风日晒后，亦无红点丘疹出现。

［按］瘙痒一症多因风邪，此外，湿、热、寒盛等均可诱发。《素问》云："诸痛痒疮，皆属于心。"本例内因乃由心火太过、内热炽盛，兼之腠理不密，外因为风邪侵袭肌肤。患者每在春季风吹、夏天日光暴晒后症状加重，盖春日风木当令，夏主心火。患者心火偏旺，心主血，血分必热，又因外界环境之气候火热，二火相遇，风助火势，故肌肤间起瘭作痒，焮红，心火偏旺，又可引动木火上升，则烦躁易怒。治宜凉血清热。在督脉经穴大椎，至阳二穴刺其血络放血，可清热泻火凉血以奏速效；少府乃手少阴心经荥火穴，泻之可清亢盛之心火；少海为手少阴心经之合水穴，补其溢水之功以制偏旺之心火；风池可清头面之风热，行间肝经荥穴，二穴同用，表里经相配，上下相为呼应，可疏肝气，平肝木，清肝热。三阴交，健脾和湿且有安神调经之功。二诊时已见皮疹明显消减，唯睡眠仍不佳，且焦虑躁急之心情未平，舌尖仍红，心火独亢盛，原方去大椎、至阳，取印堂、神庭、神道点刺出血以清心泻火、宁神，使2年之疾3针而愈。

6 癔病

案1　癔症性瘫痪

朱某，男，40岁。

［症状］双下肢瘫痪3个月。患者因工作受挫，致情绪抑郁不振。精神萎靡，食欲减退，此后逐渐感到双下肢萎弱无力，致不能走路。曾在外院骨科、神经科诊治，药物、理疗均未奏效。专科检查：双下肢肌力3级，肌张力正常，肌容量减低，四肢腱反射对称，病理反射未引出。苔薄白腻，有齿痕，脉细涩。

［辨证］痰郁神窍。

［治则］开窍醒神，疏通经络。

［针灸处方］人中，风府，秩边，委中。

［治法］人中、风府均捻转泻法；秩边、委中输刺法，直入直出，感应迅速扩散至双下肢。

［疗效］初诊后，即刻患者双下肢可抬、抗阻力。诊后活动自如，并嘱加强功能锻炼。

案2　癔症性癫痫

孙某，男，31岁。

［症状］四肢阵发抽搐3年。发病前曾与家人争执大哭，有不舒片刻，精神恍惚，步态不稳，继则四肢抽搐，呈角弓反张达10余分钟，后渐渐自行缓解。3日来每日发作多达10余次，每次抽搐数分钟至10余分钟。曾注射镇静剂，今日情绪不佳，抽搐加剧，发作频繁。发作时精神清楚。检查：神清、神经系统（－）。苔白腻，舌尖边红，脉弦数。

［辨证］肝郁神闭。

［治则］开窍醒神，疏肝解郁，镇痉止搐。

［针灸处方］人中，风府，大陵，行间。

［治法］风府捻转泻法，运针1分钟不留针；人中向鼻根方向斜刺0.1寸，得气后行雀啄法1分钟；大陵、行间捻转提插泻法，以患者耐受为度，留针30分钟。

［疗效］首诊后即停止抽搐，随访未发。

案3　癔症性哮喘

李某，女，36岁。

［症状］哮喘持续1日。昨日因恼怒生气后即感胸部满闷，憋气，呼吸不畅，喘急不能平卧，经服氨茶碱等无效，特来针灸治疗。既往无气管炎及哮喘史。检查：神清，呼吸急促，张口抬肩。苔白腻舌偏红，脉细弦数。听诊：呼吸音清，未闻哮鸣音及湿啰音。

［辨证］痰郁神窍。

［治则］开窍醒神，宽胸和气。

［针灸处方］人中，膻中，大陵，气海。

［治法］大陵针尖向前臂方向，与人中均捻转泻法；膻中，进针后向剑突沿皮横刺，得气后，以左手示指、中指腹按在针体上皮肤处，缓慢作左右横向按揉1～2分钟，使针感向四周扩散。气海平针法，留针20分钟。

［疗效］针后患者诉胸部满闷渐解，舒畅而愈，随访未有发作。

案4　癔症性扭转痉挛

沈某，男，26岁。

［症状］3日前与人争执，当即昏厥，伴全身抽动，肢体扭转，蜷曲，头项向左后扭转，左手旋后，持续1～2分钟后渐缓解，以后日发3～5次不等，曾在外院神经科诊治做脑电图、头颅CT等检查均正常，药治无效。检查：神经系统，无阳性体征。苔黄腻，脉弦滑。

［辨证］痰郁神窍。

［治则］开窍醒神，祛风镇痉化痰。

［针灸处方］人中，风府，丰隆，行间。

［治法］风府向喉结方向进针0.8寸，待有较强

针感后，捻转泻法3分钟，不留针；人中向鼻根下斜刺0.5寸，与行间二穴捻转泻法；丰隆提插泻法留针，留针1小时，间歇运针。

［疗效］3次治疗后，抽搐等症状全部消失。

［按］首诊后发作明显减少，随着病症改善，减少针刺剂量，并取备用穴，风池、后溪、阳陵泉等随证选用。

案5　癔症性失语

顾某，女，35岁。

［症状］失语10日。10日前曾跌扑头部着地，当时无昏厥，但以后不会说话，即赴医院急诊，曾做头颅CT做检查无异常发现，诊断为癔症性失语，针刺及药物治疗无效。检查：舌运动正常，其他神经系统均无阳性体征可见。舌尖偏红，苔薄，脉细弦。

［辨证］火郁神窍。

［治则］开窍醒神，通利舌窍。

［针灸处方］人中，风府，上廉泉，大陵。

［治法］人中、大陵穴捻转泻法；针风府穴待有强烈针感时令患者动舌体，观其神情自如，对医者嘱咐能密切配合后，再针刺上廉泉；同时再泻大陵，此时嘱咐患者深呼吸，待呼出时，大声发"啊"音，当即发声后语言完全恢复正常，次日就诊随访，疗效稳定。

［按］本病的临床症状复杂，表现各异。笔者分析其病因病机，则以七情六欲为最主要。郁者，滞而不通之义。凡有情志波动，失其常度，气机郁滞，则生此病。正如《灵枢》所云"悲哀忧愁则心动，心动则五脏六腑皆摇"；《医宗金鉴》云"心静则神止，若为七情所伤，则心不得静，而神燥扰宁也"。其次，痰火郁结也是主要的病因，是谓火炽则痰涌，心窍则为之闭塞。气郁则痰迷，神志为之混淆。因此，本文选择5个病例，按其临床症状分别展示中医"痿证""痹证""哮喘""郁病证""痉证"，然其主因为七情抑郁，痰火郁结，以致心窍被蒙，神志逆乱。

对本病的辨证施治，建立在对症病机的统一性，以气机郁滞、心窍被蒙、神志逆乱，则以开心窍、醒神志、疏肝气治其本，再根据其表现在精神、感觉运动以及自主神经等方面的症状，循行脏腑、经络辨证，针对其症状病位和归经，采用循经、局部取穴以治其标，治本兼治其标的标本同治法。治本主方取督脉、心包、肝经。大陵为心包经的腧穴，有清心火、开心窍、宁心神之功，泻足厥阴肝经荥穴行间以泻肝火、疏肝气，督脉之风府、人中则可醒脑清神，四穴相配达开心窍、醒

神志、疏肝气之功，其余配穴则以脏腑、经脉或井穴随证应用。

在治疗本病时，浦蕴星十分重视首诊的治疗效果，至少经过第1次治疗后要取得疗效，如案5癔性失语，为曾在外院经过针刺治疗无效而对针灸疗法信心不足者，经过仔细检查、分析，认真制定治疗方案，并告知患者，使其了解针刺特定穴，通过经络与脏腑组织器官间的联系，使其在充分了解的前提下树立了信心，能密切配合，取得了理想的效果。

7 肌萎缩性侧索硬化症伴假性球麻痹

张某，男，52岁。

初诊：

［症状］肢体活动不利伴言语不利2年余。患者诉2年前劳累汗出，冷水淋浴后，出现肢体乏力，后症情逐渐加重，出现讲话缓慢，张口费力，行动无力，并继续呈进行性加重状态。外院神经科诊断为"肌萎缩性侧索硬化症伴假性球麻痹"，并予相应治疗至今，但未能控制病情发展。刻诊：语言含糊不清，饮水时流溢、反呛、吞咽困难，项背、四肢肌肤板紧，转颈挛掣，四肢乏力，下肢为甚，步态不着实，伴四肢冷、失眠、食欲减退、精神萎顿。

［检查］面肌运动好，面部感觉及角膜反射正常，咽反射消失，上肢肌力4～5级，下肢肌力4级，全身腱反射亢进，踝阵挛，知觉完整伴两侧大小鱼际轻度萎缩。舌胖质偏暗，苔薄黄，脉细弱。

［辨证］肝、脾、肾三脏俱虚，精血亏耗。

［治则］补益肝肾，健运脾胃，活血通络，以冀控制病情发展。

［针灸处方］手三里，足三里，合谷，太冲，太溪，中脘，气海，海泉。"滚筒针"在项、肩胛、背、腰尻循督脉足太阳经分布区，自上而下滚刺后走罐。

［治法］海泉针刺0.5～0.8寸，单刺不留针；太溪、中脘、气海行捻转、提插补法；其余诸穴均平针法。"滚刺"法不出血，待皮肤潮红后在皮肤上擦以"冬青油"进行"走罐"。每周针刺治疗3次，"走罐"每周1次。20次为1个疗程。

二诊：

［症状］针后周身有温热感，尤其在腰背部，余症如上所述。

［针灸处方］相应华佗夹脊穴（颈第3、第5、第7，胸第3、第11，腰第2、第4两侧脊旁），天宗，秩边，金

津,玉液。

[治法]金津、玉液点刺各深0.3寸;天宗合谷刺,秩边输刺法,须有循经扩散感。上述诸穴均不留针。相应华佗夹脊穴针刺时要求在颈、胸、腰段分别各有一穴的针感有放射扩散感觉。与首诊时体针取穴为两组基本方,每次治疗时轮流选择其中一组方穴。

三诊:

[症状]肌肤板紧感觉减轻,舌运动有好转,已能吐出口水,双下肢亦较前有力,睡眠好,食欲增。苔薄腻,舌质暗,脉细。

四诊:

[疗效]四诊至十诊,舌运动已灵活,不流涎,构音较清,吞咽已无障碍,咀嚼亦可,咽反射已出现。肢体活动渐有力,肌肤板紧现象明显改善。唯晨起时略感,活动后即舒缓。治法尚妥,再疗。

经过1个疗程(20次)针刺治疗,诸症得以控制并继续好转,四肢肌力提高4+~5-级,步态亦着实。精神振奋,眠安,纳便调。舌胖偏暗,苔薄腻,脉细有力。间歇2周后再继续第2个疗程治疗。

[按]本病系运动神经疾病,迄今病因未明,通常在40~50岁之间发病,男性较女性为多,5%~10%病例有家族史。目前,尚无有效措施能阻止本病的进展,其预后不佳。

从本案发病及临床证候分析,可归属于中医学"痿证"范围,因其病渐进,如枝之渐枯萎不用。中医学治痿之法依据辨证不同而异:如肺热叶焦者清上热;精血内夺、奇脉少气则以填补精髓为主;肝肾虚兼湿热及湿热蒸灼筋骨者,宜益下焦以温通散络、兼清热利湿为主。《黄帝内经》则有"治痿独取阳明"之论,亦指出"阳明者,五脏六腑之海,主润宗筋,宗筋主束骨而利机关也",这就说明"人以胃气为本"。饮食入胃,游溢精气,归于五脏。

本案病发前患者因劳累后汗出,冷水沐浴,寒湿之邪从皮肤肌肉乘虚入侵,久则寒去湿留,湿又从热化,再耗阴血,内伤肝、脾、肾三脏。肝伤则四肢不为人用而筋骨拘挛;肾藏精,精血相生,精虚则不能灌溉诸末,血虚则不能营养筋骨,脾虚则生化之源不足,以致肌肉萎缩,筋脉失养,骨髓空虚形成痿证;兼之脾胃运化失职,饮食减少,病情日趋严重。因此,治疗上则从肝、脾、肾三脏着想,并在补养肝肾精血的同时,必须照顾脾胃之生化。方中手三里、足三里、合

谷、中脘即贯穿以健运脾胃为中心;太冲、太溪为足厥阴、少阴之原穴,以补益肝肾、填补精髓;气海有益气培元之意;海泉、金津、玉液,刺之可通利舌窍、利咽;天宗、秩边用以疏导上、下肢经气。应用"滚筒针"循经滚刺皮部,以"走罐法"佐之,则活血疏经通络之功更强。

华佗夹脊穴,内夹脊里督脉,外邻膀胱经,督脉之别由督脉"别走太阳"夹脊而行于督脉与膀胱经之间。夹脊穴又与各脏腑背俞相邻,针之可调和脏腑气血。实际研究观察到每个夹脊穴附近均有相应脊神经后支伴行,神经纤维的范围覆盖了穴区部位,交感神经纤维交通支与脊神经联系,并随脊神经分布到周围器官的脏器,引起针感传导反应,通过神经体液调节作用,可影响交感神经末梢释放化学物质,使病变受累的椎关节、韧带、肌肉等组织结构以及神经血管邻近组织产生良性反应,调整改善,使之趋于平衡。

8 恐高症

一阿拉伯联合酋长国人,男,28岁。

初诊:

[症状]恐高16年。12岁时曾目睹有人自高楼坠下后,精神一直紧张,至今每当登高、驾车爬坡时,顿感头晕目眩、全身出汗、惊悲状,伴胸闷、气促、泛恶呕吐等。患者平素易紧张、恐惧,时有心悸、口干等症。否认父母有精神障碍史。曾赴伦敦等地就医,系统检查均无病理现象可见,诊断为心因性症状,接受心理治疗及药物治疗均无效,遂求治于中医,但又信心不足,且对针刺疗法有恐惧感。

[查体]神佳,对答切题,表情自然。内科、神经系均(-)。血压140/96 mmHg,脉搏82次/分。苔薄腻,舌质尖色红而干,脉细带数。

[辨证]心气虚弱,心阴不足,心肾失调。

[治则]益气养阴,交泰心肾,佐以平肝潜阳。

[针灸处方]神门(双侧),照海(左),太冲(右)。耳穴:心、肝、肾、神门、脑点。

[治法]太冲捻转轻泻法;神门、照海捻转轻补法。共留针40分钟,每隔15分钟运针1次,术者以拇指、示指、中指持针柄,若即若离地小幅度持续运针,每穴1分钟。耳穴取一侧以磁珠埋穴,嘱患者每日3~5次、每次2~3分钟轮流反复按压敷贴磁珠,每穴按压10次,以耐受胀感为度。

二诊：

［症状］神情安定，消除疑惑，对治疗树立信心。血压124/76 mmHg，脉率72次/分。苔薄，舌偏红，脉细。

［针灸处方］原方加神道、神庭。

［治法］神道捻转轻补法，运针1分钟，不留针，余宗前法。心理疏导，并嘱患者开始登高远眺锻炼。先自底层登上3楼，从室内向室外远望。如无不适，再去室外阳台远视。

三诊：

［症状］第2次治疗后开始每日2次登楼向室外眺望，目前已登3楼室外阳台远视，未出现昏晕、汗大出等现象。苔薄，脉平。

［针灸处方］原法当妥。原方损益宗近，去太冲及耳部肝穴。

四诊：

［症状］诉针治以来神情安定，未出现心悸等现象。现已可登6楼室外阳台眺望，驾车爬坡均无任何不舒感。

［治疗］治疗同上，以巩固疗效，并嘱停针观察。

［疗效］1个月后患者来诊随访谓：停针期一切如常，已登高驾车爬坡，又曾乘飞机赴伦敦，在机舱内由机窗向空中眺望均未出现恐惧、眩晕、汗出、恶心等症，目前生活、工作正常。

［按］本病起于惊吓、恐惧后。发病时年龄幼小，脏腑之气未充，受惊后心气乱，致心神摇动，魂魄不安，脾胃升降受阻，恐则伤肾，心肾失调，久则心阴不足，心气虚弱，肾水衰亏，而心肾二亏。方取神门为手少阴心经原穴，神道属督脉，督脉入络脑，二穴可补益心气、安宁心神；神庭系督脉与足太阳经交会穴，用以治疗心神错乱等症。"三神"相配，益气养阴，以安神魂，定惊悸。照海为阴跷脉气所发，用以交泰心肾，佐太冲有平肝育阴潜阳之功。

本例病程较长，又曾赴英国等地治疗，且对中医针灸治疗抱有疑惑及一定的恐惧感，为之首诊的治疗是关键，初诊精选三穴，无痛进针后采用捻转补泻法，施以轻柔的针法，产生十分徐和而适应的针感，并能宁心安神，平肝潜阳，术后即可使血压、脉率得以平稳。故穴不在多，针法施术因病因人，恰到好处。治疗前使患者了解中医、针灸治病的原理，以及对本病的病因病机分析，解除其疑惑，树立了信心，结合心理调治、登高远眺等得当的方法，方能三诊而愈，随访疗

效巩固。

9 强阳症

薛某，男，26岁。

初诊：

［症状］阴茎勃起不倒、胀痛4小时。结婚2周，欲念异常亢进，阴茎常自行勃起不倒，梦中阴挺不收，房事后阴茎仍坚而不衰。今晨性交后，阴茎一直勃起不倒，阴茎和精索发胀、疼痛，心烦不安，小便黄少，排尿困难，大便干结。舌质红，苔黄腻，少津，脉弦数。

［辨证］肝胆湿热内盛，命门之火亢盛。

［治则］清泄肝胆之火，佐以滋阴。

［针灸处方］大敦，足窍阴，少海，复溜，小肠俞，会阳。

［治法］取0.35 mm×30 mm毫针点刺大敦、足窍阴二穴出血。小肠俞、会阳行提插捻转泻法，每穴运针20～30秒，单刺，不留针；少海、照海行捻转补法，留针30分钟，每隔10分钟，间歇运针1次。每日治疗1次。

二诊：

［症状］昨日针后阴茎变软下垂，胀痛亦消，但夜寐后仍阴纵不收。苔薄黄，舌偏红少津，脉弦，热盛之势成。

［治则］滋阴补肾，清泻肝火。

［针灸处方］太溪，复溜，太冲，少海，肾俞，小肠俞。

［治法］肾俞捻转补法，小肠俞提插捻转泻法，每穴各运针1分钟，均不留针。少海、太溪、照海捻转补法，太冲平针法，留针30分钟，间歇运针2次。

三诊：

［症状］夜间阴挺时间缩短，神情安定，小便淡黄，腑行亦畅。苔薄腻，舌偏红，脉小弦。治宗原方。

四诊：

［症状］诸症均已消失。苔薄腻，舌淡红，脉平。

［针灸处方］太冲、太溪。

［治法］太冲平针，太溪捻转补法，留针20分钟，嘱停针，随访观察。

［疗效］经5次治疗后症状全部消失，性生活正常，随访3个月，无复发。

［按］本病中医学又称"阴纵""内消"，亦称强阳不倒，主要表现为阴茎异常勃起，《灵枢·经筋》曰"足厥阴之筋病……伤于热则纵挺不收"。考前阴为

宗筋之所聚，足厥阴之经脉、经别、经筋、别络均循于此。厥阴属肝木，内藏相火。本病患者年轻形实，肝胆湿热内盛，又纵欲过度，心火偏盛，引动相火内炽，火性上炎，故阴器挺而坚举不缩；实热伤阴，筋失濡润，筋脉燥急，亦导致玉茎坚硬不痿。

肝胆相为表里，胆别贯心。临床症状中，心烦不安，阴茎胀痛等均属心、肝二经热盛之症，故首诊急取肝、胆二经井穴，毫针点刺出血以清泄肝胆实热，使命门之火自内济而不偏亢；取手少阴心经合穴（水穴）少海补之，益水以制心火；泻相为表里的小肠经的背俞穴小肠俞，以制过旺的欲火；会阳为督脉与足太阳之会，古代医家用以治疗男子性功能疾病；复溜乃是少阴肾经经穴，属性金，为本经补穴，可益肾养阴以制火。

二诊时，阴茎变软，但夜寐后仍阴挺不收，苔黄腻转薄黄，肝经热未清。然其主要病机为肾阴亏不能育肝，肝阴虚不能制火，相火亢而莫制，则仍阴挺不收，治当滋阴补肾。清泻肝火，故原方去二经井穴及会阳，加肝、肾原穴太溪、太冲及肾俞，三穴合用，加滋补肾阴、滋水涵木以泻肝火之功，使水足则火自制，肝木自宁，其病则愈。

🔟 脉管炎

江某，男，59岁。

初诊：

［症状］双下肢远端胀麻感2年余。双侧足底部麻木，触碰即有触电感，波及小腿远端，夜间胀痛明显。2012年2月自觉双下肢远端瘙痒，搔抓至皮肤溃破，难以愈合，曾于他院行病理检查，诊为脉管炎，治疗后溃疡愈合。近半年行针灸治疗，病程未再进展。既往类风湿关节炎10余年，长期口服地塞米松；高血压5年余，目前服用玄宁（马来酸左旋氨氯地平片）；冠心病，目前服用欣康（单硝酸异山梨酯片）；否认糖尿病史。吸烟20余年，目前每日3～4支。查体：双下肢皮肤肤色晦暗，右下肢内侧皮肤溃疡，触及双侧足底关节处可触发疼痛（跖趾关节明显），可及足背动脉搏动；右肘关节外展受限，腰椎生理弧度消失，全脊柱僵硬，活动度差。舌暗，中有裂纹，黄腻厚苔。

［辨证］属痰、湿、瘀三者交阻。

［治则］祛痰除湿化瘀，以局部针刺结合全身扶正治疗。

［针灸处方］大椎，至阳，身柱，筋缩，脾俞，脊中，腰阳关，关元俞，委中，手三里，外关，血海，阴陵泉，陵上，太白，丘墟。

［治法］督脉经穴与背俞穴均采用浅刺轻捻补法；外关透内关，太白透涌泉；陵上采用3寸长针透刺曲泉，并行轻捻补法；余穴平针。

二诊：

［症状］依上法治疗2次后疼痛减轻，双下肢麻胀感略好转，仍有瘙痒。

［针灸处方］大椎，身柱，至阳，筋缩，脾俞，腰阳关，关元俞，小肠俞，委中，曲池，阳池，三间，阳池，外关，陵上，血海，阴陵泉，曲泉，丰隆，太溪，商丘，太白。

［治法］督脉经穴与背俞穴均采用浅刺轻捻补法，太白透涌泉，余穴平针。

三诊：

［症状］依上法治疗6次后，疼痛控制可，足底麻木减轻，触碰诱发；右侧肘关节外展幅度增大，疼痛有所缓解，肤痒加重。

［针灸处方］肘尖（痛点），肘髎，尺泽，外关，腕骨，血海，内膝眼，阴陵泉，曲泉，足三里，丰隆，商丘，太白，大椎，身柱，至阳，天宗，筋缩，脾俞，肾俞，腰阳关，关元俞，小肠俞，环跳，委中。

［治法］内膝眼采用齐刺；大椎、身柱、至阳两针同刺，并摇大针孔出针；太白透涌泉；督脉经穴与背俞穴均采用浅刺轻捻补法；余穴平针。

四诊：

［症状］按上法治疗9次后，已停服激素（醋酸地塞米松片2.5 mg），关节轻微疼痛，左踝轻微肿胀，肤痒缓解。

［针灸处方］曲池，外关，三间，血海，内膝眼，阴陵泉，曲泉，丰隆，昆仑，太冲，足临泣，大椎，身柱，天宗，至阳，肝俞，脾俞，腰阳关，关元俞，小肠俞，秩边，委中。

［治法］督脉经穴与背俞穴均采用浅刺轻捻补法，余穴平针。

［疗效］经过10次治疗，患者疼痛已明显减轻，从初诊时的疼痛难忍到疼痛基本缓解，停用长期服用的激素。

［按］浦蕴星并未单纯局部治疗下肢脉管炎，而是结合病史，考虑类风湿关节炎病程日久，在治疗全程均采用督脉及背俞穴扶正以治本，合以局部腧穴泻邪以除标，并根据病情变化调整穴位及针刺手法。在疾病之始，足底触电感较甚，当涌泉平面可触发，因此

采用太白透刺涌泉，一针多穴。治疗6次后，疼痛控制尚可，却出现肤痒加重，乃因其有痰湿化热之势，遂在大椎、身柱、至阳等阳气较甚之穴采用两针同刺，并摇大针孔出针以泄其热。

第六节　秦 氏 针 灸

一、流派溯源

上海秦氏针灸源自清代嘉庆年间，以秦仁岐为奠基人。秦仁岐是当地有名的中医眼科医生，第二代传人秦产荣除擅长中医眼科外，还擅长中医内科病的治疗，至其第三代传人秦志成开始针药结合治疗疾病，以治疗内外杂病为长，初步形成了秦氏针灸针药结合的特点。

秦志成之子秦亮甫自幼随父行医，受家学熏陶，熟读《黄帝内经》《伤寒论》，推崇经典学说，1945年开始独立行医，临证强调脏腑辨证与经络辨证相结合的观点；重视奇经八脉的应用，尤其推崇督脉理论，先后提出了"主取督脉，以治四肢疾病""主取督脉，以治杂病""从肾论治老年病""从脾论治肥胖病"等治学观点；选穴上强调六经辨证，善用八脉交会穴；针刺手法上强调无痛进针，同时改良"套管进针法"；施行针灸补泻应因人因症；擅长运用灸法，改良温针灸，仿"太乙针灸""雷火针灸"和"隔姜灸"，创造"艾火针衬垫灸"。治疗上，秦亮甫注重针刺配穴、强调针药结合、内服外治、针灸并重等多种治疗手段相结合，以疗效作为评判之唯一标准。1958年，秦亮甫受聘上海第二医科大学附属仁济医院（现上海交通大学医学院附属仁济医院），从事中医教学、临床、科研等工作，自此秦氏针灸流派系统的学术思想、手法特色、用药经验和治疗风格逐步形成。

秦亮甫因其独特的理论体系、卓有疗效的临床技法而享誉沪上，名蜚中外。他曾九赴法国，二访澳大利亚，为中医针灸走向世界做出了贡献。秦亮甫于1995年获"上海市名老中医"称号，后被选为首批全国老中医药专家学术经验继承工作指导老师。秦氏针灸的传人开始流派系统的学术整理，流派的代表性著作有《秦亮甫临床经验集萃》《秦亮甫临证思辨与医案集萃》《秦亮甫中医外科治疗法》《秦亮甫临床治病录》《跟秦亮甫抄方》《秦亮甫督脉病经验荟萃》等。

以秦亮甫为代表的秦氏针灸流派总结了历代针灸学经络、腧穴、刺灸、治疗等方面的理论，结合家传和临床经验，强调整体概念，力倡综合治疗；辨病与辨证结合，衷中参西；推崇督脉理论，重视八脉和六经；从肾论治老年病，善用食疗辅助；主张从脾论治代谢性疾病。秦氏门人施治多针药并施、内外兼治，擅长治疗小儿遗尿、皮肤病、消化系统疾病、神经系统疾病、退行性关节改变及各类风湿痹痛。

二、流派传承

（一）传承谱系

第一代：秦仁岐。

第二代：秦产荣。

第三代：秦志成。

第四代：秦亮甫。

第五代：秦海峰、秦钧峰、秦云峰、金雅琴、屈建平、任秋华、卢锦花、沈惠风、沈蓉、刘华、张学亮、王小萍、钱静庄、洪钰芳、李铭时、李璟、赵海音、程玲、崔花顺、何东仪、王峰、李鹤、刘艳艳、顾铀锂、周佩娟、李琪、方超君、张扬、费可、蒋梅玲。

第六代：秦宇鸿、秦宇庆、陈丽叶、秦宇伟、李祎群、汤璐敏、费辛、丁玲、陈申旭等。

秦氏针灸传承谱系如图1-6。

（二）传承工作

秦亮甫从医70余年，获誉无数，但他从不自满，胸怀广大，心系中医学的发展和接班人的问题。秦亮甫在20世纪90年代与弟子们合力编纂《秦亮甫临床经验集萃》，毫无保留地将自己多年的临诊经验讲解出来，并且无私地将秦氏秘方乃至《秦氏堂簿》贡献出来。有些人得知后感到不解，秦亮甫笑谈："我只是想把自己的点滴体会贡献给同行和后人，有用者采之，无用者弃之，起到抛砖引玉的作用，对祖先有效的方法我们要抢救，要继承。如若人人都保守，都保留，中医药事业何来发扬光大？我们学到的医学知识只不过是沧海一粟，患者也是医生的老师，患者用自己的体验为临床提供了完善的资料。我要为中医学宝库

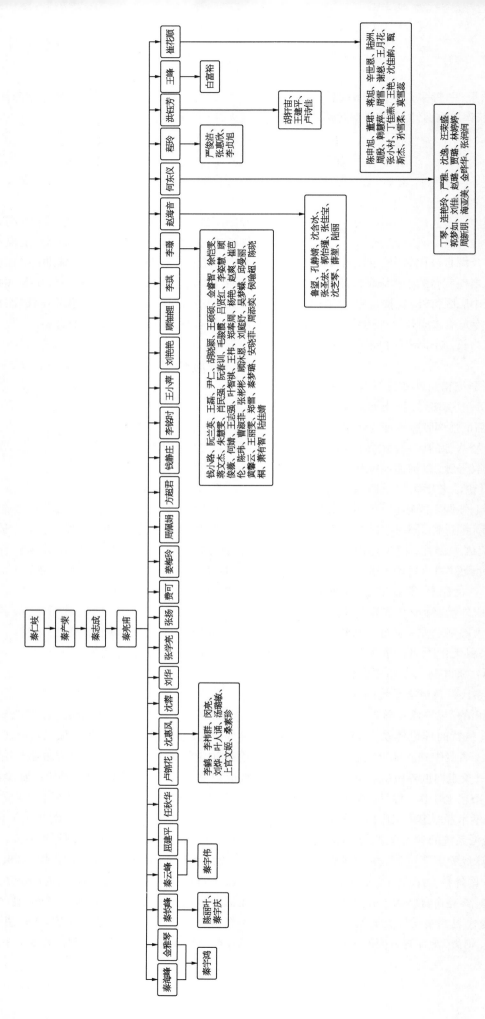

图1-6 秦氏针灸传承谱系

添砖加瓦，为让中医走向世界，贡献我的一切力量。"

秦亮甫从医50余年，在长期的临床实践中擅于总结，博采众长，积累了丰富的经验，在治疗各科疑难杂症方面独树一帜，形成了具有个人特色的学术思想和治疗风格。在学术理论上，他推崇"四大经典"，尤对《金匮要略》的研究造诣颇深；在临证施治中，强调整体观念。他认为，治病必须"辨证求因，审因论治"，只有辨证准确，方能切中病机，直捣病所，克敌制胜。

1. 强调整体概念，力倡综合治疗

秦亮甫临诊施治的原则是"一针、二灸、三用药"，提倡综合治疗，临床擅长针药结合，内病外治，强调"针灸药，医者缺一不可"。《素问·移精变气论》云"毒药治其内，针石治其外"，中药与针灸虽有外治和内服的区别，但针药同源，殊途同归，皆旨在调和阴阳气血，扶正祛邪。《标幽赋》曰："拯救之法，妙用者针，劫病之功，莫捷于针灸。"秦亮甫临床常用中药调理脏腑功能，以治疾病之本；针灸循经取穴，以治疾病之标。遇急病，首先循经取穴以针刺之，取立竿见影之效；久病、慢病反复不愈，常法不效时，不循常道，另辟蹊径，先针后药，荡前涤后，补泻从随，屡获奇效。秦亮甫常说，只要辨证准确，在治法上要摒弃各种学科的隔阂之嫌、各种疗法的门户之说。合理应用针刺手法和药物性味，可达到相辅相成、相反相逆、寒热反激、补泻逆从的综合治疗作用，提高对疑难杂症的治疗效果。

外治法亦是中医学宝贵遗产之一，它具有悠久的历史，疗法独特，内容丰富，备受历代医家所推崇。秦亮甫认为将药物应用于体表，借助药物的性能，或在药物上加热，使药物从皮肤表面或腧穴通过经络，以调整人体脏腑气血功能，从而扶正祛邪，调和阴阳，治愈疾病。吴师机《理瀹骈文》中说："凡病多从外入，故医有外治法。外治之理，即内治之理，外治之药，即内治之药，所异者法耳，医理药性无二。"秦亮甫认为外治法与内治法虽不同，但其机制、用方用药却可以相通，因其施于体表，因此少有副作用，方法简便，疗效可靠，也是内治法所不能取代的。秦氏针灸常用外治法包括外敷法、外洗法、外枕法、药熨法等。

2. 辨病与辨证结合，衷中参西

医学的宗旨是治病救人，挽救人的生命，提高生命质量。所以秦亮甫认为，中医和西医不是相互矛盾、相互排斥的，而应该是互相为用，互相辅佐。在医学临证的实践过程中，通过中医的望、闻、问、切四诊理论，参考西医理论和检查手段，辨病论治与辨证论治相结合，使中医的理论水平和临床实践得到进一步的升华。秦亮甫从不摒弃现代医学，一贯主张要以中医理论为基础指导临床，中西医应有机结合，将中医的宏观和西医的微观融会贯通，这样才能拓展思路，使中医学得到不断的开拓、创新与发展。

秦氏外科病症的辨证施治仍以四诊八纲为本，除辨别一般全身情况外，还注重外症局部情况，其形、色、脓、肿、热、痛的阴阳凶吉，是辨证上至为重要的内容，并以辨五善、七恶来作为辨别疮疡的顺逆与预后的标准，指出凡不合并各系统症状者为五善，兼有重要脏腑症状合并者为七恶。治疗除局部外用药物外，秦亮甫较强调内外结合，针药并治，衷中参西，其中着重酌量"气血"。秦氏外科病症各法的治疗特点是：内服药以消、透、托三法为主，外用药以消散、去腐、生肌三类为要；外治法还包括西药的穴位水针疗法及火针法、砭血法、火罐法、腐蚀法、洗涤法、挂线疗法、手术治疗与外用药物的配制。

秦亮甫在20世纪60年代潜心钻研针刺麻醉技术，他亲自参加了针刺麻醉心内直视手术，获1990年国家卫生部科技进步一等奖，参加编写《针刺麻醉》《新针灸疗法手册》等著作，先后发表了《水蛭汤治疗门脉高压脾切除后血小板增多症》等学术论文百余篇。

3. 推崇督脉理论，重视八脉和六经

秦亮甫在治疗过程中，十分重视奇经八脉的应用，尤其是督脉。督脉主"一身之阳"，为"阳脉之海"。督脉行脊里入于脑髓，足少阴经贯穿脊柱，属肾，肾主骨、生髓，故肾经、督脉两者关系密切。秦亮甫认为，人的四肢活动均为阳气所主，气行则血行，经气所达，脉络所养。秦亮甫根据督脉的生理功能，结合现代医学理论，于20世纪50年代提出了"主取督脉，以治四肢疾病"的观点。临床证实，针刺督脉，培补真阳，疏通经气，取督补肾，使上下贯通，阳气通达而使四肢疾病可愈，其疗效确实优于局部取穴。20世纪80年代，秦亮甫通过临床的不断探索总结，提出了"主取督脉，以治杂病"之理论，用于治疗外感、高血压、支气管哮喘、慢性泄泻以及过敏性皮肤疾病，拓宽了督脉应用的思路。秦亮甫认为奇经八脉与十二经是不可分隔的一个整体，八脉交会穴则是连接统一整体的关键点。临床可配对应用，如：① 内关配公孙穴，能理肝胃、调冲脉，主治心胸胃部疾病及妇科病。② 后溪配申脉穴，可治疗头部、肩胛和上肢疾患。③ 外关配足临泣穴，可共同治疗表热症及目外眦、耳后、颈肩部疾病。④ 列缺配照海穴，既可治疗胸膈、咽喉疾病，又可起到安神作用。

六经辨证是《伤寒论》辨证施治的理论核心，是融脏腑、经络、气化学说于治疗的完整体现，贯穿于辨证施治的体系之中。然《伤寒论》中关于针灸的条文未能详尽阐述具体的穴位和配穴方法。秦亮甫依据自己的临床体会，结合《伤寒论》中辨证论治的方法，具体应用于针灸临床取穴和配穴，使六经辨证在针灸治疗上的应用更趋完善；同时依据疾病的不同情况，选择针药配合运用，拓宽了针灸治疗内科杂病的思路和方法。

4. 从肾论治老年病，善用食疗辅助

衰老既是一种病理变化，又是一种不可避免的生理过程。其中，肾中精气是构成人体的基本物质，也是人体生长发育和各种功能活动的物质基础。因此，肾中精气是决定人的生、长、壮、老生命过程的主要条件，主宰着人的寿命和生命质量。老年病的特点是多脏虚损，而肾衰是致病之本。在此基础上，多因邪侵，出现因虚致实、虚实夹杂的一系列病理表现。因此，补肾精、益肾气是祛病延年的基本法则。将补肾精与调养五脏相兼顾，辨证要准，立法要稳，审因论补，扶正固本，慎施戕伐；并且要注重养生，通过机体调摄，动静结合，适度饮食，慎因寒暑，补摄营养来延缓衰老。

秦亮甫认为，不同的食品具有不同的属性，归入不同脏腑经络，这是"药食同源"的缘故。《黄帝内经》曰："五谷为养，五果为助，五畜为益，五菜为充，气味合而服之，以补精益气。"因此，中医食疗，不仅对人体有滋补作用，更有治疗作用。

5. 从脾论治代谢性疾病

随着现代生活方式的改变，人类疾病谱也在发生变化。面对疾病的不断变化，目前，肥胖被列为世界上第6位影响疾病负担的危险因素。秦亮甫认为，肥胖既是一种独立的病症，又是慢性非传染性疾病的潜在危险因素。相对于肥胖病本身，它属于"已病"范畴；而相对于与肥胖相关的慢性非传染性疾病而言，又属于"未病"范畴，因此预防和控制肥胖已成为刻不容缓的任务。

"未病先防，既病防变"，临床上，秦亮甫也在不断地调整他的治疗思路，提出"从脾论治"代谢性疾病的学术思想，在治疗单纯性肥胖时提出渗水利湿，化痰消浊，以消为补而达健脾益气而降脂的目的；在治疗糖尿病时提出降糖必降脂的观点；在所有代谢性疾病的治疗中以降脂为先、对症治疗为辅等学术观点，临床上治疗单纯性肥胖、痛风、脂肪肝、糖尿病等，屡获奇效，其中以中心型肥胖症疗效显著。

秦亮甫曾9次赴法讲学，二访澳大利亚，名蜚中外，任当时法国路易斯巴士德大学医学院客座教授，获得教育贡献卓著的"依堡卡特"奖章。秦亮甫凭借精湛的医术和流利的法语，深得患者的赞赏和信任，大量海外患者不远万里来到中国找他治疗顽疾，为中医药事业在海外的传播做出了卓越贡献。

秦亮甫将自己毕生所学毫无保留地传授给学生们，时刻心系中医药事业的传承和发扬。即使躺在医院的病床上，他仍旧在思考将自己患病和治疗的经验和体会加以总结，力求将自己毕生经验形成文字，为更多的人借鉴和参考。他真正做到了尽自己最大的努力为中医药事业的发展、传播、传承贡献毕生的力量。

几经发展，秦氏针灸历代传承人已完成国家级、市级课题60余项；形成了"秦氏铁箍散膏""消痹膏""循经哮喘敷贴""秦氏代灸膏""主取督脉治疗肩周炎技术""头八针"等新技术；获得"针麻体外循环心内直视手术"等国家级、部市级科技奖励10余项；发表《针灸治疗疑难杂症》等学术论文200余篇，著作10余部。

三、流派名家

秦亮甫

（一）生平简介

秦亮甫（1924—2019年），男，汉族，中共党员，江苏武进人。中医学教授、主任医师、博士生导师；全国首批500多名老中医专家之一，上海市名中医，享受国务院政府特殊津贴。秦亮甫作为秦氏流派的代表人物，出身于中医世家，家中六代行医，曾祖父秦仁岐是当地有

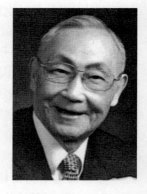

秦亮甫（1924—2019年）

名望的中医眼科医生，祖父秦产荣除擅长中医眼科之外，还精于内科病的治疗，而其父秦志成擅长治内外科杂病，在苏沪地区颇有名望，并以针药结合为专长。秦亮甫受家学熏陶，酷爱中医；他天资聪颖，熟读四书五经，自幼随父学医，临诊出诊，耳濡目染，久而久之，对医学产生了浓厚的兴趣，每每看到其父行医疗疾，采用手段不拘一格，内外兼治，针药并施而获良效，遂立下心志，定要继承祖业，将来一定要内外兼修，学会治疗各种病证，解除病家痛苦，成为苍生大医。

秦亮甫推崇经典学说，9岁时就诵读《药性赋》，12岁所学《医宗说约》《濒湖脉诀》《医学三字经》更是熟记于心，在习医过程中，广泛阅读了《黄帝内经》《伤寒论》《金匮要略》《温病条辨》《本草纲目》《王旭高医案》等书籍，习诵诸家之说，广采各家之长，尤对仲景治疗杂病之法感受颇深。秦亮甫用功甚勤，刻苦钻研，从未倦息，每每孜孜苦诵至深夜，汤剂、药性开口成诵，经典著作出口成章，各家医论、医案烂熟于胸。1946年，秦亮甫通过考试取得中医师的资格，获全国第一届高等中医师资格考试合格证书及中医师证书。同年，21岁的他开始在沪独立开业行医，从此70余载从未脱离过临床，强调"疗效才是硬道理"，精勤求良效，坚持不懈，不断探索。

在20世纪50年代末至60年代初，秦亮甫潜心钻研针刺麻醉技术，经过反复研究和实践，早期将针刺麻醉用于拔牙、摘除扁桃体等手术，随后同上海交通大学医学院附属仁济医院胸外科、麻醉科等有关专家合作，亲自参加的"针刺麻醉体外循环心内直视术"取得圆满成功，获得国家卫生部科技进步一等奖。

秦亮甫于1958年进入上海第二医学院（现上海交通大学医学院）附属仁济医院从事医教研工作，历任中医科主任、中医教研室主任，上海交通大学医学院高级专业技术职务任职资格评审委员会委员兼中医学科组组长，上海市高等学校教师高级职务评审委员会中医学科组长，中国针灸学会理事，上海针灸学会常务理事，《上海针灸杂志》常务编委，上海中医药学会理事，上海中医药大学和上海市中医研究院专家委员会名誉委员；他是国家人事部、卫生部、国家中医药管理局确认的第一、第二、第三、第四届全国继承老中医药专家学术经验指导教师，全国中医药优秀中医临床人才指导老师，上海市继承老中医药专家学术经验指导老师。2006年3月秦亮甫任"上海市针推伤高级人才班"指导老师，2007年1月担任"上海市老中医药专家学术经验继承高级研修班"指导老师，2007年3月任"曙光医院师承名方博士传承计划"指导老师，2007年10月被评为"全国第三批继承工作"优秀指导老师，2010年任上海市"优秀青年中医临床人才培养计划"指导老师，"海派中医流派传承"传承人。

秦亮甫曾于1979—1981年作为中国援摩医生随队前往摩洛哥。摩洛哥是法语区，于是他在60岁的时候在摩洛哥行医时开始了法语学习。花甲之年，他天不亮起床，利用上班前的时间练习法语，有时天太暗了，就去汽车间练习，1遍、2遍、3遍，甚至10遍、30遍地反复练习。在摩洛哥期间，秦亮甫学习完成3本法文医学书，这也使他在之后9次出访法国，能够编纂法语针灸教材，用法语给法国医生讲课、带教，并担任了法国路易斯巴士德大学医学院客座教授，在第3次赴法讲学时用熟练的法语为学员讲授57种舌诊的辨证论治，寸关尺三部的脉象辨证分析以及《黄帝内经》"十二刺"的操作方法，取得非常满意的效果，令人惊叹，并获得对教育贡献卓著的"依堡卡特"奖章，被誉为"东方神针"，名蜚中外。秦亮甫凭借自己精湛的医术和流利的法语，深得患者的赞赏和信任，大量海外患者不远万里来到中国找他治疗顽疾。2008年9月底到10月，他赴哈萨克斯坦共和国阿拉木图医科大学及外国语大学访问讲学，为中医药事业在海外的传播做出了卓越贡献。

在70余年的临床诊疗中，秦亮甫坚持收集整理第一手的临床资料，不断总结自己的临床经验，著有《杂病医案录》、《妇人诀》、《中国医学食物应用》（法文版），参加编写《针刺麻醉》《新针灸疗法手册》《新编中国针灸学》等著作，并与国内外弟子们倾尽心血合著《秦亮甫临床经验集萃》（上海市重点图书）、《秦亮甫临证思辨与医案集萃》、《跟秦亮甫抄方》等书籍，广受好评；先后发表了《水蛭汤治疗门静脉高压脾切除后血小板增多症》《经络学说与辨证论治》等学术论文百余篇。

（二）学术观点与针灸特色

秦亮甫在临证70余年的行医生涯中建立了自己独特的中医诊断方法，以整体观为指导思想，以脏腑经络学说为基本点，认为证候的产生都是整体功能失调、脏腑经络病理变化的反应。从这一基本论点出发,他按照脏腑之间先后病以及脏腑与经络之间先后病的传变规律,辨疾病在经、在络、在脏、在腑,临证时,秦亮甫将四诊八纲、脏腑经络、营卫气血辨证贯通参合,按照患者的症状,根据脏腑经络各自不同的病理变化和临床特征,辨别疾病的所在,正如《灵枢·官能》所载:"五脏六腑,察其所痛,左右上下,知其寒温,何经所在,审皮肤之寒温滑涩,知其所苦。"

1.诊察手段,四诊与脉诊合参

(1)望诊技巧:"望而知之者谓之神",患者的面色、神态在相当大的程度上反映出疾病的本质。如肝阳上亢者,面色潮红、易激动;肾水不足者,面色晦暗;脾胃虚弱者,面色萎黄;面色㿠白、两颧泛红者,为肺虚内热;久病虚症者,两眼乏神;心肝火旺者,精神亢奋等。秦亮甫临诊特别注重观察舌苔舌质,如苔黄有热,腻苔有湿,灰滑苔属寒,燥白苔为邪化热等。舌苔舌质能客观地反映患者的虚实寒热,是辨证施治的一个重要依据。但也要注意某些特殊情况,如吸烟者舌苔大多灰腻、黄腻,不能作为诊断依据等。

(2)闻诊技巧:临诊时患者的体味、口气、排泄物(汗、尿、粪、呕吐物)的气味,在和患者面对面接触的过程中只要稍加留意都能感觉到。如糖尿病酮症酸中毒口中的烂苹果味,胃肠湿热患者口气重浊秽臭,肺炎患者痰液的腥臭味,齿衄患者口气中有血腥味等,都能帮助诊断病情。

(3)问诊技巧:临证问诊,技巧相当重要,抓住要点,围绕主症,注意鉴别。临证时既要耐心倾听患者诉说,更要适当引导,抓住要点,问清需要鉴别的内容,以便做出正确诊断。如一咳嗽为主诉的患者就诊,首先要问清咳嗽发生持续时间长短,有无喉痒,有痰无痰,痰的色、质、量,有无发热、胸痛、气促,即可分清咳嗽一症的寒热虚实。另外,问诊还应包括已做过的现代医学检查指标,从某种意义上讲,可弥补中医诊断上的一些不足之处,供临床诊断时参考。

(4)切诊技巧:中医诊病,脉证很注重。脉诊是中医四诊之一,中医脉诊理论很多很细,但绝不是"无须患者开口,按脉便可知何脏何腑得何病"。此外,还要注意四诊合参,有时也可舍脉从证。

2.临证思辨,经络与脏腑整合

秦亮甫诊病,依据《金匮要略》理论,强调脏腑辨证与经络辨证相结合的整体观念。在临诊时,首先辨清病在何脏何腑,气血孰盛孰衰,寒热阴阳,邪正偏胜。他常说:当邪入人体时,由于病邪的性质不同,

脏腑功能与气血盛衰的不同,致使受邪的部位产生的症状各有不同,可由脏腑功能异常或所循经络的通路表现出来。因此,秦亮甫认为,在临床诊断过程中,运用脏腑、经络辨证结合的诊治方法更能察病之分毫,疗疾于须臾。

(1)伤寒六经辨证与针灸选穴:历代医家对《伤寒论》六经的认识持说纷纭,见解不一,有人以经络来解释,有人以气化来解释,有人以脏腑来解释,有人以部位来解释,有人以单纯证候作为分类方法。

六经与脏腑经络系统——六经即太阳、阳明、少阳、太阴、少阴、厥阴。三阳、三阴的名称起源很早,就经络而言,三阴三阳又各分手足,如手太阳小肠、足太阳膀胱,手阳明大肠、足阳明胃,手少阳三焦、足少阳胆,手少阴心、足少阴肾,手太阴肺、足太阴脾,手厥阴心包、足厥阴肝,手足共为十二经。这是针灸家中所讲的六经。秦亮甫认为《伤寒论》六经,不只是针灸中所讲的六经,不是单纯指经络而言,不是指循经选穴而言,《伤寒论》六经联系着五脏六腑,即每一经都与相应的脏腑有着密切联系,这样也就扩大了六经本身的内涵。秦亮甫认为《伤寒论》六经,也不只是运气家所讲的六经,不是空洞地谈五运六气、气候变化、标本胜复,《伤寒论》六经是与临床紧密结合的,与脏腑经络密切相关的,并可作为辨证纲领。

就证候分类而言,如果说:"伤寒一日,巨阳(太阳)受之,故头顶痛,腰脊强;二日阳明受之,阳明主肉,其脉侠鼻,络于目,故身热目疼而鼻干,不得卧也;三日少阳受之,少阳主胆,其脉循胁络于耳,故胸胁痛而耳聋;四日太阴受之,太阴脉布胃中,络于嗌,故腹满而嗌干,五日少阴受之,少阴脉贯肾,络于肺,系舌本,故口燥舌干而渴;六日厥阴受之,厥阴脉循阴器而络于肝,故烦满而囊缩。三阴三阳、五脏六腑皆受病,营卫不行,五脏不通,则死矣",这是古代汤液家所讲的六经。《伤寒论》所述六经概念,不只是古代汤液家所讲的六经,不是单纯的证候分类方法。古时的六经分证,只论述了六经的热证和实证,没有具体论述六经的虚证和寒证,治法上只有简单的汗、下两法,没有具体的辨证论治和处方用药,而《伤寒论》之六经分证比古时六经更为完整。

六气在天,原来是一个抽象的名词,然而六气作用于自然界万物就可以被具体地反映出来。古人以三阴三阳来解释六元之气以虚化实,蕴育无穷的变化。与人体相结合,则六经作用于六气之化,六气又

本于脏腑功能。两者的关系是经脉为标,脏腑为本,故张景岳总结为"经脉者,脏腑之枝叶;脏腑者,经脉之根本"。既然经脉与脏腑互为标本,那么张仲景为何以六经分篇,而不是以手足十二经脉论之?这早在《黄帝内经》中就有所论述,太阳为开,阳明为阖,少阳为枢;太阴为开,厥阴为阖,少阴为枢。由此,就生理上的开阖枢而言,开有阴阳,阖有阴阳,枢有阴阳,这就有了三阴三阳六大范畴,其各自的生理范畴,即各自所属脏腑的气化功能,通过经脉的循行联络来实现。而病理反应,也不会超越生理范畴,只是通过一定的病位表现出来,或在表,或在里,或在半表半里,从而形成表有阴阳、里有阴阳、半表半里有阴阳的三阴三阳证型。三个病位,各有阴阳两大基本类型,张仲景发现了"六"这个规律,结合六经六气,从生理到病理,又从病理到病机,再从病机探索病情,再从病情落实到病位,由此创造性地提出六经辨证。《伤寒论》从临床实际出发,把脏腑、经络、气化、部位、证候分类等方面有机地结合起来,概括人体脏腑经络气血的生理功能和病理变化,根据人体抗病力的强弱、病势的进退缓急等因素,将外感疾病演变过程中所表现的各种证候进行分析、综合、归纳,从而确定病变的部位、证候特点、寒热趋向、邪正消长、损害脏腑等,作为辨证纲领和诊断依据,是理、法、方、药完整的辨证体系。

有关六经六气的精义,因为人体"六气"本生于脏腑,通过经脉的属络,始得到阴阳二气沟通,进而循经外达手足,表达出交合的结果,由此形成脏腑经络的气化系统。如清代医家唐容川所总结的"天有六气,人秉之而有六经,六经出于脏腑,脏腑各有一经脉,游行出入,以布其化。而经脉中所络之处,名为中见也"。

(2)六经为病与针灸配穴:秦亮甫在针灸治疗中,宗伤寒之理、仲景之法。治疗时不是单纯选用穴位,而是掌握全面整体,脏腑、经络配合选穴,始合规律。

太阳为病及其配穴规律——太阳包括手太阳小肠与足太阳膀胱,小肠为火腑,膀胱为水腑,火腑即日光之腑,水腑即寒水之腑。若无日光,则水纯为寒水,而不能化气。太阳寒水,为六气中之一气,如《素问·六微旨大论》中所说:"太阳之上,寒气治之,中见少阴。"寒为体,气为用,太阳寒水之化必须有赖于热力,热力来源有二:一为肾阳之蒸,一为心火之煦。其中手太阳小肠经循行络少阴心而后走手,足太阳膀

胱经循行络少阴肾而后走足。通过经脉的络属而得中见少阴之化,方能成为太阳之气。太阳为表阳,足太阳膀胱,其经脉与督脉并行于背,督脉维系一身诸阳,又维系元阳,为阳脉之海,所以太阳主表,亦必须借助督脉之阳。又因天阳由鼻吸入,而后入肺,经心火历小肠下达命门,蒸腾膀胱之水化而为气,清阳上升,至膈入肺,化生津液,此为元阳;而浊阴下降,出而为溺;又旁出腠理毫毛,敷布全身,卫固其外,是为卫气。卫气既为太阳之气,司"温分肉,充皮肤,肥腠理,司开合"之职。太阳者,体表也,是人体抵御外邪的第一道防线。

由上述可见,太阳的生理既是寒水化气的过程,以脏腑经络为体,以气化为用,体用兼顾,所以若太阳为病,不病经即病腑,不病热即病水。太阳病是指外感病,特别是外感风寒的初级阶段。

太阳从经络上说,包括手太阳小肠经、足太阳膀胱经,并与手少阴心、足少阴肾互为表里。太阳统领营卫,主一身之表。外邪侵袭人体时太阳首当其冲,以致营卫不和,卫外不固,邪正交争,出现恶寒发热、头项强痛、脉浮等症,此为太阳病的主症主脉。因足太阳膀胱经在人体所占的面积最大,穴位最多,涉及人体各个部位,故内容最多,变化最大。加上受邪有深浅,人体有强弱,太阳表证又有虚实之分,而表实证与表虚证统属太阳经证。若太阳经证不愈,病邪可能循经入腑,而发生太阳腑证。腑证又有蓄水、蓄血之分。上述太阳经证(又称"表证")与太阳腑证(又称"太阳里证")统属太阳病正证治法。太阳发病过程中,还可见到许多兼证,属太阳病变证治法。太阳病还有因失治、误治而出现的病证,属太阳病误治变证治法。张仲景设麻黄汤、桂枝汤,是为风寒外袭而病在经、病在表者;设五苓散、桃核承气汤,是为表证未解而阳郁化热者;设小青龙汤是为表证未解而犯水气者等。总之,由麻桂两方直接派生出的方剂,构成了太阳病治疗的主体。

至于针灸的治疗,秦亮甫认为也须本伤寒之理、仲景之法。诊治时不是单纯的取穴问题,而是必须全面照顾,寻其来龙去脉,有先后,分层次,掌握整体情况,用法方能得当有效。如遇到太阳病之提纲脉证,用针可由手足太阳经与督脉择其要穴,取大椎、风门、后溪、申脉相配,上下兼顾,较为合理;其兼证可选取手足太阳经之五俞穴,从局部到远道取穴相配进行治疗;若兼见心下满,取少泽与至阴相应;见身热,取前

谷与通谷相应；见身重肢节痛，取后溪与束骨相应；见喘咳寒热，取阳谷与昆仑相应；见逆气而泄，取小海与委中相应；但总刺腕骨与京骨，此为定法。又因太阳与少阴经脉络属，气息相通，若证见表里两经，针宜取腕骨与通里相配，或取京骨与大钟相配。此为太阳病加减配穴之大要。

阳明为病及其配穴规律——阳明包括手阳明大肠与足阳明胃。胃与大肠主燥，因其主燥方能纳谷腐熟，传导化物。胃为燥土，唯禀燥气是以水入则消使出，不致留滞胃中；若胃之燥气不足，则水停谷滞胃中。大肠为燥金，小肠化物后所剩糟粕，移入大肠，糟粕得燥金之气，方可形成粪便；若大肠燥气不足则为溏泻；但若燥气太过又会结硬，须依赖太阴湿气以济之，湿为水火相交之气。燥与湿性相反，为水火不交之气，所谓燥气者，燥为体，气为用，燥湿须相济，则无伤也无不及。因手阳明大肠经循行络太阴肺而后走手，足阳明胃循行络太阴脾而后走足，通过经脉的络属始得脏腑息息相通，而表现出中见太阴之化。阳明为多气多血之经，两阳合明而成。手阳明手至头，继接足阳明从头至足，经脉贯穿首尾，其气相通，以下行为顺。

阳明为病，指多种热性病处于阳亢邪热炽盛之极期阶段，即热性病的高峰期。阳明病又与经络有关，阳明腑证主要是肠胃症状，与手阳明大肠经、足阳明胃经有密切联系。除太阳经外，阳明经在人体所占面积最大。"阳明之为病，胃家实是也。"胃为水谷之海，燥热亢盛而入胃，如系无形之热邪弥漫全身，病变部位在胃，谓之阳明经证；若燥热入里与糟粕相结于肠，致使大便不通或成燥屎，病变部位在肠，则谓阳明腑证，故仲景于阳明之治，主设清、下两法，清是清热，下是通结，有存津液之意。阳明病经证，用栀子豉汤、白虎汤、白虎加人参汤、猪苓汤等；阳明病腑证，用调胃承气汤、小承气汤、大承气汤等。

针灸治疗上，秦亮甫认为当掌握整体，方能取效。如诊得阳明经之盛热，见到身热、汗自出、不恶寒、反恶热、大渴引饮、鼻干不得卧、脉洪大等，可选用手阳明经之五输穴，针刺取曲池、合谷（可配复溜）、内庭等，用泻法，清泻阳明，生津止汗。若见潮热、谵语、手足心热汗出、转矢气、腹胀满、脉沉等，属于阳明腑实，针刺取商阳、厉兑二井穴，点刺以通经泻热；再取天枢、大肠俞，用泻法，俞募相配，消食导滞，通肠涤秽。在阳明病主治配穴外，若兼见心下满，则针刺商阳与

厉兑相配；若见身热，则针刺二间与内庭相配；若见身重肢节痛，则针刺三间与陷谷相配；若见喘咳寒热，则针刺阳溪与解溪相配；若见逆气而泄，则针刺曲池与足三里相配；在针刺上述穴位的同时，总刺合谷与冲阳。手阳明大肠经与手太阴肺经相表里，故刺合谷与列缺相配；足阳明胃经与足太阴脾经相表里，故刺冲阳与公孙相配，可统治阳明与太阴表里相通之病。若阳明兼见其他经脉的证候，可以本经与他经联合配穴应用。

少阳为病及其配穴规律——少阳包括手少阳三焦与足少阳胆。少阳即阳之少者，乃一阳初生，由阴出阳。足少阳胆内寄相火，手少阳三焦为相火游行之地，少阳气化即体现出相火的特性。相火除有辅助少阴君火之意外，更有其自然之理，其功用无所不到，为游行之火。根据少阳的本义，引申到医的意思，胆与三焦之生理病理，有相通迹象。胆为中正之官，司决断，为十一脏所取决，胆气升则十一脏之气皆升；三焦发源于肾系，是元气之别使，主决渎，主枢机，内连脏腑，外通皮毛，一身上下内外皆为其所行，统领五脏六腑，主持诸经的气化。三焦与胆，经脉上下衔接，共同主持水火气机的升降。从张仲景的《伤寒论》中不难发现，少阳病影响所涉及的范围六经皆有。少阳经脉网络全身，总统领脏腑诸经，病则上下左右内外皆病，也即少阳病易犯诸经，诸经病又最易触发少阳。少阳所说的"火气"，火为体，气为用，火化气则成冲和之少阳。这一转化中需要中气，《素问·六微旨大论》说："少阳之上，火气治之，中见厥阴。"少阳与厥阴，脏腑相连，气息相通。如清代唐容川所言："足少阳胆经由胆走足，中络厥阴肝脏；手少阳三焦经，由三焦走手，中络厥阴包络，故少阳经中见厥阴。手少阳三焦，足少阳胆，同司相火，是相火者，少阳之本气也……中见厥阴，是其中有风气居之也。而其标为少阳经，则又主阳气之初动也。"少阳相火，须有赖于厥阴风木的条达，若木郁不条，则相火不宁，木火交郁，甚则炎，循经上走空窍，发为少阳病。

少阳病在临床上为半表半里证，即病变既不如太阳表证之轻浅，也不似阳明里证之重笃，它的性质是介于太阳表证和阳明里证之间的。阳明是代表体力的亢奋，少阳则意味着机体抵抗力较差，生理功能和病理变化两者相持不下的情况。少阳病可由太阳经传来，或本经自发，或阴经转阳，邪还外出。病理状况为邪热入于半表半里，正邪分争。少阳之治，张仲景

设和解少阳、扶正祛邪的小柴胡汤。

针灸治疗中，秦亮甫认为诊得少阳之为病，于手足少阳经选择主穴，如取足少阳之足临泣与手少阳之外关为主，进而随证选取配穴，若兼心下满者，针关冲与窍阴相配；兼见身热，刺液门与侠溪相配；兼体重节痛，刺中渚与足临泣相配；兼逆气而泄，刺天井与阳陵泉相配；兼喘咳寒热，刺支沟与阳辅相配。上述针刺时总刺阳池与丘墟，此为定法。足少阳胆经与足厥阴肝经相表里，刺宜先取丘墟与蠡沟相配；手少阳三焦经与手厥阴心包经相表里，刺宜先取阳池与内关相配，以统治表里脏腑相通之病。

太阴为病及其配穴规律——太阴即阴之极大者。太阴，是指机体抵抗力开始衰减之意。太阴病，指患病后机体的抵抗力开始衰减，而不能发挥其抵抗疾病的作用。太阴为病，也即太阴湿土之为病。《黄帝内经》云："中央生湿，湿生土，土生甘，甘生脾"；又云"太阴之上，湿气治之"。太阴湿土即"稼穑"之土，若无湿气之化则无以成太阴，其土自无化生之能。太阴病提纲证以为"太阴之为病"，所谓"为"即不离湿之本气，言"腹满而吐，食不下，自利益甚，时腹自痛"，就明确了土位中宫，指脾而关联胃肠，即太阴"中见阳明"。太阴病之病机主要是脾虚湿盛，脾虚邪入，则运化无权，故多见腹满而吐、食不下、下利等症状。足太阴经脉属脾络胃，手太阴经脉属肺络大肠，脾与肺，一升一降，脾气升则能为胃行精微，肺气降方可助大肠传导。脾为湿土，肺为精金，同属太阴，故无金之清，不能成土之润。但在太阴病提纲中，之所以只言足经而不言手经，并不是因为手太阴不主气化，究其本寻其源，若脾土不能散精则肺金无所输布，两者的关系是母子关系，同时又突出了湿气为病。太阴病提纲也提出了其治疗大法"当温之，宜服四逆辈"。

对于针灸的治疗，秦亮甫认为，可以提纲证为主，取中脘、脾俞、足三里、阴陵泉，针和灸并施；再可以配取脾经之五俞穴，若见心下满，则取隐白；若见身热，则取大都；若见身重肢节痛，则取太白；若见喘咳寒热，则取商丘；若见逆气而泄，则取阴陵泉，这是配穴规律。但在应用时又可依据表里经选穴配用。如手太阴肺经与手阳明大肠经相表里，可取太渊配偏历；足太阴脾经与足阳明胃经相表里，可取太白配丰隆。

少阴为病及其配穴规律——少阴包括手少阴心与足少阴肾。提及少阴必及心肾，方得其要领。心属火，肾属水，一为阳中之阳，一为阴中之阴，两者为相辅相成、相互制约的关系。心为离火、居上，肾为坎水、居下，若上下不交，未济之水火就不能生化。唯水上滋以行阳，火下降以行阴，形成水火相济，则阴中有阳，阳中有阴，升降不息，生化无穷。因心为火脏，肾为水脏，心主血，肾藏精，两者同属于阴质，又不纯于阴，故称作少阴。《黄帝内经》云："少阴之上，热气治之。"热为体，气为用，"热气"两字点出了先天根源，为少阴之真谛，上滋之水乃水中热所化，实际为气，以行阳用；下降之火，起亟藏阴，实际为血，以助阴为，少阴心肾，肾为阴阳之根，病及少阴即病及阴阳之根。

少阴与太阳相表里，手少阴心经中络太阳小肠，足少阴肾经中络太阳膀胱，故中见太阳之气。少阴与太阳，一阴一阳、一表一里、一热一寒，两者在属性、部位、功能上为两两相对，表明两者在生理病理上是完整的不可分割的整体。若少阴本热不充，必太阳寒水不化，因之表阳不固。

少阴病的病因为他经误治，损伤心肾阳气或心肾阳虚，风寒直中。少阴病是六经病变中的危重阶段，为心肾两脏阳气虚衰之证，它出现的"脉微欲绝""脉微细沉""脉不至""脉不出"，或"烦躁四逆""不烦而躁""自利，复烦躁不得卧寐"等，均为太阴提纲脉证中生出的阴候。治疗也从病水或病火或水火同病入手，治则有扶阳、育阴两方面。

对于针灸的治疗，秦亮甫认为，宜按少阴病提纲脉证配穴。若诊得脉微细，但欲寐与自利而渴，小便色白等证候，宜灸关元、气海，又以补法刺太溪、大陵；若兼见心下满，则取少冲、涌泉相配；若见身热，则取少府、然谷相配；若见体重节痛，则取神门、太溪相配；若见喘咳寒热，则取灵道、复溜相配；若见逆气而泄，则取少海、阴谷相配。又依据阴阳表里经选穴配用，手少阴心经与手太阳小肠经相表里，刺神门、支正相配；足少阴肾经与足太阳膀胱经相表里，刺太溪与飞扬相配，可以统治少阴与太阳脏腑相通之病。

厥阴为病及其配穴规律——厥阴包括手厥阴心包与足厥阴肝。《素问·至真要大论》云："厥阴何也？岐伯曰，两阴交尽也。"厥阴为阴之尽、阳之始，厥阴者阴尽阳生，阴中有阳，禀春木之性，借风气之流荡，反映阴阳消长进退的转折。厥阴风木必赖冲和之阳的调节，方能舒畅、条达。在人体的生理病理中，反映最为紧密的是肝与心包。肝膈下连于肾系，借肾水的涵养，是为水生木，而肝主疏泄，性喜条达，故肝为风木之脏；心包为臣使之官，代心行阳，而肝膈上连心包，两者合为一经，又为木生火。肝与心包的生理关系，即是"阴中之阳"，与厥阴之本义相吻合。《素问·六微旨大论》曰："厥阴之上，风气治之，中见少阳。"厥阴与少阳互为表里，手厥阴心包中络手少阳三焦，足厥阴肝经中络足少阳胆，通过经脉的属络，阴阳二气得以沟通。胆附于肝，心包以三焦为通路，故肝与心包均内寓相火。厥阴两脏须相火冲和，风木不郁，方能敷布、条达，体阴而用阳，此"阳"即是中见少阳之化。

厥阴为阴之尽，阳之始，故厥阴病为六经病之最后阶段。病至厥阴，正气衰竭，脏功能紊乱，邪正相争最剧，因此，临床上表现以寒热错杂和厥热胜复为主，以"阴阳之气不相顺接之厥"为特征，故厥阴之治，当以阴阳兼顾，寒温并施。

至于针灸的治疗，秦亮甫认为，可先于厥阴两经针其要穴，如诊得厥阴病提纲证，取太冲、内关、大陵，平肝降逆、清火开郁；再配心募巨阙调水火之升降，胃配足三里，以和中益气、升清降浊。再以五输穴配治，若见心下满，刺大敦与中冲相应；若见身热，刺行间与劳宫相应；若见体重节痛，刺太冲与大陵相应；若见喘咳寒热，刺中封与间使相应；若见逆气而泄，刺曲泉与曲泽相应，此为定法。又依据少阳与厥阴相互表里关系，若兼见表里两经见证者，用针刺井穴外，又兼刺两经之穴，如太冲兼配光明，或大陵兼配外关，使之表里相通，阴交阳别。总之，在厥阴证中以本经取穴为主，兼见他经之证，再配以他经之穴。

（3）六经辨证与主治脉案

太阳为病——原文："太阳之为病，脉浮，头项强痛而恶寒。"

辨证：外感风寒，阳气痹阻。

治法：疏风解表，温经通脉。

取穴：大椎，大杼，风门，后溪。

这是六经病证第一条，为太阳病的提纲病证。因太阳为六经之首，主表而卫外，外邪客表，太阳首当受之，故见脉浮，太阳受病而阳气不能宣布，则表必恶寒，治当解表为先，外邪而出。

治疗太阳病，秦亮甫认为必不能离开督脉，《素问·骨空论》曰："督脉者……与太阳起于目内眦，上额交巅上，入络脑，还出别下项，循肩膊内，侠脊抵腰中，入循膂络肾。"督脉为诸阳之会，阳脉之海，统率一身之阳气，所以振奋太阳经气不可不用督脉之穴位。

大椎为督脉的要穴，手足之阳与督脉交会的穴位，秦亮甫在一切外感病，阳经病均可针之。大杼属膀胱经穴，为督脉的别络，手足太阳、少阳之会，主头痛项强、发热恶寒、咳嗽；风门是风湿寒冷外邪侵入的门户，主表病之头项腰有诸疾，与大杼相配，加强大椎疏散表邪的作用；后溪为手太阳穴位，通督脉，主治目内眦、耳后、颊、颈、肩疾患等。诸穴同用，可振荡阳气，令气血通畅，外邪自出。秦亮甫常应用在感冒发热、外感头痛、落枕等病加温灸，还可治疗哮喘、慢性支气管炎等。

阳明为病——原文："病人不大便五六日，绕脐痛，烦躁，发作有时者，此有燥屎，故使不大便也。"

辨证：热结于内，传导不能。

治法：泻热消导，逐秽通肠。

取穴：天枢，大横，大肠俞，肓俞。

此言阳明热结，屎在肠中热蒸成燥，秘结于内而不下。热邪居下脘及肠中，腑气不通，故而"绕脐痛"。

秦亮甫取大肠募穴天枢，通泻大肠腑气。大横乃脾经与阳维脉之会，且为大肠所过之处，是通便之要穴，配以天枢可治脐周痛。大肠俞为膀胱经之背俞穴，主调大肠津液，与大横相配可逐秽通肠。秦亮甫常用于大便秘结不通者。

少阳为病——原文："伤寒，脉弦细，头痛发热者，属少阳。"

辨证：风寒客于经脉，少阳经气失宣。

治法：疏经散寒，和解少阳。

取穴：风池，丝竹空，阳池，内关。

弦脉为少阳本脉。脉细表明气血虚亏，寒邪客于少阳，而少阳经脉上头角，可见头痛，秦亮甫取用风池穴，为手少阳、足少阳与阳维脉之会，能疏调少阳经气，清头目之风寒，丝竹空功能清热祛邪。针刺两穴，主少阳病的头痛与发热证。同时取三焦经之原穴阳池，以调理三焦气机；配心包经之络穴内关，以活血通络、疏肝解郁。两穴为原络相配，疏导表里经气，疏解少阳。

秦亮甫常加用太阳穴、阳白、上星、太冲等穴，在临床上用以治疗血管性头痛，如太阳头痛、厥阴经头痛等。

太阴为病——原文："太阴之为病，腹满而吐，食不下，自利益甚，时腹自痛。"

辨证：脾失健运，水湿内停。

治法：健脾益胃，燥湿助运。

取穴：中脘，脾俞，足三里，阴陵泉。

这是太阴病的提纲证，脾的主要功能是运化和输送胃中水谷精微，若太阴为病，则脾阳不运，水湿留于中，寒凝气滞于中，故腹满而痛，喜温喜按，胃纳滞中而食不下。秦亮甫方用中脘为胃之募穴，六腑之合，主消纳水谷，运化精微，并可消导行滞；脾俞为膀胱经的背俞穴，功能健脾利湿，为治疗脾阳不振要穴，两穴相配温中燥湿，扶土益气，脾温则气运而水湿自化。次取胃经俞穴足三里，和胃降逆止呕；脾经合穴阴陵泉，健脾利湿，使水湿从小便而出。

秦亮甫常在取用上穴时，温灸2壮，以加强温补脾阳的作用，使疗效更好，常用于各种胃病虚寒证、腹痛、泄下等疾病。

少阴为病——原文："少阴病，下利，白通汤主之。"

辨证：真阳虚衰，阴寒内结。

治法：回阳固脱，温经散寒。

取穴：关元，神阙，百会，足三里。

此为命门大衰，虚寒下利不止，阳气欲脱之象。秦亮甫认为，少阴病，而见下利明显，必是阴寒大盛，中阳不举。方用白通汤，可见阴寒之盛。取关元、神阙温灸，灸关元能补阳益气，健脾化湿，祛湿散寒。明代张介宾云："关元主诸虚百损……但是积冷虚乏皆宜矣，多者千余壮，少亦不下二三百壮，活人多矣。"因此，关元能补肾元，益命火散寒凝。神阙位于脐中，为真气所系，有破阴回阳功效，两穴相配能温阳止泻。百会为督脉穴经穴，能升举阳气以固脱，尤其适用于阴寒气虚之久泻者，配以足阳明胃经的合穴足三里，扶土健中，温运脾阳而止泻。秦亮甫常用此法治疗慢性肠炎、胃炎及脱肛，也用于老年人保健。

厥阴为病——原文："伤寒，脉滑而厥者，里有热也，白虎汤主之。"

辨证：肝阴不足，郁热内盛。

治法：养肝益阴，清泻里热。

取穴：行间，曲泉，合谷，足三里，二间，太溪。

脉滑有力属热证，主有里热，必是热邪内伏，肝阴不足，热郁化火，方用的是白虎汤。

秦亮甫取用行间为厥阴肝经之荥穴，可疏肝解郁，理气活血；二间为手阳明大肠经之荥穴，主清阳明里热。重泻手阳明大肠经之原穴合谷，清泻阳明，通经开闭，配针肝经合穴曲泉，调气活血。秦亮甫常

应用于治异食癖、大便秘结等病证。

3. 奇经八脉与八脉交会穴

（1）奇经八脉与脏腑经络系统：奇经八脉则是全身经络的重要组成部分。秦亮甫在数十年的临床实践中，潜心研究经络理论，尤其对奇经八脉的研究，从经络的运行路线、经脉的功能，到奇经八脉所主的疾病，以及如何通过调理奇经八脉来治疗疾病，都有他自己独到的见解。

关于奇经八脉的理论，在《黄帝内经》中也只有分散的记载，到了《难经》才提出了奇经八脉这一名称。秦亮甫认为，人体中的奇经，就是十二正经以外的经脉。奇经八脉就好像是放水的支路一样，当十二经气血满溢时，以免水液满溢有泛滥之患；当十二经气血衰少时，又可以通过奇经的调节而使十二经气血充盛。它的功能既不同于十二正经，但又与十二经有着不可分割的联系。奇经八脉对十二经脉起着总的联合，统率和调节气血盛衰的作用。

奇经八脉中只有督脉、任脉有本经专属的腧穴，其他六脉均只有与其他经相通的交会穴，而无自己专属的腧穴。八脉的功能和其所主的疾病与它们的循行路线和相交会的经脉关系极大。《黄帝内经》《难经》《针灸大成》《奇经八脉考》等对八脉的循行路线、交会穴及其功能都有论述，秦亮甫在前人对八脉的认识基础上结合临床实践，提出了自己对奇经八脉的认识观点。

督脉——历代医家，对督脉经的循行路线意见相左，不论是基本上宗《素问·骨空论》与《针灸大成》所述，如"督脉者，起于少腹以下骨中央……其少腹直上者，贯脐中央，上贯心入喉，上颐环唇，上系两目之下中央"，"脉起下极之腧，并于脊里，上至风府，入脑上巅，循额至鼻柱，属阳脉之海"，还是《难经·二十八难》中"督脉者，起于下极之俞，并于脊里，上至风府，入属于脑"，有一点是相同的，即督脉的循行路线从气的产生来论是从下向上运行的。秦亮甫认为，从督脉营血运行的角度来说，督脉的走向应该从上而下。因诸阳经的走向均是从上而下行的，督脉为阳脉之海，亦应从上而下与任脉的由下而上相连接，这样才符合阴阳循环之常理。

督脉本经循行于头脊正中，下端与任脉、冲脉会于会阴，长强受足少阴会，其旁为会阳，于足太阳会；上部为风门，也与足太阳会；正中陶道、大椎，则与足太阳及手足三阳会；哑门、风府与阳维会，脑户与足

太阳会；百会与足太阳（一说足三阳）会；神庭与足太阳、足阳明会；水沟与手、足阳明会；龈交穴与任脉会。从督脉的循行路线以及督脉与其他经脉的联系，足可以领会督脉为"阳脉之海"，有"督领经脉"的功用，在全身中起"都纲"、统率的作用。从交会关系中还可以看出，督脉与两旁的足太阳膀胱经联系最为紧密。而太阳为三阳之首，由足太阳扩展为足三阳及手足三阳，阳维脉又联系各阳经而直通督脉的风府、哑门，所以督脉能督领全身的阳经，发挥其推动、温煦和防御作用，以供给人体各脏腑、器官等一切组织进行生理活动的能量，促进人体的生长发育、新陈代谢以及护卫肌表，防御外邪侵入。另外，督脉属脑、络肾，肾主骨生髓，脑为髓海，因此，督脉基本上还反映脑脊髓的生理功能。《难经·二十九难》曰"……督之为病，脊强而厥"；《针灸大成》卷六亦曰"督脉……属阳脉之海。其为病也，脊强而厥，凡二十七穴"。秦亮甫认为，督脉为病除可见经典内所论述的"脊强而厥"症状外，还可以出现精神智力方面的不正常，四肢肌肉生长发育及四肢运动失常，以及一系列机体抵抗力降低的免疫性疾病、消化道疾病与生殖系统疾病。他集几十年临床经验，从提出了"主取督脉以治四肢疾病"发展到目前的"主取督脉，以治杂病"，就是基于这种观点而发展起来的。秦亮甫认为，督脉既为"阳经之海"，那么督脉的生理功能就应该体现阳气的生理功能，即推动、温煦、防御、气化、固摄作用，而当机体的这些功能减退或出现病态时，就可以用治疗督脉的方法加以纠正、恢复。

任脉——《素问·骨空论》曰"任脉者，起于中极之下，以上毛际，循腹里上关元，至咽喉，上颐循面入目"；《灵枢·经脉》曰"任脉之别，名曰尾翳，下鸠尾，散于腹"，此指其络脉从鸠尾部散布于腹。《针灸大成》卷六曰："任脉与冲脉，皆起于胞中，循脊里，为经络之海。其浮而外者，循腹上行，会于咽喉，别而络唇口……任脉起中极之下，以上毛际，循腹里上关元，至喉咽，属阴脉之海。"任脉的循行路线历代医家所见略同，秦亮甫亦认为任脉系起于腹中，古今素有冲、任、督三经一脉而三歧，同起于胞中之说。

从任脉的交会看，它主要接受各经之会。会阴为任、督、冲三脉之会，中极、关元为足三阴之会，是少腹部的主要交会穴，天突、廉泉是阴维脉联系各阴经直通于任脉的要穴。另中脘、上脘分别为足阳明、手太阳会穴，下脘为足太阴会穴，承浆为足阳明会穴。

从以上的交会关系可以说明，任脉任受诸阴，为"阴脉之海"，是妊养之本。《素问·上古天真论》曰"女子……二七而天癸至，任脉通，太冲脉盛，月事以时下，故有子……七七任脉虚，太冲脉衰少，天癸竭，地道不通，故形坏而无子也"，所以任脉与人体的生殖功能关系是相当密切的。《素问·骨空论》曰"任脉为病，男子内结七疝，女子带下瘕聚"，"其女子不孕，癃、痔、遗溺、嗌干"；《难经·二十九难》曰"任之为病，其内苦结，男子为七疝，女子为瘕聚"。秦亮甫根据自己的临床经验认为，任脉的主要功能为妊养胞胎。任脉为病，固然会影响人的生殖功能，但任脉不仅为阴脉之海，还与足阳明交会于上脘、中脘、承浆，阳明的生养气血作用与任脉也有一定关系，所以秦亮甫治脾胃疾病也常取任脉之穴，每可取得满意疗效。

冲脉——《灵枢·动输》曰："冲脉者，十二经之海也，与少阴之大络，起于肾下，出于气街……"《灵枢·五音五味》曰："冲脉，任脉皆起于胞中，上循背里，为经络之海。其浮而外者，循腹右上行，会于咽喉，别而络唇口。"《素问·举痛论》曰："冲脉起于关元……"《难经·二十八难》曰："冲脉者，起于气冲，并足阳明之经，侠脐上行，至胸中而散也。"《素问·骨空论》曰："冲脉者，起于气街，并少阴之经，侠脐上行，至胸中而散。"《针灸大成》曰："冲脉者，起于气冲，并足少阴之经，侠脐上行，至胸中而散。"秦亮甫认为，冲脉之起于气冲，气街、胞中、关元，实则是同一部位而异名也，胞中为内在脏器，关元为体表投影。从冲脉之交会穴看，幽门、通谷、阴都、石关、商曲、肓俞、中柱、四满、气穴、大赫、横骨，皆属于足少阴之穴，所以冲脉当并少阴之经侠脐上行，而非侠阳明之经侠脐上行。

《灵枢·逆顺肥瘦》曰："夫冲脉者，五脏六腑之海也，五脏六腑皆禀焉，其上者，出于颃颡，渗诸阳，灌诸精。其下者，注少阴之大络，出于气街，循阴股内廉，入腘中，伏行骭骨内，下至内踝之后属而别。其下者，并于少阴之经，渗三阴。其前者，伏行出跗属，下循跗，入大指间。"从冲脉的循行中可以看出冲脉的分布最广，其上部渗诸阳，灌诸精，下部渗三阴，注诸络，其渗灌气血的作用，四通八达，遍及全身，所以冲脉有"血海"和"五脏六腑之海"之说。冲脉有供应、调节全身气血的功能。《素问·骨空论》曰"冲脉为病，逆气里急"，指气血不顺而见厥气上逆和胸腹里急。秦亮甫认为，冲脉的主要功能为渗灌气血，所以它与全身气血不足的疾病关系都较大,尤其是妇女月经病,关系最为密切,女子以血为本。《灵枢·五音五味》曰:"今妇人之生,有余于气,不足于血,以其数脱血也。"至于逆气里急之症,当是冲脉气血不畅,不顺之故,可用调理冲脉气血为治。

带脉——《灵枢·经别》曰:"足少阴之正,至腘中,别走太阳而合,上至肾,当十四椎,出属带脉。"《难经·二十八难》曰:"带脉者,起于季胁,回身一周。"《奇经八脉考》曰:"带脉起于季胁足厥阴之章门穴同足少阳循带脉穴,围身一周如束带然,又与足少阳会于五枢、维道,凡八穴。"秦亮甫认为,带脉的循行路线当宗《灵枢·经别》出自十四椎,经季胁围身一周,与足少阳腰部各穴相交会,命门、肾俞、章门穴不属带脉。因其回身一周,故纵行各经脉均受其约束。

《难经·二十九难》曰:"带之为病,腹满,腰溶溶若坐水中。"《素问·痿论》曰:"故阳明虚则宗筋纵,带脉不引,故足痿不用也。"这是指阳明等经脉受带脉约束,如带脉受损,可致腹中脏器弛缓及下肢痿软。《奇经八脉考》曰:"带脉之穴主腰腹纵,溶溶如囊水之状,女人小腹痛里急后重,瘕疝,月事不调,赤白带下可针六分灸七壮。"根据这些理论,秦亮甫认为,带脉的主要功能是约束诸纵行经脉,腰酸腰重如裹万贯,腰以下部位麻痹痿软之证,内脏下垂、赤白带下皆属带脉功能失约所致,治疗时可选取带脉。

阳跷脉——《灵枢·寒热病》曰:"足太阳有通项入于脑者,正属目本,名曰眼系……在项中两筋间,入脑乃别阴跷、阳跷,阴阳相交……交于目锐眦。"这是指太阳经脉于项后(风府穴所在)入脑,连系目系。入脑分为阴跷、阳跷,互相交会,交于目内眦。《难经·二十八难》曰:"阳跷脉者,起于跟中,循外踝上行,入风池。"《针灸大成》曰:"阳跷起自足跟里,循外踝上入风池。"《奇经八脉考》曰:"阳跷脉者,足太阳之别脉,其脉起于跟中,出于外踝下足太阳申脉穴,当踝后跟以仆参为本,上外踝上三寸,以跗阳为郄,直上循股外廉,循胁后胛上会手太阳阳维于臑俞,上行肩髃外廉,会手阳明于巨骨,会手阳明少阳于肩,上人迎、夹口吻、会足手阳明任脉于地仓,同足阳明上行巨髎。交会任脉于承泣,至目内眦与手足太阳足阳明阴跷五脉会于睛明穴,从睛明上行入发际下耳后入风池而终"。从阳跷脉的循行路线可以看出,阳跷脉当从风池入脑。跷字的意义是举足行高,因其联系足

跟,主身体的活动。阳跷脉行于阳,主活动和清醒的状态。《难经·二十九难》曰:"阳跷为病,阴缓而阳急。"《灵枢·寒热病》曰:"阳气盛则瞋目。"临床上常见的肢体拘急与弛缓一类的疾病,如癫痫、中风偏枯等阳跷脉疾病,可用跷脉穴治疗。另外,秦亮甫还认为部分精神系统方面的疾病也可用跷脉予以医治,如狂躁证,可针申脉与风池穴,用泻法强刺激。

阴跷脉——《灵枢·脉度》曰:"跷脉者,少阴之别,起于然骨之后,上内踝之上,直上循阴股入阴,上循胸里,入缺盆,上出人迎之前,入頄,属目内眦,合于太阳、阳跷而上行……"《难经·二十八难》曰:"阴跷脉者,亦起于跟中,循内踝上行,至咽喉,交贯冲脉。"《针灸大成》所载与《难经》相同。《奇经八脉考》曰:"阴跷者足少阴之别脉,其脉起于跟中足少阴然谷穴之后,同足少阴循内踝下照海穴上内踝之上二寸以交信为郄,直上循阴股入阴,上循胸里入缺盆上出人迎之前至咽咙交贯冲脉入内廉上行属目内眦,与手足太阳足阳明阳跷五脉会于睛明而上行。"

《难经》曰:"阴跷为病,阳缓而阴急。"《奇经八脉考》和《针灸大成》亦然。意思即是阴跷脉病见阴侧拘急而阳侧弛缓。秦亮甫却认为,临床上拘急抽筋一类的疾病,轻微的瘛疭当从阴跷脉治,强直剧烈的抽搐当从阳跷脉治,而对阴侧、阳侧的区分则不强调。因为跷脉同主身体活动,阳为亢奋,阴为安静,所以有以上之分。另外,阴跷脉主人的安静与睡眠。《灵枢·寒热病》曰:"阴气盛则瞑目。"所以秦亮甫认为,对于兴奋性患者当补阴跷泻阳跷,对于嗜睡患者当泻阴跷补阳跷,使其阴阳平衡,疾病得以解除。

阳维脉——《素问·刺腰痛》曰:"刺阳维之脉,脉与太阳合腨下间,去地一尺所。"《难经·二十八难》曰:"故阳维起于诸阳会也……"《奇经八脉考》曰:"阳维起于诸阳之会,其脉发于足太阳金门穴,在足外踝下一寸五分,上外踝七寸,会足少阳与阳交,为阳维之郄,循腹外廉上髀厌抵少腹侧,会足少阳与居髎,循胁肋斜上肘,上会手阳明,手太阳于臂臑,过肩前与手少阳会,于臑会天髎,且会手足少阳,足阳明于肩井,入肩后会于太阳、阳跷于臑俞,上循耳后会手足少阳于风池,上脑空、承灵、目窗、临泣、下额与手足少阳,阳明五脉会于阳白,循头入耳至本神而止。"

从阳维脉的循行路线与各交会穴的关系,我们可以看出阳维脉维于全身各条阳经以通于"阳脉之海"督脉。卫为阳主表,阳维受邪为病在表故苦寒热,

所以秦亮甫以为临床上外感热病，苦寒热者当取阳维脉。

阴维脉 ——《素问·刺腰痛》曰："刺飞阳之脉，在内踝上五寸，少阴之前，与阴维之会。"《难经·二十八难》曰："阴维起于诸阴交也。"《奇经八脉考》曰："阴维起于诸阴之交，其脉发于足少阴筑宾穴，为阴维之郄，在内踝上五寸腨肉分中上循腹内廉，上行入小腹会足太阴，厥阴少阴阳明于府舍，上会足太阴于大横、腹哀，循胁肋会足厥阴于期门，上胸膈侠咽与任脉会于天突，廉泉上至顶前为终。"

从阴维脉的循行路线与交会穴的关系，可以看出阴维脉的交会穴集中在腹部与胸部，主联络各阴经通于"阴脉之海"任脉。《难经·二十八难》曰："阴维为病苦心痛。"因阴维脉分布于胸腹各部，为里为阴，故阴维为病苦心痛。

阴阳之维，有维系维络的意思。《难经·二十八难》曰："阳维阴维者，维络于身，溢蓄不能环流灌溉诸经者也。"阴阳维脉是联络各经脉调节气血盛衰的一对经络通路。秦亮甫认为，阳维脉联络各阳经以归于督脉，阴维脉联络各阴经通于任脉，使全身的阴阳得以协调，反之则要成病，出现"苦寒热，苦心痛"一类的临床表现。

（2）秦氏八脉交会穴的临床运用：奇经八脉系十二正经之外的八条"别道奇行"的经络，它不仅与十二经相沟通，对十二经起着总的联合、统率和调节气血盛衰的作用，而且十二经中也有八个穴位分别与八脉相通，以治疗奇经八脉的有关病证，又可通过治疗奇经八脉来调节十二经的气血，以治疗十二经的病证。所以，秦亮甫认为奇经八脉与十二正经是不可分割的一个整体，八脉交穴则是连接这一整体的据点。

后溪穴 ——"督脉起自下极腧，并于脊里上风府，过脑额鼻入龈交，通手太阳小肠经，后溪是也。"（《针灸大成》）

后溪穴手太阳小肠经穴，位于小指外侧本节横纹尖尽处，握拳取之。通于督脉，能清热疏筋，固表止汗，治疗手足拘挛战掉，中风不语，头痛项强，伤寒不解，手足麻木，腰背腿疼痛等症。秦亮甫认为，后溪通于督脉，所以督脉之疾皆可针后溪治之，以恢复督脉的推动、温煦、气化、防御、固摄的功能。

列缺穴 ——"任脉起于中极之下，循腹上至咽喉，通于手太阴肺经列缺是也。"（《针灸大成》）

列缺穴系手太阴肺经穴，位于手腕后高骨缝间，即前臂桡骨茎突部后，距腕一寸五分处，通于任脉，能宣肺、利咽、复脉，治疗痔证泻痢、唾红溺血咳痰、牙疼喉肿、溲难、心胸腹疼、噎咽、产后发强不语、腰痛、死胎不下等疾。秦亮甫认为，列缺通任脉，所以针刺列缺穴除了可治肺经疾病外，还可以治任脉之病及任脉所经过部位之病。

公孙穴 ——"冲脉起于气冲，并足少阴之经，侠脐上行至胸中而散通足太阴脾经，公孙是也。"（《针灸大成》）

公孙是脾经的络穴，位于足大趾内侧，本节后一寸陷中，能理脾胃，调冲脉，治疗心疼胸闷、结胸翻胃难停、酒食积聚、胃肠鸣响、泄泻脐痛、腹痛胁胀、胎衣不下等疾。秦亮甫认为，公孙穴通冲脉，冲为血海，故全身的气血不足之证，气血不畅之证皆可针公孙穴以调之。

足临泣穴 ——"带脉起于季胁，回身一周，如丝带然，通足少阳胆经，临泣是也。"（《针灸大成》）

足临泣穴系足少阳胆经之穴，位于足小趾，次趾外侧，本节中筋骨缝中，去一寸是也，能清头目、利胸胁、祛风、泻火，治疗手足中风不举、痛麻发热拘挛、头风肿痛项腮连、眼肿亦痛头旋、齿痛耳聋咽肿、浮风瘙痒、腿疼胁胀等症。秦亮甫认为，足临泣通带脉，除可治疗上述病证外，尚可治疗内脏下垂，赤白带下诸证。

内关穴 ——"阴维脉者，维持诸阴之交，通于手厥阴心包络经，内关是也。"（《针灸大成》）

内关穴系手厥阴心包经的络穴，位于前臂屈侧面，去腕二寸，出于两筋之间，即前臂屈侧面腕横纹后二寸，当桡侧腕屈肌腱与掌长肌腱之间，能宁心、安神、和胃、宽胸、降逆、止呕，治疗中满心胸疼胀、肠鸣泄泻脱肛、食噎下膈酒食伤、妇女胁疼心疼、结胸里急难当。秦亮甫认为，内关通阴维脉，主要用于治疗阴维脉的"苦心痛"，但内关与公孙配伍，还可以治疗胃肠疾病及妇女月经不调等证。

外关穴 ——"阳维脉者，维持诸阳之会，通于手少阳三焦经，外关是也。"（《针灸大成》）

外关穴系手少阳三焦经之络穴，位于腕后二寸两骨间，与内关相对，即前臂伸侧面腕后二寸，尺骨、桡骨之间，指伸肌桡侧近陷处，能疏风清热、利胁，治疗股节肿痛腹冷、四肢不遂、头风、背胯内外骨筋痛、头项眉棱皆痛、手足麻热、盗汗、伤寒自汗表热。秦亮甫认为，外关穴通于阳维脉，主要治疗阳维之疾"苦寒热"，但还能治疗诸骨节疼痛，尤其是身体外侧面（阳面）之疾。

照海穴——"阴跷脉起于足跟中,循内踝上行至咽喉,交贯冲脉,通足少阴肾经,照海是也。"（《针灸大成》）

照海穴系足少阴肾经之穴,位于内踝尖直下,下缘下四分处,即内踝正下缘,与距骨相接的凹陷处,能养阴、宁神、利咽,治疗喉塞、小便淋涩、膀胱气痛、肠风下血。秦亮甫认为,照海穴通于阴跷脉,除能治疗肾经疾病外,当能治疗阴跷脉之病"阴急而阳缓"的瘨疚证,并有较好的养阴安神作用。

申脉穴——"阳跷脉起于足跟中,循外踝上入风池。通于足太阳膀胱经,申脉是也。"（《针灸大成》）

申脉系足太阳膀胱经之穴,位于外踝下五分,即当外踝下缘正中凹陷处,能利腰腿、清头目,治疗腰背屈强腿肿、恶风自汗头痛、雷头赤目眉棱痛、手足麻挛、癫痫肢节烦憎、遍身肿满头汗淋。秦亮甫认为,申脉穴通于阳跷脉,除能治疗足太阳膀胱经之疾外,治疗肢体的痉挛、抽搐当也是首选穴位,因阳跷脉病"阳急而阴缓";还可以治疗阳气太盛的狂躁不寐证,因"阳盛则瞋目"。

（3）临证脉案举隅:奇经八脉是十二经脉、经别、络脉以外的八条"别道奇行"的经络,它不像十二经有阴阳表里的联系,但八脉之间相互沟通,对十二经起着总的联合,统率和调节十二经气血盛衰的作用,而十二经又有八个穴位通于奇经八脉,作为与八脉联系的主要据点,可以治疗奇经八脉的病症,称为八脉交会穴。

八脉交会穴一般都两穴一组共同使用,如公孙、内关合用,治心胸、上腹部疾病;后溪、申脉合用,治疗目内眦、颈、项、耳、肩胛和上肢的疾病;外关、足临泣合用,治目外眦,耳后、颊、颈和肩部的疾病;列缺、照海合用,治疗咽喉、胸膈的疾病。秦亮甫积数十年针灸临床经验,发展与拓宽了八脉交会穴的应用范围,治病疗疾,擅长应用八脉交会穴。

八脉交会穴用于针刺麻醉。我国应用针刺麻醉成功进行外科手术已有30年的历史。在这期间,广大医学科技工作者进行了大量的科学实验和临床实践,积累了丰富的资料和经验,对针刺镇痛的原理从现代医学的神经传递学说、中枢递质的参与、针刺激活脑内痛调节系统,到中医经络学说、脏腑功能学说,虽都不尽完善,但对指导针麻临床均有一定意义。针麻穴位的选取涉及对针麻理论的认识。根据中医学脏腑经络学说,认为针刺麻醉是通过穴位接受刺激和经络传输气血的功能而达到镇痛和控制生理紊乱的效果。因此,一般针麻临床取穴首先考虑的是手术所涉及的脏腑和体表、脏腑间和经脉间的相互关系、经脉的循行路线和穴位的特定功能等原则,即所谓"经脉所过,主治所及"的理论。此外,根据针麻镇痛有神经参与传递信息的大量科学研究,以及神经解剖及神经生理学的原理,大多数的针麻工作者在选取穴位时主要是考虑手术区域的神经支配,包括外周神经和相应中枢节段或脑区的支配,以及经络的循行路线与脏腑的生理功能。有相当一部分针麻工作者,即使是根据经络理论与脏腑生理功能取穴者,在选穴时也考虑到了手术区域的神经支配。秦亮甫深谙经络理论,擅长用经络理论指导临床实践,尤其对八脉交会穴的应用,更有其独到的见解。在针麻心内直视手术的取穴方法上,他最推崇的是按八脉交会穴理论选取的一组穴位即内关、公孙、列缺、照海。

秦亮甫认为,内关穴系手厥阴心包经的络穴,八脉交会穴之一,通阴维脉,临床上大多数人也取内关穴作为心胸手术的主穴。他们的理论依据有二:一是内关穴是手厥阴心包经的络穴,有宁心安神、镇静镇痛的作用;二是根据现代医学神经生理学的原理,认为取内关穴进行胸部手术,是因为内关穴的脊髓节段与支配心胸手术区的脊髓节段十分靠近,属于近节段取穴。基于这一理论,也有的人认为选取同一条心包经上的郄门穴同样也能取得与内关穴相同的宁心镇静作用。而秦亮甫根据八脉交会穴的理论,认为内关为手厥阴心包经的络穴,通阴维脉,它不仅具有宁心安神、镇静镇痛的作用,且具有阴维脉维络全身阴脉、调节气血盛衰的作用。《难经》曰:"阳维为病苦寒热,阴维为病苦心痛。"心内直视手术时,在切开心脏前要进行上、下腔静脉钳夹,阻断心脏的血流,这就造成了心肌细胞的缺血缺氧,很可能会发生心痛的症状,而阴维脉主治"苦心痛",它有调节全身气血盛衰的作用,可保护心肌细胞,预防心肌因缺血缺氧而诱发的心痛。另外,阴维脉又主联络各阴经以通于"阴脉之海"——任脉,而任脉又恰好在心内直视手术的切口上,所以还具有调节手术切口局部气血的作用,从而提高了手术切口处的镇痛效果。因此,秦亮甫认为心内直视手术选取通阴维脉的内关穴,较取其他穴位更能发挥宁心安神、镇静镇痛的作用。

公孙穴,系足太阴脾经的络穴,八脉交会穴之一，通于冲脉，配内关穴，主治心、胸、胃部疾病。《素问·骨空论》曰："冲脉者，起于气街，并少阴之经，侠脐上行，至胸中而散。"冲脉为十二经之海，分布最广，其上部"渗诸阳，灌诸精"；其下部"渗三阴""注诸络"，冲脉之名为"冲"，即说明其渗灌血气的作用四通八达，遍及全身，故又称"血海"和"五脏六腑之海"。中医学对疼痛的理论素有"不通则痛，痛则不通"的说法，手术时局部气血受损，血液流通不利，针麻取公孙穴以通利冲脉，使全身的气血流畅，有助于心内直视手术作体外循环时全身气血的供养。此外，冲脉起于气街，散于胸中，更有利于减轻心内直视手术撑开胸廓时的胸部气血流通受阻引起的疼痛，冲脉能和谐胸部气血，使气血流畅"通则不痛"，所以秦亮甫认为选取通于冲脉的公孙穴，能加强心内直视手术的镇痛作用。

列缺穴，系手太阴肺经的络穴，八脉交会穴之一，能通任脉，具有宣疏肺热、通利咽喉胸膈的作用。秦亮甫认为，任脉为"阴脉之海"，且任脉正好位于心内直视手术的切口上，而列缺穴系肺经的络穴，又是八脉交会穴中通任脉的穴位，所以选取列缺穴不仅可利用其"肺主皮毛"的功能，使手术切皮时减少疼痛，且列缺穴所通的任脉又位于手术切口处，这样就更能增强切口局部的镇痛作用。另外，秦亮甫还认为，当手术剖开胸壁后，刺激列缺穴具有增强肺的通气功能，尤其是当手术造成胸膜破裂引起气胸时，能改善胸闷气促等不适反应，更能显示出列缺穴的作用。

照海穴，属足少阴肾经，系阴跷脉所生之处，也是八脉交会穴之一，通于阴跷脉，有通经活络、清热泻火、利咽喉、安心神的作用。秦亮甫认为，阴跷脉起于足跟照海穴，由照海穴上行，通过交信穴，经阴侧而上达目内眦——睛明穴，与阳跷脉交会而通于脑，主要功能为主持肢体活动和睡眠。《灵枢·寒热病》曰"阳气盛则瞋目，阴气盛则瞑目"，意思是说阳跷脉盛主目张而不欲睡，阴跷脉盛则目闭而欲睡。心内直视手术取穴照海，不仅因为足少阴肾经的胸部分支从肺出来，散络于心，流注于胸中，取该穴以治气上逆，心内烦扰且痛，而且因为照海穴通阴跷脉，阴跷脉盛则能目闭而欲睡，更能增强手术中的镇静及改善手术剖胸进入心脏时患者烦躁不安的作用。

上海交通大学医学院附属仁济医院从1972年起用内关、公孙、列缺、照海这组穴位，先后进行了室间隔缺损、房间隔缺损、肺动脉窦动脉瘤破裂、法洛四联症等28例针麻心内直视手术，在切口时皮下不用局部麻醉药辅助麻醉的情况下，优良率为69.2%，有效率达91.8%。手术中对部分病例进行了脑电图、心电图、肺通气量、血液酸碱度等多项生理指标观测。结果表明：术中脑电图基本活动以α节律为主，并有散见的θ节律，体外循环转流进程中，部分病例出现散见或短段的θ节律或δ节律，慢波出时，有些患者呈现睡眠状态，但当体外循环停止后不久，脑电图活动就逐步恢复正常。心电图变化在转流前，除个别病例偶见房性、室性早搏或室性心动过速，其他均属正常。通过呼吸通气量的测定，结果亦说明剖胸前后和手术前后患者的呼吸通气量无明显变化。对手术患者血液酸碱分析提示，体外循环转流前，转流中有代谢性酸血症，但转流停止后3小时，血液酸碱分析均恢复正常，而二氧化碳分压于剖胸前、剖胸后以及体外循环转流前后均属正常。所以秦亮甫认为，针麻心内直视手术，选取内关、公孙、列缺、照海这组八脉交会穴，从理论依据到临床效果都是令人满意的，尤其是这组穴位在手术切皮时可不用局部浸润麻醉，这是较其他几组选穴方法的优点突出所在。

4. 秦氏针灸手法

（1）秦氏进针手法：针法是用针刺治病的一种方法，针刺手法操作，不仅与疗效有密切关系，而且也是避免针刺中发生不应有的痛苦的重要一环。针刺治病，虽能取得良好效果，但由于首诊患者对针刺产生疼痛的恐慌心理，往往不很乐意接受，所以在一定程度上影响了针灸的临床应用与发展。古人虽有指切押手法、挤肌押手法、舒张押手法、骈指押手法、扶持押手法等方法，以试图减轻患者在针刺时的疼痛。但这些押手法在针刺穿过皮肤时仍难免疼痛。为减轻患者的恐惧心理，秦亮甫在针刺进针的手法上进行了潜心研究，宗前鉴进针之法加以改进，自创一套进针法：单手无痛进针法、双手无痛进针法、改良型套管进针法以及三指舒张进针法。以上各法，不论通过叩击、重按，还是套管等法，目的均为使患者"移神"，用其他刺激来分散或掩盖患者对针刺的疼痛感受，达到进针不痛，为患者所接受，有利于针灸临床施治。

■ 单手无痛进针法

［手法］先用左手拇指在穴位上揉按几下（左手拇指又称押手），右手持针，环指必须超过针尖1 cm，对准穴位，快速进针。

［解释］环指必须超过针尖1 cm，目的在于让环

指先叩击穴位周围皮肤。因为用钝刺激叩击能分散患者的注意力，并能分散患者对针刺的疼痛感受，加之快速进针，这样可达到进针无痛。

［适用部位］四肢、背部、腰部等肌肉比较丰厚部位的穴位。

［注意］皮薄处之穴位不适用，例如指（趾）尖端穴位，头面部穴位。当环指叩击穴位时，个别患者可能为之一惊，故针刺前先与患者解释清楚。

■ 秦氏双手无痛进针法

① 秦氏指切进针法

［手法］在传统押手法基础上进行一些加工。左手拇指在穴位部位轻轻按摩一下，然后用左手拇指指甲紧压穴位，右手持针，针尖对准穴位，紧靠穴位皮肤，当左手拇指指甲放开时，皮肤向上弹时，针尖便刺入皮内。

［解释］目的在于重按穴位，使局部气散，则不痛。其次，利用瞬间皮肤肌肉的反弹和张力的改变，使针尖随之自然刺入皮内。

［适用部位］适用范围广，全身穴位均可采用。

② 秦氏拍击进针法

［手法］左手拍击穴位局部部位，并令患者咳嗽一声，右手持针，针尖露出右手中指1 cm，右手环指超出针尖1 cm，对准穴位快速进针。

［解释］目的是使患者的注意力突然分散，拍击同时可让患者咳嗽一声。此时"移神，使患者之神"转移于别处，"以意领气"，消除疼痛。

［适用部位］躯干、四肢面积比较平坦的穴位。

③ 秦氏舒张进针法

［手法］先用左手拇指在穴位上按摩几下，然后用左手拇指、左示指紧按穴位，用力向两侧分开，同时用右手环指再向另一侧方向分开皮肤，将形成三角形势态的皮肤绷紧，然后进针。

［适用部位］适用于肌肉比较丰厚部位的穴位，如背部、腹部等。

④ 秦氏改良型"套管"进针法

套管进针法的套管有多种。20世纪50年代，秦亮甫在此基础上进行改良，用塑料吸管改制，套管比毫针短0.5 cm。目的在于利用套管管口的按压和捏起皮肤等刺激来掩盖、转移患者对针刺的疼痛感，达到进针无痛的效果；同时又可保持毫针的无菌性，针体不被手指污染，符合现代医学的无菌操作要求，深受国内外医生和患者的欢迎。

［手法］利用压手拇指和示指夹持套管，按压在穴位上，同时左手捏起穴位周围皮肤，用刺手示指叩击针尾，针尖穿进皮肤后，抽出套管，将毫针继续插入穴位合适的深度。

［优点］符合无菌要求，并且基本无痛。

（2）温针法（温针灸）：针与灸是两种不同的工具与治疗方法，一般来讲，针刺取穴立竿见影，灸法却有"针所不为，灸之所宜"之功。温针灸就是两者结合的一种治疗方法，但须注意，如果艾绒距皮肤过远，就失去了温灸的作用；反之，艾绒过于靠近皮肤，会引起皮肤灼伤或起水疱。秦亮甫在临诊治疗中擅长使用此法，可留针，增加针感刺激；又宜施灸，舒通经络血脉，使之既有针的功效，亦有灸的作用，在临床上常能取得令人满意的疗效。然由于有些医生嫌温针灸麻烦，在针柄上粘艾绒花时间；有些人对艾灸的烟熏刺激过敏，所以对温针灸的临床应用逐渐减少，甚至有的同道不会应用，而用电针取代，但温针灸有电针不可取代的作用，它是针灸术的一种发展应用。

［手法］将艾绒搓成橄榄大小的艾球包裹在毫针针柄上，冬天艾绒距离穴位皮肤3～4 cm，夏天一般5～6 cm为宜，随后点燃艾绒。温灸过程中最好在艾绒下垫纸板，以防灰烬掉落烫伤皮肤。发热及高血压患者不宜温针灸。

［适用部位］眼睛周围及大的血管神经所在处不宜温灸，其他部位均适宜。

（3）灸法

① 艾灸法：秦亮甫应用无瘢痕直接艾炷灸法，把艾绒捏成底平1 cm呈圆锥体的艾炷，安放在穴位上，点燃其尖端以施灸，以患者能耐受为度，如患者觉灼热，即用镊子将艾炷夹去，连续5～7壮。直接灸的穴位一般多用于大椎、命门等穴，治疗虚证、寒证，以及保健防病之用。

② 麻垫灸（衬垫灸）：用干净的白布5～6层，干姜煎汁后取汁与面粉调成薄糊状，把白布浸上面糊制成硬麻，晒干后剪成10 cm左右方块。使用时，右手持已燃的艾条，左手持麻垫放在施治的穴位上，将艾条点燃的一端按压在麻垫上，1～2分钟，施治的穴位自觉灼热感为1壮，连续5壮为宜。麻垫灸除适用于治疗一般虚证、寒证外，尤适合一些不宜针者，如年老体弱、婴孩幼儿以及皮肉薄的骨凸部位应用，灸至穴位局部皮肤红晕为度。

③ 药饼灸：秦亮甫的督脉药饼灸，以温通督脉的

中药为主,以附子、肉桂等药切细研末,用黄酒调和作药饼,厚0.6～1 cm,上置艾炷灸之,一般连续5壮,以药饼发热,皮肤红晕为度。秦亮甫用其温阳扶羸来治阳痿早泄等命门火衰的疾病。

（4）秦氏常用补泻手法

① 徐疾补泻法

［补法］按无痛进针法,右手持针将毫针刺入穴位皮肤后,按天、人、地三部（即是将针刺穴位深度分为三层）,从天部（皮下）刺入人部（浅肌肉层）、地部（肌肉层）即针刺达到穴位所需深度缓慢进针,不作捻转,留针片刻,然后迅速拔针至天部,再缓慢地进入人部、地部,称之为1度。患者身体较强壮者可行3～5度,虚弱的患者1度即可,留针时间根据病情的需要,缓慢出针,可以按住针孔（即开阖补泻法中补法）。

［泻法］右手持针按照无痛进针法进入穴位皮肤,从天部较快地刺入地部（即所需穴位深度）,分3层拔到天部,称为1度,可重复3次为3度,出针不按闭针孔（即开阖补泻法中泻法）。

② 捻转补泻法（进针后拇指向前或向后捻转用力的轻重不同的补泻法）

［补法］进针后右手拇指顺着经脉走向,用力向前捻转,捻转角度90°左右为补。

［泻法］进针后右手拇指逆着经脉走向,用力向后捻转,捻转角度360°以上为泻。

③ 迎随补泻法

［补法］针尖顺经脉走向进针为补。

［泻法］针尖逆经脉走向进针为泻。

④ 提插补泻法（以针尖在提插时用力轻重和快慢来分别）

［补法］进针后插针要用力重些、快些,提针必须轻些、慢些（紧按慢提）。

［泻法］进针后插针要用力轻些、慢些,提针要重些、快些（慢按紧提）。

⑤ 留针补泻法

［补法］进针后行补法,留针时间短,一般10分钟左右。

［泻法］进针后行泻法,留针时间长,一般在20分钟以上。

⑥ 呼吸补泻法

［补法］进针呼气,出针吸气。

［泻法］进针吸气,出针呼气。

⑦ 秦氏平补平泻法：进针后行捻转手法,以针柄捻转角度为标准,针柄捻转180°左右为平补平泻。

⑧ 复式补泻手法：以上补泻手法在临床上可以2～3种补泻手法组合运用,称为复式补泻手法。如果患者取穴上有补有泻,一般体虚者先针刺补的穴位,再刺泻法的穴位。实证先刺泻法穴位,再针刺补法穴位,以防经气逆乱。

（5）临床常用秦氏针刺法

① 秦氏多向透刺法：左手进针后斜刺向左右前后透刺,透刺时将针尖退至皮下后,再转换所需方向斜刺,适用于大面积皮肤酸痛、麻木、手足偏瘫。

② 秦氏鸡爪刺法：毫针对准患部垂直刺入所需深度,然后将针退至皮下,再略斜针刺向上下左右,但较多向透刺法范围小,适用于四肢疼痛、麻痹、痉挛或瘫痪等症。

③ 秦氏多针刺法：在患部四周垂直进针5～7针,适用于大面积肌肉的疼痛、麻痹、痉挛。

④ 秦氏排针刺法：垂直进针,针刺可以呈比较整齐的2～3行,甚至4行,每行针刺3至5针,适用于上肢或下肢肌肉疼痛、麻痹病证。

⑤ 秦氏环针刺法：围绕病变部位周围一圈针刺,如股骨头坏死、髋关节炎、髋关节乏力。

⑥ 秦氏督脉针刺法：针刺再两椎体棘突之间,不宜过深或过度提插捻转,一般深度在1 cm,以免伤及脊髓,甚至可以不施行提插捻转,每隔3～4个椎体针刺1针,适用于脊椎疾病,如强直性脊柱炎、运动神经元疾病、多发性硬化、高血压、不明原因的低热等。

⑦ 秦氏头八针刺法：毫针对头部8个穴位进行针刺,百会、印堂、头临泣、率谷,以上穴位应斜刺或沿皮横刺；风池针刺不宜过深；适用于脑血管疾病、失眠、头痛、头晕、癫痫、多发性硬化、帕金森病等。

⑧ 秦氏腹部四门针刺法：中脘、天枢、关元,该四穴均直刺,适用于腹部疼痛、胃肠炎。若由于腹部肠麻痹、肠梗阻、腹水所引起的腹部胀满或患者腹壁瘦薄甚者,腹部不宜针刺,以免刺穿肠壁,肠腔内液体渗出而引起感染性腹膜炎。

⑨ 秦氏膝眼双针刺法：内膝眼、外膝眼可以根据情况,每个穴位针刺2根毫针,但是不要提插,可以适当小幅度捻转,适用于膝关节病变。此法比用一根毫针的针刺效果明显。

⑩ 秦氏耳后排针刺法：完骨、头窍阴、浮白,斜针进刺,适用于三叉神经痛、面肌痉挛。

（三）临证医案

1 尿频

陆某,女,17岁。

[症状]多饮多尿5周。自诉今年暑假中,感觉口干多饮,9月开学后症状逐渐加重,现在每日要喝6暖瓶的水,尿量明显增多,以至于无法正常学习,情绪烦躁,伴有恶心想吐。面色少华,口唇干燥,尿糖、血糖正常。苔薄黄,舌嫩红,脉细。

[辨证]肾阴亏虚,中焦蕴热。

[治则]益气养阴,清热止渴。

[针灸处方]内关,中脘,关元,三阴交,足三里,公孙,太溪。

[治法]内关、中脘、足三里用泻法,关元、三阴交、公孙、太溪捻转补法,得气后留针20分钟,每周2次。

[疗效]二诊治疗后第3日饮水量就减少一半,恶心、呕吐症状也已经消除,尿量明显减少。苔薄微黄,舌嫩红,脉细。三诊诸症均明显减轻,已能正常上课。苔薄微黄,舌嫩,脉细。经过约2周治疗后,饮水量已基本恢复正常。现在每日约饮1暖瓶的水,尿量基本正常。

2 偏头痛

马某,男,48岁。

[症状]左侧头痛3年。3年来左侧偏头痛经常发作,平均每周1次,就诊时恰好头痛发作,疼痛位于前额部,头痛如裹,伴有胃部不适,发作时感觉疲劳,卧床不起。患者还抱怨胃口差,口臭和常有口腔溃疡。舌红,舌尖部苔黄,舌中部苔黄厚腻,脉濡。

[辨证]痰湿生热,上扰清空。

[治则]健脾化痰,祛热除湿。

[针灸处方]大椎,曲池,合谷,阴陵泉,丰隆,内庭,足三里,百会,风池,太阳,内关。

[治法]百会、风池、太阳、大椎、内关、阴陵泉、合谷、平补平泻,曲池、丰隆、内庭泻法,足三里补法。每周2次。

[疗效]二诊时,头痛已不再发作。继续治疗3周,每周2次。3个月后复诊,头痛已痊愈。

3 失眠

居某,女,36岁。

[症状]失眠1个多月。自诉半年来因夫妻不睦,情绪抑郁。近1个多月来,整夜不能入睡,口干欲饮,精神倦怠,便溏,屡服西药安眠药仍无效。舌尖红,苔薄白,脉细稍弦。

[辨证]肾阴不足,心肝火旺,肝胃不和。

[治则]滋肾清心,泻肝和胃,宁心安神。

[针灸处方]神门,内关,三阴交,太溪,太冲,照海。

[治法]神门、内关、太冲均施捻转手法中的泻法,三阴交、太溪、照海均施捻转手法中的补法,得气后留针20分钟,每周2次。

[疗效]二诊针刺治疗后当天夜间即有2小时睡眠,1周来心神稍定,口干欲饮减少。苔薄黄,舌红,脉细滑。三诊睡眠较前有进步,口干燥。苔薄,舌嫩红,脉细软,守方再治。

4 癃闭

宋某,男,62岁。

[症状]小便淋漓不畅3年,加重半年。近来尿流变细,夜尿频,每夜5～6次,每次解小便需2分多钟,痛苦不堪,伴小腹胀痛,腰脊酸楚,气短乏力,四肢冷感,脉沉细,舌淡边有齿痕,有瘀点。肛指检查:前列腺如鸡蛋大,中间沟消失。B超检查示:前列腺Ⅱ度肿大。

[辨证]肾气虚弱,气化无权。

[治则]益肾补气,活血消瘀。

[针灸处方]关元,中极,肾俞,膀胱俞。

[治法]以上穴位施温针灸,每周2次。

[中药处方]黄芪30g,党参30g,熟地黄15g,怀山药9g,山萸肉9g,海藻9g,昆布9g,三棱9g,莪术9g,玄参9g,浙贝母10g,煅牡蛎30g。

[疗效]治疗1周后,小便渐爽,尿次减少,治法同前。6周后,排尿接近正常,肛指检查,前列腺肿大略有减小。守法继续治疗。

5 呃逆

马某,男,60岁。

[症状]呃逆频繁3日。自诉呃逆发作频繁,筋疲力尽,胸闷痛,胃脘疼痛,喜按,呃声沉缓。苔厚黄,关脉紧,两尺脉细沉。

[辨证]阴虚火旺,胃气上逆。

[治则]补肾,泻火,降逆除呃。

[针灸处方]中脘,内关,神门,足三里,三阴交。

［治法］中脘（平补平泻），内关（平补平泻），神门（补法），足三里（泻法），三阴交（补法）。每日1次。建议患者少食多餐。

［疗效］二诊针后呃逆减轻，早晨无呃逆，但饭后复发，沿用上方，加巨阙（补法），针后10分钟呃逆停。三诊偶有呃逆发作，但持续时间明显缩短，因患者感觉左侧牵掣，宗上方，加左侧胃俞、夹脊（泻法）。四诊后左侧牵制感好转，宗上方，留针30分钟，患者针后呃逆即止，入睡。

6 癫痫

崔某，男，11岁。

［症状］家长代诉4年前无明显诱因下出现一过性晕厥，意识丧失，手脚抽搐，口吐白沫，数分钟后神智转清，觉神疲乏力。在某三甲医院诊断为癫痫小发作，原因待查。此后精神紧张易于诱发，长期服用抗癫痫药（药名不详），但效果不佳，每日均有小发作，伴有手足发冷，神清，精神略萎靡。舌中红，苔薄，脉缓略弦。

［辨证］肝肾阴虚，肝风内动，上扰清窍。

［治则］滋补肝肾，平息肝风，镇惊醒脑。

［针灸处方］头临泣，百会，率谷，风池，印堂，合谷，太冲。

［治法］头临泣、百会、率谷、风池、印堂平补平泻，合谷、太冲泻法，留针15分钟，每周3次。

［中药处方］羚羊角粉0.6 g分吞，天麻15 g，川芎9 g，白芷6 g，柴胡9 g，羌活6 g，杭甘菊9 g，石决明30 g先，珍珠母30 g，太子参30 g，炙黄芪30 g，丹参9 g，制黄精15 g，枸杞子15 g。全天麻胶囊，每次3粒，每日3次。

［疗效］三诊后，癫痫发作次数逐渐减少，已有1周未发作，舌淡，苔薄，脉缓软。继续针药结合治疗2年余，症情平稳，继续服用中药丸方。随访时，该患者已经职校毕业并顺利就业。

7 带状疱疹

王某，男，56岁。

［症状］左胁下疱疹如带状，状如珍珠，痛如针刺并有烧灼感，病已2日，烦躁不安，口干且苦，食欲不振，腑行艰结。舌质红，苔薄黄腻，脉弦滑而数。

［辨证］肝胆湿热留滞，气滞血瘀。

［治则］理气止痛，清热化瘀。

［针灸处方］支沟，曲池，行间，阳陵泉，期门。

［治法］泻法，留针30分钟，运针2次。

［中药处方］金铃子9 g，广郁金9 g，紫草根10 g，延胡索6 g，醋柴胡9 g，青皮6 g，炒白术12 g，全当归12 g，丝瓜络12 g，炒枳壳6 g，马齿苋9 g。

［疗效］共治6次奏效。

8 面瘫

薛某，女，36岁。

［症状］3日前发觉左耳之后微痛，晨起洗脸漱口发觉左侧口眼歪斜，眼难紧闭，左口角流涎，进食后食物滞留左颊内，吹哨则口角流气，舌麻味觉消失。

［辨证］病属风寒侵袭阳明少阳之络。

［治则］温阳散寒，息风通络。

［针灸处方］地仓透颊车（左），翳风（左），风池（右），下关（左），列缺（右），丝竹空（左），合谷（右），承浆。

［治法］泻法，留针，地仓、下关用温针。

［中药处方］葛根12 g，麻黄6 g，桂枝6 g，白芍12 g，白附子6 g，僵蚕9 g，全蝎6 g，防风9 g，清甘草3 g，法半夏9 g，胆南星9 g。

［疗效］三诊后口角流涎基本痊愈，眼睑仍不能完全闭合。六诊后舌麻减退，面部症状基本消失。继续治疗计10次痊愈。

9 痿证

一外籍男性，27岁。

［症状］多发性硬化症2年，下肢痿软无力，不能独自行走。3年前出血左侧视力减退，2年前在当地医院诊断为视神经炎，同年确诊患多发性硬化症。C2～C6、T5～T6脱髓鞘病变，目前无法行走，严重时头颈无力，尿频。舌质红，苔薄，脉沉细。

［辨证］肝肾不足，气血失充。

［治则］补益肝肾，养筋壮骨，益气活血。

［针灸处方］头八针，肩髃，曲池，外关，合谷，伏兔，风市，内外膝眼，足三里，三阴交，丘墟，太冲，大椎，身柱，至阳，脊中，命门，腰阳关，肾俞，秩边，环跳，殷门，委中，承山，太溪，昆仑。

［治法］头八针、大椎、身柱、至阳、脊中、命门、腰阳关、肾俞、内外膝眼均用捻转补泻法；其他四肢穴位用捻转提插补泻法、温针。背部沿膀胱经、督脉拔罐。

［中药处方］枸杞子15 g,熟地黄15 g,制黄精15 g,制首乌30 g,天麻15 g,丹参9 g,川芎9 g,狗脊15 g,红花6 g,杜仲15 g,牛膝15 g,生黄芪30 g,太子参30 g,羌独活^各9 g,苍白术^各9 g,川朴9 g,苍耳子9 g。

［疗效］连续治疗半年后,现在在家中基本能够放弃拐杖独立行走,可以生活自理。目前该患者仍旧坚持定期服药和针灸治疗,效果显著。

🔟 三叉神经痛

侯某,女,63岁。

［症状］4年前突感左面部肿痛,经外院诊断为三叉神经痛,长期服用卡马西平治疗,目前尚见左面额部有闪电样疼痛。舌红,苔薄,脉细弦。

［辨证］肝郁化火,上扰清窍。

［治则］清热平肝,活血通络止痛。

［针灸处方］浮白,头窍阴,完骨,悬颅;第一支(额支)疼痛者加头维,阳白,头临泣,太阳,听宫,合谷,扳机点;第二支(上颌支)疼痛者加颧髎,听宫,四白,迎香,合谷,扳机点;第三支(下颌支)疼痛者加听宫,颧髎,颊车,地仓,大迎(避开血管向前斜刺进针),合谷,扳机点。

［治法］浮白、头窍阴、完骨、悬颅均沿皮斜刺或横刺。所有穴位均用捻转补泻法。而面肌痉挛不作补泻手法。温针,面部拔火罐。

［中药处方］天麻15 g,羚羊角粉0.6 g^{分吞},石决明30 g,炙僵蚕9 g,炙全蝎6 g,蜈蚣2条,丹参20 g,川芎9 g,白芷9 g,延胡索9 g,羌活9 g,丹参9 g,桃仁9 g,红花9 g,大青叶15 g,板蓝根15 g,金银花9 g,连翘9 g,藁本9 g,防己9 g,三棱9 g,莪术9 g,黄芩9 g。

［疗效］四诊后左面痛已缓解,吃饭咀嚼不会诱发疼痛,继续针灸治疗巩固。

🔟 股骨头坏死

金某,男,37岁。

［症状］双侧股骨头无菌性坏死2个月余,左侧为甚,下肢后侧有牵掣感,髋关节处时有麻木刺痛,需持拐,经脉气血痹阻关节。

［治则］补肾壮骨,温补气血。

［针灸处方］命门,腰阳关,肾俞(双),环跳(双),居髎(双),承扶(双),殷门(双),足三里(双),三阴交(双),太冲(双)。围绕股骨头边缘作环针刺,一般针刺5～6针,同时在股骨头最高处中央加刺一针。

［治法］环针刺用捻转提插补法。余穴均捻转补法。温针,起针后拔火罐。

［中药处方］炙龟甲^先15 g,炙鳖甲^先15 g,熟地黄15 g,山萸肉15 g,怀山药15 g,桑寄生9 g,千年健15 g,炒杜仲15 g,炒狗脊15 g,川断9 g,骨碎补15 g,补骨脂9 g,菟丝子15 g,五加皮15 g,伸筋草15 g,木瓜15 g,太子参30 g,炙黄芪30 g,制黄精15 g,制首乌30 g。

［疗效］经过半年治疗后好转,能独立行走。

第七节 党氏针灸

一、流派溯源

党氏针灸,起源于无锡党氏世医党波平。党波平自幼便深受无锡北门外长安桥胡氏世医胡最良亲传,21岁拜孟河医派名家丁甘仁为师,常伴其左右。在两位大家的影响下,党波平逐渐形成独特的针灸风格,通内、妇、儿科,尤其对儿科诸疾,或予针灸,或用药物,或推拿按摩,效果显著,名驰沪上。

胡最良,字大祥,江苏无锡人,世居无锡北门外长安桥。胡氏为针灸世家,胡最良是胡氏第三代传人。胡最良行医50余年,幼承庭训,及长又广搜博览,惮精竭思,致力于医。胡最良平生以行针灸和儿科推拿

最有特色,于五门十变法造诣最深,临床治疗也以五门十变发为最广,尤善以本法治时令之病;学术上特别重视温补,以醒脾降胃,祛邪安正;以临证多见寒温,故需借温针艾火之力,以逐湿散寒。胡最良鉴于小儿多畏惧针刺、艾灼,因而结合推拿,运用以指代针之法,施之于儿科诸疾,成效显著。党波平作为胡最良的外孙,14岁时被胡最良接去抚养,党氏得胡氏针灸、儿科推拿秘传,深谙子午流注、灵龟八法,善用五门十变原络配穴等法治时病顽疾,巧用手指代针结合推拿治疗小儿急性重症。

党氏针灸善用子午流注,党氏子午流注开穴法将机体的气血循行,周流出入,比拟水流,或从子到午,

或从午到子，随着时间先后的不同，阴阳各经气血的盛衰，也有固定的时间，气血迎时而至为盛，气血过时而去为衰，泻则乘其盛，补则随其去，逢时为开，过时为阖，定时开穴，以调阴阳，纠正机体的偏盛偏衰来治疗疾病，是在"人与自然"的理论指导下，逐渐演变所创立起来的、具有独特意义的一种针刺取穴法。

党氏内科受孟河医派丁甘仁经验影响较深，临床遣药处方具有醇正和缓、经时结合、变通灵活等特点。治法上以固先后天之本为基础，贯彻"实则治其标，缓则治其本"之原则。景岳言："凡临证治病，不必论其有火症无火症，但无实热可据而为病者，便当兼温以培补脾胃之气。"先祖临证多年之经验，认为脾胃如炉，欲求炉火之旺，必须煤炭适量，气流通畅；若滥用补药，譬炉为煤炭所窒塞，气机抑阻，何能运化精微？江南地区一般疾病，确以寒湿证居多，真正热病，并不多见，故多用温化，因此在遣方上注重温运，针而必灸。

二、流派传承

（一）传承谱系

党波平（1900—1970年），沪上一代名医，孟河医派第二代传人，出生于江苏无锡世医家庭，幼承庭训，尽得家传，14岁时受外祖父胡最良（清末江南名医）教授针灸、儿科推拿秘传。1920年，党波平受胡最良推荐，前往丁甘仁创办的上海中医专门学校教授针灸兼广益中医院临床带教老师，深受丁甘仁赏识，常陪同他出诊，得其真传。党波平之幼科深得丁甘仁肯定，每逢丁家有孩子生病，必请党波平。党波平精通内、妇、儿科，尤其对小儿诸疾，或予针灸，或用药物，或推拿按摩，效果卓著，如对久治不愈的小儿暑热、腹泻、厌食、免疫力低下、生长发育不良等症，疗效显著，驰名沪上。党波平于1970年10月逝世，留存大量手稿和小儿科原始处方以传世。

党惠庆，党波平之子，自幼家传中医，其父见党惠庆悟性颇高，便嘱其随诊学习。另外，新中国成立前后，沪上诸多名医都与党波平为好友亲朋，因此，党惠庆从小能够跟随程门雪、黄文东、盛梦仙、尤学周等当时名冠上海的名医开始中医启蒙学习。多年后，复员回沪，又拜学于名医范乾德（人称范一贴）、徐嵩年（肾病大家）、陈惠林（妇科名家，御医传人）。当时，又因陈惠林的关系，由其朋友日本沙龙集团总裁

出资，上海交通大学医学院附属瑞金医院出地，准备合资成立"上海中日友谊医院"，时任上海交通大学医学院附属瑞金医院副院长唐步云代表中方，党惠庆由陈惠林推荐代表日方，组建筹办委员会。当时此项目已经中日双方最上层政府、政治家认可（日本当时的外务大臣安倍晋太郎，以及邓小平曾为此项目谈过2次），嗣后，项目的各项准备工作全面正常进展，计划用2年的基本建设时间。为不浪费时间，利用此2年，党惠庆去日本学习，其中，1年学日语，1年学医院管理。党惠庆于1987年6月启程去日本。但半年后情况发生了突变，日本出资银行董事会通不过预算方案，因为大医院的经济预算不会盈余，都是赤字，虽然出资集团以整体财政来平衡担保，但日本银行非常死板，在他去日本半年后，此"上海中日友谊医院"项目不得已只能流产夭折。当时党惠庆只得改为自选研究课题留学，这样才进入了日本国立新潟大学医学部麻醉学教研室读博士研究生（日本医学无硕士）。由时任上海中医药大学名誉院长、中华中医药学会上海分会理事长王玉润推荐，党惠庆在日本一读就是七年半。研究生结束后，他被聘任为该校医学部客席讲师，党惠庆也由新潟去东京，自己注册设立一所用中医中药，包括针灸推拿治疗和解除患者疾苦的"中国医学保健研究院"并自任院长。至2006年，党惠庆叶落归根，回归故里，此时在日本的时间已整整20年。

党性，党惠庆之子，党氏中医（针灸）第五代传人，中医世家，自幼受祖父党波平、祖母尤蔼如及父亲言传身教，深谙中医药理论，将党氏针法融会贯通。现于上海名老中医党波平传承工作室跟随其父参与中医传承工作。

张李唯，毕业于南京中医药大学，硕士研究生，孟河医派第四代传承人，师从民国苏、沪名医党波平之子党惠庆主任，2017—2020年得益于机缘巧合，由常州孟河医派传承学会推荐至上海跟随党惠庆临证抄方。抄方期间，张李唯坚持记录和整理党惠庆的临证音频资料及医案，每月进行总结，撰写典型医案和学习心得，用传统的中医思维去辨证论治。通过党惠庆的循循教导，经过多年学习，他已基本掌握党惠庆辨证、遣方、施针的规律与技巧。临床治法上，张李唯善用党惠庆巩固先后天之本的学术思想，即培补脾肾之气，遵循党惠庆"整体观念、三维一体"，通过中药内调、针刺外治、心理疏导并用的方法治疗疑难杂病，

现工作于常州孟河医派传承学会、常州广益中医门诊部，继续传承党氏中医学术经验。

朱静文，攻读临床医学方向，后跟随党惠庆抄方，体会到党氏中医临证之精妙，深感中医针药临证范围之广、疗效之显著，进而全身心投入于中医的学习之中。在党惠庆指点下，朱静文先后学习了《灵枢》《素问》《伤寒论》《金匮要略》《医林改错》等历代经典，在临证抄方中总结归纳医案，撰写笔记和按语，深刻领会党惠庆五门十变、子午流注之技法特色，逐步提高自身实践能力。

党氏中医疗法经过胡最良、党波平、党惠庆等百年传承，其间又集沪上各大家之所长融汇于党氏，形成了一套系统的党氏中医基本理论，即注重"整体观念、三维一体"——中药、针刺、推拿并用进行临床辨证施治，以达健脾、柔肝、益肾、和络、祛邪之功。党氏针灸传承谱系如图1-7。

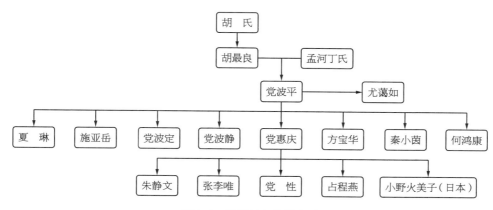

图1-7　党氏针灸传承谱系

（二）传承工作

党波平毕生从事针灸教育与科研工作，于上海中医专门学校教授针灸兼广益中医院临床带教老师，桃李满天下；其子党惠庆承其衣钵，自幼跟随父亲学习针灸疗法，深得党氏针灸精髓。是以，党氏针灸得以传承发展，在数十年如一日的临床实践中形成了其特有的学术观点，并且融会贯通，自成体系，形成了党氏针灸的鲜明特色。为了更好地传承和保护党氏针灸，党惠庆先后主持成立了"民国名老中医党波平学术经验传承工作室""党惠庆工作室"，并专注于传承人的培养工作，目前工作室主要成员有——党性（党惠庆之子）、张李唯、朱静文、高雯雯、庄婷，并已开展一系列传承工作：① 党氏针灸特色针法的推广运用。党氏以浅刺针法为特色，善用子午流注与五门十变，工作室传承人在党惠庆的培养下将党氏针法运用自如。② 收集整理党氏针灸学术资料。记录、整理党波平生前所留临证资料及医案，进行学术总结，并汇录成集，便于日后发表出版。③ 开展党氏针灸流派学术交流。党惠庆曾赴上海市针灸经络研究所进行党氏针灸学术交流，从不同的角度展现了党氏针灸的成就，给针灸后学以启迪。

三、流派名家

党波平

（一）生平简介

党波平（1900—1970年），字恒勋，1900年4月出生在江苏无锡世医家庭，家传中医内儿科第六代。党氏一族出身名门（系大禹之后）。无锡党氏祖先最早居住西北。据家谱记载，大约800多年前，北宋初年有一军事将领党进，是朔州马邑（今山西朔县）人，为宋太祖赵匡胤的爱将。北宋

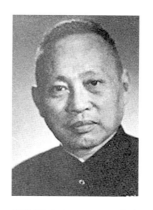

党波平（1900—1970年）

端拱淳化年间又有党移，位居右枢密使。金代党怀英（其父党纯睦）是当时著名书法家和文学家。党氏在南宋时期，与岳飞同时遭权臣秦桧陷害，贬谪到江南无锡任地方官。此后，党氏一脉定居于此。

无锡党氏世医共六代，祖居无锡北门外东北塘。第五代为党金镛，第六代则是党波平。党波平兄弟3

人，波平居长，字恒勖。党氏从医，前代均以内儿科见长，但行医业绩不出乡里；至第六代，党波平崛起，并携带2位弟弟并进成名，北京科学技术出版社出版的《针灸大辞典》里有其传记。当时无锡北门外长安桥胡氏世医第三代胡最良，为清末江南名医，是党波平的外祖父，以行针灸和儿科推拿最有特色。胡最良于五门十法造诣最深，尤其善以手法治疗时病；学术上特别重视温补，以醒脾降胃，祛邪安正；以临证多见寒温，故需借温针艾火之力，以逐湿散寒。

党波平从小聪慧，幼承庭训，尽得家传，14岁时生母去世，被外祖父——清末的江南名医胡最良接去抚养，更受针灸、儿科推拿秘传，至18岁已誉满乡里。党波平深谙子午流注、灵龟八法，善用五门十变原络配穴等法治时病顽疾，巧用手指代针结合推拿治疗小儿急性重症。胡最良亦与同时代江南名医丁甘仁为同道知交。1917年，孟河医派四大家之一丁甘仁创办了当时全国第一所高等中医学校，即上海中医专门学校。当时学校刚成立，内科老师尚有，但是缺一位合适的针灸课老师，而胡最良和丁甘仁早年就是同道好友，丁甘仁就请胡最良推荐，胡最良觉得自己的外孙党波平虽年纪尚小，但在针灸上的建树颇高，便将其推荐于丁甘仁。21岁时，党波平成为上海中医专门学校第一任针灸课教师，后因一手小儿推拿绝活和一颗琥珀抱龙丸医治好病重的丁景春（丁济万之长子）而成名于沪上，党波平也因此深受丁甘仁赏识，出诊也令党波平随其左右。此后，丁氏家族及门人的小儿几乎都去党波平诊所就诊。之后丁甘仁孙子丁济万接管丁氏学校及华隆医院，党波平被聘为华隆医院顾问，并准许在该院挂牌设诊所，直至新中国成立后进公家联合诊所为止。

新中国成立后，党波平参加首批中医学习西医学习班，1953年加入上海榆林区联合诊所。上海第一所中医医院，即当时的上海第十一人民医院成立时，他应聘任门诊部主任；上海中医学院（现上海中医药大学）成立上海针灸经络研究所时，他又担任了研究所门诊部主任。1960年，身为民盟盟员的党波平光荣地加入了中国共产党。他自豪地说，自己是获得了第2次生命。从此以后，他便无条件地服从组织的安排。他学术上作风严谨，治病一丝不苟，对干部群众一视同仁；他为人诚恳，讨厌说谎，鄙视市侩，几十年如一日，故很早就得才子名医程门雪（毕业于石皮弄中医专门学校，上海中医药大学第一任院长）题联："言蔚

道华行端吏表，珽镕物始渊镜音初。"1960年，党波平创白虎汤移治急性关节炎之先河；1960年6月，与上海第一结核病教授外科主任裴德懋合作开展针刺麻醉切肺研究，是针麻胸腔手术的先驱者之一。当时，上海第一结核病院十分重视针麻研究，并组建了一个中西医结合班子，包括党波平、金舒白、陈德尊、上海第一结核病院外科医师裴德懋等。他们将肺叶切除手术分为19个步骤，遵循中医循经取穴的原则，采用手足同名经相配的方法，根据切口位置，分别选用了相应的穴位，由专人按统一指挥进行提插捻转，使肺叶切除的手术取得了成功，这在当时是一个奇迹。当时党波平年近古稀，犹奔波于市郊之间，寒暑不易，风雨无阻，六年如一日，甚至在大雪纷飞的大年初一，党波平仍不辞劳苦，从上海当时的南市区赶到远在北郊的第一结核病总院观察患者，往返一次路上就花3～4个小时。至1966年初，针麻已在临床上获得成功并在全国推广。当时针麻被国家科学技术委员会列入仅次于氢弹的国家重点课题。随着针麻研究的深入展开，临床问题一个个获得解决，手术成功率越来越高，于是拟向全军医院首先推广，上海市委决定拍摄有关针麻的科教影片。1966年，上海市政府举行春节嘉奖庆功宴会，党波平、裴德懋作为重大科研课题针麻研究的创始人，与研究成功胰岛素人工合成的红雷青年小组以及著名电光源专家蔡祖泉一起，被邀请就座于贵宾席上。当时的曹荻秋市长特地举杯走上前向他们敬酒。这一热闹场面被摄影记者拍下后，第2日刊登在《解放日报》头版报眼上。

1966年十年动乱开始，党波平被迫中止了针麻临床研究工作。他当时希望能在不久的将来继续针刺麻醉的研究工作，没想到这一愿望最终未能实现，他不幸于1970年10月14日病逝于上海交通大学医学院附属瑞金医院，终年71岁。党波平的追悼会以中医界最高规格举行。一副挽联对逝者做出了客观的评价："精研岐黄五十年来积有素，发扬针灸二廿载间立新功。"

（二）学术观点与针灸特色

1. 学术观点

（1）调脾扶赢、祛邪安正：自先祖胡最良开始，党氏一贯服膺东垣、景岳二家学说，认为人在脾胃安和之时，谷、肉、果、菜，足以养生而却病，不必多服补药。云："脾胃如炉，欲求炉火之旺，必须煤炭适量，

气流通畅；若滥用补药，譬炉为煤炭所窒塞，气机抑阻，何能运化精微？"故每遇虚赢当补者，辄喜针章门、建里，一以醒其脾气，一以通降胃气，意谓"食补胜于药补"也。

党氏治病的通则，主要在于"祛邪以安正"。诚如昔贤徐灵胎氏所言："人之有病，不外风、寒、暑、湿、燥、火为外因；喜、怒、忧、思、悲、恐、惊为内因。此十三因，试问何因是当补者？况病去则虚者亦生，病留则实者亦死。"所以他常说："病不须补，祛病即补。"虽云"邪之所凑，其气必虚"，但"虚体受邪，其病则实"；方其邪势侵凌，正气惶惑之际，欲求安抚正气之虚，唯有急逐其邪实之一法。

（2）注重温阳，逐湿散寒：景岳有言："凡临证治病，不必论其有火症或无火症，但无实热可据而为病者，便当兼温以培命门脾胃之气。"一般疾病，确以寒湿症居多，真正热病，并不多见。因此，普遍采用温针之法，借艾火之力，以逐湿散寒。凡阳虚者，每为湿困，或脾阳虚馁，则运化无权而神疲纳少，四肢懈怠，苔腻脉濡，胸痞脘痞。此属中焦湿困，除取中脘、三里、阴陵等穴以降浊、和中、利湿外，必须灸中脘、气海，鼓动阳气以助化湿之力。其肾阳虚者，多见于高年，如症见腰背酸疼、日晡足肿，甚至五更泄泻；除补三里以崇土制水外，必补复溜、太溪，以温肾中之阳，更灸中脘、关元。在脾胃阳虚兼见者，每见面萎、肢冷、溏泄，则以四丸末填神阙穴而隔姜灸之，意谓"阳气如天日，寒湿乃阴霾，必得丽照当空，然后阴霾自散"。

（3）五输选穴，主次分明：党波平在配穴、取穴方面亦遵循先祖胡最良之经验，突出地运用了手不过肘、足不过膝的66个五输穴，成为百病取穴的核心，而不重局部的取穴。

然谷，太冲。 然谷，为肾经之荥、火穴，太冲为肝经之俞、土穴。阴经之俞即原穴，虚实皆取，故肝胆之实火，可泻太冲以平之；同泻然谷荥者，以其乙癸同源也；至若肾水下亏，而浮阳上泛者，则补然谷以导龙入海，引火归原。同补太冲，则摄潜之力更大。凡眩晕之症，多因肝火上亢（也有虚阳上浮者），二穴并主之。其兼恶心者，是肝阳挟痰，胃失降和，可配解溪（胃、经、土穴）、中脘、太白（脾、俞、土穴），以和胃降逆。木旺剧生风，风盛则痰涌，加泻列缺、风池，以祛风化痰，共成疏土泄木之功。

行间，大都。 行间为肝经之荥、火穴，大都为脾经之荥、火穴。肝藏血而寄相火，脾统血而属湿土；凡

二目红肿涩痛、如有异物内阻者，多系肝脾二经湿火上腾，取此二穴以分消之，散火于血中，渗湿于热外，率多著效；或更循乙庚相合之途而加阳溪（大肠、经、火穴），尤佳。

太白，太冲，太溪。 太白、太冲、太溪分别为脾、肝、肾足三阴经之三个俞、土穴。先外祖名此三穴为"足部三太"，是治妇科疾患之要穴。盖取太溪以解郁，太白、太冲以疏肝理气和胃。三者相合，谓有逍遥散之意焉。凡肾水不足，肝气郁逆而致肝火偏盛，凌侮胃土，见脘腹疼痛，胸痞纳呆，或经来少腹胀痛者，三穴并皆治之，每有卓效。

少府，内关，神门，大陵。 本组配穴，均属心与包格二经之穴，以少府、内关为主。善治胃脘"当心而痛"及温邪逆传心包而见舌红、口苦者。歌曰"心胸有病少府泻（《针灸聚英·肘后歌》），胸中之痰内关担（杨继洲《拦江赋》）"，故取以为主焉；其热盛者，更可加间使（心包、经、金穴）以泻之，其效益宏。

阳溪。 阳溪为手阳明大肠之经、火穴，与该经之原穴合谷，同为治头面疾患之主穴。《黄帝内经》云："原独不应五时，以经合之，以经其数。"然则"输"如可合"原"，则"经"亦可合"原"矣。盖"输"在"原"之前，"经"在"原"之后，故气数皆相应焉。凡阳明实火上壅，目痛如突，可泻阳溪以清散其火。虽然，阳溪之力上行于面也，然漫无定所，苟更取攒竹、睛明以为向导，专达于目，则其经捷而力专，宜其收效也愈速。

后溪，临泣。 后溪为手太阳小肠经之俞、木穴，临泣为足少阳胆经之输、木穴。头面、耳区、锐眦，俱为足少阳盘旋之地，手太阳更直入耳中，故凡二经气火上亢，症见头痛引耳，两目难睁者，取以泻之，常得针入即止之效。

2. 针灸特色

（1）浅刺针法：浅刺法是指将特定针具刺入表皮较浅部位的一类针法。针刺深浅是影响针刺疗效的重要因素之一，临床运用得当可增强针刺疗效。《试论浅刺法发展史》《素问·皮部论》中云："皮有分部"，"欲知皮部，以经脉为纪者，诸经皆然"，说明皮部是依据十二经脉在体表的循行范围而划定的体表分区。由于络脉-经脉-脏腑之间是一个有机的整体，浅刺针法对于皮部的刺激可影响到相应的经络和脏腑，从而达到调整脏腑功能，进而预防和治疗疾病的目的。

浅刺针法起源于《黄帝内经》，在《黄帝内经》

时代便已广泛应用，其描述见于《灵枢·官针》《灵枢·九针十二原》《灵枢·九针论》《灵枢·阴阳清浊》《灵枢·邪气脏腑病形》《灵枢·逆顺肥瘦》《灵枢·本输》《灵枢·终始》等10余篇中。《黄帝内经》明确指出应用于浅刺的针具有镵针、鍉针、锋针等。镵针头大末锐，用以浅刺皮部以泻肌表阳热；鍉针针身大而针尖圆钝，用以按压刺激体表经脉分野，疏通血脉，引导正气，驱邪外出；锋针针身呈圆柱形，针尖呈三棱状，用以浅刺络脉出血泻热。《灵枢·官针》则具体论述了络刺、毛刺、扬刺、直针刺、浮刺、豹文刺、赞刺、半刺等浅刺方法。

党波平十分推崇浅刺针法，临床多采用毫针、三棱针刺血。党波平认为经络与浅表组织关系密切，故一些疾病的治疗更适合浅刺针法。因此他针刺时并不追求深刺强刺激而产生的针感，他强调"针针倒，病都好"，意即针刺时进针要浅，入皮仅约数分，以致针无法直立在肌肤上，一根根针都倒下来横躺着，这样能取得良好疗效。对于一般穴位，他只刺入3～5 mm，进针后双手交替捻转各穴，少则数百，多则上千次，如此施以持久的捻转手法，这与一味追求神经干刺激而采用深刺强刺者迥异。这种"浅刺法"值得我们重视和学习。

（2）子午流注与五门十变

■ 子午流注理论基础

子午流注法，是千百年来应用于针灸治疗的古法之一。古人施针注重时间，遵循自然界周期性规律，从天人合一的角度，根据人体气血流注脏腑经络的日、时开穴规律，配合天干、地支、阴阳、五行、五输穴组成的按时开穴治病的方法。早在《灵枢·本输》中就论述十二经的六十六穴，提出井、荥、输、经、合等名称（表1-1、表1-2），分别有出、流、注、过、行、入的不同。子午代表人体气血流行之时间规律，子午与五脏六腑相配：子胆、丑肝、寅肺、卯大肠、辰胃、巳脾、午心、未小肠、申膀胱、酉肾、戌心包、亥三焦。一日12个时辰，1个时辰流经一条经脉。流行次序是：寅时肺经-卯时大肠经-辰时胃经-巳时脾经-午时心经-

表1-1　阴经五输穴

名称	井（木）	荥（火）	输（土）	经（金）	合（水）
流动状态	所出	所溜	所注	所行	所入
主治	心下满	身热	体重节痛	喘咳寒热	逆气而泄
肺（金）	少商	鱼际	太渊	经渠	尺泽
脾（土）	隐白	大都	太白	商丘	阴陵泉
心（火）	少冲	少府	神门	灵道	少海
肾（水）	涌泉	然谷	太溪	复溜	阴谷
心包（相火）	中冲	劳宫	大陵	间使	曲泽
肝（木）	大敦	行间	太冲	中封	曲泉

表1-2　阳经五输穴

名称	井（金）	荥（水）	输（木）	原（总刺）	经（火）	合（土）
流动状态	所出	所溜	所注	所过	所行	所入
主治	心下满	身热	体重节痛	脏腑病	喘咳寒热	逆气而泄
大肠（金）	商阳	二间	三间	合谷	阳溪	曲池
胃（土）	厉兑	内庭	陷谷	冲阳	解溪	足三里
心小肠（火）	少泽	前谷	后溪	腕骨	阳谷	小海
膀胱（水）	至阴	通谷	束骨	京骨	昆仑	委中
三焦（相火）	关冲	液门	中渚	阳池	支沟	天井
胆（木）	窍阴	侠溪	足临泣	丘墟	阳辅	阳陵泉

未时小肠经-申时膀胱经-酉时肾经-戌时心包经-亥时三焦经-子时胆经-丑时肝经，最后再流入肺经。首尾相接，如环无端。子午流注学说认为，脏腑主时气血最旺盛，相对时气血最衰弱。流注是指人体气血运行而言。流指流动，注指输注，它的含义较广，在子午流注中是将人体的气血循行比喻为水流，在经脉中川流不息地循环输注；并用"井、荥、输、经、合"形容其流动状态，即言水之发为井，渐成细流为荥，所注为输，所行为经，然后汇合于泽海，以此表示气血沿经脉流注的过程。子午流注简单地说，就是以子午言时间，以流注喻气血，子午流注就是将人体气血运行比拟为水流，从子时到午时，随着时间先后不同，人体阴阳盛衰，营卫运行，经脉流注，时穴开阖，都与自然界同样具有节律变化。阴阳各经气血的盛衰也有固定的时间。气血盈时而至为盛，过时而去为衰，逢时为开，过时为阖，定时开穴，方可有效地调和阴阳、纠正机体偏盛偏衰。血气应时而至为盛，血气过时而去为衰，逢时而开，过时为阖，泄则乘其盛，即经所谓刺实者刺其来。补者随其去，即经所谓刺虚者刺其去，刺其来迎而夺之，刺其去随而济之，按照这个原则取穴，以取其更好的疗效，即为子午流注法。

子午流注法按照针灸治疗时间选取相应的五腧穴和原穴进行针灸治疗，常用的有"纳子法""纳甲法"，此外还有五门十变夫妻配穴法。其中，"纳子法"又称作"时（地）支子午流注"，此法按每日时辰的地支属性来选取十二经脉五输穴和原穴，每天轮遍十二经脉，是一种按时取穴法（表1-3）。其方法有二：一是在该经脉经气流注时辰，取该经适当的腧穴进行针灸治疗。二是子母补泻取穴法，实证时，在气血流注至本经的时辰，取本经的子穴进行针灸（泻法），如肺金蕴热之实证咳嗽，可于寅时泻尺泽（水）；虚证时，在气血始流过本经的时辰，取本经母穴进行针灸（补法），如肺气不足之咳喘之证，于卯时补其本经穴位之母穴太渊；虚实不著的病证或补泻时辰已过，取病经的本穴或原穴进行针灸。

"纳甲法"，又称作"日（天）干子午流注""纳干法"。此法根据每日气血输注十二经天干时辰开穴原则，进行配穴治病。日（天）干子午流注有三种取穴方法。一是按值日经的天干，每日分配一经，开取该经任何腧穴，皆可用于治疗本经疾病。二是按时的天干，在此时辰天干，开取本经五输穴中的任何一个腧穴，皆可治疗本病。三是按天干值经，逢时开取值

表1-3 时（地）支子午流注经脉与时辰对应关系

经脉	时辰	时间
足少阳胆经	子	23时～1时
足厥阴肝经	丑	1时～3时
手太阴肺经	寅	3时～5时
手阳明大肠经	卯	5时～7时
足阳明胃经	辰	7时～9时
足太阴脾经	巳	9时～11时
手少阴心经	午	11时～13时
手太阳小肠经	未	13时～15时
足太阳膀胱经	申	15时～17时
足少阴肾经	酉	17时～19时
手厥阴心包	戌	19时～21时
手少阳三焦经	亥	21时～23时

日经的井穴、下一个时辰按阳日阳时阳经穴、阴日阴时阴经穴和"经生经""穴生穴"的原则开穴，逢俞过原，最后阳日气纳三焦，阴日血归包络。可参见徐凤氏"子午流注逐日按时定穴诀"。

定穴歌诀：

甲日戌时胆窍阴，丙子时中前谷荥，戊寅陷谷阳明俞，返本丘墟木在寅，庚辰经注阳溪欠，壬午膀胱委中寻，甲申时纳三焦水，荥合天干取液门。

乙日酉时肝大敦，丁亥时荥少府心，己丑太白太冲穴，辛卯经渠是肺经，癸巳肾宫阴谷合，乙未劳宫火穴荥。

丙日申时少泽当，戊戌内庭治胀康，庚子时在三间俞，本原腕骨可祛黄，壬寅经火昆仑上，甲辰阳陵泉合长，丙午时受三焦木，中渚之中仔细详。

丁日未时心少冲，己酉大都脾土逢，辛亥太渊神门穴，癸丑复溜肾水通，乙卯肝经曲泉合，丁巳包络大陵中。

戊日午时历兑先，庚申荥穴二间迁，壬戌膀胱寻束骨，冲阳土穴必还原，甲子胆经阳辅是，丙寅小海穴安然，戊辰气纳三焦脉，经穴支沟刺必痊。

己日巳时隐白始，辛未时中鱼际取，癸酉太溪太白原，乙亥中封内踝比，丁丑时合少海心，己卯间使包络止。

庚日辰时商阳居，壬午膀胱通谷之，甲申临泣为俞木，合谷金原返本归，丙戌小肠阳谷火，戊子时居三里宜，庚寅气纳三焦合，天井之中不用疑。

辛日卯时少商本，癸巳然谷何须忖，乙未太冲原太渊，丁酉心经灵道引，己亥脾合阴陵泉，辛丑曲泽包络准。

壬日寅时起至阴，甲辰胆脉侠溪荥，丙午小肠后溪俞，返求京骨本原寻，三焦寄有阳池穴，返本还原似嫡亲。戊申时注解溪胃，大肠庚戌曲池真，壬子气纳三焦寄，井穴关冲一片金，关冲属金壬属水，子母相生恩义深。癸日亥时井涌泉，乙丑行间穴必然，丁卯俞穴神门是，本寻肾水太溪原，包络大陵原并过，己巳商丘内踝边，辛未肺经合尺泽，癸酉中冲包络连，子午截时安定穴，留传后学莫忘言。

■ 五门十变理论基础

《素问·天元纪大论》"甲己之岁，土运统之。乙庚之岁，金运统之。丙辛之岁，水运统之。丁壬之岁，木运统之。戊癸之岁，火运统之"；《素问·五运行大论》"土主甲己，金主乙庚，水主丙辛，木主丁壬，火主戊癸"（表1-4、图1-8）。

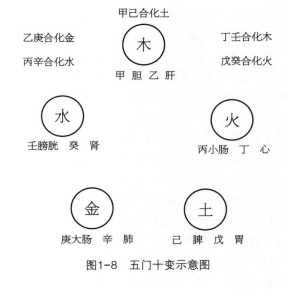

图1-8 五门十变示意图

表1-4 五门十变

天干	脏腑/经络	天干	脏腑/经络	合化
甲	胆	己	脾	土
乙	肝	庚	大肠	金
丙	小肠	辛	肺	水
丁	心	壬	膀胱	木
戊	胃	癸	肾	火

五门十变配穴法起于元代，首见于王国瑞《扁鹊神应针灸玉龙经》。五门十变是根据《河图》生成数阴阳相合、刚柔相济的原理演变而来的。医家根据五行阴阳之理，将十个天干按顺序隔五相合而成。金代时，窦汉卿的《标幽赋》中即有述："但用八法、五门，分主客而针无不效"，"推于十干、十变，知孔穴之开阖；论其五行、五脏，察日时之旺衰"，可见五门十变法在窦氏的针术里即有相当的重要性。到了元代，在王国瑞的《扁鹊神应针灸玉龙经》中，拓展运用了《河图》的原理，并将该法定为五门十变配穴法，另有名称此法为十二经夫妻相合逐日按时取原法。在此时期，五门十变配穴法在条件上仍须结合时辰的气血流注，而所选用的也都是各经的原穴，可见此法在元代仍然是一种按时取穴的配穴法。明代杨继洲《针灸大成》述及"五门者，天干配合，分于五也。甲与己合，乙与庚合之类是也……或以井、荥、输、经、合为五门"，将原有选择各经原穴的原则改为以选五输穴为主，使五行生克制化的运用更加细腻。民国时期，

针灸大师承淡安、孙培荣等对此法有所发挥，将原有与十二时辰联系的用法删去，跳出时间医学的框架，根据《素问》中五运六气理论提纲挈领，将此法分为化合法与互合法，并在运用时以各经的本穴（即该经上五行属性相同的穴位）来替代原先使用的原穴，强化了该法的简便性，更扩大了该法的应用范围，所以"五门十变"就是指十天干演变为隔五相合的形式，并变化为五运。五门十变主要是由阴阳相合刚柔相配的原则发展而来，即合而为五，分之为十，将十天干演变为隔五相合的形式，称为夫妻配合法，最常用于针灸子午流注法。

化合治疗法两穴合用，互化治疗法只取单穴。《难经·七十三难》云："诸井者，肌肉浅薄，气少，不足使也，刺之奈何？然，诸井者，木也，荥者，火也。火者，木之子，当刺井者，以荥泻之。故经言：补者不可以为泻，泻者不可以为补，此之谓也。"《难经》因为井穴都在肌肉浅薄的部位，气少不足以使用泻法，故根据五行相生原理"实则泻其子"。盖井穴属木，荥穴

属火,火为木之子,当泻井穴者可以取荣穴泻之,故泻井当泻,补井当补合。

■ 互化法

甲己合化土,甲己夫妻互合,病位在甲(足少阳胆经),可取己(足太阴脾经)之本穴太白(土)治疗;反之,病位在己(足太阴脾经),可取甲(足少阳胆经)之本穴足临泣(木)治疗。

乙庚合化金,乙庚夫妻互合,病位在乙(足厥阴肝经),可取庚(手阳明大肠经)之本穴商阳(金)治疗;反之,病位在庚(手阳明大肠经),可取乙(足厥阴肝经)之本穴大敦(木)治疗。

丙辛合化水,丙辛夫妻互合,病位在丙(手太阳小肠经),可取辛(手太阴肺经)之本穴经渠(金)治疗;反之,病位在辛(手太阴肺经),可取丙(手太阳小肠经)之本穴阳谷(火)治疗。

丁壬合化木,丁壬夫妻互合,病位在丁(手少阴心经),可取壬(足太阳膀胱经)之本穴通谷(水)治疗;反之,病位在壬(足太阳膀胱经),可取丁(手少阴心经)之本穴少府(火)治疗。

戊癸合化火,戊癸夫妻互合,病位在戊(足阳明胃经),可取癸(足少阴肾经)之本穴阴谷(水)治疗;反之,病位在癸(足少阴肾经)发生病变时,可取戊(足阳明胃经)之本穴(足三里)治疗。

■ 化合法(表1-5)

甲己合化土,则同时取甲(胆经)的本穴足临泣(木)和己(脾经)的本穴太白(土),可以化合增强土的力量,根据虚则补其母的原则,当属金的辛(肺经)与庚(大肠经)有虚证时,可通过针此二穴来达到培土生金的目的。相反,根据实则泻其子的原则,当属火的丁(心经)与丙(小肠经)有实证时,可针此二穴以达到益土泻火的目的。

乙庚合化金,则同时取乙(肝经)的本穴大敦(木)和庚(大肠经)的本穴商阳(金),可以化合增强金的力量,因此当属水的壬(膀胱经)与癸(肾经)有虚证时,可根据虚则补其母的原则,针此二穴来达

到以金生水的目的。由于大敦与商阳都是井穴,根据《难经》补井当补合的原则,应该由肝经的合穴曲泉和大肠经的合穴曲池来替代。相反,若属土的戊(胃经)与己(脾经)发生虚证时,可根据实则泻其子的原则,针此二穴以达到以金泻土的目的。但由于大敦与商阳都是井穴,根据《难经》泻井当泻荣的原则,应由肝经的荣穴行间和大肠经的荣穴二间来替代。

丙辛合化水,则同时取丙(小肠经)的本穴阳谷(火)和辛(肺经)的本穴经渠(金),可化合成补水的力量。因此,当属木的甲(胆经)与乙(肝经)有虚证时,可根据虚则补其母的原则,针此二穴来达到滋水涵木、以水生木的目的。相反,若属金的辛(肺经)与庚(大肠经)有实证时,可根据实则泻其子的原则,针此二穴以达到以水泻金的目的。

丁壬合化木,则同时取丁(心经)的本穴少府(火)与壬(膀胱经)的本穴通谷(水),可化合成补木的力量,因此当属火的丁(心经)与丙(小肠经)有虚证时,可根据虚则补其母的原则,选此两穴来达到以木生火的目的。相反,当属水的壬(膀胱经)与癸(肾经)有实证时,可根据实则泻其子的原则,取少府和通谷两穴来达到以木泻水的目的。

戊癸合化火,则同时取戊(胃经)的本穴足三里和癸(肾经)的本穴阴谷(水),可化合成补火的力量,因此当属土的戊(胃经)和己(脾经)有虚证时,可根据虚则补其母的原则,选足三里和阴谷两穴来达到以火补土的目的。相反,当属木的甲(胆经)与乙(肝经)有实证时,可根据实则泻其子的原则,选此二穴以达到以火泻木的目的。

(3)党氏子午流注与五门十变配穴法应用:五门十变法原是子午流注针法的重要组成部分,所以党氏在运用"子母穴"与"夫妻穴"的同时,还结合了"气血流注、时穴开阖"。此外,还按《难经·六十八难》所载"井主心下满,荣主身热,俞主体重节痛,经主喘咳寒热,合主逆气而泄"的不分五脏六腑的治疗通则,亦即是应用各经五输穴通性的特殊取穴方式,广泛地应

表1-5　化合法示意表

甲己合化土	乙庚合化金	丙辛合化水	丁壬合化木	戊癸合化火
甲胆本足临泣	乙肝本大敦	丙小肠本阳谷	丁心本少府	戊胃本足三里
己脾本太白	庚大肠本商阳	辛肺本经渠	壬膀胱本通谷	癸肾本阴谷
合化脾、胃	合化肺、大肠	合化肾、膀胱	合化肝、胆	合化心、小肠

用于临床,积累了丰富的经验。临床应用举例如下。

■ 子母补泻对治疗头痛的应用

此法先由胡最良应用,本法常应用于头痛症的治疗,与一般用法不同之处,乃在一经上同施补泻。治疗前先须分型,根据《黄帝内经》所载,十二经各有皮部,而阳经皆上走于头,故从头痛所牵涉的范围中,就可知其所辖的经络,从而分经论治。临床上常见的头痛,有痛在颞侧的"少阳头痛",有痛在前额的"阳明头痛",有痛在后枕的"太阳头痛"。《灵枢·终始》云:"故阴阳不相移,虚实不相倾,取之其经。"当一经经气失调,还未波及他经时,只需取本经之穴以调治即可。如系少阳头痛,则取侠溪(母穴)以壮水,阳辅(子穴)以泻火;一补一泻同施于一经,济其不足而夺其有余,自可"平治于权衡"调整偏颇;盖少阳为相火所寄,多气少血,病多火胜,故治从壮水制火之祛。如为阳明头痛、可补解溪(母穴)、泻厉兑(子穴),但阳明为多气多血之经,其病多见实证,所谓"实则阳明、虚则太阴",所以不妨多泻少补。如泻厉兑之力有所不足,更可取合谷以泻之(二阳明合气)。如为太阳头痛,则泻束骨,补至阴,其理亦同。

■ 夫妻相配、结合日干,以治疟疾的用法

疟疾的主症是寒热往来,《难经·六十八难》云"经主喘咳寒热",故针对寒热的主症,可取经穴施治;至于取何经的经穴,则须根据值日主经,如甲日是胆经,则取阳辅;乙日是肝经,则取中封等。除了"日"以外,还必须注意"时",这不仅因为疟疾的发作常有定时,在治疗上亦必须抓住针刺的时机,这正如《素问·刺疟篇》所说:"凡治疟,先发如食顷,乃可以治,过之,则失时也",所以应当在发作前1~2小时内适时进针;可加用该时辰内的"井穴",以加强疗效。此外,还可配合与值日主经相合的夫妻经的经穴。兹举甲、乙二日为例说明如下。

甲日:主经足少阳胆经,取阳辅穴,甲己相合,而加脾经商丘穴。如发于辛未时,加鱼际、经渠,而在前一时辰(庚午时)针刺。

乙日:主经足厥阴肝经,取中封穴,乙庚相合,而加大肠经阳谷穴。如发于癸未时,加复溜。而在前一时辰(壬午时)针之。

(三)临证医案

1 目痛

徐某,男,28岁。

[症状]过多浏览,诵读劳心,发左额与目眶痛已11年。每举发于暑期,月余乃止,现正值发作之时,每日痛历2小时左右而有定时(上午9~10时),痛发则多泪,视物模糊,视力减退,焦躁易怒。目为肝窍,怒为肝志,肝胆之疾显然,晨起口苦且干。舌质红,脉弦而洪。

[辨证]肝阴不足,肝阳偏亢。

[治则]治宜滋阴潜阳。

[针灸处方]行间-,曲泉+,侠溪+,阳辅-。

[疗效]针3次,即疗效显,停止不发。

2 不寐

蔡某,男,25岁。

[症状]前因工作紧张,导致失眠,延今五载。3年前又发前额头痛,面㿠神疲。脉左沉细,右弦滑。

[辨证]肾阴不足,水不上交于心,心气不得下通于肾,水火不交泰,故为不寐。肝不下吸,致肝阳肆逆,犯入阴阳之界,故为前额痛。

[治则]育阴潜阳,交泰心肾。

[针灸处方]肾俞+,肝俞-,心俞-,间使-,神门-,复溜+,解溪+,厉兑-,合谷-。

[疗效]针治1次,头痛即减,睡眠转佳。共针11次,失眠基本改善,头痛亦静止不发。

3 感冒

徐某,男,3岁。

[症状]于1958年6月24日(戊寅日)来诊。主诉:昨晚发热(丁丑日),伴有呕吐。体检:体温39℃,咽微充血。苔白润,脉浮数。

[针灸处方]发病日为丁丑,来治日为戊寅,因有呕吐及发热,故取心、胃二经之井穴、经穴,加疏表之穴。取穴:少冲,灵道,解溪,厉兑,鱼际,经渠,通里。

[疗效]施治之际,患儿竟呼呼入睡。回家后即热退,索食,能玩,未来复诊。随访痊愈。

4 婴儿腹泻

乔某,女,6个月。

[症状]腹泻4日,每日5~6次,溢出物呈蛋花汤样,曾服药治疗未见大效。患儿为人工喂养,吃牛乳、奶糕及粥。诊得脉滑数,苔白润。

[针灸处方]来诊日为己卯日,前一日为戊寅。取脾胃二经合穴足三里、阴陵泉;加神阙、天枢。

[疗效]初诊后,即腹泻渐减。经三诊而痊愈。

第八节 严氏化脓灸

一、流派溯源

浙江省自古鱼米富足,文风鼎盛,才子众多,产生了独特的江南文化,这也成了浙江中医针灸学术发展的基础。针灸在中医史上占有举足轻重的地位,其中尤以浙北更为突出。宋代、明代以来,浙江出现了很多著名的针灸医家,各家学说交相辉映,如杨继洲、高武、徐凤等,代表著作如《针灸大成》《针灸聚英》《针灸大全》等。现代更有楼百层、高镇五、罗诗荣等名医辈出,特别是自明代以来,出现了许多延续至今的中医世家,如已有十七代的凌氏等,严氏传承至今亦有七代。

严氏化脓灸,起源于清代道光年间,遥承唐代《千金要方》《外台秘要》的灸法加以改进而成,以独特的灸膏敷贴灸疮,促发化脓过程,以激发人体免疫功能,提高疗效。业内曾称大壮或瘢痕灸,严氏传人于20世纪50年代中期,定名为化脓灸,以区别于其他直接灸。

严氏先祖严曜堃,上海青浦人,曾随浙江凌汉章后裔学习针灸。道光年间,于浙江平湖北门松风台设针灸方脉风科诊室,临诊时以针、药、灸随症而施,尤以疗效显著的化脓灸闻名,治疗患者数以万计,为严氏灸法开山之人。清代马承昭《续当湖外志》卷八称其为:“青浦严曜堃精针灸,其术盛行于我湖。因

家焉。生子三……”严氏家族世代行医,至四世孙严子和在江浙地区已颇有口碑,时称“平湖严氏针灸”,鼎盛当时,其于医理、临床亦有独到见解。严氏第五代传人为严肃容、严察明兄弟,幼承家学、笃志中医。1929年,中华民国国民政府实行取缔中医政策,严肃容联合名中医钟守仁、戈似庄、王辛昆、程雨时等人致电南京政府进行抗议。1937年,为避战乱,严肃容、严察明移居上海,抗战结束后严肃容回浙江平湖继续行医守业,严察明则在上海承祖传医术,开枝散叶。1941年,严肃容出任平湖国医公会常任理事。1962年,严肃容被中国政府定名为地区级名中医。至50~60年代,严氏灸法已传至第六代,有严肃容子严定梁、严君白、严海;严察明子严熹、女严华,分别在杭州、嘉兴、上海、平湖等地弘扬祖传针灸家业。近年已将其传于第七代严晨、严蕊雪、严擎天(即程擎天)、郑丽丽等人。

上海这一脉严氏化脓灸的传承起于第五代严察明,后主要继承人为第六代严君白及严华,第七代严晨及周奕阳等人。严氏化脓灸传承谱系如图1-9。

二、流派传承

(一)传承谱系

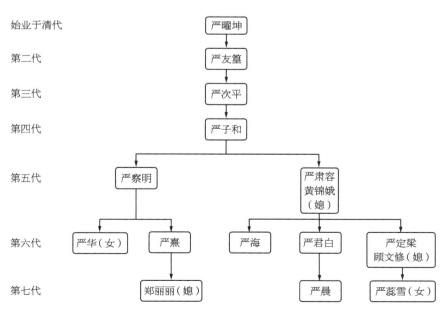

图1-9 严氏化脓灸传承谱系

（二）传承工作

1958年，严氏化脓灸的临床研究首次公布于学术界，缘起于1956年北京中国中医研究院（现中国中医科学院）针灸研究所李志明、徐文生等人，在嘉兴参与血吸虫病防治的过程中，听闻了化脓灸疗法的独特疗效，遂专程前往平湖拜访严氏第五代传人严肃容，学习了化脓灸治疗血吸虫病及各类慢性病的经验，并用该法治疗了血吸虫病肝脾肿大57例，治疗后大部分患者症状得到改善，71.9%的患者肝脾缩小1 cm以上。回北京后，研究人员还运用化脓灸收治了喘息患者30例，多数患者1周内即可见效。

随后，严家人不断地对严氏化脓灸的疗效及机制开展深入研究。1959年，严定梁与嘉兴血吸虫病防治院合作，在《中医杂志》上报道了《化脓灸治疗晚期血吸虫病肝硬化的疗效观察》，治疗后3个月复查发现，患者体征、肝脾大小、血象等方面均有不同程度的改善，其总有效率为65%；6个月及1年后的复查有效率分别为80%和66%，但因各种因素后期随访中脱落较多，分别仅有21位、20位受试者参与复查。严定梁还与家人严熹、严君白、严华一起发表了《严氏化脓灸法简介》一文，其中初步探讨了化脓灸的作用机制，并详细介绍了严氏灸法的学术特色、临证选穴取穴的特点及操作方法等。此举也使严氏化脓灸的影响力在中医针灸界由近及远地逐渐扩大起来。

六代传人严华为严氏化脓灸的现代化科研探索做了较多贡献。严华于医院工作后，每年盛夏都开展化脓灸专科门诊，除上海本地的患者外，多见外省患者携行李铺盖等来访治疗，走廊中常可闻及艾烟的幽香及治疗时有节奏的"拍背"声，实为壮观，当时严氏化脓灸在群众中的影响力可见一斑。1960—1961年间，于上海中医药大学附属龙华医院运用化脓灸治疗哮喘157例，总有效率为79.6%，受试者一般在灸治几日后病势逐渐减轻，病情也渐趋稳定，疗效多能维持1年左右，并观察到在实验中，青壮者及短病程者疗效更佳。随后在1963年、1964年、1973年又陆续观察了299例哮喘患者，总有效率为70.6%。该研究较前期研究更完善，探讨了不同并发症、证型与疗效间的关系，得出无并发肺气肿者疗效更优，偏寒型者有效率为77.8%，明显优于偏热型56.8%。严华为严氏化脓灸的现代化科研探索也做了较多工作，成果显著。为了更深一步地挖掘化脓灸的机制及患者灸后

体内的变化，严华团队对部分受试者做了血象、免疫指标及灸疮脓液培养检查，结果证实化脓灸能使治疗前白细胞数低于或高于正常值者，在灸后调节至正常范围，而化脓期间白细胞数虽有升降但并不显著；疗效还可能与嗜酸粒细胞数呈一定关系，其中样本数值下降者，疗效更好；化脓期的灸疮脓液培养中，除1例未有细菌生长外，其余17例均有不同细菌生长，以金黄葡萄球菌为主；同时患者的白细胞计数正常，表明灸疮化脓不是无菌性化脓，但也并非是致病性炎症；实验人员还检测了细胞免疫指标LTT及E-RFC，结果显示化脓灸似有提高机体细胞免疫功能的作用；20世纪80年代初对哮喘患者复测了细胞免疫及体液免疫指标，得出化脓灸对免疫功能似有双向调节的现象。紧接着几年后，严华团队总结了1962—1986年经灸治的哮喘患者673例，观察到患者血清IgE含量降低与化脓灸治疗哮喘的疗效息息相关；通过观察其余指标后得出，灸治对人体免疫功能的调整是良性的、积极的；结合实验中所测指标改变的趋向性，研究人员推测化脓灸对机体脏腑功能的这种双向调节，可能是针灸中"调气"的作用体现。20世纪90年代，上海市针灸经络研究所研究生洪海国基于既往研究，探索了化脓灸治疗哮喘的多种相关因素及免疫学功能变化，认为灸后产生的脓液对机体是一种缓慢而持久的良性刺激，可促使机体产生相应的抗体。中医界传统观点认为，灸法最宜在三伏天施灸，疗效当最佳，而疗效比对后发现伏灸与非伏灸之间并无差异，不同的施灸季节对临床疗效不造成明显影响，故化脓灸治疗哮喘可不必局限于三伏，凡有治疗价值者，即可根据临床需要酌情施灸。检查结果中发现，化脓灸组血浆环磷酸腺苷（cAMP）含量上升，表明化脓灸可改善人体免疫功能，而非化脓组无显著变化；化脓灸能使T淋巴细胞OKT_8^+水平上升，推测化脓灸可能是通过提高OKT_8^+细胞数，降低T淋巴细胞亚群OKT_4^+/OKT_8^+的异常比值，以控制哮喘的发生。洪海国还将哮喘的不同阶段与证型设为观察对象，发现化脓灸治疗缓解期哮喘疗效明显好于发作期哮喘，而中医各证型之间疗效相当，提示化脓灸于临床也可酌情应用于阴虚型的患者。通过团队研究观察，发现施灸时的局部疼痛刺激不是化脓灸起效的主要因素，遂提出化脓灸可与穴位局部麻醉相结合的治疗方案，可有效缓解患者疼痛，克服心理压力，使化脓灸易被患者接受，亦更有利于化脓灸的推广应用。

严华还申请一项灸用艾炷制作器专利。其根据临床实际所需，在祖辈模具的基础上加以改进而设计成型，由碾压器和艾炷模具组成。严华认为灸法的刺激量不仅包括艾炷的数量和大小，艾炷的坚实度也至关重要。施灸时应做到热力持久均匀，艾炷紧实且易点燃，故设计出 YZJ-Ⅱ 型艾炷制作器以应临床所需，其所做艾炷松坚合宜，外形规整，且操作简单，方便易行，对灸法的推广极具价值。

1959年，严氏六代传人严熹进入上海市普陀区中心医院针灸科工作，也开展化脓灸治疗，但忙于门诊和教学任务，撰文较少，惜已遗失。六代传人严君白于1990年报道了化脓灸治疗26例慢性腹泻患者的疗效观察，视症状缓急采用两组祖传经验穴水分、天枢、气海、关元，以及大椎、膏肓，分年连灸，总有效率达89%，其中病程10年以内的18例受试者100%有效。严君白致力于化脓灸疗法的临床工作，虽年事已高，仍坚持在临床第一线开展灸法治疗，对化脓灸治疗哮喘、类风湿关节炎、强直性脊柱炎、慢性肠炎、反复感冒、尿路感染、产后体虚、肿瘤术后等病症都有一定经验、验案。

严氏家人还无私地将灸法传授于学生，业内先后有上海、江苏、浙江、河南、湖南等地医师将其运用于临床，使化脓灸疗法得以广泛传播，惠及更多患者。如1962年工作于浙江嘉兴的严肃容门生边根松在《中医杂志》上发表一文，分享了严肃容的化脓灸操作方法。在化脓灸治疗哮喘方面，1962年湖南慈利吴贤任报道了16例患者的疗效观察，1965年河南郑州周道慧报道了106例，1989年杭州张舒雁亦报道了54例，均取得了可观的疗效，证明化脓灸的效果是可以得到肯定的，能经得起反复验证。北京针研所李志明后于1986年出版了著作《瘢痕灸》，较全面地论述了化脓灸的概念、操作方法、常用穴及相应疾病的治疗方法，并于书后附上了严氏化脓灸的取穴经验。刘自力也于《中国针灸年纪》一书中撰写了化脓灸专题。

吴贤任自学习引用了严氏灸法后，与当时的慈利县中医院一起开展了大样本的系统研究。于20世纪80年代，该院化脓灸研究团队先后观察了支气管哮喘985例，并对其中220例做了随访跟踪，研究表明化脓灸对支气管哮喘效果良好，经济简便，有较强的抗复发作用。经统计分析后得出，灸治对寒型或虚型哮喘疗效较好，对热型疗效较差，对不同病程、不同年龄的患者的疗效均能得到肯定，而对伴有器质性病变如严重肺气肿、肺结核等病例效果不理想。康晓娥等研究

证明，化脓灸可通过降低LTC4含量来控制哮喘发作，其对白三烯C4（LTC4）的改善优于药物组。后该院又继续开展化脓灸治疗慢性支气管炎的研究，并对治疗的机制进行了探索。1989年，徐初建等回顾了300例慢性支气管炎患者，远期随访显示化脓灸有效率为95%。1994年，康氏治疗慢性支气管炎30例有效率为73.3%；实验资料表明化脓灸可降低前列腺素F2α（PGF2α）水平，缓解支气管的收缩程度，抑制咳嗽、气喘等症状，以达到治疗目的。慈利县中医医院的这一系列化脓研究成果曾被评为湖南省常德地区的科研成果；2015年慈利化脓灸治哮喘疗法获评湖南省中医药专长绝技；2016年化脓灸治疗支气管哮喘技术被列入湖南省非物质文化遗产保护目录。

上海市针灸经络研究所研究员刘立公，曾在所内门诊跟师严华学习化脓灸，后指导学生雷海燕等开展灸治乙型肝炎、恶性肿瘤的观察研究，得出灸疗可以改善乙肝患者的肝功能，改善肿瘤患者的血象及骨髓抑制现象。在乙肝课题的检查指标中，谷丙转氨酶（ALT）变化最为明显。但值得注意的是，在治疗过程中，各项肝功能均出现一过性损伤。

严氏化脓灸有操作简便规范、疗程短、见效快、疗效可靠的特色，曾广获浙江一带患者的口碑及针灸界同仁认可，可惜一度沉寂，但近年随着中国针灸的申遗成功，严氏化脓灸也有幸能重新得到针灸学术界的关注。2012年在上海曙光中医药研究发展基金会的推动支持下，由上海中医药大学附属龙华医院针灸科重启了临床科研工作，上海市第一人民医院针灸科、上海市针灸经络研究所等也已在做进一步研究。此外，上海市中医医院的名老中医诊疗所、承志堂中医门诊部及其他中医医院门诊部仍有坚持运用化脓灸疗法继续为广大患者的健康造福。

在严氏家人和同道们的不断努力下，2013年6月，严氏针灸被列为上海徐汇区非物质文化遗产项目；2016年，严氏化脓灸疗法被列为第五批上海市非物质文化遗产代表性项目。

三、流派名家

严　华　严君白

（一）生平简介

严华，女，1934年出生于浙江平湖。浙江平湖严

氏化脓灸第六代传人,其父严察明是严氏第五代传人。

严华1954年毕业于上海医药高等专科学校,借着50年代老中医带徒的契机,严华由学药转而从医,在父亲诊所承学祖业,并选学中医带徒班课程;1957年在堂兄严定梁诊所学习,并自学上海中医药大学中医教材;1960年7月,进入上海中医药大学附属龙华医院针灸科任中医师,每夏开展化脓灸专科门诊。在"文革"期间,严华曾投身于下乡医疗队,后又回到医院参与工作;1976年调入新建的上海中医药大学附属岳阳中西医结合医院针灸科;1979年9月调回龙华医院针灸科;后于1980转入上海市针灸经络研究所,1987年晋升为副主任医师;曾被聘为临床研究室主任,上海市针灸经络研究所学术委员会委员,1995年2月退休。

工作期间,严华致力于化脓灸治哮喘等的临床研究,发表论文10余篇;曾任中医学院第一批针灸研究生的临床老师,带教过外籍学生数名。研究工作中,严华于乡镇开展灸治及实验室标本的采集和随访,得到了当地卫生院和患者的热烈欢迎和支持,并做了临床观察小结,顺利完成了科研课题的工作。实验结果不仅验证了化脓灸于临床的有效性,使医师用之于临床更加有的放矢,更深一步探讨了严氏化脓灸在疗效背后的作用机制,为严氏化脓灸的现代推广做出了较大贡献。该研究后被上海中医药大学采用。

严华参加了1979年在北京召开的第一届全国针麻针灸会议;所主持或参与的化脓灸、哮喘、细胞免疫等课题3次荣获上海中医药大学科研成果三等奖,2次荣获上海市科技进步三等奖,1次荣获上海市卫生局科技进步二等奖;所负责的"艾灸对细胞免疫的调节作用"获国家中医药管理局中医药科学技术进步二等奖;"严氏化脓灸治疗哮喘"于2013年被评为中华中医药学会首批民间中医特色诊疗项目;曾参与《新编中国针灸学》《针灸学》等相关章节撰写。

严君白,自幼受教于父兄,得祖训:"夫医,乃人之司命,非志者而莫为;针乃理之渊数,须至人之指教。先究其病源,后考其穴道,见功方知玄里之玄,见效始达妙中之妙。"1951年,严君白开始随父兄执业于严

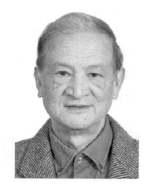

严君白(出生于1932年)

氏诊所,1952年兼职于"平湖新群联合诊所",历经5年,于1956年考入上海中医学院(现上海中医药大学);1962年毕业后入上海市第一人民医院针灸科工作;1971年,响应国家"建设大后方"的号召,严君白到安徽池州上海后方"小三线"长江医院任中医科负责人;1981年返沪,到上海浦南医院任中医科主任。1986年,严君白由国家选派,赴摩洛哥默罕默迪亚市中国针灸中心工作2年,任中国针灸专家组副组长兼业务委员。1989年,严君白调回上海市第一人民医院针灸科,任针灸科主任;1991年,应日本和歌山市镰田医院邀请,出国行医讲学1年;1994年被聘为上海医科大学(现复旦大学上海医学院)中山临床医学院兼职教授;兼任上海市针灸学会理事,《上海针灸杂志》编委;首批国务院特殊津贴获得者;主编《针灸学》等教材,并参与《新编中国针灸学》《住院医师指导丛书针灸分册》等有关篇章的撰写,著有《大椎求源》《化脓灸治疗慢性泄泻26例》等影响深远的论文,被译成日、英、法文,广为传播。

严君白在年轻时毅然放弃高薪医生职业,重新考入大学,系统地学习中医学理论知识,结合丰富的临床实践,为他日后取得的成就打下了很好的基础。这种好学的品质也是他不断取得事业上突破的一个精神力量。

他悉心钻研,行医60余年,医德高尚,医技精湛,擅长针灸方药治疗"酸、麻、痛、痒、木、痉"等各种风症,祖传化脓灸对多种免疫功能失调症,如过敏性哮喘、类风湿关节炎、强直性脊柱炎、慢性肠炎、反复感冒、反复尿感、产后虚弱、肿瘤术后抗复发、早衰、青少年发育不良等有良效。20世纪60年代,在国家大力提倡"针麻"事业时,严君白也屡有创新;2012年12月成立"严君白名中医工作室"。

(二)学术观点与针灸特色

1. 学术观点

(1)守用严氏家传对大椎穴的定位:严氏先祖据多方文献考量比对后认为大椎穴的定位"在项骨三节之下,与两肩的巨骨穴相平",当在第1、第2胸椎之间,而非现代常规的定位,有一椎之差。1961年,为验证大椎穴的准确定位,严华与其兄严君白合作,在与巨骨相平的椎间穴上置以回形针或铅字,由X光透视拍片,见其投影在胸1和胸2棘突间,符合古籍中描述,证明了该说法。

（2）重视科研与临床相结合：针灸界曾称严氏灸法为"大壮灸""瘢痕灸"，经过科学研究及临床临证观察相结合后，严华及其家人认为大壮之称只是与麦粒之小相较而言，而灸后留瘢是其缺陷，施灸后的整个化脓过程，才是该法取效之要，故于20世纪50年代中期将其定名为"化脓灸"。在其他研究中，他们还发现灸治季节与临床疗效之间没有明显关系，故只要符合临床需要，即可灸治，不必拘于以往中医界认为只宜于三伏天施灸的顾虑。在对哮喘的研究中还发现，对于短病程患者的疗效更佳，缓解期的疗效优于急性期等。这些科研成果对临床疾病的诊治提供了循证依据，为合理地运用化脓灸进行灸治提供了更合理的方案，可以更科学地指导日常临床工作。

（3）探索热证可灸：严华临床对早期肺结核、支气管扩张患者也有应用化脓灸治疗，在急性期有时可见实热证及阴虚证，一般而言属灸法禁忌证，而灸治后也有见效者。在艾灸治疗难治性肺结核课题研究中，对受试者进行了中医证型分组，其中收治了13例肺阴虚患者，有效率为46.2%，与肺气虚组之间无显著性差异。随后在学生洪国海的实验中得出，化脓灸治疗哮喘中医各证型之间疗效相当，阴虚患者也有一定的疗效，提示化脓灸于临床也可酌情应用于阴虚型患者。

但并非任何的热证都适合使用化脓灸。若患者阴虚火旺、津液严重亏损，或疾病的急性发作期，则当禁灸。严华认为在接诊患者时，当四诊合参，在综合患者病症及素体的情况下，再选用合适的灸法、灸时、灸穴、灸量，并当注意灸后的调摄养护，以保证整个灸疗过程的安全，否则不仅难以取得预期疗效，亦有可能适得其反，使热者热之。

2. 临证特色——严氏化脓灸

严氏灸法本于经典，基于古代医家经验，经过七代的传承和创新，对化脓灸已有了深刻的认识及丰富的临证经验。严氏灸法认为化脓灸既有温阳固本的补的主要作用，又有温通攻散的泻的辅助效果，可谓补中有泻，泻中有补，适用于部分慢性虚寒性痼疾和某些虚实夹杂需攻补兼施的病症，对于慢性哮喘、慢性支气管炎、慢性泄泻、肺结核、强直性脊柱炎、阳痿遗精、体弱而反复感冒、阳虚顽症等疾病均有一定的疗效。因施灸后疮口面积较大，故选穴需少而精，只灸胸部、腹部、背部及头部个别穴位，以任督二脉、募穴和背俞穴为主。温阳固本可取任督经穴，温通攻邪可取病灶周围俞募穴。但同一个疗程内，一般不采用

俞募配穴，且穴位处方应尽量精简，若是久病顽疾需用穴较多时，则可酌情分年连灸，以延长、巩固疗效。

化脓灸操作可参考直接灸法，先用小竹片刮取适量新鲜蒜汁蘸于穴位上，取其性热而有一定黏着力，将艾炷置于穴位上后，用线香点燃。当艾炷燃烧至约2/3时，患者开始有灼痛感，医师可用双手拇指、示指、中指在穴位周围轮番上下快速拍击，以减轻痛苦、舒畅气血、缓解紧张情绪，俗称"拍背"法。《灵枢》云："以火补者，毋吹其火，须自灭也；以火泻者，疾吹其火，传其艾，须其火灭也。"文火为补，急火为泻，故拍击不仅可以减缓痛楚，同时也是掌握火候的一个环节。拍击的轻重缓急当根据临床实际需要决定，如欲加强温散渗透经穴之力，则拍击较重而速，以扇风助火，相当于"疾吹其火"。艾炷燃尽后，用纱布蘸温水擦去艾灰，然后同法续灸下一壮，直至应灸壮数。灸后局部皮肤形成焦痂，再覆以严氏灸法特制化脓膏。一般取3～5个穴位为1个疗程，每日或隔日灸一穴，每穴灸7～9壮，每年仅做1个疗程。

严氏化脓灸十分注重发灸疮化脓和灸后的调摄护理，所用艾炷需经模具碾压而成紧实且平整的艾炷，精选陈而细的艾绒，以使灸火热力集中持久，使灸疮易有40～60日的化脓过程，从而达到精简穴位、缩短疗程的目的。一般每穴灸7～9壮，已能达Ⅲ度烧伤。除此，经模制艾炷，更能掌控对经穴的刺激量。灸后疮口封贴特制膏药，可使灸疮保持一定温度和湿度，能促使排脓并保护灸疮形成较长的化脓期，并免其损伤及修复愈合，达到拔毒治病的目的。每年常规治疗时间选择在农历小暑到白露间，因此时气温已高，气候少变，有利于化脓，也便于施灸及护理。而急症、肿瘤等患者不拘于此，除冬季外，春、夏、秋季皆可灸治。同时严氏灸法认为化脓期也是治疗期，当精心护养，须每日更换膏药，脓液较多时应换2～3次，直至疮面愈合为止。灸后应减少体力劳动，宜适当食以鸡、羊肉、香菇等发物佐餐，以利于发脓，并忌食虾、蟹、姜三物2～3个月。

严氏灸法极为重视化脓灸时取穴的准确性，认为是疗效的关键因素之一。严曜堂在其著作《针灸精义》中写道："论灸治取穴法更不比针，须专心穷究分毫无错方可燃艾，而针取穴，设或不对，针出无痕。然灸后皮肉既坏，其疮终身在体。余每见无师指授，道中所灸之穴不正者多。"又有严子和遗教云："穴者穴也，人身要穴，大多在二骨之间、二筋之间、二肋之间、

较为低陷之处，如折量分寸所得，与附近之陷中略有出入时，宁舍折寸所得而取陷中。灸治一穴，难免焦灼皮肉，一经灸治不可复灸，故取穴须审酌，切不可草率从事。"化脓灸灸疮一般会留下永久性的皮肤损伤，故严氏灸法认为在揣穴时需谨之慎之，经过仔细地按、押、摩、数而后方可定穴，不可敷衍了事。在取穴前应先定若干基准穴，再推及周围其他穴，如头部百会、背部大椎、胸部膻中、腹部神阙、腹部任脉以腹白线为基准。比量同身寸时，需以有韧性的干草折量为度。无论揣穴或临灸时，患者必须保持体位端正，以提高选穴准确性及适宜度。如灸头顶及天突穴取坐位仰靠；背部取坐位俯伏，同时两手按膝，额部垫枕；胸腹部取仰卧位。

严氏灸法家传对大椎等背俞穴的定位有独到的见解，承传了先祖的定位，与今有所不同。《针灸大成》中记载"以平肩为大椎"，严氏祖训云大椎应"在项骨三节之下，与两肩的巨骨穴相平，若往下数十四节，则与脐孔相平为证"。具体取穴方法：患者正坐低头，两手掌心按膝，可看到项根部高突的3个棘突，第3个棘突下的椎间隙较宽，且与两巨骨相平。按此所定大椎穴在第1、第2胸椎之间，而非现代常规的定位，有一椎之差，否则下数十四节的命门穴非与脐相对。严氏灸法家传的取穴符合古代穴位定位法，经文献比对研究，中国古代医家认为胸腰椎共16椎，而现代医学有17椎，古今亦有一椎之差。而若从骶骨从下往上推16节椎体，正是在第1、第2胸椎间，乃古籍中大椎穴之所在。以此类推，严氏灸法家传背部督脉穴及膀胱经背俞穴定位均顺延下移一椎。

严氏化脓灸从清代传承发展至今，因其独特的疗效而吸引患者众多，早年间在浙江曾有门前港汊河埠泊满求诊船只之景象。如今该灸法已在全国多地推广，如在湖南省慈利县、河南省郑州市、浙江省杭州市、江苏省苏州市、上海市等地均有医者运用化脓灸治疗疾病。

常见病症选穴处方：① 强身健体：灸大椎，膏肓。② 哮喘：未发作前可灸大椎、肺俞，痰液壅盛加天突，喘甚不能平卧加灵台，肾虚气逆加气海。若病情顽固，灸后有好转者，可于次年再灸风门、灵台；仍有余根者，可于第3年再灸膏肓俞或大杼。③ 久咳：灸大椎，肺俞。④ 癥瘕积聚：灸气海、中脘，痞气甚加建里、建里旁3寸、4.5寸，腹水加水分。⑤ 奔豚：灸气海、膻中。⑥ 胃病：灸中脘，胃痛加气海，胃胀加上脘。若病久气血两虚者，于第2年再灸脾俞或胃俞。⑦ 泄泻：灸天枢、关元，脾胃虚弱加中脘、脾俞，五更泄加气海。⑧ 阳痿：灸气海，甚者加命门。⑨ 遗尿：体虚难治无效者，灸大椎、膏肓。一般可只灸气海、中极或关元。⑩ 月经病：经痛久不愈，灸关元，闭经灸关元或中极，干血痨灸大椎、膏肓、关元或中极，并于第2年灸肝俞。

化脓灸后注意事项：① 灸后4～7日，灸疮开始化脓，经过2～3周后，灸疮中间的焦痂就自行脱落，这时脓液较多，灸疮中间并有红色肉芽生长，此后脓液逐渐减少，40～60日后，灸疮愈合，灸疮皮肤由红色变褐色，渐至正常肤色。② 灸后，每日需要换膏药。用消毒棉球蘸温开水轻轻揩拭灸疮外溢出的脓液，但切勿揩拭灸疮内，以免引起意外。如有膏药粘于皮肤，可蘸蒸过的菜油、麻油等食用油揩拭。局部肌肤揩拭清洁后，把膏药剪去四角，覆盖在灸疮上。脓液多时，每日应更换2～3次膏药，膏药应贴到疮口肌肤转为正常时为止。③ 在整个化脓时期，即使脓液较多，但如不损伤，就无痛楚。如肌肤不保持清洁，局部可有瘙痒不适感觉。如疮口有肿痛，则可来院检查，路远者请当地医生按外科常规处理。灸疮化脓到一定程度，即能自行收口。所以，除每日应更换膏药外，无须用其他药物外敷，否则反易损伤疮口。④ 在化脓期间，宜多休息，以静养为主，保持开朗心情，戒房事。当灸疮内的焦痂脱落后，更应避免较重体力劳动，否则将使疮口生胬肉，愈合后长期遗留局部痒痛不适感。⑤ 在灸后，如能以鸡、羊肉、香菇、豆制品等发物或其他营养品佐餐，更有利于化脓。但在焦痂脱落后，即可停服。在灸后，当忌食虾、蟹、姜三物2～3个月，以免灸处瘙痒，而至挠破出血感染。⑥ 个别体质差而不易化脓者，尚需服中药汤剂，加强化脓，以增强疗效。

化脓灸禁忌：如有以下情况者，则不宜施以化脓灸。① 年龄10岁以下或60岁以上者。② 除适应证外，伴有其他急性病症者（如外感发热等）。③ 妇女经期及怀孕期间。④ 哮喘、癫痫发作期。⑤ 严重皮肤病患者。⑥ 咯血、呕血及阴虚内热而津液枯竭者。⑦ 正气垂危，体质极度虚弱者。⑧ 久病卧床，难以处理灸疮者。

（三）临证医案

1 乳腺癌术后

陆某，女，51岁。

［症状］左胸刺痛3个月。4月经检查，发现乳房肿块，住院后行左乳腺改良根治术。肿瘤位置：外上象限距乳头87.5 px；肿瘤大小2.8 cm×2 cm×57.4 cm。术后病理组织学类型：浸润性导管癌，Ⅱ级，部分区浸润性微乳头状癌，脉管内癌栓（＋）。淋巴结转移情况：腋下淋巴结（2/13）。免疫病理：ER（＋＋＋），PR（＋＋＋），P53（－），PCNA（＋）20%，PS2（－），NM23（＋），Neu（－），P（－）。术后化疗6次，随后1个月行放疗27次，并口服来曲唑和中药继续治疗。手术并放化疗后，副反应强烈，不能独立行走，胃纳少，头昏无力，消瘦明显。

［辨证］气血亏虚。

［治则］培本固元。

［针灸处方］大椎，膏肓俞。

［治法］化脓灸，各9壮。

［治疗经过］来年7月18日患者来复诊，诉去年灸后胃纳好转，体重增加，1年来精神状况大为好转，生活已能自理，仍有易疲劳、乏力等症状。相关指标复查没有复发。再行化脓灸：身柱，至阳，脊中。

第3年的7月23日，患者再次前来门诊做化脓灸，体貌已如常人，自述精力充沛，尤胜往年，各项复查均正常。予化脓灸命门、脾俞以温元培阳。

随访3年，无复发。

2 慢性溃疡性结肠炎

吴某，男，35岁。

初诊：1992年8月28日。

［症状］间歇性出现腹泻8年，见黏冻样大便及大便出血，并伴有里急后重感。经乙状结肠镜检查发现内15 cm处有出血点。去年5月因有大量鲜血便涌出，遂住入本市某医院，诊断为"溃疡性结肠炎"，经用激素等药物暂时好转，后又反复发作，经激素、中西药等治疗有所好转，但难以根治而时发时止。6月17日，通过肠镜检查，再次确诊为全肠溃疡慢性活动期。近来胃纳尚可。舌淡，苔白，根稍腻，脉滑。

［辨证］风热客于肠胃。

［治则］培土益元。

［针灸处方］命门，大肠俞。

［治法］化脓灸，各9壮。

［治疗经过］9月4日复诊，患者自述首诊后灸穴局部有水疱，回家后略感头昏，化脓灸取关元、天枢，各9壮。

9月28日三诊，上次施灸后化脓，灸瘢已敛，现大便日行1次、质中，但近日多食辛辣，大便见血，无腹痛。苔薄，脉濡。仍宜培土益元之法，守二诊方。

10月9日四诊，大便如糜10余日，曾自服健脾丸，现改服香连丸，艾灸灸隔日1次。舌苔薄、根腻，多饮，脉象濡。此为湿胜之象，取关元、天枢、足三里，嘱患者于家中艾条自灸。化脓灸后约1个月收口，大便日行1次，形质正常，便干未见红，精神可。隔年3月随访，患者一切如常，无复发。

3 强直性脊柱炎

谈某，男，39岁。

初诊：1993年8月18日。

［症状］腰痛2年余。1991年曾患上呼吸道感染，后逐渐出现腰骶部疼痛症状，活动受限，查血：WBC＞20 000，ESR（红细胞沉降率）60 mm/h，类风湿因子（－），抗O（－），外院给予抗生素治疗，3个月后查HLA-B27（＋），诊断为强直性脊柱炎，西药治疗疗效不佳。后胸椎、颈椎亦逐渐开始出现疼痛、僵硬感，颈椎活动不利，个别指关节肿大变形，疲劳后症状加重。X线片示胸椎呈竹节样改变。

［辨证］肾虚督寒。

［治则］温肾壮阳。

［针灸处方］大椎至腰俞。

［治法］先将约500 g蒜捣碎如绿豆大备用，患者俯卧，于大椎至腰俞上撒上一薄层斑蝥粉（约10 g）；然后铺上蒜泥，宽约5 cm，厚约2.5 cm，边缘围以棉纸；再于蒜泥上铺一长排三棱柱型艾绒，高、宽各约3 cm，于两端及艾绒中点点燃艾绒，燃尽后除去艾绒灰烬，复铺以艾绒施灸，如是法3次；口鼻有蒜味呼出，最后移去艾灰及蒜泥后，可见大椎及腰俞间皮肤泛红及少量水疱，后覆以无菌纱布。

［治疗经过］治疗后次日，督脉出现大量水疱，抽出疱浆，嘱患者每日自行换药，以防伤口感染。灸后注意休息，增加营养，促使灸疱的正常透发。

来年7月随访，经治疗后患者疼痛感明显减轻，于劳作后偶觉疼痛，可于休息后短时缓解，活动较前轻松，活动幅度较前改善，自觉精神尚可。

4 哮喘

宋某，男，32岁。

初诊：1978年8月。

[症状]咳嗽气喘20余年。自幼哮喘史，每年于春秋交季之时哮喘大发，喘甚不得平卧，需依赖西药及气雾剂以止咳平喘。面色无华，时感腰腿酸软，入冬后四肢畏寒，容易外感。舌淡边有齿印，脉沉细。

[辨证]本原亏虚。

[治则]扶正培本，肃肺平喘。

[针灸处方]大椎，肺俞。

[治法]化脓灸，艾炷如黄豆大小，每日1穴，连续3日，各9壮。

[治疗经过]1年后随访，患者灸后秋冬至第2年夏天，哮喘无大发，偶尔小发作，自用气雾剂即可缓解，西药基本停服。

5 类风湿关节炎

某患者，女，53岁。

初诊：2012年8月6日。

[症状]四肢关节肿痛9年余，加重1个月。患者曾间或接受过针灸、拔罐、膏药外敷及中西药治疗。症状时间时甚、遇寒则重，平素易患感冒，并伴有双侧踝、肘、膝关节肿痛及晨僵，晨僵常可持续1小时余。近1个月来关节肿痛感更为明显。患者自述近期未接受过任何治疗。

[辨证]中气亏虚，肌表不固。

[治则]培本固元，扶正祛邪。

[针灸处方]大椎，膏肓俞。

[治法]化脓灸，各9壮。

[治疗经过]2013年8月9日复诊，患者自述感冒和关节肿痛的发作频率明显下降，身体状况好转。予化脓灸：肾俞，命门。

2014年8月25日三诊，患者去年一整年未曾患过感冒，类风湿关节炎的发作频率也进一步减少。予化脓灸：肝俞，气海。

在数月后的电话随访中，患者自述病情稳定，并希望能再次做化脓灸以巩固疗效。

6 尿路感染

许某，女性，33岁。

初诊：2005年6月13日。

[症状]尿急、尿频4年余，多时上午即有4～5次，夜尿1次，腰酸，形体消瘦，五心烦热，头昏压重感，尿常规见白细胞（＋）。服用氟哌酸（诺氟沙星）等药物可好转，但1～2个月后又复发。曾服用中药数月余，未见明显好转。月经不调，量少时短。舌体瘦小，尖红，苔薄，脉沉细。

[辨证]肾元不足。

[治则]益火之源以消阴霾。

[针灸处方]大椎，膏肓俞。

[治法]化脓灸，各9壮。

[治疗经过]1个月后复诊，灸疮已敛，头昏压重感较前轻松，然时有面部僵硬感，易疲劳，五心烦躁。此为木旺水亏之象，治以平肝息风之法。针刺：① 风池，肝俞，不留针。② 合谷，太冲，留针20分钟。随证加减针刺治疗20次，以上症状均好转。

2006年7月13日复诊，肾元不足之象。予化脓灸：至阳，肾俞。

2006年8月21日：灸疮均已敛，自述灸后喜卧，头顶压重感消失，1年内仅发1次尿路感染，仍有腰胯部不适感。舌淡红，苔薄，脉滑。治拟健脾和胃，补肝肾利筋骨。针刺：脾俞，肝俞，志室，膀胱俞，不留针；内关，手足三里，三阴交，留针30分钟。

7 乙型病毒性肝炎

姜某，男性，45岁。

初诊：2003年7月13日。

[症状]去年年底因乏力、黄疸收治入院，诊断为乙型病毒性肝炎，持续高热40℃ 10余日，其间并发麻疹，并出现腹水、腹胀、纳差等症。半年来服乙肝灵、肝泰乐（葡醛内酯片）等药物控制，乏力、腹胀等症未见明显好转。舌淡胖，苔薄，脉细。

[辨证]脾肾两虚。

[治则]培本固元。

[针灸处方]大椎，膏肓俞。

[治法]化脓灸，各9壮。

[治疗经过]来年2004年7月13日复诊，患者自述去年灸后，入晚乏力已好转，胃纳尚可。舌淡胖，苔薄，脉细。予化脓灸：身柱，肝俞。

2005年8月3日三诊，患者自述近半年来无明显腹胀感，偶觉乏力。舌淡，苔黄腻。予化脓灸：至阳，脾俞。

2006年8月4日电话随访，患者自述精力充沛，可正常生活和工作。

第九节　盛氏针灸

一、流派溯源

（一）历史地域及分布区域

上海市虹口区因虹口港而得名，是上海文化的发祥地之一。区域内经济发达，建筑遗迹荟萃，有深厚的历史人文内涵。20世纪30~40年代，虹口区有大量犹太人聚集，使中西文化在此进行了交流与对话。盛氏针灸疗法就是产生于这种人文地理背景中。

20世纪初，盛氏针灸疗法经历代传承人薪火相传，早期在上海市北京西路与新闸路泥城桥地区（黄浦区）设诊，后迁诊所至虹口区，传承人受其区域文化背景的影响，吸纳大量西方文化，结合传统中医文化，形成了盛氏针灸疗法的主体。新中国成立后，盛善本任上海市金融医院（现虹口区保定路230号）针灸科主任、上海市虹口区中心医院（虹口区保定路230号）针灸科主任，曾被聘为上海针灸医生进修班（徐汇区）教授，桃李遍天下，将盛氏针灸疗法广泛传播于上海多个区域以及全国各地。盛善本后于1993年应邀赴挪威奥斯陆行医8年（期间往返于挪威与上海之间行医），并将盛氏针灸疗法传至美国、加拿大和葡萄牙等国家，获得极大反响。

（二）历史渊源与代表性传承人

盛氏针灸疗法核心传承人盛善本（1917—2004年），上海著名针灸学家，1945年毕业于中国医学科学院，曾任上海市虹口区中心医院针灸科主任、上海针灸进修班教授。盛善本自幼天资聪明，素好传统文化，在家庭的影响与指引下，他幼年有着良好传统文化启蒙，其母亲因体弱多病常寻用中医诊治，延请上海泥顺桥地区中医师应诊，采用针灸方法，应如神效，母亲之顽疾旬月便告痊愈。盛善本为之惊叹，遂有从医之志，拜师入医门。在当时社会历史背景下，社会底层劳苦大众多从事劳力工作，以码头搬运及脚夫等为主，由于经年劳累以及上海地域气候特点，多患有颈肩腰腿疼痛之疾，因此在跟师学习与实践过程中，盛善本继承其师临床所授，除传统经脉以外，重点观察与实践六条新经脉，证实了新经脉的现象及临床治疗价值。盛善本采用针泻灸补的原则制订了相

应的针灸治疗特色技术，确立了盛氏六脉针灸治疗方案，此外他还在此基础上发明了"经脉测定自动诊断仪"，形成了以"盛氏针灸疗法"为特色的中医针灸诊疗技术。1997年，盛善本治愈当时的挪威上议院院长佛达尔先生的头风病，同年获得了挪威的永久居留权，并与奥斯陆当地骨科医师联合开展门诊，应诊无暇。此后，盛善本毅然回到国内，在上海中医药大学附属上海市中西医结合医院开设每周2次专家门诊，带教与传授盛氏针灸疗法，直至2004年过世。

传承人潘守纶，出生于1951年。副主任医师，毕业于上海中医学院，上海嘉定人，1969年进入上海中医药大学附属上海市中西医结合医院针灸科工作，跟师学习35余年，2001年被聘为副主任医师。她是盛氏针灸疗法学说重要的继承与实践者，参与专著《六条新经脉的发现——针灸临床新疗》的编写及"经脉测定自动诊断仪"的研发工作，实践与推广"盛氏针灸疗法"学说，并总结盛氏六脉诊断的八纲属性，提高与发展了盛氏针灸疗法。1994年，潘守纶随盛善本至日本与中国台湾地区进行学术交流；1997年参加在江苏省南京市举办的海峡两岸中医学术交流，并做盛氏针灸疗法学术报告。受到当时历史环境限制，潘守纶作为传承人仅带教胡智海医师1人，退休后作为上海市卫生计生委中医药发展办公室重点扶持专科"盛氏针灸临床经验继承与创新专科"与虹口区重点学科"针灸治未病"学术顾问，至今坚持每周1次带教临床医师，继续推广盛氏针灸疗法学术思想，培养盛氏针灸疗法学术传承人。

传承人胡智海，出生于1975年。主任医师，上海中医药大学副教授，上海中医药大学硕士生导师，上海中医药大学附属上海市中西医结合医院针灸科主任与教研室主任，毕业于上海中医药大学针灸专业；担任中国整形医师协会中医美容分会常务理事，中国针灸学会灸法分会委员，中国中西医结合学会教育工作委员会青年委员，中华中医药学会全科医学分会委员，上海中医药学会治未病分会副主任委员，上海市中医药学会适宜技术分会常务理事，上海针灸学会海派针灸分会副主任委员，上海针灸学会埋线专业委员会副主任委员，上海中医药学会中医皮肤美容分会副

主任委员，上海市中医专家社区师带徒项目专家成员，上海市首届中医药科普巡讲团成员，上海中医药领军人才学术共同体成员。1998年，胡智海进入上海中医药大学附属上海市中西医结合医院工作，跟随潘守纶、盛善本学习盛氏针灸疗法。他对盛氏针灸疗法进行了继承，并完善了盛氏针灸疗法学说。在积极行医治疗疾患的同时，胡智海还积极宣传和推广盛氏针灸疗法技术，其间积极申报课题及专科建设项目与"非遗"项目，最终成功申报并立项上海市中医药发展三年行动计划项目——盛氏针灸临床经验继承与创新专科、虹口区重点学科建设项目——针灸治未病专科、虹口区非物质文化遗产项目——盛氏六脉诊疗、上海市非物质文化遗产项目——盛氏针灸疗法，自此盛氏针灸疗法通过上述项目建设与培育，其学术理论、人才培养，以及学科建设得到极大的推动与发展。此外，作为主要传承人，胡智海积极培养与带教学术继承人如王毅、吴政、金晓晓、许靖华、黄佳颖、张艾嘉、董烨卿、ROSA、曾翡翠等。

二、流派传承

（一）传承谱系

盛善本是盛氏针灸疗法流派代表人物。

有关盛善本的文献记录不多，长期以来对其医学成才之路了解甚少，所幸通过对盛善本学生在跟师学习过程中的了解，以及对盛善本堂弟盛善效咨询，了解和记录了盛善本的一些生平事迹，获得了部分学术传承情况的信息。记录如下。

盛善本（1917—2004年），江苏常州人，晚清洋务派名人盛宣怀是其曾祖堂兄，自幼接受中国传统文化启蒙，天资聪慧，受家族"积善之家必有余庆"家训

影响，青年时进入中国银行工作。其母身体羸弱，常需延请中医救治，其中在上海泥顺桥地区开诊的一位中医师，使用针灸之术治愈了母亲多年不愈之咳嗽疾患，效如桴鼓。盛善本遂萌发从医之志，拜师入医门；20世纪，他在上海虹口地区悬壶。由于当时社会历史背景下，社会底层劳苦大众多从事劳力工作，以码头搬运及脚夫等为主，由于经年劳累以及上海地域气候特点，多患有颈肩腰腿疼痛之疾，受贫穷所困，多忍痛不医或求于针灸之法。由于家境尚为富庶，行医乃自身之好，常怀悲悯之心，盛善本多根据求诊者家境少收或不收诊金，因此求诊者门庭若市。盛善本崇尚经典，尤为擅长经脉辨证诊治，但在这些应诊患者所述症状中，他观察到与传统十二经脉循行不同，且无法用十二经脉解释的临床现象，还发现这些新的循行路线与脊椎椎体有特定的联系，通过针刺这些路线上的穴位能达到意想不到的疗效，经过不断观察与总结共发现了上肢3条、下肢3条经脉，并自创为"六脉诊法"，该诊法包括新经脉、新穴位以及六脉辨证结合针灸补泻学说。盛氏针灸传承谱系如图1-10。

（二）传承工作

盛善本长期扎根于临床，潜心研究中医针灸理论与临床疗效的关系，新中国成立初期公私合营等政策下，盛善本放弃丰厚的收入转而进入医院从事针灸科工作，其间接触与接收到大量西方现代科学技术理论与思想，尤其在学习日本针灸学家长滨善夫与赤羽幸兵卫时，分别发现穴位良导络特性及井穴知热感度特性后，经临床反复验证，以及结合中医理论及技术，创立了二十经脉理论。在堂弟盛善效（电子计算机工程师）的鼎力相助下，结合当时计算机单片机技术，成功研制二十经脉测定仪，并获得国家专利证

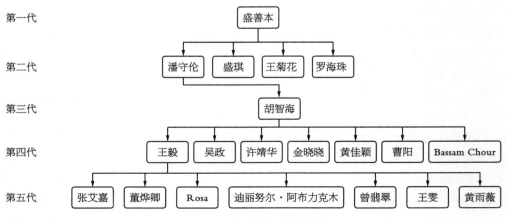

图1-10　盛氏针灸传承谱系

书（NO.9423908）；其数值化诊断结果极大地推动了经脉诊断的标准化，为数字化诊断经脉状况提供了依据。为了推动针灸走向世界，盛善本积极参与对外交流，在国际会议上发表专题讲座，与欧美主流西医医生合作，采用中医针灸方法治疗各种疑难疾病，获得满意疗效。古稀之年，盛善本旅居挪威期间与当地骨科医生汤姆开设联合门诊，不断凭借着高超的针灸技术和自身卓越的影响力，在普通民众及高层领导人中传播中国针灸文化，为促进针灸医术在挪威的发展继续努力，为针灸学的现代化和国际化做出了积极的贡献。

1. 重视中医理论与现代科学技术相结合，创立二十经脉理论，成功研制二十经脉测定自动诊断仪

盛善本认为《黄帝内经》的经络学说中记载的十二经脉及奇经八脉是针灸治病的主要依据。根据经络学说的原理，十二经脉内属于脏腑，外络于支节，五官九窍，四肢百骸，网络全身，无处不到，但以手足而言，除十二经脉外，尚有一些部位没有经脉循行和穴位，如果这些部位发生病变，该怎么办？脏腑之俞，皆出于背，背部二十一椎除六脏六腑相应的背俞外，尚有九个背俞没有相应的脏腑和经脉，如何来理解背俞与脏腑、经脉的完整性？

经过深入研究讨论后，盛善本认为古人所创造的针灸医学宝库，对所有针灸工作者来说，有责任在原有基础上继承创新，使针灸在世界范围内进一步提高和发扬。要达到这一目标，应该从两个方面着手进行，首先是经络学说的理论需要进一步解放思想，进行充实和完善；其次是在针灸临床辨证诊断方面，应该结合现代的科学技术，使针灸的辨证诊断具有客观数据，才能超常性地提高针灸的诊断水平和疗效，这样才能在针灸领域中取得革命性的突破。

在40余年的长期观察和反复验证测试后，盛善本做出不凡的努力和探索，通过临床症状、经外奇穴和新穴位、针刺感应、皮肤电阻、经脉电测定、经络敏感人6个方面进行研究，突破传统思想的束缚，终于继日本针灸家长滨善夫发现两条新经脉（膈俞经和八俞经）之后，另外发现了六条新经脉（风门经、大杼经、督俞经、气海经、关元经、中膂经），从而把十二经发展成为二十经（以背俞穴而言，从第一椎到二十椎相应二十经脉，补满原有空缺，以手足而言每一指趾内外侧原有空缺的部位均布满了经脉）。此外，他还发现了颈、胸、腰、骶椎与经脉的联系，经脉节段的存在，完善和发展了经络学说。

盛善本深受当时国内外穴位研究最新进展的启发，大胆尝试与验证，引入穴位测定发放结合计算机技术，研制成功"二十经脉测定自动诊断仪"。它能正确提示病变脏腑、经脉、颈、胸、腰骶椎各关节，软组织等部位的阴阳虚实，其测定数据基本上可与中医八纲辨证相结合，使针灸的辨证诊断具有客观指标，填补了自古以来针灸辨证诊断无客观指标的空白，是针灸领域新的突破，为推广中国针灸的事业起到积极作用。

2. 革新针灸补泻技术，便于临床操作

古今有关针灸的著作记载着很多补泻手法。如徐疾和提插补泻、捻转补泻、迎随补泻、呼吸补泻、开阖补泻、九六数补泻、十二时辰结合子母补泻，此外还有烧山火、透天凉、阴中隐阳、阳中隐阴、龙虎交战、子午捣臼、龙虎升降、青龙摆尾、赤凤迎源等，令人无所适从。从针灸的时代背景来看，针的制作从石、竹，演变成铁、铜、银、金、钢，直到现代的不锈钢针。盛善本认为古代制作的针受限于当时的技术条件，是很粗的。因此，当刺入穴位，得气运针，针感是很强的，这种针的刺入对人体来说，是对某一部位器械性的深部刺伤而且造成很强的刺激感。古代针刺强调得气并要求气至病所，是属于强刺激的泻法；艾灸是在人体某一部位（穴位）造成皮肤的Ⅰ～Ⅱ度的烫伤，是浅部烧灼伤属于补法。从古代的针灸来看，针是泻法（泻实），灸是补法（补虚），《灵枢》官能七十三载"针之不为，灸之所宜"，"阴阳皆虚，火自当之"，这说明针与灸是两种性质相反的治疗方法。

从近代的针灸方法来看，灸法中的直接灸，已不可能被患者所接受，间接灸如艾条灸、隔姜灸、隔盐灸、隔蒜灸等，既不方便，又费时间，应寻找简便快速的方法来取代灸法。通过30余年的临床观察和实践，盛善本认为以皮内针来代替艾灸是一个较为理想的方法。皮内针是刺入皮内组织，是浅层的皮内刺伤，与艾灸的皮肤灼伤，都是皮部的创伤，而皮内针的刺入很少出现疼痛，不像艾灸那样烧灼痛，易为患者所接受。皮内针埋入用胶布固定后，活动、睡觉、洗澡均不受影响，亦不会像艾灸那样出现瘢痕，而且补虚的作用非常明显，如辨证确属虚证，当皮内针埋入后，其疼痛症状能当时立即明显改善，屡试屡验，颇属神效。在针法方面，一般得气后可用提插捻转相结合的手法加强刺激，可接上脉冲电加强刺激，也可用电极板接脉冲电直接刺激穴位，不用针刺，亦有效果；此外亦可用水针穴位注射加强刺激。经过长期临床实践，盛善本试用了近百种注射液，发现用5%碳酸氢钠穴位注射作为强刺激的手段是理想的方法之一，无副作用，而且碳酸氢钠注入穴位后，即开始产生较强的酸胀感（穴位得气后，再注入0.1～0.2 mL碳酸氢钠，才会产生酸胀感，如不得气，不会产生酸胀感），持续3～4分钟后消失，如确属实证，其疗效亦即随之立现。

穴位注射（水针）与皮内针形成的针刺补泻理论极大地方便临床操作，盛善本因此提出在不明确疾病虚实情况下，可先皮内针后水针疗法；另外认为普通针刺与穴位注射是泻法的孪生姐妹，二法合用可获满意的近远期疗效。

3. 广泛进行针灸学术交流，增进学习中医热情，提高针灸国际地位

宣传与弘扬中国针灸是盛善本毕生的事业。盛善本的六条新经脉理论以及经脉测定仪技术早年已得到国外医学界的相当重视，并多次邀请他参加国际性学术会议，并发表专题汇报。如1984年6月19日在挪威天然药物中心召开挪威针灸医生学习讨论会，主题为"介绍针灸临床40年的经验总结及六条新经脉的应用"，其会议内容登载于奥斯陆 *AFTENPOFTEN* 报与 *OPPLAND ARBEIDERBLAD* 报；1988年10月在葡萄牙麦台拉岛FUNCHAL第一届国际健康卫生人口保护会议上发表演讲，主题为"六条新经脉的发现与应用"；1988年2月，受中国驻葡萄牙大使馆组织邀请，在里斯本CENTRO CLINICO DAS PICOAS医院介绍针灸治疗在上海医院中的地位和疗效，以及六条新经脉的发现和应用；1989年8月27日受美国得克萨斯州针灸学会邀请，在得克萨斯州休斯敦针灸学会会员大会上发表演讲，主题为"六条新经脉的发现与应用"；1993年11月应邀出席日本京都第三次世界针灸学术大会，进行六条新经脉的发现与应用交流发言。盛善本高超的针灸技术得到了国外重要领导人的重视，如为当时的挪威上议院院长佛达尔先生治好了头风病及哮喘，为葡萄牙外交部长治好了经久不愈的头痛等，因此盛善本是针灸界早期走向海外的杰出代表之一，他在针灸事业上的努力为针灸走向世界做出了杰出贡献。

同样在国内及海峡两岸的学术交流活动中，盛善本仍孜孜不倦地宣传针灸学术理论，并得到国内学术界一定的认可；1988年5月14日在中国北京由中国中医科学院针灸研究所组织的针灸专家座谈并大型报告会上，他介绍六条新经脉的发现和临床应用；1995年3月12日参加在南京举办的第二届海峡两岸中医药发展学术研讨会，并发表六条新经脉学术报告。尤为值得一提的是，1993年9月盛善本受台湾海峡交流基金会（简称"海基会"）邀请赴台进行针灸学术交流介绍六条新经脉学术理论，其间受到陈立夫接见并相互赠书，并接受当时"海基会"副秘书长李庆平设宴招待，此次学术交流得到两岸相关部门高度重视，掀起了学习针灸的小高潮；回到上海后，上海电视台追踪报道，上海市针灸经络研究所开展了专题研讨会学习，盛氏针灸学术思想得到了一定范围的推广与宣扬。

4. 晚年仍坚持针灸门诊及教学工作，重视针灸教育事业，促进流派传承

针灸事业上的成功，盛善本没有停下对针灸的探索与坚守。虽然已步入古稀之年，他仍然坚持每周2次的专家门诊，对待每位患者必须详问病史，揣摩经络，以经络辨证为主导，结合二十经脉测定仪诊断结果，制定严谨的针灸治疗方案，治疗时凝神屏气，弹无虚发，针针入要害之处，效如桴鼓，诊病者趋之若鹜。

传承思想，继承衣钵是盛善本晚年的心结。由于种种历史原因，唯有潘守纶坚守他的学术理论，但潘守纶也已进入不惑之年，因此盛善本通过各种方式收徒，2000年收胡智海为徒，由潘守纶带教，胡智海逐步掌握其核心理论与技术，盛氏针灸学术理论得以保存。经过不断努力，在上海市卫生计生委员会中医药发展办公室的大力支持下，盛氏针灸成为上海市中医药三年行动计划重点扶持专科，自此走上了一条快速发展之路。

三、流派名家

盛善本

（一）生平简介

盛善本（1917—2004年），自幼天资聪明，素好传统文化，耳闻目染于中医针灸之道，有着良好传统文化启蒙；受家族影响，早年进入中国银行工作。由于盛母身体羸弱，常需延请中医救治，其中在上海泥顺桥地区开诊的一位中医师，使用针灸之术治愈了盛母多年不愈之咳嗽疾患,效如桴鼓,经数月治疗后,盛母身体健朗已如常人。盛善本不禁感激于中医师之救命之恩,亦钦佩其针灸之技,遂萌发从医之志,拜师入医门。跟师学习期间,他熟读中医经典,结合师傅临床诊治技能,阐发思辨,由于幼年受家庭启蒙教育,数年后已能侍师应诊。1945—1957年,他传承师傅衣钵,在上海泥顺桥附近开设私人诊所执业,求诊者应接不暇。新中国成立后施行公私合营等政策,为响应政府号召,他放弃私人诊所之高薪,1958年进入上海市金融医院针灸科(后改名为上海市虹口区中心医院)工作,任针灸科主任一职直至退休;1979—1984年期间,上海市医学会为了普及与提高针灸治疗水平,组建了上海针灸医生进修班,盛善本受聘为该班教授,二次获表彰。经过40余年的总结,结合针灸、穴位研究的最新国际理念,盛善本逐渐形成了二十经脉理论,并于1991年在香港发表了中英文专著《六条新经脉的发现——针灸临床新疗》,获美国华盛顿国会图书馆版权局TXu559459版权证书。此外,他还研制发明了"二十经脉测定自动诊断仪",获得国家专利(专利号:9423908)。1993年11月,盛善本应邀出席日本京都第三次世界针灸学术大会进行交流发言。作为海派针灸重要组成部分,盛善本是中国针灸界早期走向海外的杰出代表之一,曾应邀在美国、西班牙、葡萄牙、挪威等欧美国家做专题讲座,传授盛氏针灸相关理论及经验介绍,受到了国外医学界很好的反响。

盛善本70年代起即发表学术论文及撰写专著,具体如下。

专著:《六条新经脉的发现——针灸临床新悟》,1993年出版(中英文版),并获得美国华盛顿国立图书馆版权登记(香港港青出版社)。

学术论文:①《X线胃计波摄影术观察针刺足三里穴对胃蠕动的影响》(《中医杂志》,1960年3月);②《针刺足三里对胃蠕动影响的X线观察——25例47人次分析》(《上海中医药杂志》,1964年7月);③《为什么腕踝针能有疗效》(《自然辩证法杂志》,1976年2月);④《针灸结合中药治疗慢性鼻窦炎疗效分析》(《上海工人医生杂志》,1975年7月);⑤《针灸及注射引起针刺后遗症的治疗》(《上海医药情报研究杂志》,1975年9月);⑥《辨证分析治疗急性腰扭伤100例》(《上海针灸年会论文汇编》,1977年);⑦《六条新经脉的发现》(《科学中国人》,1999年);⑧《针灸经脉病虚实辨证与动静态的关系》(《中华实用中西医杂

志》,2001年)。

(二)学术观点与针灸特色

1.学术观点

盛善本从事针灸临床工作60余年,创立了海派盛氏针灸理论,其中六条新经脉的发现表明了针灸背俞穴与脏腑、经脉的完整性,将手足三阴三阳十二经脉(其中包括日本针灸家长滨善夫发现的两条新经脉)、针灸书中传统针灸理论中没有经脉遍及的部位补充完善。此外,盛善本还发现了颈、胸、腰、骶椎与经脉的关系,经脉节段的存在、动静态与虚实辨证的关系等,在此基础上研制成功"二十经脉测定自动诊断仪",其测定数据可与中医的八纲辨证相结合,能正确定位脏腑。因此,盛氏针灸为针灸疗法提供了客观辨证诊断方法与简便的治疗方法,体现了中医针灸简便灵验的特色。介绍其主要学术思想如下。

(1)经脉节段调治理论:经络理论中关于经脉的循行描述多以纵向为主,较少有横向联系及循行路线,但在临床配穴方法中有俞募配穴法、前后配穴法等,以及经络感传现象,根据现有经络理论较难诠释这些临床问题。但穴位作用一定是通过经脉联系实现的,因此盛善本认为经脉之间一定存在横向的联系,如中脘穴、脾俞穴、脊中穴之间存在经脉的联络,就如神经节段的分布,但又有别于神经节段,以此把督脉与任脉及膀胱经、胆经、胃经、脾经、肾经等联系起来,并形成一一对应的关系。该理论可以解释临床症状以及临床配穴法,并指导临床诊断与确定治疗方案(表1-6)。经临床证实,疗效显著。

(2)二十经脉理论及经脉电测定诊断方法:通过临床观察与实践,结合现代医学关于穴位的研究理念,盛善本创立了二十经脉理论体系,该理论可以指导疾病的诊治,在经络腧穴的选取上具有重要指导意义,结合二十经脉测定可以帮助临床医生诊断与治疗。国内外相关专家对此观点表示赞同。

经脉电测定是盛氏针灸的重要组成部分,穴位具有低电阻特性,通过观察穴位导电量的变化可以间接判断经络的状态。穴位知热感度特性,通过在井穴上施以热灸,计算患者所能承受的时间,测定两侧井穴的异常,以反映经络的病理状态。基于穴位低电阻特性与知热感度特性,通过测定井穴的导电量间接反映经络的虚实。在前人基础上,经过长期的临床实践与研究,盛善本开创性地研制了二十经测定自动诊断

表1-6　经脉节段调治理论临床配穴法

背别	背椎数	督脉	膀胱经		任脉	肾经	胃经	所属脏器
			夹脊穴	背俞				
胸椎	1	陶道	大杼夹脊	大杼	璇玑	俞府	气户	肺
	2	二椎下	风门夹脊	风门	华盖	彧中	库房	
	3	身柱	肺夹脊	肺俞	紫宫	神藏	屋翳	
	4	巨阙俞	心包夹脊	厥阴俞	玉堂	灵墟	膺窗	心
	5	神道	心夹脊	心俞	膻中	神封	乳中	
	6	灵台	督夹脊	督俞	中庭	步廊	乳根	
	7	至阳	膈夹脊	膈俞	鸠尾			膈
	8	八椎下	胰夹脊	胰俞	鸠下			胰
	9	筋缩	肝夹脊	肝俞	巨阙	幽门	不容	肝
	10	中枢	胆夹脊	胆俞	上脘	通谷	承满	胆
	11	脊中	脾夹脊	脾俞	中脘	阴都	梁门	脾
	12	接骨	胃夹脊	胃俞	建里	石关	关门	胃
腰椎	13	悬枢	三焦夹脊	三焦俞	下脘	商曲	太乙	三焦
	14	命门	肾夹脊	肾俞	水分		滑肉门	肾（生殖、泌尿系统）
腰椎	15	下极俞	气海夹脊	气海俞	脐中	肓俞	天枢	
	16	腰阳关	大肠夹脊	大肠俞	阴交	中注	外陵	大肠
	17	十七椎下	关元夹脊	关元俞	气海			肾（生殖、泌尿、消化系统）
骶椎	18	鸠杞	上髎	小肠俞	石门	四满	大巨	小肠（生殖、泌尿系统）
	19	腰奇	次髎	膀胱俞	关元	气穴	水道	膀胱
	20	下椎	中髎	中膂俞	中极	大赫	归来	肾（生殖、泌尿系统）
	21	玉田	下髎	白环俞	曲骨	横骨	气冲	脾（生殖、肛门、消化系统）

仪，通过测定井穴的导电量获得客观的数据，统计分析测定数据，以此诊断经络的虚实；同时采用独创的泻实补虚的针刺方法治疗，获得了满意疗效。多年来的测定数据结合症状、脉搏、舌苔来分析，大都阴虚、血虚、津液干枯的病例，心、肝、肾经出现偏低；阳虚、气虚、中气下陷等病例，肺、心、脾、肾右侧均偏低。痰、水湿、瘀阻表现在左侧偏高，外邪、燥火热、阳亢、气滞表现在右侧偏高。至于痰火、痰热、湿热、气滞血瘀，则两侧均高，因此作者认为针灸治疗脏腑病应分阴阳虚实取穴，阴虚、血虚补左侧为宜，阳虚、气虚补右侧为宜。阴盛（包括水、湿、痰、瘀）泻左侧为，宜阳盛（包括火、热、阳亢、气滞）泻右侧为宜。根据测定数据结合症状分析，做出诊断，取穴补泻，进行治疗。

经40余年不断的研究、积累了上万例电测定资料，该测定方法已形成一套完整的治疗理论与体系，成功解决了针灸经络诊断缺乏客观数据的问题，为临床针灸治疗提供新思路和方法。

（3）颈腰椎疾病与经脉关系：针灸临床中常见病之一是颈部病患，包括颈椎肥大、颈部软组织病变、劳损性颈椎关节病、项肌风湿病、颈椎综合征等。从十二经脉的循行来看，接近颈部的经脉有正中督脉，两侧膀胱经、胆经、小肠经和三焦经都是纵行的，与颈椎没有直接的联系。除项强的症状仅在后项正中，应取督脉经的穴位外，从其余六条经脉治疗项强的穴位来看，仍无法分析它们与颈椎的关系，也就是说，治疗项强除督脉外，还涉及肺、大肠、三焦、小肠、胆、膀胱等六条经脉。在临床中遇到颈部疾患，如何能有针对性地选择经脉和穴位，这是目前存在的问题。经长期的临床观察，盛氏针灸发现颈椎病的临床表现往往是有规律地循经脉路线出现的。在第3～7颈椎穴位上试针，其针感很明显地规律性地分别向肩臂部传感。通过颈椎病的临床症状表现及颈椎针感的传导，结合新老经脉的循行路线，以及经脉电测定数据的综合长期观察，反复验证，初步发现颈椎与经脉的客观联系：C3与胆经、大肠经，C4与大杼经（新经脉），C5与三焦经，C6与风门经（新经脉），C7与小肠经（表1-7）。

表1-7 颈椎与经脉的客观联系

颈 椎	联 系 经 脉
C3	胆经、大肠经
C4	大杼经（新经脉）
C5	三焦经
C6	风门经（新经脉）
C7	小肠经

腰痛是针灸临床中的常见病多发病。早在《黄帝内经素问》中就有《刺腰痛篇》的专论，其中叙述了各种腰痛的症状、经脉辨证、取穴和治法。该篇涉及腰痛的经脉，除足六经腰痛外，还提出了同阴脉、昌阳脉、飞阳脉、阳维脉、会阴脉、解脉、衡络脉、散脉、肉里脉等总共15条脉的腰痛。但是《刺腰痛篇》中，仅简述各经的症状及取穴的部位，而无各脉的循行路线。单凭篇中所述，很难掌握其要领。

腰痛除六经外，还涉及阳维脉和散脉；腰痛除在正中脊椎痛属督脉腰痛，应取督脉腧穴外，关于六经腰痛，在近代针灸著作中，尚未见有人论及。《刺腰痛篇》的特点是其取穴都在下肢，这些穴位既然能治腰痛有效，则其所属经脉必到达腰骶部。根据作者40余年的临床观察及实践，认为背腰骶部的一切俞穴除与膀胱经有纵行的联系外，背俞穴还与其同名经脉及所属脏腑有联系，这是横向的联系，有的还与其手足同名经相联系及交会穴相联系。

从针灸临床来看，地球有经纬，织物有经纬，人体亦有经纬。经络的原意："经脉是纵行的干线，络脉是横斜的分支。"从腰骶部的经脉系看，除纵行的督脉、膀胱经外，每一腰骶椎还均有横行经脉。临床症状显示，每个腰椎或骶椎及其软组织如发生病变，其症状可表现在局部，亦可表现从病椎横向两侧或向下肢放射，绝大部分都是循经脉路线出现的，而其放射均有各自特定的路线，且有其客观的规律如下：腰一与三焦俞、胆经（临床不多见）；腰二与肾俞（肾经）；腰三与气海俞（气海经）、带脉（作者提出）；腰四与大肠俞（胃经）；腰五与关元俞（关元经）；骶一与上髎、小肠俞（肝经、胆经）；骶二与次髎、膀胱俞（膀胱经）；骶三与中髎、中膂俞（中膂经）；骶四与下髎、白环俞（脾经）（表1-8）。

表1-8 腰椎疾病与经脉关系

腰痛经脉	腰痛部位	症状方向	联系下肢经脉	取穴 局部	取穴 循经
足太阳腰痛	骶二水平	纵行	膀胱经	次髎、膀胱俞	委中
足少阳腰痛	腰一下水平或骶一水平	横行	胆经	三焦夹脊、三焦俞或上髎、小肠俞	阳陵泉
足阳明腰痛	腰四下水平	横行	胃经	大肠夹脊、大肠俞	足三里
足少阴腰痛	腰二下水平	横行	肾经	肾夹脊、肾俞	复溜
足厥阴腰痛	骶一水平	横行	肝经	上髎（深刺）	蠡沟
足太阴腰痛	骶四水平	横行	脾经	下髎、白环俞	阴陵泉
气海经腰痛	腰三下水平	横行	气海经	气海夹脊、气海俞、髂翼、转后；如围腰痛取气海、气海夹脊、气海俞	新阳陵
关元经腰痛	腰五下水平	横行	关元经	关元夹脊、关元俞、中空	委阳
中膂经腰痛	骶三水平	横行	中膂经	中髎、中膂俞	内三里

2. 针灸特色

（1）盛氏针灸动静态辨证方法：在长期的临床实践观察中，按照上述古今辨证虚实的方法来进行补泻，有的疗效很显著，有的效果很差或无效。即使是同一病种，同样症状，发生在同样部位，用同样方法治疗，效果亦很不一致。以急性腰扭伤为例，中医辨证均认为突然闪腰，造成腰部筋脉气滞血瘀，治以疏通经脉、行血祛瘀为法，参照针灸治疗学推荐穴位进行治疗。但是在临床上用泻法后，有的效果显著，有的完全无效，当泻法无效的病例改用补法后，获得了明显的效果。通过该案例的介绍及临床观察，提出以下问题及思考。

▲ 经脉虚实辨证与疾病的症状，包括酸、痛、胀、麻、痒、热、冷等，是否存在虚实不同属性的病性？

▲ 经脉虚实辨证在疾病同一症状，或者同一患者中，是否同时存在虚证与实证的经脉？

▲ 在脊柱如颈椎腰椎疾病中，经脉虚实辨证是否与脊椎节段存在对应关系，以及不同脊柱节段同时存在不同状态的经脉病症？

▲ 经脉虚实辨证除与疾病症状及经脉循行皮肤变化有关以外，是否还存在其他的经脉辨证方法？

▲ 经脉辨证包括经脉病与脏腑病，通过经脉虚实辨证是否可以有效治疗脏腑病？

通过长期临床实践，盛氏针灸认为经脉虚实辨证与古人所提出的疼痛属实，麻痒属虚，以及近代提出的按体质强弱、针感程度、取穴部位、急慢性病作为虚实辨证补泻并不完全一致。体质强的可以出现虚证，体质弱者可以出现实证；急性病有虚有实，慢性病也有虚有实；敏感者可以有实证，迟钝者可以有虚证；肌肉丰厚处可以有虚有实，肌肉浅薄处亦可以有虚有实。即使同一患者的不同部位出现症状，可以均为实证，可以均为虚证，也可以虚实并存。按照自然辨证法"一切事物都是一分为二"理论，可以认为一切症状包括酸、痛、麻、痒、胀、热、冷等，都各有虚实。因此，不论是急性或慢性的腰扭伤挫伤、关节扭伤、关节炎、落枕、肩周炎、腰肌劳损、腱鞘炎、网球肘、肌皮神经麻痹、坐骨神经痛，或者脏腑疾患，都应一分为二，有虚有实。

既然客观存在有虚有实，则其症情的表现肯定有差异。那么如何才能正确辨别虚实？在临床中碰到尤其如关节疼痛患者，当问到疾病状况时，经常会有以下回答："我的某处疼或麻症状，一觉醒来会缓解些，但走一段路又不行了"；"我的某处疼或麻

症状，刚开始走的时候比较艰难，但是走一段路后好些"；"我的某处疼或麻症状，每逢刮风下雨就不行"；"上半夜还可以，但下半夜加重"；"上半夜加重，但下半夜还可以"。从这些患者的回答不难看出，同种疾病与疾病本身的气血津液状态有关，亦与气候等外界因素有关。因此，深入探讨与研究人之气血阴阳与疾病的关系尤为必要。

人之气血阴阳乃立身之本，阴平阳秘，精神乃治。阴阳虽互为对立制约，但两者互根互用，因而阳中有阴，阴中有阳。就人身之阴阳而言，为父母先天交媾孕育而成元阴元阳，虽形质未定，但阳寿已定。元阴元阳孕育之初，极为浓郁厚重。经后天不断充养，渐为清稀之物，但此物尤能行生长化收藏之功。从生至藏，幼至老，皆阐释阴阳逐渐衰少（即人身之内阴内阳衰少），直至阴阳离决而入阴。阳附于阴而行，阳无形，阴有形，阳易损甚于阴，故人身阴多于阳。因此，人之疾病与阳气减少关系密切。如果人之阳气充足，疾病多为瘀血、气滞、水湿等实证，活动后多有活血化湿、理气活血之功，如果人之阳气亏虚，疾病多为气虚血少之虚证，活动后多有损及气血之害，将加重气滞血瘀及水湿之证。因此，盛氏针灸认为根据患者活动或者休息，以及气候变化后症状状态以判断经脉之虚实具有现实临床意义。

在中医阴阳概念中，阴代表静止的、趋下的、抑制的；阳代表活动的、向上的、兴奋的，在此命名为"动静态"，代表行为活动方式状态，选用阴阳中的动态代表具有活血化瘀、疏经通络、理气化湿等作用的行为活动状态；静态代表具有补益气血、温通经络、调和阴阳等作用的行为活动状态。通过临床长期详细深入调查及询问，尤其就动静态的行为活动方式展开相关问诊，同时结合经脉电测定，形成了一套经脉虚实辨证的方法（图1-11）。

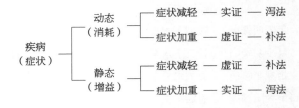

图1-11　动静态辨证示意图

该方法主要是根据活动与安静、工作与休息的不同时间、不同阶段与症状的关系来区别经脉的虚证与实证。也就是说，活动、工作时症状减轻，静止休息症

状加重属实证；反之，活动、工作时症状加重，静止休息时症状减轻属虚证。根据目前临床总结列出以下8点来帮助辨别经脉虚实（表1-9）。

经脉虚实辨证是针灸临床辨证最为重要的方法之一，因此如何提高辨证准确性是针灸临床着重需要解决的问题，虽然临床及科研解决了一些关于穴位或者穴位组合对疾病的有效性及机制的研究与应用，但还是存在经脉辨证日益淡化、疗效不够确切等问题，严重影响针灸学科的发展，作为中医主要治疗方法之一的针灸有必要在中医临床辨证思维上有所发展及突破，盛氏针灸提出的"动静态"经脉虚实辨证方法是基于中医基础理论，且经过大量临床观察与验证逐步形成。因此，作为临床诊治思维的一种新的方式，"动静态"经脉虚实辨证方法具有临床应用价值。

（2）盛氏针灸的补泻技术：针灸发展至近代，针灸的器具以及针灸的技术方法得到空前发展，尤其在医学理论或者科学技术发明后，新的针灸方法即诞生，如在全息理论的支持下，产生了耳针、鼻针、面针、第二掌骨疗法、腕踝针等，在激光技术发明后，激光针孕育而生，艾灸的技术发展更是出现了艾灸仪、仿生灸、督灸；在中西医结合的思想影响下产生了穴位注射（水针）、穴位埋线等方法。虽然针灸治疗理论与方法有了很大变化，但针刺补泻方法没有太多的

变化，针灸的治疗病种由于西医技术的发展而日渐减少，多集中在骨关节运动系统和神经系统疾病，这些都使针灸补泻手法在临床几近偏废。究其原因与操作复杂、术者中医理论不扎实导致疗效不确切、针灸疗法甚多无从下手，以及针灸学术大环境有关。

根据长期临床观察与思考，盛氏针灸认为针灸治疗一定不能离开补泻思想，因此，针灸各项技术包括手法一定有虚实之分。区分方法是：首先从"针之不为，灸之所宜"来思考，由于古代科学技术与工艺水平的限制，以及针法的要求，针刺必定属于深层刺激，是一种重刺激，让患者会产生强烈的酸胀痛麻感，属于泻法；而灸法是皮肤浅层的温热或者灼伤感，相对针刺刺激，是一种轻刺激，属于补法。就目前针灸临床观察，愿意接受灸法的患者明显多与针刺，主要原因还是与灸法比较舒适有关。但是灸法中的直接灸，已不太可能被患者所接受，间接灸如艾条灸、隔姜灸、隔盐灸、隔蒜灸等，既不方便，又费时间，经过大量临床实践。在众多的针灸方法中，盛氏针灸选用皮内针（麦粒型）代替灸法作为补法，取得了满意疗效。对比皮内针与灸法，不难发现两者具有一定相似性。此外，经临床验证如辨证确属虚证，当皮内针埋入后，其疼痛症状能当时立即明显改善，屡试屡验，颇属神效，建议试用（表1-10）。

表1-9　动静态与虚实辨证

状态及阶段	虚　证	实　证
动静状态	静止、休息、睡眠时（或后）症状减轻或消失，活动、工作时加重	静止、休息、睡眠时（或后）加重，活动、工作时减轻；或静止、休息时无症状，开始活动时出现症状，稍多活动反减轻或消失
工作状态	工作、活动时重，停止后减轻	工作活动时尚可，停止后反转重
天气状态	逢晴天、阴雨、刮风、下雪关系不大	晴天减轻，阴雨、刮风、下雪转重
按压状态	在患处作轻按摩，症状减轻	在患处重按甚至用硬物顶住患处才能减轻，或请旁人在患处用力敲打则舒
工作阶段	早晨起床时无症状或较轻，活动、工作时逐步加重，下班时或睡前更重	早晨起床时较重，活动、工作时反减轻或消失，活动增多或下班时又转重；亦有晨起最重，随活动逐步减轻，下班或睡前症状完全消失
行走阶段	开始起步时症状较轻或无症状，多走或活动逐步加重	开始起步时较重，多走或活动即减轻，越活动，越轻松；或开始起步时较重，稍多活动即减轻，再多走又加重
坐行阶段	久坐起立时轻或无症状，随活动量增加逐步加重	久坐加重或久坐起立时较重，活动后反减轻
睡眠阶段	初睡时重，半夜减轻，晨起更轻；或上半夜重，下半夜轻	初睡时轻，夜半转重，清晨略减；或夜半转重，清晨更重

（说明：上表实证栏内如8项中符合1项，即属实证）

表1-10 灸法与皮内针比较

	灸 法	皮内针
刺激位置	浅层皮肤	浅层皮肤
刺激强度	轻刺激	轻微刺激
皮肤反应	温热或者灼伤	无明显反应
刺激时间	与艾灸时间有关	根据病情放置2～5日
缺点与优点	灼伤时疼痛,出现水泡,易引起感染等,甚者出现瘢痕	胶布固定后,活动、睡觉、洗澡均不受影响,刺激时间长

在针刺方法方面,由于针刺补泻手法操作较为复杂,盛氏针灸一般在针刺得气后结合提插捻转手法以加强刺激,或者连接脉冲电加强刺激,临床上可以达到很好的泻法作用。此外,盛氏针灸在中西医结合思维的指导下,历代人一直在探索是否存在一种具有穴位选择性,又有非常强烈刺激作用的穴位注射(水针)方法。经过大量临床反复验证,在尝试了大量中西医药物注射液之后,最终选择5%碳酸氢钠穴位注射作为强刺激泻法的手段是理想的方法之一。此外,也可选择维生素B_1。但两者区别是,5%碳酸氢钠具有显著的穴位选择性,既是在穴位区有非常强烈的酸胀感,而非穴位区毫无明显感觉,而且5%碳酸氢钠注入穴位(定位必须准确)后,即开始产生较强的酸胀感(穴位得气后,再注入0.1～0.2 mL碳酸氢钠,才会

产生酸胀感,如不得气,不会产生酸胀感),持续3～4分钟后消失,如确属实证,其疗效亦即随之立现。

目前针灸临床中使用的针灸方法名目繁多,从针灸部位来看有体针、耳针、头针、手针、足针、面针、鼻针、赤医针、腕踝针等。在方法上,针的方面有冷针、温针、火针、电针、皮内针、揿针、皮肤针、三棱针、芒针等;灸的方面有直接灸和间接灸。此外,还有火罐、药物穴位贴敷、发泡、药物穴位注射(水针)、穴位埋线、穴位红外线、远红外线、紫外线、激光、穴位磁疗、穴位各种电刺激等。如何有规律性地认识、归纳、分析和掌握这些方法,一直是盛氏针灸极为重视的问题之一,为了更好地区分针灸各种治疗方法的补虚泻实属性,盛氏针灸开展了大量的临床实验研究,根据针灸方法的刺激强度、刺激部位以及作用方式,兹将这些方法归纳如表1-11。

补泻方法是针灸疗法起效的关键所在,众多的针灸疗法既然存在,必定有其治疗意义,而且具有一定的补泻属性。近来针灸临床与科研研究发现,针刺与灸法都存在双向调节作用,也就是说,针灸疗法具有补虚泻实两方面作用,但区别在于针灸技术的操作方式,例如直刺与平刺一定会产生不同的作用机制。盛氏针灸疗法在针灸疗法补泻属性方面做了深入的临床研究,认为,针灸临床疗效一定与针灸刺激量以及刺激的部位存在密不可分的关系,因此开展不同针灸剂量与不同针灸部位的试验研究具有重要现实意义。

表1-11 针灸疗法补泻属性

疗法	泻 法	疗法	补 法
针刺	毫针(粗)直刺穴位深部 强刺激 麦粒型皮内针 耳针、手针、足针、面针、鼻针 头针(斜刺至头盖骨)	针刺	毫针(细)平刺穴位浅部 弱刺激 图钉型皮内针 腕踝针 头针(平刺皮内)
艾灸	/	艾灸	直接灸、间接灸
穴位注射	碳酸氢钠、维生素B_1、维生素B_6、丹参注射液、当归注射液、黄芪注射液等产生强烈酸胀感的药物	穴位注射	5%～10%葡萄糖、维生素B_{12}、生理盐水、普鲁卡因等无明显刺激的药物
埋线疗法	得气后埋置在穴位深部	埋线疗法	埋置在穴位的皮下部位
磁疗	强磁场	磁疗	弱磁场
电疗	高频及微波疗法	电疗	中低频电疗
光疗	半导体激光	光疗	红外线
拔罐疗法	/	拔罐疗法	火罐、游走罐、闪罐

（三）临证医案

1 颈椎病

陈某，男，41岁。

初诊：2016年3月3日。

［症状］颈部疼痛伴右上肢放射痛2周。患者2周前无明显诱因下出现颈部疼痛伴右上肢放射痛，经休息后缓解不明显，初期未做任何处理，疼痛明显加重，安静时尤为明显，遂至当地医院诊治，颈椎CT示颈第4/5、第5/6椎间盘突出。予以芬必得（布洛芬）胶囊口服治疗，缓解不明显。发病以来胃口欠佳，精神一般，二便畅，夜寐差。舌淡苔白，脉紧涩。

［经脉电测定］大杼经双侧实证，风门经双侧实证，三焦经右侧虚证，胆经右侧实证。

［针灸处方］泻法：C3夹脊（右），合谷（右），C4夹脊（双），落枕（双），C6夹脊（双），内合谷（双）。补法：C5夹脊（右），中渚（右）。

［治法］泻法采用针刺直刺上述穴位，要求针感较为强烈，得气后无须提插捻转，留针30分钟后取针，勿按压针孔。补法采用皮内针固定于上述穴位，留针2日。

二诊：2016年3月7日。

［症状］上肢放射痛明显减轻，颈部症状基本消失，夜间疼痛不明显。

［经脉电测定］大杼经右侧实证，风门经右侧实证（数值接近中位数值）。

［针灸处方］泻法：C4夹脊（右），落枕（右），C6夹脊（右），内合谷（右）。

三诊：2016年3月11日，颈部及右上肢症状已痊愈。

［按］盛氏治疗颈椎病多能在短时间起效，一般针刺治疗后当时屡有神效，尤其擅长治疗疑难性颈椎病。盛善本常言：针灸之功在于速效，立竿见影，否则非针灸之功。因此，如能掌握如何准确诊断颈椎经脉及相关经脉状况，以及针刺方法，将能迅速提升针灸治疗颈椎病的技能。

2 肩周炎

胡某，女，51岁。

初诊：2016年7月18日。

［症状］右肩疼痛1个月，加重1周。患者1个月前因受寒后出现右肩部疼痛，活动不受影响，未做任何处理。近1周疼痛加重，严重影响生活，夜间疼痛明显，自行服用芬必得（布洛芬）胶囊无法缓解，遂至我科就诊，发病以来精神一般，纳可，二便调，夜寐不安。舌红，苔白腻，脉弦涩。

［体格检查］右肩关节无红肿，活动度明显受限，尤以上举及外展、后伸为限，肱骨大结节处压痛明显，皮肤感觉正常。

［辅助检查］肩关节X线检查示右肱骨大结节处高密度影。余无殊。

［经络电测定］右侧风门经实证，右侧肺经虚证，右侧大肠经实证，双侧肾经虚证。

［针灸处方］肩髃（右），臂臑（右），抬肩（右），举臂（右），肩前（右），列缺（右），肾俞（双）。

［治法］泻法采用针刺直刺上述穴位，要求针感较为强烈，得气后无须提插捻转，留针30分钟后取针，勿按压针孔。补法采用皮内针固定于上述穴位，留针2日。

二诊：2016年7月20日。

［症状］右肩疼痛较前明显减轻，夜间睡眠无明显影响。活动有所改善，但后伸仍受限。

［经络电测定］右侧风门经实证，双侧肾经虚症。

［针灸处方］抬肩（右），举臂（右），肾俞（双）。

三诊：2016年7月26日。肩部疼痛已少有发作，肩关节活动度后伸受限，但活动时疼痛不限。

［按］肩周炎是大部分人均会经历的问题，只是临床表现程度不一，因此肩周炎早期治疗尤为重要，如已发展直粘连期，将严重影响病程及生活质量。盛氏针灸疗法可早期诊断肩部经脉状况，并选取相应的经脉穴位治疗，具有"防治未病"的作用，值得临床应用。

3 腰痛

何某，男，42岁。

初诊：2016年4月11日。

［症状］腰部疼痛伴左下肢放射痛2个月。患者2个月前因阴雨冷湿出现腰部疼痛伴左下肢放射痛，腰部活动不利，转侧俯仰受碍，咳嗽、大便加重，休息后疼痛尤为明显，至当地医院查腰椎CT示L4/5椎间盘突出，腰椎退行性改变，考虑有消化性溃疡疾病史，未服用消炎止痛药物，遂至本科治疗。发病以来平素忧郁，纳差，二便通调，夜寐安。舌淡红，苔白腻，脉

濡细。

[经络电测定] 左侧关元经实证, 左侧胆经实证, 双侧气海经实证。

[针灸处方] L5夹脊 (左), 关元俞 (左), 陵后 (左), 上髎 (左), 小肠俞 (左), 阳陵泉 (左), L3夹脊 (双), 气海俞 (双), 新阳陵 (双)。

[治法] 泻法采用针刺直刺上述穴位, 要求针感较为强烈, 得气后无须提插捻转, 留针30分钟后取针, 勿按压针孔。补法采用皮内针固定于上述穴位, 留针2日。

二诊: 2016年4月15日。

[症状] 腰部疼痛伴左下肢放射痛明显减轻, 活动基本不影响。

[经络电测定] 左侧关元经实证。

[针灸处方] L5夹脊 (左), 关元俞 (左), 陵后 (左)。

[疗效] 2016年4月18日来诊, 腰退部症状已痊愈。

[按] 盛氏针灸治疗腰痛多能即时起效, 有立竿见影之功, 常有疑难性腰痛疾病屡治不佳, 经盛氏针灸测定诊治后症状立刻减轻, 尤其擅长补泻兼施, 确诊经脉。因此, 盛氏针灸治疗腰痛具有选穴少、针刺方法因证而择的特点。

4 膝痹

邱某, 女, 73岁。

初诊: 2015年11月17日。

[症状] 患者反复双膝疼痛5年, 不能下蹲, 走路无法超过200米, 不能下地干农活, 自诉双膝关节疼痛于晨起时最轻, 下床活动后即加重。曾辗转于数家医院治疗均无明显改善, 遂经介绍前来我科就诊。发病以来精神尚可, 纳可, 二便调, 夜寐安。舌淡红, 苔白腻, 脉濡细。

[体格检查] 双膝关节屈伸不利, 肌肉瘦削, 双膝关节前外侧上方有明显压痛点, 双膝研磨试验 (+), 麦氏征 (-)。

[辅助检查] 双膝关节正侧位片示双膝关节骨质增生, 髁间骨明显变尖, 关节间隙狭窄。

[经络电测定] 双侧胃经实证, 左侧胆经实证, 右侧气海经实证, 左侧关元经虚证, 双侧肾经虚证。

[针灸处方] 膝眼 (双), 足三里 (双), 膝阳关 (左), 阳陵泉 (左), 气膝 (右), 成骨 (右), 委阳 (左), 关木

(左), 阴谷 (双), 蠡沟 (双)。

[治法] 泻法采用针刺直刺上述穴位, 要求针感较为强烈, 得气后无须提插捻转, 留针30分钟后取针, 勿按压针孔。补法采用皮内针固定于上述穴位, 留针2日。

二诊: 2015年11月20日。

[症状] 双膝关节疼痛较前明显减轻, 可负担部分家务及农活, 日常行走无明显障碍。

[经络电测定] 双侧胃经实证。

[针灸处方] 膝眼 (双), 足三里 (双)。

[疗效] 2015年11月30日来诊, 膝部症状基本已痊愈。

[按] 患者双膝关节前外侧上方及内侧有明显压痛, 结合经络测定结果, 经络辨证属双侧胃经实证、左侧胆经实证、右侧气海经实证、左侧关元经虚证、双侧肾经虚证病变, 取膝关节周围相应经脉穴位治疗。患者年逾七旬, 肝肾亏虚, 足三里穴既属足阳明胃经, 符合经络辨证取穴, 又为补虚强体之要穴, 可激发经络气血, 使经脉通顺。数穴共用起到补气活血、通络止痛之效。

5 头痛

黄某, 女, 35岁。

初诊: 2016年10月11日。

[症状] 患者反复头痛发作5年, 多以头顶部为主, 多与劳累、情绪变化有关, 头痛时多伴有眼睛干涩, 服用芬必得 (布洛芬) 胶囊后缓解, 但停药后复发。头颅MRI检查未见明显异常。曾辗转于数家医院治疗均无明显改善, 经介绍前来我科就诊。发病以来精神倦怠, 纳可, 二便调, 夜寐欠安。舌淡边红, 少苔色白, 脉弦细。

[体格检查] 神经系统检查均阴性, 第3、第4颈椎棘突压痛阳性, 血压120/75 mmHg, 头顶部按压疼痛减轻。

[辅助检查] 头颅MRI检查未见明显异常, 颈椎MRI示C3~C4椎间盘突出, 颈椎退行性改变。

[经络电测定] 双侧肝经实证, 左侧胆经实证, 左侧大杼实证, 右侧风门经虚证。

[针灸处方] C3峤 (双), 风池 (双), 合谷 (双), C4峤 (左), 下天柱 (左), 落枕 (左), C6峤 (右), 列缺 (右), 悬钟 (左), 太冲 (双)。

[治法] 泻法采用针刺直刺上述穴位, 要求针感

较为强烈,得气后无须提插捻转,留针30分钟后取针,勿按压针孔。补法采用皮内针固定于上述穴位,留针2日。

二诊:2016年10月21日。

[症状]头痛较前明显减轻,偶有发生,无其他伴随症状。

[经络电测定]左侧胆经实证,右侧风门经虚证。

[针灸处方]C3嵴(左),风池(左),合谷(左),C6嵴(右),列缺(右),悬钟(左)。

[疗效]2016年10月30日来诊,头痛基本已痊愈。

[按]头痛是针灸治疗学中疗效确切,是世界卫生组织推荐病种,而且是极具经脉辨证的特色病种之一。多数的头痛针灸治疗可谓立竿见影,如针刺后当时不能缓解,多与取穴、手法或者临床诊断有关。此外,头痛的针灸治疗方法不仅有针刺、艾灸等,还可以选用放血疗法、穴位注射等。当然正确的辨经是取得疗效的重要前提,盛氏针灸的辨经与虚实辨证方法为针灸治疗头痛提供极好的辅助诊治依据。

6 眩晕

何某,女,43岁。

初诊:2015年10月14日。

[症状]患者反复眩晕发作3年,多以眼花、视物不清、头晕为主,劳累后明显,眩晕发作时多伴有咳嗽、胸闷,服用西比灵(盐酸氟桂利嗪胶囊)等扩血管药物后缓解不明显。头颅MRI平扫、脑血管多普勒检查未见明显异常。曾辗转于数家医院治疗均无明显改善,经介绍前来我科就诊。发病以来精神倦怠,纳欠佳,二便调,夜寐欠安。舌尖红,少苔色白,脉数浮。

[体格检查]神经系统检查均阴性,C3嵴、C6嵴、肺夹脊压痛阳性,血压125/70 mmHg。

[辅助检查]头颅MRI检查、血管多普勒检查未见明显异常。

[经络电测定]双侧肺经实证,右侧风门经实证,双侧肾经虚证。

[针灸处方]C3嵴(双),C6嵴(右),肺夹脊(双),肾夹脊(双),合谷(双),内合谷(双),复溜(双)。

[治法]泻法采用针刺直刺上述穴位,要求针感较为强烈,得气后无须提插捻转,留针30分钟后取针,勿按压针孔。补法采用皮内针固定于上述穴位,留针2日。

二诊:2015年10月20日。

[症状]眩晕较前明显减轻,偶有发生,无其他伴随症状。

[经络电测定]右侧肺经实证,左侧肾经虚证。

[针灸处方]C3嵴(右),肺夹脊(右),肾夹脊(左),合谷(右),复溜(左)。

[疗效]2015年10月23日来诊,眩晕基本已痊愈。

[按]眩晕是临床常见病种,发病率逐年增高,发病年龄日趋年轻,与当今之人生活习惯、工作压力,以及饮食习惯等关系密切。眩晕是以主体感觉为主要表现,本虚(气血不足)标实(痰饮)是主要的病机。在排除心脑血管疾病危重问题前提下,盛氏针灸治疗眩晕疗效确切,只要辨经正确、施术得当,疗效基本能立竿见影。因此,在临床总结基础上,加大针灸治疗眩晕机制研究,阐释盛氏针灸疗法作用机制及调节通路具有现实意义。

7 不寐

王某,女,49岁。

初诊:2016年9月21日。

[症状]患者不寐10余年,入睡较为艰难,睡眠时间短,次日精神萎靡,肢困倦怠。初服用舒乐安定(艾司唑仑片)有效,但1个月后无明显作用,目前已停用。近1个月不寐加重,整夜无法入眠。至上海市精神卫生中心诊治,服用氟西汀等抗精神抑郁药物,疗效不明显。头颅MRI平扫检查未见明显异常。经朋友介绍前来我科就诊。发病以来,精神倦怠,目光乏力、无神呆滞,言语謇涩,语速缓慢,面部浮肿,胃纳不佳,大便稀薄不成形。舌淡胖,苔薄白,脉沉细涩。

[体格检查]神经系统检查均阴性,心理抑郁焦虑量表测试阳性。

[辅助检查]头颅MRI检查未见明显异常。

[经络电测定]双侧心经实证,右侧膈俞经虚证,双侧脾经实证。

[针灸处方]人中,少商(双),隐白(双),大陵(双),申脉(双),心夹脊(双),膈俞夹脊(右),神门(双),第二中渚(右),脾夹脊(双),三阴交(双)。

[治法]泻法采用针刺直刺上述穴位,要求针感较为强烈,得气后无须提插捻转,留针30分钟后取针,勿按压针孔。补法采用皮内针固定于上述穴位,留针2日。

二诊:2016年9月28日。

[症状]第1次针刺当晚未服用任何药物,能睡6

个小时较前明显减轻。

[经络电测定] 右侧膈俞经虚证,右侧脾经实证。

[针灸处方] 人中,少商(双),隐白(双),膈俞夹脊(右),第二中渚(右),脾夹脊(右),三阴交(右)。

[疗效] 2015年10月23日来诊,不寐基本已痊愈。

[按] 近年来,随着社会经济的快速发展,生活节奏的加快,人们心理压力的加大及不良的饮食、生活习惯,致使不寐病的发病率呈上升趋势,受到临床医生的关注。目前,本病常以西医镇静安神类药物治疗为主,但停药易复发,且长期用药易出现头昏、头晕、恶心、肠胃不适、乏力等不良反应。中医针灸在改善神志问题、调节阴阳有其特有的理论及优势,如辨证准确及选穴得当,常能立竿见影,且操作简便,无毒副作用,可在不寐病初期及其他各阶段应用,避免长期服用药物的不良作用。

8 郁证

钱某,女,35岁。

初诊: 2017年10月18日。

[症状] 情绪抑郁3个月,半年前因与同事争吵后,只要进入单位就出现情绪抑郁、恶心不适等。3个月前离职待业在家,进而出现睡眠障碍、神疲乏力、兴趣降低,遂至上海市虹口区某医院诊治,诊断为中度抑郁症,服用百忧解(盐酸氟西汀)等抗抑郁药物,有所缓解,但精神萎靡、睡眠不佳,全身疼痛依旧显著,经人介绍至本院针灸科诊治。发病以来,精神萎靡,时有自言自语,目光乏力无神呆滞,睡眠不佳,梦多易醒,中脘微满,生涎少食,四肢无力。舌红苔薄白,脉弦数。

[体格检查] 神经系统检查均阴性,心理汉密尔顿抑郁焦虑量表测试阳性。

[辅助检查] 头颅MRI检查未见明显异常。

[经脉电测定结果] 右侧八俞经虚证,双侧脾经实证。

[针灸处方] 人中,少商(双侧),隐白(双侧),大陵(双侧),申脉(双侧),胰夹脊(右侧),八木(右侧),脾夹脊(双侧),三阴交(双侧)。

[治法] 泻法采用针刺直刺上述穴位,要求针感较为强烈,得气后无须提插捻转,留针30分钟后取针,勿按压针孔。补法采用皮内针固定于上述穴位,留针2日。

二诊: 2017年10月23日。

[症状] 针刺第2日感觉精神显著改善,偶有抑郁,当夜睡眠6个小时,胃纳较前缓解。

[经脉电测定] 右侧脾经实证。

[针灸处方] 人中,少商(双侧),隐白(双侧),脾夹脊(右侧),三阴交(右侧)。

[疗效] 2017年10月30日来诊,自觉抑郁情绪已不明显,愿意回原岗位继续工作。

[按] 郁证是中医临床常见病证之一。近年来,随着社会飞速发展,人们心理压力不断增大,郁证更成为内科病证中最常见的一种。据统计,类属于郁证的病例,约占综合性医院门诊人数的10%。药物治疗是最常用且最基本的方法,常用抗抑郁药尚存在疗效低、不良反应大、患者依从性差、用药监护难等诸多不足之处。中医治疗郁证历史悠久,临床经验丰富,目前针刺治疗抑郁症的作用机制研究已证实针刺具有调节HPA轴激素,以及通过调节皮脑轴与肠脑轴已达到治疗精神疾病的作用,因此开展早期抑郁症的针刺干预治疗及研究具有现实意义。

第十节 腕踝针

腕踝针是腕踝针疗法的简称。腕踝针由第二军医大学(现海军军医大学)第一附属医院(上海长海医院)教授张心曙发明,因只在腕部和踝部行皮下针刺以治病而定名。腕踝针是一种独具特色的针刺疗法,简单易学,使用方便,安全无痛,应用广泛。应用该针刺疗法时患者无任何不适,该疗法极易被患者所接受,特别适合基层医生和全科医生学习使用。

腕踝针的基本方法是:将身体两侧包括四肢各分6个纵区,在腕部和踝部的6个纵区内各定1个针刺点,纵区和与其对应的针刺点用同一数字按1～6编号;在身体的中段相当于横膈的位置划一条环体横线,分身体为上下两半,病在上半身的针腕部的针刺点,在下半身的针踝部的针刺点,根据病症所在的区选取同一编号的针刺点;针刺时采用皮下浅刺法,要求不出现酸、麻、胀、痛等针感。腕踝针对临床各科常见的百余种病症有效,见效也快,特别是对各种痛症疗效确切,有时甚至"针到痛除"。

一、流派溯源

(一)腕踝针源于电刺激疗法

张心曙对腕踝针的早期探索是从电刺激疗法开始的。

1966年初,张心曙工作的上海长海医院神经科病房收进1例两下肢强直性瘫痪的男性青年患者,诊断为"癔症性肢瘫"。当时全国各地正在推行电刺激疗法治疗癔症性疾病,用的是电休克机。治疗时将两个直径约3 cm的圆形电极放在一侧小腿相对的两侧,用强电流通电约1秒,通电时患者疼得大叫,用同样的方法先后对两侧小腿进行电刺激。治疗后患者竟能下床走路,原有膝关节痛及腿部感觉麻木也同时消失。

这次治疗触发了张心曙的思考:这种疗法有效,缺点是刺激过强,非一般患者所能忍受。癔症性肢瘫毕竟少见,但门诊中关节痛及感觉障碍甚多,且无特殊疗法,能否改进这种疗法,使之适用于这类患者?张心曙开始在临床上试用。几个月后,"文化大革命"开始了,张心曙的医疗工作被迫基本中断,仅偶尔被要求参加病房值班和门诊,他对电刺激疗法的探索和研究工作只能间断地进行。1969年春,张心曙随第二军医大学及其附属医院调防到西安,因规定不能带走医疗仪器,对电刺激疗法的探索被迫中止。

1966年初至1968年底是张心曙腕踝针疗法探索的第一阶段,用的是经皮电刺激疗法,逐步进行了以下几个方面的探索。

1. 电流强度、通电时间与电极位置

经过临床治疗摸索,确定了以下治疗方案:电流强度降至15毫安;通电时间为1秒;治疗上半身病症时,将两个电极放在合谷与内关穴处;治疗下半身病症时,将两个电极放在梁丘和足三里穴处。若一次短暂通电未见效,则将电极放在病症位置,相当于"阿是"穴处,并延长刺激时间。该方案的电流强度患者能够忍受,不仅对刺激部位邻近的病症有效,对远距离的病症也有效。但应用一段时间后发现如下缺点:① 用减弱的电流强度对表浅的局部病症治疗时虽能有效,但对病痛在深部,如腰痛,电流强度就需要增强到患者感觉电流能深入到痛感处才能有效,对范围较广的病症疗效也甚微。② 不能将电极放在头部或心区。③ 治疗时患者需要脱衣服,应用不方便。④ 电极位置的选择没有规律。

2. 耳穴和经络的启发

张心曙意识到,按"阿是"穴方式放置电极不是理想的方法。那么,能否找出电极放置的规律呢?张心曙先想到了耳针疗法。耳郭与身体各部都有联系,针刺不同的耳穴能对身体远处的不同病症起治疗作用,这对张心曙来说是一个启发。但耳郭狭小,耳穴密集,针刺可以,却放不下直径为3 cm的圆形电极,使用也不方便。因此,耳郭不是理想部位。那么,身体外表除耳郭外,何处还有既狭小、使用方便、又可放置电极的部位呢?张心曙联想到腕和踝。该部位比较理想,理由是:① 根据经络学说,腕和踝各有三条阴经和三条阳经通过,并与身体的不同部位相联系。② 应用方便,不必脱衣服,只要露出腕和踝部即可。③ 表面平坦,可以放电极。④ 研究初期曾有过利用腕部的治疗经验。由此,张心曙确定了腕和踝部为放置电极的理想部位。在腕部作治疗时,两个电极仍分别放在针灸常用穴的合谷与内关;下肢的踝与腕相当,电极不应放在原先膝部附近的梁丘和足三里,而应下移至踝,于是将一个电极放在"行间"穴,另一电极放在"三阴交"处。

3. 确定电极位置与病症部位的对应关系

用以上方法,张心曙开始时只刻板地将一对电极放在腕或踝的固定位置通电治疗。有一次遇到1例右上臂外侧感觉麻木的患者,当电极放在合谷与内关位置通电治疗时,患者的感觉无变化,但将内关位置电极移至腕背外关位置时,即电极处于与麻木症状同一侧面通电时,患者的麻木感立即消失。由此表明:两个电极中一个是作用电极,另一个是无作用电极,当作用电极处于病症所在的相应位置时才起治疗作用,否则不起作用。踝部的情况也是同样。

在之后的治疗实践中,将电极直径由原来的3 cm缩小到1 cm。将作用电极在环绕腕及踝的一圈皮肤上移动,观察在不同位置的刺激点对身体各部的治疗效应。结果发现:腕部刺激点对横膈以上的病症起作用,踝部刺激点对横膈以下的病症起作用;患者对疼痛的反应最灵敏,而疼痛又是最常见的症状,故在以后的探索中多以对疼痛的疗效为指标。

反复跟踪测试发现,靠近身体前正中线且位于上半身的病症,如前额痛、眼痛、鼻塞、咽喉痛,电极要放在症状出现的同侧腕部掌面近小指侧才有效;病症

在前正中线且位于下半身的,如上腹痛、痛经,电极要放在踝部跟腱内缘;近后中线的病症,如后头痛,电极要放在腕背的小指侧;腰痛时,电极要放在跟腱外缘处才有效;位于身体侧面的病症,如耳痛,电极要放在腕内外面交界的桡骨缘上;膝关节痛时,电极要放在踝内外面交界的胫前肌上才有效。但这些都是正中线与边缘部分的病症,若病症介于两者之间,其刺激点是否要放在中间? 例如,哮喘是肺的疾患,肺在胸的两侧,如按推测,电极该放在腕掌面的中央才能见效。在一次看急诊时,张心曙遇到一女孩哮喘急性发作,他赶紧搬来电刺激机,当将作用电极置于腕的内侧时,咳嗽虽有减轻,但哮喘并无变化;待将电极移至腕中央时,患者即感胸闷减轻,肺部哮鸣音也逐步减轻甚至消退。以上临床治疗大致提示,腕踝部的内外面与身体的前后面相对应。如作反向推测,当身体某部出现不适症状时,也可以在腕或踝找到相应的刺激点。

4. 提炼出"按区选点"的治疗规律

这种腕和踝与躯体的对应关系,或许就是张心曙所要寻求的规律的初步模式。但这样的刺激点与症状部位的对应关系,应该如何理解? 它既不能用神经解剖学观点解释,也不符合经典经络走向。张心曙从生物进化和人体胚胎发育过程中找到了答案。

在胎儿发育过程中,躯干和上下肢呈怀抱卷曲状态,均是内侧为阴外侧为阳。随着胎儿的成长,胎儿身体逐渐伸展,出生后则腹侧为阴背侧为阳。直立后躯体前为阴后为阳,但上下肢仍是内侧为阴外侧为阳,这是为了加强肢体活动功能的需要。实际上,身体的阴阳面朝向始终没有变,只不过因体位的改变,使躯体和四肢的朝向关系发生了变化。如果倒过来看,以躯体为基准,将上下肢的朝向与躯体保持一致,并左右侧靠拢,合拢处与身体的前后中线相当,整个身体又如胎儿的原始形态而呈圆柱形。由此可以看出,上下肢与躯体存在着一定的对应关系。上下肢的出现即体现了躯体功能的延伸,延伸出来的肢体越向肢端,末梢神经就越多,无髓鞘纤维也变得越多,对刺激的反应也就越灵敏。因此,在腕踝部对神经进行刺激,能够激起身体对应部位的反应。

借鉴经络学说中三阴三阳的观点,分身体为三阴三阳,其延伸出来的肢体也同样有三阴三阳的分层,通过在腕踝部用作用电极的探测,两者的对应关系完全符合。

这样,综观身体的各处病症,不论体表或体内,其排列多有一定规律,即按阴阳面,也呈层次排列,也就是身体由前后中线分两侧,每一侧的阴阳面又可分内侧、两旁及外侧。由于身体在成长过程中呈纵向发展,因此,把身体的阴阳面分层排列简称纵区。各纵区用数字1~6编号,从身体前面中线起由前向后排列。这样,1、2、3区在前(阴)面,4、5、6区在后(阳)面。由于阳面的范围较阴面稍大,致4区位于阴阳面交界处。躯体与肢体各区以纵的方式存在,其间并不交叉或曲折。

既然躯体与肢体各纵区相对应,当躯体某纵区内出现病症时,在腕踝部同一编号的纵区内给予刺激,即可引起身体的调整反应。这样,只要找到病症所在的区,就可按区选出同一编号的刺激点。通过对包含多种病症的250例病例的治疗观察,张心曙认为,该理论可指导临床应用。

至此,张心曙归纳出身体分区与腕踝部刺激点对应关系的初步模式:借助电刺激疗法探索出了腕踝部的刺激点,即在腕踝部的6个分区内分别确定6个放置作用电极的刺激点,用数字1~6编号,无作用电极固定在腕部的合谷和踝部的行间上,编号为0;同时,又找到了"按区选点"的简便治疗规律。当时时间是1969年春。

(二)腕踝针针刺法的探索

1972年2月,张心曙恢复了工作,但此时已没有了电休克机,不能再用电刺激疗法,不得已他开始用针灸针继续进行研究。针的直径比电极小得多,刺激方式与量也不相同,按电刺激作用电极的刺激点位置改用针刺,不用无作用刺激点。试用后发现,用电刺激法所总结出来的身体分区、刺激点和区的对应关系依然适用。改用针刺法后,发现并解决了一些新问题。

1. 从垂直刺要求得气到沿皮下刺避免得气

改用针刺后,张心曙起初仿传统的垂直针刺法,遵守"刺之要,气至而有效"的古训,也确有疗效。但发现具有如下困难:① 针刺深度不易掌握,唯恐刺伤深部血管和神经。② 皮肤与骨面接近的部位无法垂直刺入。③ 患者对"得气"感常表现出恐惧。④ 针刺后留针期间肢体不能活动,以致不能检查当时疗效,尤其对不愿合作者,留针困难。⑤ 留针后常发生针不易拔出的"滞针"现象。

在以上这些困难中,最迫切需要解决的是滞针。改为以45°角斜刺,可以避免滞针,同样有效。但斜刺也能"得气"。为减少患者对"得气"感的恐惧,只能尽可能浅刺。但浅刺要浅到什么程度?若把较长的针刺在皮内是不可能的,患者会感到疼痛,最浅只能刺入皮下。一次张心曙在门诊遇到一位膝关节痛的患者,局部有明显疼痛和压痛。他试将针刺过皮肤后再缓慢沿皮下刺入,患者并没感觉到刺痛,没出现"得气"感,但关节痛及压痛竟立即消失,此后用同样方法对其他痛症病例试治时也获得相同疗效。此现象表明:皮下针刺不出现"得气"也具有疗效,在针刺方法不同的情况下,"得气"并非是获得疗效的必要条件。张心曙在日后的研究中还进一步发现,针刺入皮下越表浅,越不引起"得气"感,症状消失往往越完全。皮下针刺法不仅解决了"滞针"问题,也解除了其他困难并取得了良好效果。

2. 针刺点位置不求固定,可以移位

采用了皮下针刺法后,接着就出现针刺点问题。针刺与电刺激不同,电刺激时电极只放在腕踝部的皮肤表面,刺激面大,也不会损及皮下血管、神经等组织,因而对刺激点位置要求不太严格。针刺则不同,针刺点小得多,当时所用的针灸针长度为4 cm(1.5寸),刺入皮下时要考虑不刺伤表浅血管。腕和踝在四肢末端,血管网分布多,每个人的血管分布又不尽相同,以致很难取固定的针刺点。既然已认为腕踝部刺激点与身体各纵区具有对应关系,只要在腕踝部各区内任何一点给予针刺,即能对相应区内的病症起治

疗作用。因此,可以认为腕踝部的针刺点不像传统的"穴位"那样要有固定位置,而是要根据针刺部位的局部情况随机应变,移动针刺点的位置,这并不影响疗效。针刺点并非针刺治疗的作用点,只是针刺入皮下的点,针沿皮下刺入,对神经末梢的刺激面呈线状,比垂直刺入的点范围大,用微刺激即能奏效。对痛症的疗效往往立竿见影,不存在"补"与"泻"的问题。

3. 皮下针刺也有针刺方向问题

起初,针刺只朝向疾病的症状端,后张心曙遇一病例,表现为整个上肢感觉麻木,针向上刺入后发现针刺点的平面以上麻木在稍留针后逐渐向针刺点消退而停留于针刺点的平面位置,当再用针在平面以上位置朝指端方向刺入皮下,麻木又向着指端消退。张心曙还发现病症部位在腕或踝以下时,如指(趾)关节痛、冻疮,针也要朝向指(趾)端刺入才有效。这些现象提示:针刺作用与针刺方向有关。

1972—1975年为张心曙腕踝针疗法探索的第二阶段,是在电刺激疗法基础上探索的继续,也是腕踝针针刺法的探索。因针刺部位仅限在腕和踝部,1975年6月,张心曙将该疗法定名为"腕踝针"(图1-12)。

(三)腕踝针的古典针灸理论阐释

腕踝针疗法看似与传统针灸理论相合之处甚少,但仔细研究推敲,却发现腕踝针疗法在许多方面都暗合于古人的经验,可以从古代针灸学中找到理论依据。

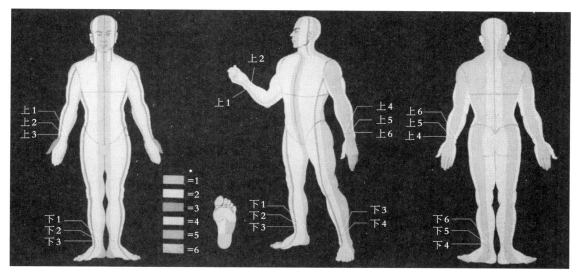

图1-12　腕踝针身体分区和针刺点

1. 腕踝针疗法与传统经络理论

（1）腕踝针疗法的身体分区与经络理论的十二皮部相对应：《素问·皮部论》"凡十二经脉者，皮之部也"，说明十二经脉，都是分属于皮肤各个部分的。将十二皮部分区同腕踝针疗法的身体分区来对照，少阴经在腹侧中间，大致与1区相合；由此绕躯体向后转，依次为厥阴、太阴、阳明、少阳经，最后是背侧中间的太阳经，这大体相当于腕踝针疗法身体分区中的从1区到6区。

（2）腕踝针的针刺点位于十二经脉循行路线上：将《灵枢·经脉》中十二经脉的循行路线与腕踝针的各针刺点位置对照发现，腕踝针的各针刺点大致分别位于相应的十二经脉循行路线上。具体如下。

上1：位于小指侧的尺骨缘与尺侧腕屈肌腱间的凹陷处。手少阴心经循行路线经过上1处："心手少阴之脉……循臂内后廉……抵掌后锐骨之端，入掌内后廉，循小指之内出其端……"

上2：位于掌面中央，在两条突起最明显的掌长肌腱和桡侧腕屈肌腱中间。手厥阴心包经循行路线经过上2处："心主手厥阴心包络之脉……入肘中，下臂，行两筋之间，入掌中，循中指出其端……"

上3：位于距桡骨缘向掌面1横指处，或在桡骨缘和桡动脉之中间。手太阴肺经循行路线经过上3处："肺手太阴之脉……循臂内上骨下廉，入寸口，上鱼，循鱼际，出大指之端。其支者，从腕后直出次指内廉，出其端……"

上4：位于拇指侧的桡骨内外两缘之中间。手阳明大肠经循行路线经过上4处："大肠手阳明之脉，起于大指次指之端，循指上廉，出合谷两骨之间，上入两筋之中……"

上5：位于腕背中央桡骨和尺骨两边缘之中间点。手少阳三焦经循行路线经过上5处："三焦手少阳之脉，起于小指次指之端，上出两指之间，循手表腕，出臂外两骨之间……"

上6：位于小指侧腕背的尺骨缘，正对尺骨茎突。手太阳小肠经循行路线经过上6处："小肠手太阳之脉，起于小指之端，循手外侧上腕，出踝中，直上循臂骨下廉……"

下1：位于靠近跟腱内缘处。足少阴肾经循行路线经过下1处："肾足少阴之脉，起于小指之下，邪走足心，出于然谷之下，循内踝之后，别入跟中……"

下2：位于踝之内侧面中央，靠胫骨内缘。足厥阴肝经循行路线经过下2处："肝足厥阴之脉，起于大指丛毛之际，上循足跗上廉，去内踝一寸，上踝八寸，交出太阴之后……"

下3：位于距胫骨前嵴内侧1横指处。足太阴脾经循行路线经过下3处："脾足太阴之脉，起于大指之端，循指内侧白肉际，过核骨后，上内踝前廉，上踹内……"

下4：位于胫骨前嵴与腓骨前缘之间的胫骨前肌中点。足阳明胃经循行路线经过下4处："胃足阳明之脉……下循胫外廉，下足跗，入中指内间……"

下5：位于踝之外侧面中央，靠腓骨后缘。足少阳胆经循行路线经过下5处："胆足少阳之脉……以下循髀阳，出膝外廉。下外辅骨之前，直下抵绝骨之端，下出外踝之前，循足跗上，入小指次指之间……"

下6：位于靠近跟腱外缘处。足太阳膀胱经循行路线经过下6："膀胱足太阳之脉……以下贯腨内，出外踝之后，循京骨，至小指外侧……"

（3）腕踝针各针刺点的主治病症与十二经脉的主治病症相对应：将《灵枢·经脉》中十二经脉的主治病症（包括是动病和所生病）与腕踝针的各针刺点的主治病症对照，发现腕踝针各针刺点的主治病症大致与十二经脉的主治病症相对应。具体如下：

上1主治病症：前额痛、眼睑肌痉挛、结膜炎、球结膜下出血、视力障碍、近视、鼻塞、流涕、三叉神经痛、面瘫、前牙痛、舌苔厚、舌痛、流涎、咽痛、扁桃体炎、感冒、胸前闷、频咳、心悸、恶心、呕吐、呃逆、厌食、食欲减退、失语、胸肋关节痛等，以及不能定位的一类症状。手少阴心经主治病症："是动则病嗌干，心痛，渴而欲饮，是为臂厥。是心主所生病者，目黄，胁痛，臑臂内后廉痛厥，掌中热痛。"

上2主治病症：颞前痛、后牙痛、颌下淋巴结痛、乳房痛、胸前痛、哮喘、手心痛、掌侧指端麻木等。手厥阴心包经主治病症："是动则病手心热，臂、肘挛急，腋肿；甚则胸胁支满，心中憺憺大动；面赤，目黄，喜笑不休。是主脉所生病者，烦心，心痛，掌中热。"

上3主治病症：耳前痛、腮腺肿痛、胸前侧壁痛等。手太阴肺经主治病症："是动则病肺胀满，膨膨而喘咳，缺盆中痛，甚则交两手而瞀，此为'臂厥'。是主肺所生病者，咳，上气，喘渴，烦心，胸满，臑、臂内前廉痛、厥，掌中热。气盛有余，则肩背痛，风寒，汗出中风，小便数而欠。气虚则肩背痛、寒，少气不足以息，溺色变。"

上4主治病症：头顶痛、耳痛、耳鸣、幻听、颞下颌关节痛、肩关节前侧痛、胸侧壁痛、肘关节痛、拇指关节痛等。手阳明大肠经主治病症："是动则病齿痛，颈肿。是主津液所生病者，目黄，口干，鼽衄，喉痹，肩前臑痛，大指次指痛，不用。气有余则当脉所过者热、肿，虚则寒栗不复。"

上5主治病症：头昏、头痛、眩晕、晕厥、颈背痛、肩部酸痛、肩关节痛、上肢感觉与运动障碍、腕关节痛、手背及指关节痛等。手少阳三焦经主治病症："是动则病耳聋、浑浑焞焞、嗌肿、喉痹。是主气所生病者，汗出，目锐眦痛，颊痛，耳后、肩、臑、肘、臂外皆痛，小指次指不用。"

上6主治病症：后头痛、颈椎、胸椎及椎旁痛、肩关节后侧痛、小指关节痛、小指侧手背冻疮等。手太阳小肠经主治病症："是动则病嗌痛，颔肿不可以顾，肩似拔，臑似折。是主液所生病者，耳聋，目黄，颊肿，颈、颔、肩、臑、肘臂外后廉痛。"

下1主治病症：胃区痛、胆囊部痛、脐周痛、下腹痛、遗尿、尿频、尿潴留、尿失禁、痛经、白带多、阴痒、膝窝内侧痛、腓肠肌痉挛、足跟痛等。足少阴肾经主治病症："是动则病饥不欲食，面如漆柴，咳唾则有血，喝喝而喘；坐而欲起，目䀮䀮如无所见；心如悬，若饥状；气不足则善恐，心惕惕如人将捕之，是为骨厥。是主肾所生病者，口热，舌干，咽肿，上气，嗌干及痛，烦心，心痛，黄疸，肠澼，脊股内后廉痛，痿厥，嗜卧，足下热而痛。"

下2主治病症：肝区痛、侧腹痛、腹股沟淋巴结痛、大腿内侧肌痛、膝内侧痛、内踝关节痛等。足厥阴肝经主治病症："是动则病腰痛不可以俯仰，丈夫㿉疝，妇人少腹肿，甚则嗌干，面尘脱色。是主肝所生病者，胸满，呕逆，飧泄，狐疝，遗溺，癃闭。"

下3主治病症：髌骨内侧痛、内侧楔骨突痛等。足太阴脾经主治病症："是动则病舌本强，食则呕，胃脘痛，腹胀，善噫，得后与气则快然如衰，身体皆重。是主脾所生病者，舌本痛，体不能动摇，食不下，烦心，心下急痛，溏、瘕泄，水闭，黄疸，不能卧，强立股膝内肿、厥，足大指不用。"

下4主治病症：侧腰痛、大腿前侧肌肉酸痛、膝关节痛、下肢感觉及运动障碍、足背痛、趾关节痛等。足阳明胃经主治病症："是动则病洒洒振寒，善呻，数欠，颜黑；病至则恶人与火，闻木声则惕然而惊；心欲动，独闭户塞牖而处；甚则欲上高而歌，弃衣而走；贲

响，腹胀；是为'骭厥'。是主血所生病者，狂、疟，温淫，汗出，鼽衄，口㖞，唇胗，颈肿，喉痹，大腹水肿，膝膑肿痛；循膺、乳、气街、股、伏兔、骭外廉、足跗上皆痛，中指不用。气盛，则身以前皆热；其有余于胃，则消谷善饥，溺色黄。气不足，则身以前皆寒栗；胃中寒则胀满。"

下5主治病症：腰背痛、臀中点痛、腿外侧痛、外踝关节痛等。足少阳胆经主治病症："是动则病口苦，善太息，心胁痛不能转侧，甚则面微有尘，体无膏泽，足外反热，是为阳厥。是主骨所生病者，头痛，颔痛，目锐眦痛，缺盆中肿痛。腋下肿，马刀侠瘿，汗出振寒，疟，胸胁、肋、髀、膝外至胫、绝骨、外踝前及诸节皆痛，小指次指不用。"

下6主治病症：腰椎及椎旁痛、坐骨神经痛、尾骶部痛、痔痛、便秘、足前掌痛等。足太阳膀胱经主治病症："是动则病冲头痛，目似脱，项如拔，脊痛，腰似折，髀不可以曲，腘如结，踹如裂，是为踝厥。是主筋所生病者，痔，疟，狂，癫疾，头囟项痛，目黄，泪出，鼽衄，项、背、腰、尻、腘、踹、脚皆痛，小指不用。"

2. 腕踝针针刺点与一些特定穴的关系

腕踝针的各针刺点不仅大致位于相应的十二经脉循行路线上，而且与一些特定穴非常接近，因此在针刺时可以起到相应特定穴的治疗作用。

（1）腕踝针针刺点与"经脉穴"：在现代的针灸教材中，很少看到"经脉穴"的名称，但在针灸发展史上，确有一个时期的文献中常出现以经脉命名的经脉穴。在马王堆帛书《五十二病方》中记载了这样一首灸方："灸其泰阴、泰阳。"此方中的"泰阴""泰阳"即是指的"经脉穴"。同期的《史记·扁鹊仓公列传》《足臂十一脉灸经》等文献中也有关于"经脉穴"的记载。后来研究者证明"经脉穴"即位于十二经脉循行路线上、位于腕踝部相应脉口，与十二经脉同名，主治与相应经脉病候相同的十二个特定穴位。这样看来，腕踝针十二针刺点与十二"经脉穴"所在的位置十分相近，主治也很近似。

（2）腕踝针针刺点与五输穴：《灵枢·九针十二原》曰："五脏五腧，五五二十五腧；六腑六腧，六六三十六腧。经脉十二，络脉十五，凡二十七气以上下，所出为井，所溜为荥，所注为腧，所行为经，所入为合，二十七气所行，皆在五腧也。"五输穴都分布在四肢肘膝关节以下，腕和踝的附近。对于五输穴的主治，《针灸甲乙经·病形脉诊第二》曰："荥俞治外经，

合治内腑。"根据中医学理论，经络以四肢部为"本"，头身部为"标"，作为"本"部的四肢部穴位，对于各经主治疾病，具有重要的治疗作用。腕踝针针刺点位于腕和踝部，位置与五输穴较为接近，亦属于"本部"，可以治疗各经病症。

《针灸大成》中的《通玄指要赋》总结了50余种疾病针灸治疗时的取穴经验，共用腧穴43个，肘膝以下的五输穴占大多数，此赋所录疾病以五官科的各种痛症为最多。而腕踝针虽适应证甚广，但其对各种痛症治疗效果尤佳，此点与《通玄指要赋》中所论内容颇有相似之处。

（3）腕踝针针刺点与络穴：《灵枢·经脉》曰："经脉十二者，伏行分肉之间，深而不见，其常见者，足太阴过于外踝之上，无所隐故也。诸脉之浮而常见者，皆络脉也。"十五络脉从经脉分出处各有1个腧穴即络穴，络穴主要沟通表里二经，加强它们在体内的联系。手六经的6个络穴为通里、内关、列缺、偏历、外关、支正；足六经的6个络穴为大钟、蠡沟、公孙、丰隆、光明、飞扬。除公孙、大钟距离稍远外，其余络穴都位于腕踝针进针点附近或针尖所到处。在络穴附近的这些针刺点进行皮下浅刺，可以调整相应的经脉，振奋阳气，治疗疾病。

3. 皮下浅刺之依据

腕踝针疗法与传统针刺疗法最大的差别之处莫过于行皮下浅刺，且以不产生酸麻胀痛等针感为准度。《灵枢·九针十二原》曰："刺之要，气至而有效"，充分说明得气的重要意义。现代针灸教材也强调，得气与否以及气至的迟速，不仅关系到针刺的治疗效果，而且可以借此判断疾病的预后。照此看来腕踝针疗法仿佛与传统的针刺取效理论相悖，但仔细推敲经典，发现腕踝针的这种针刺方法还是可以从传统针灸理论中找到依据的。

《素问·气穴论》："岐伯曰，肉之大会为谷，肉之小会为溪，肉分之间，溪谷之会，以行荣卫，以会大气"；"孙络之脉别经者，其血盛而当泻者，亦三百六十五脉，并注于络，传注十二经脉，非独十四络脉也，内解泻于中者十脉"，前一句中讲的"溪谷会合之处"可以畅通营卫，也可以舍止病气；后一句中讲的"孙络之脉"，不仅与十四经脉相贯通，就是骨解之中经络受邪，也能够内注泻于五脏之脉。由此可见，针刺身体上诸如"溪谷之会""孙络之脉"等浅表之处，可以畅通营卫，舍止病气，治疗经络及五脏之病

邪。这与腕踝针疗法采用皮下浅刺的方法异曲同工。

《灵枢·官针》阐述了各种不同的针刺方式方法，其中提到一些浅刺的方法："分刺者，刺分肉之间也"；"直针刺者，引皮乃刺，以治寒气之浅者"等。

《难经·七十一难》曰："经言刺荣无伤卫，刺卫无伤荣，何谓也？然：针阳者，卧针而刺之；刺阴者，先以左手摄按所针荣俞之处，气散乃内针。是谓刺荣无伤卫，刺卫无伤荣也。"《难经经释》："荣主血，在内；卫主气，在外。荣卫有病，各中其所，不得诛罚无过也。"此即《素问·刺齐论》所云："刺骨者无伤筋，刺筋者无伤肉，刺肉者无伤脉，刺脉者无伤皮，刺皮者无伤肉，刺肉者无伤筋，刺筋者无伤骨之义。所谓刺阳，指卫而言，卫在外，欲其浅，故侧卧其针，则针锋横达，不及荣也；所谓刺阴，指荣而言，荣在内，针必过卫而至荣，然卫属气，可令得散，故摄按之，使卫气暂离其处，则针得直至荣而不犯卫也。"又曰："卧针之法，即《灵枢·官针》浮刺之法"。以上经文及经释中提到的"卧针而刺之""浮刺之法"等针刺方法，可以说是腕踝针皮下浅刺的雏形。腕踝针也提示我们，刺皮下取"卫气"具有不可忽视的治疗作用。

另外，《针灸甲乙经·针灸禁忌第一》中也提到"刺骨者，无伤筋。刺筋者，无伤肉。刺肉者，无伤脉。刺脉者，无伤皮。刺皮者，无伤肉。刺肉者，无伤筋。刺筋者，无伤骨"。这也说明，针刺一定要严格按照相应的深浅度去刺，不能随意变化和更改。腕踝针亦当如此，应于皮下浅刺，不产生针感，如若刺入皮内，或使患者有酸麻胀痛等的感觉也属于操作不当。

腕踝针是对传统针灸治疗学的实践和发展，因此必然不能完全脱离于针灸经络理论而独立存在，可以从中医学传统针灸经络理论中找到依据。而传统的针灸经络理论也是临床实践的总结，亦能从腕踝针的实践中得到新的检验。

二、流派传承

1. 腕踝针的传承与发展

1974年，张心曙的腕踝针研究工作开始引起医院和学校领导的关注。1975年初，张心曙在门诊进行腕踝针治疗时，时任校长向进等校领导亲临察看，并询问了腕踝针的研究情况，给予了肯定。在当年6月26日召开的学校科学大会上，张心曙受邀以"腕踝针"

为题作大会报告后,向校长指示要将报告内容公开发布。1976年2月10日和4月20日,在上海电视台《医疗卫生》电视教育讲座节目中,张心曙两次为赤脚医生做了腕踝针电视教育讲座,讲座稿在同年6月25日的《文汇报》登载。1976年6月7日,当时的中国人民解放军总后勤部卫生部部长张汝光在北京接见了张心曙,并安排其为驻京各军兵种卫生单位举办了一次腕踝针学习班。自此之后,总后卫生部将腕踝针报告印成小册子,发向全军各连队卫生单位进行推广。1976年7月,根据总后卫生部的指示,张心曙在江苏省常熟市横泾公社举办了为期1个月的全军腕踝针学习班。

1976年7月,张心曙对腕踝针疗法的探索和研究总结以"腕踝针"为题在《人民军医》杂志发表,国内10余种医学杂志及时相继转载,很快产生巨大影响,全国许多地区掀起"腕踝针"热。为满足医生学习的需求,全国许多地区邀请张心曙举办了腕踝针学习班,仅1976年,张心曙就应邀在全国各地讲授腕踝针40余次。1977年11月,北京电视台向全国播出了张心曙的腕踝针讲座。腕踝针因简、便、廉、验而很快在全国各地得到推广应用。

1978年,"腕踝针"获全国科学大会奖。同年,张心曙著《腕踝针》(第1版)由上海科学技术出版社出版。1985年,腕踝针被全国高等中医药教材编审委员会编入高等医药院校教材《针法灸法学》,标志着腕踝针作为一种新兴针刺疗法而被针灸界所认可。2000年,上海长海医院中医科成立了以张心曙、凌昌全、周庆辉为主要成员的腕踝针传承工作组,系统地开展了腕踝针的继承、整理和研究工作,并于2002年出版了《实用腕踝针疗法》(人民卫生出版社)。2017年,上海科学技术出版社出版了凌昌全、周庆辉、顾伟主编的《腕踝针(附光盘)》。

2009年,中国标准出版社出版了由中华人民共和国国家质量监督检验检疫总局、中国国家标准化管理委员会制定的《中华人民共和国国家标准GB/T 21709.19—2009.针灸技术操作规范第19部分:腕踝针》。这是第一部国家推荐的标准化腕踝针操作规范性文件,有利于腕踝针的进一步应用和推广。

2009年,腕踝针疗法被中国人民解放军总后勤部列为军队科技成果推广重点项目。2012年,腕踝针被列为上海市中医药事业发展三年行动计划上海市基层中医药适宜技术推广项目。

在国外,早在1977年《美国针灸杂志》(*American Journal of Acupuncture*)便刊文介绍了腕踝针疗法。1979年3月,日本现代中国医疗协会理事长杉充胤先生根据张心曙1978年出版的《腕踝针》一书翻译的日文版《手根足根针》出版。1991年,英国的《中医杂志》(*Journal of Chinese Medicine*)刊登了英译的《腕踝针疗法》全文。1997年,美国纽约州教育厅针灸委员会副主席罗慕光在纽约出版了英文版专著《腕踝针:方法与应用》(*Wrist-Ankle Acupuncture, Methods and Applications*),其内容主要根据张心曙1990年出版的《腕踝针疗法》一书翻译编撰,介绍了腕踝针疗法并收集了中国国内所发表的相关应用文献。2002年,上海中医药大学出版社出版了由周庆辉、凌昌全、张心曙所著的英文版《腕踝针》(*Wrist-Ankle Acupuncture*)。20世纪80年代以后,张心曙和腕踝针研究团队曾受邀赴世界各地讲学,前来海军军医大学及其附属的长海医院学习腕踝针疗法的各国学者络绎不绝,腕踝针疗法得以在世界各地广为传播。

腕踝针源于经皮电刺激疗法。虽然之后演变为毫针针刺疗法,但海军军医大学腕踝针研究团队却从未停止对腕踝针疗法新器具的探索。早在20世纪80年代,张心曙便研发出一种便携式腕踝针电治疗仪,并入展第三届全国发明展览会。21世纪,腕踝针新器具也从探索走向实践。在完成腕踝针针刺点定位客观标准化研究后,研究团队进一步以压迫刺激代替针刺治疗与留针刺激,研制出简易可调的压穴式腕踝带,并在部队推广应用。在电刺激器具方面,研究团队紧跟医学科技发展潮流,结合穿戴式理念,进行技术改革创新,研制出穿戴式电刺激腕踝带,既彰显"中西医结合",又体现"医工结合",赋以腕踝针疗法新的生命力。

2. 腕踝针对针灸学术发展的影响

腕踝针的形成受经络学说、传统针刺法,以及耳针疗法的启发,但其理论和方法却不同于传统针刺法,更趋于简单明了,初学者容易理解和掌握。按照传统的针灸学理论,针刺时要"得气"或"气至病所"才能产生疗效;腕踝针却要求针刺时不引起任何针感,且越是没有针感,疗效越好。腕踝针是对传统针灸学理论和实践的发展。

正如我国著名针灸学家李鼎在《实用腕踝针疗法》一书的序言中所写的:"腕踝针疗法的产生是受传统针灸的启示,反过来又给传统针灸以新的思考,这就是学术的发展。针灸界是乐于把腕踝针看成是针灸的新方法之一，治法上相互补充，理论上相互印证，只有这样才能看到针灸学术的进步。针灸学的发展过程，总的趋向是由简单到复杂，腕踝针则返回到简单，这已不是原始的简单。理论上由繁而简，取穴由多而少，针刺深度由深而浅，刺激量由强而弱，这种转变会引起针灸工作者的进一步思考"；"经络学说的基本内容是将身体划分为三阳三阴，腕踝针所划定的六个纵区，与经络皮部大体相似。用此来相互印证，至少可帮助人们对古代学说所反映客观实际的理解。经络以四肢部为'本'，头身部为'标'，许多要穴都位于四肢肘膝以下；腕踝针着重在腕踝附近规定六个针刺点，印证上病下取的治疗规律是最简明不过的了。针刺的深度和刺激的强度，近人有过于求深求强的倾向；腕踝针采用的是沿皮下平刺，实即《难经》所说'卧针而刺之'的'刺卫无伤荣'的刺法。这种刺法只刺到皮肤而进入皮下，取的是浅层的'卫气'，与中层的'营气'和深层的'谷气'不同。腕踝针给我们提示，刺皮下取'卫气'有不可忽视的治疗作用。腕踝针的沿皮下斜刺，还印证了'针向病所'的重要性。这些提炼和概括出来的针灸学中的要义，是腕踝针疗法对弘扬传统针法所作出的贡献。"

随着腕踝针疗法的不断发展，其对针灸学术的发展产生了深远的影响，例如受腕踝针的启发而产生了浮针疗法、皮下针疗法、皮下留置针无痛疗法等多种新疗法。

三、流派名家

张心曙

（一）生平简介

张心曙（1923—2014年），祖籍浙江奉化。其父亲张贞黻为新中国第一代杰出的大提琴家、人民音乐家、音乐教育家，历任延安鲁迅艺术学院音乐系教职、延安乐器厂厂长、中央管弦乐团副团长、晋冀鲁豫人民文工团副团长等职。

张心曙于1943年入读校址在贵州安顺的军医学校大学部医科（六年制）。1946年，军医学校迁至上海江湾，改名国防医学院。1949年，国防医学院主体由上海迁移台湾，未迁人员和资源与华东医学院、华东军区后勤卫生部医务干部轮训队、华东野战军卫生部医学院合并组建成华东军区人民医学院。1950年10月，改名上海军医大学。1951年7月，改名第二军医大学。2017年6月，第二军医大学更名为海军军医大学。

1949年9月，张心曙毕业留校到附属医院（现上海长海医院）内科工作，任住院医师；1951年，因医院分科发展需要，被分到神经科任住院医师；1952年赴南京精神病防治院进修1年，此后一直以精神病学为专业，参与神经科病房和门诊工作。1956年6月，医院开设精神病房，张心曙负责管理精神病房，并参加神经精神病门诊工作；至1966年6月，"文化大革命"开始，精神病房被关闭。"文化大革命"期间，张心曙遭受批斗、隔离和监督劳动，长达6年，仅偶尔在科室医生人手紧张时，被要求参加病房值班和门诊等医疗工作。1969年春，第二军医大学及其附属医院奉命调防迁至西安。张心曙随医院到西安后，于1970年在黄陵农场劳动1年，做炊事员；之后回医院病房劳动1年，做清洁工作。直至1972年2月"平反"，恢复正常的医务工作。此时，医院已无专门的精神病房，科里安排其到神经科门诊工作。1975年7月，张心曙随大学和医院从西安迁回上海。

1966—1975年间，张心曙在极其艰苦的条件下，以不屈不挠的顽强毅力和锲而不舍的探索精神，克服重重困难，坚持他的研究工作，在电刺激疗法治疗以神经症为主的病症经验基础上，受经络学说、传统针刺法，以及耳针疗法的启发，结合人体胚胎发育的生物进化过程和神经反射调整原理，通过大量的临床实践验证，发明了腕踝针疗法。

张心曙因腕踝针研究成果，于1977年10月获海军军医大学科学大会奖，1977年11月获中国人民解放军总后勤部科学大会奖，1977年12月被评为上海市先进科技工作者，1978年获全国科学大会奖。

1982年9月，中华医学会上海分会精神医学学会成立，张心曙等11人当选第一届委员会委员。张心曙退休前任第二军医大学附属长海医院神经内科教授、主任医师。1988年7月退休后，张心曙专注于腕踝针的临床应用，在上海长海医院康复部专门开设腕踝针门诊，世界各地的求医者、求学者慕名而来，他对每一名求医者精心诊治，对每一位求学者倾囊相授；2001年开始受聘于上海长海医院中医科，指导腕踝针的传承、应用、推广和研究工作；代表论著有《腕踝针》《实用腕踝针疗法》等。

（二）学术观点与针灸特色

1. 疗法特色

腕踝针是一种只在腕踝部特定的针刺点、循着肢体纵轴方向，用针灸针行皮下浅刺治病的特色针刺疗法。

腕踝针的特点是：① 身体两侧各分6个纵区（或称区），由前向后排列，用数字1～6编号，用于疾病的症状定位。② 在上下肢的腕和踝部6个纵区内各定1个针刺点（或称点），也用数字1～6编号，与区的编号相同，应用时按疾病症状所在区选取编号相同的针刺点。③ 行皮下浅刺，要求避免出现酸麻胀痛等感觉。

腕踝针的优点是：① 应用面广。腕踝针的针刺部位虽只限在腕和踝，治疗范围却包括遍及全身的多种病症，对疼痛的疗效尤为显著。② 安全方便。在腕和踝部行皮下浅刺，治疗时不需要脱衣服，只要露出腕踝部即可，因此不受时间、环境和季节的限制。这些部位没有重要组织和器官，只需避开皮下明显的血管，一般不会发生针刺意外，甚至儿童也能忍受。针刺入后留针期间，肢体活动不受影响，并能检查疗效。③ 简明易学。腕踝针的方法只有3个步骤，即症状按区定位、按区选点及皮下针刺，易懂易记也易掌握，便于普及。

2. 治疗范围

张心曙以精神医学为专业，在神经科工作，其腕踝针的临床应用范围以神经精神疾病和各种痛症为主，旁及临床各科其他百余种病症。

3. 针具演变

张心曙对针具的选用与时俱进。

在创用腕踝针疗法的早期（1966—1971年），使用电刺激仪行经皮电刺激。至1972年，因"文革"动乱，找不到可供使用的电刺激仪，他不得已而改用针灸针作为刺激工具，沿用至今。

在国内针灸界，一次性针灸针的广泛应用始于21世纪初。此前，因针灸针需长时间、反复消毒使用，故针体与现今的一次性针灸针相比粗很多。市场上易获得的较细针灸针为31号（直径0.30 mm）和32号（直径0.28 mm）1.5寸（长40 mm）毫针。1972—1995年，张心曙使用的多是这两种规格的针。因为针身较长，且针刺时要求将针身刺入皮下，对操作者的技术要求较高。

20世纪90年代后期，一次性针灸针的使用在国内逐渐普及。由于制造工艺的改进，一次性针灸针在使针体足够细的同时又具足够弹性。张心曙于1995年开始试用直径0.25 mm、长25 mm的一次性1寸不锈钢毫针，发现能得到与1.5寸针同样的疗效。该规格的毫针，操作及留针都较方便；因针身较短、较细，又有足够弹性，便于皮下针刺操作时的进针，既不易弯针，又不易引起疼痛，即使初学者也很容易掌握。

张心曙也使用长5 mm、直径0.22 mm的麦粒型皮内针。操作时以医用镊子夹持进针；用于针腕部且留针时间较长时，特别是用于治疗儿童及青少年的近视，肢体活动不受影响。

4. 针刺手法

张心曙进行腕踝针操作时，针刺手法极为细腻。每一针都做到尽可能表浅，恰在真皮下。患者没有酸、麻、胀、重、痛等感觉。要求术者位置与被针肢体保持正直方向，以便观察针刺入皮下时是否偏斜。持针时手指不接触针体，只接触针柄。其针刺步骤分进针、调针、留针和出针。

（1）进针：在一次针刺过程中进针是关键。针刺前，嘱患者尽量放松肢体。用右手拇指、示指和中指夹持针柄。右手拇指指间关节微屈，指端置于针柄下方，示指和中指末节中部置于针柄上方。环指和小指在中指下方，指端抵在针刺点旁边的皮肤上，起支撑刺手的作用。使针身与皮肤呈30°角，针尖靠近皮肤；左手拇指轻轻用力，按在针刺点下方的皮肤上，略拉紧针刺点处皮肤；右手拇指、示指快速轻旋针柄（转动不超过180°），使针尖快速进入真皮下。确认针尖刺过真皮层后，轻捻针柄，使针循着肢体纵轴沿真皮下尽可能表浅缓慢地推进，进针时以感到松而没有阻力，且以患者无任何酸、麻、胀、重、痛等特殊感觉为宜。针刺进皮下的长度至接近针体末端。

（2）调针：腕踝针疗法不使用补泻手法，但在针刺过程中常常需要调针。调针主要用于以下两种情况：一是针刺方向不正，需要将针退出一部分，重新进针；二是针刺入过深或过浅，局部出现胀、痛感觉时，需要将针退出，使针尖到达真皮下，重新沿真皮下刺入，以患者不感觉酸胀和疼痛为度。调针后，若疼痛和针感仍未消除，则可以沿纵向适当移动进针点位置，重新进针。腕踝针治疗痛症，起效迅速，针刺入后，原有疼痛部位的疼痛或压痛常能立即缓解，甚至完全消失。腕踝针对诸如麻木、瘙痒等感觉及与运动有关联的一些疼痛症状亦常能立即获得疗效，达到完全消失或显效。若针刺入后这些症状未能改变或改变不全，也可以在调针后发生改变。

（3）留针：针刺入后不论显效快慢都需留针，以便使针的刺激作用得以持续。留针的方法是：调针结束后，用透气的纸胶带将针柄固定在皮肤上，胶带与针柄呈直角。通常留针30分钟，也可视病情需要，适当延长留针时间。留针期间，不作提插或捻转等行针手法，以减少针刺对组织的损伤。留针时，若因肢体活动而出现针刺部位有不适感觉，可行调针，调针后若不适感消失，可继续留针。

（4）出针：出针时，一手用无菌干棉球轻压进针点，另一手将针拔出。出针后，用消毒干棉球适当按压针刺部位，以防出针后皮下出血，在肯定无出血后才让患者离去。

5. 压痛点的应用

张心曙在临床诊治中特别注重压痛点的应用。

在腕踝针的临床应用中，针刺点的选择是首要关键，关系到治疗的成败。准确的选点决定于两个方面：一是病症表现部位，二是压痛（酸）点。无压痛点时仅顾其一，有压痛点时两者兼顾。压痛点不仅出现在以痛为主的疾病，也可出现在无痛的疾病。压痛点通常出现在疾病所表现的症状部位之中。但压痛点也不一定位于病症所在的部位，若是这种情况，可以同时选取与压痛点所在的区对应的针刺点，以及与病症所在的区对应的针刺点。

在临床治疗中，除了对每一个患者都详细了解疾病的起因、病期、病情经过、既往史、个人史和家族史，进行详细的体格检查外，还要做体征的分区定位检查，特别注意有无压痛点。张心曙发现，枕部的天柱穴与肩部的肩井穴是各种疾病，特别是上半身疾病最常见的压痛点。天柱和肩井均位于上5区，常同时出现，故将这两个压痛点列入常规检查。

实际应用腕踝针时，对疾病的治疗首先从压痛点入手。在操作过程中，针刺入皮下是否正确也以能否使压痛点消失为准。对疗效的判断除症状好转或消失外，压痛点的消失也是重要指标之一。压痛强度的变化有助于对病情的估计，病情重时压痛反应强，好转时减轻，痊愈时消失。

6. 神经反射调整观

腕踝针为什么会有疗效？张心曙提出了腕踝针作用机制的神经反射调整观予以解释：一切活组织和机体都具有对刺激产生反应的特性。腕踝针之所以会有疗效，是由于针刺部位的神经末梢受到针刺刺激，神经纤维因受刺激而产生神经冲动和由此引起的快速传导，神经传导引起反射弧中联络神经的复杂调整作用。这是一种客观存在的神经传导功能活动。

针刺是一种机械刺激，针刺会引起身体的反应，可称之为神经反射。神经反射是由反射弧完成的，反射弧由5个基本部分组成，包括感受器、传入神经、存在于神经中枢各部位层次众多的联络神经、传出神经和效应器。其中感受器、传入神经、传出神经和效应器比较简单；最复杂的是联络神经（脑是联络最多最广的神经中枢），统帅着神经活动功能，使各种体内外因素引起的生态失调恢复平衡。

腕踝针疗法将身体分纵区，对症状分区定位，按区选择位于四肢远端的针刺点，进行轻微的皮下针刺。身体分纵区是通过使小电极在腕及踝部一圈移动，用微弱电刺激作用于皮肤表面，观察对身体各部症状的疗效反应发现的。几十年来的针刺实践，验证了这种分区的可靠性。身体分纵区系起源于生物进化和胚胎发育。虽然身体的这种分区用已知的神经排列不能解释，与经络走向也不完全相符，但从临床应用看，区与点的对应关系确实存在。只要在区的一端针刺，就能治疗区内各类病症；针刺后有时若疗效不显，轻微调动针的角度、方向，即可使疗效改观。这种情况只有通过神经的传导才有可能实现。

对疼痛而言，腕踝针的针刺部位虽远离产生疼痛的病灶，但针刺使皮肤感受器所产生的电位差冲动，在沿神经纤维传向大脑皮层的过程中，要经过各级神经中枢的调整作用。这种调整作用在正常区域不发生，因此不出现感觉，但病灶部位的组织感觉阈降低，对传入的冲动敏感性增强就产生了感觉。经过调整使针刺引起的弱冲动引起强反应，适合对病灶部位兴奋的控制，使肌痉挛缓解，血循环恢复，疼痛也随之消除。例如，输尿管结石引起的剧烈绞痛，针刺一侧下5，可立即止痛；肛痔手术后疼痛，针两侧下6，可立即止痛；全身皮肤瘙痒不能忍耐，针两侧上1，可立即止痒；腹部手术后伤口疼痛，腕踝针不仅能止痛，还能促进伤口愈合。这些都是针刺通过神经反射调节，使病灶部位血管解痉，改善血循环，加速代谢的结果。

感觉麻木是神经的传导发生破坏或抑制的表现。脑、脊髓和周围神经末梢任何一段损伤或断离均影响感觉神经通路，进而出现感觉麻木，但神经非损伤性的功能抑制和虽有器质性损害，但尚未损及神经通路的功能障碍也可表现为感觉麻木。前者是器质性的，通过针刺不能使感觉恢复；后者是功能性的，神经通路受抑制仅是神经间突触部位的功能抑制，神经元本身并无破坏，通过针刺可以改变突触间的抑制状态，重建反射弧联系。因此，感觉可以恢复，不过恢复的时间与进程因受抑制的部位、范围和深浅程度不同而有区别。

中枢神经发生抑制出现的麻木，经针刺可以得到调整而恢复正常，不过其速度不如止痛迅速，视受抑制的部位、范围及程度而定。脑与皮肤在胚胎发生学上同属外胚层，发育成熟后虽然分开，但两者仍然保持密切关系。脑部感觉区与皮肤的感觉面相对应，皮肤感觉的变化反映脑部感觉区的状态。轻度、小范围的周围神经损伤所致的感觉麻木，经针刺要待数秒后才缓慢转变为正常；脊髓部位受抑制时，感觉障碍的恢复较慢，需要针刺数次才开始消退；脑部深度的抑制引起全身或半身的麻木可保持多年，有的针刺要达10余次以后才开始逐渐脱抑制并出现剧痛的反跳现象后恢复正常。感觉恢复并不一定发生在针刺当时，可以在针刺之后。神经的兴奋和抑制在感觉区虽表现为疼痛和麻木两种完全不同的状态，但性质相同，故在同一部位用同一方法针刺能调整神经功能达到平衡，恢复至常态。

同一类症状的对立状态是常见的，如疼痛与麻木、血压高与低、分泌增多与减少、动作增多与减少、失眠与嗜睡、躁狂与抑制等，均为中枢神经不同范围、不同程度的功能失调。用同一针刺方法可使之得到调整，通过毫针弱刺激诱导达到平衡。

（三）临证医案

1 头痛

患者，女，20岁。

［症状］间歇头痛已3年，痛位于右侧或左侧，持续时间较长，近4日加重，与气候及经期无关。

［检查］双侧眼球压痛（＋），双侧天柱与肩井压痛明显（＋＋＋），伴局部肌紧张，神经系统无异常。

［症状定位与针刺点］双眼球属上1区，双侧天柱、肩井皆上5区，故针双侧上1和上5。

［针疗经过］首次针时，各压痛点均消失，头痛亦止。初时对针刺恐惧，针后症状显著好转，恐惧感随即消失，主动要求继续针疗。隔日复诊，头痛已减轻，压

痛点也减轻（＋）。在以后针疗过程中，头痛虽间歇出现，但程度减轻很多，持续时间亦短，压痛点（－）。

［疗效］治疗10次显效。

2 牙痛

患者，男，42岁。

［症状］右侧后牙痛2日，影响进食，并引起下颌淋巴结肿痛。

［检查］右下颌第1磨牙触痛（＋＋），右下颌淋巴结肿大。

［症状定位与针刺点］后牙与下颌淋巴结都位于上2区，故针刺点取右侧上2。

［针疗经过］针刺入，牙痛及颌下淋巴结痛即消失，留针24小时。针后即可进餐。次日随访，淋巴结肿痛亦消退。

［疗效］治疗1次显效。

3 颈项痛

患者，男，68岁。

［症状］1日前晨起时感颈前痛，咳嗽时加重，转颈受限，臂活动不受影响，颈椎X线片示骨质增生。

［检查］颈椎两侧天柱有压痛，右侧重。

［诊断］颈项痛。

［症状定位与针刺点］双侧上5。

［针疗经过］首次针后，颈背痛显著减轻，咳嗽时痛不加重，可缓慢转颈，但欠自然。次日第2次针，疼痛进一步减轻。5日后随访，痛已消失。

［疗效］治疗2次痊愈。

4 肩痛

患者，女，51岁。

［症状］右肩关节痛8个月，向后屈臂受限。

［检查］右肩沿臂干线前、中点压痛，举臂及屈臂向背受限。

［诊断］肩周炎。

［症状定位与针刺点］臂干线前点处于臂之阴阳面交界处，属上4区，其深部相当于肱二头肌腱附着于肱骨头之小结节处，此点之压痛影响臂向后背屈。臂干线中点属上5区，相当于三角肌的中点喙肱韧带附着于肱骨头之大结节处，其压痛点影响臂之举高，故针刺点取右侧上4和上5。

［针疗经过］首次针后，肩痛止，背屈不受限。针

至第3次，肩痛减轻，臂背屈好转。针至第7次，臂痛减轻，背屈已不受限。至第10次，肩关节仅轻度痛，臂背屈及举高已与左侧等高。共针15次。

[疗效]治疗15次显效。

5 腰腿痛

患者，男，45岁。

[症状]左臀上部突发疼痛5日，活动受限，疼痛向下肢放射，不能坐，睡眠受影响。半年前搬重物后出现腰痛，以后虽好转，常感局部酸。

[检查]由人背负入室，卧床，不能翻身及抬腿。左骶髂关节处压痛（＋＋＋），大腿后侧压痛、牵拉感。

[诊断]坐骨神经痛，腰椎间盘突出症。

[症状定位与针刺点]骶髂关节压痛点属6区，臀中点处于4区与后中线之间的中间点5区的位置，故针刺点取左侧下5和下6。

[针疗经过]首次针后，骶髂关节及腿后侧痛明显减轻，压痛微，可独自步行，不跛，可坐椅子。隔日复诊，称夜睡安静，腰腿痛已好很多，可上下楼梯，抬腿可达45°。第2次针后，腿痛基本止住，抬腿与健侧等高，达85°。第3次针后，可由蹲起立，腿痛已明显好转。针至第8次，抬腿正常，双侧等高，腰部略有压胀感。

[疗效]治疗10次显效。

6 痛经

患者，女，18岁。

[症状]月经来潮前常发生下腹痛已1年多，此次月经来潮1日，痛又发。

[症状定位与针刺点]双侧下1。

[针疗经过]针刺入后约2分钟，腹痛即消失。

[疗效]治疗1次痊愈。

7 抽动秽语综合征

患者，女，12岁。

[症状]反复频频眨眼、摇头已3年。手常颤动，右侧重。1年前起病时，咽喉"哼哼"作声，脑内时有模糊感。平时学习良好。曾服氟哌啶醇，症状稍能控制，后改服奋乃静，动作幅度反而增加，频率增多。

[检查]神志清楚，双眼频眨，右手颤抖，右天柱压痛（＋＋）。

[症状定位与针刺点]右侧上1和上5，左侧上1。

[针疗经过]首次针后，右天柱压痛即消失，5分钟后感头脑清醒，头摇好转，留针近1小时，手抖减轻。以后隔2～3日针1次，症状逐步减轻，以显效结束治疗。半年后复发，起病急，在家较兴奋，话多，坐立不宁，频频摇头，任性，在校不守纪律。又同上针疗5次，显效。经首次治疗，摇头减轻，2次后显著减少，偶有眨眼，在以后治疗中情况良好。3年后随访，情况良好，生活正常。

[疗效]治疗12次显效。

8 梦呓

患者，男，11岁。

[症状]3年多来入睡后说梦话，有时坐起或起床在室内走动。从幼年起就胆小，见陌生人就躲近母亲，不敢独自外出，入夜更不敢离母亲一步，不敢独居室内。3年来学习成绩逐渐下降。做作业缓慢，不专心，夜睡可达8小时，但入睡后约半小时至1小时即出现梦话，内容听不清。从入幼儿园起至今食纳差，只吃大半碗饭（小碗盛）。常便秘，1～3日解1次。

[检查]消瘦，面色较苍白、舌苔（－），两侧天柱、肩井有压痛，左侧较重，右上腹有压痛，局部肌肉稍紧张。表现安静，合作，反应灵敏，表情自然，言语应答迅速，语流有序，一般智慧良好，机灵。

[症状定位与针刺点]从一般接触判断，学习成绩下降不是由于智力差，而是与胆小、注意力不集中、食纳少、体质差有关；而食纳差与上腹部压痛有关；胆小、体质差、注意力不集中与天柱、肩井压痛有连带关系，因此症状中有一般不能定位症状及压痛点的能定位体征，故针刺点取两侧上1及上5以改善一般情况，增加食欲。上腹部有压痛点，针右下1以消除压痛。针刺点为双侧上1、上5，右侧下1。

[针疗经过]首次针后，压痛点全部消失，有饥饿感，食纳大增，超过平时食量一倍，尚觉不饱。针第2次后面色转红润，压痛点减轻，食纳保持较多，但少于首次针后，仍胆小。第6次复诊，食量增加，已能吃满1碗，大便从原来1～3日解1次变为每日均有，偶尔隔1日解。胆怯减轻，从不能独处一室到能独处约10分钟，睡眠已安静。第7次复诊，睡眠良，食纳增，面色转红润。第9次复诊时，已可独居一室达1小时。针至第11次时，可独居一室，学习成绩回升。共针15次，保持良好。

[疗效]治疗15次痊愈。

9　焦虑症

患者,女,26岁。

[症状]半年多前,在单位工作时,接家里电话称"孩子独自在家,煤气未关"而受惊吓,担心孩子发生危险,当即感头晕,急奔回家,路上即哭,回家后孩子虽平安无事,但以后经常失眠、多梦、心烦、易怒、心慌。周围人多时心境尚好;独居时沉默想哭,疲乏,易激动,提不起兴趣。原来性格活跃,家庭关系和睦。

[检查]一般接触尚平静,言谈有序切题,身体检查无特殊。舌苔厚腻微黄。

[症状定位与针刺点]患者有焦急不安、心烦意乱、兴趣缺乏等表现,属于不能定位的精神症状,故针刺点取双侧上1。

[针疗经过]针至第4次,食纳稍增,舌苔转白,仍心烦想哭,视力模糊。第5次针双侧上1和上5,留针1小时,情绪突然好转,原有抑郁感消失,自觉舒服,精神振作,表现自然,自认为好了,表情、说话语调、姿态显然有别。以后未再来诊。

[疗效]治疗5次显效

10　抑郁症

患者,男,53岁。

[症状]生活无兴趣,消极感3个月余。起病前因考虑工作问题,失眠2日后出现兴趣缺乏、坐立不安、焦急烦躁、不能自控地考虑"病不能好怎么办",想死又怕死。以往无类似表现,曾去市精神病院诊治,行电休克治疗7次,症状虽好转,1周后又复发,服药未见效;又行电休克2次,稍好,服氯丙咪嗪1片,1日2次,已3日,仍有多想、不安感,睡眠欠佳。

[检查]安静,应答切题,能自述病情,查体无异常。

[诊断]抑郁症。

[症状定位与针刺点]双侧上1。

[针疗经过]结合针疗仍继续服氯丙咪嗪。首次针时即感头脑清醒。第2次针,多想减轻,坐立不安好转,已能睡7～8小时。第4次针时,自觉情绪已恢复正常,消极感消失,睡眠已好转。针至第5次,自觉已良好,自动停止治疗。

[疗效]治疗5次显效。

11　躁狂症

患者,女,27岁。

[症状]说话增多,情绪易激动,睡眠不良1个月。精神受刺激后急性起病。2年前有类似病史,住精神病院治疗,诊断为躁狂症。目前怀孕已6个月。

[检查]情绪高涨,话多,语音较高,说语有夸张感。

[诊断]躁狂症。

[症状定位与针刺点]双侧上1。

[针疗经过]因有怀孕,未给予抗精神病药,单纯用针疗。首次针疗后,隔日复诊时睡眠已好转,说话减少。第3次针后,除睡眠好转外,说话增多及情绪激动均消失,安静,饮食良好。针到10次,症状消失,结束治疗,观察1个月情况良好。

[疗效]治疗10次痊愈。

12　哮喘

患者,女,45岁。

[症状]受凉后发生气喘、胸闷、心悸已3日。

[检查]两侧肺部哮鸣音。

[症状定位与针刺点]双侧上1和上2。

[针疗经过]先针右上2,即感胸闷减轻,右侧肺哮鸣音减少,左侧未变。针左上2,左侧肺哮鸣音减少,但胸骨两侧附近仍有哮鸣音;再针右上1,胸骨右侧哮鸣音减少;针左上1,左侧哮鸣音减少。至此,患者主观症状消失,听诊两肺仅有少许哮鸣音。

[疗效]治疗1次显效。

13　荨麻疹

患者,男,9岁。

[症状]全身发风疹、瘙痒半日,数日前曾发热达38℃。

[症状定位与针刺点]因荨麻疹遍及全身不能定位,故针双侧上1。

[针疗经过]进针后全身痒即止,留针后风团逐渐消散,但皮肤发红及水肿未能立即消退,留针达1小时,显著好转。

[疗效]治疗1次显效。

14　近视

患者,男,15岁。

[症状]近视3年,去年测定为200度,今年增加至右眼300度、左眼275度。

[检查]指压两眼球,张力较高。眼底检查:双侧视神经呈椭圆形,略红。双侧天柱、肩井均有压痛

（＋＋）。近视力：双眼1.5。远视力：右眼0.4，左眼0.6。

［症状定位与针刺点］用皮内针针双侧上1和上5。

［疗效］治疗10次，隔7日针1次，每次留针24小时。远视力提高到1.5，痊愈。

15 腹部手术后肠功能麻痹

患者，女，45岁。

［症状］阑尾切除后肠不能蠕动、排气已3日，感腹胀、疼痛。

［检查］腹稍膨、肠鸣音消失，右下腹手术部位及上腹部压痛。

［症状定位与针刺点］右侧下1和下2。

［针疗经过］针刺入后，患者即感腹胀减轻，压痛消失，感到肠开始蠕动，能排气，并可见右下腹部肠蠕动形态。次日随访，肠蠕动已完全恢复。

［疗效］治疗1次痊愈。

第十一节　海派针灸名家

李　鼎

（一）生平简介

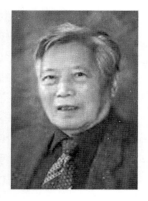

李鼎（1929—2022年），祖籍浙江永康。国家级非物质文化遗产针灸项目代表性传承人，上海中医药大学终身教授，博士生导师，上海中医药大学名师工作室名师，上海市中医药研究院专家委员会委员，北京中医药大学国学院特聘教授，国家中医药管理局全国名老中医药专家传承工作室

李鼎（1929—2022年）

导师，世界针灸学会联合会传承工作委员会顾问，上海市名中医，上海市中医文献馆馆员，陆氏、杨氏针灸流派传承研究基地顾问，《中医文献杂志》《中医药文化》杂志顾问，享受国务院政府特殊津贴。

1956年，李鼎成为上海中医药大学第一批中医专业教师之一，经过60余年的辛勤耕耘，在文献研究、理论研究、高等教育、人才培养等方面为中国针灸事业做出了重要贡献。作为中国针灸代表性传承人，李鼎属海派针灸流派。对于海派，李鼎以林则徐的对联"海纳百川，有容乃大；壁立千仞，无欲则刚"来形容海派特点，即做学问，当是古今中外兼容并蓄，如百川汇海，是为海派；此外，也不能忘记强调道德修养，不能以功利心来学问，无功利心，学问才能做得扎实，做到坚实无懈。

1. 家学师传

李鼎祖籍浙江永康。据康熙五年（1666年）浙江

永康李氏宗谱记载，永康李氏的先祖可以追溯到唐太宗李世民。光绪己卯年（1879年）修订的《厚仁李氏宗谱》详细记载了从李世民开始的每一代祖先的生卒年月及部分生平事迹。从公元880年到1294年，李氏族人一路向东，经历了三次大的迁徙，最终从唐朝皇室居住地长安（今西安）到达了浙江永康厚仁村。

第47世李聚平公（1853—1930年）在家族开设的"义利号"店铺里逐渐做起了中药生意，1908年改名为"道生堂"，正式以中医药为业，成为李氏中医始祖。李聚平公及其子李振明、李振藩坐诊的同时，还带领家人配方发药，李鼎的父亲李成之和李鼎本人早年都在这里学到许多中医药知识，从而走上从医治学的道路。

第49世李成之（1909—1987年），字信甫，号武烈，别名纯。自永康中学毕业后即在乡村小学任教，并在家族开办的"道生堂"随其祖父、父亲和二叔学习中医药知识，同时研习医书和儒道各家著作，并拜清末举人徐理夫为师，钻研中国古代传统文化，开办国学专修班，后经徐理夫推荐到上海明善书局担任出版编辑工作，其间拜明善书局创办人张载阳为师，钻研道学，成为其晚年之得意门生。

李鼎自小跟随其父儒医李成之和二叔公李振藩研习中国传统文化以及中医学。1945年，李鼎随父来到上海，进入当时的上海华阳中医专科学校，师从国学大师廖季平弟子四川名医刘民叔和杨绍伊，成为廖季平的再传弟子。拜师学习期间，李鼎先后协助二师出版多部中医专著。刘民叔（1897—1960年），名复，为四川成都名医，原籍双流华阳镇，后迁居成都，1926年始客居上海，寓南京路保安坊，达三四十年。刘民叔早期出版著作有《时疫解惑论》《伤寒论霍乱训解》

《素问痿论释难》,其以善用附子、石膏著称,又对虫类药、攻下药治鼓胀、肿瘤等有独到经验。1954年,李鼎曾为刘民叔整理出版《鲁楼医案》及《华阳医说》,记录刘民叔的临床经验和医学见解。刘民叔还出版过一本《神农古本草经》,是根据王湘绮(闿运)在成都尊经书院时的校刊本重校出版的。李鼎在诵读本经时,完成了《本草经校义》书稿,1952年在《医史杂志》发表《本草经药物产地表释》一文。此外刘民叔选用宋版《伤寒论》和《金匮要略》进行讲授,倡导经方治病,在上海医界独树一帜。刘民叔引用皇甫谧《针灸甲乙经》序文的话,"伊尹以亚圣之才,撰用《神农本草》以为《汤液》",认为这是"农伊学派"的经方家,与黄帝学派的医经家有所不同。刘民叔的同学杨绍伊原名回庵,因推崇伊尹而改名"绍伊"。李鼎也向杨绍伊学习,曾帮助整理出版《汤液经》一书。这是一部对张仲景《伤寒杂病论》的研究具有非常重要意义的编著。刘民叔、杨绍伊都师从四川井研廖季平,廖季平是近代著名经学家,曾潜心医学经典,对杨上善《太素》《明堂》等均有研究,出版《六译馆丛书》。李鼎听从刘民叔、杨绍伊的指导,掌握考证派的治学方法,凭借从小对文字学和国学经典所下的功底,并汲取日本汉医的经验,以发皇古义、融会新知为

宗旨。那时上海医界,西医如丁福保、余云岫,中医如恽铁樵、陆渊雷等,都有良好的文化素养,中西医的争论也十分激烈,李鼎早年向《医史杂志》投稿,与范行准等交往。章次公、张赞臣还介绍李鼎加入中华医学会医史学会,李鼎早年是向老一辈中西大家积极学习而不断进取的。李鼎家学师传谱系如图1-13。

2. 进修教学

1950年,李鼎作为一名中医师,在上海嵩山路私人挂牌开业。在诊务之余,他还连续参加进修,至1954年4月完成,之后进入上海市公费医疗中医门诊所工作,该门诊所后来改名上海市公费医疗第五门诊部,简称"五门诊",是上海中医药大学附属岳阳中西医结合医院青海路门诊部的前身。当时的中医门诊部汇聚上海市的主要中医名家,由陆渊雷任所长,针灸名家陆瘦燕、杨永璇等定时来诊。由于奚永江的积极推荐和陆瘦燕等的鼓励,李鼎从此改变方向,走上研习针灸的道路。其时,李鼎认识到"从当前的国际发展和传统医学的历史渊源,针灸都处于领先地位,针灸学,首先是中医学理论基础,其次才是临床上大有发展前景的治疗技术",在门诊部,李鼎既随同老一辈从事针灸临床,还配合他们举办针灸带徒班和针灸学习班的教学工作。

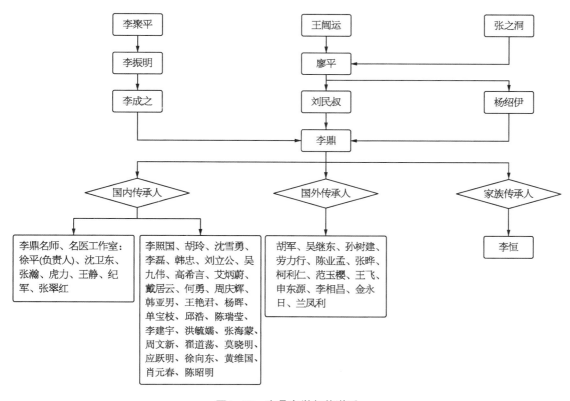

图1-13 李鼎家学师传谱系

1956年6月，上海市卫生局接受筹建上海中医药大学的任务。此前先举办西医离职学习中医的上海市中医研究班，此时中医教师多数来自个体开业，先兼课兼职，至1958年才全部结束私人开业，进入公家机构工作。那时研究班的经络课由顾坤一主讲，李鼎协助编写讲义，后来整理成《经络概论》一文，发表在钱今阳、章次公主编的《新中医药》杂志1957年第2～3期。文中对十二经脉分布规律的分析已经颇为深入。如以膈上膈下分辨脏腑的位置，以横断面表示三阳三阴的划分等，成为以后经络教材的张本。

1958年上半年，李鼎和奚永江同去南京江苏省中医学校针灸学教研组进修，针灸学教研组由李春熙（1899—1988年）任组长。此时，江苏省中医学校于出版《针灸学》等书之后，进一步开展中医进修教育，由江苏省扩展到面向全国，受到卫生部的委托，第一、第二期全国中医师资进修班先后开学。首届西医学习中医研究班学员也来南京进行临床实习或下乡巡回医疗。初时两人在汉中路校部报到，先安排同中医研究班学员一起活动，参加点穴、听课。时由崑校长来班级巡视，了解情况，第二天就通知他们迁到位于石婆婆庵巷内的针灸教研组所在地，让在楼上一间小房内住下，得以直接到教研组进修。

南京新版的《针灸学》一改过去的做法，从肯定中医传统理论入手，直接就中国的针灸经典文献（举出《黄帝内经》《难经》《针灸甲乙经》《千金要方》《千金翼方》《外台秘要》《铜人腧穴图经》《针灸大成》《循经考穴编》等）有关经络腧穴的内容进行系统的考察和全面的分析，理清了经络循行与腧穴部位和主治病症的关系，从而总结出"经络所通，主治所在"的规律，经络联系，是腧穴主治规律的联系。这一结论，使经络学说重新恢复了生机。

李春熙亲自为李鼎等进修人员指导点穴定位，将十四经穴逐一检阅，这就是所说的"循经考穴"，把范行准新影印出来的前人手抄本《循经考穴编》进行身体力行，实践教学。

1958年5月，上海派出陆瘦燕、黄羡明两位针灸前辈专程赴江苏省中医学校参观访问，由崑校长组织接待座谈，这次上海、南京两地针灸教研组人员的会合具有历史意义，表明上海和南京在针灸的教学研究上已经走在一条大路上了。由陆瘦燕、黄羡明两人署名，李鼎执笔的《针灸医学的发展道路》一文在《江苏中医》的针灸专号（1958年5月）上发表；回沪之后，上海针灸教学研究工作就全面展开。

3. 循经考穴

1956年6月，上海中医药大学创办后，李鼎则一直在教学岗位默默耕耘，为针灸学科的发展壮大做出了贡献。1958年，李鼎撰写的《论背俞——关于背部经穴的探讨》一文在北京《中医杂志》发表，《经络涵义的讨论》一文在《上海中医药杂志》1958年"针灸专号"发表，均具有新意。1959年《上海中医药杂志》第1～2期刊登《内经中营气卫气说的探讨》一文，第5期刊登《关于"是动、所生病"的探讨》一文，这对于经络理论的研究有重要意义。"营""卫"是"血气"的分化，也是"气"的分化，成为《黄帝内经》经络理论的主要内容，该文就其生理意义、病理意义及临床意义做了全面的探析，对营卫的气化和运行等以图表来表示，颇有新意。十二经脉的"是动、所生病"自《难经》以来众说纷纭。论文毫不含糊地逐一评议，首次把《灵枢·经脉》篇的原文体例、用词特点考释清楚，南京《针灸学》提出的"经络所通，主治所在"一语，适用于说明"是主所生病"的意义，只有补充上"经络（脉）所通，病候所在"，才好说明"是动则病"的意义。在"是动""所生病"之后的"为（治）此诸病……"经文则是关于虚实、寒热的针灸辨证施治总则。由此对《经脉》全文不再是随意曲解，而是大胆正误。文章得到了当时多数老师的赞同，这也表示上海对针灸基础理论的研究不断深入。

1960年，李鼎率先参与经穴解剖研究，并作为针灸教研组唯一参与成员，在《上海中医学院学报》创刊号上发表署名文章；与此同时，李鼎还参加了上海第一医学院（现复旦大学上海医学院）的经穴解剖研究工作，是我国经穴解剖研究的先行者。1958年，经李鼎布经定穴，由上海医学模型厂创制而成的人体经络经穴玻璃人模型，获得1963年中国卫生部全国工业产品成果二等奖，开创了针灸形象化教学的新篇章。

从1958年到1965年，李鼎与陆瘦燕、杨永璇、裘沛然、奚永江等一起，主持针灸课程建设和学科分化，架构了高等针灸教育的学科框架，奠定了我国高等教育针灸学科的发展基础。1959年，李鼎和裘沛然合著《针灸学概要》，李鼎负责全书的前半部分，裘沛然负责全书的后半部分，经针灸前辈陆瘦燕题写书名，由人民卫生出版社出版，这是上海中医药大学成立以来出版的第一本正式出版的教材。1987年程莘农主编的《中国针灸学》（第三版），是针灸在世界范围内唯一的通用教材,在海外被誉为"针灸圣经"。李鼎作为该书第一版(《中国针灸学概要》1964年出版)、第二版(《中国针灸学概要》修订版,1979年出版)以及第三版的统稿人,做了大量具体修订和最终审定工作,奠定了本书的学术地位。该书和李鼎参与编写并担任统稿的另一本著作上海《针灸学》(1974年出版),至今仍是美国针灸执业考试唯一指定的两个范本。作为针灸的海外传播者,1990年,李鼎担任系列音像教材《中国针灸学》副主编,承担系列教材中"导论"主编任务,后"导论"经评审获得中国科协"科蕾"二等奖,由于此套音像教材为海外针灸教学做出了巨大贡献,获得了世界卫生组织金牌奖。1991年,国家中医药管理局成立中国国际针灸考试中心,李鼎担任国际针灸水平考试参考书《针灸学》主编,1995年由人民卫生出版社出版。上述诸多著作从不同角度充分体现了李鼎在针灸学海外传播中的巨大贡献。

1989年,李鼎受邀进京承担"经穴部位标准化"研究任务。1990年,由李鼎主笔的中华人民共和国国家标准《经穴部位》由中国标准出版社出版,这是中国的第一部国家经穴标准。此标准的颁行,对于当代针灸教学、科研、临床和国内外学术交流起到了极其重要的作用。《经穴部位》于1992年获国家中医药管理局科技进步一等奖。2006年WHO颁布的国际标准《针灸经穴定位》的361穴中,有359穴的定位与该标准相同。

1982年和1992年,李鼎两次担任全国高等中医药教材《经络学》主编,此教材不仅被翻译成日文在日本出版,而且被西方针灸著作广泛引用;李鼎的代表作《针灸学释难》作为高层次针灸学教学参考书,研究生赞之为针灸学中的"奇葩",而针灸界的老专家们则喻之为当代的《难经》。

2016年,在上海中医药大学60周年校庆纪念大会上,李鼎作为建校元老代表被授予荣誉证书。60年来,李鼎笔耕不辍,著作等身,发表学术论文200余篇,出版学术著作35本,对针灸学科做出了巨大的贡献。

2011年,李鼎编辑出版了《杏苑诗葩——医林诗词合解》一书,后于2020年重版,该书集合新老名家如程门雪、秦伯未、张赞臣、裘沛然的诗词佳作,加以评介,这既为当前中医药文化增辉,又是为中华传统诗词融入时代和专业的特色,医学和人学交相辉映,从中可以领略医家陶情、养性、旅游、生活的诸多旨趣。书中且多名家手笔、历史留影,翰墨珠玑,弥足珍贵。这样的诗词合解,是想让当代医林中的传统文化特色有所弘扬。书底的告白写道:"医家文脉,秀出于林。诗词翰墨,当代之珍",表明中医界的传统文化是比较出色的,其中的诗词和笔墨写作将会成为时代的珍品。

4.桃李芬芳

李鼎在半个多世纪里长期耕耘于中医针灸教育事业,他是中国现代针灸教育的开拓者与奠基者之一,在新中国最早成立中医学院时,李鼎已经成为上海中医药大学第一批教师,至今培育出数代中医人,正是桃李满天下,芳泽被四海。

上海中医药大学于1960年率先设立针灸系,李鼎为它倾注大量心血,该系毕业生后来成为各地针灸医教骨干。李鼎直至1999年退休,40多年来为培养针灸学人才竭尽心力,培养了大量的针灸专业学生,遍布海内外。即使退休之后,他也一直坚持在教学第一线,指导本科生、研究生,引领中青年教师不断成长。

李鼎是首批研究生导师,1982年以来,共培养硕士研究生19名,博士研究生14名。美国中医公会会长、世界针灸学会联合会副会长胡军,曾任英国中医药学会会长的吴继东,全国中医优秀临床人才沈卫东,全国首届杰出女中医师王艳君等都是李鼎的学生。胡玲原是安徽中医学院的一名普通教师,在表达了进修的愿望之后,被欣然接受,进修期间,她将教学过程中李鼎对针灸学术中疑难点的解析记录下来,后来成为李鼎代表作《针灸学释难》的一部分,胡玲也得到巨大的进步,成为全国中医药教学名师、安徽省重点学科针灸推拿学学科带头人。

李鼎还为海外针灸教学的普及做出了贡献。他参与编写并统稿的1974年版的上海《针灸学》被译成英文在海外发行,广泛传播;1990年,他担任副主编,参与策划编写了《中国针灸学》教材,并录制了同名中英双语录像,此套教材为海外针灸教学的普及做出了巨大贡献,获得世界卫生组织金牌奖。

2005年上海中医药大学成立李鼎名师工作室开始,传承工作室成为人才培养的新基地,2011年成立上海市名中医工作室,2014年成立国家中医药理局全国名老中医药专家李鼎教授传承工作室,2017年李鼎入选第五批国家级非物质文化遗产"针灸"项目代表性传承人,在浙江永康市中医院及李氏后宅挂牌"国家非物质文化遗产针灸项目代表性传承人李鼎传承工作基地"。18年来,名师工作室团队在徐平的带领下开展李鼎学术思想传承及研究工作,组织李鼎学术研讨会及国家继续教育培训17期,整理出版著作6部,发表论文数十篇。

(二)学术观点与针灸特色

李鼎在长期的中医针灸的临床、教学及研究的实践中,以"辨彰学术,考镜源流"为治学手段,以"循经考穴,调气治神"为临证依归。

他在《针灸学释难·序》中说:"'解经'先得抓住原书原文,就全书各篇分析其间的主次、先后关系;再与其前后时期的不同文献作比较,分析其间的前因、后果关系",体现了其追本溯源的治学特点。其经络理论研究则是以《黄帝内经》中心,上溯到汉墓出土的简、帛所载的《脉书》,下逮《明堂》《甲乙》诸书,旁及《黄帝内经》之外的经、史、子书,佛经、道书,对经络系统、经络循行、经络病症的形成和发展,以及皮部、根结、标本、关阖枢等问题从源到流地进行了系统研究。

李鼎临床学术思想则是架构在对"血""气""脉"三者辩证关系之上的。他认为,血气依脉而行,而脉在体内的分布,形式上是讲皮、肉、脉、筋、骨的中间位置,实际上经络系统外可至皮,内可深入筋骨,是一个综合的概念。在脉的基础上分经分部,从脏腑、经络方面审证求因,以调气治神为纲,发扬针灸治法的简捷特色。针灸外治与方药内治,不必求其所以同,而要突出其所以异。内外治法各展所长,才是中医学术发展的正路。具体来讲,则有"辨血气""明穴性""调气血(刺灸法)""合呼吸"四个方面。

1. 辨血气

针刺的作用,总的说来都是调理气血。通过刺血络而认识血的特点,所谓"刺其血者",或说"取血于营";关于气就较为抽象,是指可感知的有动态的现象。针刺中的感觉和反应(简称感应)就称为"气"。根据临床的实际和经典的理论,把人体的"气"分各个层次,不同层次的感应是不相同的。如刺皮肤层有轻微的痛感,不会出现酸、麻、胀、重,可出现些皮肤潮红而不会有沉紧涩的反应;沿皮下透刺,如刺百会穴等,会出现酸胀感;也有很快透过皮肤,沿皮下浅刺,不引起酸胀等感觉,如"腕踝针"刺法,这是浅层的"卫气"的感应。七星针叩得轻些是微痛,叩得重则出血;针刺到血管壁时也出现痛感,并引起出血,这是得较深层的"营气"。这就是《灵枢》所说的"刺营

者出血,刺卫者出气"和《素问》所说的"取血于营,取气于卫"。

四肢末端的井穴,取气多数是刺痛感觉。《难经》说的:"诸井者,肌肉浅薄,不足使也",就是指其不便于用针。耳郭部也是一样,以痛感为主而不是酸麻等感觉,也不会有针下沉紧等反应。但这些部位同样能调营卫之气。

而深层的得气则属于"谷气"。谷气在筋肉间,针下出现的沉紧感是由此而来。《标幽赋》所说的"气之至也,如鱼吞钩饵之沉浮;气未至也,如闲处幽堂之深邃",将此作为主要的得气,但也不应忽视得卫气、得营气也是得气,只是浅深和感应程度有不同。

对谷气的掌握,根据传统观点,要求感应的出现较为和缓,酸胀沉重为患者所能耐受,一般不用激烈过强为患者难以耐受的麻电样感觉。《灵枢》说过"邪气来也紧而疾,谷气来也徐而和",陆瘦燕就不赞成刺激神经干的强刺法,认为这是暴气。徐缓而调和的感应为患者所能耐受,且能反复行针,可延续较长的时间,有利于作用的积累。紧张而急骤的麻电样感应,对正气是一种损害。临床上须作持续行针的针麻镇痛,所得的气就需要这种徐而和的谷气。

人体不同的部位气血分布不相同,也可结合解剖特点去认识。血管神经的分布,对于针灸施术者是应具体了解的。古代所说的各经气血的有多有少,实际是从针刺临床上得来。血多者适宜取血,气多者适宜取气;血少者不宜取血,气少者不宜取气。以足六经在下肢部的情况举例:足阳明足三里等穴,气血均多;足太阳委中等穴,血多气少;足少阳阳陵泉等穴,气多血少;足太阴多血少气,足少阴少血多气;足厥阴多血少气。即足太阳、足厥阴适宜取血,足少阴少阳适宜取气。

气的感应主要因部位的解剖特点而有不同,还因体质和病情的关系其敏感程度各有差异。感觉过敏的,有所谓"神动而气先针行";正常的人是针入而气至;迟钝的人经多次才有所感觉,所谓"数刺乃知"。年龄上,儿童时灵敏,至老年趋于迟钝。有些人因疾病而感觉迟钝或缺失,自然就不能很好得气。对这类患者,可采用附子饼灸法以温运其阳气,这是取"寒痹者纳热"之意。

通过刺卫、刺营、刺谷气而达到调气治神,所说"神气"就包括卫气、营气和谷气。穴位是"神气之所游行出入"之处,也是"卫气之所留止"的所在,这是

外的部分；"神气舍心"和"头者精明之府"以及"脑为元神之府"，是指其内的也是高的部分。《灵枢》所说的"凡刺之法，必先本于神"，以"神"为本是抓住了总的要领。李鼎既从具体部位上分析气血的差异，又从整体上注意神气的活动，认为这样才符合传统针法调气治神的用意。

2. 明穴性

穴性是穴位局部的特点，应当是在历代大量治验的基础上总结出来，以便从理论上更好地加以掌握。穴性需与针灸方法的结合而发挥出的作用，离开治法就不成其为穴性。例如足三里穴，在《黄帝内经》中主要阐述足三里对胃肠的调整作用：凡是"邪在脾胃"，无论虚实寒热都可"调于三里"；对"邪在胆，逆在胃"的呕逆症，还可"取三里以下胃气逆"。《黄帝明堂经》《针灸甲乙经》所载治症，主要补充足三里泻阳明经热的作用，以治狂歌、妄言、口噤、喉痹、乳痈有热等。华佗提出足三里"疗五劳羸瘦，七伤虚乏"，秦承祖说其"诸病皆治"，说明足三里有补虚、益气作用。《外台秘要》还说："人年三十以上，若不灸三里，令人气上冲目。"后人即据此常灸足三里以防治中风，或称为"保健灸"。宋代张杲《医说》载"'若要安，三里莫要干'。患风疾人宜灸三里者，五脏六腑之沟渠也。常欲宣通，即无风疾"，说明历代对足三里的治症逐步扩展，且从治疗发展为预防保健，在各经穴中具有特殊意义。但足三里用于"气上冲目"，主要指情志所伤的上盛下虚证，不是指外感风邪之证。元代李东垣因而指出"六淫客邪，及上热下寒、筋骨皮肉血脉之病，错取于胃之合（足三里），大危"，辨明表里，又使对经穴主治作用的掌握更趋明确。

李鼎定足三里的性能为：① 调胃肠，降气逆。② 泻热，清神。③ 补虚，益气。这些提法又是与本穴的所属经脉和特定的归类相结合。穴性应有其分经属性、类别属性，更有其调气的基本特性。调气，是指不论是偏补的穴、偏泻的穴，都具有"调"的作用，至于调哪一经、哪一脏腑器官，则须加分析。足三里的"调胃肠"则指出其重点所在；"泻热"则联系阳明经的所过部位；"补虚"则对经与腑都有关系。这样掌握穴性就抓住了要领。

四肢部穴是以五输、原、络、郄穴为代表，掌握其穴性。李鼎对五输穴性能的分析，主要是注重其"井、荥、输、原、经、合"的类别，同一类的穴有其类似的性能，《灵枢》和《难经》所说的五输主病是其基

本要点。① 井穴："病在藏者取之井"和"井主心下满"，说明井穴主脏病和热证。脏病指涉及神志的证候，宜取阴经的井穴，如涌泉用于厥逆昏迷，大敦、隐白用于肝脾气郁，中冲、少冲用于心烦热盛，少商用于肺热神昏等。阳经热证则泻阳经井穴，阳明热取商阳、厉兑；太阳热取少泽、至阴；少阳热取关冲、窍阴。对于热邪在上者，井穴是上病下取的要穴，能起泻热清神的作用。② 荥穴："荥主身热"。阴经的荥穴多主各脏的内热，如鱼际清肺热，劳宫、少府主清心火，大都除脾热，行间泻肝火，然谷泻肾火；阳经的荥穴多主各外经之热，如内庭、二间泻阳明经热；侠溪、液门泻少阳经热；通谷、前谷泻太阳经热，而以足阳经的荥穴较常用。意指热发于上，取足部是引而下之。③ 输穴："输主体重节痛"，是指阳经的输穴主治时轻时重的关节筋骨痛症。因阴经的输穴即原穴，应从原穴掌握其性能。阳经的输穴，如三间、陷谷用于阳明经的筋骨痛症；中渚、足临泣用于少阳经的筋骨痛症；后溪、束骨用于太阳经的筋骨痛症。上下肢分别选用作远取法，为远近主应配穴的重要方式，具有舒筋解痛的作用，对头肩上部的急性痛症多用之。④ 经穴：关于"经"穴的主病，《灵枢》说是"病变于音者"，《难经》说是"主喘咳，寒热"，《素问》说是"浮肿者治其经"。"经"穴的类别特性，似不如其他类穴明确。就病症的部位作归纳，主要是在咽喉部以及各经的肿胀，如经渠主喘咳、喉痹，间使、灵道主暴暗；阳溪、支沟、阳谷均主咽喉痛；在足经中，商丘主呕吐，中封、复溜主嗌干，解溪主腹胀呕吐，阳辅主腋下肿、喉痹，昆仑主暴喘等。"经"穴有平气降逆作用，在足部者还用治浮肿。⑤ 合穴：《灵枢》认为"经满而血者，病在胃，及以饮食不节得病者取之于合"，这里说了两层意思：一是外经受邪而侵犯血分的病症，一是病在胃肠以及饮食不节而得的病症。后者即包括《难经》所说的"逆气而泄"，概括说成"腑病取合"，指的是六腑下合穴。其余合穴则以其经为主。手三阳的合穴，曲池、天井、小海主手三阳外经病；手三阴的合穴，尺泽、曲泽、少海，主胸部病症；六腑下合穴，足三里、上巨虚、下巨虚、委中、委阳、阳陵泉各主六腑病；足三阴的合穴阴陵泉、曲泉、阴谷主腹部症。这样手足合穴各有不同的主治重点。

躯干部穴则以背俞、募穴为代表，掌握其穴性。根据各家有关俞募穴的不同记载，特别从背俞穴的定位分析其理论与临床意义。《灵枢·背俞》以"焦"

字代"椎"字,从而证明上、中、下三焦实际与上、中、下三段脊椎相联系:上七椎前对胸部,属上焦;中七椎前对上腹部,属中焦;下七椎前对下腹部,属下焦。这一分法,对按二十一椎高度所分布的穴起到提纲挈领的作用。上部肺、心、心包;中部肝、胆、脾、胃;下部肾、大小肠、膀胱、胞宫,所列脏腑各与腧穴相应。背后为背俞穴,腹前为募穴,两旁各穴作用也相类似。将这一具体部位与标本、根结、气街、四海等概念沟通起来,加深了对经络理论的全面理解,并应用于临床实际。《素问》说的"治脏者治其俞,治腑者治其合",是指治五脏病以背俞为常用,而六腑病以其下合穴为常用。俞募穴是邻近脏腑的穴,五输穴则是远离脏腑的穴。如何用好近取、远取,是针灸治疗所必须加以注意的选穴配穴问题。或近取,或远取,或远近配合,以发挥"本标相应"的作用,这是针灸用穴的大法。

3. 调气血

在明辨气血、营卫、浅深的基础上,通过补虚泻实手法,适当选用毫针、艾灸及其他工具来调节气血。

补虚泻实这一概念来源于《孙子兵法》和《老子》。《孙子兵法·虚实》篇讲到"知有余不足",《老子》有"有余者损之,不足者补之"的记载,在汉墓出土《脉书》中则载有"治病者取有余而益不足"。这些内容一脉相承,出于《黄帝内经》之前。《素问·刺法论》在此启示下提出补虚泻实的原则:病症以有余为实,不足为虚,实者须损,称为泻;虚者须益,称为补。

具体手法而言,李鼎就《灵枢》所论,认为补法是一些较轻的刺法,泻法是一些较重的刺法。到了《素问》,补充了呼吸补泻;《难经》则结合营卫有了进一步的发挥,还将"迎随"的补泻概念扩大到取穴的子母补泻,表明刺法有补泻,穴也有补泻作用。

李鼎还将徐疾法与提插法做了比较,认为徐疾法较为缓和,其着眼点是"徐",在徐入、徐出过程中主要是由针体与周围组织的接触起感应作用。《灵枢》所说"徐往徐来致其神",由于"徐"而引致神气的活动。提插法是较急骤的动作,其着重点是"紧"(快而重),在紧按时主要是针尖触及深部组织而起较强的感应,而紧提的泻法则是由针体带动周围组织而起感应。从而分析得出,在提插法中,补法为轻刺激、泻法为重刺激的概念已有变化。可能正是在《难经》提出"得气因推而纳之是谓补,动而伸之是谓泻"之后,才逐渐变成《千金要方》所说的"重则为补,轻则为泻"。在明代针灸家提出的"烧山火""透天凉"补泻法中,更可以看出这种补重于泻的刺法的组合。

捻转运针在《黄帝内经》《难经》的原无左转右转的区分,《灵枢》以"微旋而徐推之"为补,"切而转之"为泻,也即以捻转的大小来分;《难经》的"推而纳之"与"动而伸之",推和动也可从推移、摇动解释,即在按纳或伸提时可带些捻转动作。临床应用,一般以大指向前,带着推动往下按,为补;大指向后,带着转动往上提,为泻。这比单纯的提插更能符合《难经》原意。针刺补泻又从方法上作细致的区分以适应病情需要,这是合理的。《黄帝内经》所提的补泻法比较朴素,金元以后医家所论趋于繁琐化,其间应作具体的分析。把刺法简单化是不好,变得繁琐化也会脱离实际。

工具的使用,最初是用灸法和砭法,如《脉书》说"气者利下而害上,从暖而去清,故圣人寒头而暖足",这样用灸法来温暖引气,可说有补的作用;用砭法来放血排脓,当然是泻的作用。但同样是灸,有灸多灸少的区分,同样是砭也有砭深砭浅的不同,都得随病而施,这就是补泻。自有了九针之后,针具分化了,对气血各有不同的作用。刺血排脓和深刺的针,如镵针、锋针、铍针、圆利针、长针、大针,多用于泻;而不入皮肤的和针身细小的针具,如圆针、鍉针和毫针,多用于补。圆针是揩摩肌肤,鍉针是按压体表以"致其气",毫针能"微以久留""出针而养"而不伤正气。可知针具本身就有泻与补的不同,这种不同是由粗细、大小、长短、深浅和取血、取气、感应强弱的不同而决定的。

4. 合呼吸

针刺治疗还要配合呼吸,以调动全身配合治疗的作用。《素问·离合真邪论》最早提出呼吸补泻,主张补法要随着呼气进针、随着吸气出针;泻法则于吸气时进针,当呼气时出针。李鼎对此结合临床应用作出分析:古人对气的认识可以说是从呼吸之气开始,进而探究人体精微之气、饮食之气和感觉之气。呼吸影响全身的活动,从而以吐故纳新作为养生的方法,针灸结合这方面来应用也是很自然的事。李鼎还联系《素问·刺志论》"夫实者,气入也;虚者,气出也",吸气时使气入,呼气时使气出。人体当吸气足时,气得到补充,神情显得兴奋、紧张,全身处于一种"实"的状态;当呼气尽时,气得到排出,神情显得低沉、松弛,全身处于一种"虚"的状态。人体深呼吸时,随着肺脏的一张一弛,横膈的一降一升,腰脊的一伸一屈,胸腹的一起一伏,其影响范围很广。呼吸对调整全身生理功能的重要性,特别是对脏腑和脊背的活动有直接的影响作用。《素问》的呼吸补泻法,是按顺其气为补、逆其气为泻的原则,故当其在呼气而虚的情况下进针,通过留针,当其吸气而实的情况下出针,这是补虚法;而当其在吸气而实的情况下进针和转针,当在呼气而虚的情况下出针,这是泻实法。

古代医家将呼吸分为"自然之呼吸"和"使然之呼吸"。补泻转针用的是"使然之呼吸",即指令患者呼气或吸气以配合针刺手法。这首先能起到"专意一神,令志在针"的全神贯注作用,又能起到"以移其神,气至乃休"的移神行气作用。古籍所说的"留几呼""泻几吸",结合《素问》的呼吸补泻法,对虚证患者,一般于四肢部取穴,随着患者虚咳一声进针(咳也是一种短暂的呼气),得气后手仍持针不动或少动,让患者缓缓地呼吸7～10次,使保持沉紧的得气感,即古人所说的"得气留补"和"留几呼"。以后可"针留手不留",到适当的时间后轻快出针。对实证痛症的患者也常于四肢部取穴,随患者的吸气进针,深部得气后继续转针,让患者作深呼吸7～10次,配合吸气转针以增强得气感,即古人所说的"得气即泻"和"泻几吸",可间歇进行到适当时间后随着吸气出针。

配合呼吸则可使内呼吸外针气结合、动静结合,医者与患者配合起来,自然能提高针刺治疗的效果。

(三)临证医案

1 泄泻

李某,男。

[症状]自诉"发痧",心胸烦闷,厌食,大便溏泄,腹隐痛,时嗳气。苔薄白,脉濡。

[治则]治以宽胸调胃肠和营血之法。

[治疗]先以七星针叩击曲泽周围至潮红微出血,以起宽胸和营作用;再针足三里、上巨虚,使感应下传,留针15分钟,以调理胃肠,症情随见缓解。

2 胃痞

患者,35岁。

初诊:1998年6月16日。

[症状]腹胀如鼓2年,伴嗳气、便秘。

[治则]西医诊断为浅表性胃炎,慢性结肠炎。

李鼎认为应以调气和胃,降逆除痞为治疗原则。

[治疗]膻中,天枢,关元,足三里,行间。足三里进针后,嘱患者配合深呼吸,虽然患者已经腹部膨隆,但仍然要求其最大限度地使用腹式呼吸;与此同时,在双侧足三里行呼吸泻法,10次呼吸后,留针。患者3年前调入法院工作,工作压力陡增,平素抑郁,故加行间以平肝降逆。

[疗效]针刺4次后,病患腹部明显平复,2个月后诸症消失。直至2005年由于工作紧张,诸症再作,遵循上法,配合中药,3个月后痊愈。

3 胃脘痛

患者,女,31岁。

初诊:2010年10月。

[症状]胃脘疼痛1个月。

[病史]胃炎病史。刻下症:胃脘拘急疼痛,牵连两胁,疼痛剧烈无法站直。形瘦面色黄,情绪不舒,嗳气,口干不喜饮。舌红,苔薄白,脉细。

[诊断]胃脘痛。

[治则]疏肝和胃,理气止痛。

[治疗]患者取俯位,以手按压上背部,在上部背俞穴上下寻找疼痛点,大约在膈俞上下,针刺痛点,行提插法,留针15分钟。再取卧位,针刺中脘(募穴),进针后采盘法捻转回旋,至局部产生暖意,TDP灯照在胃部。远道取两侧足三里(下合穴),进针后捻转得气后留针20分钟。起针后患者疼痛明显缓解。

[按]局部取中脘(胃经募穴)、邻近取相对应背俞穴、远道取足三里(胃经下合穴),治疗用穴精简有效。背俞痛点,长期临床观察后,胃俞压痛往往不明显,多半在后背胃体相对应部位,相当膈俞上下,以痛为腧。

4 胆囊炎

张某,女,35岁。

[症状]患泥沙样胆结石,过食油腻与情绪不快时辄发脘胁间绞痛,漾漾欲吐,心痛彻背,辗转不安。脉紧,苔黄。

[治疗]按其背,7～8椎右侧酸痛明显。予针双侧阳陵泉后,痛稍缓;随针胸7～8夹脊,左右均取以起协同作用。行切而转之,其感应达右胁,痛随之缓解。留针30分钟,并作间歇转针以增强效果。

[按]中焦原以中7椎定位,李鼎结合临床实际,

将其位提高2椎,即以胸1～6属上焦,胸7～12属中焦,也即肝、胆、脾、胃的病痛反应部位一般较高,故其取穴可从高考虑,不是局限于原定的背俞,而随其按压反应灵活定穴。《灵枢》所说"气在腹者,止之于背俞与冲脉",即指背与腹部前后相应的关系。

5 呃逆

患者,52岁。

初诊: 2009年1月20日。

[症状] 无明显诱因频发呃逆2周。呃逆之声洪亮,间歇时间只有数秒,夜不能寐,痛苦不堪。辗转多家医院,多个科室(包括针灸)治疗均无明显效果。

[治则] 调气理膈,降逆止呃。

[治疗] 膻中,内关,太冲。患者呃逆(吸气)时进针上述三穴,此时嘱患者尽最大可能配合深呼吸,双手在两侧内关和太冲穴上分别行呼吸泻法,患者吸气时进针,呼气时出针。

[疗效] 当天治疗后,呃逆间隔时间拉长至数分钟,3次治疗后痊愈。

6 慢性咳嗽

赵某,男,56岁。

[症状] 清晨咳嗽、气喘,近年秋凉后辄发,多痰沫,不耐风寒。苔薄白,脉濡缓。

[辨证] 寒袭于中,肺气失宣。

[治疗] 嘱俯首坐位治疗,先针大椎,入一寸,用微旋法以运阳气;继针左右大杼、肺俞,用微旋徐推补法,针入1寸,以宣行肺气。留针15分钟,因不便施行灸法,去针后即利用辣椒风湿膏2张敷贴于背旁针穴部,以起温运作用。

[疗效] 至隔日复诊,自感咳喘大减,再施以上法,逐见好转。

[按] 针刺结合敷贴,其效着重在经穴,这是"气在胸者,止之膺与背俞",胸中肺心之病须从上焦部近取,治法则可随症变通。敷贴近似温灸,对寒甚者宜以灸法收效。

7 干咳

吴某,男,58岁。

初诊: 2004年1月15日。

[症状] 频发干咳1周,伴胸闷气短。苔薄白,脉缓。

[治则] 调气止咳。

[治疗] 取天突、大椎、定喘。患者干咳时透皮进针天突穴,此时嘱患者配合深呼吸,当患者呼气时,沿胸骨柄后缘向下刺入。患者即刻干咳停止,复诊1次,痊愈。

8 遗尿

高某,女,22岁,未婚。

[症状] 诉因白天劳累至近期小便频多,甚者尿床。色澄清,淋漓不尽,稍有尿意则急而难禁,久经中西医治疗未有良效,经常头晕肢冷,腰膝酸痛。月经4/28日左右,血色淡红。舌淡,脉沉细。

[治则] 益气固肾。

[治疗] 针刺近取中极、归来,远取三阴交,腹部加艾条灸关元,留针20分钟。每周针1次。

[疗效] 经3次治疗后,尿急症状大减,巩固治疗4次后,小便已恢复正常。

9 乳腺炎

林某,女,31岁。

初诊: 2009年4月21日。

[症状] 反复两侧乳房肿胀疼痛2年。2年前生产后患有产后抑郁症,乳腺炎,乳腺小叶增生等病。刻下症:两侧乳房硬痛,可触及数个包块,按则加重疼痛,情绪不舒。舌淡红,苔薄白,脉细。

[诊断] 乳癖(痰凝气滞)。

[治则] 行气止痛,化痰散结。

[治疗] 患者先取卧姿,针刺屋翳、乳根、足三里、膻中、渊腋、食窦等穴,针尖皆朝向乳头方向,留针30分钟,改取俯卧位,针刺天宗、肩井、肝俞,留针20分钟。诸穴采用快速提插捻转泻法,背部天宗穴大幅提插捻转,行强刺激,以针感放射至患者前胸为度。每周治疗1次。

[疗效] 治疗6次后,乳房包块明显缩小,疼痛缓解。

[按] 乳房位置属阳明经,治疗乳癖疼痛,急性发作诸症,当取阳明。膻中穴为气之会穴,乳癖气滞作痛,取膻中旁开0.5寸,左右两侧均针尖朝向乳头方向,与乳根同用,针指病所,可直通乳络,理气止痛。患者疼痛发作期就医,当先以止痛消肿为主,若侧重疏肝理气则缓不济急。针灸注重经络辨证与中医内、外科将乳癖病采疏肝解郁、调理冲任治疗方法不

同,针灸应用经络辨证理论,较为直观简便,治疗效果明显。

⑩ 急性腰扭伤

患者,46岁。

初诊: 2001年2月27日。

[症状]急性腰扭伤1日。腰部弯曲不能直伸,不能平卧,咳唾引痛,需由家属扶入病室,面容苦楚。

[治疗]由于患者痛甚,不能坐下,因此取站立位,取养老、水沟穴。双掌心向胸,当患者吸气时进针,得气后嘱患者用力吸气并向上伸展腰部,呼气时放松,恢复原位,如此反复,使患者腰部活动范围渐渐扩大,直至可以坐下。之后加针水沟以通调督脉,同时嘱其深吸气时进一步后仰伸腰,重复数次。其后嘱患者站立,带针进行小范围内的蹲起动作,配合深呼吸,吸气时起立,呼气时下蹲。15分钟后,患者伸展已基本如常,后随呼气出针。患者连声称奇,满面笑容自行步出病室,后续治疗1次,痛已不甚,去水沟,加委中,震颤浅刺取之,以舒展腰腿经气,病遂痊愈。

[按]李鼎认为急性腰扭伤应以调太阳督脉之气为治疗原则。

⑪ 腰腿痛

孙某,女,44岁。

[症状]诉左腿前部酸痛,起于产后,伴腰痛,午后加重,上楼特感疲乏。

[治疗]其病位居前,应属阳明腰腿痛。嘱伏卧针治。先针左肾俞、气海俞,直入2寸,行导气法,使感应达股前,留15分钟后起针;再加针左冲门、伏兔穴,从太阴、阳明施治,以前后上下配合而奏效。

[按]取足太阴冲门而不取足阳明气冲,是因冲门更有利于行气下传,以达病症所在。《灵枢》说:"气在胫者,止之于气街。"气街应是包括腹股沟部各穴,不限指气冲。身前气街与其后的髀枢都是当髋股关节部,关系着整个下肢。阳明腰腿痛当以冲门为要穴,少阳、太阳腰腿痛以环跳为要穴(交会穴),太阳腰腿痛则以秩边为要穴。所说"承山、踝上以下"是指其下部的有关经穴,也不是只指足阳明经穴。取这些穴是为了达到"气下乃止",以起"引而下之"的作用。

⑫ 头痛

赵某,男,60岁。

[症状]诉头痛10余年加重3日。10多年前外感病服药后迁延不愈多月,始头痛伴耳鸣。自觉脑中细小嗡嗡响声,畏寒,头痛,神疲困倦,腰酸,记忆力减退。曾做五官科检查,听力正常,无异常发现。平素血压偏低,100/60 mmHg。舌淡红、体大见齿痕,苔薄白。

[治疗]令患者采坐位,俯于桌上。取穴:哑门,风府,风池,大椎,中渚(双),听宫。取细艾绒搓于哑门、风府、风池、大椎穴各三壮,施温针。1周2次。

[疗效]治疗6次后诸症大减。

⑬ 口眼歪斜

张某,女,34岁。

初诊: 2011年7月6日。

[症状]患者诉左侧口眼歪斜,于8日前晨起突发口角歪向右侧,曾在其他医院就诊,经服中西药物及针灸治疗,病情无明显改善来诊。刻诊:左眼不能闭合、流泪,口角向右歪斜,左侧面部感觉减退,后头疼痛,左侧味觉消失,左耳听力正常。查体:神清,左眼闭合不全,左侧额纹、鼻唇沟变浅。舌红少苔,脉细。

[辨证]风寒犯络。

[治则]祛风散寒,养血通络。

[治疗]地仓,颊车,翳风,迎香,完骨,攒竹,合谷,阳白,丝竹空,太阳,足三里,地仓,颊车。太阳、攒竹加电针。TDP灯照后头部。每周守前法治疗1次,其间增加过1次夹承浆和1次风池。至第6次(2011年8月17日),除口角略有右歪、左眼闭目不完全外,余症均大减,再巩固治疗6次后痊愈。

⑭ 面肌痉挛

徐某,女,62岁。

初诊:

[症状]左侧面部肌肉不自主跳动10年余。患者近10年来无明显诱因出现左侧面部肌肉不自主跳动。刻下:左侧眼睑不自主跳动,口吻挛动,甚见目睑紧闭不能睁开,无头痛伴发,无其他特殊不适。左侧面部无肿胀、压痛,痛觉正常。舌尖偏红,苔白、微黄,脉弦细。重按尺部偏滑,寸关不足。

[诊断]面肌痉挛。

[治疗]地仓(右),承泣(电针),左翳风,风池(电针),曲池(左),合谷(电针)。隔日1次,1个月为1个疗程。

[疗效]二诊时,患者左侧面部肌肉仍不自主跳

动,症情无明显改善。四诊时,患者左侧眼睑仍不自主跳动,口吻挛动,但眼睑跳动频率较前减少。九诊时,患者诉症情突然有所好转,眼睑跳动次数明显减少,嘴角抽动少见。

共治疗3个月痊愈。

[按]针灸从虚风内动论治,适取右侧地仓,承泣为"巨刺"之原理;翳风,风池以祛风止痉;曲池、合谷补益气血以止痉。阳明为多气多血之经,针之可起到调理气血的作用。面肌痉挛属于顽固性疾病,宜取左病右治、右病左治法,缓调治,或能取得较为理想效果。所治患者要求忌生冷、辛辣,情绪等刺激。中老年人中医辨证应属肝肾阴虚,不宜一律祛风解痉,当滋补肝肾,必要时服用六味地黄丸等。

15 颈痛(颈椎病)

李某,女,36岁。

初诊: 2012年10月。

[症状]肩颈疼痛伴右臂上举无力1年。

[病史]长期伏案工作后,颈部僵硬疼痛,牵连右侧肩臂活动不利,剧烈时头晕、头痛。长期疼痛,影响工作睡眠,十分苦恼。曾X线摄片检查:诊为颈椎病(颈椎生理曲度变直,C3~C5椎间隙狭窄)。

[诊断]颈痛。

[治疗]先让患者采坐姿,取左右中渚穴,进针0.5寸,针向上至病所。令患者双肩向后转动肩关节,松动肩膀肌肉,颈部慢慢后仰,转动。再取两侧风池、天柱、肩中俞、曲垣、臑俞。留针20分钟,TDP灯照在颈部。颈肩部起针后,中渚留针,令患者站立,活动腰腿部,抬腿,腰部转腰运动,颈腰后仰,松动全身3~5分钟后,起针。患者大呼周身轻松,顽疾好转一半。

[按]《通玄指要赋》:"脊间心后者,针中渚而立痊",属远道取穴。活动腰部下肢是"声东击西"法,以全身整体运动后,舒松筋骨,带动肩部、颈椎活动,缓解肩颈局部肌肉痉挛,收得奇效。

16 腰腿痛

韦某,女。

[症状]右下肢活动不利1月余,加重2日。

[病史]既往腰椎间盘突出病史。阴雨天久走后复发,右侧腰腿疼痛麻木感。

[取穴]肾俞,腰阳关,环跳,居髎,委中。

[疗效]以上诸穴可使局部经气通畅而使"通而不痛"。针上述穴位5次后,下肢活动明显好转。

[按]《四总穴歌》曰"腰背委中求",《杂病穴法歌》"腰痛环跳委中神",《玉龙赋》"腿风湿痛,居髎兼环跳于委中",《灵光赋》"五般腰痛委中安"。环跳为胆经俞穴,深部正当坐骨神经干,位于臀大肌和梨状肌下缘,临床上用治不论由何种原因所引起的支坐骨神经痛及腰腿痛,本穴为局部取穴。居髎位髂前上棘与股骨大转子之最高点连线之中点处,本穴下接近梨状肌部位,善治腰腿痛、坐骨神经痛,为局部取穴。委中为足太阳下合穴,有通经活络、行血祛瘀、宣通气血之效,善治循经之腰腿痛及坐骨神经痛,本穴为循经远道取穴。

17 痹证

患者,73岁。

初诊: 2004年8月31日。

[症状]手足及舌持续性麻木不适30余年,始于血吸虫病服药后。

[治疗]多方求治无任何疗效。李鼎认为应以调节卫气为治疗原则。取穴:百会,风池,廉泉,曲池,外关,合谷,足三里,太冲。除风池、廉泉深刺取谷气外,其余各穴均浅刺取卫,对一般常规深取的曲池、足三里,亦深穴浅刺。浅刺诸穴后行快速提插捻转法,针后局部皮肤行火罐。

[疗效]治疗2次后,持续性麻木转为间歇性麻木,时作时止,后续治疗1个月,间歇期逐渐拉长,情况稳定,虽未最终根除,但生活质量已大为提高。

18 不寐

江某,男,45岁。

初诊: 2009年6月10日。

[症状]失眠1年。

[病史]自述肩背酸痛,思虑过多,心烦不安,不易入睡,易醒早醒。口干舌燥,自觉疲倦腰酸。舌红苔薄黄,脉弦细数。既往有颈椎病史。

[诊断]中医:不寐。西医:神经衰弱性失眠。

[治疗]治拟泻热清神,宁心安眠。患者先取俯卧姿,针刺天柱、肩中俞、曲垣、天宗、臑俞、心俞、膈俞、肾俞,留针30分钟。起针后,患者取卧位,针刺印堂、间使、足三里、照海。TDP灯移至下肢,留针30分钟。每周治疗1次,经过4次治疗,患者症状明显好转,每夜可熟睡5~6小时。肩颈部诸症痊愈。背俞

穴针用0.3 mm×40 mm毫针，斜刺、针尖朝下，针深1寸，提插捻转泻法为主，针尖朝下，引气下行。仰卧时用，手足诸穴位，针深0.5寸，手足三里行捻转法，印堂、照海行导气法，令患者呼吸调气，闭目安静养神。

⑲ 抑郁症

李某，女，22岁。

［症状］诉情绪抑郁4年。高考压力刺激后发病。初起头眩，注意力不集中，后则倦怠寡言，情绪抑郁不舒，发病时独语。舌红少津，苔薄白，脉细偶结代。精神卫生中心诊为抑郁症。

［治疗］患者采俯卧位，局部先取大椎、陶道、身柱，提插（进针一寸）；悬灸百会、风府、大椎穴、命门；邻近取心俞、肾俞。斜刺，捻转幅度小。留针20分钟后，起针。令患者平卧，再针水沟（快速提插，强刺激）、印堂，远道取间使、手足三里，配合静卧调息后20分钟起针。

［疗效］治疗后，患者感觉神清目明，脑中重着感消除。10次治疗后，患者可与李鼎对话应答流利，并返回岗位上班。

⑳ 风疹

陶某，男，38岁。

初诊：2010年11月25日。

［症状］周身皮肤瘙痒3个月余。

［病史］患者4个月前出现皮肤瘙痒，有红色丘疹，无疼痛，无恶寒发热，无怕冷。服用抗过敏药物，药效过后复发。舌淡，苔薄黄，脉浮数。

［诊断］风疹。

［治则］疏风清热，活血止痒。

［取穴］曲池，合谷，血海，肺俞，膈俞，风池，三阴交。

［中药处方］南北沙参10 g，生地黄10 g，黄芩8 g，蝉衣10 g，地肤子10 g，白鲜皮10 g，赤芍6 g，玄参10 g，钩藤10 g，防风6 g，山栀子10 g，生甘草3 g。

［疗效］

三诊时，皮肤瘙痒稍好转，仍有红色丘疹。

七诊时，皮肤瘙痒明显好转，红色丘疹开始消退。

十四诊时，周身皮肤瘙痒消失。

［按］"治风先治血，血行风自灭"，风池祛风清热；曲池、合谷清泻阳明积热；血海理血和营；三阴交调脾和营。如《针灸集成》曰"风热瘾疹；曲池、曲泽、合谷、列缺、肺俞、鱼际"；《玉龙经》曰"风毒瘾疹；曲池、绝谷、委中出血"。

针灸治疗本病效果良好，在治疗期间，避免接触过敏性物品、食物或药物，忌食鱼腥、虾蟹、咖啡、葱蒜辛辣的刺激性饮食，保持大便通畅。

临床上采用针灸治疗荨麻疹时，还可以采取背腧穴梅花针叩刺拔罐。急性发作时，在神阙穴拔罐可迅速止痒退疹。慢性患者重用梅花针叩刺膀胱经背俞穴拔罐，隔日治疗。神阙穴、背俞穴与五脏六腑经络气血关系十分密切，是脏腑经络之气外露的重要门户。因此，神阙穴拔罐、背俞穴叩刺拔罐，具有调整脏腑、疏风通络、祛风止痒、温经散寒、活血化瘀作用，体现了中医治风先治血、血行风自灭的治疗原则。

金舒白

（一）生平简介

金舒白（1911—1991年），研究员，女，原名湘君，生于中医世家，世居上海浦东中心陈行河镇，擅长针灸方脉。14岁因驻沪军阀孙传芳制造内乱而辍学，自此从父学医。

金舒白之父金象祺，又名韵清，既是周浦名医孙雨田的高徒，又为三林塘世医第九代沈之兰先生的爱婿，

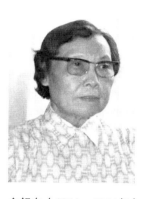

金舒白（1911—1991年）

兼得两位名医真传，对内科治疗伤寒，针灸治疗精神病，痘科和妇科亦颇有所得，善治伤寒，善用经方。对针灸治疗"癫狂"症，尤有独到经验。宗金代张子和"痰迷心窍"论，认为狂症为气火挟痰，治法当以清镇导痰；癫症属抑郁痰凝，治宜豁痰疏郁。独创"胸三针"，狂者针法从重，以深为主；癫者针法从轻，补泻兼施。因疗效显著而医馆门庭若市，出诊每至深夜或黎明方归，积累医案甚多，然不幸其中大部分毁于"文革"，已无从考之。

在父亲金象祺的影响下，金舒白继承家学，对中医经典书籍广有涉猎，博览各科医籍。15岁始随父襄诊；16岁起，因其父亲在浦江两岸分设诊所，疲于舟车往返而无暇顾及浦东的诊所，年轻的金舒白毅然决然代父出诊。

17岁时，其父不幸过世，临终遗言："为父一生无他，仅传女儿三个指头一根针，希望好学奋进，回春有术，治病救人，体验疾苦。"从此，年轻的湘君正式悬壶行医，人褒赞为"名医有后"。1937年上海抗战爆发，当年10月，年仅26岁的金舒白迁沪，避居市区出诊。她靠农村10年的临证经验及手中一根银针，立足于中西医林立的大上海。其间三迁诊所，居住困难，但最终随着旅沪的同乡和寻访的故里相知，以及手头过硬的技术，医名渐起，病患慕名而来。

直至1952年，金舒白参加上海市卫生局直属中医门诊部工作，其后又在当时的上海市第十一人民医院、上海市针灸经络研究所从事临床、科学研究及教学工作；曾任卫生部针灸针麻专题委员会委员、上海市针灸学会第二届副主任委员、上海中医药大学专家委员会委员和上海市精神医学会委员、上海市针灸经络研究所研究员、硕士及博士研究生导师等。

金舒白在早年诊治癫狂（精神分裂症）时即开始初步地进行疗效观察探索。她将收治的53例癫狂患者纳入观察，并进行了中西医诊断分组，其中痊愈者10例，占18.9%；好转者17例，占32.1%；稍愈者12例，占22.6%，总有效率为73.6%。结果显示，患者年龄越小，病程越短，疗效越佳。她还观察了治疗次数与疗效的关系，得出针刺25次左右尚无效者为针刺效果不佳的结论。后期她又运用针刺结合中药治疗精神病155例，得出了相似的结论。进一步研究入组的不同证型精神病听幻觉82例，提示针刺对各型患者的幻听均有一定效果，对真性幻觉的疗效最好，病程3年以下者效果更好。但研究过程中辨证困难，疗效有待进一步研究。

金舒白指导了何金森、吴泽森等研究生开展了突眼症及甲状腺疾病方面的研究，从疗效对比到疾病的机制研究，层层深入，共发表文章数十篇。她所指导的课题"甲亢症的针刺疗效与机理研究"，获1987年全国中医药重大科研成果乙级奖；"针刺治疗内分泌性突眼症的临床研究"，获1987年上海市卫生局二等奖。

此外，她还是较早参加针刺麻醉研究工作者之一，主张根据不同手术步骤，采取不同操作方法，并提出"聚精会神，目视刀向，刀落针重，刀起针轻，环环紧扣"的二十字诀；1989年，获上海市卫生局授予"针麻研究工作荣誉证书"。

1987年，金舒白出版《针灸治疗精神病》一书，由张洪度等人整理而成，书中详细介绍了金舒白对癫证、狂证、郁证及癔病的诊治思路及病案，其中病案记录详细，是一本有价值的针灸治疗精神病的参考书。

（二）学术观点与针灸特色

金舒白积累了多年的临床经验，尤为擅长治疗精神病及甲状腺等疾患，在治疗的过程中重视针法，并十分在意患者的感受。

1. 擅长治疗精神疾病

金舒白经过长期探索，并结合家传经验，形成了一套独特的治疗精神病的方法，她认为精神病发病病机为气、血、痰、火。

在治疗方面。狂症，取任脉上的鸠尾透巨阙、中脘、上脘（简称"胸三针"）；或取人中透龈交、间使透支沟。手法以提插加捻转，刺激量较重，尤其是人中透龈交，进针可1.6寸以上，用重度提插法，直至患者泪出，以达镇静、清心、导痰之效。有时配用中药"大承气汤"或"生铁落饮"。对于癫证，取督脉上的风府、哑门、大椎、身柱等穴，或取印堂透面针心区及内关。用提插捻转手法，刺激量较轻，以求安神疏郁。有时配用中药"甘麦大枣汤"合"温胆汤"。金舒白认为，对于早期狂躁实证要不失时机，针刺泻阳，中药导下。如果错过这一时机，日久，阳邪入内，化为阴邪，又过服西医镇静药，以后反复发作，变成顽固性癫症，就难以下手了。长期过多服用西医镇静药会有副作用，可导致痴呆症，故在针刺见效基础上，有计划地逐步减少西药量，至最小维持量，较为适宜。金舒白认为，癫狂之证与心君关系最为密切，所以要选择与心经、心包经有关的穴位，还要根据临床见症，进行辨证施治。例如，对于心肝火旺配太冲；肾阴不足配太溪、三阴交；痰多配丰隆；青春型精神分裂症配蠡沟、间使、然谷、太冲；更年期抑郁症配三阴交、太冲等。另外，金舒白还常常根据原络配穴和子母补泻的原则，取用合适的穴位。

2. 巧治甲状腺疾患

为治疗甲状腺病，金舒白创设了三个奇穴：单纯性甲状腺肿，取"气瘿穴"；甲亢性肿块，取"平瘿穴"（或与"气瘿"交替使用）；甲亢性突眼，取"上天柱"。所谓"气瘿穴"，是以水突穴为中心，根据肿块大小，定位稍有出入。针刺时针体稍向下，自肿块边缘斜插入腺体中，稍加提插。对于颈前双侧弥漫性肿大者，取左右"气瘿穴"，用双针"旁刺法"；对于单侧肿块较大者，取患侧该穴，用三针"齐刺法"；对于单侧肿块较小者,取患侧该穴,用单针"合谷刺法"。所谓"平瘿穴",在后部第4、第5颈椎间旁开7分处。进针时双侧针体稍向内斜,刺入7分许,作徐入徐出的"导气法",要求针感渐渐环颈循行到喉结部。所谓"上天柱",在天柱穴上5分处,按之有酸胀,刺之有感应。进针时针体稍稍内斜,刺入1.3寸以上,作短短提插,要求感应达到眼区。另外取风池穴,进针1.3寸,作"导气法"操作,要求感应达到太阳穴处。

除了上述三穴,金舒白还根据临床兼症进行辨证施治,在四肢肘膝以下取1~2个有关穴作配合治疗。她认为,如果单纯取远道穴来治疗甲亢,尽管治疗后颈部肿块无明显缩小,但基础代谢会有所改善,所以配用远道循经穴位,可以提高疗效。

3. 取穴如用药,贵在精简

金家针科传统:"用药如用兵,在精而不在多;用针如用药,务求简而精。"金舒白用针之精,每次不过3~4穴,用药每方不过8~9味。金舒白用针,深谙所取穴位之主治、穴性,随手而得,无泛用之穴。注重采用五输穴及原络、郄穴、背俞穴相配伍。

4. 治病当治神,注重得气

金舒白十分重视患者的感受,并强调行针时当仔细体会手下针感,常谓"徐入徐出,谓之导气;补泻无形,谓之同精";"经气已至,慎守勿失"。不论何种手法,行针最重要的是得气。得气时医者手下感觉如鱼吞钩,患者或有感觉酸、胀、麻、重,温存舒适,百节舒通,精神爽快。若针感突如其来,过分强烈,以致患者不堪忍受,是非得真气,尚可引来邪气。补泻无形,而手法在心里,即心里是怎么想的(预想使患者达到某种感应),手上就会自然流露出来(根据患者的身体强弱、病情轻重、脸部表情,自然而然地取用某种手法,不斤斤于几进几退为补,几进几退为泻),患者就会得到医者所希望的那种感受。

金舒白同时主张对精神病患者采用心理疗法,如用五志相胜和朱丹溪的"活套疗法",进行情志的生克制化,从而治疗五志过度导致的精神病。

因多有接触精神病患者,金舒白偶有遭患者殴打,然她并未气恼,仍悉心对患者医治,自始至终,丝毫不息,其医德之高尚,可见一斑。

(三)临证医案

1 突眼症

刘某,女,30岁。

[症状]患者1976年经碘131试验检查后,诊断为甲亢症、内分泌性突眼症。前来就诊前,曾内服抗甲状腺药物治疗,症状略有好转,但眼球突出较前更为明显。双眼畏光,眼球发热、易疲劳,伴有酸胀感,视物模糊,上睑痉挛,全身乏力,心慌,畏热。

[检查]心率99次/分,甲状腺肿块Ⅱ度肿大,质软。突眼貌,结膜充血、巩膜瘀斑。突眼度:(左)20.5—104—19.8(右)。超声波球后间隙:20 mm(左),17 mm(右)。眼内压:双眼均为T+2。脉细数,舌边红微胖,苔薄黄。

[辨证]阴虚火旺。

[治则]育阴泻火。

[针灸处方]间使,三阴交,上天柱,风池,丝竹空,阳白透鱼腰,瞳子髎透太阳。

[治法]间使行泻法,三阴交补法,上天柱、风池均用徐入徐出的导气手法。隔日1次,留针20分钟,20次为1个疗程。

[治疗经过]治疗的同时停服抗甲状腺药物。二诊时,针后舒适,畏光消失,舌脉同前,治法同前。

十诊时,心慌症状减轻,眼球酸胀、易疲劳感及眼睑痉挛已无,仍有视物模糊。取穴:上方去瞳子髎加太冲。

至四十诊时,眼部不适消失,心率85次/分,精神状态较前好转。双眼眼内压正常。突眼度:(左)18—104—18(右)。超声波球后间隙:15 mm(左),14 mm(右)。守前法以巩固观察。

[疗效]1年后随访,突眼度、球后间隙均保持正常。眼部症状未复发,其间未进行其他治疗。

2 癫证

案1 孙某,女,16岁。

初诊:1972年11月12日。

[症状]患者于13岁初潮,14岁时每于月事前头痛、腰酸发作,月经后期。在月经过程中可见神情淡漠,甚则颈项强直,活动木讷,纳少眠差。经期后木僵症状可逐渐减轻。记忆力欠佳,平素伴有头昏。就诊时正值经前,症见巅顶痛,少腹发胀,项僵,少有言语,拒绝进食,大便数日未解,神志尚清,但表情淡漠,面无血色,唇干。舌边红,苔腻,脉弦细。

[辨证]厥阴上逆,督脉阳气不畅。

[治则]疏泄开郁,安神调营。

[处方]选穴及方药按月经周期分为三组:

经前巅顶痛及腹胀期：百会，内关，合谷，气海，关元，太冲。方药予逍遥丸9 g，分2次吞服。

经行紧张期：风府，风池，大椎，四神聪，内关，丰隆。方药：白蒺藜9 g，钩藤12 g（后下），陈胆星6 g，白金丸4.5 g（包），赤芍9 g，丹参9 g，桃仁9 g，红花6 g，云苓9 g，远志6 g，石菖蒲9 g。2剂。

经后头昏难寐期：印堂透心区、太阳、内关、三阴交。当归片每次4片，每日3服，大便若不畅加服润肠片，每晚睡前5片。

［疗效］以上述处方分三阶段治疗，经针药治疗1年余，各种症状逐渐减轻，少反复发作，乃至停发。后期患者反馈中学毕业后考入技校，在读期间偶有复发，遂来院复诊而愈。就业分配后，情况良好。

案2 吴某，女，41岁。

初诊：1971年2月5日。

［症状］患者自述1956年"肃反"运动中，因隐瞒学历、爱人问题及婚前看不健康小说引起自渎等，整日常回想往事。在工作中，不慎被机器压伤，有时在马路上看到汽车，似有人呼唤她到轮子下面去；看到电线插头，常因担心引起触电而用胶布将插头封上。1957年2月于上海市精神卫生中心首诊，诊断为"精神分裂症"。1958年4月出院，住院诊治中共使用30剂胰岛素。1年后病症复发，患者自觉头皮屑多，面部多油，整日不自主地写东西，写后即将纸张撕去，遂又于上海市精神卫生中心住院治疗，经20针胰岛素治疗后出院。1961年怀疑爱人与单位同事有好感，时常吵闹、欲离婚，其时欲打人骂人。1965年又复收治于上海市精神卫生中心，病情反复，其间经电休克治疗10余次，内服镇静药等，1966年春出院。1969年再度复发，服用泰尔登、氯丙嗪、东莨菪碱等药物控制。

刻下：神清，面色晦暗，少寐多梦，能自述病史，消极观念，耳中隐约听见有人指使她做事，记忆力、计算能力下降，月经调，大便干，因服大剂量氯丙嗪而见手抖。舌苔薄黄，脉细左弦。

［辨证］相火妄动，血虚神浮。

［治则］安神宁志，清心泻肝。

［针灸处方］人中透龈交，内关，蠡沟。

［治法］人中轻刺，蠡沟重捻转。

［治疗经过］一至二十五诊用上述处方，治疗期间患者胡思乱想稍能控制，仍有阵发性不端正杂念。

二十六至三十五诊，胡想乱想已能克制，睡眠较

前好转。取穴：风府，印堂，间使透支沟，蠡沟。至三十五诊，原服用药物剂量均可于中午减少一半。

三十六至三十九诊，杂念渐少，舌红口渴，佐以莲心1.5 g泡茶服用。上方取穴改印堂为人中。

四十至四十一诊，患者自述胡思乱想已有较大程度减轻，就诊配合尚可。取穴：风府，印堂透心区，间使，蠡沟。

四十二至四十八诊，偶有夜游症状。取穴：风府，人中，间使，蠡沟。配合龙胆泻肝汤加减4剂。经治疗后夜游症消除。

四十九至五十二诊，诸症皆有显著改善，然尚见神疲，眠差。取穴：印堂，间使，安眠。

五十三至六十三诊，已能正常劳动生产，稍有疑心疑虑，胡思乱想已可基本控制。取穴：风府，印堂透心区，间使，蠡沟。

六十四至六十七诊，现精神症状已基本稳定，下肢有酸痛感，治以扶正安神以图巩固。取穴：风府，印堂，间使，足三里。

③ 狂证

案1 马某，男，16岁。

初诊：1972年4月20日。

［症状］家长代述，患者于2年前与同学争吵发生斗殴，头部被击打，遂精神失常，语无伦次，狂言暴走，于精神病院被诊断为"狂躁型精神病"，经口服氯丙嗪后逐渐平复。4月15日因读《西游记》，旧病复发，特来门诊寻求针灸治疗。唇干裂，衣衫不整，狂乱多言，口渴，多日未解大便，夜卧不安，不能正常配合问诊工作。舌红，苔黄，脉滑数。

［辨证］阳明热邪侵心，神明失守。

［治则］清镇豁痰。

［针灸处方］鸠尾透巨阙，上脘，中脘。

［中药处方］生铁落60 g，生石膏60 g，朱茯苓12 g，远志4.5 g，陈胆星10 g，鲜石菖蒲10 g。2剂。

［治疗经过］二诊，大便已解，口唇转润，脉象已缓。处方守上方，生铁落、生石膏各改为30 g，2剂。

三诊，患者仪表整洁，举止正常，神态自然，已返校恢复上课。中药停服。取穴：印堂，间使，以清心安神，采用捻转轻刺。

案2 黄某，男，51岁。

初诊：1972年3月31日。

［症状］患者嗜好烟酒，性情急躁，1968年因房屋

纠纷矛盾,精神错乱,以头部撞击墙面,狂语狂走,遂送于上海市精神卫生中心急诊就诊,经氯丙嗪注射后得以控制,后常有行为不稳症状。1972年3月中旬,复因争吵而疾病复发,打人毁物,行为狂妄,经服用氯丙嗪等镇静剂后,时而抑制,时而躁动不安,家属心有惶恐,陪同前来就诊。酒气熏人,吸烟无度,衣衫不整,目露凶光,言语粗暴,狂乱打人,口唇干渴,大便燥实。脉弦滑。

[辨证] 肝火挟痰,心神不宁。

[治则] 镇心导痰,泻肝清火。

[针灸处方] 鸠尾透巨阙,上脘,中脘。

[治法] 提插重泻,中脘直刺1寸。

[治疗经过] 一至三诊如上法针治,狂妄情绪渐见缓和,尚可与人接触,仍多言易怒。

四至七诊,取穴:除初诊穴组外,加间使透支沟、丰隆、太冲,两组交替针刺。另予汤药大承气汤合龙胆泻肝汤加减内服,3剂。

八至十五诊,大便通顺,舌苔润滑,脉象缓和,神志清楚,对答尚可,有时尚偏于兴奋状态。取穴:人中透龈交,丰隆,太冲。中药停服。八至十诊间采用重刺泻法,神志逐渐安宁,后改用平补平泻法以清心安神。患者经治疗后症状改善,可正常生活。

4 癫狂合证

案1 陈某,女,17岁。

初诊:1970年11月27日。

[症状] 家长陪诊,患者从小由祖母带大,营养充足,1968年被车撞而受惊,遂出现精神失常,平素较为沉默,少主动言语,反应迟钝,但每逢月经期间,精神亢奋,载歌载舞,不能自控。曾3次收治于上海市精神卫生中心,诊断为"躁郁症",内服氯丙嗪50 mg(一日8片)、泰尔登(盐酸阿罗洛尔片)25 mg(一日8片)、安坦(盐酸苯海索)等药,出院2周。

刻下:体质壮实,面色红润,衣衫整洁,月经未至尚有10余日,表情较淡漠,对答迟钝,大便干少。舌红,苔黄,脉滑稍数。

[辨证] 胃热痰盛,痰浊乘心。

[治则] 清镇导痰,祛浊调经。

[针灸处方] 人中透龈交,内关,蠡沟。

[治疗经过] 一至三诊以上方治疗,每日针刺1次。

四至十诊,其祖母述:患者每月在10日前或有周期变化,当月经将至,舌尖起红刺时,需注意以防精神

紊乱,若发则难以控制。就诊时观舌尖红有刺,脉滑偏数,痰黏稠,神情呆滞,整体尚为平静,较初诊时言语清晰,就诊较为配合。取穴:① 人中透龈交,内关,三阴交。②人中,上脘,间使,三阴交。两组穴位交替使用,每日1次。并予以方药:当归承气汤加丹参、赤芍、茯神、远志、莲心、石菖蒲等,每日1剂。

十一至十六诊,月经将行而未至,平素嗜零食,夜卧不安,大便不畅,见轻度兴奋现象,尚未明显发作,舌红尖有芒刺,中焦蕴有痰热,下焦瘀阻不宣。取穴:人中透龈交,上脘,间使透支沟,合谷,三阴交,每日针刺。方药续上方。

十七至二十二诊,大便通畅,行经后,舌尖芒刺淡化,苔薄,本次月经神志未见明显变化,表情自然,可正常应诊,脉滑微数。取穴同前,改为隔日针刺。中药处方:当归9 g,丹参9 g,赤芍9 g,朱茯苓9 g,远志4.5 g,麦冬9 g,瓜蒌仁12 g,枳壳6 g,竹茹6 g,夜交藤15 g,莲心1.5 g,灯心3扎。每日1剂。

二十二至三十九诊,舌尖尚红,见颌下淋巴结肿大,伴喉痛及唇疹,精神偶有兴奋,此为肺火、心火、胃火三火交互,痰热窜扰阳明。上方取穴去三阴交穴,于少商刺络放血。方药:丹参9 g,赤芍9 g,桃仁9 g,川芎4.5 g,泽兰9 g,莱菔子9 g,远志4.5 g,夏枯草9 g,苄芍丸12 g,蒲公英9 g,穿心莲15 g,莲心1.5 g。共8剂。

四十至四十六诊,淋巴结肿大逐渐软化,未见咽喉痛及唇疹,经量正常,精神状态无明显起伏变化。氯丙嗪、泰尔登剂量可各减2粒。嘱患者需清淡饮食,晨起多喝白开水,以涤荡肠胃。舌质已转淡,芒刺不显,尖仍红。取穴:人中,间使,蠡沟。方药:丹参9 g,赤芍9 g,桃仁9 g,川芎9 g,泽兰9 g,云苓9 g,远志4.5 g,莲心1.5 g,灯心3扎,琥珀粉1 g(冲服)。7剂。

四十五至五十八诊,经观察,月经前后20余日患者精神状态无明显变化,带下,小便色黄,舌尖红。仍有心火未清,湿热下注。取穴改人中为印堂。方药:丹参9 g,赤芍9 g,川连1.5 g,陈胆星6 g,朱茯苓9 g,远志4.5 g,郁金6 g,泽泻9 g,车前子9 g,山栀9 g,黄芩9 g,竹叶4.5 g,莲心1.5 g。5剂。

五十九至六十五诊,带下及小便皆有改善。正逢月经来潮,舌红尖浅刺,精神轻度兴奋,胸闷。取穴:鸠尾,巨阙,上脘,合谷,三阴交。方药:丹参9 g,赤芍9 g,桃仁9 g,泽兰6 g,陈胆星6 g,竹沥半夏9 g,云苓9 g,远志4.5 g,生铁落30 g(先煎),琥珀粉1 g(冲服)。5剂。

六十六至七十七诊，患者精神稳定，芒刺已消，脉滑，拟以安神化痰清营。取穴：印堂，合谷，三阴交。方药：上方去琥珀粉、生铁落，纳入夜交藤15 g、珍珠母30 g、柏子仁9 g。

七十八至八十三诊，患者外感风热，恶寒发热，头痛鼻塞多痰。取穴：印堂，攒竹，合谷。方药：桑菊饮加减。4剂。

八十四至八十九诊，感冒已愈，舌淡红，治以祛瘀化痰清心，于经前调理以防患于未然。取穴：印堂，合谷，三阴交。方药：丹参9 g，赤芍9 g，桃仁9 g，当归尾9 g，朱茯苓9 g，远志4.5 g，竹叶4.5 g，莲心1.5 g，灯心3扎。5剂。

九十至九十二诊，本次月经延期4日，量较多，脉滑数，神志稳定，偶有轻度兴奋感，能正常参加家务劳动。取穴：人中，间使，三阴交。中药：丹参9 g，茯苓9 g，远志4.5 g，陈皮6 g，焦谷芽9 g，枳壳6 g，竹茹6 g。5剂。

九十三至一百零二诊，舌质转淡，脉滑微数，整体情况良好，氯丙嗪、泰尔登（盐酸阿罗洛尔片）减少至维持量，每日各50 mg。取穴同前加丰隆。方药：丹参9 g，云苓9 g，远志4.5 g，夜交藤15 g，竹茹4.5 g，郁金9 g，青蒿9 g，知母9 g。

患者后随父下乡3个月，能正常参与劳动、学习，颇能适应。回上海后神态良好，舌淡脉静，1年后电话随访述情况稳定。经共102次耐心治疗，3年痼疾终得痊愈。

案2 朱某，女，25岁。

初诊：1970年6月30日。

[症状]家长陪诊，患者由失恋导致愤恨，情志受创，久而致郁，甚而发为狂妄，已有4年余。曾多次于上海市精神卫生中心治疗，诊断为精神分裂症，行电休克数十次，靠服用大剂量氯丙嗪控制。近日家属自行予以"龙虎丸"服用，吐泻之后，精神疲倦，然仍反复吵扰。

刻下：患者壮实，骂声频频，语言错乱，难以合作。脉沉滑大，苔黄腻，舌尖红。

[辨证]阳明痰火。

[治则]泻阳，导痰，清火。

[针灸处方]人中透龈交，间使透支沟，丰隆。

[手法]提插重泻，不留针。

[治疗经过]在治疗过程中，患者叫道："我不要扎针，以后要来报复。"多日之后，该患者独自闯入诊室，殴打医者。鉴于此情况，家属不敢再陪来就诊。

第一阶段治疗：家属无奈复带患者就诊，症见狂言乱语，在多人协助下，予以巨针针刺。取穴：大椎透十二椎，不留针，后以26号粗针人中透刺龈交，以泪出为度，重刺久留针。片刻后患者入睡2小时，哭醒起针后又入睡半小时，对接受的治疗似忆非忆，神志稍清。如是法连续针刺3日，每次治疗均可入睡2小时以上，但欲夜间奔走，正逢月经来潮，停针1周。

第二阶段治疗：同上法针刺7次，患者渐能配合，多有疑心。夜间无妄行，可入眠，白天偶有兴奋感，胸闷烦躁，可自行缓解，能参与简单的家务。

第三阶段治疗：现躁动已较前缓解，然言语尚难能明了，神志不宁，对青年医者脑中抱有幻想。取穴：人中透龈交，并向双侧禾髎横刺，间使，内关，配以安眠、丰隆、蠡沟等穴。

第四阶段治疗：经上一阶段治疗，已能正常话语，态度和蔼，已停服氯丙嗪，唯夜间口服利眠宁片，未见打骂妄行，能按时配合前来门诊治疗，且主动要求恢复工作。脉滑小，舌质淡红，以补泻兼顾，标本同治。取穴：人中，印堂，内关，间使，配以太阳、神门。

经治，诸症痊愈，动作言语如常人。患者已自行停服安眠药，并要求中药调理，予磁珠丸，每日6 g，服2周。后随访述可正常工作生活。

华延龄

（一）生平简介

华延龄（1924—2002年），出生于浙江慈溪，著名针灸学家。大学毕业后，受父辈影响，从事中医。早年跟从黄少农学习中医内科，跟从诸葛文学习针灸；随后又跟从沪宁名中医黄文东、张简斋、陆春阳、蔡松春等学习；后又进修了西医学，精通中西，为嗣后临床打下了扎实的基础。华延龄曾

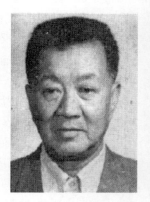

华延龄（1924—2002年）

先后任上海中医药大学附属龙华医院病房、门诊部主任，上海市针灸经络研究所第四研究室主任，上海市针灸经络研究所学术委员会委员，上海市中医学院（现上海中医药大学）针灸系临床教研组负责人。编

写出版《针灸治疗学》教材,发表论文数十篇。

华延龄平生以仁术济世为矢志,医术精湛,经验丰富。临床中,用中医辨证论治结合西医病因病机分析矛盾,逐渐形成了其独特的诊疗风格。华延龄将中医经络理论与西医神经系统结合,在临床工作中,做出了针刺和调节的设想,推出了很多针刺方法,例如温通督阳、项丛刺、夹脊刺、骶丛刺。华延龄十分注重经典理论的研究,把古典中的理论运用到临床治疗中,明确穴位定位,确定针刺方法,扩展了腧穴的治疗范围,如灸中魁穴治疗呃逆、秩边穴治疗生殖系统和下肢疾患等。

在多年的临床中,华延龄凭借着高超的技艺解决了众多疑难杂症,收获了患者以及同行的赞许,单永华、李湘授、齐丽珍等人都曾先后跟从华延龄学习针灸。

(二)学术观点与针灸特色

1. 温通督阳

督脉是奇经八脉之一,为全身诸阳经脉之总督,有督率阳气和统摄真元的功用。温通督阳是以银针为工具,针柄上燃点艾炷,选用督脉经穴位为主,用来温通体内阳气为目的,从而使人体内调节作用趋于正常的一种治病方法。

本法共取5穴,脑户(位于枕骨下正中凹陷处)、风府、哑门及两侧风池,其中督脉经3穴位于项部正中线,上属于脑,下系脊里,为脑与脏腑、器官、肢体的驿站,故选为温通督阳主要刺激点。针具选用含银量60%的银针,手法采用双手夹持进针法,快速刺入穴位表皮,然后缓缓进入,轻度提插为主,结合小幅度捻转,达一定深度,有酸、胀、重等感应即可,然后温针。隔日1次,10次为1个疗程,疗程间休息7日。该法适用于脑炎后遗症、视神经萎缩、声带麻痹、延髓麻痹、中风后遗症、脑外伤后遗症、偏头痛及类风湿关节炎与痛经等疾患的治疗。

具体操作方法:

(1)取穴:哑门、风府、脑户为主穴,风池(双)为配穴。

(2)针具:选用含纯银约60%的合金钢材料加工自制毫针,其具有传热温度高、导电性能快的特点。针长1.5寸,针粗28号。

(3)手法:因银质地柔软,采用双手加持式进针法,以右手捏针柄,左手拇指、示指夹住针身下段,露出针尖二分许,直接快速刺入穴位表皮,然后缓缓进入,轻度提插为主,结合小幅度捻转,达一定深度,有酸、胀、重等感应即可。

(4)燃艾:在针柄端燃艾,艾如枣核大小,连燃5~7壮。要求温而不灼,使热量持续保持一定温度者尤佳。对初诊患者,开始艾炷宜小,壮数宜少。

(5)疗程:隔日或每日治疗1次,一般每周3次,10次为1个疗程。1个疗程结束后,休息1周,继续进行第2个疗程。

(6)注意事项:操作须谨慎小心,把握好针刺方向和深度,切忌盲目深刺。颈项部有疮疡痈疖的患者,不宜治疗。

2. 项丛刺

"项丛刺"是华延龄在学习运用《黄帝内经》刺法的基础上发展起来的一种多针刺法。《灵枢·官针》篇中有九刺、十二刺及五刺等记载,主要论述了针刺的部位、深浅、轻重、用针多少等使用准则。其中十二刺中的齐刺为"齐刺者,直入一,傍入二",即正入一针,旁入二针,三针共用,称为齐刺,是属于一种多针刺方法,目的是为了加强针刺作用,提高疗效。项丛刺就是在后项部常用穴位施行齐刺法的基础上,发展为多针刺的一种治疗方法。

(1)体位:患者取坐位,俯首于桌上,垫枕头以固定体位。

(2)取穴:沿后项正中线3个穴位,即哑门、风府、下脑户(当枕骨粗隆下方取之,约风府上1寸),自风府穴旁开至完骨穴(即乳突后下方),沿颅骨下缘分6个等分,每相隔1个等分距离为1个穴位,左右两侧各取6个穴位,总共15个穴位。

(3)针具:选用长1.5寸,粗28或30号不锈钢毫针。

(4)手法:可用各种方法进针。针刺方向,除脑户一穴稍偏向下斜刺外,其余均与穴位表面垂直为度。采用轻度提插,结合小幅度捻转,针深1寸左右,达酸胀感应为度。

(5)留针:20~30分钟。

(6)注意事项:同一般针刺操作。但鉴于上述部位与延髓相近,操作尤当谨慎,切忌深针。

项丛刺所取部位,主要为督脉经、足太阳膀胱经以及足少阳胆经所行。《灵枢·经脉》篇曰"膀胱足太阳之脉,起于目内眦,上额……其直者,从巅入络脑,还出别下项";《难经》云"督脉者,起于下极之俞,并于脊里……至风府,入于脑",故该部位与脑有着密切联系。在临床上除广泛应用于脑血管意外后遗症、癫痫、偏头痛、脑震荡后遗症等脑源性疾病外，还观察到其对高血压、过敏性哮喘、慢性鼻炎、神经性耳聋、近视、遗尿、风湿性关节炎、感冒、周期性瘫痪、失眠、神经官能症、颈椎综合征等都有一定疗效。

3. 夹脊刺、骶丛刺

临证时，华延龄善用华佗夹脊穴治疗相应的内脏病，注重从整体观点调节内脏的功能，一般循环和呼吸系统疾患取颈6～7及胸1～5夹脊；肝脾和消化系统疾患取胸11～12夹脊；泌尿和生殖系统疾患取胸11～12及腰1～3夹脊。华延龄曾选用胸9～12夹脊治疗胃下垂，选用胸11～12夹脊治疗肾下垂，用胸1～12夹脊治疗慢性胰腺炎、胆石症，用胸3～12夹脊治疗慢性胃炎、胃黏膜脱垂、慢性肝炎、肝硬化等，均取得良好的效果。

骶丛刺即取上髎、次髎、中髎、下髎，用40 mm毫针。上髎、次髎针深1寸左右，中髎、下髎针深5分，每穴刺3针，成齐刺状，留针30分钟。本法适用于急慢性肾炎、尿路感染、阳痿、早泄、前列腺炎、盆腔炎、神经衰弱、内分泌紊乱、自主神经紊乱及骶骨部疾病的治疗。另外，华延龄用维生素C注射液注射次髎穴治疗溃疡性结肠炎取效，也是在骶丛刺的基础上发展变化的。

4. 特殊穴位的临床应用

特殊穴位的临床应用，主要涉及八髎穴、中魁穴、六合穴、秩边穴等。华延龄借助西医的X线，对八髎穴的位置以及针刺的深度进行了研究。从骶椎棘突的形态、位置以及八髎穴体表定位的关系出发，测量了八髎穴之间的距离，观察八髎穴的主要结构和针感范围。中魁穴作为经外奇穴，位于中指近端指关节正中。华延龄认为麦粒灸中魁穴可以治疗肺癌引起的呃逆。华延龄认为肺癌并发呃逆的患者多为肺癌晚期，提示胃气衰败，属于危急症状。中魁穴位于三焦经循行的位置，具有疏导三焦之气、降逆止呃的作用。秩边穴是足太阳膀胱经的腧穴，可以治疗腰腿的疼痛等症状。华延龄通过对秩边穴进针的深度、方向、手法与感应的研究发现，针刺秩边穴能起到加强下肢血行畅通、调整腰以下肌肉和神经功能的作用，对于气血失和引起的坐骨神经痛、畏寒不温以及抽筋等疾患，均有良好效果。

5. 综合疗法，治运动系统疾病

运动系统疾病是针灸科的常见病，华延龄对此有其独特的治疗方法，如创用骶髂刺治疗腰骶及下肢病症，选用电针、温针、水针等综合疗法治疗颈椎病、肩周炎、肱二头肌长头腱鞘炎等。

骶髂刺是华延龄根据中医学和现代医学的基础理论，结合临床实践而逐步形成的一种特定的针刺方法。该法对腰骶部及下肢部疾患具有很好的治疗作用。

（1）定位：俯卧位。沿髂嵴上缘（在腰三角：内下、背肌与髂嵴交点）定上点，髂后上棘内上缘定下点，上点与下点间三等分，上三分之一点定中点，共三穴。

（2）针具：用28号或30号三寸不锈钢毫针。

（3）进针：双手夹持法进针，进针方向与穴位表面垂直。

（4）手法：采用提插法探索，针深达2.5寸左右，留针20分钟。上点，感应至大腿内侧或沿足少阳胆经放射；中点，感应沿足阳明经与足少阳胆经之间放射；下点，感应沿足太阳膀胱经放射至足跟或足底。

（5）适用范围：本刺法主要适用于腰骶及下肢病症的治疗。如治疗骶髂关节炎、骶髂关节紊乱、坐骨神经炎、腓肠肌痉挛、臀上皮神经炎、梨状肌损伤、腰骶棘肌劳损以及下肢肌肉萎缩等，有效率均达90%以上。

除上述之外，华延龄对六合穴的历史演变、临床应用进行了研究，厘定了六合穴的临床规范，扩大了六合穴的临床使用范围；同时对于寒热理论以及临床用药也有研究。他在中医基础理论方面的研究成果，还体现在不同针刺方法的研究，以及特殊穴位的研究，通过对古典文献的研究结合临床实际情况，提出问题；借助先进的检测方法，在临床中观察现象、发现规律、总结经验，最终在临床和理论等多方面研究中取得了颇多成绩，形成了鲜明的特色。

（三）临证医案

1 吞咽困难

王某，女，76岁。

［症状］吞咽困难，滴水不进，外院神经科治疗32日。意识清，左眼裂小于右侧，言语不清，软腭运动尚可，伸舌可，双侧咽反射消失。后给予扩血管、激素等治疗。病情稳定，但吞咽困难如旧，不可进食。脉沉缓，舌淡，苔白腻。

［辨证］咽喉梗塞，滴水不进，言语不清，系邪浊侵阻廉泉，兼阳气虚惫。

［治则］壮阳益气,温通开窍。

［针灸处方］哑门,风府,下脑户,风池(双侧)。

［治法］温针7壮,每周3次。

［疗效］治疗6次后吞咽恢复正常。1年后随访良好。

2 声带麻痹

吕某,男,36岁。

［症状］2个月前感冒,咽痒不舒,2日后喑哑不扬,抗生素治疗后无效。住院治疗,检查后发现声门固定,经水杨酸钠离子透入治疗,间接喉镜下作拨动手术4次,服中药12剂,症状未见缓解。刻下,音低沉嘶哑,近在咫尺,不能闻声,无烟酒嗜好。脉弦紧,苔白腻。

［诊断］右侧声带麻痹。

［针灸处方］哑门,风府,下脑户。

［治法］温针,7壮,每周6次。

［疗效］治疗2周后发音略响;4周后音无嘶哑;7周后,发音恢复。

3 呃逆

金某,男,49岁。

［症状］肺癌20个月。呃逆不止,经针刺,药物治疗症状未减。呃逆频频,其声不扬。舌红,少苔,脉细数。

［辨证］阴虚内热,痰浊稽留,肺气虚惫,发为呃逆。

［治则］顺气降逆。

［针灸处方］中魁穴。

［治法］灸7壮,每日1次。

［疗效］治疗3次,呃逆即止。

4 坐骨神经痛

某,男,31岁。

［症状］右侧腰部酸痛,下引右腿足腘端,腰屈不便,踹部(小腿)时而抽搐。第3腰椎压痛,拉赛格征阳性。

［诊断］坐骨神经痛。

［治则］疏通膀胱经气。

［针灸处方］秩边(右),环跳,华佗夹脊15椎。

［治法］提插补泻,留针20分钟。

［疗效］第1次即痛减,5次而愈。

5 早泄

某,男,32岁。

［症状］素有遗精现象,婚后一直早泄,经针灸、水针、激素等治疗无效。精液甚浓,无耳鸣、腰酸感觉,小便频数,每小时1次。

［诊断］早泄。

［治则］益气固本。

［针灸处方］中极,关元,曲泉,三阴交,秩边。

［治法］针刺中极、关元、曲泉、三阴交等10余次无效后,改用布鲁卡因注入秩边穴。

［疗效］1次后滑泄停止,性欲正常;3次后基本治愈;1年后随访情况良好。

6 偏瘫

邵某,男,59岁。

［症状］右半身偏瘫,神呆语謇,头晕,目眩。神志欠佳,对答迟钝,视力减退,右侧同等偏盲,右侧鼻唇沟浅,伸舌偏右,右侧肢体肌肉3级,病理反射阳性。

［辨证］髓海受损,肢体偏废。

［治则］补益元神,活血通络。

［针灸处方］颈丛刺,头针左侧运动区。

［疗效］每周3次。2个月后症状基本恢复。

7 偏瘫

张某,男,68岁。

［症状］右侧肢体瘫痪。半身不遂,口角歪斜,语言謇涩,神志清楚,语言不利,右侧鼻唇沟变浅,口角向左,伸舌偏右,霍夫曼征阳性,巴宾斯基征阳性。舌红,苔白腻,脉弦滑。

［辨证］风痰流窜经络,瘀阻血脉。

［治则］活血化瘀,祛瘀通络。

［针灸处方］项丛刺。

［中药处方］补阳还五汤。

［疗效］每周3次。治疗3个月后,基本痊愈。

8 腓肠肌痉挛

李某,女,48岁。

［症状］两小腿抽搐酸胀2个月,每晚必发,发作10分钟后缓解。

［针灸处方］骶髎刺。

［疗效］1次后抽搐即止,唯有酸胀感。3次后症状消失。

第二章
浙江针灸流派

第一节　杨继洲针灸

一、流派溯源

　　杨继洲针灸起源于浙江衢州。

　　衢州位于浙江省的西部,自古就是出行、通商的交通要道,素有"四省通衢,五路总头"之称。杨继洲针灸在明代历史背景、思想氛围以及衢州生产生活、民风民俗等自然和社会环境中孕育而生,其中核心是以《针灸大成》为载体的针灸思想和针灸技法。

　　杨继洲,名济时,字继洲,明代三衢人。杨继洲出生于明代后期,当时国家由盛转衰,疫情肆虐,医学应运而苗壮发展,涌现出许多著名的医药学家。杨继洲出身于医学世家,祖父杨益任太医,著有《集验医方》一书;其父杨闿曾任太医院吏目,因此杨继洲在浓厚的医学氛围熏陶下成长。杨继洲在行医的40余年里,历任侍医、王府良医、御医等,在行医过程中,为多种阶层、多种职业的患者治病,具有丰富的临床经验,同时他结识王公大臣和社会名流,为《针灸大成》的传世奠定了基础。明万历二十九年(1601年),晚年的杨继洲在家传《卫生针灸玄机秘要》的基础上,采录和总结了包括《素问》《难经》《神应经》《古今医统》《针灸聚英》《标幽赋》《金针赋》等20多位医家的32部明代以前有关针灸的论述,并结合自身临床经验编纂了《针灸大成》。《针灸大成》的内容包括古籍中有关针灸的原文、歌赋、经络腧穴、针灸方法,以及各种内、外、妇、儿等各科常见病症的医案。这是继皇甫谧《针灸甲乙经》之后又一部影响深远的针灸学集大成之作。

　　杨继洲未有流传的家谱传承脉络,其后人是否继承了杨氏针灸尚未可知,但是得益于被奉为针灸圭臬的《针灸大成》的广泛流传,杨氏针灸得以传承至今。杨继洲《针灸大成》学术思想和针灸手法成为杨继洲针灸传承、发展与创新之源。据史料记载,清代衢州名医雷德富,人称"白马先生",擅长杨继洲针灸;其徒雷鹤明通过跟师及学习《针灸大成》承传杨继洲学术及针技,成为有衢州区域流派特色的第一代"杨继洲针灸"宗师。"杨继洲针灸"已传承至第五代,杨继洲的学术思想和针灸技法为其一脉相承的根基。

(一)流派学术理论之源

1. 倡导天人相应、阴阳和谐的哲学思想

　　杨继洲针灸倡导天人相应、阴阳和谐的哲学观点,阐发对宇宙间寿夭、阴阳等对立统一的朴素辨证观,把阴阳理论视为诊治疾病和认识世界的核心思想。《针灸大成·诸家得失策》中指出:"天地之道,阴阳而已矣。夫人之身,亦阴阳而已矣。阴阳者,造化之枢纽,人类之根抵也。"这与《素问·阴阳应象大论》中的理论十分契合。杨继洲针灸认为阴阳是主宰造化的核心,是生存发展的根本,并运用这种理论指导临床实践。《针灸大成·针有深浅策》中指出:"唯阴而根乎阳也,则往来不穷,而化生有体;唯阳而根乎阴也,则显藏有本,而化生有用。"杨继洲针灸基于阴阳互根互用关系,阐述阳隐于阴证和阴隐于阳证

的症状、病机及相应的针法施治；注重启发大家在自然中取类比象，探索人身的奥秘。

2. 重视理论基础

杨继洲针灸以《针灸大成》为载体，集结了包括《黄帝内经》《难经》在内的既往中医经典著作中的理论，汲取各家临床经验，乃撰成此书。杨继洲针灸推崇中医经典，曾有言："盖《素》《难》者，医家之鼻祖，济生之心法，垂万世而无弊者也。"

3. 辨证选经，循经取穴，贵少而精

杨继洲针灸在临床上注重辨证选取经络。杨继洲在《头不多灸策》中，将辨经络作为衡量医者水平的标准。"病以人殊，治以疾异……得之则为良医，失之则为粗工，凡以辨诸此也。"杨氏针灸崇尚"宁失其穴，勿失其经"，认为选取正确的穴位固然重要，但选取有效的穴位更为关键，故在施治时，多辨证准确，取穴少而精，以达到良好疗效。

4. 对于腧穴理论有所创新

杨继洲针灸对于腧穴理论进行了创新：拓展了井穴理论，《针灸大成》中以气血流注运行次序，专门论述井穴；同时对于选穴、作用、应用、配伍和针刺方法进行了详细阐释，突出了井穴在腧穴中的作用；强调经外奇穴，在《针灸大成·卷七》中有章节专门阐述了35个经外奇穴的治疗作用；开创四关穴，在《针灸大成》中提到"四关穴，即两合谷、两太冲是也"。

5. 主张针、灸、药结合

杨继洲针灸传承者以针灸为主，但并不拘泥于此，深谙各类中医药治疗方法，在临床治疗中主张针、灸、中药并用，各取所长，以达到良好疗效。

（二）流派特色手法之源

杨继洲针灸的特色手法主要有下手八法和十二字分次第手法，既传承了《黄帝内经》《难经》等针灸经典的要旨，又结合医家经验贴合临床，具有较强的操作性，具有系统性强、分类清楚、方法全面等优点，对后世医家影响较大。

下手八法包括揣、爪、搓、弹、摇、扪、循、捻，此八法是杨继洲继承了中医古籍理论，根据历代医家和个人经验总结而出，较为全面地概况了从选穴到出针全过程的基本针刺手法，既可单独使用，也可配合

使用，以得气为效。当得气时，医者针下沉、涩、紧，患者自觉酸、麻、重。杨继洲下手八法有较强的临床使用价值，被《针灸学》等中医药院校教材列入重要针刺手法中，被针灸医师推崇，具有很高的临床实用价值。

十二字分次第手法包括爪切、指持、口温、进针、指循、爪摄、针退、指搓、指捻、指留、针摇、指拨。十二字分次第手法是杨继洲结合针灸古籍等创立的一套针刺临床操作指南，包括进针、行针、留针、出针等针刺全过程，体现杨继洲针灸对于得气的注重，若不能得气则主张用指搓、指捻、爪摄等方法催动经气；重视进针和出针，从神气、呼吸、补泻手法等方面做了一系列要求。在此种手法的启迪下，后人完善了针灸教材中的针刺操作流程和关键。

二、流派传承

（一）传承谱系

杨继洲针灸的传承并非家族性的，主要有两种传承途径：一是当地针灸学者师承式或私淑式传承；二是基于不同版本的《针灸大成》、学术交流等方式的传承。自清代光绪年间以来，杨继洲针灸以衢州同乡为纽带，薪火相传至第六代。

第一代杨继洲针灸传人雷鹤云（1883—1925年），男，衢州龙游人。雷鹤云拜师雷德富，私淑①杨继洲，后因常骑白马行医，被世称为"白马先生"。著有《外伤诊治》，传技周明耀。

第二代杨继洲针灸传人周明耀（1894—1967年），男，衢州龙游人。其在当地开设诊所，擅长"金针拨障术"。

第三代杨继洲针灸传人为邱茂良，第四代传人为王樟连，第五代传人为金瑛，第六代传人为王爱君、谢蔚等人。其他杨继洲针灸较有影响力的医师有：汪文产，清代常山城关人，曾任常山县中医师公会理事、中央国医馆常山支馆总务主任，县卫生议员；叶伯敬（1904—1970年），男，衢州近代四大名医，师从陆辅平、吴文泳、王仲奇等名医，曾任衢县人民医院副院长；叶彦恒，男，衢州柯城人，近现代杨派针灸师；张玉恢（1941—2015年），男，受其表哥叶伯敬启蒙，考

---

① 私淑：指因为仰慕别人的学问和人品，自己用心学习效仿的接受教育的方法。

入衢州中医班，1979年被召入衢县卫校任教，后担任县红会医院任中医科、针灸科主任，又调任县中医药研究所所长，擅长治疗近视、青光眼、白内障等各类眼部疾患，2009年被评定为"衢州杨继洲针灸"代表性传承人，为推广杨继洲针灸，他将《针灸大成》中的病例线描作画供读者理解。杨继洲针灸传承谱系如图2-1。

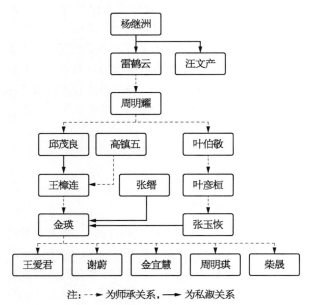

注：---→为师承关系，——→为私淑关系

图2-1　杨继洲针灸传承谱系

（二）传承工作

杨继洲针灸的核心之一是《针灸大成》，全书共10卷20余万字，总结了明代以前针灸方面的学术经典，考证了穴位名称和定位并附图说明，归纳总结了历代针灸的操作手法，记录了疾病的配伍处方以及临床医案。自1601年刊行以来，翻刻数十次，根据《中国中医古籍总目》，目前存世有79种版本，被译成英、日、德等7种文字，传播至百余个国家和地区，是我国针灸学承前启后的经典巨著，在学科发展的历史长河上占有举足轻重的地位。杨继洲针灸的取穴少而精、良好疗效等优点被临床广为接受，具有很高的医疗价值。同时，杨继洲针灸也具有重要的文化价值，其助力于中国针灸文化在全世界的传播，在2009年被列入第三批浙江省非物质文化遗产项目名录，2014年被申报为第四批国家级非物质文化遗产项目。依托"杨继洲针灸"这一品牌，衢州举办了"衢江论针比武"技能大赛，设立世界针灸康养大会永久性会址，建立"杨继洲针灸文化馆"，开办杨继洲针灸医院等。

三、流派名家

邱茂良

（一）生平简介

邱茂良（1912—2002年），衢州龙游人。主任中医师，教授，博士生导师，第一批全国老中医药专家学术经验继承工作指导老师，江苏省首批名老中医（针灸学家）。毕业于浙江兰溪中医专科学校（四年制），1954年受聘至江苏省中医院工作，同时在江苏省中医进修学校任教。曾任南

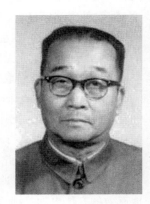

邱茂良（1912—2002年）

京中医学院（现南京中医药大学）针灸系主任、国家重点学科学术带头人，兼任国家科委中医组组员，中国国际针灸考试委员会委员，世界针灸学会联合会顾问，卫生部科学委员会委员，全国高等医药院校中医教材编审委员会副主任委员，中国针灸学会副会长，南京中医药大学国家重点学科学术带头人，第五、第六届全国政协委员，江苏省劳动模范。主编针灸著作如《针灸学》《内科针灸治疗学》《针灸纂要》《中国针灸治疗学》《中国针灸荟萃·治疗学分册》《针灸防治肝炎》《针灸治法与处方》等10余部。他率先开创了以西医病名分类的完整的、系统化的针灸学术著作，开创了以病为纲、以证为目的中医著作撰写体例，为针灸学科的建立、教学和传播奠定了基础。其主编《中国针灸治疗学》荣获华东地区优秀图书奖，发表论文30余篇。

（二）人物事略

邱茂良1928年考入浙江兰溪中医专门学校，并于此师承张山雷学习中医内科、妇科等。1933年，拜师于针灸大家承淡安，执教于中国针灸学研究社，并协助承淡安在无锡创办中国近代史上第一所针灸学校——中国针灸讲习所。1937年，因抗日战争爆发，针灸学研究社因无法开展而关闭，邱茂良遂应邀在黄岩设立针灸学研究社台州分社，开设针灸学课程。后台州分社改称台州中医学校，邱茂良任教导主任，教授中医内科、妇科、针灸学。1940年，因战争持续影

响，台州中医学校停办，邱茂良回龙游行医8年，在此期间，求教于周明耀，执弟子礼，得其传，遂为杨继洲针灸第三代传人。1951年，与承淡安复办中国针灸学研究社，举办针灸函授教学。1954年，邱茂良应江苏省卫生厅的邀请，受聘赴江苏省中医院工作，并在江苏省中医进修学校（南京中医药大学前身）任教。1956年，邱茂良在国内首创针灸病房，1958年在国内首建针灸推拿医院。

邱茂良通晓内、外、妇、儿各科，对针灸学造诣尤深；长期从事中医、针灸的教学、医疗和科研工作，培养了一大批中医针灸人才；在针灸治疗急性病、传染病的研究方面，进行了开拓性的工作。1955年，邱茂良率先开展针灸治疗肺结核病的研究，制定了针灸治疗肺结核的科研方案，其所做的针灸治疗肺结核病的临床观察与机制研究，发现了针灸对于肺结核患者血沉、结核菌痰培养改善作用，据其研究所撰写的《针灸治疗肺结核291例疗效观察》被列入国家科研成果汇编。他于1960年展开针灸对于细菌性痢疾的疗效观察和机制研究，用针刺治疗急性细菌性痢疾1236例，治愈率达94.2%，研究证实了针灸对于急性细菌性痢疾患者粪便菌群、吞噬细胞和淋巴细胞等的影响，对于患者临床症状的改善，并且因此荣获全国卫生科技大会成果奖。"针刺治疗急性病毒性肝炎的研究"证明了针刺能通过改善机体免疫功能促进肝细胞新生，从而治疗病毒性肝炎。邱茂良通过研究针灸在治疗感染性疾病方面的疗效和机制，说明了针灸对于急性病、传染病方面的良好治疗效果，丰富了针灸治疗疾病的适应证，其对于机制方面的探索也为后人进一步进行机制研究奠定了基础，提供了线索。此外，邱茂良开展的"针刺治疗胆石症的科研"荣获江苏省科技成果奖，"针刺对中风患者脑血流图与血液流变学等治疗前后的变化观察"通过省级鉴定并取得鉴定专家的好评。

在针灸国际推广方面，邱茂良曾多次赴英国、意大利、阿根廷等国家和地区讲学，拓宽了针灸在国际上发展的道路，提高了针灸的国际影响力。邱茂良以世界卫生组织西太地区临时顾问身份，多次赴外国探讨经穴名称国际化与经穴定位的问题。1985年，因邱茂良据理力争，最终达成国际统一使用中国制订的针灸穴名标准化方案，这一方案经世界卫生组织在日内瓦会议颁布实施，邱茂良为经络腧穴在国际上的命名、定位的中国化和规范化贡献了重要力量。

（三）学术观点与针灸特色

1. 学术观点

邱茂良在临床施治中不拘泥于针灸的经络腧穴理论，融会贯通各种中医基本理论，包括阴阳五行、脏腑气血、八纲证治等，形成自己全面而整体的治疗理论；同时注重中西医结合，在中医基础上，重视西医的理化检查，结合西医的病理变化进行诊治。他在《针灸纂要》中指出："临床应用针灸治疗时，首先应通过四诊确定病的性质与所属经络来取穴，并根据虚实和寒热，进行补和泻、针和灸的方法。虽然针灸治病不像药物那样有七方十剂的差别，但是配穴处方的原则，以及先后缓急、标本逆从等治法，仍然是一样的。如果采取一病一方，机械地应用成方来治病，就难以收到预期效果。"邱茂良对于针灸理法方穴方面也有很多创新认知，比如他认为《灵枢·经脉》的"热者疾之"中的"疾"体现在速度、频率和刺激量三要素方面；他挖掘古代针灸的处方治法，总结其主要有三类：针灸大方，如《素问·刺热》《灵枢·热病》五十九刺指出了治疗热病的59个穴位和治疗作用；针灸中方，如十三鬼穴方可治疗癫狂病证；针灸小方，如《百症赋》《肘后歌》等对症而设，效验治专。这既纠正了以往认为没有针灸处方、治法的错误认知，也为针灸教材的编撰提供了理论支持。他大胆尝试禁针穴位的针刺和应用研究，认为不存在绝对的穴位禁刺，相对刺禁的穴位也可慎用，大大拓宽了经络腧穴的临床应用范围。

2. 针法特色

邱茂良认为在与针灸治疗效果相关的众多因素中，针刺手法举足轻重。他总结了一套融合历代多种手法于一体的手法体系，对于针刺顺序、针刺手法以及得气的方法、调节都有要求。

邱茂良针刺顺序较常规取穴自上而下、自阳而阴的原则有所变通，他主要根据病情治疗、针刺目的以及气机变化、疾病发展趋势，因人、因时、因地巧妙地调整针刺顺序。如治疗气虚下陷证，为诱发清阳之气上升，多自下而上针刺；治疗气机上逆证，可以自上而下以引导气机下沉；病情自下而上发展者，针刺亦应自下而上；病情自上而下发展者，针刺自上而下。在针刺手法方面，邱茂良进针快速果断，力求无痛，而后按《黄帝内经》"三刺"缓慢进入，以待气至。得气后，行针守神，并适当施以补泻。守神针法依照穴位可刺的深度多先浅刺（五分）行补法，紧按慢提九数，再深刺（一寸）行泻法，紧按慢提六数，或反其道行之。后根据患者病情需要调整针刺手法，扩大针感，如平刺时多采用赤凤迎源或苍龟探穴，斜刺时多采用青龙摆尾，直刺时选用龙虎交战、子午捣臼或白虎摇头等传统针刺手法。

对于得气，邱茂良也有自己的见解。他认为得气是取得疗效的基础和关键，需要治神、候气、守气以及行气。同时邱茂良也注重对针刺得气强弱、方向、部位的调节。他认为得气强弱、扩散、传导与持续时间必须适当适度，才能达到良好的疗效。得气强弱的调节要根据患者病情和感受进行，对于初次针刺或体弱者，针感不宜过强，即便要较强针感，也应逐步加强，由轻到重，可通过持续行针加强针感，但应让患者感觉轻松舒适。调整针刺得气方向，邱茂良多采用"三法"：一为"左右捻转法"，拇指左转（向前）为阳，针力偏重向上，针感上传，拇指右转（向后）为阴，针力偏重向下，针感下行；二为"上下斜刺法"，针尖向上斜刺，针感向上，针尖向下斜刺，针感向下；三为"穴周按压法"，欲上行针感，紧压针穴下方，欲下行针感，紧压针穴上方，欲向四周扩散针感，进针后左右均匀捻转或向上、下、左、右轻缓提插针。对于不同部位的疾病，邱茂良调整针感的方向也有所不同，穴位相同而针感方向不同，会达到不同的疗效。如环跳穴，治疗腰腿痛时多向髋关节上下深刺，以期针感向上下传导，抵达腰腿部；治疗髋关节痛时，则向髋关节中线深刺，在局部形成针感，以达到疗效。

（四）临证医案

1 胃下垂

金某，36岁。

[症状] 脘腹坠胀，时作痛1年余，加重1周。1年前夏季因饮食不洁致腹痛腹泻，后反复发作，治疗后症情好转。自此饮食不多，进食后脘腹坠胀不适，甚则坠痛，时有呕吐，便溏，每日2次，腹部凹陷，胃脘部有震水音，可扪及动脉搏动，面色萎黄。舌质淡，苔白腻。上消化道钡餐造影检查示，胃呈鱼钩形，位置下移，胃小弯于髂嵴连线下4 cm。

[辨证] 脾虚气陷。

[治则] 健脾益气，利湿蠲饮。

[针灸处方] 中脘，梁门，气海，足三里，阴陵泉，百会等。

[治法] 行捻转补法，腹部各穴留针30分钟并艾灸。每日1次，连续10次。

[疗效] 10次后，患者胃脘部较舒，不呕吐，便溏好转，食欲增加，舌苔薄白。用提胃法，取双侧梁门穴，用4寸长针沿腹肌向下平刺3.5寸，捻转得气后，双手将两针同时向上提起，边提边退，3～5分钟后出针，并艾灸关元、气海，隔日1次，连续20次。后患者诸症缓解。

2 风寒头痛

蔡某，女，23岁。

[症状] 受凉后头痛1日。痛连项背，遇风寒后加重，遍身酸楚，无发热。舌质淡，苔薄白，脉浮紧。

[辨证] 风寒外袭，卫阳失宣。

[治则] 祛风散寒，解表定痛。

[针灸处方] 后溪，束骨。

[治法] 直刺，行紧提慢按泻法，留针30分钟，其间行针。

[疗效] 治疗1次后，痛减。2次后，痛止。

3 外感头痛

[症状] 发热、头痛2日，恶寒，体温最高达39℃，头胀痛，面红，鼻塞，口干，二便调。舌尖红，苔薄黄，脉浮数。

[辨证] 风热头痛。

[治则] 清热解表。

[针灸处方] 合谷，飞扬。

[治法] 合谷直刺1寸，得气后针斜向上行紧提慢按泻法，使针感向上传至臂部。飞扬直刺2寸，行捻转泻法，使针感向上下放射，留针30分钟，其间行针。

[疗效] 治疗1次后，痛止。2次后，发热退，无不适。

4 肝阳头痛

高某，男，44岁。

[症状] 劳累及情绪激动后头痛2年，近日加重。头两侧疼痛，伴眩晕，性情急躁，烦躁易怒，口干而红，血压偏高。舌色红，苔薄黄，脉弦。

[辨证] 肝阳上扰。

[治则] 平肝潜阳止痛。

[针灸处方] 外关,足临泣。

[治法] 直刺,行紧提慢按泻法,留针30分钟,其间行针。

[疗效] 治疗6次后,血压下降,无头痛、眩晕,诸症缓解。

5 消化性溃疡

王某,女,23岁。

[症状] 胃脘痛1周。胃脘胀痛,食后痛甚,嘈杂不适,口干不欲饮,食欲不振,无恶心呕吐,上消化道钡餐示胃小弯溃疡,二便可。舌质淡,苔白腻,脉弦细。

[辨证] 肝胃失和,脾失健运。

[治则] 扶脾健胃。

[针灸处方] 中脘,足三里,三阴交,脾俞,胃俞。

[治法] 平补平泻,留针30分钟。每日1次,连续20日。

[中药处方] 平胃散加味,苍术、川朴、云苓、陈皮、法半夏、木香、熟薏苡仁、生甘草,每日1剂。

[疗效] 胃脘痛明显改善,纳可,无头晕、乏力等。

6 慢性胃炎

王某,女,42岁。

[症状] 胃脘部嘈杂灼痛3年。平日情绪低落,食欲欠佳,食后胃部嘈杂、隐痛,时灼痛难忍,或嘈杂如饥,时有干呕,口干欲饮,大便干结,瘦弱,烦躁易怒。胃镜检查提示萎缩性胃炎。舌色红,少苔,脉细数。

[辨证] 肝气郁结,灼伤胃阴。

[治则] 泄肝火,养胃阴。

[针灸处方] 肝俞,中脘,期门,廉泉,足三里,三阴交,太溪,行间,内庭等。

[治法] 肝俞、中脘、期门行捻转补法,行间、内庭行泻法,留针30分钟。隔日1次,连续2个月。

[疗效] 治疗1个月后,胃痛、嘈杂、灼热感明显好转,但饮食不多,神疲少气。用黄芪注射液穴位注射肝俞、胃俞,治疗2个月后,症状消失。

7 中风

杨某,男,59岁。

[症状] 半身不遂2周余。酒后神志欠清,半身不遂,诊断为脑梗死,予脱水消肿、控制血压等对症治疗2周。刻下:嗜睡,言语不清,食少,恶心,咳吐黏痰,便溏。舌质淡,苔黄厚腻。患者素食肥甘酒味,形体肥胖。

[辨证] 痰湿内盛,蒙蔽清窍。

[治则] 运脾化胃,宣化痰浊。

[针灸处方] 人中,廉泉,神门,中脘,足三里,丰隆,中脘,足三里,肩髃,曲池,合谷,伏兔,阳陵泉,风市等。

[治法] 泻法,留针30分钟。每日1次,连续30日。

[疗效] 治疗10次后,神转清,精神转好,言语稍清晰,食欲渐增,舌苔薄腻。治疗30次后,下肢瘫痪好转,可以坐立。

8 便秘

胡某,女,66岁。

[症状] 大便不通8日。脘腹胀满,欲便不能,素体肥胖,中风后遗症,遗留左侧肢体活动不利,说话不利,口角歪斜,纳呆,小便可。舌色微红,苔黄腻,脉弦滑。

[辨证] 痰湿内盛。

[治则] 化痰降浊,润肠通便。

[针灸处方] 足三里,天枢。

[治法] 泻法,留针30分钟。每日1次,连续1周。

[中药处方] 石决明(先煎),广郁金,生牡蛎,钩藤(后下),陈胆星,杭菊花,盐半夏,炒白芍,炒竹茹,广地龙,全蝎尾,麻仁。

[疗效] 治疗后患者矢气连连,解秽浊黏液便,苔厚腻已化。

9 干呕

孔某,女,60岁。

[症状] 干呕3个多月。患者情志不畅时呕吐,多吐少量痰液,时仅干呕。口渴多饮,消谷善饥,小便多,精神欠佳,寐差。舌淡,苔薄白,脉弦细。

[辨证] 肝气犯胃。

[治则] 平肝和胃,降逆止呕。

[针灸处方] 太冲,内关,足三里。

[治法] 太冲泻法,内关、足三里平补平泻,留针20分钟。每日1次,连续3日。

[中药处方] 黄连,吴茱萸,法半夏,陈皮,茯苓,姜竹茹,广郁金,代赭石,旋覆花。

[疗效] 治疗后,干呕止。

⑩ 血淋

高某，男，71岁。

[症状] 血尿2周。患者有膀胱癌术后病史，血尿，伴尿急、尿痛，少腹胀痛，腰部疼痛，寐欠佳，胃纳可。舌色红，苔黄腻，脉弦数。

[辨证] 湿热。

[治则] 清热利湿通淋。

[针灸处方] 气海，关元，水道，足三里，阴陵泉，三阴交等。

[治法] 气海、关元、水道泻法，足三里、阴陵泉、三阴交补法，留针20分钟。每日1次，连续5日。

[中药处方] 桂枝，茯苓，泽泻，猪苓，车前子，川楝子，乌药，柴胡，白花蛇舌草。

[疗效] 治疗后小便转畅，无血尿。次日血尿复发，针刺泻阴陵泉、三阴交，予方剂知母、黄柏、车前子、泽泻、茯苓、川楝子、白茅根、茜草、血余炭、藕节。4日后血尿止，症情缓解。

王樟连

（一）生平简介

王樟连，出生于1951年，衢州龙游人。杨氏针灸第四代传人，第四批全国老中医药专家学术经验继承工作指导老师，教授，主任中医师，硕士研究生导师。20世纪70年代于南京某部队任军医时与邱茂良切磋杨氏针刺技法，后师从与邱茂良同为承淡安门下师兄弟的针灸名家高镇五。

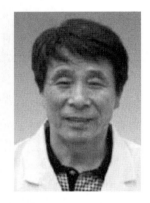

王樟连（出生于1951年）

1986年受卫生部派遣赴德国慕尼黑医科大学讲学，1992年赴巴西库利蒂医学院讲学。1994年开设"王樟连诊所"于龙游。担任中国针灸学会理事，浙江中医药大学第三临床医学院针灸教研室主任，第三临床医院针灸科主任，浙江省针灸学会常务理事、副秘书长、临床专业委员会主任委员，浙江省针灸文献研究会主任委员等职。

主编《张山雷医籍选》，撰写"经络腧穴新考证"，编写全国高等中医药院校教材《针灸学》《针灸医籍选》《针灸流派概论》《浙江名医诊疗特色》等书；完成各级课题6项，荣获省科技进步二、三等奖，在省级以上杂志发表论文20余篇。

（二）学术观点与针灸特色

1. 重视针灸临床的脉诊与辨经

"凡将用针，必先诊脉"，王樟连十分注重运用脉诊进行辨病、辨证与辨经。他在《黄帝内经》中的经络诊察体系的基础上，结合临床观察和研究，总结出一套运用问、审、切、循、按等技法，根据络脉颜色改变等病理特点进行辨证的脉诊体系。例如对于偏头痛，王樟连多先辨络脉，诊察患者太阳穴处、耳后静脉是否充盈，后辨经络，多属于少阳经病变，在少阳经穴位风池、完骨、外丘、阳交等穴位寻找压痛点。王樟连主张辨病、辨证与辨经相结合，全面了解病情后施治才能起到良好的疗效。

2. 针药并用，刺罐结合

杨继洲的《针灸大成》中有言"然而疾在肠胃，非药饵不能济，在血脉非针刺不能及，在腠理非熨焫不能达，是针灸药者，医家不可缺一者也"，孙思邈在《千金要方》中亦提到"知针知药，固是良医"。在临床上，王樟连主张针灸外治经络和气血，药物内治脏腑阴阳，拔罐俞募穴宣通气血。他常说"针灸药三者相兼而得，可利用中药、针灸各自优势，以'汤药攻其内，针灸攻其外'"，根据病情需要，主要以针灸、拔罐施治，兼用汤药、丸散膏剂等多种医疗手段，在治疗呼吸系统疾病、中风后遗症、冠心病、面瘫等各类疾病，均取得卓著疗效。

3. 注重穴位注射与补泻

王樟连善用穴位注射治疗各科疾病，并提出穴位注射亦有补泻之分的学术观点。他认为穴位注射的疗效较传统针刺而言，除了穴位的治疗效应外，还具有两方面的优势：注射药物在吸收过程中的物理刺激以及注射物的治疗作用。穴位注射不仅可以发挥药物专一作用于特定靶点的优势，还可以利用针灸及穴位的全身性作用进行整体调节，故王樟连对于穴位注射药物的选择、穴位的取舍以及注射技法进行了深入的研究。对于药物的选择，王樟连自有一套经验用法，如用卡介苗素或鱼腥草注射液治疗慢性支气管炎，用当归注射液治疗慢性肾炎高血压，用黄芪注射液治疗慢性肾小球肾炎、肺癌化疗患者等。同时，王樟连根据针刺补泻的原则，提出认穴位注射亦有补泻：针尖顺经脉运行方向为补，针尖逆经脉运行方向为泻。注射针头进入皮下后，先浅后深，重插轻提，幅度小，频率慢，则为补法；注射针头进入皮下后，先深后浅，重提轻插，幅度大，频率快，则为泻法。药液输入速度慢，刺激感应弱为补；药液输入速度快，刺激感应强为泻。

（三）临证医案

1 慢性支气管炎

陈某，男，73岁。

［症状］反复咳嗽20余年，加重半个月。患者慢性支气管炎反复发作20余年，冬季尤甚，近半个月咳嗽加重，晨起严重，黏液痰，伴有胸闷、气喘。胸部X线示两中、下肺纹理增粗。舌体胖大，色红，苔黄腻，脉弦细。

［辨证］痰热壅肺。

［治则］清热化痰，理气止咳。

［针灸处方］尺泽，足三里，孔最，丰隆。

［中药处方］板蓝根，淡子芩，鱼腥草，浙贝，金银花，款冬花，炙麻黄，杏仁，桂枝，法半夏，广陈皮，茯苓，桔梗，山海螺，车前草，焦山楂，炙鸡内金，炙甘草。每日1剂。

［治法］用卡介苗素穴位注射，每穴0.25 mL。隔日1次，10次1个疗程。

［疗效］1个月后，症状基本消失。

2 腰椎间盘突出

王某，男，48岁。

［症状］左侧腰腿痛2周。患者左侧腰痛，放射至左小腿，活动不利，仰卧时缓解。腰部CT示腰4/5椎间盘突出。面色萎黄，舌体胖大，舌色暗，苔白腻，脉弦细。

［辨证］风湿阻络。

［治则］祛风除湿通络。

［针灸处方］命门，阳关，肾俞，大肠俞，关元俞，环跳，委中，承山，昆仑。

［中药处方］赤丹参，生地，炒白芍，炒当归，杜仲，桑寄生，川断，威灵仙，广木香，细辛，虎杖根，车前草，猪苓，茯苓，焦山楂，炙鸡内金，炙甘草。每日1剂。

［治法］命门、阳关针尖向下，肾俞、大肠俞、关元俞、环跳、委中、承山、昆仑针尖向上，中等刺激量，每日1次。

［疗效］治疗后，症状消失。

3 慢性肾炎

徐某，女，50岁。

［症状］慢性肾炎3年余。查尿常规示：尿蛋白（＋＋）～（＋＋＋），尿红细胞（＋＋）。血红蛋白100 g/L，总蛋白60 g/L，白蛋白40 g/L，球蛋白20 g/L。刻下：面色无华，精神萎，乏力，腰膝酸软，胃纳欠佳。舌淡胖，苔白腻，脉沉细。

［辨证］脾肾阳虚。

［治则］补脾益肾。

［针灸处方］脾俞，肾俞，气海，足三里，血海。

［治法］黄芪注射液穴位注射脾俞、肾俞、气海，当归注射液注射足三里、血海，每穴1 mL。隔日1次，10次1个疗程

［疗效］治疗后精神好转，尿常规示：尿蛋白（－），尿红细胞（＋）。血红蛋白115 g/L，总蛋白71 g/L，白蛋白46 g/L，球蛋白25 g/L。治疗2个疗程后，诸症好转，1年内未复发。

4 慢性肾小球肾炎

郑某，女，55岁。

［症状］慢性肾小球炎5年余。近2年尿蛋白（＋～＋＋）。生化检查示：尿蛋白（＋＋），尿红细胞（＋＋），尿白细胞（＋），总蛋白66 g/L，白蛋白46 g/L，球蛋白20 g/L，肌酐229 μmol/L，二氧化碳结合率38%。刻下：面色无华，腰酸，耳鸣，面色无华，畏寒，四肢欠温，胃纳欠佳。舌质淡，苔薄白腻，脉细滑。

［辨证］脾肾阳虚。

［治则］补脾益肾。

［针灸处方］脾俞，肾俞，足三里，中极，血海。

［治法］脾俞、肾俞、足三里用黄芪注射液穴位注射，中极、血海用当归注射液注射，每穴1 mL。隔日1次，10次1个疗程。

［疗效］治疗2个疗程后，症状消失。尿常规检查阴性。生化检查总蛋白72 g/L，白蛋白48 g/L，球蛋白25 g/L，肌酐106 μmol/L，二氧化碳结合率48%。

5 原发性痛经

唐某，女，16岁。

［症状］经期少腹疼痛半年余。患者13岁月经初潮，既往月经正常规律，15岁出现痛经，逐渐加重。近半年疼痛加重，难以忍受，恶寒喜温，平日喜食生

冷,月经颜色暗红、有血块,形寒肢冷,面色苍白,疲乏。舌色暗,苔白腻,脉沉细。

［辨证］寒凝血瘀。

［治则］温肾散寒。

［针灸处方］关元,天枢,地机,足三里,三阴交,太冲。

［治法］温针灸天枢、关元,其他穴位平补平泻,留针30分钟,每日1次。

［疗效］治疗2次后月经来潮,改用温针灸关元、三阴交、合谷、次髎。当痛经时,针刺天枢、关元、气穴、足三里、太溪共2次,连续治疗3个月,后未复发。

6 继发性痛经

孙某,女,36岁。

［症状］反复痛经3年余,加重1年。患者有多次流产史,3年前出现痛经、颜色紫暗,并有血块。近1年月经期服用止痛片,伴有胸胀腰酸,肛门坠胀。平日脾气暴躁。B超示左侧附件区可见45 mm×40 mm×35 mm囊块,内液稠。舌暗,苔薄,脉弦细。

［辨证］肝郁肾虚,瘀血阻滞。

［治则］补肾疏肝,活血消癥。

［针灸处方］关元,子宫,肾俞,血海,足三里,三阴交,丰隆,太冲。

［治法］隔药饼灸关元、子宫、肾俞,其他穴位平补平泻,留针20分钟。每周3次,治疗6个月。

［疗效］痛经完全消失,左侧附件囊块变小至35 mm×32 mm×27 mm。

7 耳鸣

王某,女,61岁。

［症状］双耳耳鸣4年余。患者长期耳鸣,自述可闻及蝉鸣音,听力下降,伴有眩晕,曾在当地医院被诊断为感音神经性耳聋。夜寐欠佳,手足心热,神疲乏力,腰膝酸软。舌红,苔薄黄,脉沉细。

［辨证］肝肾阴虚。

［治则］滋补肝肾。

［针灸处方］听宫,听会,耳门,翳风,翳明,风池,外关,三阴交。

［治法］平补平泻,留针30分钟,隔日1次,10次1个疗程。

［中药处方］丹参,生地黄,白芍,当归,黄芪,川芎,天麻,潼蒺藜,白蒺藜,钩藤,柴胡,葛根,菊花,石菖蒲,黄精,五味子,生龙骨,生牡蛎(先煎),远志,茯苓,郁金,佛手,炙甘草。

［其他］拔罐天宗、曲垣、肩外俞、肾俞,留罐10分钟。

［疗效］1个疗程后耳鸣减轻,3个疗程后基本痊愈。

8 多囊卵巢综合征

李某,女,29岁。

［症状］月经未至2个月余。患者既往因月经周期短服用益母草颗粒,后月经周期37～40日,经期3～7日。此次患者因情绪不畅,停经2个月。末次月经量中等,色深,少量血块,经前腹部隐痛。查性激素:促黄体生成素12.1 IU/L,促卵泡雌激素4.2 IU/L,雌二醇276.5 pmol/L,孕酮2.13 nmol/L,睾酮2.6 nmol/L。B超示双侧卵巢内可见10余个卵泡回声,最大直径0.7 cm,内膜厚约1.2 cm(双层)。刻下:肥胖,面油,胃纳可,大便质黏。舌淡,苔水滑,脉沉涩。

［辨证］痰湿血瘀阻滞。

［治则］活血通络,行气化痰。

［针灸处方］中枢,天枢,大横,气海,关元,水道,归来,子宫,合谷,血海,足三里,三阴交,太冲,脾俞,胃俞,肾俞,十七椎,次髎。

［中药处方］丹参,益母草,红藤,生地黄,炒白芍,当归,椿根皮,桃仁,红花,泽泻,茯苓,猪苓,车前草,枳壳,焦山楂,鸡内金,陈皮,柴胡,炙甘草。

［治法］平补平泻,隔日1次。

［疗效］治疗5日后出现月经,加灸神阙、关元、十七椎至月经结束。后苔薄白,取穴去次髎、十七椎、血海。后去柴胡、加郁金、佛手,针灸处方加阴陵泉、阳陵泉。治疗3个月,月经周期恢复至33日,色、量均正常,无血块。改服用逍遥丸1个月。随访半年,B超示有优势卵泡。次年怀孕。

9 慢性盆腔炎

楼某,女,32岁。

［症状］小腹坠痛1年余。患者时发小腹坠痛,腰骶部酸痛,伴淡黄色、有异味白带,神疲乏力,经期和劳累后加重,夜寐欠安,大便干结。B超示子宫直肠陷凹少量积液。舌色暗红,苔薄黄,脉弦细。

［辨证］湿热瘀阻。

［治则］祛湿清热。

［针灸处方］天枢，水道，足三里，关元。

［治法］泻天枢、水道，补足三里、关元，香丹注射液穴位注射，每穴1 mL。隔日1次，10次1个疗程。

［疗效］治疗1个疗程后症状缓解。2个疗程后症状消失，B超检查正常。

⑩ 中风后遗症

孟某，男，46岁。

［症状］左侧脑梗死5个月余。患者有左侧脑梗死病史，右侧肢体活动不利，行走困难，需搀扶。舌暗，苔腻，脉细。

［辨证］阳亢阴虚。

［治则］泻阳补阴。

［针灸处方］顶中线，颞前斜线，颞后斜线，肩髃，臂臑，曲池，外关，合谷，髀关，伏兔，梁丘，足三里，内庭。

［治法］头皮针留针2小时；阳侧穴快速刺入，针尖逆经络走向；阴侧穴提插捻转补法，针尖顺经络走向，留针30分钟。起针后穴位注射香丹注射液，每穴0.5 mL于肩髃、曲池、外关、伏兔、梁丘、足三里。隔日1次，10次1个疗程。拔罐于大椎、阿是穴、肾俞，留罐10分钟。

［疗效］1个疗程后，患者自觉肢体僵硬减轻，关节活动度增大。2个疗程后，患者可独立行走。

金 瑛

（一）生平简介

金瑛，男，出生于1969年，衢州龙游人。杨氏针灸第五代传人，主任医师，教授，硕士生研究生导师，师承于杨氏针灸第四代传人王樟连。

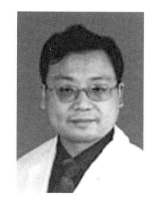

金瑛（出生于1969年）

金瑛出生于中医世家，外祖母家族自清道光年间从安徽歙县迁入龙游，为安徽新安医学世家，世代行医，至金瑛已为第八代。1989年，金瑛毫不犹豫地报考浙江中医学院（现浙江中医药大学）针灸专业，师从杨氏针灸第四代传人王樟连，随师侍诊五年；1994年学成归来，于衢州市中医医院工作，后博采众家之长，先后师从针灸名家高

镇五、虞孝贞、方剑乔、石学敏等。在金瑛的带领下，杨继洲针灸不断发展壮大：2008年6月，衢州市中医医院被确定为非物质文化遗产项目"杨继洲针灸"保护单位；2009年6月，"衢州杨继洲针灸"被列入第三批浙江省非物质文化遗产项目名录；2013年建立"杨继洲针灸文化馆"；2014年成功将"杨继洲针灸"申报为第四批国家级非物质文化遗产项目，金瑛也成为省级传承人。同时，金瑛还多次举办国家级继续教育项目"杨继洲学术思想传承与临床应用新进展"；在其带领下，衢州市中医医院针灸推拿科在2010年被评为"浙江省中医药重点学科"，2017年被列入浙江省中医药重点学科（继承类）建设单位。获评2019年浙江省劳动模范。现任衢州市中医医院副院长，中国针灸学会理事，浙江省针灸学会常务理事兼疼痛学术委员会主任委员，浙江中医药学会针刀分会副主任委员，浙江省中医药重点学科针灸推拿学学科带头人等。

（二）学术观点与针灸特色

金瑛秉持"三才进针"法，精研针刺手法，有所创新，他主张"法之所施，使患者不知所苦"，强调先练指力，后言手法；先求得气，后言补泻；在继承杨继洲"下手八法""十二字分次第法"针灸传统手法基础上，形成了自己的特色，针法方面，进针迟数有度，运针手法细腻，捻转角度均匀，提插深浅得当，强弱刺激适宜，故针感舒适，亦无痛楚。

（1）强调指力，练好充实的指力的目的，在于捻针有数，进针有度，最终目标在于得气。

（2）强调持针，要求持针"中正平直"，指出在练好指力、正确持针的前提下，才能掌握"三才进针法"（即天、人、地三部进针）。

（3）要求以平补平泻为基础，熟练掌握提插、捻转两种针刺基本手法。

（4）善用左手，揣穴、候气，"知为针者信其左"施针时左手推按有力，刚柔相济，揣穴准确，力量持久，右手进针迅速，动作轻灵。

（三）临证医案

① 痉挛性斜颈

徐某，男，24岁。

［症状］头颈向右水平旋转1月余。患者1个多月前曾坐过山车致左侧颈部扭伤，疼痛剧烈，次日症

状自行好转。后因受凉左侧颈部疼痛加重,头颈不自主向右水平旋转,严重时旋转90°,需用手恢复至中立位,情绪紧张及运动后加重,平躺时缓解。查体:Ashworth痉挛评定Ⅱ级。肌电图示:左胸锁乳突肌松弛时,运动单位动作电位持续释放。刻下:纳寐欠佳,便溏,平素畏寒,久坐四肢易麻木。舌红,苔薄白,脉紧。

[辨证]湿邪阻络。

[治则]利湿解痉,缓急止痛。

[针灸处方]百会,四神聪,风池,颈百劳,大椎,大杼,风门,肺俞,肾俞,阳陵泉,阴陵泉,三阴交,丰隆。

[方药处方]白芍,葛根,炙甘草,藿香,佩兰,川芎,山药,鸡血藤,伸筋草,透骨草。

[治法]留针30分钟,每周5次,10次1个疗程。

[其他治疗]超微针刀松解左侧胸锁乳突肌肉起止点(胸锁结合处、上项线、乳突尖处痛性结节),左手按压于痛性结节出,避开神经血管,针刀沿左手拇指甲缘下刀,方向同肌束走向,每处提插2～3刀。

[疗效]治疗1周后左侧颈项酸痛减轻,向右旋转幅度减小。治疗1个月后突发性右转频率减轻,静止时无突发性右转,Ashworth痉挛评定Ⅰ级。

2 幻肢痛

王某,女,50岁。

[症状]左上臂截肢端胀痛1个月余。患者1个月前因车祸致左上臂截肢,术后截肢端胀痛,痛感持续,伴左上肢幻肢觉,自觉维持屈肘上举强迫姿势,情绪抑郁,夜寐欠安,胃纳可,二便无殊。舌色淡红,苔薄白,脉弦细。

[辨证]气血痹阻。

[治则]行气活血。

[针灸处方]右侧顶颞后斜线2/5,百会,四神聪,滑肉门,外陵,上风湿点(左侧),合谷(右侧),内关(右侧),手三里(右侧),曲池(右侧),臂臑(右侧),足三里,三阴交,太冲。

[治法]捻转补足三里、三阴交,其他腧穴平补平泻,留针30分钟。每日1次,治疗7次。

[疗效]治疗后患者自述幻肢痛基本消失,偶有异常姿势,情绪变好,夜寐转佳。

3 头痛

刘某,女,45岁。

[症状]头痛5年余。患者晨起(6点)头痛,痛于巅顶,痛如刀劈,痛自止后如常人。头颅MRI无明显异常。舌色暗,有瘀斑,脉弦细。

[辨证]寒瘀上逆。

[治则]祛寒化瘀。

[针灸处方]太冲,百会,膈俞,血海。

[治法]泻太冲,压灸百会,放血拔罐于血海、膈俞。

[疗效]治疗3次后,症状消失。

4 小脑性共济失调

翁某,女,35岁。

[症状]四肢不协调8个月余。患者8个月前产后突发头晕头痛,伴胸闷恶心,后出现四肢动作不协调,持物、步态不稳,语言笨拙,饮水呛咳。查体:指鼻试验(＋),轮替试验(＋),闭目难立征(＋),眼震(＋)。头颅MRI示:T2W1及FIR序列双侧大脑半球脑皮层T2加权信号稍高,脑沟脑裂稍宽,小脑脑沟增宽较明显,中线结构居中,第4脑室体积较大,脑脊液信号正常。诊断为遗传性小脑共济失调。

[辨证]肾元不足,髓海空虚。

[治则]益精填髓。

[针灸处方]枕下旁线,顶颞前斜线2/5,中脘,下脘,气海,关元,滑肉门,外陵,上风湿外点,下风湿下点。

[治法]头皮穴位行针快速捻转(200次/分钟)1分钟,补法为主;腹针缓慢提插,补法为主。留针30分钟,每日1次,15次1个疗程,2个疗程之间休息3日。

[疗效]治疗2个疗程后,症情明显好转,双手持物变稳,步态变稳。又治疗1个疗程后,可独立行走400余米,言语变流畅清楚,无明显呛咳。

5 遗尿

王某,男,11岁。

[症状]遗尿10余年。患者平素夜间熟睡,夜间遗尿。面色萎黄,形疲怕冷,纳差。舌色淡红,苔薄白。

[辨证]脾肾阳虚,膀胱失约。

[治则]醒脑开窍,温肾固摄。

[针灸处方]百会,四神聪,关元,足三里,三阴交。

[治法]三阴交行提插补法,针刺方向向上得气感传至会阴部,温针灸;其他穴位行捻转补法;关元、足三里温针灸。留针30分钟,每日1次。

[疗效]治疗10次后,夜间呼唤后神志较清,可

起床小便。

6 原发性痛经

郑某,女,24 岁。

[症状]经期腹痛 3 年余。患者 3 年前经期感寒而腹痛经断,后每次经期感小腹坠胀疼痛,恶寒喜暖,月经量少色暗,有血块。子宫附件 B 超未见明显异常。舌淡,苔薄,脉沉细。

[辨证]寒凝胞宫。

[治则]温经散寒,调理冲任,暖宫止痛。

[针灸处方]关元,足三里,三阴交,公孙,地机。

[治法]关元提插补法,温针灸;足三里、三阴交,捻转补法,温针灸;地机、公孙捻转泻法。留针 30 分钟,每日 1 次。

[疗效]治疗 1 次后腹痛缓解;3 次后无腹痛,经色变红,血块消失。随访半年,无痛经。

第二节　虞氏针灸

一、流派溯源

虞氏是世代书香的杏林大家,源远流长,最早可追溯至南宋时期,世代行医,后定居浙江宁波。虞氏针灸第一代虞凌云,祖籍宁波,曾任清代杭州医官,后代均为浙江名医。传至第二代虞秉章时,医技超群,名噪江浙。发展至第三代虞佐唐,师从宁波儒医周维岐、宋森芳,承虞氏针灸和宋氏妇科的精华,仁术济民,发展学术,初于宁波悬壶济世,后于 1916 年迁居上海,设诊于天津路,以妇科见长,兼通各科。虞氏针灸在第四代时,其在针灸领域得到极大的发展,不断继承与创新,将传统针灸与现代医学紧密结合,使虞氏针灸进入新的发展轨道。当前,在以方剑乔、陈华德等为主要代表人物的第五代和以马睿杰等为主要代表人物的第六代的共同努力下,虞氏针灸与时俱进、蓬勃发展。

二、流派传承

(一)传承谱系

虞氏针灸第一代、第二代的具体生平,因年代久远,多已不可考,略述于下。

第一代:虞凌云(生卒年不详),浙江宁波人,曾聘于清代杭州医馆,传术于子秉章。

第二代:虞秉章(生卒年不详),清末宁波名医,长于内、儿科。

第三代:虞佐唐(1885—1970 年),男,字昌肇,浙江宁波人。师从宁波儒医周维岐、宋森芳,初于宁波悬壶济世,后于 1916 年迁居上海,设诊于天津路,以妇科见长,兼通各科。传业于子虞孝舜。

第四代:虞孝舜、虞孝贞。虞孝舜,男,出生于 1922 年,字小白,祖籍宁波,上海市黄浦区中心医院主任中医师。幼年得虞佐唐亲炙,在上海新中国医学院攻读中医期间,得到章巨膺、章次公、祝怀萱、余无言等大师口传心授,长于妇科。虞孝贞,出生于 1924 年,女,祖籍宁波,教授,主任中医师。师从上海名医陆瘦燕研习针灸,毕生投入针灸的临床和科研工作之中。

第五代:方剑乔、陈华德、边琼霞、王慧敏、蒋松鹤等。方剑乔,男,出生于 1961 年。教授,主任中医师,博士生导师,国家中医药岐黄学者,全国名老中医药专家传承工作室建设项目专家,全国名老中医药专家学术经验继承工作指导老师,浙江省国医名师,浙江省卫生领军人才,浙江省教学名师。陈华德,出生于 1957 年,男,医学博士,教授,主任中医师,博士生导师,浙江省教学名师。

第六代:马睿杰等。马睿杰,女,教授,主任中医师,博士生导师,现任浙江中医药大学附属第三医院副院长。虞氏针灸传承谱系如图 2-2。

(二)传承工作

虞孝贞是浙江中医药大学针灸推拿系的创始人,也是其发展的见证人。她细心培养针灸教师、研究生等青年后学,无论在针灸教学上、针灸理论和临床上,以及为人处世上都对他们产生极大的影响。如陈华德和方剑乔跟随虞孝贞门诊时间最长,受益良多;边琼霞是虞孝贞唯一培养的研究生,深受虞孝贞严谨治学态度的启迪和影响;王慧敏、蒋松鹤、马睿杰等亦在针灸临床等方面受到虞孝贞的教诲。虞氏针灸弟子们继承了虞氏针灸学术思想和临床经验,并在各自的教学、临床和科研领域传播、传承、发扬虞氏针灸,

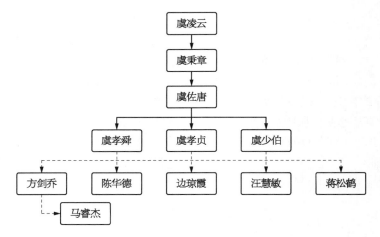

注：——为家族关系，----为师承关系

图2-2 虞氏针灸传承谱系

取得了丰硕的成果。

三、流派名家

虞佐唐

（一）生平简介

虞佐唐（1885—1970年），字昌肇，浙江宁波人。初从宁波栎社儒医周维岐学医，打下了伤寒杂病的深厚根基，后从宁波妇科名医宋森芳，得其亲传。1916年迁居于上海，在天津路开诊，以妇科见长，善治痛经、子宫肌瘤、产后疑难杂症等疾病，悬壶济世60余年，德高望重，医技超群，仁术济人，远近闻名。虞佐唐还致力于学术发展，曾在1936年与上海灵学会药店合作编著《药物鉴别常识》。除此之外，作为学验颇丰的妇科大家，虞佐唐编写了《虞氏妇科经验》供大家临床参考。

（二）学术观点与针灸特色

虞佐唐仁术济人，设针灸方药，以妇科见长，兼通各科，尤其擅长治疗痛经、妊娠杂病、产后疑难症等，是当时沪上难得的学问大家和一代医术高明的妇科宗师。虞佐唐生平服膺陈自明、叶天士、徐灵胎、费伯雄等名家，其妇科处方多出于《医宗金鉴》与《妇科良方》，辨证准确，取方精妙，临床颇有疗效。虞佐唐德高望重，救死扶伤的同时也救济穷苦百姓，慷慨捐助；著有《虞氏妇科经验》，参与编著《药物鉴别常识》。其特色临床治疗理论介绍如下。

1. 分期治疗痛经

虞佐唐认为经前期和经期疼痛多属实，通常由风寒、气滞、血瘀等所致，这与《医宗金鉴》中"经前痛为气血凝滞"相符合；而经期后腹痛，则大多属虚，正如《医宗金鉴》中所说的"经后腹痛或去血过多，乃血虚也"，治法以四物汤随证加减。还有一种产后痛经，小产后或刮宫后，冲任督脉受损，其临床典型症状是腹痛喜按，腰背疼痛，形寒肢冷，气短乏力，或经行如崩，或经行量少，以通补奇经丸方加减治之。

2. 先补后攻治疗子宫肌瘤

虞佐唐认为子宫肌瘤是经行或产后余血未净，留滞日积成疾，其治法大多以破血消积、温中行气为主。此时病久正气尚虚，宜攻补兼施，先扶正再攻邪，以达到祛邪而不伤正的疗效。虞佐唐治疗子宫肌瘤用先补后攻，而攻法用乌金丸较为和平之药。

3. 辨证治疗妊娠及产后疑难杂症

（1）妊娠腹痛漏红：虞佐唐认为此症多因产后气虚血少所致，抑或因气郁食滞、风寒侵袭、跌扑损伤等因素造成，临床上治疗血虚偏重，则用胶艾汤；气虚为主，则用补中益气汤或归脾汤。

（2）妊娠恶阻：症状主要表现为恶心呕吐、挑食恶闻、好食酸咸，伴头昏目眩、多唾痰涎、心中烦闷等不适症状。各随体质，其证不一，以体弱初产妇或脑力过劳者为重，治法不外和胃健脾、化痰顺气、平肝降逆之法。虞佐唐治疗此证以二陈汤化裁，同时因患者呕吐，虞佐唐特叮嘱服药时不宜大口大口地喝，应该服1～2匙，停下稍缓再服1～2匙，从而使药气得而呕吐自止。

（3）夹阴腹痛：无表证者治用左盘龙（即鸽粪）、官桂、炒五灵脂、桃仁、全当归、小茴香、艾叶、香附、川芎，煎药时入酒1杯，温行通瘀导滞，1～2剂药即愈。

（4）产后发热：虞佐唐认为常有的产后发热是因为血虚或外感风寒或恶露瘀积化热所致。临床明证施治，不明病因则采用清热而不逐瘀，热必不退。

（三）临证医案

1 子宫肌瘤

章某，曾产二胎。

［症状］经事紊乱，时常暴下，中杂血块，少腹部有痞块触及，面黄肌瘦，体查示气血不足。脉细涩。

［辨证］气虚血瘀。

［治则］补气血，消瘀积。

［处方］先用八珍汤，后用乌金丸每日1粒。

［治法］口服药物。

［疗效］治疗3个月后，面色由黄转红润，少腹痞块减少，月经准期。再3个月，原院复查未见肿瘤。

2 死胎不下

案1　张妇，30岁，怀孕4个月。

［症状］漏崩不息，脉细中带有弦滑。某妇科中医诊为胎心已停。

［辨证］气血亏虚。

［治则］补气养血，以补当泻。

［处方］人参养荣汤加减。

［治法］口服汤药。

［疗效］服药2剂，排出死胎，而崩漏渐止。

案2　邵妇，36岁，怀孕8个月。

［症状］时有腹痛漏红等症，腹膨而不大，胎动消失。脉沉涩微滑，舌绛苔薄。就诊前胎已有10余日不动，医院检查结果显示胎死，需手术。

［辨证］气血两虚。

［治则］活血祛瘀，益气养血。

［处方］下胎方加养血益气之药（即佛手散与开骨散合方加减）。

［治法］口服药物。

［疗效］1剂即下，恶露稀少。

3 产后发热

产妇章某，产后20多日。

［症状］发热持续不退，少腹痛剧，恶露稀少。舌紫暗，脉细数。

［辨证］瘀血阻滞化热。

［治则］养血祛瘀。

［处方］生化汤加减。

［治法］口服汤药。

［疗效］药后恶露即下，并有血块，少腹疼痛减，热度迅速退净。

4 产后崩漏

王妇，年30岁。

［症状］产后血崩暴下，就诊时病妇因崩血过多已昏厥，床席染红，面色苍白，冷汗淋淋。脉细如绝。

［辨证］血脱。

［治则］回阳救逆，补气止血。

［处方］大升大举之品（人参、升麻、柴胡、血余炭、炙黄芪、当归炭、地榆炭）。

［治法］口服汤药。

［疗效］1剂，血崩即止。

虞孝贞

（一）生平简介

虞孝贞，1924年出生于上海。教授，主任中医师，农工民主党党员。1942年9月进入当时的上海中华国医专科学校，跟从徐小圃、包天白、章次公、钱今阳、潘澄濂等名医学习中医。1944年从上海中华国医专科学校肄业后拜师于上海名医陆瘦燕和顾鸾天研习针灸。1955年12月任宁波百丈中医联合诊所医师。1957年经浙江省中医师资训练班考核通过后留校执教《中医妇科学》和《针灸学》，是浙江中医药大学针灸教研室创始人之一。虞孝贞毕生在针灸的临床实践和科研工作上奉献自己，在针灸治疗妇产科疾病以及急症等方面颇有建树。著有《中医妇科手册》《妇女闭经针灸辨证施治经验介绍》等论著，发表论文30余篇。历任校针灸教研室、研究室、门诊部针灸科副主任，经络腧穴教研室主任，曾任浙江省针灸学会常务理事、名誉理事，浙江老年病学会理事，浙江省人体科学研究会理事，杭州市针灸学会顾问等。1973年出席浙江省第五次妇女代表大会，1985年被评为浙江中医学院先进工作者，1992年被评为浙江省工会"巾帼贡献"活动积极分子。

（二）学术观点与针灸特色

虞孝贞继承家学妇科之深厚底蕴，融汇海派针灸名家的针灸学识，从事针灸的医教工作60余载，教书育人，硕果累累，在20世纪90年代退休后，仍坚持在临床和教学上贡献自己的力量。其核心临证经验如下。

1. 针药并施，妇科尤擅

虞孝贞不仅是针灸名家，因其家族世代从医，其中医基础深厚，尤其是妇科的基础与临床经验丰富，她将家传妇科中的方药与针灸结合起来，开创了虞氏针灸治疗妇科病症的新局面。虞孝贞在临床上对妇女经、带、胎、产、杂等病上见解独特，针药兼施，疗效俱佳。

虞孝贞临床所见病症多为错综复杂，常以多种症状并见，因此，她强调在治疗时必须抓住主要矛盾，辨证选穴，对症下药，针药并用，方可显效。就遣方用药而言，她认为女科诸疾皆从血起，理当从血论治，在临床上从血论治主要体现在调气破血治肌瘤、祛瘀活血治发热、益气养血治漏红、益气摄血治崩漏和痛经诸证气血治这五个方面。就经络论治而言，虞孝贞认为妇女诸病与五脏以及奇经八脉中的督、冲、任、带脉密切相关，因而临证主张脏腑辨证与经络辨证相结合，并将奇经八脉理论运用于针灸和妇科病的施治之中。虞孝贞临床治疗妇科疾病的原则是：调气血，益肝肾，和脾胃，清湿热，治奇经；喜以关元穴、肾俞穴、足三里穴和三阴交穴等为主穴，辨证加减，同时针旁艾灸，腹部多加艾灸温熨等。

尤其值得一提的是，虞孝贞认为在治疗妇科疾病中万万不可忽视冲脉、任脉的重要作用。她曾治疗一结扎后齿痛妇人，齿痛数月难愈，针颊车、合谷等穴未见效，后思考此女本无齿痛之疾，病因起于绝育结扎术后，想及《难经》中"冲脉者起于气冲，手足阳明之经，夹脐而上行……"结合《灵枢》中手、足阳明经循行上、下齿，认为此患者齿痛的病变可能因冲脉阻遏，阳明火旺上袭于齿，故针刺关元、气海等穴调理冲任，导上逆之胃火下行，针后齿痛即愈。此外，虞孝贞认为不孕症与肾虚密切相关，临床归纳总结分为四类：元阳真阴亏损、肾虚兼挟宫寒、肾虚兼挟肝郁和肾虚兼挟痰湿，治疗则以温肾填髓，对症佐以温肾暖宫、疏肝理气、祛湿化痰等。虞孝贞虽业秉家传、精通阴阳，但对针灸治疗妇科病开展了大量的现代研究，如利用心电离器改制的子宫收缩描记仪描绘针刺有关腧穴引起子宫收缩的客观指标，在20世纪70～80年代实

属不易。虞孝贞将针灸运用于219例产妇的催产、引产，并用针灸辨证治疗20例闭经，所撰写的相关论文发表在《中国针灸》等刊物，在当时国内享有盛誉。

2. 急症六法，仁术济人

虞孝贞在20世纪60～80年代经常下乡义诊，深受广大百姓的欢迎。行医中，虞孝贞时常遇到急性病症，针灸取得良好效果。后来，结合临床经验和经典古籍，虞孝贞编纂整理出《针灸治疗急症六法》。六法分别为醒神开窍、回阳救逆、清热解毒、息风解痉、利尿通淋、泻痢导滞六种针灸治疗方法，具体方法阐述如下。

（1）醒神开窍法：针刺选穴通常为十二井穴（或十宣）、人中穴、涌泉穴、百会穴、内关穴等，主要用于治疗高热神昏或中风中脏腑等厥证、闭证等。

（2）回阳救逆法：针刺选穴通常为神阙穴、关元穴、百会穴、内关穴、素髎穴等，亦选取人中穴、中冲穴、涌泉穴等为之配伍。主要用于治疗亡阴，亡阳或阴阳离决等正气暴脱之证。

（3）清热解毒法：针刺选穴通常为大椎穴、曲池穴、合谷穴、委中穴、曲泽穴、十宣穴等。主要用于治疗温邪、湿热、时感疫毒等病症或火毒炽盛致疔疮走黄、疮疡内陷等全身证候。

（4）息风解痉法：针刺选穴通常为合谷穴、太冲穴、曲池穴、阳陵泉穴、人中穴、印堂穴、百会穴。主要用于治疗因火旺、痰浊、气闭、高热引起的肝风内动，而成的惊厥抽搐。

（5）利尿通淋法：针刺选穴通常为中极穴、关元穴，阴陵泉穴、三阴交穴、神阙穴、秩边穴等。主要用于治疗虚证或湿热导致的膀胱气化失司，或产后、术后等所致的泌尿系疾病，如癃闭、尿淋等。

（6）泻痢导滞法：针刺选穴通常为神阙穴、天枢穴、下脘穴、气海穴、委中穴、止痢穴（三阴交穴与阴陵泉穴连线的中点）。主要用于治疗急性呕吐、泄泻或泻痢赤白。

此针灸治疗急症的六种方法至今仍有较高的临床指导价值。

3. 善用单穴，疗效显著

虞孝贞临床取穴独特，善用单穴，手法灵活多变，效如桴鼓，即所谓"一针中穴，病者应手而起，诚医家之所先也"，举例如下。

（1）神门止鼻衄：神门穴属手少阴心经，具有补心益气、安神降火之功，主治心与神志病证，例如心痛、心悸、怔忡、健忘、失眠、痴呆、癫痫、晕车等。而虞

孝贞早年发现此穴对于鼻衄也有治疗作用，查阅古籍后思考发现此例患者鼻血每在中午发作，午时在五行属火，当属心经实证。根据"实则泻其子"的治疗原则，当取病经的子穴行泻法，神门穴在五输穴中属土，针刺神门行泻法有清心泻火、凉血止血的疗效。故此后虞孝贞临床遇到鼻衄病患，多加以辨证，恰当取穴。

（2）太阳透下关治疗牙痛：凡牙痛，不论是龋齿还是神经性痛，虞孝贞认为若服用止痛药或者针合谷穴等穴无效，换用太阳穴透下关往往显效。曾有邻居70岁女性，夜间因牙痛剧烈，服止痛药无效，而邀虞孝贞针刺治疗，虞孝贞用同法治疗而愈。施针时从太阳穴斜刺，透过颧骨弓达下关穴，采用轻刺激手法（不可用强刺激），持续小角度捻转，间歇动留针，配合使用合谷穴泻法，留针半小时，效佳。

（3）止痢穴治疗腹痛、腹泻：止痢穴位于阴陵泉穴及三阴交穴连线的中点，凡腹痛泄泻患者，在此处可找到明显的压痛点。虞孝贞邻居曾食螺蛳后腹痛泄泻频剧，前来请她诊治。虞孝贞本欲针中脘穴，天枢穴等穴，但患者惧怕腹部针，于是改取足三里穴及止痢穴，在止痢穴处按压发现明显压痛后，遂行泻法并留针，同时用艾灸脐、天枢穴、下脘穴和气海穴。20分钟后，痛泻止。

（4）内关治疗癔症性音暗：音暗即音哑、不能讲话，现代医学属神经症，又称癔病。此症无器质性病变，常因情绪、压力等心理精神因素所导致。中医无"癔病"之病名，常以"暗""暴暗""无音""音暗""失音""不能言""声哑"等代之。虞孝贞在临床中发现，对于癔症性音暗，针刺效果为佳。治疗可泻双侧内关穴，配穴天突穴或上廉泉穴。泻法针感不可强烈，以不使手指发麻且患者可耐受为度，并调整针感向上臂传导，持续或间歇动留针法，半小时至1小时，间日而刺，1个疗程10次多可痊愈。

（5）中冲治疗气厥：中冲穴为心包经的井穴，井为心包经经气所出之穴，有清心安神的功效。虞孝贞早年在宁波百丈中医师联合诊所工作时，见一患者双目上窜而红，双手紧握，为与丈夫口角后所致，诊断为气厥。遂以毫针刺一侧中冲穴，病妇"啊"后立愈。

（6）补合谷泻三阴交治疗月经延期：月经延期常因情志不畅、异地水土不服或饮食生冷所致。补合谷穴是补阳明经气，使气行则血行；三阴交穴是泻三阴经之血，调和三阴经之血，两穴佐以不同手法施治，可达到补气调血作用。虞孝贞曾在妇产科医院用子

宫收缩描记仪记录针刺该二穴时变化，发现确有加强子宫收缩的作用，可使经血下行。她曾治一外地进修女学员，月经10日未行，补之合谷穴泻之三阴交穴，并配以中药四物汤加减，当晚月经即行。

（7）重灸关元穴治疗产后或人流后子宫收缩痛：关元穴为小肠之募穴，足三阴经、任脉之会，先天之气海，可调补一身元气。虞孝贞下乡巡回医疗时，一产妇诉说小腹痛，虞孝贞前往诊治，见为阵发性收缩痛，乃为子宫收缩痛。因该患者惧针，虞孝贞用两支艾条合并以加强热力，重灸关元穴，约25分钟后疼痛即止，并予以一支艾条，嘱其痛时再灸。第3日复诊，已痊愈。

（8）止咳用中脘穴：咳嗽是因肺气失宣，气逆于上，其病位在肺，但其他脏腑功能失调亦会引起咳嗽。如《素问·咳论》云："五脏六腑皆令人咳，非独肺也。"中医学认为："肺主气、司呼吸，为贮痰之器"，"脾主运化水湿，为生痰之源"，脾胃属土，脾虚胃弱运化失调，则土不生金，聚湿生痰，可见咳嗽、咯痰反复发作，但其本为虚，故见咳声不扬，治宜健脾化痰，理气止咳。中脘属八会穴之腑会，具有健脾助运、化湿祛痰的功效，取用中脘乃治本之法。虞孝贞曾治某女，患感冒咳嗽，服中西药近1个月而咳嗽未止，闻其咳声嘶哑不扬，咳而不爽，而舌苔厚腻，脉滑。虞孝贞辨证属于痰湿阻肺型，予以针刺天突、丰隆、尺泽等穴无效，后再加针中脘穴。患者即感气往下行，喉间顿舒不欲咳矣。此后连针3次，均以中脘穴为主，缠绵月余之顽咳终止。

（9）抑制胃酸用阳陵泉穴：泛酸又称吞酸，是指因胃中酸液过多，随胃气上逆泛溢的症状。《寿世保元·吞酸》曰："夫酸者肝木之味也，由火盛制金，不能平木，则肝木自甚，故为酸也"，说明泛酸与肝木有关，肝气犯胃为其基本病机。曾有一女，27岁，即将足月临产，因宫缩腹痛一日一夜，未进饮食，自觉胃中作酸，食入即吐。是时宫口已开达3 cm，然此时却呈宫缩无力，人感疲倦，因惧怕剖腹产而邀虞老往诊。虞孝贞认为产妇因精神紧张，且2日未进食，胃酸积累过多而上泛。阳陵泉是胆经穴，与足厥阴肝经相表里。依五行生克取用，阳陵泉属木经土穴可制胃酸（克土）。为之针阳陵泉一穴，针入患者即感胃部已无作酸，留针20分钟后，给予蛋糕、开水等食物，不再呕吐，此后呈正常宫缩，2小时后即正常分娩，母子俱安。

（10）治呃逆以夹脊穴为主：呃逆是因胃气上逆

动膈,即膈肌痉挛引起。辨证可分虚实两大类,但属实证者治疗方法颇多,轻者仅吸一口气即止,或可重按攒竹,针刺风池、内关、合谷等,效果明显。《景岳全书·杂证论·呃逆》指出:"若轻易之呃,或偶然之呃,气顺则已,本不必治,唯屡呃为患及呃之甚者,必其气有大逆或脾胃元气大有亏竭而然,然实呃不难治,而唯元气败竭者乃最危之候也。"虞孝贞曾治一老妪,其患呃逆有十数日不止,卧床呻吟,呃逆声低无力,频频而作,精神欠佳,手足不温,纳差而不欲食,舌淡,苔腻,脉细涩。虞孝贞辨证属于脾胃阳虚型呃逆。针灸治疗采用第7、第9、第11夹脊穴,施捻转补法,留针加针旁艾条温和灸,约20分钟后起针;再取中脘、足三里穴,温针灸;共治疗3次,呃逆得止,能进米汤。第7、第9、第11夹脊穴其穴下有脊神经后支伴行,对相应脏腑有良性调整作用,且针刺较安全,故取代膈俞、肝俞、脾俞应用,即"以脊代腧",达到缓解膈肌痉挛的目的,再配合中脘、足三里穴,针灸并用,增强温补脾胃,降气止呃之功。

(11)治疗自练气功偏误用大椎穴或关元穴:某女素有哮喘病,入冬尤甚,久治不愈,故自学气功"鹤翔功法",每天早晨在公园树林中练习。某年冬,因哮喘病又发作,经中医药治疗效果不明显,求治虞孝贞。自述咳喘痰多,呈泡沫状,非常怕冷,尤其是背部,影响睡眠,已停经3个月。虞孝贞认为当先治疗任、督之奇经,取大椎穴行烧山火手法数度,使背部有热感;再针关元,采用运气法,使针感下达,行捻转提插补法,不留针。针后当晚,患者感到背部不再寒冷,能酣睡。次日再行针,则月经畅行矣。

以上单穴治疗经过虞孝贞充分的临床实践经验,疗效显著,可在临床上推广应用。

4. 针灸保健,延年益寿

虞孝贞很推崇针灸的保健作用,认为将其应用到老年病防治中,既方便实用,又无明显副作用,值得开展推广。她不仅对古籍经典中有关于养生内容进行了较为系统的研究,还特别关注日本保健灸的研究和进展。虞孝贞认为当今开展防治老年病,除了体疗、饮食调控、药物治疗、气功外,针灸是非常值得提倡的一种方法,简便效廉且安全无害。因此,虞孝贞在课堂教学、临床治疗和学术讲座等多种场合积极开展应用和宣传;在前人经验的基础上加上自己的临床实践与感悟,对百会穴、大椎穴、膏肓穴、中脘穴、神阙穴、肾俞穴、阳陵泉穴、足三里穴、三阴交穴等保健要穴归纳总结,并注明各自的治疗特点,以供后人参考。虞孝贞尤为提倡用灸关元穴保健,其本人坚持不懈使用此法,耄耋之年仍容光焕发。在临床中,虞孝贞常开展对于心血管疾病、呼吸系统疾病及肿瘤等疾病的防治,投入少,获益佳。

(三)临证医案

1 面肌痉挛

患者,男,36岁。

[症状]患者上颌窦炎发作10多年,3年前行鼻息肉手术。术后1个月后发生左侧面肌痉挛,后每遇鼻炎发作,则引起面肌痉挛。舌色红,少苔,脉弦滑。

[辨证]肝血失荣。

[治则]疏肝养血。

[针灸处方]合谷,四白(健侧),攒竹(患侧),瞳子髎(患侧)。

[治法]留针30~60分钟,结合抗生素。

[疗效]针刺1~2次后无面肌痉挛,病痊愈。

2 妇女结扎后齿痛

卢某,女,35岁。

[症状]患者产4胎后绝育时,不慎宫底被刮穿,修复并输卵管结扎绝育,后恢复良好。术后20日齿痛,从耳前牵延至额头,与下腹疼痛交替出现。夜寐时间短,口中热。无龋齿等口腔问题,二便可。舌色红,苔薄黄,脉弦细。

[辨证]冲任受损,胃火亢盛。

[治则]调理冲任,滋补肾阴,引火下行。

[针灸处方]合谷,太阳透下关,太溪,关元。

[治法]先针合谷、太阳透下关、太溪,留针10分钟;无效再针关元穴,进针1.5寸,用捻转补法2分钟后齿痛顿然减轻。

[疗效]疼痛减轻,夜寐转好。

3 月经病伴面部及肢体瞤动

刘某,女,51岁。

[症状]月经先期及经期延长病史4年余,经期10余天,经血色淡红,伴口唇瞤动及上肢桡侧、足内侧肌肉痉挛,流涕。舌淡,少苔,脉沉细。

[辨证]气血两虚,血虚生风。

[治则]补益气血,佐以息风。

［针灸处方］肝俞,肾俞,脾俞,关元,手三里,足三里,合谷,太冲,风池,阳陵泉。面部加地仓、颊车、水沟、迎香。

［治法］留针30分钟。

［疗效］经10次针灸,病已减轻。月经规律,经期正常,肌肉瞤动好转。

4 乳痈

刘某,女,30岁。

［症状］产后右侧乳房红肿热痛1日,发热,体温39℃,伴口干。舌色红,苔薄,脉数。

［辨证］热证初起。

［治则］解表清热,疏通乳络。

［针灸处方］少泽,肩井,合谷,曲池,阿是穴。

［中药处方］荆芥,炒防风,炒大力子,银花,连翘,蒲公英,皂角刺,柴胡,香附,路路通。

［治法］少泽放血,泻肩井不留针,刺合谷、曲池留针;右侧乳房背部投影处刺络拔罐。外用葱熨法(将250 g葱加少许盐捣成葱泥,裹于纱布中,贴在乳痈红肿热痛处,并用热水袋隔油纸热敷),每日2次,每次30分钟。

［疗效］次日即退热,乳痈消,3剂药病愈。

5 药流后腰骶酸楚

李某,女,30岁。

［症状］药物流产后腰骶部酸痛,伴感冒,遇冷腹泻,口干。苔薄黄,脉濡。曾有产后右侧腰痛病史。

［辨证］脾虚失养,经络阻滞。

［治则］补脾益胃,温经通络。

［针灸处方］天枢,中脘,肾俞(右),气海俞,腰阳关,足三里。

［中药处方］熟地黄,炒白芍,砂仁,太子参,炒白术,焦六曲,桑寄生,杜仲,炒川断,炒山楂,石斛,黄芪,防风,鹿角霜,干姜,大枣。

［治法］温针灸30分钟,中药每日2剂。

［疗效］针10次,药20剂病愈。

6 不孕

潘某,女,37岁。

［症状］已婚3年未行避孕措施而未受孕,月经先期,经期8～10天,月经量多且有暗红血块,伴乳房胀痛、口干、夜寐欠佳。舌色红,苔干燥,脉弦细。

［辨证］肾虚肝郁火旺。

［治则］补肾疏肝。

［针灸处方］肾俞,期门,关元,子宫,太冲,三阴交。

［中药处方］柴胡,白芍,当归,蒲公英,麻仁,制香附,丹皮,石斛,秦艽,橘核,橘叶,北沙参,生地,炒枣仁。

［治法］横刺期门(得气后起针),补肾俞,平补平泻关元、子宫、太冲、三阴交,留针20分钟。中药每日2剂。

［疗效］药服14剂,针灸3次后怀孕。

7 更年期综合征

张某,女,52岁。

［症状］停经2年,身体羸弱疲乏,时有潮热出汗,伴咽干、易感冒、纳差、夜寐欠安、便溏。舌体胖大,色暗淡,苔薄腻,脉沉细。有肺结核肋骨转移切除史。

［辨证］脾胃两虚。

［治则］健脾和胃,补益肾气。

［针灸处方］大椎,脾俞,肾俞,中脘,足三里,三阴交,天枢。

［治法］温针灸20分钟。

［疗效］针灸10次后无明显潮热,胃纳夜寐可,续予中药改善症状。

8 产后子宫收缩痛

王某,女,22岁。

［症状］第1胎产后2日,恶露不多,小腹隐痛。

［辨证］瘀血阻滞。

［治则］活血化瘀。

［针灸处方］中极,关元,合谷,三阴交。

［治法］艾条灸中极、关元30分钟,针刺合谷、三阴交,留针30分钟。

［疗效］1～2日即愈。

9 鼻衄

史某,男,45岁。

［症状］鼻衄4日,患者素有肝病,某日因发热、鼻衄不止,鼻腔填塞压迫、服用止血药等效均欠佳。后服用中药及注射止血药物后鼻衄止、热退。但此后4日中午又出现少量鼻血,遂来就诊。

［辨证］五脏热结。

［治则］泻心凉血。

［针灸处方］神门。

［治法］动留针泻法20分钟。

［疗效］血即止，未再复发。

10 音瘖

毛某，女，54岁。

［症状］10年前因生气而突发失语，无器质性病变，诊断为癔症性失语，予针灸治疗后恢复。后病情时有反复，患者消瘦，精神萎，面色暗。舌淡，苔薄，脉弦细。

［辨证］肝气郁滞。

［治则］解郁开窍，疏肝理气。

［针灸处方］内关，天突，廉泉，太冲。

［治法］泻内关，针感向上臂传导，天突、廉泉、太冲常规针刺，留针30～60分钟，间日刺。

［疗效］针刺10次后痊愈。

11 呃逆

李某，女，75岁。

［症状］患者呃逆10余日，声低无力，发作频频，卧床，精神萎，手足欠温，纳差。舌淡苔腻，脉细涩。有胃病史。

［辨证］脾胃阳虚。

［治则］补脾和胃，温阳降逆。

［针灸处方］第7、第9、第11夹脊穴，中脘，足三里。

［治法］夹脊穴行捻转补法，各穴温针灸20分钟。

［疗效］治疗3次后呃逆停止，可进食流质。

方剑乔

（一）生平简介

方剑乔，男，出生于1961年，浙江慈溪人。教授，主任中医师，博士生研究生导师，浙江省名中医。1983年毕业于浙江中医学院（现浙江中医药大学）中医专业，1984—1986年于中国中医研究院进修，1986—2004年在浙江中医学院针灸推拿系、附属针灸推拿中医门诊部从事针灸教学、科研和医

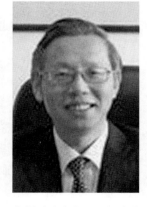

方剑乔（出生于1961年）

疗工作，其间留学于日本，2000年3月毕业于日本昭和大学并获得医学博士学位。2004—2008年担任浙江中医学院附属针灸推拿医院院长、浙江中医药大学附属第三医院院长，其间被评为浙江省高校教学名师和省优秀教师、卫生部有突出贡献的中青年专家、省海外留学英才等称号。2009年担任浙江中医药大学附属第三医院院长。2010年任浙江中医药大学副校长。2015年10月至2019年9月，任浙江中医药大学校长，历任中国民主同盟浙江省委员会副主任委员、中国民主同盟第十二届中央委员会常务委员、第十三届全国人民代表大会代表、中国针灸学会副会长，为国家中医药岐黄学者、卫生部和省有突出贡献中青年专家、全国名老中医专家传承工作室建设项目专家、全国名老中医药专家学术经验继承工作指导老师、国家重点专科（针灸）带头人、省针灸学会会长、省科学技术协会副主席、省国医名师、省卫生领军人才、省高校"重中之重"学科带头人、省针灸神经病学研究重点实验室负责人。擅长应用针灸、针药结合治疗面部三叉神经痛、类风湿关节炎、脑梗死后遗症、肩部疼痛等疾病，率先提出慢性痛症"瘀虚交错"理念，开创针灸临床三维整治体系观念，挖掘归纳电针镇痛参数和穴位选择规律。主持包括国家"973计划"项目等国家级课题和省部级项目近20项；主持的项目获省部级科技成果奖12项，其中一等奖、二等奖各3项；主编教材10余部，《刺法灸法学》入选国家级规划教材，出版专著6部；发表论文数百篇，其中SCI收录论文50余篇。多次出国讲学，桃李满天下。

（二）学术观点与针灸特色

1. 瘀虚交错，辨证施治

方剑乔在30余年慢性疼痛的针灸治疗过程中，创新提出"瘀虚交错"理论，该病机理论认为患者出现疼痛并不仅是因为"不通则痛"或"不荣则痛"，还可能是因为气血亏虚而致血瘀，血瘀导致气血化生受阻、运行不畅，继而加重疼痛，由此造成"瘀虚交错"的恶性循环。因此，方剑乔提出"结合补虚，方能止痛"。临床上常选取气海、关元、足三里等补益要穴，采用针刺或艾灸等治疗方法，以达补虚祛瘀之效。

2. 浅刺丛针，善用电针

方剑乔在诊治面痛（三叉神经痛）、面神经炎、面瘫时常用浅刺丛针法，基于《灵枢·官针》中的毛

刺、半刺、直刺、扬刺、浮刺等法,结合《素问·刺要论》《灵枢·终始》中的相关理论,通过临床实践总结而成,用于病浅在表的经络病,具有扶正祛邪、疏通经络、调理气血的作用。

针灸已被证实具有镇痛之效。已有实验证明,电针可通过促进内源性镇痛物质的释放,起到抗慢性炎性痛的作用;抑制内源性致痛物质的产生;干预信号传导通路;抑制痛觉敏化等多种途径实现镇痛作用。方剑乔在多年的临床实践后总结出电针镇痛最佳刺激参数为:波形采用连续波,频率设置为高频100 Hz,刺激10分钟左右后转为低频2 Hz,刺激30分钟;如遇急性疼痛刺激时可延长至60分钟,强度不宜过大。此外,方剑乔发现电针治疗耳聋耳鸣的临床疗效最佳,并做了一系列实验证实电针能通过影响毛细胞内残留线粒体酶内的活性,改善其能量代谢,促使毛细胞机能恢复,也可调节附近肌肉运动而调整椎-基底动脉的血运,改善内耳微环境,甚至能够兴奋大脑皮层听觉中枢,从而从多系统、多方面有效改善耳聋耳鸣。

3. 针药并施,相得益彰

方剑乔很好地继承了虞氏针灸中针药并举这一临床特色,擅长运用针、灸、中药相辅相成来治疗疾病。方剑乔认为此种结合方法不仅疗效佳,还可以扩大适应证,以便更广泛、更灵活地应用于临床。以方剑乔在临床上将针灸与中药有机结合治疗类风湿关节炎为例,根据不同患者、不同证型以及不同的病程,针药并举发挥了很好的扬长避短、协同增效的作用,不仅起到镇痛之功,还起到抗炎之效。

(三)临证医案

1 偏头痛

潘某,女,56岁。

[症状]左侧头顶至后枕胀满伴抽动,静息状态及夜间痛剧,甚则恶心,局部按揉后疼痛稍缓解。既往治疗效欠佳。刻下:头痛,面色无华,纳寐可,二便调。舌色黯、边有齿痕,苔薄白,脉弦细。辅助检查未见明显异常。

[辨证]气虚血郁。

[治则]益气活血,舒经通络,祛风止痛。

[针灸处方]主穴:阿是穴,百会,风池,合谷,太冲。配穴:风府,天柱,完骨,血海,足三里。

[治法]电针,每周2~3次。

[疗效]治疗2周,自觉疼痛减轻,发作频率降低。治疗6个月,诸证基本缓解。

2 中风后遗症

陈某,男,62岁。

[症状]左肩关节疼痛2个月余,1年前患者中风,遗留左侧肢体活动不利,麻木疼痛,言语不利。头颅CT示右丘脑区片状软化灶。刻下:左侧肩关节烧灼样刺痛,疼痛剧烈,面色无华,纳寐可,二便调。舌色淡,苔白腻,脉弦细。

[辨证]气虚血瘀。

[治则]醒神开窍,通络止痛。

[针灸处方]百会。健侧:顶颞前斜线。患侧:风池,肩髎,肩髃,侠白,曲池,手三里,合谷,后溪,八风,八邪,气海,伏兔,血海,足三里,三阴交,解溪,太冲。

[治法]百会、顶颞前斜线,肩髃、肩髎各接1对电极,参数为100 Hz、2 mA。捻转补法足三里、气海,并温针灸,余穴均用泻法。治疗45分钟,患侧拔罐。间日刺。日常结合中风后康复训练。

[疗效]治疗1周,自觉肩部疼痛缓解。治疗1个月,疼痛明显好转,偶有麻木,精神可,语言较前流利。

3 不寐

患者,女,47岁。

[症状]患者失眠,入睡困难,睡眠时间短,易醒、多梦,匹兹堡睡眠质量指数(PSQI)17分。刻下:精神萎,消瘦,情绪低落,疲劳,健忘,纳呆,大便不爽,面色萎黄。舌淡,苔薄白,脉细数。

[辨证]心脾两虚。

[治则]补益心脾,调和阴阳。

[针灸处方]百会,四神聪,神庭,气海,关元,安眠,内关,神门,三阴交,太冲。

[治法]平补平泻神庭、四神聪、安眠、百会,后温针灸气海、关元,最后针刺神门、内关、三阴交、太冲。其中三阴交行补法,其余穴行泻法。得气后,留针30分钟。耳穴神门、心、交感、肝、脾磁珠贴压。辅以归脾汤化裁。

[疗效]治疗1个月,睡眠质量较前好转,PSQI 5分,体重增加,精神状态较前明显好转。

4 坐骨神经痛

患者,女,38岁。

[症状] 因劳累出现腰部连及右侧臀部、大小腿后侧正中放射样疼痛1个月。腰椎间盘突出症4年。查体:L4-S1旁压痛明显,秩边(右)、委中呈放射样压痛。挺腹试验(+),右直腿抬高试验40°。

[辨证] 经络阻滞,气血不通。

[治则] 通经止痛。

[针灸处方] L4-S1夹脊穴;秩边,委中,承山,昆仑,取患侧。

[治法] 针刺,秩边、委中以出现针感向下放射后连电针,疏密波,中等强度。每日1次,7次1个疗程。

[疗效] 治疗第1个疗程,诸症缓解。治疗2个疗程后,疼痛消失。

5 荨麻疹

患者,女,28岁。

[症状] 因食虾全身出现红色疹块,时发时止,瘙痒难忍,疹块周围皮肤呈红色,疹块隆起。舌色红,苔薄黄,脉数。

[辨证] 热入营血。

[治则] 祛风和营止痒。

[针灸处方] 风池,曲池,委中,血海,足三里。

[治法] 委中穴放血,泻风池、曲池、足三里、血海。每日1次,10次1个疗程。

[疗效] 治疗1个疗程,恢复正常,偶有发作,但症状不明显。

6 肩关节肩周炎

患者,女,52岁。

[症状] 劳累后右肩活动不利,抬举困难,正常活动受限,夜间及受寒后加重。查体:右肩关节有明显压痛点,摸耳试验(+),摸背试验(+)。

[辨证] 气血阻滞。

[治则] 温经通络止痛。

[针灸处方] 阿是穴,肩前,肩髎,肩髃,臑俞,手三里,外关,合谷。

[治法] 肩髎、肩前、臑俞、肩髃,接1对电极,外关、合谷接1对电极,连续波,高频(100 Hz)刺激10分钟后转为低频(2 Hz)刺激30分钟,温针灸阿是穴,间日刺。

[疗效] 治疗1个月,右肩无明显疼痛,无明显活动受限。

7 暴盲

刘某,女,45岁。

[症状] 无明显诱因下出现左眼视物不清、视力下降,既往有高血压病史,西医诊断为视网膜中央动脉阻塞。查体:血压160/100 mmHg;左侧视力为零,直接对光反射消失,眼周皮肤呈青色,下眼睑轻度水肿;头晕,左侧目痛。舌色红,苔薄腻,脉弦细。

[辨证] 肝阳上亢。

[治则] 平肝潜阳,清肝明目。

[针灸处方] 百会,风池,率谷,前顶,合谷,太冲,光明。患侧:睛明,球后,丝竹空,瞳子髎,承泣,鱼腰,太阳,阳白。

[治法] 直刺睛明、球后、承泣;捻转泻法风池穴(针尖方向朝鼻尖),调整针感传至眼区;泻合谷、太冲,余穴平补平泻。间日刺。

[疗效] 治疗2周后,头晕、左侧目痛症状缓解,自诉易疲乏,在前取穴基础上去率谷、前顶,加足三里、血海、太溪,行补法,继续治疗2周,后诸证缓解。眼科复查:左眼视网膜水肿浑浊消退,中心凹樱桃红斑消失,左侧眼底视盘及出血斑较前无明显改变,左眼视力提高。随诊病情稳定,视力未再下降。

8 郁证

王某,女,28岁。

[症状] 6个月前,患者双侧卵巢囊剥离术,术后恢复良好。近一段时间来,上腹疼痛,夜间尤甚,伴胸胁胀痛、腰背疼痛。服用抗焦虑药物后,稍有好转,但反复发作。近日自觉症状加重,心烦易怒,疲乏,面色欠佳,脘痞纳少,口干,寐差,二便调,月经有血块。舌色红,苔干薄白,脉弦细。

[辨证] 肝气郁结。

[治则] 疏肝解郁,养心调神。

[针灸处方] 百会,四神聪,上星,安眠,神门,合谷,中脘,气海,关元,地机,足三里,三阴交,太冲。耳穴:心,肝,神门,皮质下,内分泌。

[治法] 百会、四神聪、上星快速捻转;四肢及腹部穴位常规针刺得气后,温针灸气海、关元、中脘行30分钟,经皮穴位电刺激足三里、三阴交20分钟。膀胱经背俞穴拔罐,强度适中,留罐5~8分钟。间日治

疗,6次1个疗程。

［疗效］治疗3次,诸症缓解,停用抗焦虑药物,口干症状明显缓解。治疗1个月,疼痛基本消失。半年后随访,未复发,精神转好。

9 三叉神经痛

刘某,女,53岁。

［症状］2年前突然出现右眼眶周围针刺样剧烈疼痛,甚则呈放电样放射至颧骨,不能触碰,大声说话、冷热等刺激时疼痛加重,每次持续约1分钟。休息或天气变暖时可缓解。无神经系统异常体征。曾口服卡马西平,效欠佳。近1周因天气变化及劳累再次发作,疼痛部位主要在眼眶周围。舌质淡,苔薄白,脉弦细。

［辨证］气血阻滞。

［治则］疏通经络,祛风止痛。

［针灸处方］四白,攒竹,瞳子髎,丝竹空,阳白,下关,合谷,外关,三阴交,太冲。

［治法］大幅捻转提插泻合谷、外关,接电针,留针15分钟;局部穴位轻刺浅刺,瞳子髎、下关电针30分钟,间日刺。

［疗效］治疗3次,疼痛明显改善。治疗10次,诸证好转,基本痊愈。

10 急性踝关节扭伤

张某,男,38岁。

［症状］跑步时扭伤左踝关节,左踝肿胀疼痛伴活动受限。查体:左踝关节暗红,局部肿胀明显,肤温增高,疼痛拒按,内翻时痛剧,左踝关节背屈及跖屈活动受限。X线片未见明显异常。舌色淡红,苔薄白,脉和缓有力。

［辨证］气滞血瘀。

［治则］活血化瘀,舒筋通络。

［针灸处方］阿是穴,阳陵泉,足三里,悬钟,申脉,昆仑,金门,丘墟。

［治法］针刺,泻法,在阿是穴处接电针,连续波,高频(100 Hz)刺激10分钟后转为低频(2 Hz)刺激20分钟。申脉、丘墟肿痛明显,予以温针灸治疗。梅花针叩刺踝关节肿痛明显处,后拔罐留罐10分钟。

［疗效］治疗1次,左踝关节疼痛缓解,可轻度背屈及跖屈,嘱患者于家中中药熏洗。治疗3次,肿胀基本消失,轻微疼痛。治疗6次,左踝关节活动正常,

肿痛消失。随访1个月后,踝关节活动如常。

陈华德

（一）生平简介

陈华德,男,出生于1957年,浙江杭州人。教授,主任中医师,医学博士,博士生导师。1982年毕业于浙江中医学院(现浙江中医药大学)中医专业并留校工作至今。历任浙江省针灸学会秘书长,中国针灸学会腧穴研究会理事,浙江省中西医结合学会保健康复医学会副主任委员,浙江中医药大学第三临床学院副院长,浙江省针灸推拿医院副院长,浙江中医药大学教学委员会和学位委员会委员。医、教、研三方并重,主讲《经络学》《针灸学》等多门课程,并教授留学生中医针灸学的相关内容。曾受国家中医药管理局委派赴欧洲讲学和临床工作3年,已有近40年的临床工作经验,擅长用中医药和针灸等疗法治疗各种眩晕症以及多种脑病,如小儿脑瘫、弱智、抽动秽语综合征、血管性痴呆、头痛、神经衰弱等脑功能障碍疑难疾病,为浙江省中医药管理局眩晕病重点专科建设负责人。主要科研方向为针灸调节脑功能障碍,已主持完成的课题有“973计划”项目子课题,国家中医药管理局、浙江省自然基金等多项课题。陈华德曾荣获浙江省中医药管理局科技创新一等奖2项、二等奖3项,浙江省政府科技进步奖二等奖、三等奖各2项;发表百余篇论文,主编和参编著作18部。

（二）学术观点与针灸特色

1.耳尖放血,阳亢自降

《素问》中提到“凡治病,必先去其血”,“血实宜决之”。耳尖放血是临床常用治疗方法之一,能起到清热、解毒、降压、镇静、止痛等作用。陈华德通过动物实验以及临床实践发现,耳尖放血能平逆气血、平肝潜阳,有效治疗肝阳上亢型高血压病,实现快速降压的目的。

2.独创疗法,治脑有方

（1）四穴四关:陈华德在多年的脑病治疗过程中提出了独特的脑病基本方:脑病四穴与四关。首先,陈华德基于“脑为元神之府”及督脉循行“上至风府,入属于脑”的理论,找到脑、神、督脉三者间的密切的联系,进而提出“通督调神”以治疗脑病的观点。其次,陈华德在临床中发现,脑病常有眩晕、震

颤、抽搐、卒中等发病特点，"风为百病之长"，因而提出"百病治风为先、顽症从风论治"的观点，提倡脑病从风论治。最后，陈华德基于"脑为髓之海"，认为脑病的病机为髓海不足。因此，陈华德的脑病四穴形成：通督调神的百会穴、人中穴，从风论治脑病的风池穴，填脑益髓的悬钟穴。

四关穴为手足两侧的合谷、太冲穴。陈华德对四关穴颇有研究。"凡诸孔穴，名不徒设，皆有深意"，他认为针灸之要在于调气调血，合谷为阳经原穴，有汇聚、蓄积之势，是大肠经气血汇聚之处，针刺善调气；太冲则为阴经原穴，有盛大、喷射状的含义，为元气所属和气血交通之要道，针刺则偏于调血，两穴位于全身气血生化之源和运行之枢，起着协调各脏腑的功能，能发挥"大开通"的作用，开四关尽显通关启闭之用。两穴相配共奏调和气血、平衡阴阳之功，可用以治疗脑病。

（2）督三针：陈华德善以"督三针"百会、神庭、脑户三穴，加以辨证配穴治疗眩晕病。陈华德认为眩晕病病位在头，应通调督脉和膀胱经穴。百会，位于巅顶正中，手、足三阳经与督脉在头部的交会部位，"督脉入属于脑"，"督率诸阳"；神庭，足阳明、足太阳经与督脉之会穴；脑户为足太阳经与督脉之会，三穴合用，共奏调畅气血、振奋阳气、通督醒脑之功效，从而增强止眩晕功能。

（3）百会穴留针："百会穴长时间留针法"是陈华德在治疗眩晕病的特色疗法，依据"虚则补之""静以久留""不足则视其虚经，内针其脉中，久留而视"，以及"久运之疾……留不久则固结之邪不得散也"等经典理论，结合临床经验，得到的治疗眩晕等脑病的一种疗法。通过在百会穴持久留针，持久激发人体经气，长时间地维持有效刺激量，在缩短疗程的同时，提高治疗疗效。

3. 头皮针法，尽显其功

陈华德在焦氏头皮针疗法的基础上，结合各家之长，形成了自己的特色头皮针疗法。陈华德重视取督脉之顶中线、额中线、枕上正中线以及顶旁1线。针刺督脉之头穴可以鼓舞一身之阳气，促进脏腑及脑的生理功能；又可以升阳、祛痰、化瘀、启蒙醒神，从根本上治疗眩晕，临床疗效显著。

4. 穴位注射，治疗有效

陈华德擅于穴位注射，在长期的临床运用中归纳出以下经验：① 注重辨证取穴，针对不同证型选用不同穴位。② 注重辨证用药，针对不同的疾病灵活使用药物。③ 注重辨证选用注射手法，快慢深浅均有考量。

5. 针药结合，相得益彰

陈华德临床治疗常针药并用，认为凡属急重病症和全身性疾病，多以针药结合治疗方法，而在不同程度、不同属性的病证的针药结合治疗中，要斟酌选择针刺、艾灸以及药物的配比运用。

（三）临证医案

1 癫痫

王某，男，15岁。

［症状］自5岁起无明显诱因下出现四肢抽搐，口吐白沫，喉间痰鸣如猪羊叫，每次持续2～3分钟，无意识。脑MRI未见异常；脑电地形图提示右顶、枕、颞叶可见棘慢波灶；脑彩超提示双侧大脑中动脉、前动脉、基底动脉、椎动脉血管痉挛。诊断为原发性癫痫。长期口服德巴金（丙戊酸钠），30～40日发作1次。此次就诊时症见消瘦疲乏。舌色红，苔白腻，脉弦滑。

［辨证］风痰闭阻。

［治则］涤痰息风，开窍定痫。

［针灸处方］脑病"四穴与四关"，阳陵泉，间使，后溪，丰隆。

［治法］穴位注射丰隆和阳陵泉穴，每穴注射1 mL维生素B_{12}。百会留针24小时。余穴位留针30分钟，间日刺，治疗10次为1个疗程。

［疗效］治疗3个疗程，其间未曾发作，疲劳症状改善，又针3个疗程，西药逐渐减量至停止。复查电脑地形图示广泛轻度棘慢波。为巩固疗效，又针3个疗程，随访至今，癫痫未发。

2 眩晕

王某，女，65岁。

［症状］患者10年前因患颈椎病而常常出现头晕、视物模糊的症状，伴双手发麻，经针灸配合牵引治疗后症状缓解。此后症状常因睡觉姿势不当或劳累后发作，近2个月来眩晕症状明显加重，严重时不能睁眼视物，甚则感觉天旋地转，伴恶心呕吐。曾就诊于某医院，行脑部CT结果显示未见明显异常，颈椎MRI提示颈椎曲度变直，C3～C4椎体错位。后接受

针刺推拿治疗,未见疗效,遂来就诊。来诊时症见面色萎黄,神疲体倦,懒言少动,恶心纳差,食稍多则吐,自觉天旋地转,无法独立行走。

[辨证]气血不足,脑失所养。

[治则]益气养血,安神止眩。

[针灸处方]百会,风府,风池,天柱,百劳,晕听区,C3~C4夹脊穴。

[治法]百会留针24小时。余穴平补平泻手法,留针30分钟。

[疗效]治疗1次后,患者自诉百会穴留针期间,眩晕症状有所缓解。用此法治疗5次后,眩晕症状明显减轻,已无恶心、呕吐症状,并能外出行走,继续针10次后基本痊愈。

3 嗜睡

杨某,女,17岁。

[症状]患者3年前在不明诱因下常感困倦疲惫,白天常睡意频频,近4个月,症状明显加重,常猝然入睡,一日发作4~5次,影响正常生活。西医诊断为自主神经功能紊乱,曾服西药2个月余未见明显好转。患者消瘦,面色少华,懒言少语,纳少,便溏。舌淡,苔薄白,脉沉细。

[辨证]阴阳失调,阴盛阳衰。

[治则]振奋阳气,调节阴阳。

[针灸处方]百会,印堂,膻中,中脘,太阳,神门,内关,足三里,三阴交。

[治法]补法,留针30分钟,间日刺。

[疗效]治疗3次后,患者自诉嗜睡好转。再次治疗时除常规取穴针刺治疗外,按百会穴留针时间24小时,后患者精神状态较前明显改善,并自诉留针过程中虽仍有困乏欲睡的感觉,但已能自己控制,没有发生猝然昏睡跌倒的现象。续治疗20次后,患者基本痊愈,正常生活学习。

4 帕金森病

李某,男,65岁。

[症状]5年前患者无明显诱因下出现右手抖动不受控制,曾诊断为帕金森病,服大量中药、西药均不见好转。近3个月病情加重,右侧嘴角也开始颤动,无法控制,严重影响生活质量。患者面黄、面具脸、运动迟缓。舌淡,苔薄白腻,脉细缓。

[辨证]脑络不通,脑神失养。

[治则]调脑通络,滋养脑神。

[针灸处方]右侧合谷,后溪,阳溪,养老,曲池,曲泽,尺泽;头针取额中线、顶中线、左侧舞蹈震颤控制区及左侧运动区。

[治法]平补平泻,留针30分钟,百会穴留针24小时。

[疗效]针刺20次后,自觉精神转好,面部及肢体抖动较前明显减轻。

5 小儿语迟

傅某,男,3岁6个月。

[症状]患儿言语能力欠佳,表达能力较弱,只能断续地说单个字,前后不连贯,身体瘦小羸弱,发细软而稀疏,痴呆面容,口角流涎,四肢萎。舌色红,苔薄白,脉细弱而色淡。

[辨证]心脾两虚。

[治则]补益心脾。

[针灸处方]面部:承浆,地仓,颊车。上肢:内关,通里。腹部:水分,中极,气海,关元。背部:肺俞,心俞,脾俞,肾俞,身柱,至阳,命门。下肢:足三里,三阴交,太溪。头针:百会,焦氏言语一区、言语二区、言语三区。

[治法]头针常规针刺,体针毫针半刺。针刺顺序为头部、背部、上肢、腹部、下肢、面部。间日刺,每周3次,10次为1个疗程。

[疗效]针刺1个疗程后流涎好转,可以表达个人意愿。针刺3个疗程后,口齿转清晰,能言语简单句子。

6 突发性耳聋

王某,男,27岁。

[症状]左耳耳鸣伴听力减退1周。1周前患者突发左侧耳鸣伴有左耳听力减退、闷胀,右耳无殊。曾于医院就诊,诊断为突发性耳聋,予激素、维生素B_{12}治疗,症状未见明显缓解。刻下:患者左耳耳鸣剧烈伴闷胀、听力减退,夜晚严重,头晕头痛阵作,无眩晕,无恶心呕吐,面色微黄,胃纳一般,夜寐较差,大便稀,小便微黄,体型偏胖,面泛油光。舌色暗、尖红,苔黄腻,边有齿痕,脉弦滑。

[辨证]肝郁脾虚,痰浊闭阻。

[治则]疏肝健脾,活血通络。

[针灸处方]患侧耳门,听宫,听会,翳风,完骨,

天柱,下关,双侧风池,合谷,中渚,外关,阳陵泉,太冲,丰隆,足三里,三阴交,足临泣,百会,四神聪,晕听区。

[治法] 配以电针接翳风、听会和患侧外关、中渚,频率选 2/100 Hz,留针 20 分钟。每周 3 次,10 次 1 个疗程。

[疗效] 针刺 1 次后患者左耳耳鸣好转,闷胀感消失。治疗 1 个疗程,轻度耳鸣,不影响睡眠,耳闷胀感消失,听力好转。续治 1 个疗程后病愈。

7 郁证

陈某,男,65 岁。

[症状] 10 年前因家中突发事故,夜不能寐,入睡困难,反复发作,浑身不适。曾就诊于某大医院,诊断为抑郁症,有多次精神病医院就诊史,常服抗抑郁药物维持,一直未见明显好转,遂来就诊。就诊时患者情绪不稳,精神敏感,时时欲哭,夜不能寐,头胀,胸闷,胃脘胁肋胀满,胃纳欠佳,小便可,大便黏腻。舌淡红,苔白腻,脉沉弦。

[辨证] 肝郁痰阻。

[治则] 疏肝解郁,行气化痰。

[针灸处方] 合谷,太冲,期门,肝俞,百会,印堂,阴陵泉,足三里,三阴交,丰隆,内关。

[方药] 茯苓,半夏,枳实,竹茹,陈皮,炙甘草,石菖蒲,远志,炒酸枣仁,首乌藤,川芎。每日 1 剂。

[治法] 泻太冲,补足三里和三阴交,百会长留针 24 小时,余穴平补平泻。

[疗效] 针刺 1 次后,自觉舒适。10 次 1 个疗程,4 个疗程后患者自述情绪得到控制,夜寐明显改善。续予 1 个疗程治疗,1 个月后随访,患者病情稳定未复发。

8 带状疱疹

李某,男,39 岁。

[症状] 患者眼周及耳前水疱伴疼痛 1 周。1 周前,患者眼周及耳前出现密集状疱疹,诊断为带状疱疹,予抗病毒治疗后未见明显好转。诊见右侧眼周及耳前可见部分皮肤丘疱疹,色红,伴阵发性刺痛,夜间加重,辗转难忍,伴耳鸣、口干、烦躁,夜寐不安,大便干结,小便发黄。舌色红,苔黄腻,脉弦数。

[辨证] 肝经郁热。

[治则] 清泻肝火,解毒止痛。

[针灸处方] 阿是穴,双侧夹脊,支沟,内关,后溪,合谷,行间,侠溪,太冲,三阴交等。

[治法] 疱疹处头尾围刺并拔罐 10 分钟,电针夹脊穴,余穴常行泻法,留针 30 分钟,双侧耳尖放血。每周 3 次,10 次 1 个疗程。

[疗效] 治疗 1 次后疼痛显著减轻。治疗 2 次后,患者疱疹基本消除,睡眠好转,疼痛减轻,局部皮肤出现瘙痒。治疗 3 次后,加沿背部督脉及膀胱经行多针浅刺疗法,患者诸症缓解。1 个疗程后,疾病治愈。

9 高血压

李某,女,45 岁。

[症状] 有高血压病史 6 年,未规律服用药物,性情急躁,反复头晕,近 2 周加重。2 周以来,头晕头胀痛进行性加重,伴耳鸣,无眩晕恶心,纳可,寐欠安,口苦,面红,小便黄,大便可。舌色暗红,苔薄黄,脉弦细。血压 165/100 mmHg。

[辨证] 肝阳上亢。

[治则] 平肝潜阳,滋肾柔肝。

[针灸处方] 百会,风池,曲池,合谷,太冲,三阴交,复溜。

[治法] 两耳尖放血,后针刺,得气后泻百会、风池、曲池、合谷、太冲,余穴皆施以补法,留针 30 分钟。间日刺,10 次 1 个疗程。

[处方方药] 天麻,白芍,生决明,钩藤,川牛膝,珍珠母,山栀,黄芩,枸杞子,益母草,柴胡,茯神。每日 1 剂。

[疗效] 耳尖放血后,患者头晕、头胀症状明显减轻。1 个疗程后,患者诸证好转,血压 140/85 mmHg。续治疗 1 个疗程以巩固,随访半年无复发。

10 坐骨神经痛

孙某,男,37 岁。

[症状] 腰部疼痛,伴左下肢后侧放射疼 1 个月余,体位改变及行走时疼痛加重。查体:腰椎生理曲度变直,L4-5 两侧压痛,沿左下肢放射痛,腰部活动受限,直腿抬高试验阳性。腰椎 CT 显示 L4-5 椎间盘轻度凸出。西医诊断:腰椎间盘突出症伴坐骨神经痛。

[辨证] 太阳型痹(经络阻滞)。

[治则] 疏经通络,缓急止痛。

[针灸处方] 水沟,环跳,秩边,肾俞,夹脊,委中,昆仑。

［治法］取水沟穴,常规操作进针,快速提插捻转,直至患者局部酸胀、双目泪出,并嘱患者小幅度旋转腰部。20分钟后嘱患者俯卧,选取患侧环跳、秩边,针刺得气后不留针;选取健侧L2夹脊、肾俞、环跳、秩边、委中、昆仑,针刺得气后留针;电针夹脊和环跳、委中和昆仑两组穴位,强度以患者耐受为度,留针30分钟,其间嘱患者活动患肢。

［疗效］治疗1次后疼痛减轻;治疗5次后,患者疼痛明显缓解;治疗6次后,患者自觉康复,遂加足三里巩固治疗2次。2个月后随访,仅累时少许疼痛。

汪慧敏

（一）生平简介

汪慧敏,女,出生于1962年,浙江金华人。医学博士,教授,主任中医师,硕士生研究生导师。历任浙江省中西医结合分会康复委员会委员,浙江省首批中青年名中医培养对象。曾师从全国妇科四大流派何氏妇科何嘉琳,为2008年被列为第四批全国老中医药专家学术经验继承工作指导老师王樟连的学生。善用针灸、中药方法治疗妇科疾病,对子宫内膜异位症有独到治验,2002年应邀到在香港大学讲学1年,目前担任香港大学中医课程校外评审主任,近年连续在香港大学开设针灸治疗妇科病的校外课程。专于针灸治疗妇科疾患,独创隔药饼灸治疗子宫内膜异位症,并开设针灸治疗内异症专病门诊;其经验被卫生部摄成中、英文版医学视听教材《子宫内膜异位症的针灸治疗》,由人民卫生出版社出版发行。提倡针药并用,把传统剂型灵活运用在现代疾病中。参与国家科技部"十一五"支撑项目研究,负责10余项关于子宫内膜异位症研究课题,发表论文20余篇,论文获浙江优秀自然科技论文奖,出版《子宫内膜异位症的针灸治疗》《针灸》《针灸治疗疑难杂症现代研究》《香港执业中医——针灸考试必读》等6部专著,其中中医入门丛书《针灸》一书,获中华中医药科普著作一等奖。

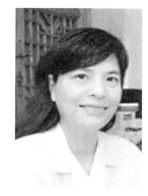

汪慧敏（出生于1962年）

（二）学术观点与针灸特色

1. 独创药灸,专治内异

子宫内膜异位症,简称内异症,是子宫内膜细胞生长于内膜以外的位置而产生的一系列妇科症状,主要临床表现为月经紊乱,持续加重的继发性痛经等。汪慧敏在临床上独创隔药饼灸治疗内异症。她认为,隔药饼灸不仅能起到温通作用,也能调整免疫、内分泌功能,还能促进皮肤组织更好地吸收药饼中的药物,达到更有效的治疗效果。经过反复研究以及实践,药饼主要由制附子、鹿角霜、丹参、乳香、没药等温阳活血类中药佐以酒精制成,制成药饼,并且把药饼和艾炷的体积比例控制为3:2,这一比例可使药饼温度达42℃,此温度是其反复测试在保证患者皮肤不起泡的前提下,能达到最好的功效。汪慧敏常根据体位确定两组配穴组方,一组:天枢、气海、关元、足三里、三阴交;二组:八髎、肾俞、足三里、三阴交。每次选用一组穴位,针刺30分钟,隔日1次,两组交替。

2. 针药兼施,广做验证

内异性痛经的临床表现以经期及行经前后剧烈的下腹胀痛为主要特征。汪慧敏认为内异之痛经有别于原发性痛经,属于"癥瘕"范畴,多因寒凝肾虚、瘀血阻滞,治宜温经通络、从"瘀"论治,但单纯隔药饼灸对卵巢、盆腔包块特别是卵巢囊肿在3 cm以上效果不明显。汪慧敏临床分组观察后,证明了桂莪内异消煎剂对体征改善、卵巢囊肿等包块消散有较好治疗效果;丹参注射液注射能有效改善各型的痛经、月经不调等症状,对盆腔触痛性结节的治愈率高,但对腺肌症、卵巢囊肿的治疗效果不理想。汪慧敏治疗中重度子宫腺肌病的患者时,配合中药治疗:以桂枝茯苓丸、少腹逐瘀汤为主方,制定了内异一号方和内异二号方。内异一号方,在经期服用,有活血化瘀、散结止痛的作用,药用当归、川芎、延胡索、乳香、没药、蒲黄、五灵脂、桃仁、红花、三棱、莪术、丹参、制香附;内异二号方,在非经期服用,有软坚温阳、疏肝健脾的作用,药用桂枝、茯苓、白芍、牡丹皮、当归、赤芍、川芎、炮甲片、龟甲、鳖甲、豆蔻、砂仁、白术。汪慧敏通过一定量动物实验和临床实践后提示,隔药饼灸能降低血 $IL-6$、TXB_2、$6-keto-PGF_{1\alpha}$ 和 PGE_2 水平;升高 $6-keto-PGF_1$ 水平;隔药饼灸配合穴位注射（七厘散、复方血竭巴布剂）、穴位贴敷等疗法治疗子宫内膜异位症,疗效显著。

（三）临证医案

1 癥瘕

患者,女,39岁。

[症状]患者剖宫产后腹部瘢痕处有包块,经期变大变硬,伴疼痛进行性加重,包块近年来缓慢增大。诊断为腹壁子宫内膜异位症。查体:腹部瘢痕左侧深部有一触痛性包块,与周围组织边界不清,肤色正常。B超示腹壁内可见一个大小约4.0 cm×2.5 cm×1.8 cm的异常低回声,距皮下约1.5 cm,回声团形状欠规则,边界尚清。经期肿瘤指标未见明显异常。

[辨证]瘀血留滞,寒凝肾虚。

[治则]活血化瘀,温通经络。

[针灸处方]天枢,丰隆,足三里,三阴交,太冲,血海。

[药饼处方]附子、皂角刺、三棱、五灵脂(5:1:1:1)打成粉末混合,以20%乙醇调制,混合均匀后制成药饼(直径5 cm、高约1.5 cm)。

[治法]常规进针,平补平泻法后留针30分钟。于包块处隔药饼灸。隔日1次,1个月为1个疗程。

[疗效]治疗1个疗程,经间期未感疼痛,月经来时疼痛阵作,经后包块大小恢复到经前水平。继续2个疗程治疗,只在经期前3日疼痛,包块大小明显缩小。B超示腹壁内可见一个大小约1.6 cm×1.1 cm的异常低回声,距体表约0.9 cm。

2 子宫内膜异位症（不孕）

王某,女,28岁。

[症状]患者既往月经规律,无痛经病史。婚后痛经,疼痛进行性加重,至经期中期疼痛尤甚,伴腰腹肛门坠胀疼痛,影响正常工作生活。同居2年未行避孕措施而未孕。诊断为子宫内膜异位症,既往治疗效果欠佳。末次月经量偏少,经色暗红挟有血块,伴腹痛。舌色紫暗,边有瘀点,脉沉涩弦。妇科检查示:阴道后穹窿触及黄豆大小痛性结节。

[辨证]气滞血瘀。

[治则]活血化瘀,行气止痛。

[针灸处方]神阙穴。

[中药处方]制延胡索,炒川楝,益母草,制乳香,制没药,三棱,莪术,当归,川芎,白芍,制香附,鹿角

（先煎）,炮穿山甲（先煎）,炙甘草。

[治法]隔药饼灸。

[治疗经过]治疗6次后,月经来潮,较前顺畅,经量增多夹紫暗血块,疼痛明显减轻。苔白,脉细涩。再拟疏肝理气,软坚散结。处方:制香附,乌药,当归,川芎,制延胡索,白芍,熟地黄,砂仁(后下),木香(后下),炙甘草,夏枯草,蒲公英。隔日1剂,服至下次月经来潮。

[疗效]治疗6个月,患者无明显痛经,近期妇科检查亦无触及触痛性结节,次年怀孕。

3 子宫腺肌症

黄某,29岁。

[症状]月经期下腹痛7年余,加重半年。同居2年未行避孕措施而未孕。痛经,得热则舒。半年前情绪激动后,经痛加重,伴腹股沟及大腿内侧牵拉痛,经血颜色暗,量多,夹有血块、内膜,7日经净。平日胃纳可,经期呕逆,夜寐安,二便无殊。舌尖红,苔薄,脉弦细。B超示子宫如孕40日大,子宫腺肌症。

[辨证]寒凝血瘀,肝气郁结。

[治则]疏肝理气,温阳通络,化瘀散结。

[针灸处方]子宫,地机,天枢,气海,足三里,三阴交,太冲,膻中,内关,肝俞,肾俞,次髎。

[中药处方]桂枝,茯苓,当归,白芍,丹参,山药,佛手片,乌药,制香附,小茴香,玄胡,乳香,没药,桃仁,红花,三棱,莪术,大枣,炙甘草。

[治法]一组:子宫,地机,天枢,气海,足三里,三阴交,太冲。另一组:肾俞,肝俞,次髎,委中,足三里,三阴交。两组穴位隔日交替使用,留针30分钟。补关元、肾俞、足三里。经期服中药。

[疗效]治疗1个疗程,下腹疼痛明显减轻,血块少,经色红。治疗4个疗程,患者怀孕。

4 慢性盆腔炎

裘某,女,43岁。

[症状]刮宫术后下腹疼痛,腰骶酸痛,伴白带、色黄,常因劳累和经期抵抗力降低而症状加重。妇科检查:子宫活动度差,压痛。双侧附件有片状增厚,左侧附件区压痛明显。B超示左侧输卵管增粗,少量盆腔积液。

[辨证]寒凝肾虚,气滞血瘀。

[治则]温经通络,活血化瘀,消癥止痛。

［针灸处方］中极，子宫穴，曲池，支沟，足三里，委中，承山，地机，三阴交，太冲，次髎，关元。

［治法］针刺中极、子宫穴、曲池、支沟、足三里、委中、承山、地机、三阴交、太冲。隔药饼灸次髎、关元。

［疗效］治疗1个疗程，平日腹痛明显减轻；治疗3个疗程，仅在经后、劳累或性交后出现轻微腹痛；治疗6个疗程后，诸症消失，妇科检查及影像学检查未见明显异常。随访未复发。

蒋松鹤

（一）生平简介

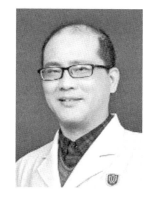

蒋松鹤（出生于1968年）

蒋松鹤，男，出生于1968年，浙江温州人。教授，主任中医师，博士研究生导师，温州市名中医，浙江省名中医。1989年毕业于浙江中医学院（现浙江中医药大学）针灸专业，工作于温州医科大学附属第二医院迄今。1992年进修于中国中医科学院、空军总医院（现中国人民解放军空军总医院）。2004年到奥地利格拉兹医科大学访问学习。2006年入选浙江省151人才工程。2007年到美国俄亥俄州州立大学物理医学与康复科访问学习。第八届温州市“十大杰出青年”。历任温州医科大学中美针灸康复研究所中方所长、智能康复国际（两岸）联盟主任，国家中医药管理局重点专科（康复科）负责人，浙江省高校中青年学科带头人，中国康复医学会远程康复专业委员会常务委员，中国康复技术转化及发展促进会智能专业委员会常务委员，中国针灸学会针灸康复专业委员会常务委员，中国针灸学会针灸康复专业委员会委员，《中华推拿疗法杂志》特约编委，浙江省医学重点学科康复医学第二后备学科带头人，浙江省中西医结合颈腰椎病重点专科带头人，浙江省针灸学会常务理事，温州市中医药学会针灸推拿专业委员会主任委员。主要研究方向为智能强化康复技术及脑与脊髓功能机制的研究、针灸康复的整合优化医学研究。主持国家自然科学基金项目2项、浙江省自然科学基金项目多项，申请国家专利近20项，获浙

江省教育厅、浙江省卫生厅、温州市等科技成果二等奖、三等奖6项，温州医学院教学成果奖二等奖1项；发表论文百余篇，获省自然科学优秀论文二、三等奖3篇，SCI收录论文10余篇；出版 *Clinical Research & Application of Acupuncture & Tuina*、《康复医学》等专著8部。

（二）学术观点与针灸特色

1. 中西结合，针康互补

蒋松鹤通过长期学习以及捕捉灵感，深切地认识到富含精髓的中医学需要与时俱进，中西医需要结合发展。2001年开始，蒋松鹤刻苦学习康复医学，将关节松动术、Brunnstrom疗法、麦肯基疗法等治疗思路与方法与中医针灸、推拿有机结合，创造出中风康复评定分期针灸和安全推拿松动技术等新方法，形成中西医结合康复治疗新模式。

2. 基础临床，创新发展

蒋松鹤致力于研究“节段支配规律”“中枢中轴规律”“对称对应规律”“远肢优势规律”等8个兼有中医经脉理论和现代神经生理基础结合的临床针刺规律；自制“关节炎Ⅲ号”药物穴位涂敷，并通过实验研究发现该法能较有效地控制大鼠佐剂性关节炎疾病的发病和进展，其整体疗效优于单纯远道取穴或局部取穴。

蒋松鹤提出了一种新型点穴松动正骨手法，即在刚柔要素理论基础上，将柔性正骨、手法点穴和关节松动术结合为一体。该手法协同组合温热效应、得气效应、压力效应、松动效应四大效应，从而达到适应证广、安全性高的矫治目的。

3. 热心公益，推广针灸

蒋松鹤从1994年与神经解剖学专家楼新法合作研究，开始致力于中西医间的术语沟通，化解“中医是玄学”的误解，归纳总结多重规律配穴的分类治疗，为临床解决实际问题提供了帮助，也有利于在广大基层推广。

（三）临证医案

1 颈椎病

郑某，男，43岁。

［症状］自觉头晕严重，起卧时加剧，双肩如负重物，左侧上肢麻木不适难耐。查体：C3、C4棘旁剧烈压痛，左臂丛神经牵拉试验（＋），双侧霍夫曼试验

（一）。颈椎MRI提示颈3/4、颈4/5椎间盘突出。

［辨证］气滞血瘀。

［治则］行气活血，通经止痛。

［针灸处方］第3颈椎夹脊穴，四渎，悬钟。

［治法］采用牵引态下的针刺治疗，夹脊穴得气后即出针，其余留针20分钟。

［疗效］治疗2次，症状减轻；治疗15次，诸症消失。1年后随访，未复发。

2 臂痛

王某，男，56岁。

［症状］左肩胛部至前臂尺侧疼痛，活动受限。

查体：左肩关节后伸时疼痛明显，活动受限，左侧手太阳小肠经筋出现条索、结节，左肩胛下角小圆肌附着点剧烈压痛。患者结膜遍布血丝。舌色红，苔薄白，脉弦细数，沉取欠力。

［辨证］心火亢盛。

［治则］清泻心火，舒筋通络。

［针灸处方］关元；患侧：后溪，天宗，内关。

［治法］毫针于筋结处松解，并针左后溪、天宗穴疏导经气，留针期间嘱患者活动左上肢。用毫针取左内关、关元穴，针关元时患者诉针感下传于阴器，与平日不适一致。留针30分钟。

［疗效］治疗1次，诸症好转。

第三节　高　氏　针　灸

一、流派溯源

高氏针灸为中医世家，第一代传人高元照自清代起即在浙江余姚一带悬壶济世，至今已传承至第七代。

高元照师从姑苏朱震华、陈沛然二师，擅长中医内科、妇科以及伤寒，传医于其子高宝增。高宝增学宗《黄帝内经》《难经》及张仲景，推崇叶天士，会通伤寒与温病，提出温病伏邪部位在阳明，采用急汗、缓汗、小汗、微汗四法治疗六气新感，并善用豆豉治疗温病。传至第三代高子和、高子京，行医范围已扩展到上海、上虞、杭州、慈溪，医业仍以伤寒、温病和内伤杂症见长。第四代高仰洙授业于高子和，遵古不泥，善纳新知，主张衷中参西，使高氏流派学说得以丰富和发展。第五代传人高镇五授业于其父高仰洙，并先后拜师于陆瘦燕、马雨荪、金文华、陈备永等名家，此外，还分别就学于承淡安创办的中国针灸学研究社、天津国医函授学院、浙江中医进修学校中医师资班，通过广泛的学习和临床实践，体会到了中西医结合的重要性和迫切性。1959年起担任浙江中医药大学针灸教研组负责人，从此专门从事针灸医教研工作，为高氏针灸流派做出了开创性贡献。高镇五在长期从事针灸教学、科研和临床工作中，形成了鲜明的学术观点和临证特色，重视辨证，讲究因人因病、因穴因时、因地制宜及针药并用，在刺法上重视手法补泻和穴性补泻；推崇灸法，尤重温针灸；在脏腑病、心律失常、眩晕、痿证、癫痫、面瘫、坐骨神经痛等疑难病症治疗中多有心得。多年来，通过院校教育等多种形式，高氏针灸薪火相传，不断发展，尤其在灸法的研究中取得了丰硕的成果。

二、流派传承

（一）传承谱系

高氏针灸流派主要传承人情况介绍如下。

第一代：高元照（生卒年不详），男，字炳之，号亮甫，清代余姚人，传业于子高宝增。

第二代：高宝增（生卒年不详），男，字研耕，号补读居士，清代余姚人，传业于长子高子和、次子高子京。

第三代：高子和（生卒年不详），男，字鼎钧，号觉庐居士，传业于子高仰洙。高子京（生卒年不详），男，字鼎镐，号静庐居士。

第四代：高仰洙（1903—1974年），男，字圣水，传业于长子镇五、次女姚琴、小女婿徐云章。

第五代：高镇五，出生于1927年，男，浙江慈溪人。教授，主任医师，硕士研究生导师。

第六代：吴焕淦，出生于1956年，男，医学博士，教授，博士研究生导师，博士后合作导师，上海中医药大学首席教授，国家"973计划"项目首席科学家。林咸明，出生于1966年，男，医学博士，教授，主任中医师，博士研究生导师。

第七代：刘慧荣，出生于1976年，女，医学博士、研究员，博士研究生导师，上海中医药大学讲习教授。狄忠，出生于1982年，男，医学博士，主治医师。高氏针灸传承谱系如图2-3。

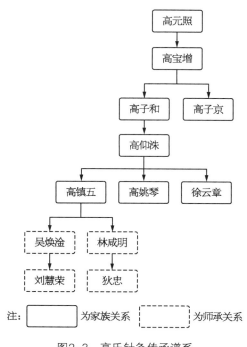

注：□为家族关系　┌┈┐为师承关系

图2-3　高氏针灸传承谱系

（二）传承工作

近年来，对高氏针灸的传承工作体现在对流派的源流梳理、对流派代表人物高镇五针灸学术的挖掘和总结、在灸法研究中的继承与提高等方面，并通过多种形式的流派继承人的培养，使高氏流派的发展得到了人才保障。

1. 对高镇五针灸学术的挖掘和总结

（1）对温针灸的研究：温针灸又称温针，主要用其治疗虚性、寒性疾病，尤其擅长治疗慢性疾病。高镇五尤为重视"一针、二灸"的理论观点，其对如何将温针的疗效发挥至最大效应做了深入研究，并且善用艾灸与温针灸作为治疗疾病及养生保健的手段。高镇五从可能影响温针疗效的各个方面入手，如毫针的材质、粗细、长短，艾炷的大小、松紧，针刺的深浅，艾炷的装法等方面对温针做了细致且深入的研究，并将研究结果应用于临床实践。高镇五通过实验观察得到以下结论：① 银针的传热性最佳，钢针次之；粗针传热性好于细针；短针传热好于长针。银针温度上升最快且热力最为持久，粗针、短针的传热速度和导热时间分别优于细针、长针。② 高镇五认为装艾炷须将整个套入针柄，使艾火能全部接触针柄，燃端须向皮肤。燃端距皮肤3 cm左右为宜。艾炷大、略松，能使毫针的温度持续较久。③ 高镇五发现在实施温针时体针与诊室的温度关系成正比，因此临床根据病情及患者的实际情况，调整诊室温度，以提高疗效。④ 高镇五总结指出，施行温针过程中只有当刺入皮肤及皮下组织的针身温度高于周围人体组织的温度（取37℃为标准）时，才能发挥温针的效果。从生理学上来说，人体有衣物覆盖之处的皮肤温度为29～34℃，高镇五研究发现：当针体温度＜29～34℃，则在局部起到了温和灸的作用；当29～34℃＜针体温度＜37℃，温针是对皮部有温针作用；当针体温度＜46℃时，皮肤较安全；当针体温度＞46℃时，可引起轻度灼伤，尤其是当针体温度＞60℃/70℃，可灼起粟粒状小疱；若针体温度＞80℃，则灼伤严重。高镇五还指出，在使用银针或粗针进行温针灸时，须注意避开血管和神经干，选穴宜少，选1～2穴施温针即可。

（2）对和灸的认识：和灸，是艾（药）条温和灸的简称。和灸是一种自感温热舒适，无灼烫刺激、不起泡，且患者都乐于接受并能配合治疗的一种具有祛寒湿、化痰浊、消瘀滞、通经络、蠲痹止痛、温养气血、扶正祛邪、调和阴阳等功用的自然疗法，既可用于治疗，又可用于保健强身。

和灸的操作方法有两种，分别为艾条手持灸法和艾条灸架灸法。① 艾条手持灸法。将艾条一端点燃后，施术者将艾条燃端对准穴位，在距皮肤表面约3 cm高度施灸，以患者自感舒适温热为度，避免皮肤起泡。一般每次灸10～20分钟或20～30分钟，亦可延长至60分钟。在临床操作时，可用一手持一支艾条施灸一穴，也可一手持两支艾条同时灸两个距离较近的穴位。此外，当艾条燃端灰多时，应及时将灰处理后再灸。② 艾条灸架灸法。将艾条一端点燃后，燃端插入艾条温灸架的孔中，固定在穴位上，燃端距皮肤表面约3 cm，灸至患者温热舒适为度。可同时灸多个穴位，但在施灸过程中需注意以下几点：① 燃端艾灰多时及时取下弹去灰，再将艾条插进一些再灸，以保持有温热舒适感觉。② 当艾条燃至只剩下0.5 cm长时，立即取下停灸，以防完全燃完时艾灰掉下烫伤皮肤或烧损被服。灸毕，务必将艾火完全熄灭，严防烧坏物品。

（3）对脏腑病的选穴经验：腧穴的穴性，即腧穴的共性和特性。高镇五不仅重视腧穴的共性，还十分重视运用腧穴的特性来治疗疾病。高镇五对脏腑病的治疗研究颇深：在治疗脏腑病时首选俞、募、原、络、合、郄穴，常用"华佗夹脊穴"代替背俞穴；在配穴方面灵活运用，如在治疗心气虚证型的心律失常时，"脏病取俞"，故取心俞、厥阴俞，再配合腹部穴位，俞募相配，益心气，通心脉；或神门配内关，原络配穴，补益心气，宁心安神。此外，在长期临床实践中，高镇五发现腧穴具有相对特异性，比如治疗频发性早搏，宜内关配神门；治疗心动过缓，宜内关配素髎；治疗心动过速，则宜内关配三阴交或太冲。

高镇五认为经穴与脏腑关系密切，故注重分经选穴。如对心律失常的治疗中，他通过对经络与"心"相关理论的思考，认为"五脏相通"，他经之变可影响本经之变，因心律失常多见虚证，故取"属心"、经别"属于心"，别络"入于心"的手少阴心经、别络"络心系"的手厥阴心包经的穴位之外，还需配伍他经穴位，如经脉"络心"、经别"走心"的手太阳小肠经；经别"通于心"的足阳明胃经；经脉"注心中"、经别"通于心"的足太阴脾经；经别"当心入散"的足太阳膀胱经；经脉"络心"的足少阴肾经等，分经论治，取得更好的效果。

2. 在灸法研究中的继承与提高

（1）灸法与肠腑疾病：吴焕淦几十年来从事灸法的临床与基础研究，提出了"灸效的科学基础是人体对艾灸的温热刺激及其生成物的反应；灸材、灸法、灸位、灸量及机体反应性是影响灸效的关键因素，合理运用是提高疗效的关键"及"艾灸的温热刺激能产生温通温补效应"的学术观点，并归纳阐述了艾灸温通温补效应与机制的科学内涵。吴焕淦注重灸法临床理论创新，首次提出"灸补脾胃，调和脏腑气血"的治疗理论。此外，在临床治疗上，吴焕淦采用灸、药、穴三管齐下的方法。他潜心研制的隔药灸药饼是根据溃疡性结肠炎的病机特点，选用附子、肉桂、丹参、红花、木香、黄连等中药配制而成，选取灸补脾胃之主方"中脘、气海、足三里"行隔药灸，经过多年临床验证，隔药灸对于溃疡性结肠炎的疗效显著，尤其对于轻中度的溃疡性结肠炎（UC）疗效更为明显。2005年国家中医药管理局把"隔药灸治疗溃疡性结肠炎技术操作规范"作为全国百项中医诊疗技术推广项目，并已制作教学课件在全国推广。吴焕淦还结合自己多年的临床经验，将艾绒与乳香、没药、沉香、冰片、桂枝、透骨草、千年健等多味中药混合，自创

制成直径3 cm的太乙温灸条，比普通艾条可产生更广泛而持续的火力和渗透效应，对各种寒证、虚证、痛症、瘀证等产生更好的临床疗效。

吴焕淦的主要研究方向是隔药灸治疗溃疡性结肠炎、肠易激综合征、克罗恩病等疾病的临床与基础研究，在运用灸法治疗脾胃肠腑疾病方面颇有建树，尤其是在灸法治疗溃疡性结肠炎方面有独到的诊疗思路和方法。吴焕淦率先从免疫学方向总结出：① 隔药灸治疗可以显著增强UC大鼠的脾淋巴细胞转化功能，而对血清过高的IgM、C3、循环免疫复合物水平又有明显的降低作用，因此隔药灸治疗UC的机理可能与调节免疫功能有关。② 隔药灸可能通过抑制或阻断炎症细胞间TGF-p的信号识别与转导，从而抑制炎症组织胶原纤维的产生，加速这些细胞外基质的降解。③ 隔药灸可通过调节IL-1β与IGF-1等诸多基因的表达，从而抑制UC大鼠肠道炎症的发生，并且预防肠纤维化及肠道癌变。④ 隔药灸可能是通过抑制UC大鼠的促炎性细胞因子IL-1β mRNA的表达途径，从而抑制或消除肠道炎症。

（2）对于灸法的思考与创新

■ 对灸法文献的整理

吴焕淦十分重视灸法文献的整理工作，旨在更好地传承灸法的特色和优势，以及与时俱进地改良和创新灸法。文献整理所示：记载有关灸法临床应用的现存最早的中医文献是《足臂十一脉灸经》和《阴阳十一脉灸经》；《黄帝内经》奠定了灸法的理论基础；《备急灸法》首次记载了灸法治疗急性病证，《灸膏肓俞穴法》专篇论述了防病保健灸法；《外台秘要》《备急千金要方》《千金翼方》《针灸资生经》等专著对灸法的重视直接推动了灸法学的发展，《神灸经纶》的出世更是成为灸法学发展史上的一个里程碑。对于中医古籍文献的整理研究，对梳理灸法的发展过程以及如何继承和发展灸法有着深远的意义。一方面，可通过研究发现适合灸疗的优势病种，规范灸疗的操作，从而使灸法在临床中得到推广和应用；另一方面，将古籍中对灸量的研究与现代科技结合，研发出科学的灸量，使灸法的操作和应用更加合理化、规范化、科学化。

■ 对艾灸作用机制的研究

吴焕淦对比研究了从古至今的各类灸材后，发现艾叶（绒）具有来源广泛、炮制简单、操作性强以及强燃烧时温热特性显著等优势，且艾绒的效应量最佳。

此外，在对影响艾叶（绒）性质的因素方面进行研究发现，艾叶（绒）的主要成分是挥发油，而采摘时节、产地、品种、年份、艾绒比例、提取方法等均能影响挥发油含量，其中艾叶的采摘时间也从很大程度上决定了挥发油的含量。吴焕淦通过研究发现，端午当天采摘的艾叶中挥发油含量达到顶峰，随后逐渐减少。

吴焕淦认为，艾灸起效的关键点在于其温热刺激。不同灸法的光热特性存在差异，因此不同的艾灸操作方法也是影响其作用疗效的重要因素；在比较了不同灸法对同一种疾病的疗效后发现，不同病症各有适宜的灸法。还有研究证实了艾灸刺激可涉及机体不同深度，皮肤表面的温度变化主要呈先高后低趋势，皮下组织的温度呈先低后高之势，而深层肌肉组织的红外热像表现出逐渐升高后的稳态规律，这提示了艾灸产生的温热刺激促使了皮肤温度发生改变，从而改变了感觉型感受器的活性。另外，人体腧穴在不同状态下对艾灸的温热刺激的敏感程度不同，因此选取那些热敏态腧穴施灸的疗效会优于选取普通腧穴。吴焕淦为进一步探究艾灸生成物中对人体有益的成分和有可能对人体不利的成分，进行了相关动物实验得出结论：一定浓度艾烟可以增强SAMP8小鼠抗氧化能力和自由基清除能力，并对Th1/Th2细胞因子进行平衡调节，具有显著抗氧化作用；艾烟的长期持续干预可使大鼠外周血中CD4$^+$T细胞中CD4$^+$CD25$^+$Treg细胞的占比下调，该现象可能是艾烟干预通过调节机体免疫而实现的，同时，这一途径还可以使机体的抗肿瘤作用明显增强。临床研究发现，艾烟急性毒理实验显示艾烟毒性分级为微毒，短期艾烟干预对人体自主神经系统具有良性调节作用。艾灰烬中的一些成分具有生物活性，因此对人体也有一定有利的影响。

■ 对灸法理论的创新

吴焕淦认为，灸效的产生取决于四个关键因素，即灸质、灸量、灸的作用方式、腧穴优化。在灸质、作用方式、腧穴都相同的情况下，决定灸效的关键因素就是灸量，即施灸时艾在皮肤表面燃烧过程中所产生的刺激强度。吴焕淦认为灸法如同方药，同样需达到一定的量的积累才可见效。决定灸量的4个因素分别是：灸的火势大小、施灸时间长短、灸距的大小（灸温）、施灸频度（灸频）。其中，有临床试验表明，每次施灸20分钟在临床症状改善方面疗效最佳。

吴焕淦对于如何更好地发展灸法有细致而实际的思考和创见，这些都建立在他对灸法的深入研究上。深入开展灸法优势病种的研究，规范灸法的临床操作和应用，吴焕淦认为应从循证医学的角度深入寻找临床证据，是继续筛选特色灸法的基础。除此之外，吴焕淦还指出，应在现有理论基础上进一步做灸法的理论研究。他认为，灸法或许是通过多途径、多系统、多靶点的综合效用发挥疗效的，免疫、神经与内分泌系统等多系统均参与灸疗对机体的调节过程。因此，应将现代科学、实验技术运用在灸法作用机制的研究中，这将会对揭示灸法的作用机理产生深远的影响。

三、流派名家

高镇五

（一）生平简介

高镇五，男，出生于1927年，浙江余姚人。教授，主任中医师。1939年授业于其父、名医高圣水，又先后师从陆瘦燕、马雨荪、金文华、陈备永等中医大家。1947年在承淡安中国针灸学研究社学习针灸，1948年应诊行医，1949年毕业于天津国医函授学院，1950年8月在余姚逍林诊疗所工作。1957年起在浙江中医学院（现浙江中医药大学）任教。1959年，任浙江中医学院针灸教研组负责人，专门从事针灸教学工作。20世纪80年代入选首批硕士生导师，在"经穴-脏腑相关"的研究方向上做了大量的临床研究。曾任浙江中医学院针灸推拿系主任、中国针灸学会理事、《浙江中医学院学报》编委、卫生部高等中医院校教材编写委员会委员、中国针灸学会理事、中国腧穴研究会理事、浙江省科协委员、浙江省针灸学会副会长、甘肃中医学院针灸顾问、天津中医学院振兴针灸函授学院顾问等，现任浙江省针灸学会顾问。高镇五主编及合编的著作众多，有《针灸解剖学图谱》、《新针灸学》、《中国针灸学》（录像片）、《浙江针灸医案选》、《中国针灸治疗学》、《针灸学》，其中《中国针灸学》录像片被世界卫生组织、世界针灸学会联合会等授予金奖。高镇五在临床治疗疾病时强调辨证，讲究因人制宜、因时制宜、因地制宜及针药并用，深度探寻不同材质毫针的不同温灸作用，在治疗冠心病和眩晕方面善用灸法，且其针灸治疗心律失常的临床研究获省级先进科技奖。

（二）学术观点与针灸特色

1. 巧妙选穴，重视补泻

高镇五认为"五脏相通"，经穴与脏腑密切相关，治疗内脏病首选俞、募、原、络、合、郄穴，亦常用"华佗夹脊穴"代替背腧穴。如治疗心律失常，除针刺心经、心包经穴位以外，还擅于运用俞募配穴、原络配穴等特定穴相配进行治疗，往往可取得更好的效果。高镇五从《灵枢·官能》"补泻所在，徐疾之意"，《灵枢·终始》"邪气来也紧而疾，谷气来也徐而和"中得到启示，临床上重视辨证运针，擅长运用徐疾补泻法：正气虚，用补法，针体宜细，行针幅度宜小，应使得气感徐和，施针者针下感应松和，受术者得气感舒适，行针运气留针时间宜短，应多次针刺而逐渐缓慢扶正；而邪实盛，行泻法，运针宜快，以防邪气久滞体内，否则易伤正气。此外，高镇五认为手法分补泻，腧穴也具有一定的补泻作用，故常依据五行生克、子母补泻学说分经选穴，获得良效。

2. 刺之微，在速迟

高镇五精研《黄帝内经》，拥有深厚的中医经典功底与丰富的针灸临床经验，其深谙"刺之微，在速迟"之真谛，通过长久的临床工作体悟，认为针刺补泻的关键在于得气速迟，并以此为基础整理出高氏特色补泻手法——速迟刺法。

他认为在操作方面，针刺的过程中进针、行针（捻转、提插、摇摆、弹拨、刮等）、留针、出针等环节皆有"速迟"之别，同时他也不拘泥于"技法"，将"速迟"的精髓引申于"术""道"层面，让医者在学习手法技巧的同时，领会"速迟"得气的精髓，治疗成竹在胸。

高镇五认为"刺之微，在速迟"指的是得气的快慢。针刺手法的刺激等均可影响气机，在临床实践中即可表现为得气速迟的不同。因此"刺之微"，在于得气之速迟（术的层面），而非手法之速迟（技的层面）。同时，他指出以手法速迟干预得气速迟，可以实现补泻效应的最大化。医者可以通过正确的辨证，明确机体邪正盛衰的情况，并选择合适的手法干预得气的速迟，以达到最佳的补泻效果。对于实证者，务求泻邪之效，此时得气本身即可实现泻之效应，而施以"速"刺法以催促经气速至则可最大限度地激发机体充盛之正气，邪正交争，祛邪外出，针感也相对较强，效应偏泻；对于虚证者，则宜用"迟"刺法使经气缓缓到来，可徐徐调动正气聚集使正气充养而邪气尽散，使补的效应最大化。

3. 针灸活用，推崇灸法

高镇五一直重视"一针、二灸"的理论观点，温针灸是具有针刺、艾灸双重作用的灸法，在临床中有广泛的应用，适用于如关节不利、经脉瘀滞、痿痹、瘫痪、脾胃虚寒、肾阳衰微等多种急慢性疾病。高镇五根据时间、人群、地方的不同，分别采取因时制宜、因人制宜、因地制宜，具体问题具体分析的治疗思想。高镇五注重温针灸的实际疗效，做了大量研究，经实践后提出，毫针的金属原料、粗细，艾炷的大小、松紧、壮数、装法、气候温度等对温针灸都有直接的影响：① 银针的针体温度高于钢针和不锈钢针，且其升温速度和热力持久度均优于钢针和不锈钢针。② 粗针比细针温度高、热力持续时间长，短针比长针温度高、热力持续时间长。③ 艾炷的体积对针体温度影响不明显。④ 温针灸时增加艾炷，主要是起着延长温针灸时间作用。⑤ 艾炷较松时针温略高。⑥ 针体温度与周围环境温度成正比。

高镇五素来推崇灸法，对灸法颇有研究。高镇五指出，针对不同病证，采用的灸法治疗也是有所区分的：对于顽病重症者，需要作用较强的艾炷灸；对于病轻者，适合作用较缓和的艾条灸及温针灸。急症宜急灸，慢病宜慢灸；小病小灸，大病大灸；轻病宜轻灸，重病宜重灸；体弱灸宜轻，体强灸宜重。此外，在治未病方面，高镇五认为一年四季均可使用灸法，尤其是保健灸法，可以积极推广。

4. 探索验穴，颇有疗效

（1）甲根自疗自救：在使用"井穴"的临床工作中，高镇五自创了一个适合患者自疗自救的腧穴——甲根穴，并仔细探寻了其定位、操作以及主治病证。具体内容归纳见表2-1。

高镇五认为甲根穴与"井穴"关系密切，不仅作用如同"井穴"，还是"井穴"的延伸与发展，故其主治病症更广。各指甲根穴的主治病证是此穴之特点，用爪甲切压时很敏感，治病方便有效，犹如家庭常备良药，可教会患者使用，自疗自救。

（2）睛明治疗咯血：高镇五在其著书《新针灸学》中记载了"睛明"主治咯血。睛明治肺咯血，为历代针灸文献所未载，这是高镇五在1965年民间觅师访贤时，搜集到的经验。睛明穴归属于足太阳膀胱经，循经"入络脑"，脑为元神之府，高镇五认为睛明

表2-1　甲根穴自疗自救

项　目	内　容				
定位	位于手指背侧,沿甲根后缘皮肤侧0.1 cm处,自内角至外角穴位呈弧形,因其部位正在甲根部,故名"甲根穴"				
命名	拇根	示根	中根	环根	小根
共同主治病证	发热、疼痛、昏迷、中暑、痎病、小儿急惊风、手指麻木等				
各主治病证	咳嗽、气喘、咽喉痛、胸闷、胸痛、胃痛、肩前痛	前头痛、耳鸣、牙痛、鼻塞、咽喉痛、胃痛、肩痛	失眠、胃痛、胸闷、胸痛、心悸、心绞痛、肝区痛	咽喉痛、耳鸣、偏头痛、肩背痛、胸胁痛、肝胀痛	头痛、耳鸣、胸闷、胸痛、心悸、心绞痛、失眠、肩背痛

穴具有宁心安神的作用。神安则血宁,故晴明亦有清肺止血之功效。

（3）素髎刺皮刮柄治心:高镇五通过遍访名家,并结合自身临床实践后总结出,在原有主穴基础上配合素髎刺皮刮柄,可有效地治疗窦性心动过缓。素髎,位于鼻尖,归属于督脉,督脉主一身之阳气,"上贯心";而肺开窍为鼻,手少阴心经"上肺",心为"君主之官"、肺为"相傅之官",可见心肺关系紧密。对于心血瘀阻不通、心动过缓或脉象迟缓的患者,在素髎穴行刺皮刮柄法,可以振奋心肺阳气、通血活络,有效地提升心率。

（三）临证医案

1 频发室性期前收缩

患者,女,17岁。

［症状］患者自觉胸闷、气短,偶有心中悸动不安。脉沉细无力,频发结代,舌淡无苔。体检心电图检查报告示频发室性期前收缩。

［辨证］气虚。

［治则］益气宁心。

［针灸处方］内关,神门。

［治法］常规直刺进针后,行疾徐补法,待气感适中,间歇动留针约15分钟后,患者胸部不适感逐渐消失,继续留针5分钟后取针。

［疗效］治疗结束后,结代脉象已完全消失,复查心电图显示正常,期前收缩消失,疗效稳定。嘱其每日治疗1次,连续治疗4次。随访1周,无复发。

2 颈椎综合征

患者,女,42岁。

［症状］颈部酸胀不适,活动受限,抬头有眩晕感,遇寒湿天气时酸痛感加重,暖天则缓解。近1周来天气阴雨连绵,头晕加重,影响睡眠,心情焦虑。胃口尚可,二便亦调。血压为108/72 mmHg。面色少华无光,舌苔薄白,脉沉细弱。经X线摄片检查示C4-6唇样增生。西医诊断为颈椎综合征。

［辨证］气血不足。

［治则］活血通络,温阳提气。

［针灸处方］百会,风池,天柱。

［治法］百会用平针法,继而施用雀啄灸,每隔5秒,灸1～2分钟;风池、天柱平补平泻,得气后加温针灸5～10分钟。

［疗效］次日二诊颈部不适缓解,头晕明显减轻。三诊,续有好转。继续隔日行1次治疗,连续治疗5次后,症状悉愈。

3 冠心病

患者,女,57岁。

［症状］因家务劳累引发胸闷、心悸,心前区时有隐痛。自发病以来,夜卧难安,口渴多饮,腰部酸软无力,查体:血压为150/90 mmHg。两肺（－）,心率为80次/分钟,律齐。腹软,肝脾未及。舌质红,苔薄白,脉弦细。心电图报告ST-T改变。超声心动图示Dd 52 mm,Ds 46 mm,CDM 4.5 mm,主动脉运动减弱,重搏波基本消失。

［辨证］气阴两虚型。

［治则］益气养阴,蠲痹安神。

［针灸处方］膻中,心俞,厥阴俞,三阴交,安眠。

［治法］心俞、厥阴俞用温针灸补法20分钟,膻中、三阴交行泻法5分钟,再行温和灸补法15～20分钟;安眠穴行疾徐补法,缓慢"得气",使感应弱而舒适,静留针15～20分钟。

［疗效］患者治疗3个疗程后，胸闷、心悸等症状均明显缓解，睡眠改善，腰酸无力、口干等症状均好转。

4 咯血

严某，女，51岁。

［症状］因昨日感冒咳嗽，引起咯血数口，形寒肢冷。舌暗，苔薄白，脉细软。有支气管扩张和咯血史。

［辨证］脉络损伤。

［治则］润肺止咳，宁络止血。

［针灸处方］尺泽，列缺，睛明。

［治法］尺泽、列缺，平补平泻，留针20分钟；睛明针刺得气后，留针20分钟。

［疗效］次日复诊，诉自针后至今无咯血，咳嗽减少。继续连续治疗4日，基本痊愈。

5 高热后失语失聪

岑某，男，5岁。

［症状］就诊前3个多月突发高热神昏5日，就医用药后愈，愈后失语、失聪。胃纳可，夜寐安，二便无殊。

［辨证］经气闭阻。

［治则］疏导耳舌经气，聪耳通窍。

［针灸处方］翳风，听宫，合谷，中渚，外关，哑门，廉泉。

［治法］弱刺激手法，刺入5分，以90°～180°、每秒1次的频率，捻转15～30次出针。连续针刺6日后，改为隔日1次。

［疗效］针26次后，可语，听觉也明显好转。

6 三叉神经痛

徐某，男，34岁。

［症状］左眉棱骨阵发性疼痛，每日发作10余次，发时局部抽搐，睁眼困难，精神差，纳不佳。舌苔薄，脉弦。

［辨证］经气痹阻。

［治则］舒经通络。

［针灸处方］风池，合谷；患侧：攒竹透鱼腰，丝竹空透鱼腰。

［治法］常规进针，捻转泻法，留针30分钟。每日1次，12次为1个疗程。

［疗效］1个疗程后愈。

7 原发性高血压

马某，女，56岁。

［症状］头胀眩晕，伴走路不稳，手指时麻，夜卧难安，纳可，大小便正常。舌质红，苔黄，脉弦有力。有高血压史2年，此次血压186/108 mmHg。

［辨证］肝肾阴虚，肝阳上亢。

［治则］育阴潜阳。

［针灸处方］三阴交，太冲，风池。

［治法］太冲平补平泻，三阴交施用补法，风池施用泻法，留针20分钟。每日1次。

［疗效］连续治疗4次后，血压为140/86 mmHg。8次治疗后，血压恢复正常。

8 低血压

陆某，女，37岁。

［症状］头晕，自感乏力，面色少华，形寒肢冷，纳呆，睡眠可，大小便正常。舌胖嫩，苔薄白，脉细弱。血压86/60 mmHg。

［辨证］阳气虚弱。

［治则］补气升阳。

［针灸处方］百会，大椎，印堂，素髎。

［治法］以大椎180°、每秒1次捻转30秒后出针，素髎刺皮部刮针柄120次/分，百会、印堂行捻转补法，留针20分钟。每日针1次。

［疗效］连续针刺8次后，头晕减轻，血压98/68 mmHg。16次后，头晕消失，血压112/76 mmHg。

9 胃痛

患者，女，老年。

［症状］因情绪不佳发生胃部疼痛，嗳气，纳呆。舌苔薄白，脉弦细。有胃溃疡病史20余年。

［辨证］肝气犯胃。

［治则］疏肝和胃。

［针灸处方］太冲，肝俞，足三里。

［治法］太冲、肝俞施用泻法，足三里平补平泻。每日1次。

［疗效］连续治疗5次后，症状明显减轻。继续治疗3次后愈。

10 阳痿

患者，男，青年。

［症状］阴茎不能勃起，就医用药后少效。

［辨证］肾虚。

［治则］补肾壮阳。

［针灸处方］肾俞或命门，关元。

［治法］肾俞行徐疾补法后加用温针灸。每日1次，10次为1个疗程。

［疗效］治疗3个疗程后恢复正常。

11 肝区胀痛

患者，女，中年。

［症状］有慢性肝炎病史，肝肿大超过肋下2 cm，劳累后肝区隐痛。

［针灸处方］中根，环根，甲根。

［治法］指切法。

［疗效］15分钟后疼痛逐渐缓解，以后每次发作，此法有效。

12 浮肿

患者，女，中年。

［症状］下肢踝以上浮肿已近3个月余，晨起尤甚，伴面部浮肿，纳可，小便少。舌淡胖，苔薄，脉细软。相关检查显示尿常规、心电图无明显异常。

［辨证］脾虚湿盛。

［治则］健脾祛湿消肿。

［针灸处方］脾俞、足三里，或脾俞、太白，或胃俞、阴陵泉。

［治法］徐疾补法，背俞行针1分钟后出针，余穴留针15分钟。隔日1次。治疗4次后，改为温针灸。

［疗效］治疗20次后，浮肿消退。

吴焕淦

（一）生平简介

1987年，吴焕淦拜在浙江中医药大学高镇五门下攻读针灸学专业硕士学位，在高镇五的亲自指导下，读经典，做临床，重灸法。在仔细研究元代罗天益《卫生宝鉴》所载"结阴便血治验……仍灸中脘三七壮……次灸气海百余壮……至春再灸三里二七壮"的理论观点后，吴焕淦展开了灸法（中脘、气海、足三里）温养脾胃治疗溃疡性结肠炎的研究，完成硕士学位论文《隔药灸治疗慢性非特异性结肠炎临床研究》；1990年6月，由上海市针灸经络研究所陈汉平担任硕士学位论文答辩委员会主席，论文答辩成绩优

秀；后又由高镇五推荐，成为海派陆氏针灸上海中医药大学受教弟子陈汉平的博士研究生。毕业后，吴焕淦任职于上海市针灸经络研究所，融汇海派针灸的学术理念和针灸特色。作为传承弟子，吴焕淦为海派陆氏针灸的继承和发展做出了重要贡献。

在传承的基础上不断发展创新，通过临床实践和研究，吴焕淦首次对艾灸治疗中医肠腑病症技术进行规范化研究，创立了"艾灸温养脾胃，调和肠腑气血"的学术观点；建立了艾灸治疗腹泻型肠易激综合征、溃疡性结肠炎及艾灸结合针刺治疗克罗恩病的规范化研究方法和技术；率先开展内脏痛的艾灸镇痛研究，开辟了艾灸镇痛研究的新领域，形成艾灸治疗中医肠腑病症生物学效应研究平台；首次系统揭示了"艾灸温养脾胃，调和脏腑气血"治疗肠腑病症的神经免疫调节机制，阐释了艾灸治疗中医肠腑病症的科学内涵及艾灸温养脾胃的疗效机制。中医肠腑病症肠易激综合征、溃疡性结肠炎、克罗恩病等发病均以脾胃虚弱为本，但根据人体气血阴阳、脏腑经络的不同又有差异，故在温养脾胃的总法则下，针灸具体治法和腧穴处方又同中有异：溃疡性结肠炎注重艾灸调和阴阳，克罗恩病重在补肾通络艾灸结合针刺，肠易激综合征侧重于针灸疏调肠腑气血。经过多中心、随机对照临床研究，其研究成果列入国家中医药管理局第一批中医临床适宜技术推广项目，已在全国10余个省市推广。证明了艾灸温养脾胃理论与治法的科学性，形成了艾灸温养脾胃的理论与治法，有效提升了中医针灸临床诊疗水平。

2008年，作为首席科学家，吴焕淦承担科技部"973计划"项目"灸法作用的基本原理与应用规律研究"，并于2013年领衔完成了新中国成立后首个灸法国家"973计划"项目，项目顺利通过科技部组织的专家组验收，被评为优秀。

吴焕淦总结出艾灸温通温补效应临床应用规律：艾灸的温热刺激具有温通、温补作用；人体功能状态及疾病性质是决定艾灸温通、温补效应的前提条件；施灸方法、穴位功效、灸量大小是影响艾灸温通、温补效应的关键因素。

基于首个灸法"973计划"项目研究成果，2015年作为首席科学家，吴焕淦中标第二个国家"973计划"项目，旨在揭示灸法治疗肠易激综合征、溃疡性结肠炎的内源性调节机制；证实得气（灸感）、灸温、灸材是影响灸效的关键因素并揭示其生物学机制；

揭示灸法、针刺效应机制的异同,丰富创新中医理论,提高灸法临床应用和研究水平。

吴焕淦作为第一负责人获国家"973计划"灸法项目、国家自然科学基金项目、国家中医药管理局课题,以及上海市科委、教委、卫健委资助科研项目40余项,其中国家自然科学基金课题10余项。获1998年国家中管局科技进步奖三等奖和上海市科技进步奖二等奖,2013年度国家科技进步奖二等奖,2012年度和2017年度上海市科技进步奖一等奖,2012年度和2019年度国家教育部科技进步奖一等奖。2019年度中医药国际贡献奖-科技进步奖二等奖等奖项。主编全国"十三五"规划教材《刺法灸法学》,上海中医药大学研究生教材《灸法学》;主编《中国灸法学现代研究》《古今医家论灸法》《溃疡性结肠炎的中医诊断与治疗》《中国灸法学》《针灸治疗疑难病症的现代研究》《针灸治疗学——案例导引》等专著。在柳叶刀子刊 *eClinical Medicine*,JAMA子刊 *JAMA Network Open*、*Journal of Traditional Chinese Medicine* 等杂志上发表SCI论文130余篇,2021年4月入选爱思唯尔2020年中国高被引学者榜单,2022年入选全球2%顶尖科学家榜单,中医药治疗克罗恩病等慢性难治性疾病获得新证据入选2022年度中医药十大学术进展。

吴焕淦多年来致力于人才培养,培养出一批高水平、高质量的研究生,他们中很多人成为上海市和外省市中医院校及附属医院的业务骨干。

(二)学术观点与针灸特色

1. 灸补脾胃,治肠有方

吴焕淦在30多年的临床实践中,精研灸法,博采众长,尤其推崇元代罗天益的"灸补脾胃"学说。吴焕淦认为脾胃同居中焦,互为表里,升清降浊,纳化饮食,输布精微,为营卫气血生化之源,脾胃二气只有升降相因,方能纳运相得,水谷得化,气血生化有源,五脏六腑、四肢百骸皆有所养,则百病不生。若脾胃二气失常,阴阳反作,则百病由生,即"清气在下,则生飧泄;浊气在上,则生䐜胀"。现代医学之炎症性肠病,根据其临床表现当属于中医学"腹痛""久泄""便血"等范畴,其总体病机为脏腑气血、阴阳失调,表现为整体正虚与肠腑局部邪实并见的本虚标实复杂证候,但以脾胃虚弱为本,湿热邪毒留滞为标,血瘀肠络、内疡形成为其局部病理变化。遵《黄帝

内经》"大肠、小肠皆属于胃"之观点,故治疗时以温养脾胃,调和阴阳,斡旋气机,使脾胃升降相因,燥湿相济,气血生化有源,四肢百骸得养,则诸症可除。中脘乃胃之募穴,能引胃气上行,有助肺气的作用,"中脘,主治心下胀满,伤饱食不化";气海能生发元气,滋荣百脉,充实肌肉;"肚腹三里留",足三里乃胃之合穴,能壮脾温胃,且能引阳下行,《针灸真髓》认为"三里治脾、胃、肾有效,故名三里"。诸穴共伍,可奏温养脾胃、强壮补虚、升提中气、调和阴阳之功。临证时可在此基本穴基础上随症加减,如湿热内蕴型加水分;肝郁脾虚型加太冲、脾俞;脾肾阳虚加肾俞、关元。

2. 灸药结合,疗效显著

(1)隔药饼灸:自20世纪80年代起,吴焕淦便潜心研究如何在传统灸法的基础上将中药与灸法有机结合,通过灸、药、穴三者协同作用,达到治疗疾病之目的。根据溃疡性结肠炎的病机特点,选取附子、肉桂、黄连、木香、红花、丹参、冰片等中药研成粉末制成药饼,与灸法结合后行隔药灸治疗。附子、肉桂均可温肾助阳、散寒止痛,木香有行气调中之功,三药共同配伍,可温阳健脾、理气和中以治其本;佐以黄连、丹参、红花等药共奏清热利湿、理气化瘀之效;加之艾叶性温、味苦平,入肝、脾、肾经,气味芳香易燃且热力温和持久,可直透肌肤,能理气血、逐寒湿、通十二经,入三阴,理气血以治百病,即"艾叶……纯阳也,可以取太阳真火,可以回垂绝元阳……灸之则透诸经而治百种病邪,起沉疴之人为康泰,其功亦大矣"。选取灸补脾胃之主方的中脘、气海、足三里三穴为主穴行隔药灸,经过大量的临床实验验证,该法对溃疡性结肠炎的不同证型均具有较好的临床疗效。现已建立"隔药灸治疗溃疡性结肠炎技术操作规范",该成果已于2005年由国家中医药管理局作为全国百项中医诊疗技术推广项目,并已制作教学课件在全国推广。隔药灸操作规程:①取穴:中脘、气海、足三里。随证加减,湿热蕴结型加大肠俞、水分等;肝郁脾虚型加太冲、脾俞等;脾肾阳虚型加肾俞、关元等。②药饼配方:附子、肉桂、丹参、红花、木香、黄连、冰片等药研成细粉密藏备用。治疗前取药粉加入适量黄酒调成厚糊状,用模具按压成直径2.3 cm、厚度0.5 cm大小药饼(含药粉2.5克)。③艾炷:以门诊常用之清艾条,剪取1.5 cm左右。④艾灸壮数:轻度者每日灸1壮,甚者每日灸2~3壮。⑤疗程:每日1次,12次为1

个疗程,疗程间隔休息3日,6个疗程观察疗效。

（2）太乙神针:太乙神针是将艾绒与多味药物混合特制的圆柱长条形药艾卷点燃后施灸的方法。传统太乙神针药物配方各异,吴焕淦结合自己多年的临床经验,将艾绒与乳香没药、沉香、冰片桂枝、透骨草、千年健等多味中药混合,制成直径3.1 cm的太乙温灸条。所选中药具行气、活血化瘀、温阳散寒、通络止痛之效,且艾条直径大于普通艾条,可产生广泛而持续的火力和渗透效应,对各种寒证、虚证、痛证、瘀证均可产生良好的临床疗效。

传统太乙神针以实按灸,或点燃后吹灭乘热隔物熨灸为主。吴焕淦结合现代人理念,将改良的太乙温灸条以悬灸为主,以减少患者治疗过程中的畏惧心理,促进了太乙神针的临床应用与推广。多年来,吴焕淦采用自创的太乙温灸条,通过温养脾胃治疗慢性胃炎;通过健脾助运、升提中气治疗胃下垂、脱肛、久泻、久痢;通过温阳益气、舒筋通络治疗顽固性面瘫、面瘫后遗症、关节炎、慢性疲劳综合征;以及通过温阳益气、活血散瘀治疗慢性咽喉炎、颈源性眩晕等顽症痼疾,屡获奇功。

3. 灸法创新,提升效应

（1）定位灸法的优势病种:吴焕淦在古代灸法特点的研究基础上,全面了解当前灸法在临床中应用的状况,分析灸法在临床中逐步萎缩的原因,客观评价了灸法在当前医疗界所处的地位,定位灸法的优势病种,发挥灸法的预防保健作用,并且提出应从以下几个方面进行重点研究:① 开展隔药灸、化脓灸、天灸等不同相关病证的临床与基础研究,阐释艾灸疗法作用机制,挖掘各种临床有效的灸疗方法推动灸法临床与基础研究,拓展治疗病种,充分发挥艾灸疗法的特色和优势。② 研究艾灸有效的相关性疾病,注重艾灸取效的关键因素研究:灸材、灸量、作用方式、腧穴优化、艾燃烧时产生特殊能谱,以及经穴配伍的协同效应和拮抗效应。在继承基础上,科学阐发灸法的治病机制,并在临床广泛推广应用。③ 以针灸临床有效病证为载体,阐释不同穴位、不同配穴方法、不同艾灸疗法以及穴位同灸术间交互作用的探讨和不同因素优化组合的规律。④ 从艾灸治疗有效病证出发,利用基因表达序列分析技术,在基因组范围内,对艾灸治疗反应性基因进行分析,并进一步进行艾灸反应性基因的筛选、克隆、蛋白表达、纯化研究。⑤ 进行艾灸物质基础研究,应用功能基因组学从基因组整

体水平上对基因的活动规律进行阐述;从蛋白质组学阐明生物体蛋白质的表达。

（2）注重艾灸的效应与安全:吴焕淦认为艾蒿及其生成物的效应机制及安全性问题是制约灸法发展的关键问题,有必要从艾叶的化学成分分析和艾烟的临床调查两个方面进行系统研究。艾灸取效的四个关键因素分别是灸材的质、灸治时的量、灸的作用方式以及腧穴的优化组合。通常临床应用中,在灸材、灸的作用方式和腧穴配伍一定的情况下,决定灸法取效的关键因素就是灸量。吴焕淦认为有一定灸量,就会产生一定的灸效,影响灸量的关键因素主要包括灸火势大小、施灸时间的长短、灸距的大小和施灸频度。

（三）临证医案

1 肠易激综合征

案1 陈某,男,41岁。

[症状]患者腹痛、腹泻反复发作10余年,加重半个月,就诊时形瘦面白,每因劳累、遇寒或心情紧张时诱发大便次数增多,每日4～8次,呈稀糊状或不成形,偶有黏液,未见脓血,无里急后重,腹痛以左下腹闷痛为主,每次腹痛均随排便而缓解,伴有脘痞、倦怠乏力、夜寐不安。舌质淡胖、有齿痕,苔白,脉细。结肠镜检查、大便常规检查无异常发现。

[辨证]脾虚肝郁,肝脾不和。

[治则]祛湿止泻,疏肝健脾。

[针灸处方]天枢,中脘,气海。

[治法]隔药灸,每穴每日各1壮,连灸1个月。嘱患者注意休息,避免不良情绪。

[疗效]灸治3日后,大便已成形。遵医嘱,完成1个月治疗后,临床治愈。随访至今,未复发。

案2 蒋某,女,45岁。

[症状]患者10年前因进食不洁饮食后出现水样便,某医院诊断为急性肠炎。此后,腹泻经常发作,经该医院肠镜检查,未见明显异常。现大便每日3次,黄软便,不成形,未见脓血,偶有黏液,有时腹痛腹胀,泻后缓解,伴胃脘不适,口干苦,睡眠质量差,饮食偏少,四肢乏力。舌淡胖,脉弦细。

[辨证]脾胃虚弱,大肠失约。

[治则]温补脾胃,涩肠止泻。

[针灸处方]关元,天枢。

［治法］隔药灸。每穴灸1壮，隔日1次，10次为1个疗程。

［疗效］治疗1个疗程后，大便次数已正常，每日1次，大便尚未成形，腹部症状基本消失。治疗2个疗程后，大便成形，基本治愈。

案3 杨某，女，63岁。

［症状］腹泻每日4～5次10个月余。患者平素体弱，10个多月前因过食生冷出现腹泻，大便呈水样、每日4～5次，偶伴有腹痛，精神欠佳，口淡乏味，食少，夜寐尚可。舌淡胖，苔白腻，脉细。

［辨证］脾胃虚弱。

［治则］温补脾胃，涩肠止泻。

［针灸处方］中脘，气海，足三里。

［治法］隔附子饼灸。每穴灸2壮，每日1次，10次为1个疗程。

案4 关某，男，34岁。

［症状］腹痛、腹泻6个月。6个月前因工作心情不畅出现腹痛，痛势较剧，排便后痛可缓解，每日排便3～5次，便溏或不成形，有时伴白色胶冻状黏液，未见脓血便。同时伴有腹胀，面色无华，口苦纳呆，急躁易怒，善太息，夜寐欠安。舌质暗，苔薄白，脉弦细。结肠镜检查未见明显异常。

［辨证］肝郁脾虚。

［治则］疏肝健脾，通腑调肠。

［针灸处方］主穴：肝俞，脾俞，大肠俞，中脘，天枢，期门。配穴：足三里，上巨虚，阳陵泉，太冲。

［治法］毫针针刺，平补平泻，阳陵泉、太冲100 Hz连续波电针30分钟。隔日1次，10次为1个疗程。

2 溃疡性结肠炎

案1 朱某，男，37岁。

［症状］2年前因劳累之后自觉腹部胀满，腹泻，大便有黏液，经附近医院行乙状结肠镜检查被诊断为溃疡性结肠炎，予柳氮磺胺吡啶等西药治疗半年未效。就诊时脘腹胀满，大便每日4～5次，便质稀，可见大量黏液，神疲乏力，食少纳差，食后腹胀，腹部隐痛喜按。舌质淡胖，苔薄白，脉濡缓。

［辨证］脾胃虚弱。

［治则］健脾和胃，涩肠止泻。

［针灸处方］中脘，天枢，气海，足三里，上巨虚。

［药饼配方］附子10 g，肉桂2 g，丹参3 g，红花

3 g，木香2 g，冰片2 g，以上诸药研成细粉密藏备用。

［治法］治疗时取药粉加适量黄酒调成厚糊状，用模具按压成直径2.3 cm、厚度0.5 cm大小药饼（每只药饼含2.5 g药粉）。每次每穴灸2壮，每日1次，12次为1个疗程。疗程间休息3日，共治疗6个疗程。

［疗效］治疗20次后，患者腹痛减轻，大便渐成形；治疗6个疗程后，患者腹胀、腹痛基本消失，大便正常。随访1年，未复发。

案2 刘某，男，62岁。

［症状］患者腹痛、腹泻、黏液脓血便4个月，加重5日。患者于4个月前因饮食不当而致腹痛腹泻，大便溏薄、夹有黏液脓血，每日3～4次。发病以来自觉神疲乏力，左下腹疼痛，肠鸣，里急后重，神清，面色不华，纳呆。舌质暗，苔黄腻，脉滑数。结肠镜检查显示：40 cm范围内可见散在的、大小不等的连续性溃疡，覆有白苔，黏膜充血水肿。病理报告：黏膜慢性炎。

［辨证］湿热蕴结。

［治则］祛湿除热，疏调肠腑气血。

［针灸处方］甲组：中脘，气海，水分，足三里。乙组：大肠俞，天枢，上巨虚。

［治法］两组交替使用。隔药灸，大肠俞、天枢、中脘、水分、气海各灸2壮，足三里、上巨虚各灸4～7壮，要求有较强的感应。12次为1个疗程，中间休息5日开始下1个疗程。

3 克罗恩病

案1 张某，女，23岁。

［症状］反复右下腹疼痛伴腹泻3年余。患者于3年前饮食不节出现右下腹疼痛伴发热、腹泻，每日3～5次，便中夹有黏液、无脓血。曾行相关检查确诊为克罗恩病。就诊时右下腹胀痛，劳累后加重，大便稀溏，色黄夹有黏液，每日3～5次，伴里急后重，纳呆干呕，面白唇淡，汗出倦怠，口干不欲饮，寐欠安。舌质淡胖，苔黄微腻，脉细数。

［辨证］脾胃虚弱，湿热蕴结。

［治则］健脾和胃，清热化湿。

［针灸处方］中脘，天枢，气海，手三里，合谷，曲池，足三里，上巨虚，阴陵泉，太冲。

［治法］中脘、天枢、气海行隔药灸，每次每穴灸2壮；余穴平补平泻，留针40分钟。隔日治疗1次，12次为1个疗程。

［疗效］治疗1个疗程后右下腹腹胀明显减轻，

大便成形。原方调理月余，至今未复发。

案2 王某，男，31岁。

[症状] 反复发作性右下腹疼痛伴腹泻6年余，加重2周。患者6年前出现间歇性右下腹疼痛，痛剧时肠鸣，局部有物隆起如鸡卵。5年前剖腹探查确诊为克罗恩病。就诊时患者极度消瘦，身热心烦，面黄无泽，气短懒言，腹痛喜温喜按。舌质淡，苔白腻，脉弦数无力。

[辨证] 湿阻气滞，肝脾不和。

[治则] 抑肝扶脾，利湿调肠。

[针灸处方] 中脘，天枢，气海，合谷，曲池，内关，足三里，三阴交，阳陵泉，太冲。

[治法] 平补平泻，留针40分钟；同时天枢、气海或足三里、三阴交温和灸10分钟。每周治疗6次，12次为1个疗程。

[疗效] 治疗1个疗程后腹痛减轻，进食后仍觉右下腹胀痛并有物隆起，故在原方上再加大横（双）或腹结（双）、血海、阴陵泉（双）等治疗4个月，至今尚未复发。

4 面瘫

陆某，女，53岁。

[症状] 左侧面部僵硬、口角歪斜2日。患者于2日前在无明显诱因下自觉左侧面部僵硬，眼睑不能闭合，左侧口角下垂。查体：神清，左侧额纹消失，眼裂增大，鼻唇沟变浅；左侧口角下垂，不能蹙眉、闭目、露齿、鼓气、吹口哨。畏寒肢冷，自汗，寐安，二便正常。舌胖大色淡，苔黄腻，脉细。

[辨证] 气虚兼湿热内蕴。

[治则] 温通经络，清热利湿。

[针灸处方] 阳白，四白，太阳，听宫，地仓，颊车，翳风，合谷（右）。

[治法] 太乙神针温和灸。按取穴顺序每穴灸5分钟。

[疗效] 阳白、四白、太阳三穴施灸结束后，患者左眼睑即可闭合完全。治疗6次后，患者痊愈。

5 眩晕

王某，男，45岁。

[症状] 头晕半年余，加重1个月。患者半年余前，因伏案工作繁忙突发头晕，未予重视。就诊时头晕频繁发作，发作时房屋转动，恶心呕吐，翻身活动

症状加重。神疲乏力，面色晦暗，唇色紫黯，寐安，二便无殊。查体：颈压痛（+）、霍夫曼征（-），臂丛牵拉试验（-）。舌淡紫有瘀点，苔白腻，脉细滑。辅助检查显示颈椎MRI示颈段生理弧度消失，C2～C3、C3～C4、C4～C5颈椎间盘变性。

[辨证] 气虚血瘀，痰浊上蒙。

[治则] 行气活血，健脾除湿。

[针灸处方] 百会，颈夹脊，足三里，丰隆，关元，悬钟。

[治法] 太乙神针温和灸。

[疗效] 治疗1次后，患者能自主散步1小时；治疗3次后，患者自觉诸症好转，头晕30小时未发。

林咸明

（一）生平简介

林咸明，男，出生于1966年。教授，主任中医师，博士研究生导师。1989年毕业于浙江中医学院（现浙江中医药大学）中医专业，1991年拜入师门成为导师高镇五针灸学专业硕士研究生。2005年被列入浙江省中青年临床名中医培养对象。2008年获中医内科学博士学位（师从范永升教授），历任浙江中医药大学第三临床医学院副院长以及

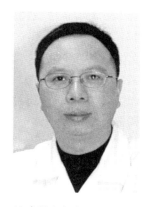

林咸明（出生于1966年）

附属第三医院（中山医院）副院长、浙江中医药大学教务处副处长，浙江省"重中之重"学科（针灸推拿学）后备学科带头人，第三批全国中医优秀临床人才，首批浙江省中青年临床名中医；兼任中国针灸学会针灸技术评估委员会委员、中华中医药学会络病分会常委、中国针灸学会针灸教育分会副主任委员、浙江省中医药学会络病分会副主任委员、浙江省针灸学会常务理事、浙江省针灸学会经络养生分会主任委员等。

在科研学术方面，秉承导师高镇五尊经典、重手法的学术思想，林咸明开展针灸治疗脑血管病、脑退行性病变相关认知情感障碍等方向临床及基础研究；在高镇五对"刺之微，在速迟"理论创新发挥的启发下，针灸临床重视调神守神，发挥高镇五"速迟刺法"在针刺临床行手法补泻之优势，对内科病的治

疗用穴少而精,手法轻快;提出"颈腰同治"的治疗理念,提高了临床各型颈椎病、腰椎间盘突出症、慢性腰肌劳损等疾病的远期疗效;又基于"神乱则气血逆乱"提出"调神针法",在临床治疗失眠、偏头痛、焦虑症、慢性荨麻疹等疾病中取得了明显效果。

目前林咸明已主持国家自然基金项目2项,国家"973计划"项目分课题1项,浙江省自然科学基金项目1项,浙江省中医药科技计划重点项目1项,参与国家中医药管理局"十一五""十二五"中医药重点学科建设、浙江省科技创新团队项目建设;发表国内外核心期刊学术论文80余篇;积极致力于针灸学术传承与人才培养,至2019年已培养硕博士研究生35名、博士后1名、师承人员5名,其中部分学生已成为高校、医院的业务骨干。

(二)学术观点与针灸特色

1. 调神针法,专治失眠

林咸明认为失眠症与心、脾、肝及脑关系密切,病因常在于火、虚等,导致心神不宁,阴阳失调,营卫不和,阳不能入于阴,脑神不安而不寐。在临床上治疗失眠症中,林咸明总结出自己独特的"调神针法"。调神针法主要通过针刺"头六穴",配合耳针和体针的"安神六穴",以及开"四关穴"等,从而全方位调节脑神、调阴阳以安神。

"头六穴"采用百会、风府、双侧天柱、安眠。百会、安眠位于头部,是脑神所在,具有醒脑调神的作用;天柱为膀胱经入于脑处;风府穴是统领风穴的衙府,督脉、阳维脉和足太阴经交汇于此,上行入脑内通于脑,具有疏风理气、醒脑开窍安神的功效。

"安神六穴"采用:耳6穴(双侧心、肺、神门)和体6穴(双侧迎香、神门、足三里)。耳穴心有宁心安神、调营和血之功;耳穴肺,有调理肺气、宣通鼻窍之功;耳穴神门有镇静安神、止痛之功;迎香有宣通鼻窍之功,配伍耳穴肺,可宣通肺气;神门有养心安神、活血通络之功,使患者心神得养以安神;足三里有补气健脾、降逆和胃、通经活络之功。

林咸明将调神针法应用于大量临床实践,除了失眠症外,还有抑郁症、偏头痛等慢性疼痛性疾病及功能紊乱性疾病,均取得了不少成绩。

2. 针药兼施,巧治多病

林咸明功于针灸,精于汤药,重视针药并用,认为针药适当配合使用才能使临床疗效最佳。

(1)林咸明认为失眠与"邪火""脏腑之火"有关,外感与内生邪火及心、肝、胃之火,扰乱心神而致不寐,故治疗失眠,林咸明认为以泻火、调神为主,采用针药并用的方法治疗,往往取得良好的临床效果。如在治疗肝郁化火证型的失眠症时,调神针法配合丹栀逍遥散加减,共奏疏肝泻火、调节脑神之效。在治疗气滞血瘀证型的失眠症时,调神针法配合以血府逐瘀汤加减,共达行气活血化瘀之功。

(2)林咸明临床治疗神志病及相关性疾病经验丰富,对针药结合治疗小儿多发性抽动症有独到见解。针对该病,林咸明在临床中常采用半夏厚朴汤与柴胡桂枝干姜汤加减运用。林咸明认为柴胡桂枝干姜汤具有良好的镇静安神和散寒生津敛阴的功效,临床上可用于多种精神神经系统疾病的治疗。多发性抽动症患儿除肌群不协调抽搐的主要表现外,常伴有心情焦虑、神情紧张、手足心多汗等自主神经功能紊乱的症状。半夏厚朴汤可治疗多发性抽动症患儿的诸多症状,包括咽喉部异物感或口出秽语等症状。患儿表现出明显的抽动症状时,可增加白芍的剂量以柔筋疏肝、解痉缓急;若伴有睡眠功能紊乱,可适量加用镇静安神药,如龙骨、珍珠母、青龙齿等;若伴有腹胀便秘,可酌情添加枳壳、制大黄等。

(3)玫瑰糠疹是一种临床常见的炎症性皮肤病,中医学认为该病多由素体血热,外感风邪,邪郁肌肤日久而化火,火热毒邪蕴结而发病;或因外感风热,劫耗阴津,化燥生风,营卫失和而发病。治疗上可通过针刺刺激经络,以调和营卫,平衡阴阳。针刺时选用督脉的大椎、手阳明大肠经的曲池和合谷、足阳明胃经的足三里以及足太阳膀胱经的委中、肺俞、膈俞、肝俞等穴为主。林咸明认为中药外敷法,不仅可以通达肌肤腠理、通络活血而进行局部治疗,还能内调脏腑气血阴阳,以起到内外合治的双重作用。在外洗中药的选择上,重视具有清热解毒、利湿消肿作用的马齿苋,清热泻火、解毒燥湿的黄柏,清热凉血的生地黄,凉血活血、解毒透疹的紫草以及清热解毒、燥湿止痒的地肤子相配伍,从而达到局部清热、凉血、润燥的功用。

(三)临证医案

1 失眠

案1 姚某,女,41岁。

［症状］夜晚难以入睡，勉强入睡后于半夜2点钟左右易惊醒，醒后再次入睡困难。伴头痛，心烦易怒，口干，口苦，纳少，大便干。服用艾司唑仑片等药物后收效甚微。舌红，苔薄黄，脉弦。

［辨证］肝郁化火，扰乱心神。

［治则］疏肝泻火，宁心安神。

［针灸处方］风府，天柱，安眠，百会，印堂，迎香，足三里，内关，合谷，太冲，耳穴（心、肺、神门）。

［治法］先俯卧位，轻刺风府、天柱、安眠，得气后即出针，再取仰卧位，百会、印堂、迎香、耳穴（心、肺、神门）、足三里、内关、合谷、太冲行平补平泻，留针30分钟。

［疗效］针刺前，嘱患者闭目并放松身体，留针约15分钟后患者安静入睡。隔天复诊，患者称当晚入睡时间持续5小时，但熟睡仍困难。继续原方案治疗7次后，每晚可睡6～8小时，继续治疗7次以巩固疗效。头痛、失眠等症状悉数痊愈，随访半年未复发。

案2　周某，女，42岁。

初诊：

［症状］4个多月前因劳累导致连续4日彻夜难眠，夜间入睡困难，勉强入睡后仍易醒，心悸频发，白天神疲乏力，夜间多梦，易多思多虑，伴头晕，记忆力减退，潮热盗汗，腹胀，大便溏，月经量少，偶痛经，面色暗黄。舌质紫暗，少苔，脉弦涩。

［辨证］气滞血瘀。

［治则］行气活血祛瘀。

［针灸处方］耳穴：心，肺，神门；体穴：迎香，神门，足三里，天枢，中脘，气海，头维，百会，合谷，太冲，三阴交，公孙。

［中药处方］血府逐瘀汤加减：柴胡12 g，枳壳12 g，炒白芍15 g，炙甘草6 g，桃仁10 g，红花10 g，当归12 g，川芎12 g，生地黄12 g，怀牛膝30 g，桔梗12 g，夜交藤60 g。14剂，每日1剂，温水煎服，午饭、晚饭30分钟后口服。

［治法］合谷、太冲针刺泻法，其余穴位均用平补平泻法，留针30分钟。隔日1次。嘱其放松心情，注意休息，避免劳累过度。

二诊：

［症状］患者夜间仍入睡困难、多梦易醒，但醒后再次入睡较前改善，白天仍思虑过多，腹胀感未消失。舌质暗红，脉弦数。

［中药处方］上方加郁金12 g、神曲15 g、炒麦芽

15 g。7剂。

［治法］继续针刺配合中药治疗。

三诊：

［症状］患者服药后前2日睡眠改善，入睡较前容易，夜间入睡时间达到4小时，夜间偶醒一次。服药后5日夜间入睡困难又加重，但患者自觉白天神疲乏力得到明显缓解。现精神状态佳，面色已转红润，但偶有腰酸、潮热，舌质仍暗红，脉弦细数。

［针灸处方］针刺按原方治疗。

［中药处方］上方生地黄改熟地黄30 g继续服用。

［疗效］继续上述方案针刺配合中药治疗月余，患者夜间可连续入睡5～6小时，失眠症基本得到治愈。

案3　李某，女，52岁。

［症状］夜间入睡困难，入睡后又于凌晨1点钟易醒，醒后难再入睡，伴头痛、心烦易怒、口苦、口干、纳少、大便干。曾服地西泮、艾司唑仑片等药物，初服效果可，后效果不佳。舌红，苔薄黄，脉弦。

［辨证］肝郁化火，扰乱心神。

［治则］疏肝泻火，宁心安神。

［针灸处方］安神六穴（体穴：迎香，神门，足三里。耳穴：心，肺，神门），百会，风府，天柱，安眠，合谷，太冲。

［治法］先取俯卧位，针刺风府、天柱、安眠，得气后即出针；再取仰卧位，针刺百会、迎香、耳穴（心、肺、神门）、内关、足三里、合谷、太冲，行平补平泻法，留针20分钟，嘱患者全身放松，闭目。隔日1次。

［疗效］隔天二诊，诉当晚能浅睡至清晨3点。继续原方针刺，治疗7次后，入睡较易，每晚可睡6小时。再予14次治疗以巩固疗效，随访3个月睡眠较好。

2 颈源性头痛

患者，男，40岁。

［症状］患者后枕部疼痛1周，发作时后枕部胀痛，伴颈部僵硬酸痛，肩背酸胀，偶有失眠。舌淡，苔薄，脉弦细。查体显示后枕部压痛，颈部肌肉紧张。常服麦角胺咖啡因等，可暂时止痛。颈椎X线片显示颈椎生理曲度完全消失，C3～C7椎体后缘有骨质增生，C3/C4及C4/C5椎间隙狭窄。颈部CT平扫显示C3/C4与C4/C5椎间盘突出，C3～C7椎体后缘有骨质增生。颅部CT示无异常。

［辨证］行痹。

［治则］活血通络，祛风止痛。

［针灸处方］风池，完骨，天柱，阿是穴，合谷，太冲，足临泣。

［中药处方］中药以葛根汤加减：葛根20 g，桂枝9 g，生白芍20 g，生甘草6 g，羌活15 g，川芎15 g，生麻黄3 g，蔓荆子15 g，全蝎5 g，蜈蚣2条，鸡血藤30 g，夜交藤30 g。

［治法］以上穴位均用泻法，留针30分钟，温针灸，隔日1次。中药7剂，水煎服，每日1剂。

［疗效］针刺治疗4次后，后头部疼痛明显缓解，颈部酸胀感减轻，但过度劳累后仍有疼痛，睡眠质量略有改善。继续原方案治疗6次后，头痛基本缓解。在原方基础上，结合"安眠六穴"（耳穴：心，肺，神门。体穴：迎香，安眠，足三里），每周3次。中药原方去掉生麻黄和桂枝，加酸枣仁12 g，茯苓12 g，陈皮9 g。中药7剂，水煎服，每日1剂。共治疗12次后，诸症悉除。随访3个月未复发。

3 小儿多发性抽动症

殷某，男，12岁。

［症状］因反复面部抽动，喉部异响2年余。刻诊：神清，精神可，对答切题，面色白，不时有皱鼻、眨眼、挑眉等微小动作，与其沟通时有摇头、耸肩等不自主动作，喉间有异响，口气较重，手心潮湿有汗，小腹微胀，大便偏干，每日1～2次，小便正常，睡眠尚可。但由于学业繁忙，睡眠严重不足，神情焦虑紧张。舌质偏红，苔白，脉弦浮。

［辨证］肝风内动，心神不宁。

［治则］柔肝息风，宁心安神。

［针灸处方］体穴：迎香，神门，足三里，风池，阳陵泉，丰隆，合谷，太冲，申脉，照海。耳穴：心，肺，神门。

［中药处方］姜半夏15 g，川厚朴12 g，茯苓12 g，紫苏叶9 g，干姜5 g，柴胡15 g，枳壳15 g，炒白芍30 g，制甘草5 g，生龙骨15 g，生牡蛎15 g，桂枝6 g，天花粉12 g，黄芩6 g。7剂，每日1剂。

［治法］针刺取风池、阳陵泉、丰隆、合谷、太冲、申脉、照海等穴及"安神六穴"；阳陵泉、丰隆、合谷、太冲、申脉、照海平补平泻；耳后风池、安眠穴得气后即行捻转手法，而后出针，静留针30分钟。同时结合中药内服，水煎服。

［疗效］患儿1周后复诊，喉部异响明显缓解，面部抽动亦有改善，眼部仍有细小动作，继续按照原方

案治疗。针刺治疗10余次，服药20余剂后，诸症消失。随访1个月，未复发。

4 偏头痛

案1 陈某，男，43岁。

［症状］左侧颞部搏动性疼痛，严重时波及头顶、眼眶，伴恶心呕吐，痛苦面容，神疲乏力，左侧枕部连及颞部疼痛，睡眠差，纳呆。舌质暗红，舌下静脉稍青紫，苔薄，脉弦细。

［辨证］营卫不和，络脉瘀滞。

［治则］调和营卫，活血通络。

［针灸处方］合谷，太冲，阿是穴，太阳，率谷，风池。

［治法］阿是穴、太阳、率谷、风池施以缠针震颤法，刺激量稍重。合谷、太冲针刺泻法，留针45分钟，每隔10分钟运针1次，每日针1次。

［中药处方］中药：桂枝汤加减，桂枝9 g，葛根20 g，生白芍20 g，大枣9 g，生姜9 g，生草6 g，生麻黄3 g，生石决明30 g（先下），蔓荆子15 g，白僵蚕12 g，全蝎6 g，川芎15 g，鸡血藤30 g，广郁金15 g，陈皮9 g。中药7剂，水煎服，每日1剂。

［西药处方］卡马西平每次4片，每日1次。

［疗效］针刺治疗3次后，头痛明显减轻，卡马西平由每次4片减至2片，仅用眼过度时微觉头晕，前额、眉棱骨处仍抽痛，睡眠稍有改善，胃纳一般，二便调。脉弦，苔薄白。此为营卫气血已调，头部脉络气血运行通畅，故头痛减轻。针刺及用药方案不变，针刺时间改为一周3次。经针刺治疗5次后，头痛基本未发作，但仍少寐多梦，舌质红，脉弦细。调和营卫气血之法虽取效，但因病程日久，头部脑络气血运行尚欠畅利，脑神失养，故少寐多梦，舌质红，脉弦细。停服卡马西平，针刺取穴：前方去太阳、率谷，加安神六穴（耳穴：心，肺，神门。体穴：迎香，安眠，足三里），1周3次。中药上方去生麻黄、白僵蚕，减桂枝6 g，加川石斛12 g、酸枣仁12 g。中药7剂，水煎服，每日1剂。针刺治疗10次后，头痛已愈，胃纳可，眠佳，二便调。随访3个月未复发。

案2 张某，女，38岁。

［症状］患者于2年前出现左侧颞角搏动性疼痛，夜间和紧张时更加明显，同时伴恶心呕吐，就诊时患者双眉紧锁，情绪烦躁。平时急躁易怒，口苦咽干，近日因家庭事情繁琐，头痛更甚，痛连目眦。舌质红，苔薄黄，脉弦数。曾就诊诊断为偏头痛。脑部CT、血

管 DSA 检查无明显异常,服麦角胺咖啡因可暂时缓解症状。

[辨证] 肝郁化火,上扰脑络。

[治则] 解郁泻火,清脑养神,开导移情。

[针灸处方] 安神六穴(体穴:迎香,神门,足三里。耳穴:心,肺,神门),百会,风府,天柱,安眠,合谷,太冲。

[治法] 先取俯卧位,针刺风府、天柱、安眠,得气后即出针;再取仰卧位,针刺百会、迎香、耳穴(心、肺、神门)、内关、足三里、合谷、太冲,行平补平泻法,留针20分钟,隔日1次。鼓励患者移情易志。

[疗效] 隔天二诊,头痛有所缓。继续原方针刺,隔天1次,治疗3个月后,头痛等症状悉除。停药观察3个月,未见复发。

5 瘾疹

沈某,男,45岁。

[症状] 全身瘙痒,躯干内侧少量风团,搔抓几下便局部出现风团,夜间风团瘙痒明显。舌淡红,苔薄白,脉细。

[辨证] 血虚风燥。

[治则] 疏风调血养神。

[针灸处方] 百会,迎香,风府,天柱,安眠,内关,足三里,合谷,太冲,耳穴(心、肺、神门)。

[治法] 先取俯卧位,针刺风府、天柱、安眠,得气后即出针;再取仰卧位,针刺百会、迎香、耳穴(心、肺、神门)、内关、足三里、合谷、太冲,行平补平泻法,留针20分钟,隔日1次。

[疗效] 10次后全身发痒有所缓解,白天基本不复发,夜间偶有复发,再予以原方治疗20次后,症状消失。半年后随访,未见复发。

6 抑郁症

沈某,女,42岁。

[症状] 因儿子车祸后情绪低落、思虑过多,常叹气、睡眠浅、早醒、不易入睡,久之记忆力下降,有消极悲观的想法,经常身心疲惫,对外界不理不睬。

[辨证] 肝气郁滞。

[治则] 疏肝理气,行气解郁。

[针灸处方] 安神六穴(体穴:迎香,神门,足三里。耳穴:心,肺,神门),百会,风府,天柱,安眠,合谷,太冲。

[治法] 先取俯卧位,针刺风府、天柱、安眠,得气后即出针;再取仰卧位,针刺百会、迎香、耳穴(心、肺、神门)、内关、足三里、合谷、太冲,行平补平泻法,留针20分钟,隔日1次。

[疗效] 10次后自感睡眠质量有所提高,继以原方治疗20次,配偶诉其心情开朗许多,对外界交流增强,睡眠保持7小时,继续治疗2个月,症状保持稳定。随访2个月,保持后期效果,未见加重。

第四节　罗 氏 针 灸

一、流派溯源

罗氏针灸流派的主要学术特色为铺灸疗法,为根据毛茛长蛇灸改良所创,传承至今已有百年历史。其流派代表人物罗诗荣,安徽合肥人,1938年矢志岐黄,师从伯父罗茂洲,后于浙江杭州工作。杭州得益于京杭运河和通商口岸的便利,以及自身发达的丝绸和粮食产业,所以自古以来都是重要的商业集散中心,素有"鱼米之乡""人间天堂"之美誉,经济发达为中医针灸思想的发展奠定了很好的物质基础。

罗氏针灸流派的学术贡献主要体现在罗诗荣提出了"铺灸督脉可疗痼疾",该法为治疗重症痼疾开辟了新的治疗思路和方法,为现代铺灸疗法提供了学术研究的价值以及临床经验。罗氏针灸流派的主要学术思想有:辨病辨经而治之、治神得气而针、重视督肾而灸等。

二、流派传承

(一)传承谱系

罗氏针灸学术流派至今共有四代,第一代创始人乃罗茂洲,其具体生卒年已无从考,早年间他一直于安徽一带行医,擅长粗银针法和长蛇灸(铺灸前身)之法,尤喜用毛茛作为灸疗进行督脉长蛇灸。

第二代罗诗荣(1923—2004年),为罗氏针灸流派代表人物,他对灸法推崇备至,善用各类灸法治疗疑难杂症,更是将罗氏铺灸疗法发扬光大,名扬四海。

第三代传承代表人物为朱月伟、王健、卫海英三人。朱月伟,出生于1951年,男,浙江嵊州人,毕业于浙江中医学院(现浙江中医药大学),大学本科学历,从事中医针灸临床和科研工作30多年,对风湿、骨与关节损伤类疾病的中医治疗有丰富的临床经验以及自己独到的见解,为罗诗荣亲授嫡传,有较高的学术造诣。王健,出生于1969年,男,浙江嘉兴人,毕业于浙江中医学院(现浙江中医药大学),大学本科学历,为罗诗荣最后的学术传人,从事针灸临床工作23年,对针灸治疗多种疾病尤其是老年糖尿病、脾胃病及肿瘤的中医治疗有丰厚的临床经验。卫海英,出生于1968年,女,毕业于浙江中医学院(现浙江中医药大学),本科学历,副主任医师,早年跟随罗诗荣学习针灸,有较为扎实的专业基础,从事中医临床多年,运用针灸治疗类风湿关节炎、风湿性关节炎、骨关节炎以及妇科方面等疾病有较好的疗效。

第四代传人主要有黄作辉、姜勤、杨伟颐等人,皆已积累了一定的临床经验,使罗氏针灸得以继续在临床发光发热,造福百姓。

(二)传承工作

罗氏针灸流派长期从事针灸临床,主要运用铺灸法治疗各种重症痼疾。罗诗荣在毛茛长蛇灸的基础上创新传统的灸法,倡导"铺灸督脉可疗痼疾"的思想,加上灸法独特的选位、选时、选药的配合,为治疗重症痼疾开辟了新的治疗思路和方法。其阶段性研究曾于1987年第一届世界针灸学术会议上进行了汇报,好评如潮。之后为了推广传播铺灸技术成果,他举办了两期全国性学习班,"罗氏督脉铺灸"录像也公开发行,影响深远。罗诗荣先后发表了《铺灸治疗寒湿痹证》《铺灸治疗类风湿关节炎65例临床观察》等有关铺灸的论文。

罗诗荣的两位学生朱月伟、王健在传承罗氏针灸学术经验的基础上,与罗诗荣一起将流派特色不断发展和改进,发表有《罗诗荣老中医临证经验》《罗诗荣老中医灸疗经验介绍》《罗诗荣老中医学术特长与临证经验》等文,论文中详细全面地总结了罗诗荣从事针灸临床工作50余年的学术特长与临证经验。

罗诗荣与朱月伟团队还开展了"铺灸"对免疫功能影响的相关研究,对铺灸治疗的82例类风湿关节炎患者和10例慢性肝炎患者进行治疗前后免疫功能的动态变化观察。研究发现部分患者经铺灸治疗后,细胞免疫功能恢复正常/增高,类风湿因子转阴,证明铺灸疗法能影响机体的免疫功能,具有调节机体免疫功能的作用。

王健、姜勤在朱月伟的指导下开展了铺灸治疗强直性脊柱炎的临床观察,试验中将58例强直患者随机分为铺灸组和西药组,以观察铺灸对患者功能指数的影响。结果表明,铺灸疗法能明显改善患者强直性脊柱炎疾病活动指数及功能指数,且疗效均好于纯西药组。该研究同时发表了英文版论文以推广传播。

1992年,楼锦新对罗诗荣的学术成果发表了评述,在《铺灸治疗类风湿性关节炎》一文中他提到,罗诗荣及其学生朱月伟将铺灸疗法在国内首先应用于类风湿关节炎的治疗,并通过了成果鉴定,广受患者欢迎。此外,罗诗荣的阶段性研究还曾于1987年第一届世界针灸学术会议上发表了报告,好评如潮。之后为了推广传播这项技术成果,罗诗荣亦举办了两期全国性学习班,"罗氏督脉铺灸"的录像也于之后公开发行,影响深远。

三、流派名家

罗诗荣

(一)生平简介

罗氏针灸流派是以罗诗荣为代表的针灸学术流派。

罗诗荣(1923—2004年),男,安徽合肥人。在15岁那年,罗诗荣便师从伯父罗茂洲学习中医,1943年学成后开始自己独立行医运用针灸以及运用中医药知识为他人排除病痛,之后于1958年加入当时的杭州针灸专科医院,一直从事针灸工作60余年。他临床善用铺灸疗法,擅长治疗中风、面瘫、痹症、哮喘、慢性肝炎、不孕症等疾病。

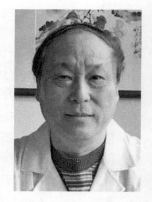

罗诗荣(1923—2004年)

在实际运用针灸的过程中,罗诗荣把许多临床经验与中医经典古籍进行结合,逐渐形成了自己的针灸特色,擅长运用各类灸法治疗多种疑难杂症,他将毛茛长蛇灸改良创新后用于治疗多种疾病,尤其对于虚寒性疾病取得了良好的疗效,遂提倡"铺灸督脉可疗痼疾";曾发表《铺灸治疗寒湿痹证》《铺灸治疗类风湿关节炎65例临床观察》等文,课题"铺灸治疗类风湿关节炎的临床研究"获得浙江省医药卫生科技进步奖三等奖;曾任杭州中医针灸专科医院名誉院长,浙江省针灸学会常务理事,杭州市针灸学会会长。由于医术精湛、医德高尚,罗诗荣还先后多次荣获浙江省、杭州市"劳动模范"的称号,之后更是被国务院评为"全国先进工作者",享受国务院政府特殊津贴。

(二)学术观点与针灸特色

1. 学术观点

(1)辨病辨经而治:"辨证论治"作为中医学的基本特点之一,是中医认识和治疗疾病的基本原则,乃中医学对疾病的一种特殊的研究和处理方法。然而,辨病主要的不是着眼于"病"的异同,而是将重点放在"证"的区别上,通过辨证,进一步地认识疾病。

罗诗荣在临证针灸诊治前,尤其重视辨经施治。通过辨经,可对患者表现的症状、体征进行综合分析,以判断病属何经、何腑、何脏,进而确定发病原因、病变性质以及具体病机。在此基础上,可进一步对施术使用的配穴、针灸方案进行综合考量,并预测疾病的疗效。辨经而治较为典型的有罗诗荣对运动系统疾病的诊治,例如肩周炎的治疗方案:若手上举外旋运动不利伴疼痛者,则为手少阳经病,治疗时多取肩髎、臑会、外关,配合其他穴位治疗;若手上举、外旋以及后旋运动不利伴疼痛者,则为手阳明经病,治疗时多取肩髃、臂臑、曲池、手三里、合谷,配合其他穴位治疗;若手上举困难且内伸、内旋运动不利伴疼痛者,则为手太阳经病,治疗时多取肩贞、小海、后溪、阳谷,配合其他穴位治疗。有时若两位患者都是因为肩周炎而来的,因症状不同,运动受限的方式有异,针灸治疗的选穴也会有较大的差异,辨经而治的重要性不言而喻。

(2)治神得气而针:罗诗荣在针刺治疗各类疾病中十分强调治神与得气。"治神"的对象其实是施术者,要求施术者在针刺之前全神贯注,心态平和,注意力集中于针身以及进针部位,切忌一边扎针一边与患病"聊天说笑",只有如此,才能"先治术者之神气,

后要守神而针刺之"。其次是"得气",在《灵枢·九针十二原》中提到过"刺之要气至而有效",说明"得气"在针刺过程中几乎是处于关键地位的。所谓"气"就是"得气"的一种状态,是患者在扎针之后,在所扎穴位有一种"酸、麻、胀、沉"的感觉或感觉该穴位所处经络上有"一股气流"在循经走动;与此同时,医者手下也要有一种沉紧就好比"如鱼吞钩饵"的感觉,这样双方共同都有感觉的状态,才是真正的"得气"。

罗诗荣在临床针刺治疗过程中都会讲求"候气、导气、得气、守气"的过程。得气作为针刺起效的开端,需要一定的针刺手法来催气导气,振奋针刺部位的腧穴经气,鼓舞身体的正气,从而驱除邪气。"留针以候气,或行针以催气"就是得气的前提条件,当针扎进人体后,将针留在穴位处,等候经络之气在此汇聚,激发经络效应来驱逐邪气;或者在针刺的基础上进行一些行针手法,比如提插捻转催生经络之气,达到得气的结果。得气固然重要,但并不是最终目的,重要的是守住气,让经络之气振奋起来,纠正五脏六腑某些已经异常的状态恢复正常,调节阴阳的不协调,增强机体正气,正强则邪弱,从而祛除病邪,达到治病的效果。

(3)重视督肾而灸:李时珍的《奇经八脉考》中提到"督脉……为阳脉之总督,故曰阳脉之海",指出人身阳经全部汇于督脉,正因为督脉具有汇聚全身阳气的特性,故如有病损,通过温补此处的督脉,对于疏风散寒、温补阳气、宣通气血、强壮真元大有裨益。正强则邪弱,病邪也就会随之消散。肾作为人的先天之本,对于人的健康有着举足轻重的作用,肾虚正衰,督脉就易空虚,虚邪贼风就易侵入人体,产生各种不适,人就会生病。

罗诗荣认为艾灸疗法有很好的治病效果,不仅表里同治,还有消肿止痛、解毒生肌的功效,所以常用雷火针治疗面瘫、化脓灸治疗哮喘、麦粒灸来治疗带状疱疹等。其中,铺灸疗法为罗氏针灸流派的独门特色,为罗诗荣在毛茛长蛇灸的基础上改良创新而来。此法不仅温通效力强,在取穴方面也有自己的长处。施灸时选取后背正中督脉所行经的全身阳气汇聚之处以施灸,对全身阳气的温补以及气血的温通效果极佳。而且,铺灸部位所经行的膀胱经上有五脏六腑的背俞穴,因此对于治疗各种里证铺灸都有自己独特的长处。

2. 针灸特色

（1）针灸取穴，善用"五输穴""原穴"：如《难经·六十八难》中"井主心下满，荥主身热，输主体重节痛，经主喘咳寒热，合主逆气而泄"；《灵枢·九针十二原》中亦提到"五脏有疾也，当取之十二原"。从古至今，五输穴和原穴都深受医家重视，为人体重要穴位，原穴更是人体脏腑元气经过和留止的部位，两种穴位对于疾病的产生和治愈有着举足轻重的作用，因此罗诗荣针刺治病中尤为重视这两类穴位的使用，治疗疾病可多采用五输穴和原穴配合治疗，以更快地激发经气，使气至病所，治疗效果也可较一般选穴更好。

罗诗荣认为五输穴及原穴具有不可替代的作用。不论是治疗外感虚邪贼风，抑或是因体虚贫弱而所致的疾病，罗诗荣总能做到取穴精而少且治疗效果显著。比如神志不清患者，常用井穴少商、商阳、中冲等来治疗；高热惊风患者，常取荥穴鱼际、液门、前谷；腰腿疼痛患者，常取输穴后溪、中渚、足临泣等；咳喘患者，常用经穴阳溪、经渠等；胃脘、胆腑疾病者，常用合穴足三里、阳陵泉等。

但有一种情况较为特殊，即"阴经之输并于原"，故临床上罗诗荣遇到脏腑疾病，多数会选用脏腑经络上的原穴来治疗，相当于同时选取了两个穴位。比如胁痛、肝阳上亢等会用肝经原穴太冲，心悸怔忡、失眠会用心经原穴神门，胃痛胃胀、泄泻会用脾经原穴太白，咳嗽咳喘等用肺经原穴太渊，腰脊疼痛、耳鸣等用肾经原穴太溪等。

（2）重用捻转提插：重用捻转提插，为罗诗荣施针的一大特色。罗诗荣认为，针刺手法虽然繁多，但不管是用什么手法，都离不开捻转提插这一基本手法。捻转是为了更好地进针，而提插就是为了更好地得气导气，以提高针刺的疗效。在临床上，罗诗荣经常强调用粗针（26～28号针）时，左手拇指定位于选穴处，配合右手快速捻转进针可得气更快，而且进针时运用捻转的手法还可以使针体快速刺破皮肤，以减轻患者的痛感，从而提升患者的配合度。

（3）临证治疗，善用铺灸疗法：罗诗荣在面对患者各种各样的疾病的时候，最常用的就是艾灸疗法，尤善铺灸疗法治疗多种疾病。罗诗荣认为铺灸具有覆盖面积大、涵盖穴位多、温通效力强的特点，是一般艾灸所不能及的。

具体操作如下：铺灸时间应选在盛夏三伏天的白天。铺灸部位：督脉，大椎穴至腰俞穴。铺灸用料：斑麝粉（由麝香、斑蝥粉、丁香粉、肉桂粉等组成）1～1.8 g，去皮蒜泥500 g，陈艾绒200 g。具体操作：嘱患者俯卧于床上，裸露出背部，在后背正中督脉的行经部位常规消毒后先涂上蒜汁，再在大椎穴至腰俞穴的部位敷上斑麝粉，然后在斑麝粉上铺上一条厚约2.5 cm、宽约5 cm的蒜泥条，最后在蒜泥条上放上底3 cm、高2.5 cm的等腰三角形样的艾炷，排列为乌梢蛇脊背样的长蛇形，然后点燃艾炷的头身尾三处，使其自然燃尽，再在原艾炷处放置新的艾炷施灸，灸2～3壮。灸完后移去蒜泥，擦干背部。若出现水疱，则在第3日用消毒针引流水液，常规消毒后，使其自然结痂脱落，皮肤愈合。值得注意的是，灸后1个月内饮食应该清淡，忌生冷辛辣、肥甘厚味以及鱼腥等"发物"，忌洗冷水浴，避风寒，忌房事，应该休息1个月。

（三）临证医案

1 类风湿关节炎

患者，女，28岁。

[症状] 两手指、腕及踝关节呈对称性棱状畸形，肿痛，昼轻夜重，行动艰难，颈部活动受限。舌淡胖，苔薄白，脉沉细。

[辨证] 寒湿阻滞证。

[治则] 补肾壮阳散寒，行气活血通络。

[针灸处方] 铺灸2壮。

[疗效] 10月25日回访，各关节肿痛消退，指、腕、踝及颈部活动明显好转，生活自理，能做家务。12月27日来院复查：抗"O"为正常范围，类风湿因子（－）。以后经多次实验室检查，均属正常。后追访2年，症状稳定，一直参加劳动，未服其他药物。

2 哮喘

患者，男，16岁。

[症状] 咳喘气急反复发作10余年。形体消瘦，面色苍白，自汗畏风，易外感，呼吸短促。舌淡，苔薄白，脉象细弱。

[辨证] 肺肾气虚证。

[治则] 温肾壮阳助运，补肺益气固表。

[针灸处方] 铺灸2壮。

[疗效] 经铺灸治疗后3年未发哮喘，正常活动和工作至今，未服其他药物。

3 慢性肝炎

朱某,男,28岁。

[症状]右胁下隐痛,纳呆乏力2年余。面色苍白,两胁隐痛,腹胀,食后为甚,纳差,厌油,四肢酸软,溲黄,便溏。舌淡,苔白腻,脉象细缓。

[辨证]肝络失养,脾气亏虚。

[治则]行气血,调经气,温阳化湿健脾。

[针灸处方]铺灸3壮。

[疗效]8月25日回访,灸后两胁隐痛已除,腹胀消失,纳食增。实验室检查谷丙转氨酶、谷氨酰转肽酶转为正常范围,唯表面抗原和核心抗体仍为阳性。3个月后,经多次肝功能检查均恢复正常,表面抗原和核心抗体转阴(乙肝三系检查均为阴性)。在此期间,未服其他药物。

4 面瘫

患者,女,46岁。

[症状]右侧面瘫2个月余。患者先前经电针、理疗、药物等多种方法治疗,疗效欠佳。现患者右侧面肌麻痹,右眼睑闭合不全,右额纹消失,鼻唇沟浅,鼓腮漏气,不能皱眉、露齿,口角左歪,漱口漏水。

[辨证]肝络失养,脾气亏虚。

[治则]祛风散寒,活血通络。

[针灸处方]取患侧地仓、颊车、阳白、太阳、下关穴,用雷火针熨灸各3次,使局部皮肤微红、不发疱,每日1次。

[疗效]经灸治,症状逐渐改善。12次后改隔日1次。共治22次而获痊愈。

5 带状疱疹

陈某,男,31岁。

[症状]右胸腹剧烈疼痛2日。患者于2日前开始右侧胸部疼痛并逐渐向腰腹部延伸,痛痒异常,右腹部如米粒大小的两簇密集痘疹从右侧腹部向腰背延伸,局部皮肤压痛(+)。

[辨证]风火毒邪型。

[治则]调和营卫,活络止痛。

[针灸处方]采用麦粒灸,取穴蛇眼、蛇尾。按先眼后尾顺序灸治3壮即可,再用艾条局部熏灸15分钟。

[疗效]灸后当晚痒痛均减,第2日疱疹不再延伸,继续艾条熏灸15分钟。第3日已见水疱开始焦头,刺痛已消。至第5日,疱疹结痂脱落痊愈。

6 强直性脊柱炎

刘某,女,35岁。

[症状]脊椎僵硬、侧弯5年。患者不能低头,不能直立,右腰脊背连腿疼痛,活动不利,遇劳则重,遇寒则甚,精神疲惫,面色白。

[辨证]寒湿痹阻证。

[治则]温阳散寒,通经止痛。

[针灸处方]铺灸疗法。

[疗效]治疗1次,疼痛明显减轻,活动较灵活,血沉恢复正常。治疗3次,腰骶关节疼痛完全缓解,活动范围正常,恢复正常工作和生活。随访2年,无复发。

第五节 严氏针灸

一、流派溯源

纵观浙江针灸流派,呈现出一源多流、流派纷呈的景象。江南自古鼎盛的人文风气,造就了浙派中医成长的丰厚土壤。中医学历经千年的发展历程,形成了众多不同的学术流派,而地区间各学术流派之间的交流与互通,又促进了浙江针灸界的发展,平湖严氏针灸即诞生于此。

浙江平湖严氏针灸,起源于清代道光年间,已历七代,由先祖严曜垄创立,针、药、灸兼修,尤以化脓灸法闻名于世。其化脓灸遥承唐代《千金要方》《外台秘要》之灸法,并加以改进,以独特的灸膏敷贴灸疮,促发化脓过程,以激发人体免疫功能。严氏后代在传承祖业的基础上,不断发展和改进,将传统针灸技法与现代医学相结合,效如桴鼓。其主要传人现分布于嘉兴平湖、杭州、上海等地。

浙江严氏家学渊源,祖上早年曾随凌汉章后裔学习针灸。历代严氏皆衷于唐代孙思邈之言,认为学医必须兼有扎实的中医基础与精确的临证辨识能力,针灸药兼修,方为良医,并常以《千金要方》中"知药而不知灸，未足以尽治疗之体，知灸而不知针，未足以极表里之变"及凌氏之教导"针而不灸，灸而不针，非良医也；针灸而不药，药而不针灸，亦非良医也；知药知针，方是中医，而经络脏腑必熟谙，否则动手便错。因此针灸必通内科，内科当知针灸，庶能得心应手"启迪后学。

严氏针灸的学术思想与特色包括针刺与化脓灸两部分，其针法特色有顶刺法、透针法、针药兼施；灸法特色主要在于化脓灸方面，施灸时重视取时、取穴精准，灸后必发灸疮，并制定了一套灸后调摄宜忌，在施术方面为减轻疼痛，采用局麻后实施化脓灸操作等。

严氏针灸自清代起源至今，已传承至第七代。各代传人在传承祖业的基础上，不断发展和改进，将传统针灸与现代医学紧密结合，使严氏针灸不断发扬光大。

二、流派传承

（一）传承谱系

第一代至第四代，因年代久远，已不可考，略述于下。

严氏先祖严曜堃，祖籍青浦，曾随双林凌真人后裔深造，于清代道光年间至平湖行医。他对传统灸法加以改进完善，逐步形成了独具特色的"严氏化脓灸"。严曜堃育有三子，分别是严友篁、严友彰、严友陶，均以针灸为业。第三代严小苍、严次平、严杏山，第四代严海珊、严子和（1887—1932年），继承祖业，融汇新知卓见。在鼎盛时期，历代被称为"平湖严针灸"。

第五代：严肃容（1903—1968年）、严察明（1904—1960年），幼承家学，博览群书而术有专攻，为避战乱曾迁至上海，后严肃容返回平湖守业，严察明留居上海传扬祖业。

第六代：严定梁，严君白，严熹，严华。

严定梁（1924—2004年），男，主任中医师，自幼随父习医应诊，颇得真传。1944年毕业于当时的上海国医专科学校，为浙江省中医院针灸科创办人，国家级名中医。严君白，出生于1932年，男，教授，主任医师，1962年毕业于上海中医学院（现上海中医药大学），亦得家传，尤善祖传之化脓灸法，2011年获"上海市名中医"称号。严熹（1927—2010年），男，副主任医师，毕业于当时的上海国医专科学校，1959年调入普陀区中心医院针灸科，任科主任兼中医带徒班主任，1988年退休。严华，出生于1934年，女，上海市针灸经络研究所副主任医师，1954年毕业于当时的上海医药专科学校，1960年进入上海中医药大学附属龙华医院针灸科工作，积极开展化脓灸专科门诊，1980年转入上海市针灸经络研究所，毕生投入灸法的临床和科研工作，对化脓灸的继承和发扬做出了积极的贡献。

第七代：严蕊雪，严晨，周奕阳，龚秀杭等。

严蕊雪，女，出生于1952年，资深传承主治中医师，毕业于浙江中医学院（现浙江中医药大学）。严晨，出生于1968年，男，资深传承主治中医师，毕业于上海中医学院（现上海中医药大学）。周奕阳，出生于1977年，女，副主任医师，毕业于上海中医药大学，硕士研究生学历，就职于上海市中医医院肿瘤科，将严氏化脓灸运用于肿瘤术后康复和肿瘤化疗后白细胞减少等疾患。龚秀杭，出生于1957年，女，副主任中医师，兼职副教授，毕业于浙江中医学院（现浙江中医药大学），先后就职于浙江省中医院针灸科、浙江省新华医院名中医馆，1983—1987年师承国家级名中医严定梁，尽得其传。严氏针灸传承谱系如图2-4。

（二）传承工作

1956年北京中国中医研究院针灸研究所李志明、徐文生等人，在嘉兴参与血吸虫病防治的过程中，听闻了化脓灸疗法的独特疗效，遂专程前往平湖拜访严氏第五代传人严肃容，学习了化脓灸治疗血吸虫病及各类慢性病的经验，并用该法治疗了血吸虫病肝脾肿大57例，治疗后大部分患者症状得到改善，71.9%的患者肝脾缩小1 cm以上。回北京后，研究人员还运用化脓灸收治了喘息患者30例，多数患者1周内即可见效。1958年严氏化脓灸的临床研究首次公布于学术界，随后，严家人不断地对严氏化脓灸的疗效及机制开展深入研究。在1959年，严定梁与嘉兴血吸虫病防治院合作，在《中医杂志》上报道了化脓灸治疗141例晚期血吸虫病肝硬化的疗效观察，治疗后3个月复查发现，患者体征、肝脾大小、血象等方面均有不同程度改善，其总有效率为65%；6个月及1年后的复查有效率分别为80%和66%。上海严氏化脓灸传人亦开展了很多临床研究和实验研究工作，对其疗效、机制等进行了深入探索。

为推广严氏化脓灸疗法，严定梁等发表了《严氏化脓灸法简介》一文，其中初步探讨了化脓灸的作用机理，并详细介绍了严氏灸法的学术特色、临证选穴

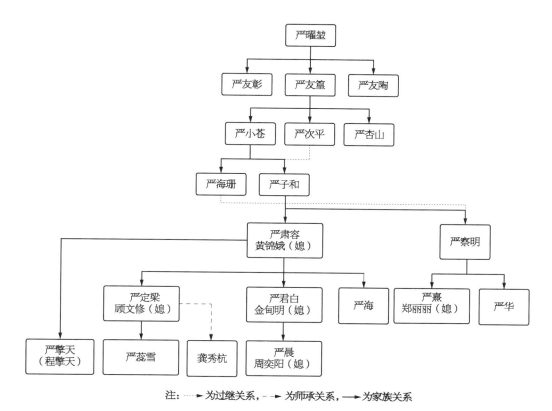

注：⋯⋯为过继关系，- - -为师承关系，——为家族关系

图2-4 严氏针灸传承谱系

取穴的特点及操作方法等。该文的发表提高了严氏化脓灸的影响力，促进了严氏化脓灸的传承和传播。同时，严氏传人还无私地将这一灸法传授于学生，使化脓灸疗法在上海、江苏、浙江、河南、湖南等地得以广泛传播，惠及更多的患者。如1962年工作于浙江嘉兴的严肃容门生边根松在《中医杂志》上发表文章，分享了严肃容的化脓灸操作方法。在化脓灸治疗哮喘方面，1962年湖南慈利吴贤任报道了16例患者的疗效观察，1965年河南郑州周道慧报道了106例，1989年杭州张舒雁亦报道了54例，均取得了较好的疗效，证明化脓灸的效果是可以得到肯定的，能经得起反复验证。北京针研所李志明后于1986年出版了《瘢痕灸》，较全面地论述了化脓灸的概念、操作方法、常用穴及相应疾病的治疗方法，并于书后附上了严氏化脓灸的取穴经验。刘自力也于《中国针灸年纪》一书中撰写了化脓灸专题。

严氏化脓灸有操作简便规范，疗程短，见效快，疗效可靠的特色，曾广获浙江一带病家口碑及针灸界同仁认可，可惜一度沉寂，但近年随着中国针灸的申遗成功，严氏化脓灸也有幸能重新得到针灸学术界的关注。在严氏家人和同道们的不断努力下，2013年6月严氏针灸被列为上海徐汇区非物质文化遗产项目，2016年严氏化脓灸疗法被列为第五批上海市非物质文化遗产代表性项目。2015年慈利化脓灸治哮喘疗法获评湖南省中医药专长绝技，2016年化脓灸治疗支气管哮喘技术被列入湖南省非物质文化遗产保护目录。这些"非遗"保护项目的确立，为严氏化脓灸的传承提供了有力的保障。

三、流派名家

严肃容 严定梁

（一）生平简介

严肃容（1903—1968年），男，字不阿，浙江平湖人。严氏针灸第五代传人，自幼随父学习中医理论及针灸技术，在严氏流派中起着承先启后的作用。他于1922年随父行医，守业15年，1937年起创业13年，1949年起执业19年。1941年担任县国医公会常务理事，1962年被浙江省命名为浙江省名中医；曾先后被选为浙江省第二届政协委员，县第一、第二、第三届政协常委。

严肃容擅长针药并用，对化脓灸治疗侏儒、蛊毒、哮喘等疾病颇有研究，享誉江浙一带。学术思想自称杂家，博古而不泥古。因工作无暇，其临床笔记经验总结早年未发表，后由长子严定梁协助整理发表。

1929年，民国政府实行取缔中医政策，在此中医危难之际，严肃容联合名中医钟守仁、戈似庄、王辛昆、程雨时等人致电南京政府进行抗议，可见其对中医的一腔热血与担当。

严肃容对于学术没有门派之见，无私地将化脓灸法传授于学生。曾有不少业内人士和国外留学生慕名登门观摩学习。1956年北京中国中医研究院针灸研究所李志明、徐文生等人，在嘉兴参与血吸虫病防治的过程中，听闻了化脓灸疗法的独特疗效，专程前往拜访严肃容，学习了化脓灸治疗血吸虫病及各类慢性病的经验，并将其应用于临床。1962年工作于浙江嘉兴的边根松在《中医杂志》上发表了《介绍严肃容老大夫的化脓灸法》一文，分享了严氏的化脓灸操作方法。严氏化脓灸自此逐渐地在学术界占有一席之地，之后的各项成就也都与严肃容的无私分享一举息息相关，使严氏化脓灸疗法得以广泛传播，惠及更多的患者。

严定梁（1924—2004年），男，浙江平湖人。主任中医师，国家级名中医。严氏针灸第六代传人，其父为严肃容。自幼受家庭熏陶，家学渊源，颇得其父真传。1944年就读于当时的上海中华国医专科学校，毕业后在平湖随父开业。

严定梁是浙江省中医院（前身为省立杭州医院）针灸科创办人，亦是嘉兴市中医院针灸科创办人之一。除临床外，他还积极投身针灸教学工作。曾任浙江省针灸学会常务理事，浙江省中医院针灸科主任，浙江省针灸学会顾问。发表过《平湖严老化脓灸法简介》《针灸强壮疗法的选穴与运用》《灸法浅谈》《透刺十二则》《读杨氏灸法札记》《针刺治疗血吸虫病脾切除术后血小板过高症的临床观察》等多篇论文。晚年受日本株式会社出版社邀请，严定梁于北京为日本学者讲学，并于次年前往大阪做学术交流。

（二）学术观点与针灸特色

1. 针灸药并用，调和脾胃气血

严氏先祖已意识到针药杂合以治的重要性，在定居松风台后，以针、灸、方、脉设立严氏疯科诊室。《针灸大成·诸家得失策》中提到"疾在肠胃，非药饵不能以济，在血脉，非针刺不能以及，在腠理非熨火不能以达，是针灸药者，医家之不可缺一者"，是故针、灸、药三者各有所长，对于药物所不及之处，可通过针刺补泻达到疏通局部气血、调畅气机的目的，临床运用得当，往往能相得益彰。

严氏针灸非常注重扶正、强壮的原则，认为疾病是由于各种因素造成机体的阴阳失衡，气机失调而产生的。而脾胃为五脏六腑之海，气血生化之源。如果脾胃功能失调，元气虚弱，则气血生化不足，百病丛生。无论是外感病症，还是内伤病症，在治疗上都应重视调补脾胃、顾护胃气，唯有正气旺盛，才能邪不可干。中土不仅是后天之本，在疾病的发生转归中也起着举足轻重的作用。因此严氏传人皆秉承祖训，在祛邪的同时不忘顾护脾胃之气，疗效显著。

严定梁临证以针、灸、药并用为其特色，主张先针后灸，崇尚祖传化脓灸法，对于取穴尤其讲究，治疗患者数以万计，力起沉疴。其针法敏捷、流利，补泻手法不拘一格，又擅长透针法。诊治中他还提倡三因制宜，须根据患者具体情况施治有别。

严君白临证主张脏腑辨证与经络辨证相结合，针药兼施，重视调治脾胃气血；指出针药兼施当以气血为先，针灸疗法可通过刺激穴位达到调气血和阴阳的作用，针刺时宜"三因制宜"，左右手配合，手法轻重取决于脏腑、经络辨证的结果。

2. 先针后灸，扶正为要

严定梁在治疗哮喘时主张先针后灸，在发病时以针刺为主，旨在降气平喘，控制、缓解症状。病发之时必有顽痰，则宜化痰逐饮，清宣肺气。对于服药、针刺效果不佳的患者，或病情迁延难遇转为慢性病症者，可予以化脓灸，此时施灸可不拘时节。严定梁认为，治疗哮喘的同时应顾及他脏。实喘治肺，虚喘治肾。

扶正、强壮这一原则也时刻体现在严定梁的诊疗理念中，无论是在针刺治疗中，还是灸法治疗中，都贯彻着这一纲领，注重顾护脾胃之气。正所谓"正气存内，邪不可干"，在治病过程中除了需要祛邪使病退，患者的生理功能也非常重要，应同时增强其抵抗力，祛邪的同时不伤正。在化脓灸的选穴中就常体现了这一原则，他临床灸治常取关元、天枢、大椎、膏肓及背俞穴等，以起到温阳固元、强壮健体的作用。

3. 严氏特色针法

（1）透针法：透针法是严定梁针法的一大特色，可一针发挥数个穴位的作用，起到激发经气、沟通表里,增强皮肤表面刺激量的作用。

严氏透针法取穴精简,分为深刺透针法和浅刺透针法,其中以浅刺应用居多。深刺透针用于表里两经相透,有加强和沟通表里的作用。进针后缓慢推针达到相应深度,以不穿体而出为宜;浅刺用于本经穴位之间,如本经两穴间、邻近腧穴之间、局部浅表之上,均可使用。透针时先将针斜刺破皮,进入皮下后针柄向前横卧15°以下再缓慢推进,直到达到穴位为止。整个针刺过程都在皮下进行,可用轻快的频率捣动,不宜用捻转手法。透针一般以一针为主方,适当配伍其他穴位。本经相透可加强经脉刺激,振奋本经经气,相邻近同经腧穴常有共同作用,即使有不同之处,也极少矛盾。异经相透包括表里相透,可密切联系两经,同时发挥其治疗效果;而非表里经脉相透,只要治疗上有需要,可视部位情况而透刺。对于阿是穴亦可采用透针法,可更好地调节局部气血。如治咳嗽喘咳多痰者,列缺透太渊,配以丰隆;偏头痛目胀筋突者,丝竹空透太阳,配风池、太冲等。严定梁在《透刺十二则》一文中详细论述了临证十二对透针经验组穴及其相应主治与病症配穴,时至今日亦有一定临床价值。

（2）严氏顶刺法:顶刺法是严氏家传的一种属于轻刺法的进针手法。具体操作为:定穴后,以左手拇指或示指重压穴位,并作数次左右掐动;右手持针,以拇指紧撮住针根与针柄之连接处,同时小指或环指抵住针体;进针前以左手按切穴位,右手小指一面抵住针体,一面押住一侧皮肤,使局部皮肤略微绷紧,后拇指、示指用力轻捷地刺入皮下一分左右,再根据需要行进针后手法。

该法进针宜轻柔,忌急躁,否则易使针身弯曲。若一刺未入,针身已成弓形,须松手使针身放直复刺。施术前应对手指进行消毒。

4. 严氏灸法特色

严氏灸法是在古代灸法的基础上改进而来的,取穴施灸悉遵祖训,严氏第六代于20世纪50年代中期定名为"严氏化脓灸"。该法提倡"疮发所患即瘥"的理念,施灸时间为每年小暑至白露节气期间,用穴精少,艾炷以铜模压制,壮数以3～9壮为度。

施灸时强调取穴精准,要求先定基准穴,再依据基准穴确定其他穴位。严氏化脓灸的基准穴有:头部以百会为基准,背部以大椎为基准,胸部以膻中为基准,腹部以神阙和腹白线为基准。其中,严氏家传的大椎定位法与现代通行方法不同,定位"在项后项

骨三节下,左右当平巨骨穴",取法为:当正坐俯颈屈肘,则颈椎三节凸露明显,即"颈项后三粒算盘珠样圆骨下凹陷当中",在第一胸椎棘突下。以此类推,则背部督脉及膀胱经诸穴均比国标低一椎节。

灸必发疮,疮发则效。严氏针灸认为施灸后化脓并形成灸疮,这一过程是取效的关键。施灸后须贴太乙薄贴膏药,用以保护疮面和促进化脓。太乙薄贴药膏每日一换,脓多时可1日换2次,化脓过程一般持续45日愈合。此外,灸后调摄也应慎之,灸后半小时内不宜饮水、进食,灸后一个半月内应充分休息,忌食生冷肥甘以及一切刺激性食物,灸后至脱焦痂的10～20日内适当食用发物,以利发脓;待焦痂脱落至愈合期,则忌食发物,以利收口。虾、蟹、姜等自灸后忌食百日,以免灸处发痒。

（三）临证医案

1 哮喘

案1　朱某,女,43岁。

初诊: 1983年7月12日。

[症状]咳嗽气喘不能平卧,伴遍身风疹10年。因感冒、咳嗽未及时治疗,近期咳嗽、气急频繁发作,气候变化即发,曾服用药物治疗无明显效果。患者形体消瘦,神疲乏力,面色苍白,多白痰,无法正常参与日常工作。

[辨证]肺气虚弱,痰饮内伏。

[治则]祛散风邪,培本肺肾。

[针灸处方]大椎,风门,膏肓。

[治法]化脓灸,各9壮。

[疗效]第1年予灸上述穴位,1年中症状未曾大发,每稍有咳喘,可服药控制。患者体重增加,精神面貌较前恢复,风疹平复,其间少有发作,可恢复工作生产。第2年前来复诊,拟巩固肺肾之气,灸肺俞、灵台。随访病症缓解,无复发。

案2　顾某,女,38岁。

[症状]患者10年前咳嗽、气喘发作,不得平卧,气候一变即发,每须送往急诊救治。曾经各大医院求医,效果不佳。患者形体消瘦,神疲乏力,心情抑郁,平素多花粉过敏,风团四起,甚则见面部湿疹。伴肺结核空洞、风湿性关节炎等多种慢性病症,长期病假,无法参与工作劳动。

[辨证]肺气虚弱,痰饮内伏。

［治则］益气止喘,散寒通阳。

［针灸处方］肺俞,灵台。

［治法］化脓灸,各9壮。

［疗效］灸后嘱患者停服其他所有药物,使灸疮能够完整地透发,待收功后再佐以汤药辨证治疗,再于冬季服以膏方固本。灸后第1年患者感冒症状明显减少。若有外感咳嗽,常规口服治疗即愈,旧疾终身未再发作。

2 腹泻

安某,女,35岁。

初诊:1982年7月15日。

［症状］反复泄泻8年余,每日2～8次。多年前因饮食不节而导致腹泻,时间时甚,曾服中药、西药治疗,效果不明显,体重由60 kg降至35 kg。即刻症见面色萎黄,神疲乏力,纳呆,稍食用即觉饱腹滞闷感,腰膝酸软,夏日少汗,四肢清冷,完谷不化,每至清晨脐周作痛,泻后即舒,小便量少。舌淡,苔薄白,脉象濡弱。现已脱产。

［辨证］脾肾阳虚。

［治则］培补脾肾。

［针灸处方］天枢,关元。

［治法］化脓灸,各9壮。

［疗效］首次治疗后,患者自觉灸后腹部有温和舒适感,腹痛缓解,泄泻次数逐渐减少,半年后大便渐成形,日行1～2次,胃纳渐开,精神好转。次年复诊,予强壮灸大椎、膏肓。随访患者胃肠功能正常,体力充沛,体重维持在55 kg左右,已恢复生产。

第六节　盛氏针灸

一、流派溯源

　　盛氏针灸是以全国老中医药专家学术经验继承工作指导老师、浙江省名中医盛燮荪为代表的浙江针灸流派。盛燮荪出生于浙江省东北部的嘉兴市,故盛氏针灸起源于此。嘉兴,具有悠久的历史文化,历史上许多中医名家诞生于此、成长于此。早在7 000年前就有从事农牧渔猎的先民在此居住,由此成为新石器时代马家浜文化的发源地;5 300年前,又产生了以太湖流域和钱塘江流域为中心的良渚文化。春秋时又曾有吴国和越国在此地逐鹿。至唐代,嘉兴已是中国东南主要产粮地区之一,有"浙西三屯,嘉禾为大"的美誉。自古以来嘉兴即为富庶之地,素有"丝绸之府""鱼米之乡"的美称,处于江河湖海交会之位,气候温和,土地肥沃,作为苏沪杭交通干线中枢,交通便利,不同文明的交汇产生了独特的江南文明,因此也成为浙江北部地区针灸学术思想成长的沃土。

　　盛氏针灸流派起源于盛燮荪,他出身中医世家,先后师从湖州杨泳仙、杭州张治寰、嘉兴朱春庐三位名中医,学习中医内科、妇科和针灸科。1952年,盛燮荪参加国家医疗单位工作,从事中医针灸临床工作60余年,业务范围影响江浙毗邻地区,在临床研究的同时,擅于探索针灸文献精奥,并以所得经验成果先后带徒5人,临床工作中带教的医学生众多。在针灸学术上,阐释《难经》五输穴补泻理论,提出腧穴变通取用法;提出了腧穴中的穴组现象和穴位横向组合;创立针灸组穴处方"主客辅应俞募奇"七字诀;提出强壮穴和强壮灸法。临床针法颇具特色,主要有调气针法、取血针法、行针法、创立五体针法与骨边刺、凉热补泻法、上补下泻针刺补泻法和背俞穴针感纵横传导针刺手法。

　　盛燮荪进一步发展并完善了针灸学说,提出了相应取穴法;阐释了《金针赋》"飞经走气"之义;校注了凌氏《经学会宗》,总结了《玉龙》透穴针法。盛燮荪将针灸著作与基本针刺手法、补泻针刺手法进行了分类;同时创立了多种针刺手法和补泻针法;提出了许多新的针灸思想并且阐释了众多古代经典针灸理论。此外,盛燮荪著书多部,创作了《中国古典毫针针法启秘》《盛氏针灸临床经验集》《标幽赋浅释》《校注经穴会宗》等多部针灸学专著。盛氏针灸流派为针灸学术的发展做出了重要贡献,在针灸学术发展史上占有一定的历史地位。

二、流派传承

（一）传承谱系

　　盛氏针灸流派起于盛燮荪,传承至今共有三代,具体传承脉络如下。

第一代：盛燮荪，男，出生于1934年。主任医师，浙江桐乡乌镇人，出身于中医世家，浙江省名中医，第三批全国老中医药专家学术经验继承工作指导老师。

第二代：分别有陈峰、金肖青、戴晴三位传承人。

陈峰，男，浙江省名中医，嘉兴学院中医学副教授，第三批全国老中医药专家学术经验继承工作学术继承人、第二批浙江省名老中医药专家传承工作的传承人、浙江省中医杏林之星培养人才。历任中国针灸学会理事、浙江省针灸学会常务理事。临床中擅长运用针灸结合中药治疗神经系统、消化系统疾病、慢性荨麻疹、前列腺病、癌痛及中医养生保健。

金肖青，女，浙江省名中医，主任医师，第六批全国老中医药专家学术经验继承工作指导老师，浙江省金肖青名老中医专家传承工作室学术传承人。现任浙江医院副院长，浙江省老年病防治技术指导中心副主任，浙江省中医药重点学科（中西医结合老年医学）和浙江省中医药重点专科（中医骨质疏松）学术带头人；兼任中国针灸学会理事。浙江省针灸学会副会长，《中华老年病研究电子杂志》常务编委。长期从事针灸临床、科研和教学工作，研究方向主要为针刺镇痛与免疫调节、针灸防治老年病和抗氧化。擅长治疗变应性鼻炎，变应性皮肤病，三叉神经痛，带状疱疹后遗神经痛，焦虑抑郁，耳鸣耳聋，睡眠障碍，压力型尿失禁，帕金森综合征等。

戴晴，女，浙江中医药大学兼职副教授，副主任中医师，任浙江省针灸学会经络养生分会委员、嘉兴市针灸学会理事。擅长运用传统针刺治疗腰椎间盘突出症、老年性骨关节病等疾病，对代谢综合征相关的疾病治疗有较为丰富的临床经验。

第三代：有胡天烨、张爱军、江彬、袁莹、盛吉莅五位传承人。

胡天烨，女，盛燮荪侄孙女。毕业于浙江中医药大学针灸推拿学专业获硕士学位。

张爱军，男，副主任中医师。2009年毕业于浙江中医药大学针灸推拿学专业，获硕士学位。

江彬，男，中医师，2016年毕业于浙江中医药大学针灸推拿学专业，获硕士学位。

袁莹，女，中医师，2019年毕业于浙江中医药大学针灸推拿学专业，获硕士学位。

盛吉莅，女，中医师，盛燮荪孙女。2016年毕业于浙江中医药大学针灸推拿专业，获硕士学位。盛氏针灸传承谱系如图2-5。

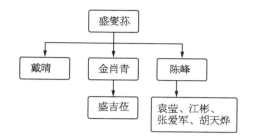

图2-5　盛氏针灸传承谱系

（二）传承工作

盛燮荪学术成果颇多，历年来发表了150余篇论文，完成了省级课题两项，并且著书多部。

早在1958年，盛燮荪便在《浙江中医杂志》上发表了《急性脊髓前角灰白质炎治愈例》的病例分析；次年又在《江苏中医》发表了题为《针灸与中药配合治疗颜面神经麻痹》的病案文章，体现了其丰富的针灸治疗经验与极高的临床诊疗能力。此外，盛燮荪对古代刺灸理论颇有研究，自1961年始，先后发表了《仲景刺灸法研讨》《略论杨继洲的学术思想》《试论金元四大家与针灸学术》《仲景刺灸法与〈内经〉学说》等多篇文章，提出了其对古代医家针灸学术思想的独到见解，同时阐释了诸多古今医家具有争议的学说理论。

盛燮荪多年来致力于中医经典文献和针灸理论的研究，且完成了浙江省针灸学术研究相关课题多项，出版了包括《王孟英医著菁华》《王孟英医论医案菁华》《中国古典毫针针法启秘》《盛氏针灸临床经验集》《标幽赋浅释》《校注经穴会宗》《宋明浙江针灸》《手穴疗法》《浙江近代针灸学术经验集成》在内的多部针灸学专著。

三、流派名家

盛燮荪

（一）生平简介

盛燮荪（1934—2022年），男，出生于浙江嘉兴桐乡乌镇。出身于中医世家，先后跟随湖州市杨泳仙、杭州市张治寰、嘉兴市朱春庐三位老师学习，后在嘉兴市第一医院工作，从事中医临床50余年。1996年，盛燮荪获得"浙江省名中医"称号，2003年被授予第三批全国老中医药专家学术经验继承工作指导老师。历任浙江省针灸学会副会长，嘉兴市针灸学会会长，嘉兴市中医学会副会长，兼任《浙江中医杂志》和《嘉兴医学》编委。

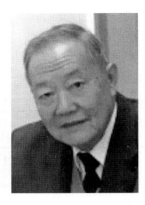

盛燮荪（1934—2022年）

盛燮荪在临床工作中对患者关怀备至，疗效显著，深受广大患者的喜爱。他擅长针灸药并治，在肝、胃、妇科及风湿免疫疾病等方向具有独到的见解，并且对辨证论治取穴和针刺操作手法具有较深的领悟和创新。盛燮荪长期从事于中医文献和针灸理论的研究，逐渐形成了自己的治病观念并开拓出了新的理论观点。以《黄帝内经》为基础提出了刺法气血纲要论、针刺方向论、补泻论等10个专题论见，创造了骨边刺法和针灸处方七字诀"主客辅应俞募奇"等学术理论。历年来发表了150余篇国内外期刊论文，出版了《王孟英医论医案菁华》《中国古典毫针针法启秘》《盛氏针灸临床经验集》《标幽赋浅释》《宋明浙江针灸》《校注经穴会宗》《浙江近代针灸学术经验集成》《手穴疗法》等针灸学专著。

（二）学术观点与针灸特色

1. 学术观点

（1）阐释《难经》五输穴补泻理论，提出腧穴变通取用法：《难经》中论及针刺基本手法时强调左右手配合进针，提出了押手法、弹、努、爪、按、压等法。盛燮荪重点阐释了按法与压法，认为按压法即是通过进针前按揉经络循行处的肌肤，以左手在腧穴上施行的手法，而不是后世认为的"按压针柄"。具体操作为进针前左手于腧穴附近由轻渐重进行按揉，尤其是肌肉丰厚部位的腧穴，按压时患者有酸胀之感，医者则会感到指下充实或跳动，此时下针最易得气。

盛燮荪根据《难经》中对五输穴的五行属性及子母补泻法的论述，总结出了七种腧穴变通取用法，即"泻荥补合取代井穴法""原穴通用法""五脏背俞穴四时取代法""交经缪刺变通取用法""表里经穴透刺兼通法""穴点异位变通取用法"和"邻近穴旁通用

法"。此七种用法中的前四法均有文献可查询，后三法为盛燮荪师传与临床经验所得。

泻荥补合取代井穴法：《难经》当中对该法的阐述比较详细，认为井穴"肌肉浅薄，气少不足使也"，因皮肉薄少而不便施行补泻手法，故另取穴位进行刺灸。根据五行子母补泻法"实则泻其子，虚则补其母"的原则，应当"泻井当泻荥，补井当补合"。

原穴通用法：元代杜思敬《济生拔萃方·卷二》载："经络取原法：本经原穴者，无经络逆从，子母补泻，凡刺原穴，诊见动作来，应手而纳针，吸则得气，无令出针，停久而留，气尽乃出，此拔原之法也。"该法强调本经原穴取用时可以不拘泥于虚证或实证，但也可以根据脏腑症状之虚实调整补泻手法，且具有双向调节的作用，即本经穴位补泻后，可再针刺本经原穴以代本经他穴。

五脏背俞穴四时取代法："药王"孙思邈在《备急千金要方·治脾风方》中提出"凡人脾俞无定所，随四季月应病，即灸脏俞是脾俞，此法甚妙"，即冬季取用肾俞穴，春季取用肝俞穴，夏季取用心俞穴，秋季取肺俞穴，四季取相应背俞穴以取代脾俞穴。

交经缪刺变通取用法：《素问·缪刺论》载："邪客于经，左盛则右病，右盛则左病，亦有移易者，左痛未已而右脉先病，如此者必巨刺之，必中其经，非络脉也。故络脉者，其痛与经脉缪处，故命曰缪刺。"《标幽赋》亦云："交经缪刺，左有病而右畔取；泻络远针，头有病而脚上针……"针刺时取病痛的对侧，刺浅部络脉配合放血疗法，如因患者治疗时针刺部位受到体位限制而不能选取一侧穴位时，可选用对侧腧穴，左右交叉取穴。

表里经穴透刺兼通法：脏腑疾病取四肢五输穴，"从阴引阳，从阳引阴"，用透刺法兼通表里两经，故该法常用于脏腑疾病的治疗。

穴点异位变通取用法：该法为在实施导气行针手法时，使得气感快速在关节处通过的行针手法，在关节处的穴位施针时，若指下针感滞涩，可以在穴位0.5～1寸处的深度进行针刺，如果使气上行，则在穴位浅部针刺；如果使气下行，则在穴位深部针刺。如此便可以使气传到想要达到的地方。此法为盛燮荪早年得之于浙江名医金文华。

邻近穴旁通用法：针对某些穴位应取，但不适合施行针灸者，可取邻近穴位，并仔细探寻针刺应取的方向和针感所能传达的范围，从而使针感到达穴位应

取的地方。

（2）阐释《金针赋》"飞经走气"之义：《金针赋》首先提出了龙虎龟凤飞经走气四法，盛燮荪认为青龙摆尾与赤凤迎源的行针部位以天部、人部为主，适用于病在气分；而白虎摇头和苍龟探穴的行针部位以人部、地部为主，兼及左右四方，适用于病在血分。至于"飞经"之意，盛燮荪认为，从字义讲，"飞"字取"鸟类在空中拍翅"之意，用拇指、示指搓捻针柄，一搓一放，一张一合，如飞鸟空中展翅；其次"飞"字指"在空中飘荡"或"动作敏捷迅速"。盛燮荪认为"飞经走气法"的词义应是"运用行针操作手法，使得气感迅速循经远传，在传导针感时呈现出显性和隐性交互传递的一种特殊现象"。

（3）提出腧穴穴组现象与横向组合应用：腧穴不仅是内脏疾病的反应点，同时也是产生治疗效用的部位。腧穴在经脉上的分布疏密不均，在一条经脉上，存在某处集中分布多个穴位，而他处无一穴位分布的现象。盛燮荪在研究了这些密集处经穴的解剖结构后，归纳总结了其主治证，发现这些穴位的组织结构和主治功能十分相似，可以将之归纳成组，由此提出了"穴组现象"。

除了穴组现象外，盛燮荪还发现背俞穴与督脉相同节段的腧穴，腹部腧穴与任脉相同节段的腧穴以及四肢部位不同经但相同部位的穴位也存在类似的现象，盛燮荪称之为"横向组合穴"。目前中医临床应用中已有了明确的组合穴，如八风、八邪、四神聪等。这些组合穴的同时运用可以加强刺激，提高治疗效果，擅长治疗某些特定的病症，治疗效果常常胜于普通的经穴。

（4）创立针灸组穴处方"主客辅应俞募奇"七字诀：盛燮荪以"理、法、方、穴、术"的针灸辨证论治思想为依据，开创了针灸处方七字诀——"主客辅应俞募奇"。盛燮荪认为，经脉和穴位作为刺灸部位，其空间组织分属于五脏的五体，只有正确辨别病症的病位、病性、所属脏腑与相应的五体后，才能达到《灵枢》所讲的"刺之有方""刺之有理"。根据经络分野，盛燮荪认为凡是脏腑病症或十二经脉的外经病症，其辨证取穴应按照特定的思维程序形成一个处方：即本脏腑经脉病症，取所属经穴为主；取本脏腑的背俞穴、腹募穴为主；取手足同名经腧穴为客；取本脏腑经脉的表里经腧穴为客；取病位处的邻近穴为辅；取相应效穴为应；配取经外奇穴。具体来讲，

主穴是根据辨证论治后选取的本经经脉中的穴位；客穴是本经经脉相表里的经脉或者手足同名经脉中配合主穴的穴位；辅穴是病位处附近的邻近穴以达到疏通气血、通经接气作用的腧穴；应穴包括穴法相应的穴，以患病部位与健侧部位相对应处取穴、天应穴等对主穴、客穴有协同作用的穴位。这种按一主一客或二主二客为基本配穴和加取局部邻近穴、经验穴的穴位处方，可在刺法上与五体的层次相应。

（5）提出强壮穴和强壮灸法：盛燮荪在长期临床实践中，提出了以强壮穴为主，配伍相关腧穴的针灸方法，以达到祛邪扶正、振奋阳气、疏通气血、调节阴阳功效的"强壮灸法"。强壮穴主要有大椎、气海、膏肓俞和足三里，辨证配穴可用百会、膻中、天枢、天突、灵台、神门、曲池以及脏腑俞募穴。而"强壮灸法"的施治方法也有多种，如化脓灸、药饼灸、麦粒灸等。

（6）提出相应取穴法：盛燮荪根据窦氏《流注八法》的主应穴相配，总结了8种相应取穴法，即阴阳经穴相应法，俞募穴相应法，原络主客相应取穴法，八法相应取穴法（八穴间相应法与八法中一穴为主、治证要穴为应取穴法），部位相应法（上下相应法与左右相应法），手足同名经相应取穴法。

（7）总结《玉龙》透穴针法：盛燮荪在传承前人经验的基础上，总结归纳了沿皮透刺法、单刺透法和多针互透法等透刺形式，如阳陵泉透阴陵泉，其镇痛利胆效果较浅刺更佳；深刺条口透承山，治疗阳明型肩周炎效果更佳；攒竹透睛明，治疗急性腰扭伤即时效果显著。盛燮荪归纳的透穴针法，充分发挥了腧穴的空间功能，具有重要意义。

2. 针灸特色

（1）调气针法：调气针法指通过针刺操作手法以调整机体气血运行的一种治疗方法，包括候气手法和补泻手法。《灵枢·刺节真邪》载："用针之类，在于调气。"所谓"气"即经络之气，真气，又谓"真气者，经气也"。而针刺正是通过刺激经络腧穴的方法以激发经气，平衡人体自身之阴阳以治疗疾病。真气内源于脏腑，分布于全身，若机体失调则会产生邪正虚实的变化，使机体气血阴阳失调，此时通过针刺补泻使其恢复平衡，正所谓《灵枢·终始》所说"凡刺之道，气调而止"。

调气在于治神，盛燮荪认为，调气之法在于从进针得气到施行补泻，以至出针的整个过程，应始终注重针下之气的虚实变化，故调气应注重治神。

（2）取血针法:《素问·血气形志》载:"凡治病必先去其血,乃去其所苦。"《素问·皮部论》载:"阳明之阳,名曰害蜚,上下同法,视其部中有浮络者,皆阳明之络也,其色多青则痛,多黑则痹,黄赤则热,多白则寒,五色皆见,则寒热也。"《灵枢·经脉》载:"凡此十五络者,实则必见,虚则必下,视之不见,求之上下,人经不同,络脉异所别也。"取血针法为病邪尚在皮毛络脉阶段,刺之出血以达到驱邪外出的治疗方法。

盛燮荪认为,刺法应以气血为纲要,《黄帝内经》针刺气血纲要理论的确立,奠定了针灸学基础。在飞经走气四法方面有行气与行血的不同作用,龙、虎、龟、凤四法从毫针刺法的基本手法上下、左右、轻重、徐疾、深浅、久暂、方向等七个方面分析可归纳为两组,青龙摆尾与白虎摇头可为相对一组,苍龟探穴与赤凤迎源也可为相对一组。青龙摆尾的操作手法主要在针体上部及根部发力,作用于腧穴的浅层,即卫分、气分;而白虎摇头主要在针尖发力,作用部位在地部和人部,即血分。苍龟探穴运力点在针尖深层,故而适用于肌肉丰满部位的腧穴;赤凤迎源的运力点在针体根部,作用于腧穴浅层,故飞经走气四法具有行气与行血的不同作用。

（3）行针法:顶法:又名"叉"法。以右手拇指、示指、中指紧持毫针之针柄,环指指腹与小指指尖抵住针体和针尖;用左手示指的指甲边缘紧贴穴位,拇指与中指指尖按住穴位左右两侧,使皮肤处于紧绷状态。进针之时左手示指紧紧切住穴位,右手持针柄顶住穴位表面皮肤,随即两手同时发力,然后左手手指稍微放松,趁皮肤将要反弹时,以右手掌腕之力迅速将针刺入穴位。

缠法:又名"转法"。用顶叉法针刺入穴以后,应辨针下之气,空松轻滑是气之未至,为虚,当用补法;过于紧涩,是为邪气,当用泻法。

补法:以右手拇指、示指、中指手持针柄,先左右来回均匀捻针,待针下出现沉重感时,继而用拇指向前作顺时针捻针,当拇指向前推至示指尖时,手臂后缩,将针柄随之拉倒,同时边转手腕至手心向上,拇指继续向前沿示指上沿捻转一圈,转至拇指尖朝向正前方时,紧持针柄内顶,呈欲进不进之势,此时针下气至。

泻法:如补法手持针柄,轻捻针柄后,拇指向后逆时针转针,转至示指关节处,手臂内收,拉倒针柄,转动腕部至手心向下,拇指、示指将针柄持久上提,呈欲退不退之势,此时针下徐缓柔和则为气至。

串法:又名"穿法"。串,串连之义;穿,穿透之义。串、穿二法的针刺手法,先用叉法以探穴,并结合提插手法,刺至穴位,然后再用拈捻手法以调针下之气。如曲池透少海呈拱手之势,肩髃透极泉应屈肘抬臂至肩平,丘墟透照海应垂足而取,悬钟透三阴交取俯卧势。

截法:又名"撅法"。同前顶法进针入穴位,押手操作以中指在穴位前方,拇指在穴后方为例,拇指押紧,中指放松,引气下行,反之引气上行,以截住一端为要诀。同时,刺手以拇指、示指紧持针柄,其余三指合并,以小指侧面着力按于穴旁,刺手五指一起发力将针深刺少许,随后上提少许,如此一按一提称之为撅,先紧后松调节针下之气,最后两手放松,针手将针轻提以针下沉重无松滑为度。

担法:又名"提法"。押手放松,中指、拇指同时发力内收;用刺手的拇指与示指持针,中指与环指的指尖顶住穴位旁边皮肤,以拇指、示指屈伸之力,将针向上稍提少许,随后又深刺少许,一提一捻,反复操作以针下徐缓柔和为度。

（4）创立五体针法与骨边刺:盛燮荪详细研究了《黄帝内经》中的"五刺",提出了穴法针法相结合的五体针法。盛燮荪认为,五脏与五体相应,脏腑病变必然会在相应的五体部位体现出来,因此刺激五体相应部位可以治疗脏腑病变;五体依赖于经脉气血、营卫津液的濡养,同时也参与了人体经络系统的调节功能;五体同时也是病理层次和辨证定位的依据,同一疾病的不同发展阶段,其病位与临床表现也不同,可用筋脉肉皮骨进行分类,既可用于形体病症,也可用于脏腑病症。

五体针法的具体刺法根据刺灸部位的不同而分为刺皮部、刺脉、刺分肉、刺筋、刺骨。刺皮部属于浅刺法,盛燮荪总结了5种基本针刺手法,分别是俯（仰）掌持针法、推法、弩法、抽法和点按法;另有5种刺法形式为挟皮刺法、毛刺法（点按刺）、浮刺法（卧针法）、半刺法、组合刺法,挟皮直刺为手提皮肤横向刺入,浮刺则是直接进针,半刺是浅刺入皮肤,进针浅,出针快,仅行于皮肤之中。刺脉即刺络,主要通过放血达到治疗目的,刺脉针法有3种:循按法、点刺法、旁针法。刺分肉是调气针法,常用毫针将针体刺于肌与肉之间的部位。盛氏总结了3种刺分肉的方法,即分刺法、鸡足刺法、浮刺法;分刺法是《灵枢》九变刺之一,刺在肌和肉的间隙;鸡足刺法为《灵枢》

的合谷刺，先将毫针深刺后将针提起到肌与肉的间隙，继而向左右两侧分肉间各刺一下形似"个"字，故称鸡足刺，可扩大刺激面；浮刺法是《灵枢》十二节刺之一，是次分肉浅部的一种刺法。刺筋常用的手法有揣、摇、拔、飞，使针尖刺向筋边，使针感远传以达到松解筋结、疏通气血的治疗效果。刺筋分为三种刺法，即关刺、齐刺与傍针刺。刺骨针法由盛燮荪首先提出，又称之为"骨边刺"或"刺骨边穴"。刺骨针法并不是将针刺入骨内，而是针至骨骼边缘，常用的基本手法有切、刺、探、啄，刺骨法有输刺法和短刺法。

（5）凉热补泻法：盛燮荪在反复研究《针灸大成》中的"三衢杨氏补泻"等针法后，归纳出"分层而刺，小幅按插""针芒导气，倒针朝病""针头补泻，意在力先""把握时机，纯补纯泻""刺有大小，把握度量"5个要诀。杨氏的热补凉泻针法主要在于将腧穴层次分为天、人、地三部。补法按天、人、地先浅后深，用捻转针使每部均得气沉紧，而后在人部行按截法而可获得热感；泻法则从天部直插至深层地部，再由深至浅在天部行提插之法，可获得凉感。补泻两法皆是小幅度提按，而非大进大出。此外，盛燮荪认为"针头补泻"是针刺手法中的重要环节，"摇而伸之，此乃先摇动针头，故曰针头补泻"，"推而内之是谓补，动而伸之是谓泻"。针头是针刺方向的准点，也是运用指力的力点和反馈针得气松紧的接触点，因此针头补泻一方面需要熟练操作方法，另一方面需要聚精会神，以达到良好的治疗效果。

关于热补凉泻法的代表性针法烧山火与透天凉，盛燮荪总结了《金针赋》《针灸大成·三衢杨氏补泻》《针灸大成·南丰李氏补泻》三家刺法的异同：① 烧山火、透天凉是相对的一组热补凉泻的手法，前者为先浅刺后深刺，后者为先深刺后浅刺。② 用九补六泻法，烧山火紧按慢提，透天凉紧提慢按。③ 候气至针下沉紧，烧山火应插针重按，透天凉应徐徐举之。④《针灸大成·三衢杨氏补泻》结合了呼吸法。⑤《医学入门》中烧山火俱用老阳数，针下紧满时"扳倒针柄""吸气五口"，透天凉行六阴数，未用扳倒针柄的方法，也未配合呼吸。在此基础上，盛燮荪提出在施行凉热补泻法时掌握"得气点"是至关重要的。盛燮荪认为，不论凉热手法，当获得基础针感后，针尖应停留在人部，然后加大左转针捻转力度和押手按压的分量，使针下之气尤为紧满。烧山火应向内按，但又应呈似按非按之状，使针尖在人部与地部之间着力，同时应

紧按针柄或扳倒针柄，使经感持续以待热至。透天凉则应右捻针，并轻轻上提，亦应呈似提未提之状，使针尖始终在人部与天部之间着力，静待凉生。

（6）上补下泻针刺补泻法："上补下泻"原是由明代医家李梴提出，但无针法和穴法的详细说明。盛燮荪认为，"上补下泻"法中"上"与"下"的含义，是针对手之三阴三阳经和足之三阴三阳经而言，手经穴位为上，足经穴位为下；以病位局部和远部而言，局部穴为上，远道穴为下。"迎随补泻"也是"上补下泻"针法中应用的一种补泻手法，同时也遵循从病位和病情虚实来掌握重深而刺（泻）或轻浅而针（补）的原则。盛燮荪在长期临床中总结出，补泻手法的施用应根据情况灵活运用，凡远近配穴，局部穴施补法，远道穴用泻法；同经取穴时，凡上部穴用补法，下部穴用泻法，则止痛效果显著，且可避免因患处刺激过重而出现的局部酸困现象。其次，盛燮荪还认为取穴有主穴、应穴之分，针刺有先后。病位局部或邻近穴称为"应穴"，远道穴或相对应部位取穴称为"主穴"，操作时应先取主穴，后取应穴。该法主要用于以酸痛为主的实证，如麻痒属虚证，宜上泻下补刺法。

（7）背俞穴针感纵横传导针刺手法：督脉在头部的腧穴：采用透穴针法，如百会位于头顶部，皮肤浅薄，针感较弱，一般仅有胀痛感，故常用透穴针法，扩大刺激面，增加刺激量。

督脉在脊中的腧穴：采用针芒导气法，如大椎、灵台、命门三穴。治疗颈部疾病时使用此针法可使针感向上下传导，治疗肩部疾病时须使针感向左右传导至肩上，灵台穴的针感多向左右两边传导，命门穴的针感上行可至筋缩、中枢穴，向下可至腰骶部，甚至向下肢远传。

针芒导气法的具体操作手法：若将针感向上传导，先直刺进针，用左右均匀捻转针，捻转时角度宜小，频率高，得气后轻轻扳倒针柄，使针尖略向上，继而一捻一提，反复操作；若将针感向下传导，可在得气后将针略上提再将针尖向下，然后运用重按轻提捻转手法，当得气感较强时再调整针尖方向；若将针感向右传导，轻提毫针将针尖朝向右侧，如同前法边按边捻、重按轻提，直至右侧出现针感；若将针感向左传导，将针轻提并使针尖向左，前法操作，则左侧会出现针感。

此外，刺夹脊穴可取45°向脊中斜刺，得气后多加捻转，可使针感远传。取背俞穴则令患者放松，先

切按取准背俞所处脊段上下间隙，然后沿此水平线向旁开延伸1.5寸，用1.5寸毫针，拇指、示指、中指持针柄，环指紧贴针体，用刺入捻转法进针1～2分，随即用指腕之力下插，此时环指不可放开，需将针刺入1寸左右而避免出现意外，又可加强指力而增强针感，当直刺0.5～1寸时，针感可横向沿肋间放射至胸腹部。背俞穴针感纵横传导法强调针刺调气，治疗内脏病与全身性疾病时督脉穴与背俞穴，甚至与膀胱经第二侧线腧穴同用，效果更佳。

（三）临证医案

1 腰肌劳损

顾某，男，77岁。

[症状]腰痛3年，加重1周。患者3年来素有腰部疼痛史，且经常发病，近1周又出现腰部疼痛，影响活动。体格检查：神清，颈软。腰4、5棘突旁有压痛，"4"字试验阴性，直腿抬高试验阴性，皮肤无颜色改变，未触及肿块。

[辨证]年老体虚，肾精亏虚，筋脉失养。

[治则]滋补肾精，濡养筋脉。

[针灸处方]双侧攒竹，肾俞，次髎。

[治法]平补平泻。留针30分钟，取针后行火罐疗法。

[疗效]3日后复诊，在前方基础上去攒竹，留针30分钟后拔火罐，如前治疗1次而疼痛消失。

2 落枕

于某，男，45岁。

[症状]颈部疼痛、活动受限半天。原有颈椎病史。X线片示颈椎退行性变。体格检查：颈部左转障碍，局部有压痛，无肿胀。

[辨证]风湿侵袭，阻滞经脉，气血不通。

[治则]祛风除湿通络。

[针灸处方]左侧合谷，风池，阿是穴。

[治法]先针刺合谷穴，针刺后嘱其活动颈部5分钟，其后再针余穴，留针30分钟，出针后拔火罐。

[疗效]治疗结束后，颈部疼痛已有明显好转，疼痛消失。

3 月经先期

陈某，女，26岁。

[症状]平素月经提前，甚则腰酸、腹痛，经量不多，色质黯淡或有瘀块，2～3日后疼痛逐渐缓解，5～6日经净。月经之前5～6日自觉乳胀、腰酸、白带多，昨日经至甚少，经色淡，腹痛，以少腹两旁为著，阵痛时尤为剧烈。四肢畏冷，略有恶心。脉弦滑略紧，舌苔薄白。

[辨证]肝气郁滞，寒邪客于胞宫。

[治则]疏肝理气，温通气血。

[针灸处方]双侧太冲，曲泉。

[治法]用32号1寸毫针进针得气后，用捻转泻法，导气上行至膝，温针灸3壮，痛势约减30%，再用捻转手法导气，并加强刺激，但针感仅在胫段，不能上行。取曲泉用提按手法，针感上行至少腹，仍用温针灸，留针至30分钟。疼痛大减，出针。

[疗效]患者连续2个月在月经前3日即来针灸，针刺后遂无经痛。

4 下肢瘫痪

徐某，女，27岁。

[症状]畏寒发热6日，左背部疼痛，曾用青霉素治疗，至第3日觉两下肢麻木，运动障碍，小便潴留，大便不解。曾出现2次昏迷，后住院治疗。西医诊断：左背脓包引发败血症，并发横贯性脊髓炎。后经治疗背部炎症好转，乃邀会诊治疗下肢瘫痪。

[辨证]感受毒邪，火毒炽盛。

[治则]清热解毒排脓，通利二便。

[针灸处方]双侧中极，肾俞，大肠俞，足三里，三阴交。

[治法]用30号1.5寸毫针，捻转法进针，得气后留针15分钟。每日针灸1次。

[针刺经过]3日后复诊，大小便能自主，乃取肾俞、环跳、委中、三阴交、阳陵泉、行间、太冲（第一组配方），次髎、风市、绝骨、足三里、阳陵泉、丘墟（第二组配方），两组交替使用，每日针刺1次。初用补法，后增加刺激量。前后治疗25日痊愈出院。

5 双目流泪

张某，男，43岁。

[症状]近半月来双眼流泪。曾用维生素治疗无效。舌苔薄白，脉滑数。

[辨证]风邪阻遏太阳，阳明之经。

[治则]疏风泄邪。

［针灸处方］攒竹透刺睛明，太阳，合谷。

［治法］用32号1.5寸毫针，先针刺攒竹，捻转法进针后，向下透睛明0.5寸，得气后行中等刺激，太阳穴进针1寸，用较强刺激，出针时令针孔出血如珠，合谷穴进针至1寸，行提插泻法，每日针治1次。

［疗效］上述治疗2次后，流泪大减，前后共治疗6次痊愈。

6 颈椎病

患者，女，50岁。

初诊：2017年1月16日。

［症状］2个月前无明显诱因下出现颈肩酸痛、活动受限并伴有左上肢麻木、发凉，偶尔伴有头晕、恶心等症状。舌红、苔白腻，脉弦滑。医院行颈椎MRI检查后诊断为颈椎病。

［辨证］痹证之风寒湿型。

［治则］祛风散寒，除湿止痹。

［针灸处方］4～6颈夹脊穴，大椎，天柱，肩井，肘髎，合谷，后溪。

［治法］合谷透刺后溪，行捻转提插泻法，肘髎行"骨边刺法"（直刺0.5～1寸，针向肱骨边缘），留针30分钟，行针1次，隔日治疗1次。

［中药处方］川芎、防风、延胡索、徐长卿、川续断、当归、杜仲、首乌、威灵仙、淫羊藿各12 g，天麻、三七各10 g，葛根15 g。7剂。每日1剂，水煎分2次服。

［疗效］治疗1周后，颈肩疼痛明显缓解。继续治疗2周，症状消失。随访1年，未复发。

7 肩关节周围炎

患者，女，56岁。

初诊：2017年5月10日。

［症状］左肩前方疼痛伴有肩部活动受限，夜间最明显。查体：左肩关节结节间沟、肩峰下方等处压痛明显，伴有轻度肿胀，左肩关节上举、外展活动明显受限。舌淡，苔薄腻，脉涩。

［辨证］痹证之痰瘀痹阻型。

［治则］祛瘀化痰，搜风通络。

［针灸处方］大椎，左侧肩井，肩髎，肩贞，局部阿是穴，左合谷，条口。

［治法］左合谷行"骨边刺法"，条口透承山，结合温针灸，留针30分钟，行针1次。同时嘱患者肩部积极运动，隔日治疗1次。

［中药处方］川芎、防风、徐长卿、川续断、当归、杜仲、威灵仙、淫羊藿各12 g，延胡索15 g，三七、桑枝各10 g，黄芪20 g。7剂。每日1剂，水煎分2次服。

［疗效］治疗1周后，患者肩部疼痛有明显缓解。继续针刺治疗10次，诸症大减。随访1年，未复发。

8 冈上肌腱炎

患者，男，62岁。

初诊：2017年3月10日。

［症状］患者右肩部、背部僵硬、疼痛、活动受限伴右上肢放射痛半年余。于当地医院诊断为冈上肌腱炎，予以局部封闭及药物口服、敷贴治疗后无效。查体：右肩关节外展活动明显受限，右肱骨大结节、肩胛冈上方压痛明显，局部肌肉紧张度偏高。舌红，苔薄腻，脉滑。

［辨证］痹证之风寒湿型。

［治则］祛风散寒，除湿止痹。

［针灸处方］大椎，右侧肩井，右侧肩髃，肩中俞，肩髎，养老，天宗，右合谷，后溪，局部阿是穴。

［治法］养老穴行"骨边刺法"（直刺），右合谷穴亦行"骨边刺法"，远道穴行泻法，结合温针，右肩井及肩中俞用三棱针点刺放血后拔罐，留针30分钟，行针1次，隔日治疗1次。

［中药处方］当归、赤芍、延胡索、川芎、羌活、独活、徐长卿、防风、片姜黄、苏木、威灵仙各12 g，黄芪15 g，红曲、三七各6 g，细辛3 g。7剂。每日1剂，水煎分2次服。

［疗效］治疗后，患者右肩部疼痛稍有缓解。继续针刺7次，症状消失。随访2年，余未复发。

9 类风湿关节炎

某女，48岁。

初诊：2013年11月2日。

［症状］患者患类风湿关节炎6年余，双侧手部疼痛、肿胀持续并加重2个月余，伴有明显的晨僵症状。双侧示指、中指、环指指间关节对称性肿胀，压痛较为明显，指间关节部分畸形，关节屈伸活动轻度受限。舌淡胖大，苔白腻，脉细数。

［辨证］寒湿痹证。

［治则］祛风散寒，除湿止痹。

［针灸处方］合谷，外关，阳池，局部阿是穴。

［治法］行平补平泻法，隔日1次。

[中药处方]黄芪、海桐皮、海风藤、角刺、生地黄、当归各15 g,川芎、防风、防己、赤芍、鹿角霜、海藻各12 g,忍冬藤20 g。7剂。

[疗效]11月9日复诊,患者诉双侧手部肿胀有所消退,疼痛亦明显缓解,但仍有关节僵硬等不适症状。中药予原方加元胡15 g,继服7剂治疗。针刺治疗同前。11月16日三诊,患者手部肿胀已明显消退,疼痛亦明显缓解,关节僵硬不适亦有所减轻。前方中药继续服用7剂,针刺操作同前。经半年治疗后,症状控制良好,病情稳定。

10 痛风性关节炎

某男,58岁。

初诊:2013年9月20日。

[症状]患者患痛风性关节炎1年余,现右踝部红肿、疼痛。右足背部、踝关节肿胀明显,局部皮肤温度较高,踝关节局部压痛明显,且跖屈、背伸活动轻度受限。舌红,苔黄腻,脉滑数。

[辨证]湿热痹证。

[治则]清热解毒,化湿除痹。

[针灸处方]太溪,昆仑,悬钟,合谷,局部阿是穴。

[治法]行平补平泻法,隔日1次。

[中药处方]山楂、车前草各15 g,苍术、白术、茯苓、猪苓、百合、秦艽、防风、防己、川柏、生地黄、当归、赤芍、三叶青各12 g,红曲6 g,白芷10 g,决明子20 g。7剂。

[疗效]9月27日复诊,患者诉踝部肿胀较前明显减退,疼痛较前明显减轻。中药予上方加忍冬藤20 g,7剂。针刺同前。10月4日三诊,患者诉踝部疼痛、肿胀较前明显改善,继以上穴针刺治疗,中药予前方继服7剂。4周后症状基本消失。

第七节　施氏针灸

一、流派溯源

浙江嘉兴,为浙北名城,有"禾城"之美称,人文历史悠久,自古以来繁荣富饶,鱼米之乡,盛产丝绸,颇有嘉誉。其四季气候分明,春湿、夏热、秋燥、冬冷,地势低平多洼地,具有水田农耕的地方特色。民众自古以来下水田劳作,故易患湿气病、关节炎等,针灸对此有较好的疗效。浙北针灸亦具有悠久的学术历史,历来重视针灸并用,南宋针灸医家闻人耆年是檇李(今浙江嘉兴)人,自幼习医,博览医书,尤重灸法急救,所著《备急灸法》为针灸史上第一部灸法急救专书。明代著名医家张景岳是会稽(今浙江绍兴)人,其学宗李东垣、薛立斋,后提出"阳非有余""真阴不足""人体虚多实少"等理论,主张临床多用温补法。在其《景岳全书》和《类经图翼》中均记载了诸多艾灸处方,可见其对运用灸法治疗疾病的重视。

施氏针灸最早可追溯到清代道光年间,其高祖在绍兴十八施村行医。十八施村大约在萧山乾清、衙前一带,原属绍兴,现归杭州。第二代传人为施源泉。太平天国时施凤歧(第三代)到杭州平湖行医。施氏针灸跟随施凤歧由绍兴发展到嘉兴,而至第四代施鹤年时,于1920年(一说1904年)在嘉兴张家弄42号开设诊所,名为"施鹤年医室",后称施氏针灸医室。

张家弄早年在嘉兴城中便是家家皆知的有名街巷。嘉兴文人王和生曾有专稿写过《张家弄》,记载了张家弄的店铺分布,文章写道:"抗战前张家弄,下岸由东至西……施鹤年药酒针灸科……鸳湖旅馆……"这里的施鹤年药酒针灸科即是施鹤年医室,即宣传材料上所印的"地址:嘉兴张家弄内四十二号"。它和鸳湖旅馆(中共一大代表落脚地)、寄园等为邻,施氏针灸通过银针为众多患者解除了痛苦,在张家弄落地生根。时至今日,在浙北嘉禾大地上,施氏针灸与施氏风湿药酒的美名早已经是家喻户晓。此后,施鹤年之子施延庆继承家学,在诊所跟随其父亲侍诊,在其父口授心传、潜移默化之下,对于针灸家传逐渐登堂入室,有乃父之风,成为施氏针灸的集大成者。1953年,施氏针灸医室已传至第五代施延庆手上,并招贴告示嘉兴全城百姓。

1954年,为响应新中国成立后党的中医政策,"联合起来,走集体化道路",私立诊所开始合营。1955年冬,施氏针灸诊所、禾光眼科诊所和附近几家私人开设的诊所联合发展,成立了"少年路西医联合诊所"。1956年张家弄拓宽修筑勤俭路,联合诊所搬迁至少年村(即今秀城公寓一带),施鹤年、鲍济湘、施延庆在此开诊。同时施延庆与嘉兴老一辈中医同道一起,建设了嘉兴市第一家中医联合医疗机构——

嘉兴市人民路联合诊所。此诊所即为后来的嘉兴市中医医院，诊所针灸门诊也便是嘉兴市中医医院针灸科前身，至此施鹤年父子等成为医院的正式员工。中医院住院部附设有中药制剂部，当时各家均献出了家传的良方，施氏药酒也包含其中，嘉兴市中医医院的献方由于疗效卓著受到了浙江省卫生厅的表扬。

嘉兴市中医医院针灸科以施延庆60余年针灸临床经验为基础，形成了"一针、二灸、三用药，针、灸、药三者并用"的特色，通过几代人的努力，施氏针灸丰富了针灸学的临床经验和学术思想。1991年，施延庆被确定为国家首批继承老中医学术经验指导老师。经三年师承传授，施孝文、王寿椿正式成为施氏针灸流派的接续力量。1992年施延庆荣获嘉兴市"优秀科技工作者"称号，并于同年享受国务院特殊津贴；2008年，嘉兴市中医医院正式开设针灸推拿病房，次年探索建立神经内科和针灸推拿科合作的中西医结合中风病区，进一步展现传统针灸的现代医疗价值。施氏针灸技术作为一种传统针灸的特色技艺，走上了现代化发展、中西医结合的道路。

2011年6月，浙江省第四批非物质文化遗产名录公布，以施延庆为代表性传承人的"施氏针灸"位列其中。施氏传人在施延庆带领下，以祖训"诚""仁"为行医准则，使施氏针灸得到了继承和发展。目前，施氏针灸传至第七代，其以嘉兴市中医医院为流派传承基地，声名辐射至全浙江乃至长三角。

二、流派传承

（一）传承谱系

施氏针灸流派传承脉络如下。

第一代至第三代：因年代久远，生卒年已不可考，第一代始于清代施公高祖，第二代施源泉行医于绍兴萧山地区，自第三代施凤歧（景蓉）开始，施氏针灸由绍兴传至杭州，后又辗转传至平湖。

第四代：施鹤年（1885—1947年），男，施凤歧之子。盛玉莲（1895—1972年），女，施凤歧之长媳，施鹤年之妻。施鹤年先在嘉兴张

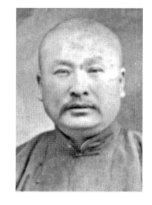

施鹤年（1885—1947年）

家弄开设施氏针灸诊所，后在嘉兴市中医院任职，当时已为浙北针灸名家。

第五代：施延庆（1920—2012年），男，施鹤年之子，主任中医师。鲍济湘，出生于1921年，女，为施鹤年之长媳、施延庆之妻。施氏第四、第五代皆有夫人学医，也成为一项传统。施延明（1923—2013年），男，为施鹤年次子，在江苏吴江地区开设针灸诊所，传承弘扬施氏针灸。盛燕君（1912—1992年），女，为施鹤年内侄女，在杭州市广兴中医院（杭州市中医院前身）针灸科工作。

第六代：施孝文，男，出生于1947年，浙江嘉兴人，副主任中医师，嘉兴市名中医。王寿椿，男，副主任中医师，嘉兴市名中医。

第七代：罗开涛，男，主任中医师，嘉兴市优秀中青年中医药人才，嘉兴市重点学科（针灸学）后备学科带头人，嘉兴市卫生系统"351人才"后备学科带头人。边晓东，男，副主任中医师，嘉兴市优秀中青年中医药人才。施氏针灸传承谱系如图2-6。

（二）传承工作

1. 总结施氏针灸学术思想及特点

施氏第四代传人施鹤年开设的施氏针灸诊所，经数年经营，施氏针灸、施氏风湿药酒已颇具盛名。据施延庆讲述，在诊所厅堂挂的匾额名为"敦厚堂"，历代施氏传人行医看病尊崇一个"诚"、一个"仁"，患者无论贫富均一视同仁。诊所常年备人丹、沙药水等供需要者索取，每到夏天常泡夏枯草等茶水施茶，每逢农历初一、十五常免费给患者针灸看病。

施鹤年认为针、灸、药三种治疗方式各有所侧重，"针石攻其外，药物攻其内，针所不为，灸之所宜"，故其在临床主张内外兼治，采用针、灸、药三者并用。经络筋骨，针之所及也；通调六腑，药之所宜也，至于元气下陷或败损诸症，则又非灸治不为功，故十分信服针、灸、药三者合用之为良医也。

温针是其特色，施氏温针，历代相传，此合针刺与温热之用于一体，善用者，无论急慢性病症，虚实寒热之证，无不得心应手而取效，且提倡"一针、二灸、三用药"。除此之外，化脓灸法和施氏风湿药酒也是施氏针灸特色之一和其擅长的治疗方法。

（1）施氏毫针刺法：施氏针灸对针刺手法有独到理解，其操作手法温柔纯熟，根据不同的病症行针手法也灵活多变。归纳为三法，简介于下。

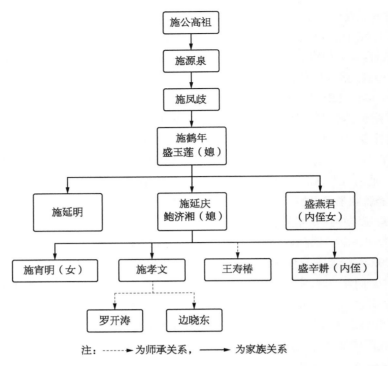

图2-6 施氏针灸传承谱系

进针法： 进针手法是针刺的关键一步，良好的进针手法可以免除患者的刺皮之痛，缓解其紧张感，患者没有心理负担，才能对医生产生完全信任，同时患者心情平和、精神恬淡也为针刺得气与取效创造条件，达到调和阴阳之目的。

施氏针灸认为"一针在手，关乎人命"，可见十分重视进针之法。在施术时要求结合臂、肘、腕三者之力，使整个上肢力量灵活且集中于毫针，心中谨慎而姿态自然，犹如"手如握虎，目无外视"。采用三指持针法，拇指在内，示指、中指在外，三指配合紧持针柄，将三指指力汇聚于针尖部。进针时需双手配合，先以左手示指循按揣穴，使气血在穴位周围汇集，同时分散患者注意力；然后右手拇指、示指、中指捏住针柄，趁左手指切循按之时，将针尖依指甲缘刺入穴位，刺入时，要做到拇指、示指、中指同时向下做一迅速有力、幅度不大的捻按，柔和、迅速、坚劲地将针尖刺入皮层，宛如"蜻蜓点水"；然后再边捻转边进针，根据疾病情况刺入合适的深度，整个过程可以用"针入贵速，既入徐进"来概括。

施氏针灸进针操作的要诀可以概括为："持针稳重，刺穴准确，下针爽快利落，手法轻松娴熟"，做到这几点才能顺利进针而无刺痛之弊，为补泻行针、调和阴阳奠定良好的基础。

出针法： 施氏针灸认为出针操作也尤为重要，对于不同疾病当所要求的刺激量、针刺时间或补泻操作完成后，即可出针。施氏针灸历来反对拔草式出针，因为针体刺入穴位后，在留针期间，穴位周围组织纤维往往会缠绕黏着在针体上，若不注意松解肌肉而用力出针，可导致患者穴位局部剧烈的疼痛或引起出血，反而影响针刺的治疗效果。《金针赋》曰："出针之法，病势既退，针气微松；病未退者，针气如根，推之不动，转之不移，此为邪气吸拔其针……不可出……再须补泻，停以待之，直候微松，方可出针豆许……出针贵缓，太急伤气。"

出针之法总体要以轻松、平稳为要，根据数十年临床经验，同时参考历代医家的典籍记载，施氏针灸认为出针的一大原则是候针下动气。出针时如感到针下沉紧，此时不可急于用蛮力出针，视患者疾病情况，再行针做补泻手法，待针下沉紧感消退后，缓慢轻松地将针退出皮下，在患者不知不觉间将针取出，如拔虎尾般谨慎而缓慢。根据疾病辨证不同，有时出针采用摇法，将针孔摇大，以泻其邪。对于实证需泻者，可在摇动时，令针孔溢血，使邪气尽快散去。行针补泻时，如采用的泻法，出针后则勿按其穴，使邪气随针孔外泄；如行补法，出针后应紧按其孔，以防正气外泄，以手法操作最适宜于疾病的恢复。

提捻法：提捻法是提插法与捻转法相结合的复式行针手法，通过针体的上下运动和左右转动刺激穴位经络，具有较快催气、得气的效果。明代《神应经》有："是右手拇指及示指持针，细细动摇进退搓捻……是谓催气。"施氏针灸据此有所变通，即以右手拇指、示指、中指持针法，左右转动，上提下插，活动针体以调气。如采用长针，则再用环指第一节指腹扶住针身以起稳固之功。施氏常运用此法于下列3个方面。

用于催气：用和缓、轻柔的手法将针均匀地提插，并结合捻转（不分左右方向），提插捻转均幅度要小，以促其得气为佳。由于某些疾病的特殊性质，患者对针刺的感应较为迟钝，对于这种久久不能得气的患者，则采用雀啄手法使提插之力加大，将针重力向下捻按，再向上捻提，反复快速操作，同时观察询问患者的得气感受，不拘施术次数，以得气为止。

用于行气：《针灸大成》记载了"徐推其针气自往，微行其针气自来"行针手法，施氏针灸本其意而行，在针刺得气后，将针继续提插捻转，同时根据针刺方向配合行气，欲使经气下行则重在插针；欲使经气上行则重在提针，当得气后并且经气欲循经传导时，此时略微加大针体捻转力度，使针感逐渐"气至病所"，达到更好的治疗效果。

用于补泻：针刺的补泻操作与施术时提插捻转的力量大小和方向有关，行补法时以下插为主，插针的力量要稍微重，提针的力量要稍微轻，同时配合大指向前用力、幅度小、频率高的捻转手法，以达补虚损、益气血的目的；泻时以提为主，用力与补法相反，在提针时应加大力度，插针时减小力度，再配合拇指向后用力、幅度大、频率低的捻转手法，以达到疏气机、去邪实的目的。

（2）施氏温针法：施氏针灸善用温针法治疗临床疑难杂症，对于痹证、痛症、消化系统疾病等方面疗效显著。其温针法可用一个"气"字贯穿始终，因为施氏温针所有操作都围绕着调节气机进行，可归纳为以下三点：留针重在聚气、艾温重在导气、行针重在调气。

其一为留针重在聚气。留针乃针刺的基本操作，但根据病情留针时间可以不同。对于温针，其针本温热，则对一切经络痹阻、气血不畅之证，可不问其气之盛滞，病之虚实寒热，针入皆留之，这是与常规针刺的不同之处。或问病症有虚实寒热和补泻的不同，留针

均适宜吗？这在《灵枢》已有讨论："大寒在外，留而补之"，此为浅留针法；"气涩则针大而入深，深则欲留"，此为深留针法。也有"刺实须其虚者，留针，阴气隆至，乃去针也"之句，乃是指刺虚、刺实之法。又云："刺热厥者，留针反为寒。刺寒厥者，留针反为热"，是刺寒、热留针之法，故若毫针能结合补泻、深浅之不同，则不论病症有寒热或是虚实，留针均可施之。

其二为艾温重在导气。温针之温，盖为艾绒灼烧之温热；即留针之际，于针柄上裹以艾绒而灼之，使温热，重在导气。针上艾团之多少及大小，当依据天时、病情、年龄、体质等因素的不同而调整变通。大体使温热感透达腧穴之内，加以机体感温为度，便可使内外营卫之气自然流通，故气自导畅。

温针之温，与灸法之热有异，盖取艾火之温热随针而入，温于其内，效与灸法各有妙义。艾火之用，原非一端。《神灸经纶》有："夫灸取于火……能消阴翳，走而不守，善入脏腑；取艾之辛香作炷……以治百病，效如反掌。"此灸法取之于艾火，其性热而善行，入脏出腑祛阴除寒；且性温而芳香，温经通脉、理气行血。

夫慢病也，邪之所凑，其气必虚，客之不去。有实又有虚，或上盛下虚，或上寒下热，或上热下寒，或寒热互争，血气不和，百病由生。寒则腠理闭密，阳气怫郁；暖则腠理疏通，阳气滑盛。针得温而阳气以行，气得温而营卫以和。而今温针者，针又复加艾温，导气以令和也。

其三为行针重在调气。燃艾1~3壮得气后，此时，荣卫之气行于脉中，汇于针下，即可行针调气。"用针之类，在于调气"，调气者，指调内外荣卫之气也。营卫之气游行于经脉，经进针得气、留针聚气、艾温导气以后，聚于针下，则孔穴肌肤潮红，旋即行针调气，补正气，顺宗气，泻邪气，去其脉中逆滞，总在保其精调其气，调摄阴阳使之平衡。

调气行针常用应手之法，乃提插捻转之复合手法。右手持针，手指与针身成一定角度，而针身也与皮肤根据部位、病情的不同成不同角度，手指提插捻转毫针的同时，针身也随之出入深浅。再结合徐疾迎随以行补泻，或视病症分天、地、人三部行针，以达到一定的刺激量，使气至病所。

（3）施氏化脓灸法：施延庆擅长采用化脓灸治疗各类疾病。他认为临床施灸，贵在辨证，必须先详其病情，根据病势之缓急、病情之轻重、病位之深浅及

患者之强弱，抓住其本质，采取相应之施灸方法，以扶正祛邪，调整阴阳，运用适当，往往能奏效乃至神效。王寿椿总结了施延庆化脓灸经验，总结出了"取穴必准、施灸必熟、灸疮必发"三大取效要素，详细叙述了取穴、施灸、发疮等操作要领。

取穴必准：施延庆认为，经化脓灸治疗，会终身留下瘢痕，同一穴位不能再次施灸，亦不能针刺，因此临床施灸时应当反复斟酌、审视，以取效为第一义也。正如《千金要方》曰"灸时孔穴不正，无益于事。徒破皮肉耳"，亦是此意。化脓灸多取强壮穴，强壮穴常以膏肓穴为主，其取穴上常用背部膏肓穴。以施延庆取膏肓穴为例，患者和医者均有最为合适的体位，先取大椎穴，用中指同身寸法向肩胛骨旁取点，一定保证两侧记点高度、距离相等。如此反复验证，可见施延庆取穴定位之严谨。

施灸必熟：古今施灸取材均以艾叶为主。艾叶，有纯阳之性，能穿诸经除百病。施延庆施灸在选艾时十分考究，需用3年以上陈细艾绒，如此艾绒燃烧时火力柔和，能直透皮肉深处，且制成艾炷结实，防止燃烧时爆裂、脱落而致烫伤。

灸之生熟，即壮数的多少之意，一般根据体质、年龄、病情及穴位部位而定。《千金要方》载："凡言壮数者，若丁壮遇病，病很深笃者，可倍于方数，其人老小羸弱者，可复减半。"施延庆则认为：若遇初病或体质强壮者，艾炷宜大、宜多灸；久病或体质虚弱者，艾炷宜小、宜少灸；若于头面、四肢、胸部肌肉薄弱处施灸，艾炷不宜大，壮数不宜多；腰背、腹部肌肉厚实处则艾炷宜大，壮数宜多。每穴施灸，必灸透、透熟，方能奏效。

灸疮必发：施灸后化脓，往往形成灸疮。而化脓的过程，实则为化脓灸法最为重要的治疗过程。历代医家都认为化脓本身是艾灸取效之关键，正如《明堂灸经》指出"凡着艾得疮发，所患即瘥。不得疮发，其疾不愈。"施延庆曾亲自编写《化脓灸须知》，其内容包括灸后调护以及灸疮的保护等。灸疮化脓期，饮食宜清淡，忌刺激；勤换膏药，施延庆常用淡水膏（广丹120 g，麻油500 g，熬膏而成）。黑痂脱落进入收口期，饮食虽清淡也应营养；瘢痕瘙痒处不可手抓，以防感染；此时宜调气复元，可备施延庆家传食养疗法（桂圆肉500 g，放入碗中，用纱布封口，待桂圆肉蒸煮至紫褐色即可），自冬至起，每日晨起一勺，与少许糖同冲服，服完即止。

2. 流派临床研究

多年来，施氏针灸流派围绕针灸临床进行了一系列研究，主要涉及施氏针灸的特色针法施氏温针，以及其他针法、灸法的临床疗效观察。流派传承人施孝文、王寿椿、罗开涛、边晓东等也对施延庆等本流派名中医学术经验进行了总结。

施氏温针为施氏针灸流派的特色技术之一，流派传承人对于温针灸这一技术积累了丰富的经验，并在理论上有所创新。施延庆在温针治疗顽痹、消化系统疾病等方面独树一帜，其观念始终围绕着一个"气"，可归纳为留针重在聚气，艾温重在导气，行针重在调气。他还认为施氏温针之效用，留针、艾温、行针务必相合，则不论病症虚实、寒热均可施之。后辈施孝文认为，温针聚于针下的热量远不及灸法，温针之温也与灸热之热颇有差异，盖由温针施行，温热只限于聚气、候气、行气之用，故应明确，温针系以针刺为主，终属针法范畴，非灸法也。

近年，施氏针灸流派的传人与学生进行了一系列观察和研究，以探讨施氏温针治疗神经系统、运动系统等各类疾病的疗效。颈椎病为施氏温针研究成果最多的疾病之一。如高峰等观察了就诊的60例神经根型颈椎病患者，治疗组干预措施为温针加穴位敷贴，对照组施以单纯穴位敷贴，结果显示施氏温针联合穴位敷贴治疗的总有效率为80%，明显优于对照组的53.3%，且在VAS评分、PPI评分与PRI评分差值方面也有较大差异，能显著下调TNF-α。而后，范迪慧等进一步采用相同方法对88例患者开展临床观察，发现治疗组的内皮素、丙二醛以及超敏C-反应蛋白、IL-6、TNF-α等炎性因子均显著低于对照组。此外，杨喜兵等观察了112例门诊颈椎病患者，干预组采用施氏温针配合拔罐，对照组采用普通针刺加拔罐，表明治疗组的总有效率同样显著高于普通针刺组。这些研究显示施氏温针在颈椎病治疗方面具有良好的促进作用。

除了颈椎病外，研究者们还关注了施氏温针对其他疾病的疗效。如项晶、边晓东等观察施氏温针作用于斑秃的效应，与常规外涂药物相比，总有效率显著提高；作者在此基础上进一步采用施氏温针联合中药干预35例脂溢性脱发患者，同时观察了治疗3个月后及干预结束后的临床疗效，发现均显著高于对照组。梁海丽等则采用西药加施氏温针配合翳风穴悬起灸治疗孕妇面瘫，对照组不予温针点燃及艾灸，发现治疗组的治愈率和6周H-B评分明显高于对照组。该作者还研究了施氏温针治疗膝骨性关节炎的效应，发现治疗组的临床总有效率、6周及3个月WOMAC评分、3个月后50码最快步行时间、改善率等一系列指标均显著高于对照组。此外，对于面肌痉挛、小儿遗尿、慢性结肠炎、帕金森病等疾病，施氏温针均展现出了一定的疗效和优势，体现了施氏温针对一切经络痹阻、气血不畅之证，可不问其气之盛滞，病之虚实寒热，针入皆可治的特点。另外，王笑梅、罗开涛将施氏温针与围刺法相结合治疗，总结出了"温针围刺法"治疗瘿病，加强消肿散结的效果，拓展了温针疗法的临床运用。

在临床实践中，施孝文、罗开涛等第六、第七代传人还对施氏针灸流派其他针法、灸法进行了总结和发展。

罗开涛等总结了施氏第六代传承人施孝文在麦粒灸、硫黄灸、药饼灸和棉花灸等非化脓灸上的经验。施孝文认为，施灸也需辨证论治，必须先详其病情，根据病势之缓急、病情之轻重、病位之深浅及患者之强弱，抓住其本质，采取相应之施灸方法。立方取穴以有培补元气、扶本益阳作用的强壮要穴为主，再配伍相关腧穴施灸，达到扶正与祛邪兼顾之功，经过数十年的临床实践，筛选出灸治要穴10个。一般而言，患者每年施灸1次，每次取3～7穴，如遇久病顽疾者，可分年灸治，以固根治。现如今"冬病夏治"穴位贴敷亦属于广义的灸法，此配穴方法开展数十年来效用亦佳。

施氏针灸麦粒灸多选择百会穴，以升提阳气，意在"下病高取""陷者举之"，有益气升阳、固摄提托之功，多用治气虚下陷、肾虚不固、清阳不升等脾肾气虚之证，临床有头风、脱肛、遗尿、失眠等病。此法从施延庆起沿用至今，也属于施氏针灸流派特色灸法之一。

罗开涛等对此法治疗眩晕症开展验证性观察研究，发现麦粒灸百会穴治疗眩晕症与对照组相比，有效率提升29.7%，具有统计学差异，效果满意。治疗的具体操作如下：患者在治疗床上取俯卧位，选取双侧风池、天柱、完骨、百会。四穴针刺后行补法得气，留针20分钟。针刺完毕者坐立位，涂些许凡士林于百会穴，将麦粒般大的艾炷置于其上，用线香点燃施灸。待患者觉灼痛时，取一艾条用力按熄艾炷并保持这个动作10秒，保证有足够的热量渗入腧穴内，一次最多连灸5壮。治疗结束后需在穴位处涂少量绿药膏以防灼伤，嘱患者2日内不可洗头，并注意灸疮的清洁和防护。

眩晕为一种复杂的疾病，外感、内伤均可导致其发生。眩晕之病，位在脑，其病之本为气血不足、肝肾阴虚，临床以本虚标实多见。麦粒灸百会穴治疗本病，乃因百会为三阳之会，贯通全身；头为诸阳之会，百脉之宗，百会又为各经气汇聚之所，故灸之可通达脉络，连贯周身经穴，治疗眩晕。

硫黄灸在宋代已有记载。该灸法施用时，皮肤出现短时间灼痛，但灸热却可深入局部，对患处压痛明显的筋痹，瘘管及疮疡久不收口且施针已久、疗效不佳者为宜。取生硫黄45 g，艾叶100 g备用。生硫黄研成细末，倒入坩埚，加热使熔化，后加入艾叶汁水（艾叶浓煎，去渣后再收汁约50 mL），搅拌均匀，继续加热至艾水将干，立即将其倒入平底的瓷盘内冷却，储藏。待需时，取一药锭如麦粒般，其中一端用火灼烤至微软，使其贴于一干净薄纸上，然后将贴好薄纸的这一端置于患处，点燃，待患者感觉部位灼痛时，立即取一压舌板将火压灭并维持一会儿，凡热量渗入患部后，迅速拿开压舌板，此间压烫时间以患者耐受为度。

药饼灸者，结合了灸法与敷贴两种疗法的优点，发挥了药物和灸热的共同作用。施孝文常用的是隔复方白芥子散灸治哮喘、慢性鼻炎及不孕等虚寒之证，此外也会使用隔姜灸、隔蒜灸等。以哮喘病治疗为例。制作前选白芥子、延胡索、生甘遂、细辛等芳香行气类药物研成末，后装入瓶中备用。待需时，取粉末30 g，用姜汁调糊制成药饼灸治。因人制宜，10岁以下儿童可换成穴位贴敷，因其皮肤娇嫩，易灼伤，贴敷药饼不宜超过1小时；病程长、病情较重的患者可延长贴敷时间或增加艾炷壮数，以患者耐受为度。灸完取下药饼，用棉球擦拭干净灸处皮肤，并抹上些许绿药膏，以防皮肤灼伤起疱。病情严重者可持续灸治3年，以巩固疗效。一般选在夏季三伏日治疗，凡初伏、中伏、末伏每期各治疗1次。初伏取肺俞、心俞、膈俞；中伏取定喘、风门、灵台、膻中；末伏取大椎、肺俞、心俞、膈俞。治疗以午时为最，隔7～10日，共灸3次。王寿椿曾以此法治疗15例不孕症，6个月经周期内受孕共10例，受孕率达80%，疗效良好。

罗开涛等运用隔姜灸联合透刺法治疗难治性面瘫，也取得良好的临床效果。穴位透刺所取主穴：阳白透鱼腰，地仓透颊车，外关透牵正。配穴：人中、风池、攒竹、四白、颧髎、合谷（双侧）。操作时，患者仰卧，医者与患者均进行常规消毒，用1.5或2寸毫针从主穴刺入，调整针尖方向为相应透刺穴，徐徐而入，待针尖到达该穴处，随即行针得气，后留针20～30分钟。隔姜灸选用穴位分两组，一组取阳白、四白、地仓、颊车；另一组取攒竹、颧髎、牵正；两组穴位交替使用，隔日一取。具体方法：准备均匀厚度约为0.5 cm的新鲜生姜片若干，近中心处穿刺数孔，使热量能向穴位处传导，将姜片置于腧穴正上方，其上放置艾炷。每穴施灸5壮，也可据实调整，灸毕局部涂抹绿药膏。面瘫属于脑神经发生病变的常见疾病，一般会出现局部的面神经麻痹，造成面部感知功能障碍，反应较为迟钝，因此灸治时，医者应时刻观察姜片下的皮肤状态。

面瘫多因机体正气不足、络脉空虚，风寒热毒之邪乘虚侵入面部经络，导致经络气血不畅通，经脉纵缓不收而起病。对于一些病程较长的顽固性面瘫，罗开涛认为，因久病外邪入络，损伤正气，且受病之肌肉筋膜松弛日久，均需扶正而祛邪方能起效。隔姜灸结合了生姜与灸热的协同作用，能温经通脉，驱邪而出；而穴位透刺又能在此基础上增强刺激量，更能加速气血流通。二者合用，共奏扶正祛邪、调和气血之功，使面部经络得以温煦畅通，病处神经、肌肉功能恢复，疾病得愈。

棉花灸利用棉花速燃以烫焦带状疱疹的顶点，此时疱疹部位肤色变得暗沉，最终局部病灶消失或缩小，达到缓解疼痛感的效果。治疗时，对患处表皮进行常规消毒后，医者取一定量的脱脂棉花，撕扯成极薄的一层，越薄越好，且尽量均匀，不留缺口。薄片的大小、形状保证与患处大致相同，以能遮盖及紧贴病灶局部为佳。而后在靠近脊柱或内侧端用一火柴或线香点燃，棉花会迅速燃尽，此过程患者稍感灼热。由于燃灸较为迅速，大多数患者只在一瞬间感知，并无其他危险，灸后患处呈暗红色，不会发生感染，故无须特别处理。

对于与药饼灸类似的穴位敷贴，施氏针灸流派传人亦有所探究。罗开涛等曾报道过运用穴位贴敷治疗60例过敏性鼻炎的临床研究。正是取施氏常用的复方白芥子散加生姜汁调糊制成直径为3 cm的药饼，分别平贴于相应腧穴，并用塑料薄膜遮盖，其后再用胶布固定，约2小时后揭去，灸处涂上适量绿药膏。间隔7～10日治疗1次，3次1个疗程，时间以夏季三伏日为佳，有效率达88.33%。金月琴等完成了一项随机对照研究，在60例肠易激综合征患者中开展，治疗组采用针刺加穴位敷贴，药物组则使用马来酸曲美布汀胶囊治疗，针刺组整体总有效率达89.3%，显著优于药物组的63.0%，且针刺组能有效提升患者生活质量。

总体而言，施氏针灸流派在全面继承流派传统及发挥流派特色的基础上，参与了多项大型针灸临床实验，进一步拓展了自身在针灸临床领域的研究范围，为针灸学科的整体发展贡献了一定的力量。

三、流派名家

施延庆

（一）生平简介

施延庆是施氏针灸流派的杰出代表人物。

施延庆（1920—2012年），男，生于浙江嘉兴，祖籍浙江绍兴。主任中医师。农工民主党成员，著名针灸学家。曾历任浙江省针灸学会第一、二届常务理事，第三届名誉理事及顾问，嘉兴市政协常委，嘉兴市秀城区人大代表，嘉兴市针灸学

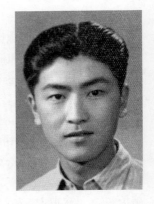

施延庆（1920—2012年）

会会长、名誉会长。1992年获嘉兴市优秀科技工作者称号，享受国务院政府特殊津贴。发表了《试论温针疗法》《针灸治疗遗尿症80例初步总结》《略谈针刺刺激量》《论平补平泻》《杨继洲下手八法浅释》等文章，对自己多年的临证经验和研究体会进行总结和阐述。早在20世纪60年代，他在防治地方病的科学实验中，曾进行"针刺配合龙急散治疗血丝虫病的疗效观察"，以中药和针灸治疗了数百例血丝虫病患者，获得良好的疗效，并通过省级鉴定。被邀在浙江中医学院（现浙江中医药大学）等医学院校讲课期间，编写有《针灸治疗消化系统疾病》《血丝虫病的辨证论治》等专题教材。施延庆善用温针疗法，在痹证、消化系统疾病等方面的治疗上独树一帜。

施延庆的祖父由绍兴一路行医到平湖，到了其父施鹤年（1885—1947年）之时从平湖来到嘉兴城区，嘉兴张家弄（今勤俭路）四十二号施氏针灸诊室正式开业，从此施氏针灸就在嘉兴落地生根。张家弄是

一条长330米、宽仅2～3米的石板老街，东接北大街（建国路），西连童军路（少年路），坐落于嘉兴城中心，四通八达。弄堂内商铺林立，毗邻鸳湖旅馆（中共一大落脚地）、寄园，对街树滋堂药店、文秀里笔墨庄、王龙宝团子店、章三宝鸟笼店、松鹤堂裱画店、群芳茶店等皆在其中。此地文人往来，百物云集，是嘉兴具有重要历史文化底蕴的风水宝地。施氏针灸落地于此数年后，原招牌早已换成了2米多高的大牌，自此张家弄"施氏针灸、施氏风湿药酒"称号闻名于浙北一带。年幼的施延庆与其弟施延明就在这样的环境中成长。他们在父亲严格的教导下开始了艰难的学医之路，每日清晨修习"三指抓帐子"等行气运针的基本功。施鹤年教导严厉，要求必须不急不躁，手到气到，年龄稍大一些便开始认穴扎针，在自己身上练习，直至扎上去不痛发麻为止。年幼的施延庆还要帮着抄方子、起针、制膏药，有时跟随父亲出诊，患者家属一般会摇船相接。

施延庆中学毕业就立志秉承祖业，后遵父意，考入杭州中医专门学校。入学第2年遇抗战爆发，他辗转来到上海，进入当时中医最高学府中国医学院继续学业。时任中国医学院校长的秦伯未是全国有名的中医理论思想家、教育家与临床家。施延庆在一代名家严谨的教育下得以在书海中远航，系统学习了《易经》《黄帝内经》《难经》《针灸甲乙经》《针灸大成》诸书。渊博的中医理论与临床新知，奠定了他坚实的理论基础和治学风范。毕业实习时，他师从上海十大名医之一、伤寒湿温专家郭伯良。民国时期曾有"废除中医"的逆流，但施鹤年坚持让施氏兄弟继续学习。施延庆求学期间，为避战乱，父亲将"施氏针灸"门诊搬到了上海租界内，毕业后的施延庆开始跟随父亲行医。在父亲的言传身教下，施延庆的中医理论和实践得到结合，医术有了很好的成长。

1947年抗战胜利后，"施氏针灸"迁回嘉兴原址，之后施鹤年因病去世。施延庆回嘉兴秉承祖业，自此开始独立行医，悬壶济世，并将自己"施延庆针灸"的招牌与父亲的招牌并排挂在诊所外。新中国成立后，他先后参加少年路西医联合诊所针灸科、陆军四院、市第一医院特约门诊。1954年参加筹建中医联合医疗机构。1959年参与嘉兴市中医院的筹办中。"文革"十年因有"海外关系"，施延庆被迫放下了手中的"银针"，开始参加劳动，拉板车，干粗活。"文革"结束后，中医重新恢复生气，施延庆也重新拿起了"银针"。1990年，根据国家人事部、卫生部、中医药管理局文件所示，施延庆被任为首批全国老中医药专家学术经验继承指导老师，嘉兴市中医医院医生王寿椿与施孝文为其传人。1992年起享受国务院特殊津贴。1994年，74岁的施延庆退休。退休后，仍常有患者慕名找到施延庆。他经常参加各种专家咨询，为外国友人讲授针灸，并义务为老干部、老同志发挥余热。耄耋之年依然每天坚持晨练，可谓生命不息，运动不懈。

施延庆从事针灸临床60余年，以擅长使用针灸配合中药治疗各种常见病和疑难杂证著称。其醉心临床之余，还授课于嘉兴市中医类学校、嘉兴市卫校、嘉兴地区卫生干部进修学校等，并被邀请在浙江中医学院（现浙江中医药大学）等医学院校讲课，各时期带教学徒和来院进修、实习学生不计其数。施延庆对于学生，不遗余力地指导、传授与鼓励，在培育人才方面做了很多工作。

他以针为本，治学严谨，学贯中西，博采众长，救死扶伤，是后学学习的榜样，且其努力为年轻一代的成长创造条件，造就了一支素质较高的人才梯队。在他的率领下，嘉兴市中医医院针灸科从无到有、从小到大、从普通科室发展到浙北针灸康复中心。施延庆长子、嘉兴市中医院副主任中医师施孝文是其学术继承人之一。

（二）学术观点与针灸特色

在长时间的临床实践中，施延庆重视对针灸理论，各色针刺手法、灸法的探索、整合与论述。在针灸理论领域，施延庆较早地讨论了刺激量的概念、有效刺激量的客观依据以及刺激量的大小与补泻差异性等观念，引起了刺激量与针刺补泻之间的讨论。在研究补泻手法的过程中，施延庆参照了李东垣、高武等大家针法和文献，发表了《论平补平泻》，论证了平补平泻不是常规的补泻手法而是一种行针导气之法。在针法及灸法领域，施延庆详细总结了施氏温针的操作要点，使其成为施氏针灸中一项独具特色的技术（详见第一章）；其也对杨继洲的"下手八法"进行了详尽的解释与论证；对于针法以及灸法的一些基础操作的总结及传授。总结而言，施延庆对针灸学术的阐释体现出了施氏针灸"精心"的特点，也与嘉兴人对施氏针灸的印象相符合。

1. 学术观点

（1）对于针刺刺激量的认识：施延庆认为，针灸疗法是一种运用刺激的治疗方法，因此如何掌握刺激的强度，来发挥其通调气血、平衡阴阳的作用，是十分重要的一环。

■ 刺激量的意义

所谓刺激量，就是利用针灸手法的一定刺激，对机体所产生不同强度的效量。它与各种针刺刺激手法，固然有密切关系，尤其与机体的反应程度，具有十分重要的意义。在正常的生理功能状态下，轻度的、微弱的刺激，能引起轻度的兴奋作用，随着刺激量的不断增强，兴奋程度也随之而增高，至兴奋达到一定程度的时候，刺激如再加强，则所得的效果，必然是转入抑制状态，而抑制作用的出现，则是刺激对于机体所产生的另一种效应。因此可以说，不同强度的刺激量，对于机体可以产生不同的效应。但在异常的或变调的机能状态下，刺激的强度与所得的效应，并不完全和正常的情形相一致。因此刺激量对于患者的实际意义，并不完全等于术者的手法，或者说等于所施刺激的大小，而是刺激所引致的不同程度的效量。

■ 刺激量与刺激手法的关系

历代医家创造了许多差别各异的刺激手法以求把控刺激量的大小，从而得到各种效应。而影响刺激手法的因素，不外乎刺激时用力的轻重，时间的长短，次数的多寡、快慢和深浅等方面。针刺时力量大、时间长、提插捻转次数频而快，视为重刺激手法；反之则为轻刺激手法。

古人于得气一说，十分重视。施延庆之临床实践，也证明针刺的感应，与针刺的效果是成正比例的。所谓刺之而气不至，可无问其数；徐入徐出，谓之导气等，这就是说，进针后，必须先得到针刺感应，若未有感应，需徐入徐出以导气或留针以候气，也可不问其数加强刺激，不能因为需用病症轻刺激而受到限制（完全麻痹的患者属例外）。一般来说，在未得气时运用补泻手法，会导致疗效低下，事半而功倍矣。正如《灵枢·九针十二原》云"气至而有效"，告诫我们针刺手法的运用，必待求得一定感应之后，才有治疗的意义。

由上可知，就针刺手法的刺激强度而言，可有三类之别：一种是求得一定感应的手法；一种是使感应传导的手法；另一种则是刺激手法或补泻手法。

其一，求得感应的手法。典籍所载，不胜枚举。如调气之法，《金针赋》云："及夫调气之法……气不至者，以手循摄，以爪切掐，以针摇动，进捻搓弹，以待气至。"又如留针候气之法，针入后若未得气，可适当留针以待气至。进针后气不至者，可以通过指切循按，轻弹针柄，推捻动摇，进退捣针等手法，以使气至。凡此诸法，对进针后气不至者皆宜，以期针入气达之效。

其二，使感应传导的手法。如抽添法，抽者上提也，添者按纳也；指针入腧穴后，气至慢慢转换，需上下、深浅提插搜寻，做到一提再提，一按再按，终使气随针聚于病所。又如进气法，针入九分（深部）后行补法，气满便倒针，令人吸气五口，使针气上行至病所。又如纳气法，下针行出入数，提气立卧针，待气前行至病所，随即起针，复向下纳，不令气回。凡此诸法，按以添气，提以抽气，弹以催气，弩以上气，随呼按添，随吸抽提，皆所以使感应达到一定传导，使刺激面循经达到病所为目的。

其三，补泻刺激的手法。如三才法，得气稍停，再进再退，部分往来，以行补泻。又如子午捣臼法，落穴后，调气得匀，针行上下，得九入六出之时转针，复行得效。又如烧山火之法，三进一退，行九阳数，重插轻提，以去寒疾；透天凉之法，一进三退，重提轻插，以退热病。又如候气之法，邪留未退，针下如根，提之不动，转之不移，此为邪气吸拔其针，不可出针，出则病复，再以补泻，停而候之。凡此诸法，皆所以导引阴阳之气，抉正祛邪，以达补虚泻实之目的者也。故所谓用力之大小，刺激时间之短长，捻针次数之多少，捻捣速度之快慢，于刺激量大小而言，意义最为重大。

■ 刺激量与患者敏感度的问题

一般而论，刺激的开始，必然是轻微的，其后由于指力、时间、温度、运动等因素的运用，来逐渐予以加强，但是在临床工作中，我们可以看到许多实际的例子，用同样的刺激手法，在病证不同的患者身上，往往产生的感应各不相同，故所得效果也各异。在取穴准确的前提下，有些患者，一针刺入浅表，向未运用手法，就可以产生酸、麻、胀、重等感应，甚者可以有电流样感觉，传导至于远处；而有些患者，则针入一定深度后，反复捻转提插，用尽一切刺激手法，仍不能产生麻胀重等感应，是则在前者一般所谓轻刺激的手法，事实上已可产生重刺激的效应；而后者，一般所谓重刺激的手法，事实上，尚不能达到轻刺激之目的。

因之，针轻刺浅，对于敏感的患者，可以说是重刺激；而针多刺深，对于不敏感的患者，也可以说是轻刺激，不能以术者所用刺激手法，机械地来决定，怎样的刺激是轻，或怎样的刺激是重。因为刺激量的轻重,是对患者而言的,而患者的敏感度,才是决定刺激量轻重大小的基本因素。至于刺激手法,只不过是造成相应刺激的方法而已。

《灵枢·行针》指出了人有五态及其阴阳气血各有多少,所谓"重阳之人,其神易动其气易往,故神动而气先行";"重阴之人,数刺乃知也"。唯阴阳和调之人,得"针入而气出,疾而相逢也"。因此,在针刺治疗上,掌握刺激量的大小,须因人而施,针刺手法,尤须灵活运用,不能一概而论。《灵枢·通天》云"凡五人者,其态不同……古之善用针艾者,视人五态,乃治之",所以在针刺入之后,首先应观察得气之迟速,然后再斟酌给以适量的刺激,才能达到补虚泻实,扶正祛邪之目的。

■ 测定刺激量的三个界域

一般言之,在正常相的患者,重手法可以得到大的刺激量,而轻手法可以产生小的刺激量。但在运用针刺手法之际,轻重刺激之手法,在操作上虽然有轻、慢、短、暂、少与重、快、久、长、多之不同,而轻重、大小、久暂、快慢之间,实际上只是相对的存在,并非可以作绝对的区分。

古者,六阴九阳之温凉操作方法,在刺激的时间上来看,都不是很短的。现如今,南北的针灸工作者,在留针的时间上,也各有不同。也有人认为,有力而短暂的刺激属轻,有力而持久的刺激则属重等。这些都可以归纳到一个问题,就是究竟如何在用力多少、针刺快或慢,刺激多久方面区分轻刺激与重刺激?又怎样掌握刺激的轻重强度,才能补泻无过其度?实际就归属到评价刺激量大小轻重的问题上。下面就临床体会,总结出刺激量的三个评量之法。

得气:得气之说,已如前述。这是衡量刺激量的开始界域。换言之,在未得到一定感应之前,所施于患者的一切手法,与刺激量的大小无关,而刺激量的计算,应以得气时开始。

感通:所谓感通者,指得气后感应传导于一定期的部位而言。这是衡量刺激量的第二个界域。

舒困:舒与困,这是患者于针刺后,所产生舒畅快然或困乏重滞的两种不同的感觉。这是衡量刺激量的第三个界域。

凡此三者,均可于患者求之。

一般针入得气后,行出针,或得气后再施一定手法,使感应传于一定部位而出针,均为轻量的刺激,气盛而热者宜之。如毛刺、浮刺、分刺及单刺等,都是以轻快浅细为用的针法,而衡量其已否达成轻度刺激的作用,则又无不以得气与否,或已否得有感应之传导为依归。是以得气至感通,应为衡量轻刺激的范畴,若是者往往可以引起患者舒畅之感。

一般在得到感应传导之后,留针,或反复捻运至酸困而出针,或久留针,复使困平复而出针,均可谓之重量之刺激。邪盛而实者宜之。如偶刺、远道刺、输刺及雀啄、置针等术,都是以重、长、久、留为用的针法;而衡量其是否达成重量刺激的作用,则又无不以感通与否及是否有困乏重滞之感觉为依归。是以感通至于困乏,应为衡量重量刺激之界域。

一般慢性疾患,其生理功能状态多半已有不同程度的变调,因之在用同样手法刺激时,得气之迟速、感应之大小,均难一致,若轻刺之其感应如此,若强刺之其感应或也如此,此时刺激手法之重轻,若已失其意义,而欲从而明确其是否已达成轻量或重量刺激之效应者,则唯有以上述三个界域,来作为唯一可以体验之依据矣。

(2)对于平补平泻的认识:施延庆认为"平补平泻"者,为后世的说法,在《黄帝内经》《难经》等书中,未之或见。他曾经考证补泻的经文含义,在于虚者补之,实者泻之。《素问·调经论》曰:"百病之生,皆有虚实,而补泻行焉。"《灵枢·九针十二原》曰:"逆而夺之,恶得无虚,追而济之,恶得无实,迎之随之,以意和之,针道毕矣。"

■ 迎随补泻

补泻之义,首曰迎随。《难经·七十二难》:"所谓迎随者,知荣卫之流行,经脉之往来也,随其逆顺而取之,故曰迎随。"盖迎者,盛者泻其来,迎其气之方来而未盛,以得之;随,虚则补其去,随其气之方往而未虚,以补之。《灵枢·卫气行》篇所谓:"刺实者,刺其来也;刺虚者,刺其去也。"候经气之往来虚实而刺之,此迎随之要旨也。若推而广之,子母补泻之法,亦迎随也。《难经·七十九难》曰:"迎而夺之者,泻其子也;随而济之者,补其母也。"子母补泻之法,虽属于补泻取穴之类,然亦不失其迎夺、随济之义。本此意义而言,正如洁古所云"呼吸出纳,亦名迎随也",盖候其气之来去而推内、动伸,所谓"有见如入,有见如出"者,实本于气之方来而未盛,内针以为泻;气之方去而未虚,针之以为补耳。故曰:补泻在于迎随也。

而"平补平泻"者，又何所用其迎随耶？不夺不追，是无补泻也。

■ 徐疾补泻

补泻之义，次曰徐疾《灵枢·九针十二原》"刺之微在速迟"，此徐疾之意也。《灵枢·小针解》"徐而疾则实者，言徐内而疾出也；疾而徐则虚者，言疾内而徐出也"，此为持针出入之徐疾，以为补泻之法也。该篇又曰"……实者，徐出针而疾按之……虚者，疾出针而徐按之"，徐出疾按，正气不泄故而实，疾出徐按，邪气得出故而虚。此为出针之徐疾，而配合"开合"以为补泻之法也；二者虽所释不同，其义皆可通。

而"平补平泻"者，又何所用其徐疾哉？不徐不疾，是无补泻也。

■ 浅深补泻

《素问·刺要论》"病有浮沉，刺有浅深，各至其理，无过其道"，《灵枢·始终》"脉实者，深刺之，此泄其气，脉虚者，浅刺之，使精气无得出，以养其脉，独出其邪气"，指出以针刺浅深，为补泻之法也。先浅而后深者，为补，"推而内之"之义也；先深而后浅者，为泻，"动而伸之"之义也。《黄帝内经》曰："阳下之曰补，阴上之曰泻。"盖补则取浮气之不循经者以补虚处，自卫取气，宜针浅，气至而轻按下之，使其聚，以补其虚也；泻则从荣置其气而不用也，从荣置气，宜刺深，气至而重按下之，以泻脉中之气，散有余，以调其荣卫，此浅深之旨也，故《难经·七十二难》曰"调气之方，必在阴阳"。

而"平补平泻"者，其何以取气置气、调气尔？不浅不深，不出不内，是无补泻也。

■ 浅议平补平泻之"平"

"平补平泻"之说，始见于《针灸大成》所录明代陈会之《神应经·补泻真诀》以及杨氏《经络迎随设为问答》"刺有大小"之条。《神应经·补泻直诀》"经曰：邪之所凑，其气必虚……其余诸疾，只宜平补平泻，须先泻后补，谓之先泻邪气，后补真气，此乃先师不传之秘诀也"，此所谓"平补平泻"者，先泻后补之意也。先泻之以去疾，必补之于后以扶正，乃可得其平也。此"平"字之义一也。杨氏《经络迎随设为问答》中曰"有平补平泻，谓其阴阳不平而后平也"，又"有大补大泻，唯其阴阳俱有盛衰，内针于天地部内，俱补俱泻，必使经气内外相通，上下相接，盛气乃衰"。

此之所谓"平补平泻"者，区别于"大补大泻"也。谓"平"者，刺之小者，此"平"字之义二也。或

谓"不盛不虚，以经取之"者，"平补平泻"之所宜也。由是而引伸之。则曰：平补平泻者，"不轻不重，得乎其中"之法也！然"不盛不虚，以经取之"者，非无虚无实也，故亦非无补无泻也。《针灸问对》"不虚不实，以经取之者，是正经自病，不中他邪，当自取其经，如井主心下满类"，取本经之俞穴以补泻之，以调本经之虚实，仍不失其虚实迎随、子母补泻、徐疾、呼吸、出内之旨，此本经之补泻也若谓去其徐疾（不徐不疾），不问虚实（不虚不实），不分浅深、出内，而但言不轻不重者，固无补泻之可言也若是，推内动伸如一，徐疾出内相等，提按开合不分，则吾不知其将何以为补泻也。

《灵枢·五乱》篇："徐入徐出，谓之导气，补泻无形，谓之同精，是非有余不足也，乱之气相逆也。"此为气机逆乱致病，可用徐入徐出之法以导气调之。古人针法，对于下针而气未至者，有诸致气之法，或"静以久留，以待气至"；或"以爪切掐，以针动摇，进退搓捻，直待气至"；或"动而进之"以催气；或"循而摄之"以行气，皆所以"致其气"者也，皆所以调其"乱气之相逆"也。同精导气诸法，尚无补泻之可言，得气乃行补泻尔。

2. 临床特色

施延庆临床常注重针、灸、药三者配合。针法以温针见长，前文已备述。而在治疗疑难病症时，施延庆也多用灸、药之法，本篇作一摘要。

（1）灸法经验："针所不为，灸之所宜也。"临诊时，对于部分疑难之证，施延庆往往施用灸疗，取得很好疗效，常采用化脓灸、艾条灸、硫黄灸三法。在施行灸法时，施延庆颇有感悟。

选穴当辨证："穴之大法，但其孔穴，与针无异"，认为辨证选穴必须明确，化脓灸尤甚，因其治后必留瘢痕，如效果不佳，同处就极难再灸。比如哮喘病，若患者年不足10岁，属先天禀赋不足，取大椎、膏肓穴为主治本，取天突利咽、调肺系，临床即能取得满意疗效。后年过六旬，肾气衰弱的患者，喘息乃肾不纳气所致，取大椎、膏肓穴已无效，若灸肾俞、气海、关元穴，则属对症下药。中年人体质壮实，一般只于冬季咳喘，夏季自愈一如常人者，不用补益真元，亦无须重纳肾气，取肺俞、灵台、天突等穴，以调其肺系，有的放矢，自然灸到病除。

取穴当审当：灸源于火，即用火烧灼之意，如汉代许慎《说文解字》云："灸，灼也，从火。"而取穴准确，则是取效的第一要义，若用化脓灸法，历来灸家均

十分重视穴位的取法，能否取效，实在取决于此。龚居中曾经提道："膏肓二穴，无所不治。"凡穴正而用之灸，诸病易瘥。如果为艾条灸，万勿认为悬灸力度温和，面积广泛，便随意取穴用之，此误也。

因病而施治：灸炷有大小，壮数有多少。大者如铺灸连片施用，小者若麦粒一点即燃，少为3～5壮，多达数十、上百壮，之于临床，因病治宜。《千金要方》有云："若丁壮遇病，病根深笃者，可倍于方数"，"灸三分，谓之徒冤"。对于虚寒冷痛之类疾病，必要施灸壮数足够、火候达，才能取效。

灸法在皮肤科领域，也能取得较好的疗效、疖肿初起，可用温和灸以消散之；炎症较重，可用回旋灸法，取"热郁达之"之意。所以灸法就像针法，亦有补泻之分，《针灸问对·卷之下》引虞氏之言曰："灸法不同虚实寒热，悉令灸之。亦有补泻乎？曰：虚妄灸之，使火气以助元气也；实者灸之，使实邪随火气而发散也；寒者灸之，使其气复温也；热者灸之，引郁热之气外发，火就燥之义也。"

（2）用药经验：在治疗鹤膝风等关节类病时，施延庆特设了针药并用的方案。施延庆常用消肿七针方：犊鼻、内膝眼、血海、梁丘、阳陵泉、足三里、阴陵泉。关节肿胀明显者，加三阴交、复溜；疼痛明显者，加鹤顶、委中。温针以上诸穴奏温阳利湿、消肿通络之功。留针20分钟，隔日1次，5～7日为1个疗程。

中药采用温阳解凝汤：熟附块10 g，麻黄5 g，大熟地12 g，白芥子10 g，沙子芩10 g，苍术、白术各10 g，汉防己10 g，泽泻10 g，独活10 g，炙甘草6 g，牛膝10 g。关节肿胀明显者加蒲公英、防己，疼痛明显者加鹿角霜，日久成瘀者加白花蛇舌草，身体虚弱者加黄芪。

温阳解凝汤能温阳利水，祛风止痛，具攻补兼施之用。施延庆常用此方，且往往在一二诊后即获显著疗效。但应当注意，阴虚伴有邪热者慎用此方。此外，应随证施治，临床症状好转后改用四物四藤汤加减：生地黄、赤白芍、当归、川芎、忍冬藤、络石藤、海风藤、鸡血藤等祛风养血通络。

（三）临证医案

1 泄泻

陆某，女，46岁。

[症状] 半年来，腹痛隐隐，大便溏、稍夹黏液，排便次数增多，神情疲惫，食少纳呆，形体渐消瘦，时感小腹胀坠及脱肛，大便培养及常规检查多次均为阳性。舌质淡，苔腻，脉濡细。

[辨证] 脾胃气虚，运化无权，中气下陷。

[治则] 益气健脾，升胃举陷。

[针灸处方] 脾俞，中脘，气海，天枢，内关，足三里，百会。

[治法] 脾俞，中脘，气海，天枢，内关，足三里行捻转补法。针后足三里、气海、天枢施隔姜灸5壮；百会穴施麦粒灸3壮。隔日1次，10次为1个疗程。

[疗效] 经1个疗程治疗后，腹泻减半，腹痛已止，胃纳渐增。继续治疗至第2个疗程结束时，大便已成形，每日1～2次，面色转润，体重增加2 kg。嘱用艾条温和灸足三里30分钟，随访1年，未见复发。

2 药物性多发性神经炎

徐某，男，32岁。

[症状] 两手不能握笔端碗，两足不能站立行走，卧床已达1年余。症见四肢痿软无力、面色少华、形体消瘦、神情疲惫、纳少、大便不实。舌质淡，苔薄白，脉细软。检查：颈软，上肢肌力Ⅱ级、下肢肌力Ⅲ级，四肢肌肉轻度萎缩及疼痛。

[辨证] 脾气虚弱，精微失于敷布，筋骨络脉失养致痿。

[治则] 调养脾胃，升运脾阳，疏通经络。

[针灸处方] 脾俞，中脘，足三里，气海，阳陵泉，悬钟，曲池，手三里，合谷。

[治法] 行捻转补法加温针灸，隔日1次，10次为1个疗程。

[疗效] 经第1个疗程后，胃纳转旺，大便已成形，上肢肌力Ⅲ级，下肢肌力Ⅳ级。脾气已复，病情好转，予原法连续治疗，并嘱其配合功能锻炼。前后共治疗7个疗程，手已能提物，足已能行，肌力接近常人，可参与轻便工作。

3 滑胎

陆某，女，32岁。

[症状] 1989年人流后，连续流产4次，每次均用黄体酮等及中药安胎无效。已婚7年无子，末次月经1月12日，停经后有早孕反应，现已妊娠3月余。素体虚弱，形体消瘦，气短乏力，头晕纳少，常现腰部酸痛，前日因家中来客，招待辛劳，出现下腹坠痛，阴道间歇

性出血,经妇保院检查诊断为先兆流产。舌淡,苔薄,脉象细滑。

[辨证]气虚下陷,冲任不固,胎失所养。

[治则]补中益气,举陷安胎。

[针灸处方]脾俞,足三里,百会,命门,肾俞,气海。

[治法]前五穴艾条悬灸,以穴位皮肤呈潮红色,患者感温热舒适为度;气海穴每日灸5分钟感温热为宜。

[疗效]首次灸治后,小腹坠痛减轻,出血缓解。原法续治1周后,出血停止。共灸治15次,腰酸腹痛消失。次年随访,已分娩一男孩,产后母子均安。

④ 阴吹

钱某,女,42岁。

[症状]自觉阴道有气外出,其声如矢气样,劳动过多则症加重,逐渐加重5年余。妇科检查:腹壁松弛,外阴脂肪组织少,阴道壁及盆底组织松弛。为验证阴道出气情况,嘱患者仰卧位用力收腹,可见外阴凹陷,随即空气进入阴道,增加腹压时(用力鼓腹),则阴道排气带响。症见面色萎黄、精神疲惫、纳差、腰部酸痛、下肢乏力、小腹胀坠、带下绵绵如稀水、小便清长、大便不实。舌质淡,苔薄,脉细弱。

[辨证]中气不足,气虚下陷,浊气下注。

[治则]补中益气,升阳化浊。

[针灸处方]脾俞,中脘,气海,足三里,三阴交,百会。

[治法]前五穴行捻转补法,针毕百会穴麦粒灸3壮。隔日1次。

[疗效]针灸5次后,阴道出气声减轻,腰部酸痛及小腹胀坠好转。10次治疗后,阴道出声停止,精神转爽,食纳增加。因有急事需回老家,故嘱其用艾条温和灸气海、关元穴,每次灸30分钟,再配合补中益气丸调治,巩固疗效。半年后返回,诉未复发。

⑤ 震颤麻痹

案1 钱某,女,68岁。

[症状]两手震颤不已,面部抖动,讲话不便,行动徐缓,下颌抖动,说话缓慢2月余。诊断为帕金森病,服药未见好转。

[辨证]正气不足,阴阳失调。

[治则]扶正气,调阴阳。

[针灸处方]大椎,风池,风府,百会,四神聪,合谷,太冲,地仓,颊车。

[治法]温针治疗每周2次,不使用药物。经10次针治后,下颌震颤减轻,停针休息2周后稍有反复,续针同前,复加地机、曲池、手三里、外关,连续针治3个月。

[疗效]震颤基本消失,继续治疗过伏天后休息2个月,未见反复。其后持续针1个月,休息1个月,如此反复共2年,诸症悉除,而后停针2年,未再复发。

案2 王某,女,65岁。

[症状]行动迟缓,肢体僵硬,步伐小而前冲,震颤以上肢明显,随情绪紧张等而加重。面容刻板,表情缺乏。起病4年,症状逐渐加重,经某医院神经科诊断为帕金森病。现服用左旋多巴每日2片。

[辨证]正气不足,阴阳失调。

[治则]扶正气,调阴阳。

[针灸处方]大椎,风池,风府,百会,四神聪,合谷,太冲,地仓,颊车,太阳,攒竹。

[治法]温针治疗,每周2次。

[疗效]经4次针刺后,感觉颈项活动灵活,行走轻松。10次后已能独自去逛超市,面部表情也有所改善。针治30次后,左旋多巴已逐渐调整至每日1片维持,报道时仍在继续治疗中。

案3 丁某,女,69岁。

[症状]手足震颤不已,步履蹒跚,起病有年,日渐加重。

[辨证]正气不足,阴阳失调。

[治则]扶正气,调阴阳,平息肝风。

[针灸处方]风池,风府,合谷,太冲,曲池,足三里,后溪。

[治法]前穴常规针刺,后溪提插补法。

[疗效]治疗多次乏效后施延庆会诊加后溪,针后震颤停止,步态轻松。经2个疗程治疗,震颤明显减轻,病情得到控制。

⑥ 顽固性头痛

蔡某,女,54岁。

[症状]头痛头胀2月余,发作频繁,夜卧不宁,右侧偏重。甚时抽痛及于右眼,天冷或受风加重。舌淡红,苔薄白,脉弦涩。

[辨证]少阳经气失疏,风寒湿邪外客。

[治则]祛邪散寒,通络止痛。

[针灸处方]风池,风府,太阳,攒竹,合谷。

［治法］泻法针刺，3次后会诊加脑空穴平补平泻。

［疗效］脑空穴治疗后疼痛大减，患者当即轻松，继续针刺7次痊愈。

7 顽固性呃逆

高某，男，70岁。

［症状］呃逆阵作，除熟睡外，整日不止，醒来又作，不可控制10余日，药物乏效。胸胁胀痛，舌苔薄白，脉弦。

［辨证］肝强胃弱。

［治则］泻肝补胃。

［针灸处方］内关，足三里，中脘，膻中，大陵。

［治法］前穴常规针刺，大陵提插补法。

［疗效］治疗多次稍稍缓解后，施延庆会诊加大陵，针后呃逆即止，次日未发，再治疗1次巩固疗效。

8 鹤膝风

沈某，女，57岁。

［症状］右膝关节疼痛、肿大已有4个月，行走不利，逐渐加重，经当地诊治，疗效不著。近来疼痛益甚，行走困难，且有腰酸、畏寒等症。发病前曾下田劳作多日。诊见右膝关节明显肿大，胫股肌肉已明显萎缩，局部不红、不热。血沉19 mm/h，抗"O"250单位。苔白腻，脉濡。

［辨证］寒湿凝滞，气血痹阻。

［治则］温经散寒，利湿退肿，针药并用。

［针灸处方］消肿七针方：犊鼻（外膝眼），内膝眼，血海，梁丘，阳陵泉，足三里，阴陵泉。

［治法］温针，留针20分钟，每3日1次，5～7次1个疗程。中药每日1剂。

［中药处方］温阳解凝汤：熟附块10 g，麻黄5 g，大熟地12 g，白芥子10 g，沙子芩10 g，苍术、白术各10 g，汉防己10 g，泽泻10 g，独活10 g，炙甘草6 g，牛膝10 g。加味鹿角霜9 g，威灵仙9 g。

［疗效］经4次针治，肿痛均见减。3月28日来诊，活动灵便，夜间已不痛。共针治14次，病症基本治愈。2个月后随访，未复发。

第三章
江苏针灸流派

第一节　澄江针灸学派

澄江针灸学派是以原中国科学院学部委员、中华医学会副主席、江苏中医进修学校（南京中医药大学前身）首任校长承淡安为创始人，以邱茂良、杨甲三、程莘农等为追随者，形成的近现代中医学术史上具有科学学派特质的学术共同体。以1930年承淡安在苏州望亭创立的"中国针灸学研究社"为肇始，澄江针灸学派以"东方学术自有其江河不可废"的文化自信，秉承"以旧学为根据，用科学作化身"的学术模式，不断探索现代针灸学术新路。

一、流派溯源

（一）"澄江针灸学派"形成的背景

1."澄江针灸学派"形成于针灸危绝之时

清末民初，针灸凋零，几将绝迹。1822年，道光皇帝下诏"太医院针灸一科，著永远停止"，自此针灸失去了官方的地位；1912年，北洋政府的"教育系统漏列中医案"——教育部通过并予颁布的《中华民国教育新法令》，只提倡西医教育，把中医排斥在教育体系之外——中医的衰落之势已经显现；1929年，国民南京政府卫生部召开的第一届中央卫生委员会议上，讨论并通过了废止中医案——《规定旧医登记案原则》。"在苏省南部和山西省，能行针刺者尚不乏其人，但是墨守成法，毫无改进，仅推行于中下劳动阶级中，在政、学两界人士已绝不注意，盖亦入于自然淘汰之途。"中医针灸已经到了即将绝迹的地步。

2."澄江针灸学派"形成于科学思潮里

戊戌维新时期，康有为把"科学"一词引入中文，以取代"格致"，体现了中国人世界观的一次重大变革，也标志着科学化思潮的形成和发展。民国初年，"科学"在新文化运动中逐渐取得了相当独立的地位，逐渐作为一种普遍的规范体系，并从单纯的知识形态转化为价值形态，被规定为一种具有高度涵盖性的世界观，尤其是新文化运动以后形成的科学化语境中，中医针灸却出现了"失语"现象。为了摆脱这一局面，一些有识之士提出以"科学"改造中医，从而谋取中医存续的合理性和改善中医的生存环境，在20世纪30年代汇集成一股"中医科学化"思潮，并提出了一系列"科学化"主张。

3."澄江针灸学派"形成于西风东渐中

"鸦片战争"以后，随着中国国门打开，西方侵略者来到中国，也带来了西方的价值观。西方的科学、技术、文化、也包括医学，在清末时期大量地影响着一代中国人的思维。出生于19世纪末江南水乡的承淡安，尽管接受了传统的文化教育和中医教育，也接受了系统的西医院校教育和西方思维。

20世纪20年代末，刚刚进入而立之年的承淡安，一方面，在实践中领悟到针灸"效捷功宏"，逐渐舍药专攻针灸一道；另一方面，面对清末民初濒临灭绝的针灸国术，感慨"针灸疗法倡导乏人"，于是毅然以振兴绝学、发扬针灸为己任，开始了追随一生的针灸学术事业。伴随着科学思潮和东西方学术的融通，在兴废继绝中,催生了"澄江针灸学派"。

(二)"澄江针灸学派"形成的过程

1. 立社——肇始之期

1930年,承淡安在苏州望亭创立"中国针灸学研究社"。"以提倡复兴绝学为宗旨耳……必欲使斯术昌明,必须借群众研究之力。良以一人之智慧有限、众人之力量无穷也,遂发起设立研究社,名曰'中国针灸学研究社',与医界同人,互相研究。"承淡安振臂召唤海内外同道,共究针灸学术,一时追随者纷至。除了望亭镇的八位医学同行,包括内科医生王惕仁、外科医生王有仁、中医外科陈景文、曹仲康、针科王士林、王惟德、王荣森、裘荣福外,陆续有赵尔康等来到望亭。此时,承淡安还在系统整理针灸学术,并于1931年出版了《中国针灸治疗学》。澄江针灸学派已经在逆境中有了雏形。

2. 迁址——复兴之期

随着业务扩大和追随者的增多,1932年"中国针灸学研究社"迁址无锡。此后,依托"中国针灸学研究社",先后创办了我国第一本针灸专门杂志——《针灸杂志》、我国第一个针灸专科医院——无锡针灸疗养院、我国第一个针灸专科学校——针灸讲习所(后改名为中国针灸医学专门学校)。截至1937年,《针灸杂志》每月发行4 000~5 000册,发行到美国、法国等地;针灸疗养院已经形成包括门诊和病房两部分,每月能够接待初诊患者已近200人、复诊患者约500人的医疗规模;针灸教育也从师承、函授教育模式,扩展至3个月速成班、6个月普通学习班、两年制本科班和研究班等不同教学层次的院校教育模式。"中国针灸学研究社"也在海内外设立了17个分社,已经成为海内外规模最大、影响最广,融教学、医疗、科研于一体的针灸学术研究与推广机构;一大批针灸同道们,逐步汇聚到了承淡安的周围,追随先生致力于针灸复兴,形成了蔚为壮观的复兴潮,现代针灸学术框架也初步形成。

此期,承淡安的追随者有:赵尔康、邱茂良、张锡君、罗兆琚、谢建明、孙晏如、沈君庭、卢觉愚、曾天治、陈惠民、刘逊民、刘致中、何敬慈、夏少泉、李春熙、薛时先、陈士青、杨甲三、邓锡才(后名邓铁涛)、留章杰、陈应龙、陆善仲、高镇五、阮少南、黄学龙等。

3. 入川——星火燎原

1937年,抗日战争全面爆发,中国针灸学研究社无锡总部毁于战火,针灸复兴事业受到阻挡,澄江针灸学派也进入了低谷。承淡安有感于"战事期中,药物来源困难,针灸术可代药物疗病,有过之无不及之伟",西迁入川。一路颠簸中,一直不顾病躯,承淡安在湖南桃源、重庆、四川成都等,每到一地,必积极宣传针灸,开办针灸培训班,传播针灸薪火;同时继续整理针灸学术,有《中国针灸学讲义》《伤寒论新注——附针灸疗法》等著作问世。在1938—1947年间,先后有杜练霞、陈治平、江尔逊、徐敬臣、薛鉴铭等数百名追随者。

此外,澄江针灸学派传人在海内外也广传针灸薪火。如留守无锡的赵尔康在极其困难的环境下,继续勉力维持研究社后续工作,吸引和培养了江西魏稼、昆明裘雪亭、兴化夏春茂、江阴陈廷范、泰州杨广静等针灸名家。罗兆琚回到家乡广西,在行医治病、著书立说的同时,也培养后学,先后在桂林、柳州、鹿寨、德胜等地,开办针灸培训班10余期,培养学员200余名。陆崇常在广东创办了"华南针灸医学院";曾天治在香港创办了科学针灸医学院;卢觉愚在香港创办了实用针灸学社,战火纷飞中,澄江针灸学派依然在发展、在成长。

4. 复社——励精图治

抗战胜利后,承淡安回到家乡江苏江阴,一方面休养身体,一方面期待时局稳定,图谋针灸学术再发展。1950年8月第一届全国卫生工作会议,在"团结中西医,正确地发挥中医药的力量为人民健康事业服务"的会议精神鼓舞下,承淡安深感针灸之春的到来,积极筹备中国针灸学研究社的复社工作。在方案呈准苏州市卫生局备案后,黄慈哉、孙晏如、郑卓人、邱茂良、陆善仲等先后凝聚在承淡安周围,重新擎起中国针灸学研究社旗帜,铸造澄江针灸学派的新辉煌。在此期间,《中国针灸学讲义》出版了新编本,现代针灸学术框架再次被修订;《针灸杂志》改名为《针灸医学》,现代针灸学术进入了新的境界。

在此期间,山西谢锡亮、河南邵经明、安徽孔昭遐、屠佑生等追随先生,添列于澄江针灸学派门下。

5. 治校——再创辉煌

1954年,根据中央对中医工作的指示,卫生部提出了《加强中医工作方案》。同年7月,江苏省全省中医代表座谈会召开,会议提议积极筹办中医学校、医院和研究院。承淡安参加了会议,并应邀到南京参加江苏省中医进修学校(南京中医药大学前身)筹备工作。承淡安停止了苏州的研究社工作，于1954年9月3日再次来到南京，先参加了江苏省中医院的筹建和开设工作；同年10月30日，被江苏省政府正式任命为该校首任校长。在构建现代中医学术体系和现代高等中医教育模式的同时，承淡安继续组织和带领弟子发展针灸医学学术，传统针灸正式进入现代学科体系中，现代针灸学科框架正式确立。在承淡安的引领下，经过针灸学科教研组多位弟子的共同努力，1957年10月，该校《针灸学》印发，从而构筑了我国中医药高等教育针灸学教材的基本构架，影响十数年，海内外众多中医学子因此受益。

在此期间，受承淡安影响，江苏省中医进修学校首届中医进修班的程莘农、杨长森、肖少卿、杨兆民等学员，毕业后由中医内科转入针灸，开展针灸学术整理研究；杨甲三、李鸿奎、梅健寒、江一平等首届针灸师资班学员，毕业后留校参与针灸学科建设。澄江针灸学派传人日益壮大。

6. 正名

1957年承淡安去世后，澄江针灸学派传人继承承淡安遗愿，继续弘扬针灸学术、完善针灸医学体系。除了南京的传承外，赵尔康被中国中医研究院聘任，杨甲三和程莘农被抽调北京参与北京中医学院和东直门医院针灸科筹建，大批传人如曲祖贻、邵经明、钟岳琦、魏稼、黄宗勖、管正斋、黄学龙、高镇五、陆善仲、孔昭遐、屠佑生、张琼林、张祥等，陆续参加了各自所在省份中医进修学校（中医学院、医学院）教学、医疗、科研工作，同时，全国众多中医院校也纷纷选派师资到南京进修、深造。他们多以其严谨的治学态度、扎实的理论基础与丰富的实践经验，逐步成为各校针灸学科建设核心，并培养出大批新的针界传人。澄江针灸学派成为当代针灸学术的主流，学派传人也开枝散叶，遍布海内外。

1989年9月，在纪念承淡安先生诞辰90周年暨国际针灸学术研讨会上，时任江苏省卫生厅副厅长、江苏省中医药管理局局长、江苏省针灸学会会长的张华强，应承门弟子的呼吁，正式提出"澄江学派"之说。"澄江"为承淡安原籍江苏省江阴市的古称。以"澄江"为名，充分体现了针灸学界及承门传人对承淡安学术成就与人格魅力的推崇。"澄江学派"的提出，很快得到承门弟子和针灸学界的充分肯定和广泛接受。1991年2月，亲传弟子谢锡亮在山西侯马市创建了"中国澄江学派针灸医学研究所"；2005年6月，学派第三代

传人、泉州中医院张永树将学派更名为"澄江针灸学派"。2011年5月，南京中医药大学成立了"澄江针灸学派研究中心"，以加强对该学派的深入及系统研究。2012年12月，"澄江针灸学派"被国家中医药管理局列为全国首批64个中医学术流派之一。

诞生于20世纪30年代初的澄江针灸学派，既是现代中医流派的重要代表，同时也具有现代自然学科学术学派特质。作为推动近现代针灸复兴的旗手和中坚力量，澄江针灸学派的形成与发展过程，也是针灸学术近百年来由衰微而复兴，直至逐步走向辉煌的缩影。

（三）"澄江针灸学派"的文化特色

澄江针灸学派在近百年的发展中，逐渐形成了学派自身的文化特色。

1. 与时俱进地发展

学派的诞生与发展，既是社会发展、时代进步对针灸医学的客观使然，也是针灸医学生自身生存发展的内在要求。承淡安及其弟子们持续不断地对传统针灸理论进行的拓展与革新，诠释着针灸学术的现代科学内涵，也使社会各界更加易于理解和接受。

2. 学以致用地传承

学派以"复兴针灸绝学""济民生""兴国运"为宗旨，顺应社会发展之需求，遵循致用思想，构建了以中医为本、西医为用的课程体系，推动了针灸教育的现代化进程，有效提升了中医针灸人才的社会适用性。

3. 承古纳新的学术

学派在坚守针灸传统理论实质的同时，积极借助现代医学理论知识和语言，重新诠释传统针灸理论术语的语义，更新表述方式，力图用当代人所能理解和接受的词汇和语境，诠释古典针灸理论，并在此基础上着力探索构建适合时代发展要求的现代针灸学术体系。

4. 格物致知的临床

学派始终以临床实践为基础，开展临床疗效规律总结、临床效应基础研究；形成了对症论治、辨病论治和辨证论治三类并进的临床思维模式。

5. 科学学派的性质

学派诞生于中医存废、崇尚和追求科学成为社会思潮的时期，学派是以我国原创性学术（针灸）为内核，始终与学科、学术紧密结合，充分显示了其科学学

派本质,是具有现代自然科学学派特征的新兴中医学术流派。

二、学派传承

(一)传承谱系

澄江针灸学派传承谱系,是以学派创始人承淡安(1899—1957年)为标志的。承淡安出生于针灸世家,祖父承凤岗、父亲承乃盈都为江阴针灸名家,先后又师从当地名医瞿简壮、上海广德医学专门学校学习和上海大中医院实习等。1930年,承淡安在苏州望亭成立中国针灸学研究社,标志澄江针灸学派始创。通过传承脉络梳理,初步确定。

澄江针灸学派的创始人:承淡安。

澄江针灸学派第二代传人(邱茂良等27人):以承淡安各时期亲传弟子为主。

(1)1930—1937年中国针灸学研究社期间:卢觉非(香港)、卢觉愚(香港)、曾天治(广东)、罗兆琚(广西)、邱茂良(浙江)、赵尔康(江苏)、杨甲三(江苏)、李春熙(江苏)、刘郁周(湖北)、留章杰(泉州)、陈应龙(厦门)、何敬慈(新加坡)、刘致中(新加坡)等。

(2)抗战时期在安徽、江西、湖南、四川等地培养了大批针灸学人才。

(3)新中国成立后,中国针灸学研究社复社期间:邵经明(河南)、谢锡亮(山西)、申书文(台湾)、陆善仲(常熟)、孔昭遐(安徽)等。

(4)1954—1957年江苏中医进修学校(南京中医药大学前身)期间:程莘农、肖少卿、杨长森、杨兆民、李鸿奎、梅健寒、江一平、夏治平、袁九棱等。

澄江针灸学派第三代传人(李玉堂等66人):多是第二传人的学术传承人或者研究生等。主要有:① 赵尔康(1913—1998年)的弟子有魏稼、谢永光等。② 杨甲三(1919—2001年)的弟子有刘清国、赵百孝、胡慧、田丽芳、刘爱珍、耿恩广、杨天德、杨天文等。③ 程莘农(1921—2015年)的弟子有杨金生、王宏才以及儿子程红锋等。④ 邱茂良(1913—2002年)的弟子有李玉堂、吴旭、李忠仁、仇裕丰、吴中朝、王华、张英、何崇,以及儿子邱仙灵等。⑤ 杨长森(出生于1928年)的弟子有王玲玲、李万瑶、赵京生、冀来喜,以及女儿杨国秀等。⑥ 肖少卿(出生于1923年)的弟子有黄晔、彭明华、何玉信、刘喆、刘晓亭、齐淑

兰、钟颖等。⑦ 杨兆民(出生于1928年)的弟子有刘农虞、董勤、徐斌、符仲华等。⑧ 留章杰(1911—1990年)的弟子有张永树、苏稼夫等。⑨ 陈应龙(1902—1993年)的弟子有张永树、苏稼夫,以及儿子陈耀南、陈耀中等。⑩ 黄宗勖(1912—2001年)的弟子有俞昌德等。⑪ 曾天治(1902—1948年)的弟子有苏天佑、邓昆明、梁铁生、谢礼卿、吴石垣、庞中彦、伍天民、李千里、关飞熊(菲律宾)、萧憬我(新加坡)等。⑫ 罗兆琚(1895—1945年)的弟子有郭仁希、覃启秀等。⑬ 管正斋(1908—1980年)的弟子有儿子管遵信、管遵惠等。⑭ 邵经明(1911—2012年)的弟子有王民集、高希言、杨永清,以及女儿邵素菊、邵素霞等。⑮ 谢锡亮(出生于1926年)的弟子有关玲等。⑯ 钟岳琦(1900—1981年)的弟子有张登部等。⑰ 高镇五(出生于1927年)的弟子有吴焕淦、林咸明等。

共梳理三代,代表性传承人18人。

澄江针灸学派(在南京)第四代传人(张建斌等25人):是第三代传人的学术继承人或者是研究生等,大都年富力强,奋斗在针灸学术研究的前沿。在南京的澄江针灸学派第四代传人主要有:张建斌、姜劲峰、张树剑、王欣君、孙建华、陆斌、鲍超、陈理、吴文忠、彭拥军、刘兰英、倪光夏、陆瑾、陈朝明、阮志忠、徐天舒、夏有兵、王茵萍等;后备传承人为金洎、王耀帅、余芝、张宏如、程洁、穆艳云、熊嘉玮等。澄江针灸学派传承谱系如图3-1。

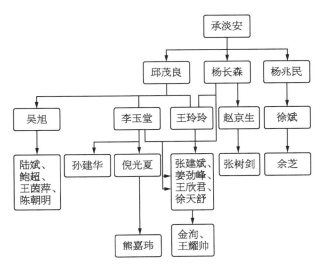

图3-1 澄江针灸学派传承谱系

(二)传承工作

自1989年9月正式提出并命名"澄江学派"后,

很快得到承门弟子和针灸学界的充分肯定和广泛接受。1991年2月，亲传弟子谢锡亮在山西侯马市创建了"中国澄江学派针灸医学研究所"。2005年6月，学派第三代传人、泉州中医院张永树将学派更名为"澄江针灸学派"。2011年5月，南京中医药大学成立了"澄江针灸学派研究中心"，以加强对该学派的深入及系统研究。2012年12月，澄江针灸学派被国家中医药管理局列为全国首批64个中医学术流派之一。2011年，首届澄江针灸学派学术研讨会在南京召开。2019年，南京中医药大学召开承淡安诞辰120周年国际学术研讨会。承淡安因事业建树和医德、医风、人品，在国内外享有盛誉。澄江针灸学派的精神和学术范式，也激励学派传人继续努力，重构针灸学术体系和框架。

1. 解民苦忧，仁心仁术

承淡安平素衣食从俭，倾己所有用于医学事业。承淡安宅心仁厚，立志远大，为人治病，不计报酬。行医伊始，他为人治病时尽量少用药，少用贵药，对于贫苦者，不仅免收诊金，还免费送药。对于少数病重却又无力支付医疗费用的门诊患者，承淡安有时还给予钱物救济。他在为患者诊治时，非不得已用草药和西药外，多行价廉效佳的针灸之术。成为针灸名家后，各地慕名前来求医问诊的患者一直络绎不绝，对于远道而来的患者，承淡安常常打破诊疗时间规定，做到随到随治，方便患者。

到南京工作后，他发现，医院和工厂一样都是周日休息；还发现技术较好的医生大都集中在大城市，由于交通不便，农民看病难，农村中误诊误治现象时有发生。为此，承淡安向卫生厅建议，各医院星期天应当正常开展门诊业务，将休息时间调整在周一；同时政府应该定期组织省、市医院高水平医生下乡为农民送医上门。承淡安不仅医术精湛，还深知普通百姓生活之不易，在针灸临床中以患者为先，深受乡民爱戴。远近学者登门或邮书求教，承淡安都口传函授，不以为劳。

2. 著书立说，广传仁术

有感于针灸学术的独特价值和针灸人才的匮乏，承淡安决议公开针灸秘法，推广针灸绝学。秉承古人"施药不如施方"之义，为"借遍学者之探讨，或拯斯道于不替，幸积学之士，予以匡正，俾我国数千年独特之艺术，得标扬于世界"。1931年秋，承淡安编行《中国针灸治疗学》一书以问世。此书受到社会各界好评，一年之内，再版2次，6年间连出8版。中医大师张赞臣读后，大为赞赏，并为其赋诗。承淡安极为重视教学质量，对通函学生义务指导，有问必答，经他悉心指教后，不少学员学有所成，在各地行医，取得各类治验实例，并以信函形式将收获向他报告。他精心整理学员的成功治案，编成《针灸治疗实验集》。1933年，《针灸杂志》正式创刊。承淡安开设针灸义务指导班，吸引了众多求教者，其中有很多非医人员，故又设针灸讲习班，后来成为名医的薛鉴铭、戴念方等，均是该班学员。承淡安学识渊博，熟读经典，不仅在讲习班中任针灸、内经课老师，并自编课本，后出版为《中国针灸学讲义》，且因伤寒老师他去，又讲伤寒论，后在学员的协助下，编成《伤寒针方浅解》。

新中国成立以后，国家高度重视中医药事业的发展，承淡安在投身针灸教育的同时，不忘学术研究和著述，出版了《中国针灸学讲义新编本》《新刊校注十四经发挥》《中国针灸学》等著作，并整理翻译日文医籍，先后出版了《经络治疗讲话》《针灸则》《运气论奥谚解》《经络之研究》《针灸译丛》《针灸真髓》等译著。承淡安还与谢建明合撰了《铜人经穴图考》，于1936年出版，该书首附"日本帝室博物馆所藏脏腑铜人像"6幅。为解决针灸学者找寻穴位困难的问题，承淡安著《经穴图解》，全书共载图59幅，其中经穴骨骼图17幅，各经分段图18幅，分段经穴照片24幅。承淡安不仅对针法研究颇深，对灸法也极为重视，他晚年的《灸法常稿》问世，遗憾的是，现今没有留下全本，仅存26种灸治方案。承淡安还面向农村和基层，编写了《简易灸治·丹方治疗集》。1957年，在承淡安引领和诸弟子的共同努力下，江苏省中医进修学校印发了《针灸学》，为我国中医药高等教育的针灸学教材构筑了基本框架。承淡安的弟子门人代为整理的著述和手稿有《针灸薪传集》《针灸学术讲稿》《承淡安针灸选集》等。这些著作滋养后学，为振兴和发展针灸事业作出了重大贡献。

3. 矢志医学，不厌精进

在承淡安投身针灸事业的几十年间，不论是经费短缺、战争频起，甚至是爱妻吴玉英的不幸离世，都没有使他有一丝的动摇，他始终勇敢地面对挫折，尽管承受着命运的折磨，他依然表现出"志行万里者，不中道而辍足"的坚毅，为振兴针灸执着地奋斗着。鉴于国内针灸举步维艰的现状，而当时日本针灸研究得到重视并多有进步，1934年，承淡安决心实地考察，取回真经。经过8个多月的考察，他从日本带回了人体神经图、铜人经穴图、针灸器具，以及中国已经失传的全本《十四经发挥》等一批医学典籍。此后，他还托梅兰芳先生在访日期间收集针灸资料，并整理翻译，先后出版多本译著。后来，承淡安年事渐高，病发益勤，虽卧病休养，仍手不释卷，病中还进行揿针、角针等实验工作。

　　1956年底，承淡安由于长期劳累过度，心脏病复发，身体每况愈下。1957年7月，因病情恶化，经多方抢救无效，于10日在苏州寓所逝世，享年59岁。时任国家副主席李济深题挽联："康济斯民良相同功垂永誉，阐扬绝学名医传世有针经。"中医大师岳美中亦题诗颂扬承淡安对医业的执着和贡献。

　　4.社会各界对承淡安的评价

　　在高燮初编写的《吴地名医》一书中高度评价了承淡安在复兴针灸学方面的重要作用。他总结到，承淡安不仅提倡用现代科学研究针灸，且积极倡导研究经络学说，并注意总结针灸临床经验和批判吸收前人的成果，是振兴针灸学的倡导者和实践者。承淡安作为现代著名针灸学家和针灸教育家，在针灸医学方面做出了重大贡献。

　　有鉴于承淡安及其弟子们在针灸领域所作出的卓越贡献，1989年在纪念承淡安诞辰90周年的大会上，时任卫生部副部长、国家中医药管理局局长、中国针灸学会会长的胡熙明为承淡安塑像题词"针学巨擘"，并指出承淡安是我国近代著名的针灸学家、杰出的中医教育家、卓越的编撰著译家。2011年10月，"澄江针灸学派"首届学术研讨会在南京召开，中国针灸学会、世界针灸学会联合会，以及江苏省人大、省政府、省政协，分别给会议发来贺信，高度肯定了承淡安及"澄江针灸学派"的历史贡献、影响及地位，期许学派传人与海内外针灸同仁一道，为使针灸这份世界非物质文化遗产更好地造福全人类而再接再厉。我国著名的医史专家耿鉴庭也发表文章记述承淡安50年代初先后当选中国科学院学部委员（院士）、全国政协委员、中华医学会总会副会长，盛赞其为现代著名针灸学家、中医教育家，并建议筹建承淡安纪念馆。

　　20世纪，我国针灸经历了由传统向现代的转变。引领这一转变潮流的，正是由承淡安创始、众多承门弟子共同支撑起来的澄江针灸学派。该学派的诸多代表性传承人，在针灸学术整理、人才培养、临床研究

中革故鼎新，分击全进，共同奠立了我国现代针灸学术理论体系与研究模式。澄江针灸学派是一个既注重承续中医理论体系，又能主动适应时代及科技发展要求的开放、包容的针灸学派。它虽专注于针灸领域，但并未故步自封，在坚守中医本源的同时，以临床疗效为学术起点，在大胆借鉴、吸纳现代医学理论、现代科学研究成果和他国针灸发展经验等方面，敢于直面并承纳不同学术思想的激荡，而呈现出蓬勃发展态势，并铸就了历史的辉煌，也将不断发展并推向新的高峰。

三、流派名家

承淡安

（一）生平简介

　　澄江针灸学派创始人承淡安（1899—1957年），又名澹盦、澹庵、淡庵，原名承启桐。家传业医，祖父专治小儿病及麻痘，父亲以外科、幼科、种痘、针灸为业，在当地颇具名气和威信。1917年，承淡安跟随当地名医瞿简庄学习中医内科和外科。3年间，他读完了

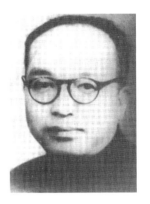

承淡安（1899—1957年）

《灵素类纂》、陈修园注《伤寒论》和《金匮要略》、华氏《温热经纬》、汪昂《汤头歌诀》《本草神农经》等。成长于江南水乡的承淡安，深受西学东渐和科学化思潮的影响，1920年冬，去上海广德医学专门学校学习，1924年又在当时的上海大中医院实习一年。毕业回到家乡，承淡安独独对自己父亲的针灸、挑痧、推惊等治疗方法不为重视，但面对临床疗效和父亲治愈自己腰痛和失眠的亲身实践和体会中，转变了对针灸的看法，抛弃偏见，从《针灸大成》开始，在父亲的指导下从零开始学习针灸。白天行医，晚上读书；还将原先的名字（承启桐）改称为承淡安。1925年，承淡安到东乡北国镇开设诊所；1926年冬，到苏州皮市街开设诊所，与伤科季爱人为邻。此时的承淡安，已经充分体会到针灸的临床价值，临证以针灸为主要诊疗手段，也奠定了他以传承针灸学术为己任的信心。1928年夏，他与中医季爱

人、祝瞿卿、朱藕令、杨汉章，共同创办苏州中医学校，不满1年，因经费困难而停办。随后，承淡安将诊所开设于北寺塔附近，并接受2名来自浙江义乌和江苏句容的学生随其学医。从此，承淡安开始其一生为之呕心沥血的针灸教育事业。

1929年夏，承淡安又将诊所迁至苏州西去四十华里之望亭。诊务之余，开始总结经验、研究学术、编写专著，1930年成立中国针灸学研究社，1931年秋完成并出版了《中国针灸治疗学》一书。在此期间，承淡安认识到针灸具有成本低廉、施术便捷、收效迅速、适应面广的优点，是利国济民的良器，亦放弃中西药物，专凭针灸治病，专攻针灸一科。但此时国人却视针灸如敝屣，针灸医术已近绝学，遂立志复兴针灸、造福于民为自己的毕生奋斗目标。

1932年，来望亭学习针灸的人多起来，因为房屋不够，迁无锡南门外湾头上。1934年秋末，承淡安还东渡扶桑，学习和考察针灸，并获得东京高等针灸学校博士文凭。1935年，承淡安返国，倾其所有创办中国针灸讲习所，探索正规学校教育，致力于发扬针灸学术。1937年春末，承淡安将中国针灸讲习所扩充，添办2年毕业之本科，改名为"中国针灸医学专门学校"，并添设图书馆、建立针灸疗养院等。不料，因抗战爆发，数年来为发扬和推行针灸之进程受阻，承淡安也避乱西迁。逆境中依然广传薪火，继续研究针灸学术。

1947年冬，承淡安返回家乡，虽图恢复中国针灸学研究社，但因时局动荡，无法展开工作。直至1950年，社会秩序、物价均趋稳定，承淡安于年底进行复社及《针灸杂志》复刊等。1954年夏，承淡安接受江苏省政府邀请，参加筹办医院和学校等工作，并得政府允许，停办针灸社。1957年10月30日，承淡安受任为江苏中医进修学校（南京中医药大学的前身）校长。他规划和开创了现代中医高等教育体系，包括课程体系、教材体系等，培养了第一批现代中医高等教育的师资，在一个更高的平台上，相传薪火。1954年12月21日，他在出席全国第二届政治协商会议期间，受到毛泽东主席的接见与肯定。1955年5月31日，承淡安被聘为中国科学院生物地学部委员；1955年7月，参加中华医学会并应邀担任副主席。

承淡安的一生，是兴废继绝，为针灸复兴鞠躬尽瘁、死而后已的一生；培养弟子万余名，门人遍布于大江南北，洋洋溢于海内外。他以东方学术为宗旨，执中守正；以公开家学、昌明学理，致力于现代针灸学科学术构建，创立了闻名于世的澄江针灸学派，树立了针灸学术史上的一座丰碑。

附 星光熠熠（门徒弟子）

承淡安自1928年开始授徒传道，亲传弟子包括中国针灸学研究社时期、西迁入川时期、中国针灸学研究社复社时期，以及江苏省中医进修学校时期等。不同时期都有代表性传承人。

1. 中国针灸学研究社时期的部分亲传弟子

（1）邱茂良（1913—2002年），浙江龙游人。早年师从张山雷学习内、妇等科。1931年到中国针灸学研究社跟随承淡安针灸临床实习，1932年毕业后返里开业。1934年再度重返无锡，正式投于承淡安门下。1954年，应江苏省卫生厅之聘，前来南京，协助承淡安筹办江苏省中医院和江苏省中医进修学校。1982年，南京中医学院成立针灸系，邱茂良担任首任系主任。作为承淡安最为得力的助手和衣钵传人，邱茂良的一生，对我国针灸学发展，特别是针灸临床研究的开展，做出了开创性贡献。20世纪50年代，由他主持开展的针灸治疗肺结核临床研究，开创了现代针灸临床研究模式。此后，邱茂良先后组织了针灸治疗急性细菌性痢疾、病毒性肝炎、肺结核、胆石症、食管癌、大叶性肺炎、溃疡病、小儿麻痹、遗尿症、泌尿系结石、中风病等的现代临床研究，扩大了针灸临床治疗范围，创新了探索针灸效应机制的线索，不仅为全面构建澄江针灸学派的研究范式奠定了重要基础，也为针灸学科的临床研究思路起到了良好示范作用。

（2）赵尔康（1913—1998年），江苏江阴人。1932年跟随承淡安学习针灸，后任中国针灸学研究社治疗股主任、代理总务等职。1937年，研究社因战事而暂停社务后，赵尔康受命将剩余书、图、教具等资产由无锡运回江阴保管，并承担起研究社后续事务。1948年创办中华针灸学社，至1955年共招收社员8 103人，遍布全国各地及港澳、东南亚等地区和国家。1959年应聘到卫生部中医研究院负责针灸研究所理论研究室和文献资料研究工作。1979年被选为中华全国针灸学会常委兼秘书。赵尔康对针灸理论有很深的造诣，在实践中强调以中医理论作指导，理法方穴为治疗手段，亦注重腧穴研究，1952年始设计和研制"人体经穴模型"，清晰标明十四经体表循行路线及361

个腧穴位置，作为针灸教学的直观教具。同时将每穴的位置、解剖、主治、手法等编写《人体经穴模型说明书》，著有《针灸秘籍纲要》《中华针灸学》《金针实验录》等多部著作，以及多篇学术论文。成书于1948年的《针灸秘籍纲要》，在"治疗篇"中，赵尔康将84种疾病按西医系统划分为急性传染病、新陈代谢病、呼吸器病、消化器病、循环器病、血液及脾病、神经系统病、泌尿生殖器病和运动器病等9类，体现了澄江针灸学派对针灸治疗认知角度的转变。

（3）曾天治（1902—1948年），广东五华人。1932年春，前往无锡，拜师承门，专攻针灸。学成归里后，一边积极宣传针灸，一边对每位患者尽心治疗，并取得了"十九都获痊愈"的疗效。行医之余，曾天治十分注意将各种病的治疗经验记录在案，并在治愈40种病症时，集结付印千册，名之曰《针灸治疗实验集》。先后被广州汉兴国医学校、光汉中医学校聘为针灸课程老师，后应学生要求，自行开设"科学针灸治疗讲习所"。1937年春夏，该讲习所迁址香港，并易名为"科学针灸医学院"。培养了包括邓昆明、苏天佑、萧憬我在内的大批海内外针灸人才，有力推动了针灸在东南亚甚至全球的传播。

（4）卢觉愚（1897—1981年），广东东莞人。1926年考入香港东华三院，担任中医内科医生。1932年11月21日参加针灸学研究社函授学习，是香港中医界参加该社学习针灸之第一人（其兄卢觉非也于是时参加针灸学研究社学习）。1934年，依据承淡安编著的《中国针灸治疗学》，以及美国格雷戈里博士所著《手术整脊治疗法》中关于脊椎神经起止循行形状的插图，卢觉愚制成《关系针灸学术之经穴神经表解》，是将针灸经穴与神经系统做出比较精细的对照工作的第一人。1935年12月，卢觉愚在香港积极筹办中国针灸学研究社香港分社。1937年8月改名为"实用针灸学社"。代表性针灸著作有《针灸问对》《实用针灸学讲义》《临床针灸要诀》《针灸说明书》《针灸简要》等。

（5）罗兆琚（1895—1945年），晚年号篁竺老人，广西柳州人。1924年起专研针灸。1935年夏，应承淡安邀请赴无锡参与中国针灸学研究社工作，任研究社研究部主任兼编辑部副主任、讲习所讲师兼训育处主任、针灸杂志社编辑等职。抗日战争爆发后，避乱返乡。代表作有《实用针灸指要》《中国针灸经穴学讲义》《中国针灸学薪传》《中国针灸学配穴精义》

《新著中国针灸外科治疗学》等。

（6）李春熙（1899—1988年），原名李荣庆，字春熙，江苏淮阴县（清江市）人。1935年赴无锡针灸讲习所，就读于名师承淡安门下，学习中医针灸。1955年应承淡安的邀请，协助创办江苏省中医进修学校。1958—1978年任南京中医学院（现南京中医药大学）针灸学教研组组长达20年之久。1955年学校建设之初，李春熙与孙晏如合编了内部教材《针灸学讲义》，李春熙担任经络腧穴部分的编写，这是现代中医院校教育有史以来的第一部针灸专门教材，为以后针灸学的教材建设奠定了基础。1957年受国家卫生部委托，与有关教师一起编写了俄文版《针灸学》。在钻研经络腧穴理论的基础上，结合古代针灸古代文献，绘制了十四经经穴挂图。1957年，他与南京美术公司合作，仿照宋代针灸铜人，研制了石膏"人体经穴立体模型"，有效推动了针灸教学改革。

（7）杨甲三（1919—2001年），江苏武进人，中央保健局专家组成员。1935年在中国针灸学研究社参加中国针灸讲习所第二期学习。毕业后回里行医。1955年，进入江苏省中医进修学校首届针灸师资班学习，毕业后被留校。1957年被学校选派到北京工作，筹建北京中医学院和东直门医院。杨甲三尤其注重对腧穴的深入研究，提出纵横2个轴向的坐标定位取穴法，纵向定位通常依据骨度分寸法，横向定位方法则可概括为"三边""三间"，即骨边、筋边、肉边，骨间、筋间、肉间（包括筋骨间、筋肉间等）。代表作有《针灸取穴法》《腧穴学》等。

（8）留章杰（1911—1990年），原名留杰，福建泉州人。1934年参加中国针灸学研究社学习，1年后回到泉州，以内科为主行医，必要时针药结合，尤其对霍乱、鼠疫等传染病，疗效甚好。1953年，参加创办泉州中医联合诊所，设立福建省第一个针灸科室。1954—1955年，泉州流行乙型脑炎，留章杰发挥中医、针灸专长，积极参加抢救工作，治疗总结发表在1956年的《福建中医药杂志》创刊号上。1984年，留章杰创办针灸学术报刊《针灸界》，著有《中医学字辨》《中药炮制加工字释》，并出版《伤寒方临床阐述》一书。他重视针刺手法，形成了以练气、练指力为先导，平补平泻为基础的针刺手法特点，并拥有一套过硬的运针不痛技术。他秉承承淡安的学术思想，屡用艾炷直接灸获得奇效，被誉为"灸法神功"。

（9）陈应龙（1902—1993年），原名陈今声，字运生,福建龙海县人。1936年赴无锡参加针灸学研究社学习。1956—1985年,任厦门中医院院长,后转任名誉院长。1958年兼任厦门大学华侨函授部(后改为海外函授学院)中医教授,并承担针灸进修班负责人工作,是厦门大学中医系建立元老之一,福建针灸学会首任会长,是全国首届名老中医传承指导老师。他独创有带气行针和子午流注补泻法,晚年著有《陈应龙针灸医案》《陈应龙医疗气功选》。

(10)黄宗勖(1912—2001年),福建省古田县人。1931年考入福州私立协和医学院。1936年独立行医,并参加中国针灸学研究社学习。1958年转入福建中医学院任教、业医,承担了《黄帝内经》《难经》《古典医籍》《经络学》《针灸学》等课程教学,并负责编写《经络学》《针灸学讲义》《子午流注》《甲乙经语释》等教材;同时,他还在全省率先创办针灸器材厂,其所生产的针具、艾条、针灸模型等行销全省各地。在他从教近50年的生涯中,培养的针灸专才,遍布福建全省,并远及东南亚、欧美诸国。他本人也被评为首批国家级名老中医药专家。

(11)邵经明(1911—2012年),河南西华人。1951年拜承淡安为师,由此走上了针灸之路。1958年河南中医学院成立,邵经明调任主讲针灸学、中医基础理论、中医诊断学等课程,历任针灸教研室副主任、主任、针灸系名誉主任。邵经明在长期的临床实践中,形成了丰富的经验,尤其以他独创的"三穴五针法"预防和治疗哮喘发作为最具代表性。邵经明曾参加全国高等中医院校第二、第三版《针灸学》及《各家针灸学说》统编教材编写,著有《针灸防治哮喘》《针灸锦囊》《针灸简要》等专著,并参编多部针灸专著。曾任河南省针灸学会第一届主任委员,是首批全国名老中医。

(12)谢锡亮(1925—2018年),河南原阳县人。1951年负笈千里,投考中国针灸学研究社实习研究班,拜承淡安为师。1953年学成之后,他自愿来到山西襄汾偏僻农村,服务乡邻,后调至襄汾县医院,是第一批中国针灸专家讲师团教授成员。退休后迁居山西侯马。1991年2月,谢锡亮在山西侯马市创建了中国澄江学派针灸医学研究所,亲任所长,整理学术经验,传承针灸薪火。谢锡亮重视学生的针灸基本功训练,著有《针术要领》《针灸基本功》等专著,而对灸法犹有研究,出版了《灸法与保健》《灸法》《家庭实用保健灸法》《长寿与足三里灸》《谢锡亮灸法》等专

著,为当代灸法名家。

(13)高镇五,出生于1927年,浙江慈溪(原余姚县)人。作为慈溪匡堰高氏世医第五代传人,13岁起随父高圣水习医,历时8年。1951年参加承淡安苏州中国针灸学研究社研习针灸。1957年4月开始参加浙江中医进修学校第一期针灸进修班,同年6月正式留校工作,历任浙江中医学院针灸教研室主任、针灸推拿系主任。擅长针灸内科,注重针灸适应证,讲究针刺疗效增加效益,重视针灸时机,因人、因地、因时、因病、因穴"五因制宜";发展"井穴""十王",探索创新的"甲根"穴,特别绘制"甲根"穴定位图。代表著有《经络学说探讨》《针刺纠正心律失常的临床观察》等论文;主编著作有《新针灸学》《针灸解剖学图谱》;合编著作有《中医学辨证法概论》《针灸学》《当代中国针灸临证精要》。

2. 江苏中医进修学校时期的部分亲传弟子

(1)程莘农(1921—2015年),原名程希伊,江苏淮阴人,中国中医科学院资深研究员。15岁师从当地名医陆慕韩学习中医内科、妇科、温病等。1955年3月考入江苏省中医进修学校首届进修班,毕业后留校,从事针灸教研组教学、医疗和研究工作。为推动经典医籍教学,程莘农牵头承担了《难经》语译工作。1957年调任北京,担任北京中医学院针灸教研组组长,还与杨甲三、姜揖君、单玉堂等一起,筹建了北京中医学院附属东直门医院针灸科。1975年,调任北京国际针灸培训中心担任针灸教研室主任。主编了《中国针灸学》《针灸精义》《中国针灸学概要》等初级、中级、高级针灸教科书。1976年,程莘农调任中国中医研究院针灸研究所并开展经络研究。在262医院的协作下,完成了经络体表循行81例研究,成为我国早期经络研究的佳作之一,并为1990年牵头承担国家攀登计划"经络的研究"——循经感传和可见经络现象的研究,奠定了前期基础。程莘农精研《黄帝内经》《难经》等中医经典,并在此基础上,结合临床创立了"一窍开百窍""通调四关法""改进三才法""指实腕虚运针法"等针刺方法。1994年,程莘农当选为中国工程院院士,2009年当选为首批"国医大师",是全国首届名老中医学术经验传承指导老师。

(2)肖少卿(1923—2017年),江苏泰兴人。曾任南京中医学院(现南京中医药大学)针灸教研组副组长、经络教研室主任,中国针灸学会经络研究会理

事，全国高等院校中医药教材编审委员会委员。1946年师从泰兴季惠民学习中医内、外科，1955年3月考取江苏省中医进修学校首届进修班，1956年毕业后留校任教。受承淡安影响，肖少卿转入针灸学教研组，先后参与了《针灸入门》《针灸学·中级讲义》《针灸学讲义》《针灸学》等教材的编写。肖少卿深入研究经络理论，运用经络的生理病理特征进行辨证施治；致力于针灸处方的研究；临床善用透刺法。代表性著作有《经络学》《经络腧穴概论》《中国针灸处方学》及《针刺补泻透刺术治疗疑难杂症》（录像电视片）。

（3）梅健寒（1924—2004年），江苏兴化人。先后师从林丙英、赵沫生、印华大师等。1956年7月，江苏中医进修学校第一期针灸师资班结业，并留校参加针灸学科教研工作。梅健寒深入地研究针灸学的基础理论及其临床应用，坚持在临床实践中验证和发扬针灸学理论。梅健寒的主要学术思想和对现代针灸学术的贡献有：① 总结了"十四经腧穴主治纲要"。② 提出"经穴处方规律"，包括循经取穴、局部取穴、邻近取穴三种。③ 提出"腧穴主治规律"，即"腧穴所在、主治所在""经脉所过、主治所及"和"越远越远、越近越近"。④ 绘制了"十四经腧穴分部主治图"。⑤ 阐明经脉循行与病候的关系，绘制了十四经经脉循行与病候关系示意图。⑥ 总结经别特点，绘制了"十二经别循行示意图"。⑦ 总结经筋理论，绘制了十二经筋循行与病候关系图。⑧ 发明指测等分取穴法。⑨ 简化子午流注推算，发明计算盘、简易取穴表。⑩ 提出"经络定理"，即经脉循行＝本经病候分布；病候分布＝本经腧穴主治；腧穴主治＝本经循行部位。主要论文和著作有《针灸处方配穴的研究》（《江苏中医》1957年）、《经络起源的探讨》（《中医杂志》1957年）、《针灸学》（江苏人民出版社，1957年10月）；并参与编著《中医学概论》（人民卫生出版社，1958年）、《简明针灸学》（江苏人民出版社，1959年）、《针灸学讲义》（人民卫生出版社，1961年）、《针灸学讲义（重订本）》（上海科学技术出版社，1964年），主编《奇经八脉与针灸临床》（人民卫生出版社，2006年）等。

（4）杨长森，1928年生于江苏阜宁。自幼随父学习中医，后又拜陈立斋为师，1949年独立应诊。1955年考入江苏省中医进修学校首届进修班。受承淡安启发和鼓励，1956年留校专攻针灸，并担任针灸教研组副组长。凭借扎实的内科功底，杨长森为现代针灸学术做出了巨大的贡献。首先，他将辨证论治贯穿于针灸临床，以中药方剂学为借鉴，在针灸学中建立针灸处方和方义，确立了理、法、方、穴的针灸临床辨证论治体系。其次，他认为针灸疗效的高低，除辨证论治、立法处方是否正确外，还决定于针刺补泻手法是否正确。对古今针刺补泻手法的文献，杨长森进行了全方位的整理和验证。对疾徐、开阖、呼吸、提插、捻转、留针等单式补泻手法，进行了分析和探讨，并提出了一些个人见解；20年后又对复式补泻手法的操作规范、主治特点及其与"守气"的关联性和重要性进行了阐发。代表性著作有《针灸学讲义》《针灸治疗学》《针灸中药临床学》等，是江苏省名中医。

（5）杨兆民，1928生于江苏太仓。杨兆民15岁立志学医，1949年独立悬壶开业。1955年成为江苏中医进修学校首届进修班学员。1956年至1957年间，在江苏省中医院跟随承淡安学习与侍诊，得以"零距离"视聆一代宗师的教诲和精湛医技，尤其对刺灸操作技术方法规范、操作量学有深入研究。主编《刺法灸法学》等规划教材。曾任全国普通高等院校中医药类规划教材编审委员会委员，中国针灸学会针法灸法分会理事、顾问，中国针灸学会针灸教学专业委员会学术顾问，江苏省针灸学会耳针分会顾问，江苏省针灸学会针灸器材专业委员会副主任委员，南京中医学院针灸教研室副组长、刺灸学教研室主任等职。被中华人民共和国人事部、卫生部、国家中医药管理局确认为第二批全国老中医药专家学术经验继承工作指导老师。

承淡安在不同时期的亲传弟子还有很多，再传弟子更是遍布海内外，为当代针灸学术的传播提供了智慧，也为各地人类健康维护和疾病诊疗提供了技术。澄江针灸学派传人以针灸为术，怀安天下，济世佑生。

（二）学术观点与针灸特色

1. 阐明针灸的科学价值

承淡安凭借自己临床实践中的观察和体验，努力阐明针灸的科学价值。他认为"人身内体器官，与皮肤息息相通。审知病之所在，而于其通于外部之皮肤上一部分，略施刺激，则内部之疾，可告霍然。此种治疗，奚容漠视者哉！（《国人亟宜拥护国粹——针灸术》）"

他从现代和传统阐述针灸学术的科学价值，首先吸收了如神经纤维损伤的变质学说、海氏带反射学说、物理刺激促使神经功能兴奋或抑制学说，以及巴甫洛夫神经反射的原理，阐述针灸治病原理和机制，努力从现代医学的角度来阐述针灸治病机理的学术思想。另一方面，承淡安更加强调，要在理通中医学理的基础上，研究针灸治病机制，要从临床上去摸索和证实阴阳、五行、营卫、气血，以及在解剖学上难以理解和认识的经络。基于对中西医学知识的掌握和理解，承淡安进一步认为，针灸能够治愈疾病，"疏通经络，宣导气血"，包括了它的一切治病作用；这种认识，也与现代医学上"调整神经机能"的看法和认识完全接近。

其次，阐明针灸学术的临床价值和特点。承淡安总结针灸有"便利、速效、经济"（《告中医个科同志书》，《针灸杂志》第1卷第1期）三个特点。具体来说，经济，即相对于虚高的药价，针灸相对便宜——"我医家如皆学针灸，则备针数支，几许艾绒，即可应付百病……其经济与用药物较，不可以道理计矣"。速效，即针灸直接刺激，效果快速甚至即刻出现——"近数年中，参有针刺，病多应手，其效之速，竟有针未取去穴，而病已在刹那间去者。就实验上比较，于内外眼耳各科，针灸竟无不能，且效倍速，可以立见"。便利，即相比较药物煎煮制作与药效上的问题，针灸简便易行——"一针一灸，简而易行，数支金针，在医家携带，无往非宜，可称在治疗上之便利，莫逾于此"。

2. 将现代解剖学与传统腧穴学相结合，阐明腧穴的部位和功能特点

首先，承淡安从治疗的角度来论述和解释腧穴，认为腧穴是针灸施术的点或部位。其次，他阐述腧穴的具体内容，尤其是将解剖学知识与腧穴定位联系在一起，考察每个腧穴的部位和形态结构。第三，除了拍摄真人写真腧穴定位图，他还在腧穴图上标注了骨骼、肌肉、血管、神经等内容。第四，承淡安还绘制了《十四经新旧腧穴合参图》，将古书上示意的经穴图与根据解剖结构重新绘制的腧穴图，放在一个页面上，进行对照和比较。第五，承淡安考订了经外奇穴132个，并从临床体验认为，这些腧穴在应用上颇多特效。

3. 阐明经络理论在中医针灸学中的重要地位，以及现代研究的思路

首先，虽然经络在解剖学上没有踪迹，但经络现象是存在的。承淡安认为：① 现代的医学科学知识，还没有得到正确理解的东西很多，不应该从现代仅有的医学科学知识去简单地否定经络的存在。② 针灸疗法所使用的穴位分布，一直是和经络分不开的。③ 历代针灸疗法的治疗法则，也一直离不开十二经脉循行分布的基础。④ 在进行针灸治疗时，患者体内所发生的针下感传如压重、酸、麻、胀痛等，其放散传达的径路范围常常发现与经络循行的径路范围有部分的相符合。其次，承淡安认为经络与血管和神经都不是同一个概念，而经络有"能决死生、处百病、调虚实"的功能，只是大脑皮质的机能作用。第三，十二经络成为有系统的学说，是经过若干人和若干年代的经验的积累，它具有一定的时代背景和时代特征，也就有它的局限性。第四，经络理论是针灸医学基础理论之重点，对中医临床，尤其是针灸临床的指导作用，具有理论意义和实用价值。第五，经络理论的具体内容主要包括经络的类别、经络的循行分布和经络病候三个部分。他还认为，古人对经络的应用，把病候归纳到经络方面，根据经络来探讨治病法则，是有它深刻的意义。第六，经络的临床应用价值主要包括诊断和治疗两个方面，不仅体现在针灸治疗方面，也体现在药物治疗方面。

4. 阐明针刺手法的神经原理，改进针刺操作方法

首先，承淡安认为针刺手法非常重要，且需反复刺针练习。其次，他发明无痛进针术，并指出这种进针术依赖于术者的指力为基础。第三，进针后，主要有兴奋、抑制、反射和诱导四种手法。第四，参考日本新针法，承淡安将我国古代的传统针法进行改进，共有单刺术、旋捻术、雀啄术、屋漏术、置针术（即留针术）、间歇术、震颤术、乱针术等8种针法，他认为临床应用最多者为雀啄术、旋捻术、置针术。第五，出针时，都用一种操作，即必须将针作轻缓之捻动，徐徐退出，而在针孔处以消毒棉花盖上，略揉数转。第六，他认为针刺无补泻之别，而只有刺激强弱的不同。对于刺激强弱与疾病虚实之间的关系，应由医者在治疗过程中根据患者体质情况、耐受程度、病之新久、得气难易情况和气感强弱而随机应变。

5. 阐明艾灸治疗的现代机理，量化艾灸操作

首先，承淡安将灸法之作用概括为活跃脏腑机能、促进新陈代谢，对人体各系统之功能，有明显之调整作用，不仅可以治病，亦可防病保健。其次，承淡安拟定灸量的临床应用标准。第三，临床施灸部位选择，分为三类：① 患部灸：即在病苦之局部直接施灸。② 诱导灸：即从其相关的远隔部位施灸，以通其

经脉、调其血行,而达治疗目的。③ 反射灸:其病变属于内脏诸器官在深层时,须按经取穴,利用生理反射机能的间接刺激,以达治疗目的。第四,艾灸治疗后的临床现象有多种,即灸术现象,与火伤状态轻重有关。第五,承淡安认为艾灸原理可以概括为助元阳、通经络、温中祛寒、补虚泻实、发郁散邪。

6. 改进和研制针灸器具,规范针灸器具的规格

首先,承淡安制定规范,统一毫针制作的标准。在民国及民国以前,没有专门的针灸针生产单位,制作也是极不规范,没有统一的标准。其次,承淡安改革针灸针的制作材料,于1951年尝试用不锈钢制作针灸针,1952年开始正式生产,取代了历来使用的动辄生锈的铁制针灸针。至今临床最广泛使用都是不锈钢针灸针。第三,承淡安改良皮内针,发明撳针。第四,他制作"念盈药艾条"。此外,承淡安还对温灸器、皮肤针、针灸经穴模型等进行了改进和创新。

7. 中西医汇通

承淡安初入医道,也是中医和西医互补和冲突并存的时代。学贯中西的承淡安,对中西医的理解比较透彻,在两种医学的融合方面做了许多开创性的事业。首先,他从临床实践中发现了中医针灸的价值和科学性,充分肯定中医针灸临床价值和科学价值,但也发现其理论上的一些不足,有必要补充、完善。其次,他努力实践中西医的汇通。如晚年编著出版的《中国针灸学》一书,治疗学部分,就已经完全按照现代医学的病症分类进行编排和写作。承淡安中西医汇通的另一个实践是教学。一方面要求学生学习中医经典著作,另一方面也要求学习现代医学的知识。作为中医现代高等教育的领路人,承淡安还将西医高等教育的学科模式引入中医高等教育中,开创了传统师承教育所无法实现的中医人才培养。

承淡安是中医西医皆学,内科外科兼收。在他的学术思想形成过程中,对于中医和西医的认识,始终是一个不停探索、不断进步的过程。

（三）临证医案

1 承淡安医案

案1 呕吐泄泻

余治一邻家鞋店内之子,3岁,患呕吐泄泻已半月余,面青眼泛,鼻出冷气,四肢厥逆,脉细无神,断为不治。给予艾绒大团,用墨在小儿腹上点关元、天枢三

处,嘱其用艾灸而去。晨复来,面有神采。其母谓灸后即四肢温暖,呕吐泄泻俱止,欲吮乳矣。唯灸处溃烂,为敷玉红膏,并出一方以与之调理善后。

案2 前额头痛

宜兴吕鹤生君,头前顶额痛半年余,常用毛巾紧束之稍安,为灸囟会、上星、头维三穴,痛立止。乃嘱其用艾隔姜片日灸上穴各一壮,以防复发而善其后。患未来复诊,想必愈矣。

案3 湿痰流走筋肉

淡安治苏城饮马桥吕某,面黄肿,不咳而痰多,肌肉间不时疼痛,此痛彼止,痛无定处。咯痰多则痛减,少则痛甚。经西医服药注射,无甚效果。来寓诊,按脉濡细,苔白滑。湿痰流走筋肉也。为针脾俞、中脘、关元、丰隆并灸之。以后日灸1次,5日而大效,连灸半月而痊愈。

案4 头痛

1927年,淡安寓苏州皮市街。同宅孔氏,29岁,生活艰苦,于4月14日外出归,头痛甚,恶寒发热。余与内子往诊之。脉浮而舌白。为针风池二穴,头痛立愈。又针风门二穴并灸之。逾二时许,遍身汗出而愈。并未服药,仅饮生姜红糖汤,由内子煮赠之。

案5 泄泻

民国十六年（1927年）,苏城临顿路王翁曰芳,年50余,患泄已4年,日夜5~6行,精神困惫,每觉肠鸣腹痛,则急如厕,一泄即止,逾一二时再行。其哲君瑞初与余善,邀余诊之,脉濡细。灸关元、天枢、脾俞、百会四穴,即为各10余壮,竟1次而愈。

案6 腰痛

在望亭针一后宅某氏子,由三人扶挟至诊室,腰痛伛不能仰,鞠躬而行,卧则腹下垫絮,转侧皆不能,背部按之作剧痛。与葛生怀清共针之。先泻人中,次针环跳、委中、昆仑三处,同时用泻法,同时出针,患者即时起立而行,见者无不惊奇。

2 中风（邱茂良医案）

杨某,男,59岁。

[症状] 中风偏瘫、失语已旬余。酒后突发神志不清,半身不遂。家人急送往当地医院急救,用脱水降压的方法治疗2周后症状稳定,遂来住院治疗。刻诊:沉睡嗜卧,但唤之能醒,言语不清,体温和血压均在正常范围,饮食甚少,有时恶心,咯吐稠痰,大便常溏,舌苔色黄而厚腻。患者平素嗜食甘肥,好酒,形体肥胖,

此多痰多湿之体,痰浊内蒙。

[诊断] 西医诊断:脑血栓形成。中医诊断:中风(中脏腑)。

[辨证] 痰湿内盛,蒙闭清窍,走窜经络。

[治则] 调补脾胃,宣化痰浊。

[针灸处方] 人中、廉泉、神门、中脘、足三里、丰隆。

[治法] 均用泻法,每日1次。

[疗效] 连续治疗10次后,神志清醒,言语好转,不再嗜卧,饮食较好,舌苔化为薄腻,脾运渐复,痰浊渐化。原法中加入治瘫穴位,取穴为中脘、足三里、肩髃、曲池、合谷、伏兔、阳陵泉、风市等穴加减出入,连治月余,下肢瘫痪渐复,可以坐行,上肢仍不能高举,续予调理。

3 萎缩性胃炎(邱茂良医案)

患者,女,42岁。

初诊:1992年10月4日。

[症状] 胃脘部嘈杂灼痛,反复3年。多年来,因夫妻关系不好,情绪欠佳,精神抑郁,饮食不香,渐至食后胃部不适,食量减少,渐见胃脘隐痛、饱胀,并不断加重,有时嘈杂如饥,胃脘烧灼难受,按之轻压痛;有时空呕,口干欲饮,大便干结,形体消瘦,心烦善怒。舌红,少苔,脉象细数。曾经2次胃镜检查。

[诊断] 萎缩性胃炎。

[辨证] 肝气郁结,郁火伤阴。

[治则] 清养胃阴为主。

[治疗] 乃取肝俞、胃俞、中脘、期门俞募同用,行捻转补法,以调理肝胃;取廉泉、足三里、三阴交、太溪以养阴生津。泻行间、内庭两穴,以清肝胃之热,经用本方加减,间日1次,治疗1个月,胃痛、嘈杂与烧灼感明显好转,但仍饮食不多,神疲少气,此胃热虽去,气阴未复,乃用黄芪注射液注射肝俞、胃俞两穴,以梁门、气海、足三里、三阴交、太溪等穴治之。

[疗效] 连续治疗2个月,症状完全消失,纳食增加,精神好转。

4 膈肌痉挛(肖少卿医案)

周某,女,41岁。

初诊:1998年7月12日。

[症状] 呃逆频频8年余,自1990年起无明显诱因出现呃逆,呃声频作,不能自制,在某中医院诊断为"呃逆"(膈肌痉挛)。胃镜检查:无明显异常。经服

中药疏肝理气、和胃止呃之剂40余帖,未见效果。后就诊于某西医院,亦诊断为"膈肌痉挛",服用卡马西平、天麻丸等中西药物,亦未获效。刻下:呃逆频作,呃声洪亮有力,每于精神紧张或情绪激动时发作尤甚,饮食与二便如常。舌质淡,苔薄白,脉弦细。

[诊断] 呃逆(膈肌痉挛)。

[治则] 良由肝气不舒,横逆犯胃,胃失和降所致。治拟疏肝理气,和胃降逆。

[针灸处方] ①肝俞、期门、内关、中脘、足三里、太冲。②膈俞、水突、天突、膻中、支沟、阳陵泉。以上2方,每日选用1方,施平补平泻法,留针20分钟,10次为1个疗程。并结合推按腋笑穴(在极泉穴下2寸处),每日1次,以促其心胸开朗,加速康复。

[中药处方] 柴胡10g,白芍10g,炙甘草8g,党参10g,木香9g,厚朴9g,开心果12g,绿萼梅6g,吴茱萸5g,丁香6g,柿蒂7枚,薏苡仁5g,砂蔻仁各4g(打,后下),沉香片3g,佛手片9g,降香6g。每日1剂,水煎分早、中、晚各服1次。

[疗效] 本例膈肌痉挛宿疾8年之久,平均每日"打呃"50余次,经肖少卿针灸40次,服中药28剂,呃逆逐渐消失,而告痊愈。过1年追访,患者告知愈后未再复发。

5 面瘫(杨长森医案)

患者,女,62岁。

[症状] 面瘫后遗症2年余。刻诊:左侧面瘫,面肌松弛如绵,健侧拘急,张口向右歪斜,目不合拢。

[治疗] 观患侧口腔黏膜有络脉瘀血特征,遂用三棱针在"青脉"上点刺放血少许。针灸取地仓、颊车、迎香、头维、攒竹(患侧),用艾炷着肤灸各1壮,觉烫即去之,不发疱。后溪、昆仑、睛明、足三里、三阴交、足三里(双侧),留针30分钟,隔日1次。中药方拟桂枝汤加红花、丹参、当归、桃仁、香附、络石藤、半夏、陈皮。

[疗效] 针灸10次,服药20剂。流泪、齿颊间食物留滞、吹风漏气等症消失,口眼歪斜基本纠正。

6 面肌痉挛(程莘农医案)

许某,女,62岁。

初诊:1992年8月3日。

[症状] 患者右侧面肌瞤动10余年。症见右侧面部肌肉瞤动频作,抽搐牵动口眼,致口眼歪斜,夜卧

流涎,右眼视力已下降,遇风、情绪紧张或劳累等则诱发眴动。面晦少华,汗出恶风,肩背酸楚不适,舌质淡边有齿痕,苔白,脉象细缓。患者因病奔波医治多年效果不显,经介绍,慕名求治于程莘农。

[辨证]营卫失和,风邪侵袭,气血虚弱,筋脉失养。

[治则]疏散风邪,调和营卫,兼益气血。

[针灸处方]大椎,风池,四白,颧髎,太阳(左),巨髎(左),地仓(左),颊车(左),承浆,外关,合谷,足三里,三阴交。

[治法]患侧用补法,健侧用泻法。

[疗效]治疗8次(1个疗程),面肌眴搐强度减弱,面色由晦暗不泽转黄而明净,右侧面肌偶尔出现眴动。后共治疗3个疗程,疾病痊愈。

7 恶寒症(留章杰医案)

患者,女,36岁。患恶寒症已3年多,虽在炎热夏季,亦需闭户塞牖,重衣裹身,服汤药已百余剂,终不见差。延请留章杰诊治,见其面色白,六脉微细。留章杰说:此阳气衰微,阳虚生内寒之症。当直接灸大椎,因为大椎穴为诸阳之会,灸之可振奋阳气,驱逐阴寒。于是用麦粒灸,直接置在大椎穴上,每次灸3壮,没有配合其他治疗。隔日复诊,已衣减大半。连灸3次,数年沉疴,竟霍然而愈。

8 压力性尿失禁(王玲玲医案)

患者,女,38岁。

初诊:2013年3月12日。

跑跳运动或剧烈咳嗽时有尿液溢出、不能控制6年余,加重1周。患者自述生育后6年来每次跑跳运动或剧烈咳嗽时均有尿液溢出,曾经药物治疗(具体不详)并配合缩肛运动,但效果不明显。近日症状加重。

[针灸处方]八髎,肾俞,关元,气海。

[治法]其中采用0.30 mm×75 mm的针灸针针刺次髎、中髎穴,并将针体全部针入穴位后稍提出1~2 mm,以韩氏电针仪将电针接于双侧次髎、中髎穴,频率为2 Hz/15 Hz,治疗40分钟。

[疗效]治疗2次后患者症状明显好转,后患者为了检验治疗效果,特意做剧烈运动,仍能控制,无溢尿现象。其后又巩固治疗1次,效果良好,未再出现运动时溢尿现象。

9 Meige综合征(吴旭医案)

蒋某,女,45岁。

初诊:2015年10月19日。

[症状]双眼睑痉挛伴下颌不自主收缩1个月余。始发无明显诱因,发病时双眼睑痉挛明显,伴有下颌时有咬合,舌体前后伸缩频繁,但未被咬伤,情绪激动、劳累、紧张等因素下易诱发,言语欠流利,饮食不便,寐欠安,二便调。患者曾至南京军区总院及江苏省人民医院就诊,查头颅MRI未见明显异常,考虑Meige综合征,建议其肉毒素注射治疗,患者犹豫不定,故来我院针灸科门诊就诊。初诊见:神志清楚,言语欠流利,眼睑痉挛抽动,下颌不自主收缩,舌体伸缩频繁,随说话而发作频繁。舌暗,苔薄白,脉弦。

[诊断]西医诊断:Meige综合征。中医诊断:痉病。

[针灸处方]腕踝针(上1),攒竹,下关,肝俞,膈俞。每日1次,每周6次,10次为1个疗程。

[中药处方]全当归、杭白芍、地龙、乌梢蛇、僵蚕各10 g,全蝎5 g,钩藤15 g,珍珠母20 g,生草6 g。每日1剂,水煎服。

二诊:2015年11月9日。

[症状]患者诉针药治疗后症情有好转,吃饭症状改善,能讲话,但咬齿仍无力,说话时间不能持久清楚,多食螃蟹后感症状有所加重,否认情志波动受刺激。

[治疗]予中药原方加黄连2 g,生地15 g,生山药30 g。针灸再宗原法,加用脾俞,继续腕踝针治疗。

三诊:2015年12月4日。

[症状]患者双眼睑改善明显,言语改善,咬齿力量较前好转。

[治疗]中药原方去山药,加生山楂30 g,针灸再宗原法,继续腕踝针治疗。

四诊:2016年1月5日。

[症状]患者就诊时双眼睑痉挛明显改善,吃饭正常,言语较清晰,夜寐不实,醒后不寐,舌淡边缘偏光,苔薄,脉细滑不耐重按。考虑气血不足,心神失养。

[针灸处方]腕踝针(上1),攒竹,下关,肝俞,心俞。

[中药处方]全当归、杭白芍、地龙、乌梢蛇、炙远

志、生熟地黄、五味子、太子参、天冬、麦冬、云茯神各10 g，全蝎5 g，珍珠母、酸枣仁各20 g，丹参15 g，生甘草6 g。

［疗效］继治2个疗程后，患者双眼睑偶有痉挛抽动，夜寐明显改善，无其他不适症状。

🔟 中风（张建斌医案）

曹某，男，72岁。

初诊：2018年5月27日。

［症状］突发左侧肢体活动不利4月余。患者4个月前无明显诱因出现左侧肢体活动不利，言语不能，并逐渐出现意识不清，紧急送往江苏省人民医院，诊断为脑梗死，经住院治疗后症状好转。出院后遗留左侧肢体活动不利，刻诊：患者神清，精神萎靡，反应迟钝，表情忧郁，情绪低落，左侧肢体肌肉收缩，左侧肢体麻木胀痛，左手无肿胀，言语不清，饮水无呛咳，无明显头晕头痛，无耳鸣复视，无胸闷心慌，无腹胀腹泻，无恶寒发热，夜寐安，纳谷不香，二便尚调。既往有高血压、冠心病、心房纤颤、前列腺增生病史。17年前曾发脑出血，当时出血量约12 mL，经保守治疗后未留有后遗症。查体：左侧口角稍有歪斜，伸舌居中，左上肢肌力0级，左下肢肌力1-1-1-0，右侧肢体肌力肌张力基本正常；左侧上肢肌张力偏低，左下肢肌张力正常；左侧腱反射（－），右侧腱反射（－）；巴氏征左侧（＋），右侧（－）；掌颏反射（＋）。颈软无抵抗，脑膜刺激征（－），构音障碍，左侧肢体浅感觉减退。辅助检查：头颅MRI示右侧额叶、顶叶、枕叶、颞叶急性脑梗死，颅内多发腔梗，部分软化灶形成。

［诊断］中医诊断：中风病（风痰阻络）。西医诊断：脑梗死，高血压病3级（极高危），冠状动脉粥样硬化性心脏病，心房纤颤，前列腺增生症。

［治疗］选择低盐低脂饮食，同时予以"促通灸"治疗以促进神经功能的恢复，改善患者体质，提高患者生活质量，预防中风病的复发等。

［疗效］治疗2周后，患者精神、情绪均较前改善，言语清楚，左上肢可见肌肉收缩，左下肢能在床面平移，其余无明显不适。舌红，苔薄，脉弦滑。饮食可，夜寐安，二便尚调。查体：左上肢肌力1-1-1-1，左下肢肌力2-2-2-1，左侧上肢肌张力偏低，左侧下肢肌张力正常，左侧腱反射（－），右侧腱反射（－），巴氏征左侧（＋）、右侧（－），掌颏反射（＋）。颈软无抵抗，脑膜刺激征（－），已无构音障碍，左侧肢体浅感觉基本正常。继续2周治疗后，患者各项指标均明显好转。

第二节　金陵陶崑灸疗术（动力灸）

一、流派溯源

金陵陶崑灸疗术有着100多年的历史。秉承古法，在继承古代医家治疗经验与家传经验的基础上，结合现代人的生活特点、疾病特点，开拓创新，不仅将传统灸法的治疗思路、灸具以及治疗方法较好地留存，还在此基础上利用现代工艺改进了部分灸具，增强了治疗效果，改善了患者体验。并通过教学的方式将灸法传播到五湖四海、世界各地，造福更多的人。

金陵陶崑灸疗术是家传的灸疗技术，重要的传承人——南京市名中医陶崑，男，出生于1941年。他医术精湛，医德高尚，思维敏捷，端庄慈祥，气质高雅，平易近人，在针灸这块田地上耕耘了61个春秋，慕名前来的求医者，络绎不绝，是一位远近闻名的老中医。

陶崑出生于中医世家，自幼耳濡目染，在祖母张凌云，外祖父朱孝锦，父亲陶杰臣，大舅朱紫珍和二舅朱紫玉的熏陶下，对中医济世救人有了最初最直接的认识。外祖父朱孝锦，曾在南京夫子庙开设"如一堂"中医馆，行医治病救人。父亲陶杰臣1946年在南京开设"庆仁诊所"。大舅朱紫珍1946年在南京开设"朱紫珍中医诊所"。新中国成立后，朱紫珍曾在1951年到1953年任白下区中医小组副组长，组长为南京名医张仲良，后为市第一任中医院院长。二舅朱紫玉1953年起在南京开设"朱紫玉中医诊所"，新中国成立后曾在南京第二人民医院工作。

陶崑从小跟随祖辈，父辈学习中医中药，父亲陶杰臣、大舅朱紫珍、二舅朱紫玉，经常向陶崑讲述针灸方面的典型案例、中医基础理论知识以及自己的行医方法和经验。

父亲对陶崑的影响极大，父亲时常言传身教，仔细向陶崑述说一些典型病例的治疗方法，教他如何以仁心对待患者，这让陶崑有着扎实的中医基础，技术全面，吃苦耐劳，平易近人，肯动脑筋，成为受患者爱戴的医生。

动力灸是陶崑在清代的太乙神针的基础上领悟并创新的一种新的灸疗方法。

太乙神针是将艾条点燃，用棉布七层包扎后，按于穴位上，冷则易之，每穴约灸5～7次。太乙神针因为操作费时、费事，对施灸者的操作手法有较高的要求，在操作过程中若用力过轻则火易灭，若用力过重可能致棉布燃烧而使患者烫伤。1931年，承淡安提出"太乙神针之功效虽卓，而药方复杂，已不适于现代病人之体格"。

陶崑承袭家传灸疗术，十分重视灸法的运用，他擅于将既有的灸法进行归纳、总结，并在此基础上进一步发展、创新。他在应用太乙神针治疗患者的同时，将已有的方法加以改进，不断思考如何操作才能使太乙神针具有更大的热力透达皮肉深部，力求操作方法的改良和疗效的最大化，从而在太乙神针灸的基础上发明了动力灸。动力灸结合了实按灸法、推拿手法及外用中药治法，采用浸泡了中药药液的红布和有韧性的隔垫纸包裹点燃的艾条，在实按灸的基础上，通过在穴位上的运动，施以按、揉、推、搓、叩等一定的手法，使艾火更具渗透力，故灸感反应迅速，易气至病所。同时，浸在棉布上的药液在热的作用下，更易透入人体内，抵达患处。可见，动力灸既有艾灸通调经络、活血化瘀、行气止痛的作用，又具备推拿按摩疏通经络、活血调气的积极作用，诸法合用，具有解除软组织充血、水肿，解除局部肌肉痉挛，促进局部血液循环的作用，从而达到消炎、镇痛、醒脑的目的。动力灸具有无创伤、无痛苦、操作灵活的特点。医者在施术时可凭手感、经验及患者的耐受程度进行适时的调节，从而避免艾火烫伤患者，这也使患者易于接受和配合治疗。

陶崑开创的动力灸是对灸法的发掘、开拓与创新，大大推进了灸法的传播与发展，为灸法注入了新的活力。

二、流派传承

（一）传承谱系

金陵陶崑灸疗术是在陶崑家族历史中孕育发展的，灸疗的传承与发展，经历三代，有着120多年的历史。

第一代：张凌云（1888—1979年），陶崑祖母。

朱孝锦（1891—1974年），外祖父。

第二代：陶杰臣（1917—2011年），陶崑父亲。朱紫珍（1924—2009年），陶崑大舅。朱紫玉（1926—2003年），陶崑二舅。

第三代：陶崑（1941出生），金陵陶崑灸疗术代表性传承人。

第四代：庞根生（南京市秦淮区中医医院针灸科主任）、姚舜（南京市秦淮区中医医院主治医师）、柯利仁（日本名折田利仁，上海中医药大学硕士、现于日本东京开"中医针灸养元诊所"）、骆萍（中医师、师承带教学生）、潘登（跟师7年、师承带教徒弟）、冯文龙（师承带教徒弟、高年资农村医生）、李瑶（本科毕业、昇晟堂中医馆馆长、金陵陶崑灸疗术实践基地负责人）、陶蕾（师承带教学生、南京灸道有限责任公司、陶崑大女儿）、陶煜（师承带教学生、南京市秦淮区中医医院行政，陶崑小女儿）。金陵陶崑灸疗术传承谱系如图3-2。

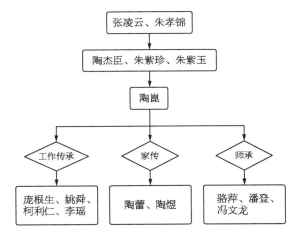

图3-2　金陵陶崑灸疗术传承谱系

（二）传承工作

1. 规范动力灸疗法以利于传承

动力灸是以陶崑为代表性传承人的南京市级非物质文化遗产项目"金陵陶崑灸疗术"中的一种灸疗方法，是由陶崑在清代的太乙神针的基础上改进、创新的一种新的灸疗方法。经过多年的专研和实践，陶崑及其传承人总结了动力灸疗法的作用原理、操作方法和适应证，为其传承奠定了基础。

（1）动力灸的作用原理

■ 药物

动力灸中包裹艾条的红布需要浸泡中药药液，

一般多选用活血化瘀、通络止痛的药物，如桃仁、红花、地龙、丝瓜络、葛根、姜黄、当归等。中药活血类药物具有消除组织水肿和炎性渗出、抑制急性炎症、对抗肉芽组织增生等作用，有显著的抗炎、镇痛效果。根据治疗的疾病不同，辨证施治选用不同的中药组方。

■ 艾灸

艾条燃烧产生光和热，这是艾灸发挥疗效的主要效应机制，它对人体气血阻滞能够发挥较好的疗效。艾灸的温通作用是其发挥抗炎效应的主要方式，可以治疗局部亚急性和慢性炎症，减轻各类疼痛性疾病如神经痛、肌痛和关节痛，刺激细胞再生。动力灸毫无疑问充分发挥了艾灸的温热作用，其在灸治时的温度曲线呈缓升缓降趋势。

■ 推拿

推拿手法属于机械力刺激，有良好的镇痛、活血化瘀的疗效，《素问·举痛论》有云"寒气客于肠胃之间，膜原之下，血不得散，小络急引故痛。按之则血气散，故按之痛止"，《医宗金鉴·正骨心法》亦有记载"若跌打损伤，伤聚凝结，身必俯卧，若欲仰俯、侧卧皆不能也，疼痛难忍，腰筋僵痛，宜手法"。现代研究认为，推拿活血化瘀效应是通过调控血管内皮功能以及干预内皮细胞钙离子通道信号转化而实现的。推拿可以通过干预局部致痛物质以及局部镇痛递质来发挥镇痛效果。

动力灸结合了中药、艾灸、推拿的三者功效，在治疗脊柱相关性疾病、四肢关节类疾病以及其他疼痛类疾病时能发挥较强消炎、镇痛、活血化瘀等功效。

（2）动力灸的操作方法

▲ 体位：根据患者发病部位，确定其姿势。肩颈部疾患的患者采取坐位，腰背腿部疾患的患者采取俯卧位，下肢关节疾患的患者可采取仰卧、俯卧或侧卧位。

▲ 备用：艾条5～10支。艾条要裹紧且具有韧性，避免其在施灸操作中断裂。

▲ 包裹艾条的红布需用中药汤液浸泡，一般多选用活血化瘀、通络止痛的药物，如桃仁、红花、地龙、丝瓜络、葛根、姜黄、当归。

▲ 将有韧性的皱纹纸作为艾火与药布之间的隔垫纸，准备数张。

▲ 点燃艾条后，用红布包裹，在需要治疗的部位施以点、按、揉、摩、抖、震颤等手法，使热力渗透，以患者感觉舒适为度。每次用5～8支艾条，每支艾条灸约3分钟。急性疼痛的患者每日治疗1次，慢性疼痛的患者可每2日治疗1次，10次为1个疗程。

▲ 在治疗局部病变时，灸治的范围应向周围扩大，可更好地起到疏通经络的作用。

（3）动力灸的适应证

动力灸具有广泛的适应证，适用于颈椎病、腰椎间盘突出症、颈椎间盘突出症、肌筋膜炎、腰肌劳损、脊柱关节疾病、上皮神经损伤、坐骨神经痛、急性腰扭伤、强直性脊柱炎等脊柱相关疾病。此外还可用于治疗肩、肘和膝关节的退行性变和慢性疲劳综合征。

自1997年以来，南京市秦淮区中医医院针灸科长期应用动力灸疗法，科室医生在临床实践中积累了丰富的经验。为了最大限度地提高动力灸的效率，需要注意以下几个方面：① 动力灸主要运用在脊柱及其两侧、四肢关节肌肉丰厚处。② 不宜在腹部、胸部心脏区域、颈部喉结及颈动脉处施灸。③ 不宜在湿疹、溃破、疮疡、水疱等皮肤损伤部位施灸。④ 不宜在孕妇腰部、腹部施灸。⑤ 施灸时不宜在皮肤上摩擦，以免损伤皮肤，艾火过烫时不宜在皮肤表面停留时间过长，以免造成烫伤。

2. 参与国内外针灸教学工作与国际学术活动，传播针灸学术

陶崑于1999年被评为南京市名中医，担任了南京市名老中医学术经验的师承带教老师，并正式收徒。此外，多次在市级、省级、国家级继续教育学习班担任授课老师，传授灸法技术，培养针灸人才。同时，随着2016年"金陵陶崑灸疗术"确立为"非遗"项目，使该疗法得到更加广泛的传承。

此外，陶崑担任南京中医药大学国际针灸培训中心的外教老师10余年，长期进行国际针灸教学工作，为针灸医学走向世界作出不懈努力，先后为40多个国家培养了200多名学生，壮大了世界各国的针灸专业队伍，为中国传统文化走向世界做出了贡献。近几年，一些国外从事针灸工作的医生也不远万里来到南京跟随陶崑学习动力灸疗法。在国际会议交流中，陶主任所撰写的论文《皮肤滚针治疗带状疱疹疗效观察》，在美国洛杉矶召开的"第二届国际中医药成果交流大会"上被授予国际杰出论文奖。

三、流派名家

陶 崑

（一）生平简介

陶崑（出生于1941年），男，南京市名中医，出身中医世家，从事针灸临床已60余年。历任南京市秦淮区中医医院针灸科主任，中国针灸学会临床分会灸法委员会副主任委员，南京中医药大学国际针灸培训中心外国留学生临床指导老师，是南京市被继承学术经验的名老中医之一。

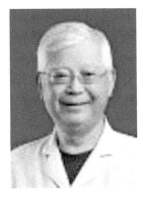

陶崑（出生于1941年）

陶崑1941年出生于中医世家，自幼随父学医，因其热爱针灸事业，刻苦钻研针灸技术，深受南京市针灸名医崔学良的器重而得其真传，后入江苏省中医学校学习。19岁起悬壶金陵，陶崑中医基础理论扎实，一直坚守在针灸临床一线，有深厚的理论造诣和丰富的临床经验，工作中秉承认真负责、精益求精的态度，精准细致地对待每一位患者，深受患者的信任和推崇。

擅长运用灸法治疗各种常见病、多发病以及多种疑难杂症，在灸法研究方面不仅继承传统，而且不断创新灸法技术，形成特色的治疗方法。陶崑在长期的针灸临床工作中，在积累临床经验的同时，不断创新艾灸技术。他曾说："中国几千年的灸法史，就是一部不断创新的发展史。灸法从单一的艾炷灸、瘢痕灸发展到现在的形式和种类繁多的各种灸法，完全证明了灸法的发展过程。而我们这一代从事针灸工作的医务工作者更应该发展灸法，不应该把我们老祖宗留给我的瑰宝弃之不用，以至失传。"陶崑根据临床运用"太乙神针"灸的实践经验，创新了一种新的灸法——"动力灸"。陶崑持续性的实践取得了巨大的成功，也成了他作为中医大家的标识。他将动力灸广泛地运用于各类临床疾病中，对灸法的普及产生了重大的影响。此外，陶崑还在一些传统的灸法和灸具上进行改革、创新，如"长蛇灸"衬垫物的改革创新、灸疗器具的改革、悬臂灸的灸法灸量的改革、中药蒸汽灸的灸法改革等，使灸法更能适应临床的需要。陶崑临床上运用的灸疗方法多达20余种，创立了南京地区第一个"灸疗室"。

同时，在针刺疗法方面，陶崑亦有建树。在临床选穴上，擅长运用"背俞穴""华佗夹脊穴"治疗脏腑病和疑难杂症。他认为针刺手法是得气的关键，而得气又是治疗成败的关键。为了提高治疗效果，陶崑潜心研究自创两种进针手法，"揉指进针法"和"震颤运气进针法"，这两种针刺手法进针柔和，痛感微小，针感明显，得气快速，深得患者的喜爱。陶崑创新研制了新型针具"皮肤滚针"，变梅花针的叩击刺激为往复滚动刺激，操作更简便，安全性更强，解决了梅花针叩刺力度不易掌控和叩刺面积小的问题。由于皮肤滚针针刺力度均匀一致、针刺面积大，因此特别适合需要做循经治疗和皮肤患病面积较大的患者。陶崑在治疗带状疱疹患者时，会在围刺后用皮肤滚针治疗，初次即可使疼痛明显减轻甚或消失，疱疹吸收消散加快，病程明显缩短，减少后遗症的发生。目前，这种"毫针围刺＋电针＋皮肤滚针＋悬灸"治疗带状疱疹的治疗模式，已被列为陶崑所在医院的特色单病种诊疗方案之一。

内科功底深厚，擅长运用针刺、艾灸、中药结合的综合疗法治疗各种疾病，如脾胃病、妇科病、男性病、泌尿系统疾病、免疫系统疾病和各种疼痛性疾病，临床上很有疗效。在中医"治未病"思想的指导下，陶崑还注重"冬病夏治"和冬令膏方的运用，以达到防病、养生、保健的作用。

（二）学术观点与针灸特色

1. 重视灸法，主张多种治疗方法结合运用

陶崑十分注重灸法的运用，他认为传统灸法是针灸宝库中一份宝贵的财富，但目前针灸界普遍存在"但见针刺病，不闻艾灸香"的现象，拯救衰落的灸法是每一个针灸工作者的使命和天职，已迫在眉睫，刻不容缓。唐代孙思邈指出"针而不灸，灸而不针，皆非良医"，明代《医学入门》进一步指出"凡药之不及，针之不到，必须灸之"，这不仅强调了灸法的重要性，同时也表明了针和灸各有特点，在临床上联合运用，相辅相成，方能充分发挥针法和灸法的长处，从而达到理想的治疗效果。他在临床中常用的灸法就有20余种，如隔核桃眼镜架灸、隔姜灸、隔附子饼灸、隔蒜灸、隔盐灸、隔鳖甲盐布袋灸、温灸盒灸、骑竹马灸、苇管灸、悬臂灸、雀啄灸、热敏灸、动力灸、麦粒灸等。

陶崑认为一名合格的针灸医生，不仅要熟练掌握传统针刺技术，还必须掌握3种以上不同微针、艾灸治疗手段，这样在面对临床上繁杂多样、千变万化的病症时，才不会被单一的治疗手段所拘束。在治疗方法上，他主张在辨证审因的基础上采取多针种结合的方式治疗临床中的疑难杂症，如毫针、艾灸联合，毫针、耳穴联合，毫针、头针联合，毫针、水针联合，毫针、电针联合等多种针灸范围内的联合。

陶崑在临床工作中也十分重视多种治疗方式联合运用，通过几十年的实践，在太乙神针的基础上进行创新和改革，创造性地将中药湿敷和推拿手法融入到艾灸治疗中，形成了"动力灸"疗法。中药药性借由艾灸热力传达肌肤深处，点、按、揉、摩、抖、震颤等推拿手法帮助患者放松，使中药有效成分更好地由表皮进入经络直达病所。三种不同中医治疗方法的巧妙结合，不仅提高了艾灸的疗效、扩大了适应证范围，更改善了患者的治疗体验，增加了患者的接受度。

2. 热证、实证皆可用灸法

陶崑认为灸法的适应证是十分广泛的，灸法不仅可以治疗虚证和寒证，同时也可治疗实证和热证。他注意到古代已有不少医家从理论上阐发了热证可灸的机制，而且在临床上也对实证、热证进行了灸法治疗，这在历代的针灸文献中都有翔实的记载。唐代孙思邈著《备急千金要方》曰"凡卒患腰肿、附骨肿、痈疽、节肿、皮游毒热肿，此等诸疾，但初觉有异，即急灸之立愈"，这是对艾灸临床用于外科实、热证最为具体的描述。明代李梴《医学入门》中提出"寒热虚实，皆可灸之"，清末医家吴师机的《理瀹骈文》中指出"若夫热证可以用热者，一则得热则行也，一则以热能引热，使热外出也，即从治之法也"，陶崑在古今灸法的对比中发现，随着现代灸疗方法的进步，灸法的运用范围变得更加广泛。早期的灸法多以创伤性的直接灸为主，对艾火不加控制，不可避免地对患者造成了一定程度的创伤和痛苦。如今，感染的可控化和治疗的无痛化越来越被人们所重视，无创伤无瘢痕的间接灸、温和灸、温灸器灸等应运而生，这些相对温和的灸法对艾火的热度、渗透的深度都有很好的控制。对于实、热之证运用，现代灸法可以准确地施以补泻，避免古法伤阴耗气之弊。现代理疗学中由理疗仪器使患处产生温热达到治疗效果，就与艾灸有着异曲同工之妙，这些发展使传统的艾灸法得以延续和弘扬，临床灸治病种与手段也更为多样化。在灸法种类不断

创新、灸疗方法不断增多、灸具越来越适应临床要求的现代，灸法的适应证更为广泛。很多针灸学者和临床家都把灸法列为一些实证和热证的有效治疗手段之一。陶崑在临床上不拘一格、灵活运用艾灸之法治疗实、热之证，取得了明确疗效。

3. 选穴平淡注重实效

陶崑在临床选穴和配穴上，平淡而注重实效，常用穴100多个，大多数属于特定穴，他指出"特定穴是我们古代医家通过长期临床实践总结出来的，取穴方便，安全可靠，疗效肯定。作为针灸医生，必须熟练掌握才能运用自如，针到病除"。他强调原络穴、八会穴、八脉交会穴、五输穴的相互配伍在临床运用中的积极作用，如"募穴"与"背俞穴"在脏腑病中的运用，认为通过虚补实泻手法，可直接调节脏腑的阴阳、气血的偏盛偏衰，以达到治病求本的目的。陶崑在制定治疗方案时不拘泥患者体位或书本，经常募穴与背俞穴交替应用，如首日选刺募穴，次日选刺背俞穴，循环往复；或先刺募穴，再选背俞穴施以针刺；或再配合动力灸治疗，屡获奇效。例如陶崑曾治一失眠患者，四诊合参拟诊为阴阳不交，给予选穴针刺百会、膻中、神门、内关、阴陵泉、阳陵泉、三阴交、太溪、太冲，行平补平泻手法，留针30分钟，出针后在背俞穴按法施以动力灸。施灸时患者即有瞌睡感，灸毕拔罐。次日复诊，患者已可入眠2小时。此后依前法施治，每日睡眠时间渐增，2周后患者即可每夜安然入梦。

陶崑在各种皮肤病的治疗中广泛应用皮肤滚针，皮肤病一般病程绵长，容易反复，皮肤滚针对皮肤病的治疗非常有针对性。络脉遍及全身各处，是经脉中浮行于浅表部位的分支。络脉可分为别络、浮络、孙络，从别络分出最细小的分支称为"孙络"，同浮络一起向全身浅表输布濡养之气血。孙络与浮络是经穴的重要补充，使用皮肤滚针散刺出血，可以对分布在肌肤浅表的络脉直接造成刺激，激发局部皮肤微细的络脉经气，去菀陈莝，祛瘀生新，使营卫之气通畅无阻，濡养功能恢复即可达针到病除之效。

（三）临证医案

1 椎动脉型颈椎病

患者，女，46岁。

初诊：1998年1月20日。

［症状］患者5年前出现颈项部疼痛不适，并时

有头痛及眩晕感。来诊时患者颈部疼痛,头晕目眩,耳鸣失眠,恶心欲吐,不能起床活动,颈部转动时有明显眩晕失衡感。

[治则]疏经通络,止痛定眩。

[针灸处方]风池,天柱,颈4～7夹脊,大椎,百会,外关,合谷。颈部诸穴及督脉经、颈部夹脊穴,施用动力灸。

[治法]颈夹脊穴行温针灸。留针40分钟后起针。点燃清艾条6支,用浸泡中药液的红布包裹,在颈部诸穴及督脉经、颈部夹脊穴施用动力灸,灸时的手法有点、揉、按、抖、震颤等。灸毕再以火罐宣通。10次为1个疗程。

[疗效]2个疗程后奏效,患者颈部疼痛、头痛、眩晕等症已消失。

2 咳嗽变异性哮喘

患者,女,45岁。

[症状]反复咳嗽5年。就诊时,神清,精神可,阵发性咳嗽,咽痒,鼻塞,夜间1点咳嗽突然发作至3～4点,伴大量白色黏稠状痰。舌淡,苔白腻,脉濡滑。

[辨证]脾失健运,湿邪内阻。

[治则]健脾燥湿,化痰止咳。

[针灸处方]肺俞,脾俞,肾俞,风门,大椎,至阳。

[治法]患者取俯卧位,点燃8支艾条备用,采用动力灸疗法,每日治疗30分钟,10次为1个疗程。

[疗效]治疗1个疗程后,患者自觉症状明显缓解,夜间咳嗽次数减少,咳痰量减少且质稀易咯。治疗2个疗程后,患者咳嗽症状明显缓解,夜间咳嗽偶作,白天咳嗽仅2～3次。治疗4个疗程后,患者咳嗽症状未发作。治疗结束3个月后进行随访,咳嗽未再发作。

3 腰痛

患者,女,70岁。

初诊:2006年4月21日。

[症状]患者于6日前开始右侧腰部牵连右下肢疼痛。经检查,患者腰部肌肉紧张,直腿抬高试验右下肢40°,左下肢正常,第4、第5腰椎右侧有明显压痛,压痛感向右下肢放散。舌苔薄,脉弦紧。

[辨证]肾气不足。

[治则]补肾温阳,散寒通络。

[针灸处方]热敏点(腰骶部、阳陵泉及昆仑)。

[治法]随即用点燃的双艾条寻找热敏点,先后在腰骶部、阳陵泉及昆仑等处找到热敏化反应。先在腰骶部用4支点燃的艾条捆绑施温灸,其热感向腹部传导,灸昆仑时其热力向上传导至阳陵泉。接力灸阳陵泉后热力又向上传导至腰骶部,共灸40分钟。

[疗效]第2日患者来诉,灸后腰腿部有一股"暖流"回荡,疼痛大减,已能单独下楼行走。共灸治8次而告愈。

[按]该患者腰腿痛为肾气不足,腰府不固,风寒之邪乘虚侵袭所致。除针刺外,选用悬臂温灸,通过激发腧穴的灸性传感,使艾灸热感直达病所。

4 泌尿系感染

患者,女,37岁。

[症状]患者于1999年2月20日出现尿急尿频,白天约10次,夜晚4次。就诊时患者尿急尿频,1小时即要解小便1次,甚则失控,伴有肠鸣,遗矢,胃纳欠佳,畏寒怕冷。舌苔薄,脉细。

[辨证]脾肾阳虚,膀胱失约。

[治则]温肾健脾,通调水道。

[针灸处方]气海,中极,水道,脾俞,膀胱俞,次髎。

[治法]采用艾炷隔姜灸治疗。以生姜薄片铺垫,用红枣大小艾炷灸之,每穴5壮。

[疗效]二诊时患者小便次数减少,尿频尿急症状改善。四诊后,患者白天小便次数减至2小时1次,夜间减至2～3次。八诊时症状基本消失,小便已趋正常。治疗12次后患者告愈。

[按]患者为脾肾阳虚而致的尿频尿急,沉疴已达半年之久,屡治而不效。《圣济总录》中指出灸法能"运行阳气,祛除阴邪",故用艾炷隔姜灸法以振脾肾之阳气,在取穴上采用俞募配穴法灸之,能迅速调整脏腑偏衰,使膀胱气化功能恢复,故疗效卓著。

5 慢性前列腺炎

患者,男,59岁。

[症状]患者尿急尿频,小便失控,每夜小便20余次,形寒身倦,面色㿠白,腰膝疲软,纳食不香。苔薄,边有齿痕,脉沉细。

[辨证]脾肾阳虚,膀胱失约。

[治则]温肾健脾,通调水道。

[针灸处方]气海,关元,中极,水道,足三里,阴

陵泉,三阴交,太溪。

[治法]温针灸40分钟后起针,再行隔鳖甲灸。在关元、中极穴上先放置一块如手帕大小的全棉红布,上衬垫同样大小的皱纹纸4层,纸上铺上10 cm直径的锥形细盐,将放有一直径5 cm的大艾炷的鳖甲置于其上。大艾炷点燃后的热力透过鳖甲和盐向腹腔渗透。一枚大艾炷可灸20～30分钟,每日1次。

[疗效]治疗第2日尿急尿频已有改善,小便约2小时1次。五诊后患者小便已完全可控制,尿急尿频症状明显改善。十诊后患者诸症已基本消失,饮食如常。治疗12次而告愈。

[按]患者为脾肾阳虚,膀胱失约之淋病。治疗当益肾健脾为治,故针刺气海、关元、中极、足三里、阴陵泉、三阴交、太溪诸穴,并用温针灸。为加强其温补脾肾的作用,以强化膀胱气化制约小便功能,重用大艾炷隔鳖甲灸关元、中极。鳖甲为补肾之品,放置在大艾炷下作为隔垫,可增强温阳补肾之功效。而盐的作用有两点,其一为引导艾热入肾,其二是放置盐的红布接触腹部的面积较大,盐在艾炷的烘焙下,积累了艾灸的温热之力,能持久均匀地透达皮下,实际上又具备了温熨法治疗的作用,可对腹部的神阙、气海、关元、中极、水道产生熨灸刺激,增强温壮元阳之功。

⑥ 头痛

患者,女,38岁。

初诊:2003年7月23日。

[症状]患者5年前开始出现偏右侧头痛,每于经前发作。来诊时恰逢信水将至,头痛欲裂,两眼作胀,恶心泛泛,胃纳不香,脘闷胁痛。苔薄黄,脉弦数。

[辨证]肝气郁结,久郁化火。

[治则]平肝降火镇痛。

[针灸处方]眼部。

[治法]当即用平肝降火镇痛治则针之,40分钟后起针,患者仍头痛不减,旋即再用隔核桃壳眼镜架灸,以点燃3寸之清艾条一段隔核桃壳温灸眼部。

[疗效]第1段艾条灸完后,患者头痛缓解;灸3段艾条后头痛消失。连灸4日,偏头痛治愈。

[按]本例患者系肝气郁结,久郁化热,上扰清窍之头痛。眼为肝之窍,以核桃壳遮眼灸之,使肝经郁火从眼窍外泄,故疼痛顿止。《医学入门》"……实者灸之,使实邪随火气而外发也……热者灸之,引郁热之气外发",说明灸法治疗"凡寒热虚实,轻重远近,

无往不宜"。

⑦ 耳鸣

患者,女,36岁。

初诊:2008年5月9日。

[症状]患者1周前突然两耳耳鸣。来诊时两耳轰鸣不已,听力下降,心烦易怒,面红口苦。舌红,苔薄,脉弦有力。

[辨证]肝胆火旺。

[治则]平肝降火。

[针灸处方]翳风,听宫,听会。

[治法]点燃4支清艾条,捆绑固定为一束,分别悬灸两耳。在耳郭部先顺、逆时针回旋灸各50次,续在耳郭部上下、左右温灸各50个来回,随后在翳风、听宫、听会各穴行雀啄灸各50次,最后对准耳孔再用雀啄灸法100次,让灸热向耳孔深部渗透。

[疗效]二诊时患者诉两耳鸣叫减轻。四诊时耳鸣已明显减轻,听力亦逐渐恢复。七诊时患者耳鸣已消失,听力如常。以原法治疗10次后告愈。

[按]患者为突发性耳聋,发病急骤。中医学辨证为肝胆郁火上逆,致少阳经气闭阻所致。在施灸过程中,把悬臂灸法中的回旋、往返、雀啄、温和等多种灸法组合在一起,使灸力集中,加强通调经气的作用,尤其对耳孔的雀啄温灸,使热力直达病所,以宣泄耳中郁热而通窍聪明,故患者的耳鸣10日而愈,证明"热证可灸"。

⑧ 交感神经功能障碍

患者,男,43岁。

[症状]四肢剧痛2年,伴肢冷畏寒。患者2006年5月手腕外伤,疼痛,未就医,随后自行缓解。3个月后开始出现自受伤手腕局部剧烈疼痛并向前臂放散,又经2个月左右发展为对侧上肢和双下肢疼痛,痛入骨髓,并伴有四肢畏寒,手脚心出冷汗。在多家医院就医,无效。1年后已波及全身,仅头颈部无症状。2008年1月在他院诊断为"交感神经功能障碍"。同年6月经介绍来陶崑处求医。全身肌肉、骨关节疼痛,皮肤由内而外烧灼样疼痛不止,日夜难安,自述四肢肌肉萎缩严重,体重下降5 kg,情绪几近失控。查肢体活动自如,皮肤未见红肿、斑片,欠光泽,未见异常瘦削。舌质红,苔白,脉涩,尺部尤弱。纳欠佳,大便日行3～4次。

［辨证］风寒湿痹型。

［治则］舒经通络，温阳补气。

［针灸处方］① 百会，四神聪，风池，颈4～7夹脊，身柱，大椎，肝俞，脾俞，三焦俞，肾俞，秩边，环跳，承扶，风市，委中，阴陵泉，阳陵泉，承山，肩髃，尺泽，曲池，内关，大陵，内关，郄门，劳宫，合谷。

② 百会，四神聪，风池，翳明，率谷，身柱，肩髃，肩髎，小海，中脘，下脘，天枢，气海，关元，水道，归来，髀关，血海，犊鼻，阴陵泉，阳陵泉，足三里，三阴交，太溪，照海，太冲。

［治法］两组穴位交替选择部分使用，每日行常规针刺，根据患者病情现在部分穴位加温针灸治疗1次。此外，在患者脊柱第7颈椎至第5腰椎施"长蛇灸"。具体操作方法为选老姜1 kg，捣为泥，去汁，以4 cm的宽度、1.5 cm的厚度敷布于脊背正中第7颈椎至第5腰椎之间，其上放置直径1.3 cm的艾炷60个，间隔点燃施灸，燃尽后更换艾炷1次。以神阙穴为中心施隔盐鳖甲灸。具体操作方法为取盐200 g，撒在6层皱纹纸上，以5～6 cm厚艾绒覆盖于直径8～10 cm的鳖甲上，置盐上。待艾绒燃尽、无温热即可。针灸治疗每周治疗6次，10次为1个疗程；长蛇灸每周治疗2次；隔盐鳖甲灸隔日治疗1次，5次为1个疗程。

［疗效］经针灸治疗1个疗程后，患者诸般症情逐渐显现缓解迹象。连续治疗6个疗程，疼痛明显缓解，畏寒感大减，自汗止，肌肉萎缩症状未再出现，情绪稳定。于2009年8月起再连续治疗6个疗程，诸般不适尽解，心境平和，恢复工作，生活如常。

［按］患者长年处于风湿寒冷之气颇盛的海边工作。《素问·痹论》："风寒湿三气杂至，合而为痹也。"本病属于中医学"痹证"范畴，属风寒湿痹型。患者风寒湿之邪侵袭已久，此次数邪作痹实乃正元已亏，恰借固护之气受损而发于表里，故除治选常用穴外，需加施多种灸法，将具有舒经通络、温阳补气等作用的艾灸与多种施灸药物结合，与针刺同行，使风寒湿久郁，侵皮透肌入骨而发之痹，可随灸增强的阳气得补，正气得鼓，引邪外出，化邪于无形，方可得良效。本病首选针灸治疗也是有其渊源的。《素问·痹论》中"凡痹之类，逢寒则虫，逢热则纵"以及《扁鹊心书》中"痹病走注疼痛，或臂、腰、足、膝拘挛，两胁牵急，于痛处灸五十壮"，更加明确地指出了治疗的具体方法。治疗中，长蛇灸是属于铺灸范畴的一种施灸区域较大、施灸时间较长的特种灸法。原法为用捣烂的蒜泥作为敷灸间隔材料，但蒜泥长时间敷在皮肤极易发泡，故现改用生姜捣烂敷灸，有振奋阳气、祛除阴霾、调节脏腑、疏通经络的作用。现代医学研究表明，长蛇灸有提高细胞免疫和抑制体液免疫的功能，是一种很好的调节机体免疫功能的灸法，在临床上用于治疗强直性脊柱炎、类风湿关节炎、疲劳综合征等皆有良效。隔盐鳖甲灸中鳖甲为补肾之品，放置在大艾炷下作为隔垫可增强温阳补肾之力；盐，味咸，入肾经，用之可引艾热入肾，并吸收积累艾灸的温热之力，使之持久均匀地透达穴位。

主要参考文献

［1］高燨初.吴地名医［M］.南京：河海大学出版社，1999.

［2］承淡安.中国针灸学［M］.上海：上海科学技术出版社，2016.

［3］承淡安.承淡安针灸师承录［M］.北京：人民军医出版社，2011.

［4］南东求.针灸巨擘承淡安［J］.黄冈职业技术学院学报，2013，15（2）：92-96.

［5］张镜源.承淡安学术评传［M］.北京：中国盲文出版社，2015.

［6］夏有兵，李素云，张建斌."澄江学派"形成背景与过程［J］.中国针灸，2012，32（3）：273-278.

［7］王欣.承淡安的针灸学术特色［J］.中医文献杂志，2009，5：42-44.

［8］张建斌.澄江针灸学派的形成与学术特点［J］.江苏中医药，2017，49（5）：61-63.

［9］承淡安.关于针灸界应该首先学习研究经络学说的意见［J］.中医杂志，1957，1：24-25.

［10］夏有兵.承淡安研究［M］.江苏：江苏科学技术出版社，2011.

［11］杨金生，王莹莹.中国针灸传承集萃［M］.北京：中国中医药出版社，2015.

［12］杨长森，张建斌.承淡安先生灸法特色与临床运用之经验［J］.江苏中医药，2016，48（1）：5-8.

［13］夏有兵.承淡安针灸临床特点概述［A］//2011中国针灸学会年会论文集.北京：中国针灸学会，2011：78-83.

［14］项平，夏有兵.承淡安针灸经验集［M］.上海：上海科学技术出版社，2004.

［15］庞根生，姚舜，陶崑.陶崑主任灸法临床验案举隅［J］.上海针灸，2008，27（12）：1-2.

［16］姚舜，陶崑.针灸治疗交感神经功能障碍1例［J］.上海针灸杂志，2010，29（7）：458.

第四章
北京针灸流派

第一节　程 氏 针 灸

一、流派溯源

　　程氏针灸起源于江苏淮安,淮安古称山阳、淮阴,人文荟萃,明清两代仅山阳一县就有进士200余人。医家更呈现名医云集、世代延续的局面。据不完全统计,历代名医约有230多人,医学著作80余部,尤其是以清代著名中医温病学家、乾隆御医吴鞠通创立的"三焦为纲,深究辨证论治"思想为代表,形成颇有影响的山阳医派,后涌现出刘金方、李厚坤、韩达哉、陆慕韩、应金台、汪小川等诸多医家,时医界有"南孟河、北山阳"之说,为程氏医派的产生和发展奠定了基础。

　　程家世代业儒,十代出了27名秀才,是书香门第的旺族。程氏针灸创始人程震簧(1870—1947年),字序生,为清末最后一次科举的秀才,是当地有名的私塾先生,门人弟子很多,当时淮阴大多的士绅名流都出自其门下。其与吴鞠通后人同居于淮阴城东10里以内,受吴氏族人影响,尤喜读医书,与当地医道儒界名人陆慕韩、汪小川等交往甚密,并深受影响,精研岐黄之术。明清瘟疫流行,故弃儒向医,乃朝儒夕医,除私塾教授中医中药外,还时常用针刺艾灸、刮痧拔罐、偏方验方等服务乡邻,被半途尊为"先生郎中",此后将中医针灸列为家学传承,以济家族谋生繁衍。

　　其子程莘农(1921—2015年),字希伊,继承祖训,受父启蒙,10岁便随父亲攻读中医书籍,如《医学三字经》《药性赋》《黄帝内经》一类名篇,16岁拜

淮阴名医、吴鞠通再传弟子陆慕韩为师,19岁挂牌行医,1948年获民国考试院颁发的医师证书。这一时期,为程氏学术思想形成和发展奠定了中医理论基础。

　　20世纪50年代初,程莘农考入江苏省中医进修学校,跟随针灸大家承淡安、李春熙、孙晏如等学习针灸,后任针灸教研组组长,并校注《灵枢》《难经》,奠定了程氏针灸的针灸理论和技法基础。

　　1957年程莘农奉调北京,筹建北京中医学院(现北京中医药大学),任针灸教研组组长和东直门医院针灸科组长;20世纪70年代作为国家"八五"科技攀登计划"经络的研究"的首席科学家,从事经络实质性研究工作。程莘农涉及医、教、研和国际教育,使程氏学术思想和技法特色逐渐完善,自成体系,形成"理法方穴术",即"缘理辨证、据证立法、依法定方、明性配穴、循章施术"五大环节相统一的程氏针灸学术思想,并总结了几十余种针灸适应证的临床处方与针灸技法。

　　以程莘农为代表性传承人的程氏针灸,迄今已逾百年历史,延续五代,传承弟子近百人,接受过短期培训者数以万计,遍布于世界各地。经几代人的研究与发展,程氏针灸在汲取了山阳医派、澄江针灸学派精华的基础上,更将"缘理辨证、据证立法、依法定方、明性配穴、循章施术"五大环节融汇统一,强调经络辨证,以药性知穴性,形成了以"天人地"三才针法为技法特点,传承足迹涉及北京、上海、江苏、山东、海

南、台湾等地,以及澳大利亚、美国、加拿大、英国等国家,成为近现代重要的针灸学术流派,更是澄江针灸学派的重要分支。

二、流派传承

(一)传承谱系

以程莘农学术思想为代表的程氏针灸具有清晰的传承脉络、悠久的传承历史、完整的学术体系和良好的临床效果,传承谱系涵盖师徒传承、家族传承、院校传承、工作传承、培训班传承和非物质文化遗产传承六大方式,已延续五代,传承百年。

第一代:程序生(1870—1947年)、陆慕寒、承淡安。

第二代:程莘农(1921—2015年),程氏针灸代表性传承人,世界非物质文化遗产"中医针灸"代表性传承人之一,中国工程院院士,首批国医大师。

第三代:家族传承:以程红锋为代表。院校教育传承:程莘农培养了以纪晓平为代表的21名针灸硕

士、博士。拜师传承:以传承博士后杨金生为代表。工作传承:程莘农在40年临床中,培养以尹秀坤为代表的8名针灸医生。培训教育:程莘农是北京国际针灸培训中心的主要创建人,培养多批国内外学员。

第四代:以程凯为代表(现任程氏针灸非物质文化遗产代表性传承人)。

第五代:以田素领、赵焕荣、谷雪为代表。程氏针灸传承谱系如图4-1。

(二)传承工作

程氏针灸在国内外享有极高声誉,学术影响巨大。代表性传承人程莘农,是新中国第一批有学历的针灸教师,早在20世纪50年代,他就校注了《灵枢经》《难经》等经典古籍,参与编写了许多中医针灸教材;他参与创办了北京中医药大学的前身北京中医学院,1998年10月被聘为中央文史研究馆馆员;他最早开展了循经感传经络现象的研究,1990年他被聘为国家"八五"科技攀登计划"经络的研究"项目首席科学家,1994年被评为中国工程院院士,是中医针

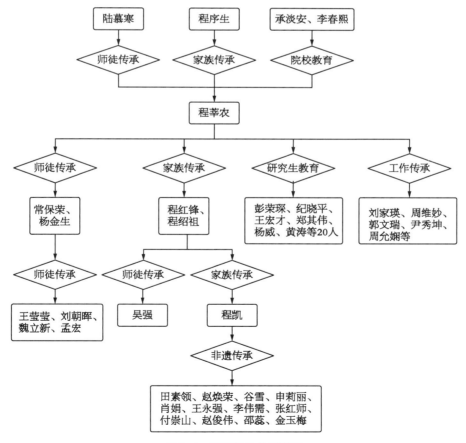

图4-1 程氏针灸传承谱系

灸界第一位工程院院士；自19岁独立挂牌应诊，行医满70余年，诊治病患数以百万计。2009年1月被授予"北京市国医名师"称号，2009年3月被授予首批"国家级国医大师"称号。他开创了中医针灸的国际教育，任世界卫生组织认可的北京国际针灸培训中心名誉主任，直接讲授培养的外国学生就达106个国家2万余名，其中许多人将针灸带回国发扬光大，如他早期的学生卡强现在就被誉为"俄罗斯针灸之父"。

他主编的《中国针灸学》自1964年由人民卫生出版社出版中文第一版、1977年由外文出版社出版法文第一版以来，历经5次修订，共出版了中、英、法、西班牙等10余种语言版本，是中国针灸的代表性教材，也是中医针灸的第一本国际教材，直到现在仍然成为包括美国在内的很多国家的针灸师考试参考用书。

2009年，以程莘农长子程红锋、传承博士后杨金生和长孙程凯为主，总结程莘农学术思想、技法特征，梳理六大传承体系和脉络，程氏针灸成为北京市非物质文化遗产保护项目，程莘农为代表性传承人，2010年，中医针灸被联合国教科文组织批准入选"人类共享的世界非物质文化遗产保护名录"，程莘农是四位代表性传承人之一。2015年，程莘农去世后，由其孙程凯继任代表性传承人。

程莘农的门人弟子，程氏针灸的后辈传承人们，近年来学术影响力不断增强。如程氏针灸第三代传承人杨金生，是程莘农的传承博士后，任世界针灸学会联合会司库、中国针灸学会副会长、全国政协委员，主持了多项程莘农学术思想传承研究项目；程莘农的儿子程红锋是中国针灸学会耳穴专业委员会委员、中国中医科学院退休专家。程莘农的孙子程凯是北京中医药大学针灸推拿学院教授、程莘农名家研究室主任，任中国针灸学会常务理事、耳穴专委会主任委员、腧穴分会副主任委员。

程氏针灸学术理论根源于程莘农的学术思想，以程凯、杨金生为代表的程氏针灸传承团队，不仅从史学角度采用数字采集、挖掘整理、集成分析等方法全面整理了程莘农学术成长资料，形成了资料档案和学术思想数据库，更通过18类100个关键性问题深度访谈，从传承角度较系统地提炼了程莘农的学术思想，全面阐述程莘农理法方穴术辨证施治体系，归纳形成了44种针灸适宜病症理法方穴术辨证、取穴、针法临床方案，规范研究了程氏三才针法。程氏三才针法，是程氏针灸的技术基础，在此基础上，程氏针灸的传

人，根据自己的个人兴趣不同，在程莘农指导下，分别在不同领域，使程氏针灸的诊疗技术得到了拓展，丰富了临床诊疗技术。

他的学生王宏才博士结合糖尿病的基本病机规律和现代医学研究成果，形成了以程氏针灸为主，调气、调阴（血）、调神三结合，辅以药物、仪器综合治疗，全面防治糖尿病及其并发症的"消渴三调法"。

在程莘农"治痛八要"的基础上，结合颈肩腰腿痛的病症特点，程莘农学术传承人杨金生教授研究总结而成"五技祛痛法"，疏通经络、缓解疼痛、改善症状、提高功能，综合起效。

在程莘农"妇科三阴交"调经治法的基础上，其孙程凯结合女性月经周期阴血亏虚、阴极阳生、阳气渐盛和肝郁血瘀的规律性特点，研究总结而出了针对女性内分泌失调的"四步调经法"，治疗各类妇科疾病。

以程莘农"一窍开百窍开"法为基础，其子程红锋和其孙程凯潜心研究总结而成"养血润明法"，治疗成人干眼症、视疲劳、早期白内障、青光眼以及高度近视、视神经萎缩、视网膜色素变性、黄斑变性、外伤性视力下降等难治性眼病。

在程莘农四关调神针法的基础上，其子程红锋和其孙程凯另辟蹊径，以心神出入之门户——四关穴为基础，以程氏耳穴组方的协同刺激为特色，总结形成了针对失眠患者的"四关调神法"，共收调神安神之效。

在程莘农的指导下，其子程红锋和其孙程凯，还以无痛梅花针为主，叩刺远离眼周的经验特效穴，再配合个性化体质调养穴位，形成了程氏强体增视法，既对青少年近视、儿童弱视及各类儿童常见疾病的预防、康复有良好效果，同时具有促进生长发育、提高智力、改善睡眠、增进食欲、提升免疫力的综合效果，为儿童健康发展做出了巨大贡献。

对程莘农学术思想的研究先后得到了来自中国科协、国家中医药管理局、中国中医科学院、北京市中医管理局等主管部门的9个项目的支持，获得了中国中医科学院科学技术三等奖、中华中医药学会科技二等奖（程莘农针灸理法方穴术辨证思想集粹与临床应用研究）、中国针灸学会科技进步奖一等奖（国医大师程莘农学术思想和临床经验的研究与传承），发表了18篇学术论文，其中核心期刊论文12篇，出版了15部学术专著，研究报告6篇，会议论文集5册，传承教材1部，得到同行的普遍认可和推荐。

以程红锋、杨金生、程凯等程氏针灸传承人为主开展的"程莘农学术经验高级传承研修班"已连续举办10余期，培训学员上千人。程氏针灸传承人们还积极参与科普工作，受中央电视台《健康之路》、北京卫视《养生堂》、江苏卫视《万家灯火》等知名健康节目之邀，录制了数百集电视节目，使程氏针灸具有了广泛的社会影响力。

以程莘农为代表的程氏针灸学术思想、临床技法深深影响了几代中医针灸人，推动了以北京为核心代表的近代中国针灸的发展，也为中医针灸国际化发展做出了重要贡献。

三、流派名家

程莘农

（一）生平简介

程莘农（1921—2015年），中国针灸学家，国家中医药管理局评出的首届国医大师，中国工程院院士，中国中医科学院博士研究生导师，中国中医科学院研究员，中国中医科学院针灸研究所教研室主任，中国著名针灸学专家，享受国务院政府特殊津贴，国家攀登计划之一"经络的研究"项目

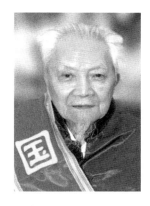

程莘农（1921—2015年）

首席科学家，中国北京国际针灸培训中心名誉主任，国务院学位委员会第三届特约评议组成员，中国针灸学会副会长兼经络研究委员会顾问，北京市针灸学会顾问，第六、七、八届全国政协委员兼医卫体委员会委员（中国科协组）。

代表著作有：①《难经语译》《灵枢语译》：第一次以白话解的方式注释了《难经》《灵枢经》。②《简明针灸学》：新中国早期的针灸学教材。③《针灸学讲义》：中国高等院校试用教材。④《中国针灸学概要》：北京、南京、上海三家国际针灸培训中心联合编撰，程莘农为主编。⑤《中国针灸学》：以《中国针灸学概要》为基础，程莘农为主编编辑出版，后翻译为十几种语言，成为国际通用针灸教材，现第五版正在修订中。⑥《金针之魂——经络的研究》："八五"科

技攻关计划"经络的研究"总结报告，程莘农与胡翔龙主编。⑦《经络走循和可见的经络现象的研究》：国内最先研究、报道经络感传现象的论文。⑧《中风偏瘫64例观察》：较早的针灸治疗中风的临床观察论文。

1. 6岁朦胧涉入杏林

程莘农，原名希伊，程莘农是"麒麟贵子"，其父五十得子。程莘农6岁时即开始接受文化教育，由父亲亲自讲授"四书""五经"等书，并在父亲要求下开始悬臂端肘习练书法。10岁时，父亲守"愿为良医"的训言，且认为医能济事活人，亲自教读《医学三字经》《药性赋》《汤头歌诀》《脉诀》《黄帝内经》《难经》《本草纲目》《本经疏证》等中医典籍，并给他取名"希伊"，希望他能像伊尹一样"不为良相，便为良医"。根据这个名字，一位王姓世伯给他取了号"莘农"（取意"有莘之野"）。

2. 16岁拜师研习中医

程莘农在16岁时拜淮阴当地最有名的医生陆慕韩为师。陆慕韩原已关山门，念程门是名儒之后，便破例收下未成年的程莘农。不料想，这名徒儿刚叫几声师傅，便能将《黄帝内经》背得滚瓜烂熟，又有一手好书法，两眼灵秀，出语不凡，陆慕韩连连称奇："怪哉乎！孺子可教！未来将知道徒名而未知师名者，此小儿也！"程莘农在陆慕韩家学医期间，白天随师出诊，晚上攻读医典，陆慕韩对他倾囊而教，尽传其技。在陆慕韩的精心栽培下，程莘农打下了扎实的中医临证基本功，同时还继承了陆氏治疗内科、妇科温病的丰富经验。从此，程莘农变成了程家第一位艺承家师门，是"医文同源的小才子"。

3. 19岁挂牌应诊，悬壶济世

陆慕韩辞世后，只有19岁的程莘农于1939年开始独立挂牌行医。每日应诊者常有二三十人，当时人均称其为"小程先生"，于是水渡口程家便又多一幅"程氏医室"的匾牌。程莘农随师临证三年半，临证学其师习性，"富贵不跌价，贫贱不轻视"，临证时尽量做到一切以患者健康为重。友人因此送了一块"陆慕韩亲授程莘农先生医道"的牌匾，端端正正挂于程宅的堂屋。从此，年仅19岁的小程大夫正式踏上了悬壶济世的医道。

4. 意外转行，专攻针灸

程莘农在1947年获得民国考试院医师考试合格证书。程莘农在工作中，继续进修业务，1953年6月

"清江市（淮阴）中西医进修班"学习新知识。结业后，程莘农在1955年又考入江苏省中医进修学校（即南京中医药大学的前身），第一期本科学习班学习。在第二期学习中，学校作为师资培训，将大部分学员各自分成专科，搞专科培养，程莘农被分配到针灸教学研究组，并作为优秀生担任了学生小组组长，从此，他与针灸结下了不解之缘。

程莘农过去以用药为主，因而对针灸疗效如何并不十分清楚，后随孙晏如老师临证见针灸疗效甚高，有的甚至超过中西药品，遂急请益于孙晏如。孙晏如称程莘农通中医医道，处方用穴的穴性与用药的药理一样，并不困难。因此，程莘农坚定了转攻针灸的信念。一切从头开始，于是程莘农专攻《黄帝内经》《难经》《针灸甲乙经》《铜人针灸腧穴图经》《针灸大成》等针灸专籍，为加强针灸知识与技能，只要学校图书馆有的藏书，他都一部不落的通读或摘录。在攻读十四经腧穴时（三百六十一个），经穴记忆必须循经不能错乱，由于岁数较大，记忆力较差，读经穴歌时记忆仍感困难，于是程莘农将经穴歌变为京剧唱腔，京剧清唱不久就记熟记全了。南京的冬天是非常寒冷的，为了切身感受点穴，程莘农仍脱光衣服，让李春熙老师在他身上操作。同时他还受到了孙晏如的亲身教诲，吸收了孙晏如的诸多临床经验。他仅通过半年的学习便由学生转为老师，担任针灸学科教研组组长，成为他由"用药"到"用穴"的转折点。这次意外转行，使中医界少了一位开药方的大夫，却使针灸界多了一位学术泰斗，并为后人留下一段学习针灸腧穴的佳话。

同时，程莘农非常重视临床技能的提高，积极向有经验的医生学习，博采众长。他平时所用的一些针灸经验处方，多数学自其他老中医。他曾先后求教焦勉斋大夫用后溪、申脉穴治疗周身关节病，杨永璇大夫用肩峰阿是穴治疗肩周炎，单玉堂先生用郄门穴治疗疔疮等。凡此种种，只要有一技之长，程莘农定为之求教，一针一师，一穴一师，一德一师，不断吸取他人长处，以更好为患者服务。

5. 奉调北京，升降沉浮

1956年冬天，程莘农携带组内所研制的"经络循行与病候关系示意图"，随领导亲自向卫生部及首都中医界主要人员进行汇报，因党中央、国务院正制订党的中医政策，此项工作在当时的中医工作中产生很大的影响。

1957年，为响应政府号召，支持北京的中医事业，程莘农进入北京中医学院（现北京中医药大学）工作。程莘农任针灸教研组组长，负责教学工作。该院是党中央国务院首批的四大学院之首，建院之始一切工作需从头按正轨进行，由于人员少工作任务繁重，除建立一切规章制度外，他还承担编排教材和教具等，不久即出版了《简明针灸学》；他还参与组建了附属医院东直门医院针灸科，当时科室里人才济济，有杨甲三、姜揖君、单玉堂，程莘农任科组长。同时学院又进行科研工作，程莘农任北京中医学院科学研究委员会办公室的秘书，日常办公人员仅程一人，全院重点和一般科研项目约200项。除了日常临床、教学、科研等工作外，他还主持编辑《北京中医学院学报》及任《中华妇科杂志》常务编辑等，为苏联和越南的留学生授课培训，组织骨干力量进行创新。为此，他至今还保持着早起的习惯。因为患者多，他必须一早开始临床治病，中午很晚才能回去吃饭，而下午则要在课堂授业，晚上还要伏案笔耕，每天工作超过12小时，对于每一项工作，程莘农无不一一加以谨慎处理。

1962年，由于形势的需要，已经培养出第一批中医大学生的各科教材亟须修订，其中，针灸学教材就是由程莘农、裴沛然、邵经明等中医针灸大家亲自审稿、定稿。他们修订的二版针灸学教材大胆创新，引入针灸方解，改变了长期以来针术秘而不宣、习者无所适从的境况，成为公认的最好的教材之一。为了推进教学，他还积极审定编写针灸挂图等教学用品，对针灸学的继承和发展起了一定的示范和推动作用。这是程莘农学术生涯的第一个黄金时期。

1963年程莘农被卫生部批准为主任医师，当时又被任为科室副主任，继又当选为附院工会主席。程莘农在病房工作中，积极主张创立中医病房管理办法，除中医书写病历严格辨证外，还要求创立相配套的中医护理方法，如要求护士要会看舌苔、诊脉象等。当时程莘农主攻功能性子宫出血、中风和三叉神经痛等临床常见疑难病症的针灸治疗，并完成了"中风偏瘫64例观察"等课题研究，总结出单纯用针灸治疗和用加中成药治疗效果基本一致。中医贵在理论与临床，因此，程莘农除赞成学生多读书以外，还要早临床，多临床，并响应"面向工农兵"的号召，亲自带领学生到工矿、农村等处实习，曾有一年中秋节，程莘农带领学生到井下，并不避工作的艰苦等，当时曾得到在全院大会上的同学编剧快报。

6. 客观务实，经络探秘

程莘农虽然在"文化大革命"中遭到很大的冲击，但他并没有放弃一个医生的职责与良心，没有停止过医籍研读。1976年程莘农即时来到中国中医研究院针灸研究所从事针灸经络的研究工作。他在262医院的协作下，完成的"体表循行81例研究"是我国早期经络研究的佳作之一。就在这时，程氏被任为临床经络研究室主任，继续进行研究，后又被分到山西省稷山进行经络的感传的研究，一年后回院。1990年"经络的研究"被列入国家"攀登计划"，程莘农被聘为首席科学家，主持"循经感传和可见经络现象的研究"，从人群普查、生物学指标以及现代物理学（如声、光、电、热、磁、核等）研究等方面进一步证明了经络的客观存在。程莘农作为总课题组组长和总设计人、第一作者，获国家中医药管理局科技进步乙等奖。

务实精神是程莘农治学方面的一个特点。他认为，无论做人、做学问都必须务实。本着这种精神，他对经络的研究认真对待。他多次讲，"我们研究经络，首先要端正主导思想，要客观务实，研究出什么就是什么，不要事先被经络'虚无'或'神圣'所左右"。程莘农认为，必须彻底改变为经络研究而研究的现象，经络的研究要与临床相结合，重视经络研究对针灸临床的指导作用。在腧穴特异性研究方面，要重视腧穴临床治疗作用的研究，与现代理论相结合，验证和发现腧穴的新功效和新的腧穴，使经脉腧穴理论能够切实指导临床。

7. 教书育人，著书立说

1975年卫生部成立了北京、上海、南京3个国际针灸培训中心，推广中国的针灸与中医药。程莘农因为有着丰富的临床与教学经验而被调入刚成立不久的北京国际针灸培训中心从事对外教学工作。任针灸教学研究室主任，又任国际针灸班副主任等职，并成为最早参与组建卫生部国际针灸培训中心的教师之一。

自中国北京国际针灸培训中心成立，程莘农就一直负责业务工作。在国际针灸教学中，教材问题需首先解决。他亲自带头撰写和主编了《中国针灸学》《针灸精义》《中国针灸学概要》《针灸学讲义》《针灸疗法》等国内外各种版本的初、中、高级针灸教科书。

在教学中，程莘农总是耐心教诲，谆谆善诱，手把手地、毫不保留地传授自己的才智、技术和本领。他还特别注意在教书中育人，在育人中他把握三条：一是首重培养医德；二是以务实的精神研究，不尚浮夸；三是为患者全心全意服务。他本人被卫生部评为教授职称，先后担任卫生部医学委员会委员、国务院学位评议组成员、国家科委中医组成员、院专家委员会成员、中国针灸学会副会长等主要社会学术团体职务等，多次荣获优秀教师称号。程莘农于1994年当选为中国工程院院士，兼医药卫生学部常委，成为我国针灸界第一名院士。

程莘农在一生治学中勤奋且严谨。他勤于学习和思考，善追根溯源，发古解难。他认为每遇不懂或不明白的知识，必能从书中找寻到满意的答案，所以经常告诫后学必准备《辞海》《辞源》等书籍，遇到不甚明了的知识，一定要勤查。程莘农50年代便开始中医针灸的文献研究工作，他数十年如一日，勤于临证，钻研古籍，主张实践与理论并重，工作或学习中遇到难题，每向经典寻求答案。"继承不泥古，创新不离宗"，"去伪弘真"是他文献研究一个严明的出发点，从不做玄之又玄的学术，他的每一个观点见解，所引的每一段经文，都能在他的临床实践中找到佐证。程莘农认为对中医的每一问题，要强加核查，力求准确。对于《黄帝内经》的学术内容程莘农也有他自己的看法，认为《灵枢》和《素问》两书绝大部分内容是针法，《黄帝内经》中用药的处方为13张方，而有循经规律的针灸处方有400多张，正如徐灵胎所说："'灵素'两经为针法研者，十之七八，为方药研者，十之二三。"他对《黄帝内经》《难经》等中医典籍研究颇深，撰写出"难经语译"（初稿）、"难经概述"等文章，提出了许多学术思想、观点、方法。诸如关于经络脏腑作为核心理论的思想、六阴经有原论、八脉交会穴统管心、脑、督脉辨证关系论等，并据之创立了在临床上所特有的"一窍开百窍法""通调四关法""八穴镇痛法"以及"改进三才法""指实腕虚运针法"等针法，这些在学术上都独树一帜。

8. 养生有方，老而矍铄

为了抢时间，程莘农几十年来每天只睡4～5小时。程莘农他经常在公开场合与人争论时拍桌子，他的学生说"程莘农一天能喷2包烟"（程莘农吸烟不进肺，他称这种方法为"喷"）。尽管有这么多常人眼里的"坏习惯"，但在每年的体检中，程莘农除了血压稍偏高外，其他一切正常。他笑着说："我没有什么养生秘诀，除了每天上下班来回走路，从不健身。"不过他还是总结出自己的养生原则：一是不生气；二是吃饭七成饱；三是不轻易改变原有的生活习惯；四是亦针亦文，修身养性。

9. 爱好书法，淡泊名利

生活中，程莘农还是一个非常可亲可近、多才多艺的老人。他从六七岁起就开始修习书法，亦医亦文，或篆或针，笔若蛟龙，神韵无穷；于1948年加入中华全国美术会为会员，之后又加入上海市中国画会为外埠会员（当时外埠中有徐悲鸿、黄宾虹、张大千、潘天寿等一辈名家）；1979年加入中国书法家协会为会员，之后又加入北京市中国画研究会；1996年为国家中医药管理局杏林书画会名誉顾问，1997年担任卫生部老干部书画研究会名誉副会长。其书法作品多次入选展出，作品中有的被选刻于河南省开封市"翰园"碑林及《中国书法艺术大成》，在国内外享有一定声誉。在庆祝香港回归时，程莘农写的书法为全国政协书法室收藏，其事略也已被载入当代书法大成及全国艺术家名录等。此外，他的作品也曾流传于国内、外，如日本、美国、英国、法国、德国等国家。程莘农一个字可写三四尺之大，小字则如蝇头，现仍存有蝇头小楷唐诗一卷，达二万余字。除书法外，他亦爱好篆刻，"文化大革命"中作品已流失，现只有《程莘农篆刻偶存》存世。

他淡泊名利，不居功自傲。在不少的媒体报道里，他被称为学术泰斗，但他却认为，这些名誉不是给予个人，而是给整个针灸界的。因此，在各种场合，他都不遗余力地为中医事业、为针灸事业鼓舞与欢呼，往往在提到中医和针灸的地位，提到中医现代化这个目前多受人诟病的命题时，他就会按捺不住激动的心情指出："中西医结合，应该是中医结合西医。"一位年过八旬的老人在公开的场合这样的直言，正反映了他对中医、对针灸事业的热爱与执着。他具有清雅高洁的品行和广博深邃的文化底蕴，强调对内在精神的调养，既要注意意志的锻炼、情绪的稳定，又要心胸开朗，清心寡欲，方能减少和防止情志的刺激，从而达到祛病延年长寿的目的。

（二）学术观点与针灸特色

1. 学术观点

程莘农认为，针灸要在辨证论治的基础上贯彻理、法、方、穴、术的统一，即"缘理辨证、据证立法、依法定方、明性配穴、循章施术"，五者统一，方能事半功倍，游刃有余。

（1）缘理辨证：理，理论基础，即中医认识正常人体和疾病状态下人体的理论方法和指导原则。阴阳五行学说、脏腑理论、气血津液理论和经络理论，是中医、针灸的理论基础。但是程莘农指出，经络理论是中医、针灸理论基础的核心内容。

中医学以直观的方法从总体方面看待其关系，构成了天人相应、神形相合、表里相关的整体观点。而把人体联结为一个整体的，就是人的经络。正是经络的存在，将人体的各个脏腑、组织、官窍、肢体、关节联结为了一个不可分割的整体。

正是因为经络是沟通内外的桥梁，是气血运行的通道，是网络周身的系统，而这一作用正是人体脏腑变化反映于外周被诊查的基础，也是在人体外周给予良性刺激后影响脏腑功能的基础，更是脏腑之间相生相克、人体阴阳平衡的基础。因此，经络是针灸的"理"中的核心，同时也是中医"理"中的基础。

辨证和论治，是中医诊治疾病过程中相互联系、不可分割的两个部分。辨证是决定治疗的前提和依据，论治则是根据辨证的结果，确定相应的治疗方法，也是对辨证是否正确的检验。临床上只有辨证正确，采取恰当的治疗方法，才能取得预期的效果。

程莘农认为，针灸治疗疾病，虽不同于药物，但选穴处方和施术手法，同样离不开中医学诊疗疾病的基本原则——辨证论治。

缘理辨证、据证立法，准确辨证是取得疗效的前提。

临证时程莘农尤重视经络辨证，他认为经络辨证是以经络学说为理论基础来概括经络病变的临床表现以及经络、脏腑病变时的相互影响，总结出病变表现时的一般规律，实现以病归经，以经知脏，准确诊断。

程莘农认为只有熟记经络循行，认清病候归经，才能够准确地进行经络辨证。经络循行和病候归经在经络辨证中具有重要作用。"有诸内必形之于外"，任何疾病都以其一定的"病候"表现于外，"经络所行，病候所在，主治所及"，各经脉病候与其经脉、络脉、经筋、皮部的循行分布特点密切相关。通过对病候进行分析，判断病在何经、何脏（腑），据此进行处方配穴，或针或灸，或补或泻。

经络辨证包括经脉辨证、奇经八脉辨证等。在经络辨证中，程莘农尤其重视奇经八脉辨证。奇经八脉是经络系统的重要组成部分，与十二经脉密切联系，对十二经脉气血起着统率、联合和溢蓄、调节的作用。因此，临床中多经同病的复杂疾病状态，多反映于奇经八脉辨证方法与规律，也就成为解决疑难问题的重要方法。

然而，奇经八脉辨证作为中医学辨证方法之一，对此进行系统论述者尚不多见，程莘农认为深入研究奇经八脉的辨证施治规律具有重要的现实意义。

（2）据证立法：临床治病如攻城守地的战役，治则治法则如同一场战役中的战略意图，是大方向、大原则，法一立，则排兵布阵、选穴定方，一气呵成，顺势而就，因此，临床上治则治法具有高度的指导意义，既要明确，且要坚持，辨证益精，立法益明，治疗益专，坚持守法治疗，不宜轻易变更。因为治疗疾病有量变到质变的过程，慢性病更需坚守原方治疗较长时间才能获效，故临床立法后，力求持之以恒，恒而有效。

在治法上，程莘农认为中医针灸和中医方药一样，治法都可以分为补、泻、温、清、升、降六法，而不是仅仅的补、泻和平补平泻。

（3）依法定方：在辨证的基础上，按照拟定的治法，方能进行正确的处方选穴。

在处方选穴上，程莘农认为针灸临床取穴的多少亦应以证为凭，循经选穴，以精为准，以适为度，以效为信。在取穴多少上，当以大、小、缓、急、奇、偶、复为原则，不能胶柱鼓瑟，故临床取穴时，少则1～2穴，多达十几、二十穴。

（4）明性配穴：因为程莘农一开始是大方脉，对于中药的药性有比较透彻的认识，后学习针灸，对腧穴与中药、中药处方与针灸处方做到了融会贯通，所以程莘农在临床处方配穴时，常常将药性比穴性，将用穴比用药。

程莘农通过数十年临床经验的不断积累，将腧穴主治与药物功能理论做了相应探索和融会贯通。例如太渊养阴补肺，功似沙参；列缺宣肺止咳，功似桔梗、杏仁等。

程莘农认为，不仅单味药可比中药，中医方剂的君、臣、佐、使配伍原则，与针灸处方配穴规律也有共同的理论基础，例如心肾不交的患者，方剂中选用交泰丸以交通心肾，其中黄连为君，肉桂为臣，而针灸可选取心经和肾经原穴，神门为君，太溪为臣达到异曲同工的目的。

多方求教，再加上自己在临床上的摸索，程莘农总结了很多用之有效的临床用穴经验。如"一窍开，百窍开，窍闭不开取百会"；百会为手足三阳，督脉之会，升清举陷，醒脑开窍，且"百会刺法宜轻浅"；"手足震颤取手三里、足三里"。阳明者水谷之海也，滋水涵木，息风止颤。《素问·调经论》云："人之所有者，血与气耳。"合谷调气，太冲和血，他总结出"调和气血取合谷、太冲"等临床用穴经验，以之指导临床，疗效佳，且易记，为后学者总结了宝贵的临床经验。

（5）循章施术：缘理辨证、辨证立法、立法处方的最终目的，是进行针灸治疗。程莘农认为方便操作和快速熟练的进针方法，是成功的关键。深厚的书法功底和多年的针灸临床经验，使他逐渐总结了一种易学、易教、患者痛苦小的毫针刺法，即"程氏三才法"。

三才法源于《针灸大全·金针赋》："且夫下针之法，先须爪按，重而切之，次令咳嗽一声，随咳下针。凡补者呼气，初针刺至皮内乃曰天才，少停进之针，针至肉内，是曰人才。又停进针，刺至筋骨之间，名曰地才。此为极处，就当补之。再停良久，却须退针至人之分，待气沉紧，倒针朝病。进退往来，飞经走气，尽在其中矣。凡泻者吸气，初针至天，少停进针，直至于地，得气之泻。再停良久，却须退针，复至于人，待气沉紧，倒针朝病，法同前矣。"

程莘农对古代三才法进行了改进和简化，形成了"程氏三才针法"。

2. 针法特色

（1）以患者为本，"三才进针"：程莘农认为医生临床要以患者为本，不仅重视疾病，更要关心患者。在患者体位、针具选择、进针方法、针刺深浅等方面，既要确保疗效，又要注意患者能否接受，尤其是初次被针灸的患者，进针的快慢、是否疼痛等因素，直接影响针灸的疗效。方便操作和快速熟练的进针方法，是成功的关键，临床多用"程氏三才进针法"为患者治疗。

三才，取意天、人、地三才，即浅、中、深，进针时分皮肤、皮下浅部和深部三个层次操作，先针1～2分深，通过皮肤的浅部，为天才；再刺5～6分深，到达肌肉，为人才；三刺3～4分深，进入筋肉之间，为地才，然后稍向外提，使针柄与皮肤之间留有一定间距。如此进针，轻巧迅速简捷，由浅入深，逐层深入，得气迅速，一则减少患者的疼痛，二则可以调引气机之升降。进针讲究指实腕虚，专心致志，气随人意，方使针达病所,气血和调,正胜邪去。

施针者采用指实腕虚运针法持针、运针,采用三才进针法针至穴位的相应部位,同时施以辅助行气催气手法。程莘农在常用的循、捏、按、弹、刮、摇、颤等多种辅助行气手法中,选择了震颤法,即进针至天、人、地部后,手不离针,施以快速震颤手法,针体可直立,亦可顺经或逆经,以明补泻或催气速达病所,这种"震颤催气法"使一次得气率达到了80%以上。得气后,如需进一步施以补泻手法,则手指在离开针柄的一瞬间,施以飞旋动作,拇指向前为补,拇指向后为泻,称为"飞旋补泻法"。

指实腕虚运针法、三才进针法、震颤催气法和飞旋补泻法,看似一个动作,实为四步连贯操作,一气呵成,快速有效。

■ 掌握针具尺寸,区分材质

选择针具要根据患者年龄、性别、职业、体质、病情等方面情况考虑,选择适当粗细、长短的针灸针。一般来说,老人、小孩、女性、体质弱或慢性病者宜用较细、较短的针,反之则用较长的针具。同时选择适当的体位,有利于腧穴的正确定位,便于针灸的施术操作和较长时间的留针,避免针刺以后发生意外。临床上常用的体位有:仰卧位、俯卧位、侧卧位、仰靠坐位、俯伏坐位、侧伏坐位。针灸针分为针尖,针身,针根,针柄,针尾。规格有(0.14~0.50)mm×(15~75)mm等上百种。以粗细28~30号、1~3寸长的最为常用,针体必须光滑锋利,针体挺直,易于进针,手感好,针尖具有"尖中带圆,圆而不钝"的特点,必须达到刺棉花拔出不带纤维,挑木板不起毛勾的境地,施针痛感才小。针柄针体连接牢固,否则容易断针,进针后针柄必须与皮肤留有1~2分距离,避免进针太深,针尖受损,针身容易弯曲导致断针的发生。

■ 掌握进针方法,推崇"三才"

程莘农强调,针灸治疗时,进针手法的好坏关系到针灸的治疗效果。《灵枢·九针十二原》:"持针之道,坚者为宝。"程莘农强调持针要有"手如握虎"之力,方能"伏如横弓,起如发机",进针时指力和腕力必须配合好,悬指,悬腕,悬肘,切循经络,针随手入。他在长期的医疗教学实践中,总结了一种易学、易教、患者痛苦小的进针法,取名为"程氏三才进针法",这一刺法吸取了中国传统针法与管针进针法的长处,仅进针这一操作,将点穴、押指、穿皮、送针等动作融合在一起,在1~2秒钟内完成,得气(感觉)极为迅速

而效果良好,具有快速无痛、沉稳准确的优点。"程氏三才进针法"的练习,主要是对指力和手法的锻炼。由于毫针针身细软,如果没有一定的指力,就很难力贯针尖,减少刺痛,对各种手法的操作,也不能运用自如,影响治疗效果,因此针刺练习,必须进行指力练习(纸垫练针法)、手法练习(棉团练针法)和自身练针,才能掌握基本技能。

■ 掌握针刺深浅,因人而异

程莘农认为针刺浅深问题,是毫针刺法的重要技术指标之一,直接决定疗效。三才手法既以浅中深"三才"为主,又要仔细体会手法与针感的关系、针尖刺达不同组织结构以及得气时持针手指的感觉,并要求做到进针无痛、针身不弯、刺入顺利、行针自如、指力均匀、手法熟练、指感敏锐、针感出现快。针刺深度与疾病有关,病有表里、寒热、虚实、阴阳之分;刺有浅深之异,在表者浅刺,在里者深刺。如治疗外感表证时刺风池宜浅,进针0.3~0.5寸即可,而治中风语言謇涩之里证则深刺风池,可直刺达0.8~1.2寸;寒性胃痛刺中脘进针深,而热性胃痛则浅刺之。此外,针刺浅深还应与所取腧穴相对应,随腧穴所在部位不同而异,腹腰、四肢内侧等阴部腧穴刺之宜深,头面、胸背、四肢外侧等阳部腧穴刺之宜浅。综上所述,程莘农认为决定针刺浅深的因素是多方面的,但是病情是决定针刺浅深的关键,腧穴所在部位是决定针刺浅深的基础,患者年龄、体质是决定针刺浅深的重要条件。总之,在掌握针刺浅深时,要因病、因穴、因人而异,既要与患者年龄、体质相适应,又要与病情属性相适应。否则,就会产生深则邪气从之入,浅则邪气不泻的后果。

(2)以疗效为果,得气至上:针灸是一种从外入内的刺激疗法,其取得疗效的关键是"得气",也就是"针感"。除与针刺的部位、针具的选择、进针的方法以及患者的病情、体质状况有关外,更重要取决于提插、捻转和震颤三种手法的配合,通过速度快慢、幅度大小和时间长短来体现补泻手法以及获得"针感"。

■ 掌握得效之要,在于得气

程莘农认为,针刺欲取得效果,首先必须得气。进针的最终目的是寻求针下得气,在运用手法的同时,更要注意针下得气,气至才能生效。得气的含义有二:其一是对患者而言,就是当毫针刺入穴位一定深度后,患者在针刺局部产生酸、麻、胀、重感,有时还循经扩散,也有按神经传导出现触电样的感觉;其二

是对术者而言,针刺后施术者常常感到针下沉紧。这些现象称为得气,或叫针感。一般来说,针感出现迅速,容易传导的疗效就较好,反之则疗效较差。金代针灸名家窦汉卿曰"气之至也,如鱼吞钩饵之沉浮;气未至也,如闲处幽堂之深邃;气速至而速效,气迟至而不治",就是对针下得气的最好描述。但值得说明的是,这种沉涩紧的感觉要与因手法不当引起疼痛而造成局部肌肉痉挛或滞针(体位移动)严格区别开。若针刺后未能得气,程莘农常采用候气的方法推气,或暂时留针,或再予轻微的提插捻转。程莘农认为循、按、刮、飞等法繁琐,故常用震颤法,即手持针,作小幅度较快速的提插略加震颤,带动穴位下的组织震动,但是不移动穴位下的组织,顺逆针均可运用自如。有些患者,不应单独强力行针寻找得气,可采用温和灸,或另配穴以引导经气。做捻转手法时,要做到捻转的角度大小,可以随意掌握,来去的角度力求一致,速度快慢均匀,在捻转中也可配合提插;做提插手法时,要做到提插幅度上下一致,频率快慢一致,同时也可以配合捻转,这样才能得心应手,运用自如。

■ 掌握病有虚实,针有补泻

《千金要方》曰:"凡用针之法,以补泻为先。"程莘农认为针刺得气后,依据病性及患者体质,施以适当的补泻手法,亦是针刺取效的重中之重。对于气血虚弱,身体羸弱诸虚证,施用补法,以鼓舞人体正气,使某种低下的机能恢复旺盛;而对于高热疼痛,邪气亢盛诸实证,则用泻法,以使某种亢进的机能恢复正常。程莘农常用的补泻手法有:捻转补泻法、提插补泻法、平补平泻法。他指出捻针时要有方寸,捻转一圆周为强刺激(泻法),捻转半圆周为中刺激(平补平泻),捻转不到半圆周为弱刺激(补法);提插时要有深浅,提插1 cm以上者为强刺激(泻法),0.5 cm左右者为中刺激(平补平泻法),0.2 cm以下者为弱刺激(补法)。捻转、提插法可以单用,亦可联合使用。程莘农还指出针刺补泻的运用,还要结合腧穴的主治性能。例如针刺足三里、气海、关元、肾俞等穴,可促进人体机能旺盛,即为补;而针刺十宣、中极、委中、曲泽等穴,退热祛邪,即为泻,所以针刺时正确地选用腧穴,也是实现补泻的一个重要方面。他认为针刺补泻作用的效果,与机体的机能状况有着密切的关系。某些体质虚弱的患者,医生虽经多次行针引导经气,针下仍感虚滑,这种往往疗效缓慢。凡正气未衰,针刺易于得气者,收效较快;如果正气已衰,针刺不易得气者,则收效较慢。

■ 掌握诸法配合,联合并用

程莘农认为针灸不是疗疾的唯一方法,常常配合艾灸和药物等,其目的在于扶正祛邪,促进康复。针刺的补法和艾灸法都具有扶助正气的作用,针刺的泻法和放血疗法则具有祛除邪气的作用。临床应重视正与邪,采取多种方法扶正祛邪,促病痊愈。如若寒凝冲脉不能温煦四肢而致足痿,趺阳脉不动,程莘农常取关元、气海、血海、足三里、冲阳、太溪、照海加温灸法。另外,应根据体质、病情及所取经络腧穴、节气来灵活掌握留针时间或配合使用电针,对体质虚弱和久病的患者,不应产生较强的针刺反应,而应以持续弱反应治疗,故留针时间宜短不宜长;对于热证患者,不宜产生较强的升温作用,故留针时间宜短不宜长,寒证则宜长不宜短;对于顽症、痛症如针刺反应不够强,就不能达到治疗作用;阳经腧穴宜深刺而久留针,阴经腧穴宜浅刺而短留针甚至不留针;冬季可多留,夏季可少留。如程莘农在运用廉泉治各种原因引起的舌强语謇时,向舌根方向深刺1~2寸,不留针,取针后轻按针刺处,避免出血;针刺天突、膻中治疗咳嗽、哮喘时,针天突多以针尖沿胸骨柄后缘,刺1~2寸不留针,膻中针尖沿皮向下刺0.3~0.5寸,留针,两穴取之要有针感则甚佳。

程莘农笃爱中医药学,坚韧为本,孜孜不倦,强调在临床上应选择针灸的适宜病种,掌握辨病与归经辨证结合;灵活运用三才进针法,调整针刺深浅和变换手法,以补虚泻实,留针、电针、艾灸等法综合运用,得气为要。

(三)临证医案

1 胸痹

张某,女,48岁。

[症状]患者半年前感心慌、胸闷,曾在医院诊断为"更年期综合征",经过服药物治疗后,不见好转。现心慌、胸闷,劳累或者夜间加重,并伴有颈项僵硬,头痛头晕,严重时夜间不能平安入睡。心脏功能检查未见异常,做X光检查提示"颈部生理屈度变直",其他如常。

[辨证]胸痹(营卫不合)。

[治则]舒筋通络,调和营卫。

[针灸处方]取心肺之表里经穴为主,并按症取

穴,大椎、风池、肩髃、合谷、外关、曲池。

[治法]补法与平补平泻法,针刺与拔罐并用。

[疗效]针灸治疗后,在颈项部进行拔罐(走罐和摇罐),自觉颈项僵硬立即缓解。故依法调治,同时嘱每天做3次颈部锻炼活动,每次10分钟,经过综合治疗后,心慌、胸闷症消。

[按]此患实为颈椎病引起的迷走交感反应,出现心慌、胸闷。肩髃、曲池、合谷为手阳明大肠经穴;肩髃行气活血、蠲痹通络;曲池清泄头目;合谷通经止痛;大椎、风池按症所取之穴;大椎为督脉与手足三阳经交会穴,刺之可振奋督脉之阳气,可引清阳上行,并疏通督脉气血,引督脉之气补他经之不足,同时刺激各方面的神经肌肉,并松解粘连,缓解疼挛,改善大脑及颈肩部供血,平衡各方向应力;外关为手少阳三焦经穴,八脉交会穴之一,有疏通经络、解痉止痛之功。同时配以拔罐,可清除留于此处之瘀血,直接舒缓颈项僵硬,从而祛瘀生新,共奏蠲痹止痛之功,以上诸穴合用,对于颈椎病引起的早期颈项僵硬具有较好的效果。

2 胃脘痛

阎某,男,29岁。

[症状]患者于7年前感胃脘部疼痛,曾在医院诊断为"十二指肠球部溃疡",经过服药物治疗后,明显好转。但时常胃脘部不适,多在饭后1~2小时后出现隐隐疼痛,痛处固定,喜按,喜热饮,面色萎黄,四肢倦怠,纳食可,无恶心呕吐,二便调。舌尖红,中有微黄苔,脉来虚弦。

[辨证]胃脘痛(胃虚受寒型)。

[治则]温中散寒,行气止痛。

[针灸处方]取背俞、任脉经穴为主。脾俞,中脘,气海,内关,足三里,三阴交,公孙。

[治法]补法与平补平泻法,针灸并用,中脘、气海加灸。

[疗效]次日复诊,自诉胃脘疼痛缓解。故依法调治,每日1次,1个疗程10日后痛解。

[按]脾胃虚弱,中阳不振,运化失职,升降失常,取胃之募穴中脘,健运中州,理气止痛;脾俞乃脾经背俞穴,温运中焦;足三里为胃之合穴,"合治内腑",调理脾胃,理气止痛;气海为任脉经穴,可调一身之气;三阴交为足太阴脾经穴。程莘农治疗虚证疼痛,常在多气多血之经选取一些腧穴以增强补虚之

功。如足阳明胃经常多气多血且气多于血,故其合穴足三里常用作补虚之要穴。公孙穴为足太阴脾经之络穴、八脉交会之穴,虚证配中脘、足三里等穴健脾益胃,实证配内关、太冲等穴疏肝行气,为临证调理脾胃的有效穴。

3 腰痛

王某,男,27岁。

[症状]1周前因贪凉就地铺席而卧,前2日未觉异样,第3日自觉腰部疼痛,不能转侧,不能入睡。因家中为一楼,疑为受凉,遂用棉被包裹腰部以暖腰,疼痛略有减轻,但仍感腰部沉重,活动受限,睡眠轻浅,由家人搀扶至诊所,腰部裹以棉被。舌苔白腻,脉沉。

[辨证]腰痛(寒湿型)。

[治则]散寒止痛,舒筋活络。

[针灸处方]肾俞,腰阳关,委中,大肠俞,关元俞,腰痛点。

[治法]针用平补平泻法,痛点、肾俞、大肠俞加火罐,委中刺络拔罐。

[疗效]治疗结束后患者自觉腰部沉重感较前减轻、疼痛感消失大半。嘱其起居避风寒。针灸2次后患者可以直腰行走。针灸5次后腰部疼痛症状消失,腰部活动正常,睡眠亦好转,嘱其日后起居避风寒。

[按]寒证腰痛拔罐以达到行气活血、散寒止痛的目的,热证腰痛拔罐以达到清热散瘀、通经活络的目的。针刺肾俞、腰阳关、大肠俞、关元俞以及腰痛点等穴,并借火罐之热以除寒湿、温经散寒,使经络得通。委中为针灸治疗腰痛最常用的一个远端穴位,在患侧委中穴刺络拔罐以加强治疗效果。局部取肾俞、大肠俞针刺加火罐及腰痛点针刺,共奏温经祛湿,通经通络之功,诸症悉除。

4 痛经

张某,女,25岁。

[症状]8年来,多在经行末期或经净之后小腹疼痛,痛势绵绵,喜暖喜按,月经色淡量少,质清稀,伴有腰酸腿软,手足不温。经中药、西药的治疗都不能断根。神疲乏力,面色蜡黄,食欲不佳,大便溏泻,小便清长,痛甚时四肢冰凉,面色苍白,心悸,头晕,现脉细无力。

[辨证]痛经(虚证)。

［治则］调补气血,温养冲任。

［针灸处方］关元,脾俞,肾俞,足三里,三阴交。

［治法］针刺用补法并加灸。

［按］患者气血虚弱,血海不足,胞脉失养,故小腹绵绵作痛,得按则减;气血两虚,故月经量少,色淡质清稀;气血虚甚,则心失所养则心悸,头面失其所荣则头晕、面色苍白,脉细无力为气血俱虚之象。关元是人体阴阳气血的关口,归任脉,可补气血,暖下焦,养冲任;脾俞、肾俞为足太阳膀胱经之穴,养血益气,补益全身血分之亏虚;三阴交为肝、脾、肾三经之交会穴,可调理气血;足三里为补益气血之穴,诸穴合用,冲任调和,气血生化有源,并在针刺的同时加艾灸,既有调和气血、通经活络之功,又有温煦胞宫、调经止痛之用。

5 面肌瞤动

许某,女,62岁。

［症状］患者右侧面部肌肉瞤动10余年,瞤动频作,抽动牵制口眼,致成口眼歪斜,右眼视力下降,夜卧流涎,遇风、情绪紧张、劳累等为瞤动诱发因素。面晦少华,汗出恶风,肩背酸楚不适。舌质淡,边有齿痕,苔白,脉象细缓。

［辨证］面肌瞤动(营卫不和,风邪侵袭,气血虚弱,筋脉失养)。

［治则］疏散风邪,调和营卫,兼益气血。

［针灸处方］大椎,风池,四白,颧髎,左太阳,左巨髎,左地仓,左颊车,承浆,外关,合谷,足三里,三阴交。

［治法］针刺手法为患侧用补法,健侧用泻法。

［疗效］治疗8次,面肌瞤动次数明显减少,抽动强度减弱,面色由晦暗转黄而明净。再针,右侧面肌偶尔出现瞤动,共治疗3个疗程疾病痊愈。3个月后随访,病未复发。

［按］治取大椎、风池、外关、合谷,疏散风邪;内关、足三里、三阴交,调和营卫,兼益气血;四白、颧髎、左太阳、左巨髎、左地仓、左颊车、承浆,系局部取穴。程莘农治疗面肌瞤动,患侧面部取穴宜少,针刺手法用补法;健侧面部取穴宜多,针刺手法用泻法,这种独具一格的治疗经验,已为许多患者解除了痛苦。

6 不寐

吴某,男,59岁。

［症状］患者失眠30余年,近3年来依赖安眠药睡觉,胃脘胀满,矢气多,大便日2～3次,纳减,食用牛奶后易引起腹泻,腰部痛。2年前曾于某医院检查肝功能,胆红素指标偏高。症见入睡难,多梦,劳累后失眠加重。舌质淡紫,舌尖红,苔白,脉象弦。

［辨证］不寐(脾虚,胃气不和)。

［治则］健脾和胃,宁心安神。

［针灸处方］中脘,天枢,气海,神门,内关,足三里,三阴交,太溪。

［治法］平调法。

［疗效］治疗4个疗程,脾胃功能逐渐恢复,脾胃诸症明显减轻,睡眠已安稳、安眠药已减半服用。又继续间断巩固治疗4个疗程,停服安眠药。每晚能够安眠6～8小时,疾病痊愈。

［按］脾主运化和升清,脾虚则心失所养。胃主受纳和降浊,胃气不和,浊气不降,上扰神明,故失眠。中脘、天枢、气海、足三里,健脾和胃、消胀降浊;神门、内关、三阴交是程莘农治疗不寐的经验选穴,神门为心经原穴,内关是心包经络穴,三阴交是肝脾肾三经的交会穴,三穴合用,宁心安神。太溪系兼症选穴,配神门又可交通心肾。证属虚实夹杂,针刺手法用平调法。《素问·逆调论》:"胃不和,则卧不安。"此案程莘农由于抓住胃气失和这一根本病机,所以多年顽疾,治疗如此奏效。

7 不寐

林某,女,47岁。

［症状］自诉缘于家庭的一次重大变故后,失眠至今10年有余,以入睡困难、寐时梦纷繁以及寐欠酣为主要表现,曾服各类中西药,未见明显疗效。近期因情绪不佳,每晚睡眠时间不足2小时,症状持续加重半个月。经人介绍求治于程莘农,希望改用针灸治疗。刻下:入睡困难伴急躁易怒,郁闷不舒,精神欠佳,面色晦暗,纳可,大便尚畅、质干。舌质红紫,苔薄腻,脉细数。

［辨证］不寐(火扰心神、神不守舍)。

［治则］泻火安神。

［针灸处方］太冲,神门,支沟,扁鹊十三鬼穴之人中、少商、隐白,扁鹊十三鬼穴按顺序每个疗程取3～4个穴位。

［治法］神门穴浅刺,得气即可;少商、隐白用短针速刺入穴即可;余穴行平补平泻法,得气后留针30分钟,连续7日为1个疗程。

［疗效］针刺当天晚上睡眠即酣,时间延至4小时左右,精神渐佳。每疗程之间停针2日,坚持4个疗程后,睡眠已至每日6～7小时,面色有光泽,情绪逐渐平稳。

8 五迟

程某,男,2岁。

［症状］患儿系8个月早产儿,出生5个月后其父渐觉与正常小儿有异,在当地医院诊断为"缺钙",治疗半年后未见明显疗效。1岁时在山西太原医院诊断为"脑瘫痪",1岁2个月方始出牙。来诊时患儿不会言语,双眼常出现凝视,全身瘫痪,四肢拘紧,不会站立,大人扶持迈步呈"剪刀步",不会咀嚼,吃流质食物,夜间常吵闹,大便成形,小便自调。舌淡红,苔薄白,指纹淡红。

［辨证］五迟(肝肾两亏,气血两虚)。

［治法］补养肝肾,调补气血,益脑开窍。

［针灸处方］百会,肝俞,肾俞,关元,太溪,四神聪,廉泉,天泉,风池,大椎,内关,合谷,太冲,足三里,阳陵泉,悬钟,三阴交。

［治法］用补法,进针得气后即出针。

［疗效］治疗4个月后,其父母觉小孩病情明显好转,两眼已活动自如,四肢拘紧状态缓和,在父母帮助下已能站立行走数步,但仍呈"剪刀步"。饮食增多,已能进食软饭等。续守上方,日针1次,再治4个月,患儿自行走路,余症基本消失,返回山西老家。

［按］此患儿系8个月早产,先天禀赋不足,肝肾亏虚,加之后天调养失当,遂致行迟、立迟、语迟等。因肾合骨,脾主肌肉。肝肾虚则筋骨乏养,脾虚则不能化精以充养肌肉。四肢百骸失其濡养,则全身软弱无力,生长受阻,日久肌肉张力减退,骨软不堪持重,故取肝俞、肾俞、关元、太溪以补养肝肾、益元固本为主穴,取三阴交、足三里以健脾胃,意在扶持后天之本。四神聪、大椎有益髓健脑之功,配廉泉治语迟,配风池开窍益聪;配天泉、内关、合谷等可通经活络、调和气血。本证取穴较多,但配伍精当,主次有序。抓住肝肾不足的主要矛盾,其余配穴皆据此证而定。疗程先后长达8个月,最终获得满意疗效。

9 缠腰火丹

周某,男性,52岁。

［症状］患者于就诊前2日夜晚,无明显诱因突然在左侧腰部出现赤色疹点,呈4 cm×4 cm大小。其斜上方有菱形约4 cm×7 cm大小的疹点,自觉疼痛难忍,伴有心烦、口苦,小便黄赤。在医务室诊断为"带状疱疹",服板蓝根冲剂等药无效,要求针灸治疗。

［辨证］缠腰火丹(火毒初起,郁于肌肤)。

［治则］泻火解毒,舒经通络。

［针灸处方］风池,大陵,委中,曲池,外关,阳陵泉。

［治法］患处围刺,梅花针叩刺外关及阳陵泉。

［疗效］经第1次治疗后,自述痛感显著减轻。第2日复诊时,见诊色转为淡红色,第4日疼痛完全消失,疹已疏散,疹区缩小,续治4次后痊愈。

［按］本患者系火邪侵犯血分,热毒郁于肌肤,致经气阻滞,血气壅遏。火热为患故疹色红赤,经气壅遏故不通则痛。程莘农认为此类外感火毒为患,当以清泻疏散为法。即《黄帝内经》所谓"郁者发之""结者散之",故取风池、曲池疏风清热、调和气血,委中、大陵有泻热解毒之功。外关通经活络,疏风解表散热;阳陵泉疏利肝胆,能调肠气机,令其条达,叩此二穴疏散热邪之功更著。局部围刺可调和患处气血,消除疼痛。本案治疗,着眼于清通,取穴不多而深得古人心法,故疗效显著。

10 偏头痛

王某,女性,66岁。

［症状］左侧偏头痛2月余,近日加重,疼痛呈阵发性或持续性,头巅顶部有麻木感,同时伴有左侧牙痛。曾在当地医院针灸及服中药治疗,效果不显。胁肋胀痛,善太息。平素性情急躁易怒,多虑。饮食、睡眠、二便尚可。患者形体瘦弱,舌质红有裂纹,苔薄白,左脉弦,右脉细,双尺弱。

［辨证］偏头痛(肝郁气滞,肝肾阴虚,虚火上炎)。

［治则］疏肝解郁,补益肝肾。

［针灸处方］百会,太阳,风池,合谷,太溪,外关,太冲,三阴交,左侧取头维、下关、颊车、率谷。

［治法］用泻法。

［疗效］针2次后患者牙痛止,头痛亦明显减轻,遂改用平补平泻手法。续治8次,诸症若失。

［按］患者系66岁女性,其体质多偏阴分不足,舌质红、有裂纹亦为阴虚之征,加之平素急躁多虑,肝郁不疏,郁之生热亦会耗伤阴血,并致虚火上炎而引

起偏头痛、牙痛。可见阴盛肝郁为其病机之主要症结,故以百会、太溪益肾滋阴、调补肾气以图扶其不足;太冲疏肝理气;太阳、风池、合谷清热、通经活络,佐以内关镇静安神。头维、下关、颊车、率谷皆为偏头痛、牙痛对症之穴。三阴交有健脾益胃之功,取之意在肝旺先实脾。此即《金匮要略》"见肝之病,知肝传脾,当先实脾"之举,体现了治未病思想在临床治疗的具体应用。

🔢 面瘫

孟某,女,28岁。

[症状]口角歪斜已8日,伴有右眼闭合不全,右面部发紧、口角歪向左侧,尤在谈话或微笑时明显,曾在当地针灸,服药不效。就诊时所见,其形体壮实,神情自如,右侧额纹消失,不能皱眉,右眼闭合时留有一韭叶宽缝隙,口角歪向健侧,鼓腮漏气。舌尖红,中有微黄腻苔,脉沉细弱。

[辨证]面瘫(风阻经络,经气不利)。

[治则]祛风通络。

[针灸处方]百会,风池,合谷,阳白,太阳,攒竹,四白,颧髎,颊车,地仓,睛明。

[治法]泻法。

[疗效]针1次后,右眼已能闭合,眉头开始能活动,但眉中、眉尾仍不能动,前方加鱼腰穴,续针13次,复如常人。

[按]此患者是青年农民,形体壮实,病程短。其脉沉细弱,乃系风邪阻滞经络,经气不畅之故,不可断为虚证。以百会、风池、合谷为主穴,祛风通经活络,余穴为对症而设。本案虽然以泻为法,但程莘农认为要把握好分寸,泻而不伤正气,所以医者时时要注意以正气为本。

🔢 面部麻木

吴某,男,65岁。

[症状]40日前因劳累当风,遂觉左面部麻木,在医院诊为"末梢神经麻痹",注射维生素B$_1$、维生素B$_5$、野木瓜注射液并同服天麻丸,同时配合针灸治疗30日,无明显疗效。饮食及二便尚可。舌淡红,苔白,脉弦。

[辨证]面部麻木(风袭经络,气血失和)。

[治则]祛风通络,调和气血。

[针灸处方]百会,合谷,太冲,风池;右侧颧髎,四白,地仓,颊车,禾髎。

[治法]轻刺激。

[疗效]经用轻刺激治疗7次后麻木减轻,续针8次后麻木感显著减轻,再续针4次痊愈。

[按]程莘农认为,患者已经56岁,因工作久伏案牍,体质方面多筋骨不健,气血偏弱,故用针时手法应相应偏轻,不可一味追求针感强烈,即使泻法,亦要把握分寸,中病即止。

第二节　贺氏针灸流派

一、流派溯源

贺普仁(1926—2015年),河北省涞水县石圭村人。贺普仁基于丰富的临床经验,结合中医基础理论,提出"病多气滞"的中医针灸病机学说,创立并完善了针灸治疗体系——"贺氏针灸三通法",促进了现代针灸学的发展。

牛泽华(1897—1964年),河北省涞水县人,早年师承其舅父郑文甫,1935年来京挂牌行医;曾受施今墨之邀,任当时的华北国医学院针灸教授;1955年,参与北京中医学会针灸门诊部创建工作,并定期应诊;后到北京市西城区护国寺中医门诊部工作;曾任北京中医学会针灸委员会委员。

"贺氏针灸三通法"源于北京,是重要的京城针灸流派之一。北京是一座有着3 000多年建城史、800多年建都史的世界著名古都和历史文化名城,誉称为五朝故都,是中华民族政治、文化的中心和首善之区,在历史的变革中更是经历了千锤百炼,辉煌的历史为我们留下了深厚的文化积淀。

北京在中医药文化的孕育与弘扬、中医药政策的制订与实施、中医药机构的设立与演变、中医药名家学术经验的继承与创新、中医药学术流派的形成与发展等方面,都具有鲜明的京都特色。经过几百年的积淀,尤其是20世纪以来,南北医家多汇集于此,形成了中医学术百花争艳的繁荣景象,为全国中医学发展树立了典范。

中医针灸作为中国优秀传统文化的重要组成部分，也是北京深厚文化积淀的一个重要方面。从实践到理论，针灸学逐渐成为中医学体系的重要部分，为医学的发展做出了卓越贡献。因为北京特殊的历史地位、地理位置和深厚的文化底蕴，具有地域特色的针灸流派传承文化在此背景下应运而生。"贺氏针灸三通法"是北京针灸流派创新与发展的优秀代表。

二、流派传承

（一）传承谱系

贺普仁师承牛泽华，其传承谱系除贺氏家族成员之外，还包括师承团队和学术团队。

贺普仁师承团队主要有曲延华、杨淑英、王京喜、徐春阳、程海英、张晓霞、崔芮、盛丽、王桂玲、谢新才、王德凤、王可、周德安、王麟鹏、李敬道、李焕芹、王鹏、王雪飞、陈鹏、温雅丽、王春琛、张帆、付渊博、游伟。

其中，周德安的师承团队有冯毅、马琴、夏淑文、刘慧林、李彬、赵因，学术团队有陈杰、裴音、洪永波、孙敬青、钱洁、张捷、杨婧；王麟鹏的师承团队有宣雅波、季杰、王少松，学术团队有薛立文、胡俊霞、张旭东、马昕宇。

贺普仁学术团队主要有刘红、程金莲、郭静、李华岳、刘存志、石广霞。

在上述贺普仁传承团队中，曾在北京中医医院就职的人员有曲延华、徐春阳、王京喜、程海英、张晓霞、盛丽、崔芮、王可、谢新才、王桂玲等。贺氏针灸流派传承谱系如图4-2。

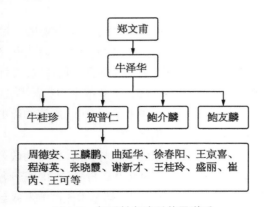

图4-2　贺氏针灸流派传承谱系

（二）传承工作

贺普仁重视临床经验的总结和提高工作，注重针灸医学理论的研究和整理，曾经先后发表论文数十篇，其中《论火针疗法》获北京市学术年会优秀论文奖，《针刺治疗输尿管结石》获北京市科技进步奖，《火针疗法治疗子宫肌瘤的临床研究》获北京市中医药管理局科技进步二等奖，《针灸治疗小儿弱智》获1998年香港中医药及中西医结合交流大会优秀论文奖。先后著书《针灸治痛》《针具针法》《针灸歌赋临床应用》《三通法的临床应用》《贺氏针灸三通法——附图解》（一、二、三册）《针具针法第二版》等，其中《贺氏针灸三通法——附图解》（一、二、三册）获北京市科技进步奖。随后陆续出版《灸具灸法》《中国现代百名中医临床家——贺普仁》《普仁名堂示三通》《针灸宝库——贺普仁临床点评本（明清卷）》《一针一得治百病》《贺普仁针灸三通法》等专著。

贺普仁十分重视学术交流工作，多次接受国家的出国医疗任务，精湛的医术使国内外医学界同仁惊叹不已，被誉为"针灸泰斗"。1971年，针刺麻醉走出国门，贺普仁曾参与过相关研究，与北京协和医院专家一起做胃切除手术，针灸的麻醉作用和效果引起了世界对针灸的重视。1973年，作为中国医学卫生代表团唯一的针灸医师，贺普仁出访北欧五国。1976年，贺普仁奉命出国沃尔特，其精湛的医术受到外国朋友的欢迎，被传为佳话。贺普仁曾为当时的拉米扎纳总统的狂躁型弱智王子治病，在精心治疗下，小王子渐渐可以和小朋友玩耍嬉戏，后来到小学读书了。拉米扎纳总统曾奖给贺普仁一枚金质骑士勋章，嘉奖他高尚的医德和高超的医术。此外，贺普仁为了弘扬"火针文化"和"针灸三通法"等针灸文化精粹，先后赴十几个国家和地区交流、讲学，为针灸的传播和发展做出了杰出的贡献。

贺普仁认为继承是创新的前提，只有在全面继承古人经验的基础上才能少走弯路，才能发现古人的不足而有所创新。因此，他十分注重传道授业，注重学术传承，数十年来培养了研究生、国家级学术继承人、北京市学术继承人等大批优秀弟子，还有更多弟子是以临床指导的形式进行传授。这些优秀弟子、针灸学研究生及学术传承团队，成为"贺氏针灸三通法"传承的主要力量。

在贺普仁的主持下，北京中医医院学术传承团队，即针灸学科的学术团队承担国家和省部级课题多项，对"贺氏针灸三通法"的理论、临床适应证和针法技法进行研究,完成了以中风为代表的近百种病症的临床与机制研究,发表论文数百篇;同时研究开发贺氏火针针具,使贺氏火针成为国内知名的针灸技术。作为国家和北京市的重点专科和重点学科,北京中医医院针灸中心全面继承贺普仁的学术思想,将"贺氏针灸三通法"作为长期稳定的研究方向,通过中医卒中单元建设和门诊专科建设,开展"贺氏针灸三通法"治疗中风病、头痛、颈椎病、腰背痛、下肢静脉曲张、皮肤病等多种病症的临床及科研工作,进一步促进了"贺氏针灸三通法"的推广。

贺普仁的弟子们坚持秉承他的学术思想,在国内外坚持从事中医针灸临床工作,已经成为针灸学科的中坚,不仅为贺氏针灸学术思想和临床技艺的传承搭建了广阔的平台,同时也为百姓提供了更加专业和优质的医疗服务,使北京地区针灸学科长盛不衰。

为使"贺氏针灸三通法"得到更多人的了解,将其丰富的临床经验加以继承发扬,并使针灸三通法得以普及和推广,1991年11月在北京成立了"贺氏针灸三通法研究会",此后在日本、泰国、新加坡、美国、澳大利亚以及中国香港、中国台湾地区相继成立了分会,"贺氏针灸三通法"在国内外针灸界产生了广泛影响。为了更好地配合传承工作开展,2010年北京针灸学会成立了针灸名家学术经验继承工作委员会。2010年由国家中医药管理局批准成立全国名老中医药专家传承工作室建设项目,2011年"贺普仁名老中医工作室"被北京市中医管理局授予北京中医药薪火传承贡献奖。

三、流派名家

贺普仁

(一)生平简介

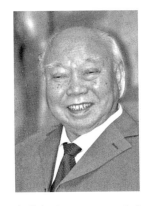

贺普仁(1926—2015年),字师牛,号空水,河北涞水县人。14岁拜师于华北国医学院著名针灸大师牛泽华。8年后结束学习,开始了他70余年的从医生涯,获得首都国医名师、第一批传统医药国家级非物质文化遗产针灸项目代表性传承人、全国老中医药专家学术

贺普仁(1926—2015年)

经验继承工作优秀指导老师、首届国医大师等称号。他以"以医治人,以义正己"为座右铭,以精湛医术普济众生,以仁义之心律己,以倾囊之德传授于徒,终其一生地诠释了大医精诚的内涵。

贺普仁自幼便在家乡读私塾,很小便接触了《三字经》《论语》《孟子》等国学经典。因其体质欠佳,求治于京城著名中医牛泽华,牛泽华以精湛的医术为他解除了病痛,感化了贺普仁年幼的心,促使他后来离开家乡,到北京向牛泽华拜师,开始了学医生涯。

八年期间,他熟读并背诵《黄帝内经》《难经》《针灸甲乙经》《针灸大成》《伤寒论》《金匮要略》等经典古籍,跟师出诊,拔罐起针、安排诊务,帮老师打下手的同时,也在观察学习牛泽华的针灸手法,吸取临床经验。因学习认真,工作踏实,虚心求教,贺普仁受到牛泽华的器重,得到了牛泽华的针灸医术真传。牛泽华对患者认真负责的态度也被贺普仁看在眼里,感悟在心并付诸行动,使他秉承着高尚的医德走过了行医的70年。

因练武的针灸医师进针无痛感,针感强,效果好,牛泽华经常告诫弟子在学针灸的同时,一定要练功习武。1944年,18岁的贺普仁经张晋臣介绍,拜八卦掌第三代名家曹钟声老师学习八卦掌。这套功法得气快,可以训练应变能力、提高反应速度、健身同时又可防身。贺普仁每天天不亮就赶去曹师父那里练习,2小时后回来给牛泽华侍诊,风雨无阻,一练就是数十年。此外,他还练静功,每天打坐站桩,继而又学练了十八节刀、八卦连环剑等器械,同时更加注重指力的训练。贺普仁认为练功是针灸大夫所必需的修行,认为练针应当先练气,使气到达手指,手法及功力决定针刺疗效,功力又主要体现在拇指、示指和腕的力量。贺普仁通过二指禅、顶指法、夹木锥、捻线法等练习,逐渐形成了自己独特的针刺手法。练功对贺普仁的影响很大,十几年苦练功法使他的身体变得强健,使他的指力、腕力变得很强,针灸技术更为纯熟,进针时特别轻巧。他的带功针刺技术,极大提高了临床疗效。年逾古稀时,贺普仁还能每天为上百名患者针灸治疗,这也是几十年来坚持不懈地习武练功的功劳。

从师学习后,贺普仁带着纯熟的医技自立门户,在北京天桥附近开办起自己的诊所。虽然刚开始经营得非常艰难,但贺普仁一心扑在为人治病上,灵活运用火针、毫针、放血、拔罐等疗法,要求自己精益求精,确保疗效,且经常不收穷人的医疗费。因为其高

超的医术、高尚的医德,贺普仁名声远播,门诊规模扩大,生意日益兴隆。

1956年,30岁的贺普仁为响应国家和党的号召,毅然关闭了能带来更大收益的私人诊所,作为一名普通医生调入刚刚成立的北京中医医院。弃私图公之路是光荣的,但以当时121元的工资,养活11口的大家庭,生活也是严峻的。贺普仁说:"生活困难点是自家小事,为社会贡献是国家大事。"1958年,医技精良的贺普仁被任命为北京中医医院针灸科第一任主任,并坚持了21年,在此期间为针灸科的成长和建设做出了不可磨灭的贡献。建院初期,针灸科里只有十几位医护人员,只设有针灸门诊,在贺普仁的带领下,针灸科逐渐发展壮大,20世纪70年代建立了拥有40张床位的北京第一家针灸科病房。

在北京中医医院针灸科这些年,贺普仁依然秉承着高尚的职业道德,诊治患者上至国家领导人、下至普通老百姓,均一视同仁。他非常注重个人修养和文化素质的修炼提高,对中医文物及医学书籍的购买、收集、收藏,占据其个人收入的大部分,但他心甘情愿、乐此不疲,可谓针灸界藏书第一人;他精于书法,诊病闲暇常挥毫泼墨;练功也从未间断,武中求德,造诣颇深。

在不停修炼自身的同时,他还十分重视名家的学术经验继承和后辈人才的培养。他积极传承火针疗法,亲自办班进行技法讲授,不仅将其在全国内普及,他还先后赴中国香港、台湾地区和美国、日本、韩国、新加坡、澳大利亚、北欧五国、非洲上沃尔特等国进行访问、工作和学术交流,将优秀的针灸文化弘扬于世界。1976年在非洲上沃尔特工作期间,为许多患者解除了病痛,为此获得了总统颁发的"金质骑士勋章"。1990年贺普仁被评为国家级名老中医药专家学术经验继承人导师;2007年被文化部评为国家级非物质文化遗产针灸项目代表性传承人;2008年被北京市卫生局、人事局、中医管理局授予"首都国医名师"称号;2009年被国家人力资源和社会保障部、卫生部和国家中医药管理局联合授予"国医大师"荣誉称号;2010年由国家中医药管理局批准成立全国名老中医药专家传承工作室建设项目,并荣获北京市中医管理局颁发的从事中医药工作六十年特殊贡献奖。2011年,"贺普仁名老中医工作室"被北京市中医管理局授予北京中医药薪火传承贡献奖。贺普仁在传承的同时也注重创新,在几十年的临证工作中,不断从古

籍和临床经验中探索提高针灸疗效的方法,他从20世纪60年代开始研究几近失传的火针,在临床取得广泛疗效;他创立了"贺氏针灸三通法";他将八卦掌与针灸结合,加强和改造传统针灸技法,攻克了许多疑难杂症;他重视科研工作,带领针灸科多次获得科研成果奖、科技进步奖。他的探索创新精神贯穿于临床全过程,对针灸经典中的禁区敢于尝试突破,取穴少而精、效而奇,总结梳理出独到的选穴规律,在治疗高血压、白癜风、风湿性关节炎、子宫肌瘤、外阴白斑、慢性小腿溃疡、下肢静脉曲张、静脉炎、乳腺癌、帕金森氏综合征、运动神经元损伤、中风后遗症等疾病方面,疗效显著。贺普仁凭借自己高尚的医德、精湛的技艺和传承与创新的精神获得了"针灸泰斗""天下第一针"的美誉。

(二)学术观点与针灸特色

贺普仁的学术观点和临证特色可概括为"病多气滞"的针灸病机学说和"法用三通"的针灸治疗法则。

1. 病多气滞

气是构成人体和维持人体生命活动的最基本物质。《素问·天元纪大论》中指出"在天为气,在地成形,形气相感而化生万物矣",可见自然界的万物都是由气聚合而成的。"人以天地之气生,四时之法成",故气也是构成人形体的最基本物质。《素问·六节藏象论》提道:"天食人以五气,地食人以五味。五气入鼻,藏于心肺,上使五色修明,音声能彰;五味入口,藏于肠胃,味有所藏,以养五气。气和而生,津液相成,神乃自生。"人能维持生存,气是必不可少的,故气对人体具有十分重要的作用。气能够激发推动人体的生命活动,是人体的热量来源,能够保卫人体抵御外邪入侵,对全身津液具有不可替代的固摄作用,还能够通过气的升降出入等运动使体内的物质相互转化,营卫之气还能够为全身的脏腑提供必需的营养,故气机的调达是维持人体正常生命活动的基础,若气机失调则会导致疾病的产生。贺普仁经过多年临床经验总结,认识到在任何疾病的发展过程当中,"气滞"都是不可忽视的病机。而针灸治疗疾病的根本就是调理气机,使经脉通畅,从而百病可愈。

疾病的病因可有外感、七情、六淫、饮食劳倦、跌打损伤等,虽说病因各不相同,但在经络的角度来说,"气滞于经脉"是所有疾病的重要病机,正如《灵枢·经脉》中说"经脉者,所以能决生死,处百病,调

虚实,不可不通"。比如外邪侵袭,气滞于表,邪不得宣,而恶寒发热;邪入经脉,阻碍气血,由此影响脏腑;而七情与五脏相关,七情过激能直伤内脏,导致脏腑气机失常,经络不调。贺普仁指出,疾病之转变均通过经络进行,病机均为气机郁滞,并由此指出"通"为针灸治疗疾病的基本大法。

2. 法用三通

（1）"三通法"基本概述:贺普仁根据"病多气滞"的病机理论提出针灸治疗主要为调理经脉气机,由此提出了"贺氏针灸三通法"的针灸治疗体系,其中包括以毫针针刺为主的微通法、以火针、艾灸疗法为主的温通法和以三棱针放血为主的强通法,三种方法在临床上根据不同的疾病有机结合,对症使用,称为"法用三通"。

"通"字主要含义为"通"和"调","通"为针灸的方法,即通经络;而"调"为针灸的目的,即调气血,气滞则病,气通则调,调则病愈。"通"有"贯通"的含义,如环无端,中无阻隔;也有往来、交接的含义,经络按照一定的规律往来交接,经气流注、循环不已,从而使气血调达,疾病自愈。贺普仁将毫针、火针及艾灸、放血几种治疗方法联系整合,根据疾病及患者的特点进行运用,"微通""温通"和"强通"相辅相成,比如实证可以结合毫针的泻法、火针的行气发散、放血的祛瘀除滞之功而达到驱逐邪气的目的;而虚证可以通过毫针补法的运用、火针和艾灸助阳行气、放血决血调气来扶助正气,以达到气盛血充的目的。总体来看,"三通法"有如下几个特点。

体现了针灸治病的根本原理。针灸治疗作用在经络,经络在人体运行气血,联络脏腑,贯通上下,沟通内外表里,同时手足表里之经又按照一定的次序交接,使气血流注往复,循环不已,这就是经络"通"的作用,维持了人体的基本生理,当疾病来临,人体经脉不通、气血不畅,从而产生各个系统的病变,如《素问·调经论》所说"血气不和,百病乃变化而生";针灸关键在于"通经络,行血气",恢复经络的正常生理。这其中微通法重在调和,温通法温以促气血,强通法决血调气。如虞抟《医学正传》所说:"通之之法,各有不同,调气以和血,调血以和气,通也;下逆者使之上行,中结者使之旁达,亦通也;虚者助之使通,寒者温之使通,无非通之之法也。"因此,这几种不同的方法,本质都是通,也就是针灸治病的根本原理。

多种疗法适时结合。针灸治疗方法众多,早在《黄帝内经》中就提到了"九针"。现在在临床上运用毫针居多,其他疗法都只是起到了辅助的作用。贺普仁的"三通法"将这几种疗法有机地结合起来,而非独用"毫针",将火针、艾灸、放血疗法都提升了一定高度,他指出各种方法各有侧重,引起了临床重视。贺普仁一直强调:"必须掌握丰富多样的干预手段才能应对变化多端的疑难杂症。"他在临床诊治过程中也一直灵活运用不同的方法,不拘泥于治疗手段,经常将几种疗法结合起来运用,有着突出的疗效。正如高武在《针灸聚英》中指出"针灸药因病而施者,医之良也"。

概括现代常用的针具。贺普仁"三通法"中包括的几种方法,现在常用,而且熟练掌握就可以应对临床中的绝大部分情况。针术相通,各种不同针具在不同的情况下须认真选择和使用。如《灵枢·官针》所说"九针之宜,各有所为;长短大小,各有所施也,不得其用,病弗能移"。

针灸精妙之处在于"术"。"通"字是方式,同时也提示医者在临床运用时要以"通"为自己的任务,从而重视针灸之"术"的运用。不论是毫针、火针,还是艾灸、放血,若要运用好"通"作用,须得练好自己手下的感觉和功力,做到法-术-人-效紧密结合,才能真正运用好针术。

（2）微通法:微通法是指毫针针刺的疗法,也是现如今临床上最常用的疗法,贺普仁根据其临床特点和功用将其命名为"微通",此"微"字有以下几层含义。① 所用毫针细微。古人将毫针也称作"小针""微针",如《灵枢·九针十二原》"欲以微针通其经脉,调其血气",后世《标幽赋》也指出"观夫九针之法,毫针最微",毫针因其微小,则有可以在身体各个地方运用、伤害较小的特点,临床应用较为广泛。② 有"微调"之意,毫针刺法,多为微调经脉血气,不如火针、放血等给经脉较为强大的刺激,此法轻柔灵巧,故曰"微"。③ 取其针刺微妙之意。正如《灵枢·小针解》所说"刺之微在数迟者,徐疾之意也","粗之暗者,冥冥不知气之微密也。妙哉!工独有之者,尽知针意也"。针刺至精至微之处,在毫针刺法里可谓体现得淋漓尽致,针刺精微奥妙。在应用毫针时,需精密掌握气机变化的规律,从而理解针刺之法的微妙。④ 手法轻微。贺普仁在运用毫针刺法时,手法轻巧,他指出应该给患者较为良性的刺激,从而达到"微调气血"的目的。⑤ 选穴组方精微。穴位的选择对调畅气机尤为关键，贺普仁选穴精巧，因人因病因时选穴，既参考古方，又加入自己的多年临床经验，做到"穴法结合"，准确运用穴位，为患者解除病痛。

贺普仁强调，在进行毫针针刺时需要穴位手法并重。贺普仁受杨继洲《针灸大成》的影响颇深，《针灸大成》卷九"治症总要"谓："中风不省人事：人中中冲合谷"，"问曰……已上穴法，针之不效，奈何？答曰：针力不到，补泻不明，气血错乱，或去针速，故不效也"，从这里可以看出，针刺的手法需与穴位联合起来使用，才能获得较好的疗效，单凭借穴位或是手法都不能很好地达到通调气血的目的。比如贺普仁在毫针治疗输尿管结石时，患者疼痛难忍，贺普仁对中封、蠡沟穴运用了龙虎交战的手法。龙虎交战是通过左右反复交替捻转的九六补泻手法以镇痛，此法感应强烈，但是不伤正气，其作用优于平补平泻，有很好的镇痛效果且无副作用。中封、蠡沟穴位于肝经，本就有调肝气止痛的效用，贺普仁在这两个穴位上运用这个手法后立即解除患者的痛苦，且可以增加结石的排出率。

《灵枢·九针十二原》中说"小针之要，易陈而难入"，贺普仁指出，探究毫针的微妙之处，最主要就是研究针刺过程中针刺的刺激形式、刺激量和刺激效应这三者之间的关系。其中刺激形式是指进针到出针过程中医者的具体操作及补泻规律，如补法以轻、柔、徐为主，泻法以重、刚、疾为主；刺激量是指术者操作时，患者自我感觉的反应，此点根据患者的个体感觉因人而异，医者要适时调整针刺量缓急；刺激效应是指针刺全过程对患者整个机体的治疗作用，医者需根据"虚则实之，满则泻之，菀陈则除之，邪盛则虚之"的原则调和气血阴阳。这三者需要有机结合，手法、深度、指下感觉需适宜，在具体治疗时，要以针为根，以刺为术，以得气为度，以补泻为法，随证应变，一针一穴都需认真揣摩，方可达到理想的疗效。

微通法的操作包括持针、进针、候气、补泻、留针、出针六个步骤，贺普仁指出每一步都需要反复琢磨，不可或缺。如持针时需调神定息，进针贺普仁在临床上惯用努劲单手进针法，候气可用弹指、刮针、飞针等法，补泻与出针法均需聚精会神，不可大意。

（3）温通法：温通法是将火针和艾灸作用于穴位或者其他一定部位的一种治疗方法，借助火力，温通阳气，激发经气，调畅血气，无邪则温补，有邪则胜邪，从而达到治疗气滞的目的。火针既是一种针具，又是一种针刺方法，古称之燔针、焠刺、白针、烧针。

临床治疗时将针具烧红，然后刺入人体穴位；艾灸法是用火将艾绒或艾炷、艾条点燃，温热身体一定的部位。二者均可以给机体以温热刺激，人体之血气得温则行，得寒则凝，如《素问·调经论》所说"血气者，喜温而恶寒，寒则泣不能流，温则消而去之"，"寒独留则血凝泣，凝则脉不通"。血气借助火热，得温流通，温通法借助火针的火力、艾灸的温热刺激，既能温通经络，而且以阳助阳，能激发人体经脉的阳气，还能启动下焦命门之元阳、真火，增强经络对气血的营运与推动作用，以疏通脉络，"借火助阳"以补虚，"开门祛邪"以泻实，乃至"以热引热"，使壅滞的郁火得以泄泻，故温通法在疑难病、顽固性疾病、寒证等病症中颇有优势。

相比起艾灸，贺普仁在临床中更偏爱运用火针。他认为火针既有针又有热，可以起到针刺和艾灸双重的作用，其热效大于艾灸，所用针具又较毫针更粗，既可温通血脉、借火助阳，又可引邪外出、疏通气血，尤其可以消除气、火、痰、湿凝聚而形成的硬结，使瘀血痰湿等顺利排出体外。

贺普仁对火针的理论和实践多有发展，他多年来在临床中坚持使用火针治疗各种病症，如子宫肌瘤、外阴白斑、慢性小腿溃疡、下肢静脉曲张、静脉炎等疑难病证，并取得了显著的疗效，在火针治疗多个方面扩大了火针的应用范围：① 在病机学说上突破热病不用火针的禁忌。多年来，火针禁止在治疗热病中使用，如《灵枢·官针》中说"热则筋纵不收，无用燔针"。而贺普仁根据"以热引热""火郁发之"的理论基础，经过谨慎的临床尝试发现，火针在热毒内蕴、且拒寒凉之药时有引气与发散之功，使火热毒邪外散，达到清热解毒的作用，如在乳痛、颈痛、背痛、缠腰火丹及痄腮等证的治疗中就有很好的疗效。② 在施术部位上突破面部不用火针的禁忌。古人有面部不用火针的禁忌，但贺普仁经过多年的临床经验，认为用细火针浅刺于面部对三叉神经痛、面瘫、面肌痉挛等病颇有疗效，还可以用于祛斑、祛痣。③ 在刺法上突破火针不留针的禁忌。古人认为火针不留针，而贺普仁在火针上设计了"慢针法"，发现其具有祛腐排脓、化瘀散结之功，特别是运用于淋巴结核、肿瘤、囊肿等疾病时，此外取远端穴位火针治疗疼痛性疾病时，也建议留针。④ 扩大了火针治疗的病种，贺普仁将火针运用于各种系统的疾病，使火针疗法可以治疗的疾病达到100多种，尤其是对于一些疑难杂症有令人欣喜的疗效，如癫狂、耳鸣、耳聋、外阴白斑、痉挛、麻痹、麻木、湿疹等。除此之外，贺普仁还独创贺氏火针针具，制作出适应不同临床需求的火针，并且规范了火针的操作流程。其中最值得一提的是，贺普仁提出的火针疗法的关键，简而言之就是"红、准、快"。只有烧到通红的火针，才有较强的穿透力而刺入穴位，缩短进针时间，且针身烧得温度越高，火力越大，温通的作用就能更明显，见效就能更快。在贺普仁看来，火针疗法应以快针为主，大部分情况不留针，有部分患者需有留针的，但要将时间控制在1～5分钟，不可过长。

在灸法方面，贺普仁强调：虚、寒之证必灸，养生治未病善灸。他善用隔姜灸，尤其倡导在立春、立秋节气采用隔姜灸来预防保健。具体方法是：立春前后5天施灸气海穴，立秋前后5天施灸关元穴，每天约灸10壮，根据具体情况每年可灸200～500壮。此方法除了可以预防保健外，对腰腿痛、阳痿早泄、妇科诸病、哮喘劳嗽、胃肠虚弱等虚寒性的慢性病颇有助益。此外，贺普仁还提出家庭保健应常用温和灸法，他善用艾条悬灸神庭穴治疗各类眩晕，特别是虚性眩晕取得了很好的疗效。贺普仁还对"太乙神针"颇有兴趣，认为其值得进一步研究。

贺普仁指出，在做温通疗法的治疗时，也有很多需要注意的地方，比如患者可能会有恐惧心理，在治疗前需耐心解释安慰，在靠近内脏、五官、大血管等地方进行治疗时需格外注意，针刺后嘱患者不要洗澡等。

（4）强通法："强通法"包括刺络放血疗法、拔罐、推拿等，但主要指刺络放血疗法，即用三棱针或其他针具刺破人体浅表部位的血管，视病情的不同而放出适量血液，通过决血调气，通经活络以达治疗疾病的方法，即《灵枢·小针解》中提到的"菀陈则除之者，去血脉也"。三棱针就是九针中的"锋针"，《灵枢·九针十二原》曰："锋针者，刃三隅，以发痼疾"。

刺络放血法的作用机制可从络脉学说和气血学说两方面分析。《素问·皮部论》曰："百病之始生也，必生于毫毛……邪客于皮则腠理开，开则邪入客于络脉，络脉满者注入经脉，经脉满者入舍于脏腑也"，可见络脉是外邪由皮毛内传脏腑及脏腑之间及脏腑与体表组织之间病变相互影响的途径。气血是人体脏腑、经络等组织器官进行活动的最主要的物质基础。气为血之帅，可以生血、行血、摄血。当病邪侵袭人体或脏腑功能失调，以致气行异常产生气滞，血行失去动力，进而发生血瘀，络脉即会出现相应的瘀

血现象，所谓"病在血络"。放血疗法正是以此理论为指导，形成了独特的理论体系。针对"病在血络"这一致病机理而直接于络脉施用放血疗法，既可使恶血外出，迅速祛除邪气，又可通过直接刺血而调气，气血调和，则经络通畅，脏腑平衡，从而治愈疾病。

放血疗法应用广泛、作用效果好，但有严格的禁忌。贺普仁通过大量实践，将禁忌总结为4个方面：患者、手法、部位和穴位。① 患者：阴血亏虚的患者应慎用此法，如重度贫血、低血压、有自发性出血倾向或扭伤后血不易止者等都不宜选用。大汗及水肿严重者亦禁用。孕妇及有习惯性流产患者，也不可贸然放血。② 手法：针刺手法不宜过重，针刺深度应适宜，禁忌针刺过深，以免穿透血管壁，造成血液内溢，给患者增加痛苦。③ 部位：在邻近重要内脏的部位，切忌深刺。胸、胁、腰、背、项部等处，应注意进针角度和深度，否则可造成生命危险。因动脉和大静脉不易止血，故应禁止放血。大血管附近的穴位也应谨慎操作，防止误伤血管。如果不慎刺中动脉，应立即用消毒干棉球按压针孔，压迫止血。④ 穴位禁忌：古人有20多个穴位禁针，放血时也应慎用或禁忌。如脑户、囟会、神庭、玉枕、络却、承灵、颅息、角孙、承泣、神道、灵台、水分、神阙、会阴、横骨、膻中、气冲、箕门、承筋、手五里、三阳络、青灵等穴。还有云门、鸠尾、上关、肩井、血海等穴位不可深刺；孕妇的合谷、三阴交、石门、昆仑、至阴等穴以及下腹部、腰骶部的穴位应禁刺，以防万一。治疗中如不慎重考虑病情的需要及穴位是否妥当，妄施放血，不仅徒增患者痛苦，而且容易贻误病情，甚至关系到患者的安危，故不可忽视。

（三）临证医案

1 下肢静脉曲张

马某，60岁。

［症状］双下肢憋困不适5年，静脉曲张，右腿尤甚，状如蚯蚓，久站腿困，发热，发胀，右腿明显。舌暗红，苔薄白，脉细滑。

［辨证］气滞血瘀，经脉不畅。

［治则］通经活络，行气活血。

［针灸处方］阿是穴，血海。

［治法］阿是穴火针点刺，刺破静脉凸起处，放出少量血液，待恶血出尽，其血自止。血海毫针刺法。每周治疗2次。

［疗效］治疗10次后，基本恢复正常。

② 小儿弱智

孙某，3岁半。

［症状］患者足月生产，至今一直不能行走，仅能说很少话语，吐字不清，无理解力，胆怯怕人，对陌生环境恐惧不安。易感冒，夜间哭闹，尿床，纳食少，体瘦。舌淡，苔薄白，脉沉细。脑部CT正常。

［辨证］肾精亏虚，髓海不充，脑络受阻。

［治则］补肾填髓，醒脑开窍。

［针灸处方］百会，四神聪，风府，哑门，大椎，心俞，譩譆，通里，照海。

［治法］毫针快速点刺，不留针，针刺隔日1次。

［疗效］2个月余后，患者能行走，其余症状也大有改善。

③ 子宫肌瘤

田某，45岁。

［症状］体检时发现子宫肌瘤，大小如怀孕4个月，平素月经淋漓不断、量多、质稀、有血块，虚弱乏力，心悸气短，食欲不振。舌淡暗，苔白，脉细数。

［辨证］气滞血瘀，冲任失调，日久致气血亏虚。

［治则］调理冲任，疏通气血。

［针灸处方］关元，中极，隐白，痞根。

［治法］毫针1.5寸刺关元、中极，先补后泻，隐白刺3分，留针30分钟。痞根用灸法。治疗隔日1次。

［疗效］治疗2个月，月经正常。妇科检查子宫肌瘤缩小，接近正常。

④ 带状疱疹

王某，29岁。

［症状］右侧胸背部起疹如米粒大小，密集成簇，向背部延伸，局部皮肤痛痒难耐。伴口干、口苦，食欲不振，因疼痛而夜不能寐。平素性急易怒。舌红，苔薄黄腻，脉数。

［辨证］肝郁气滞，湿热熏蒸。

［治则］疏肝解郁，清热利湿。

［针灸处方］龙眼，阿是穴，支沟，阳陵泉。

［治法］龙眼、阿是穴三棱针放血，阿是穴放血后拔罐，支沟、阳陵泉毫针泻法，留针30分钟。每日治疗1次，阿是穴放血拔罐隔日1次。

［疗效］治疗1次后，疼痛消失，疱疹不再延伸。

治疗4次后，疱疹干燥结痂，临床痊愈。

⑤ 癫痫

张某，24岁。

［症状］阵发性全身抽搐，口吐白沫，牙关紧闭，小便失禁，每日发作10余次，每次发作约2分钟即止。醒后头痛、乏力，不能参与工作。面黄，舌淡红，苔白，脉细滑。

［辨证］情志不遂，督脉失调，气机逆乱。

［治则］通调督脉，调理气机，疏导情志。

［针灸处方］大椎，腰奇。

［治法］先刺大椎、针尖向下，后刺腰奇、针尖向上对刺，均刺入3.5寸，留针30分钟。隔日治疗1次。

［疗效］治疗1次后，精神好转，发作时症状减轻。治疗4次后，精神好，症状明显减轻，发作次数减少。治疗8次后，大发作已停止，仅有瞬间而过的小发作，次数减少为3～4日发作1次。治疗1个月后，自述已有1周未发作，精神状况良好，巩固治疗2个月治愈。2年后随访，未复发。

⑥ 呃逆

孙某，60岁。

［症状］3日前生气后出现呃逆，发作持续数小时，声高，偶有缓解，旋即再发，入睡后自行停止，3日来逐渐加重。伴胃脘胀满，胁肋不舒，烦躁，无法正常进食，大便偏干。面色萎黄。舌淡红，苔薄白，脉弦细。

［辨证］木郁乘土，胃气上逆。

［治则］疏肝解郁，和胃降逆。

［针灸处方］章门（左），合谷（右）。

［治法］毫针刺，平补平泻，留针30分钟。

［疗效］针入呃止，走后再发，症状变轻。3次治疗后痊愈。

⑦ 面肌痉挛

张某，51岁。

［症状］劳累后出现左眼睑痉挛，至今6个月余，近几日发作频繁。舌苔薄白，脉弦滑。

［辨证］气血耗伤，虚风内动。

［治则］调和气血，通经活络，息风止痉。

［针灸处方］阿是穴，角孙，听宫，合谷。

［治法］局部阿是穴用细火针点刺，其他穴位用毫针刺，留针30分钟。隔日治疗1次。

［疗效］治疗2次后，自觉眼部轻松。治疗4次后，抽搐减少。共治疗9次痊愈。

8 腰椎间盘突出

刘某，35岁。

［症状］右腿疼痛1周，向足部窜痛，咳嗽、用力及变换姿势时疼痛加重，重则抬腿困难，行走吃力，伴腰部酸困、无力、怕凉。舌暗红，苔薄白，脉沉细。

［辨证］肾气不足，气滞血瘀。

［治则］补肾益气，行气活血。

［针灸处方］伏兔，肾俞。

［治法］患者跪坐位，毫针刺伏兔，留针20分钟。起针后，伏卧刺肾俞穴，并加艾灸盒。

［疗效］起针后，自觉腰腿轻松。治疗5次，疼痛消失。

9 外阴白斑

［症状］外阴瘙痒3年余，伴外阴萎缩，夜间尤其厉害，难以忍受，严重影响工作和生活。舌淡红，苔薄白，脉细。

［辨证］血虚风燥。

［治则］补血行气，祛风止痒。

［针灸处方］阿是穴，合谷，太冲，血海，蠡沟。

［治法］先用细火针点刺局部，使其出血，无须压迫止血，然后用毫针针刺其他穴位，每次留针30分钟。每周2次。

［疗效］2个月后患者精神面貌焕然一新，瘙痒消失，自觉外阴萎缩也明显好转。

10 肝区不适

［症状］肝区不适5年余，每于劳累或情绪不好时加重，平素做管理工作，较劳心劳神。做了系列检查和化验均未见异常。舌淡暗，苔薄白，脉弦细。

［辨证］气滞血瘀。

［治则］行气活血，疏肝解郁。

［针灸处方］大敦。

［治法］毫针泻法施行1分钟，留针30分钟。

［疗效］针刺治疗过程中，患者自觉有一股气从脚上一直走到肝区，慢慢就觉得不适感减轻，起针后不适感消失，以后未再出现。

第三节　孙氏梅花针

一、流派溯源

孙氏梅花针由孙惠卿在1923年发明，是一种极具特色的中医诊疗方法，具有简便易行且疗效显著的特点，到20世纪50年代，这种方法得到普遍推行。

孙惠卿是现代梅花针疗法的创始人。孙惠卿幼年时曾患过一次痧症，非常痛苦，当时采用的方法就是在四肢关节处刮痧。这给孙惠卿留下了深刻的印象，也是他未来投身医学的萌芽。后因其独子患淋巴结核死亡，他在悲痛之余，潜心钻研医学，受民间"刮痧"疗法和"柳条抽打疟疾患者"治病的启发，终于在19世纪初发明了"竹筷型"梅花针医疗工具和"弹刺式"治疗方法，并同时发明了不同于任何诊断学的"孙氏诊查法"。

孙惠卿在长期从事梅花针的研究工作中，积累了丰富的实践经验，掌握了独特的梅花针技术，并著有《刺激神经疗法》一书。他认为，刺激神经疗法包括一般诊查法、刺激工具和手法，即依照诊查结果，用刺激工具对各种疾病给予机体不同部位、不同强度和频度的弹刺，从而达到治疗疾病的目的。他运用梅花针疗法治疗疾病的范围相当广泛，其中疗效显著的有保健科、内科、骨科、眼科、皮肤等科疾病。

二、流派传承

（一）传承谱系

孙氏梅花针代代相传，已传承至第四代，培养了很多优秀的针灸人才，有孙惠卿的女儿孙荷生、侄孙孙忠仁及重孙孙需等家族传承人，还有像钟梅泉这样的得意门生。孙氏梅花针传承谱系如图4-3。

（二）传承工作

1. 以名家研究室为依托，薪火相传

2017年8月，孙惠卿名家研究室成立，以孙惠卿的临床经验为核心，围绕青少年近视、面瘫、失眠、感冒、糖尿病等优势病种开展临床观察，并计划在孙需

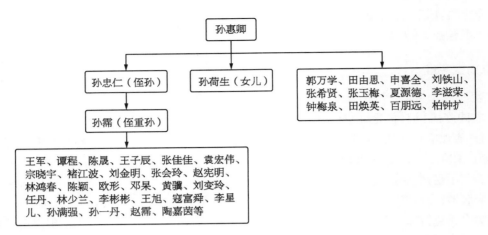

图4-3 孙氏梅花针传承谱系

分布于全国各地的学生所在医疗单位成立分站。待条件成熟时积极探索成立传承基地。

孙惠卿名家研究室自成立以来，传承工作有序开展，主要传承工作方式为：将孙惠卿名老中医所留下的临床经验、书稿以及一些言传身教的经验以各种形式与室站内的传承人进行共享，围绕梅花针的各个优势病种，由传承人们在现有的理论及临床基础上制定相应的操作规范，经与孙霈探讨符合孙氏梅花针的特点规律后，应用于日常临床，并进一步总结提炼。以此在传承人们学习梅花针相关内容的同时，完成他们的临床积累。实现孙氏梅花针的传承和发展。

以孙惠卿名家研究室为依托，由孙霈及其博士研究生宗晓宇共同申报的"一种梅花针针头及梅花针"获发明专利证书和实用新型专利证书。另外，所申报的"梅花针"还获得外观设计专利证书。这3项专利为今后孙氏梅花针治疗工具的专业化和规范化做出了贡献。

2. 立足临床，完善理论

孙惠卿的嫡传弟子孙忠仁医术精湛，尤其擅长治疗眼疾。他认为，孙惠卿发明的这一疗法仍属中国传统针法中的一种，与中国古代梅花针有着千丝万缕的联系，无论从针形还是从针刺后皮肤泛起的红晕形状上都颇似梅花，且梅花针在中国百姓中家喻户晓，故而主张将"刺激神经疗法"名称修定为中医界后来公认的"梅花针疗法"。这一举措不仅有利于发掘祖国医学遗产，而且明确了孙惠卿所创疗法的中西医归属问题。钟梅泉曾任中国中医科学院广安门医院梅花针科主任。他带领全科医师开展了多项有关梅花针疗法的研究，其中影响力较大的是将低压电流导入

梅花针的"电梅花针"的研究与实践。70年代初，中国中医科学院广安门医院采用"电梅花针"治疗疾病获得满意疗效，这也是对孙惠卿梅花针疗法的一项新贡献。在临床使用梅花针治疗各种疾病的同时，钟梅泉借助现代科学观察方法，发表多篇论文，证实了梅花针对弱视、近视眼、斜视等眼病、胸膜炎、遗尿、支气管哮喘等疾病的疗效。不仅如此，在系统的理论完善上，钟梅泉也做出了很大贡献。1984年1月，人民卫生出版社出版了钟梅泉主编的《中国梅花针》一书，至今影响深远。

3. 针具改良，针药并用

作为1957年的国庆献礼，孙忠仁将梅花针的老式针具改进为旋帽活压式针头和2～3段旋接式针柄。这种改良不仅实现了一人一针头，避免交叉感染且消毒便利的构想，而且解决了老式针具针柄过长不便携带的问题。不仅如此，孙忠仁还开创了"大、小方脉"与"梅花针疗法"相结合的针药并用的治法先河，其长子孙霈在临床中进一步把"大、小方脉""梅花针疗法"和针灸的其他疗法相结合，有助于进一步提高疗效。孙霈是孙惠卿"梅花针疗法"的第四代嫡传继承人，现任北京中医药大学东直门医院主任医师、教授、博士研究生导师。他对针灸学的分类进行了研究，首次提出中国针法可以大致分为三大类。一为透刺针法，如芒针；二为内刺针法，如毫针、针刀；三为外刺针法，如梅花针。这就阐明了梅花针疗法与针灸学的关系与定位问题。孙霈与学生们共同开展急诊、急救和疑难危重疾病的研究，把针药并用的医术传授给一届又一届的本科生、研究生以及他的徒弟和家中后代，使这一四代世医之学不断创新、发展，代

代薪火相传。

孙惠卿所创的刺激神经疗法在20世纪50年代产生了巨大影响，从而掀起学习和研究外刺疗法的高潮。1953年，大连医学院派冯幼启向孙惠卿学习，并返校做报告。医学院就外刺疗法举行座谈会，引起热烈反响，不少人认为，外刺疗法不仅有科学的根据，而且与巴甫洛夫学派的反射理论一致，通过外刺疗法，刺激了痛觉神经末梢，强大的传入冲动，激发了神经中枢反应，从而对自身功能产生修复和调整作用，提高了患者的生理机能，产生兴奋或镇静的治疗效果。1954年，《江西中医药》刊文发表对孙惠卿刺激神经疗法的看法，提到孙惠卿的针刺疗法具有丰富的科学内容，而且最适用于广大群众。它是通过刺激神经从而产生收治效果的一种新的物理疗法，器械简便且没有危险，对神经系统具有修复和调整作用。1959年，《刺激神经疗法》的出版使社会各界对这一疗法有了更全面的认识，同时也促进了孙氏诊查法和梅花针的临床应用。

在孙忠仁的主张下，刺激神经疗法后来修订为梅花针疗法。孙氏梅花针是在古代针法的基础上，不断创新和发展形成的新流派，在临床和基础研究中都具有巨大潜力。孙氏梅花针的传人们也通过自己的不懈努力应用和传播这一疗法，并在社会各界的努力和见证下，不断为人类健康做出贡献。

三、流派名家

孙惠卿

（一）生平简介

孙惠卿（1883—1968年），字嘉微，号隆净。1883年1月生于武昌，祖籍浙江绍兴。1923年，孙惠卿在汉口首次把他的"竹筷型"梅花针医疗工具和"弹刺式"治疗方法用于临床获得成功，后来他将这种疗法命名为"刺激神经疗法"。1949年5月16日，孙惠卿使用刺激神经疗法给人民解放军战士治疗疾病，受到党和国家的重视和支持，并当选为武汉市人民代表、政协委员。1950年，孙惠卿受卫生部邀请进京，与施今墨一起作为中医南方、北方代表出席了第一届全国卫生会议。1954年，孙惠卿到北京中央卫生部工作，成立了刺激神经疗法诊疗所并任所长。诊所于1956年并入中国中医研究院，孙惠卿任研究员，他在承担

治疗工作之余，还开设了多期刺激神经疗法训练班，为国家培养人才。1968年12月4日，孙惠卿病逝于北京，享年85岁。

（二）学术观点与针灸特色

1. 诊查逆顺，灵活刺激

孙惠卿在临床观察的基础上，总结归纳出"敲、听，推、摸，捏、压"的方法，即"孙氏诊查法"。这种诊查方法的部位遍布全身，其中最具特色的是脊柱两侧的诊查方法。在颈、胸、腰、骶部敲出"空音""呆瘅音""不对称异常音"之处即病变器官在脊柱两侧的反应部位。若推出脊柱的异常形态或在脊柱两侧推到条索状物、结节状物或泡状软性障碍物，则可根据其所在部位的不同节段诊断全身各器官的病变。另外，摸到颈部脉搏的异常搏动或摸出背部皮肤光洁度、温度、湿度的异常改变，或在颈、胸、腰、骶部捏到肿块、结节、条索或皮肤、肌肉紧张度的变化，都可以依据太阳膀胱经与脏腑关系的理论或神经学中脊髓分段与内脏关系的理论，推断局部或内脏的病变性质及范围；还可通过压法结合患者酸、痛、麻、木等感觉判定病变部位、病变性质和病情转归。一般而言，酸表示病情较轻，木表示病情最重；由酸向痛、麻、木发展提示病情加重，称为"逆"；由木向麻、痛、酸发展提示病情好转，称为"顺"。此种诊查法在临证中还可用于检验疗效。

在诊查疾病的同时，孙惠卿非常注重灵活选择刺激部位。他将梅花针的刺激部位总结为"头部""颈部""躯干部"和"四肢部"的纵线、横线或关节周围的环形线，并归纳了选取刺激部位的基本原则，包括"整体治疗原则""调整治疗原则"和"在有结节、障碍物、条索状物、变形性改变和有异常感觉处给予刺激"等，对临床治疗疾病具有积极的指导意义。另一方面，孙惠卿强调应该依据疾病发展过程、临床症状和生理病理的改变，选择适当的部位给予刺激，即使同一疾病处于不同阶段或伴随不同并发症或合并症时，刺激部位也是不同的。这些都要求医者具有丰富的临床经验，做到迅速明确诊断，谨慎灵活地选择和确定施治部位。

2. 研制针具，注重手法

孙惠卿从民间的"刮痧"、用柳条抽打疟疾患者身体等治病方法中得到启示，用刺激产生瞬时疼痛的方法可以用来治疗疾病。古人用五根针来针刺治病，

其布针形状及针刺后皮肤泛起的红晕都酷似梅花，故而得名"梅花针"。孙惠卿在多年的医疗实践中观察到，用七根针捆成一束，其与皮肤的接触面积适中，刺激深度较浅，与皮肤接触时间更短，有助于减轻患者疼痛，使之乐于接受并提高疗效。于是，他研制出保健针，即用钢针七枚扎成圆柱形，捆在一枝具有弹性的竹筷一端，使用弹刺的手法刺激人体皮肤。在此期间，孙惠卿的一些学生认为，这种针主要是通过刺激皮肤来治病，可称为"皮肤针"；又因其治疗小儿疾病疗效较好，又有人称之为"小儿针"；还有人依据束捆针形、针刺方式称之为"丛针""雀啄七星针"。孙惠卿的一些学生还曾对针具做过多种探索性改革，例如将其做成刷帚样并取名为"刷帚式七星针"，做成莲蓬样则取名为"莲蓬针"，还有"套管式七星针""五星针"及以十八根针为一束的"罗汉针"等。

孙惠卿不仅精于研制针具，在持针和手法上也有自己的特色。他主张持针时针柄末端应低于小鱼际处，以拇指和中指第二、第三关节夹住针杆，以示指压在针杆之上，固定针柄，针头向下垂直对准针刺部位。在手法上，强调"弹刺"，具体方法为：肘关节相对固定，依靠腕关节活动的冲力垂直下针，针头接触到皮肤、黏膜的瞬间，停止下压，随着皮肤反作用力的产生，顺势扬腕抬针。在弹刺手法中，甩腕的力量和惯性决定弹刺轻、中、重的不同程度。弹刺手法的要领是：线路应直或成弧，针刺点间距应匀，如同打铁，针刺时以一轻一重的节奏为佳，这是临证获效的关键。

3. 深入研究，阐释机理

梅花针疗法普及以后，孙惠卿及其后代和学生们一直在对梅花针的治病机制进行各方面的探讨和研究。在对梅花针治疗机制的解释中，孙惠卿特别强调过3个要点：① 在生理上，以刺痛的驱使力和抗痛的抵抗力，增强人体生理功能，从而解除疾病，保持健康。② 在病理上，要着眼于"接通"，即疾病都产生于人体局部与整体的脱节或不协调，"接通"即协调了，疾病自愈。③ 在标本关系上，治本可以除标，治标可以固本。孙惠卿认为，刺激神经疗法的效果，是以刺痛的驱使力，产生反射作用，进而激发调和中枢神经系统，增强分泌功能，促进新陈代谢，使交感与副交感神经平衡统一，解除疾病并恢复身体正常功能，从而增进机体健康。

在此基础上，衍生出两个学说，即神经反射学说和经络感传学说，尽管立论不一，但与孙惠卿的观点本质上是一致的。神经反射学说认为梅花针主要是利用"痛觉反射"来治病。当人体皮肤、黏膜的痛觉神经末梢被刺激后，信号沿传入神经传至各级中枢神经并被加工为"指令性冲动信号"。这一信号沿传出神经传至各个相应的器官及原受刺激的部位，从而形成各种"反射弧"，产生兴奋或抑制的调节效应。受此影响，体液调节系统、免疫系统、内分泌系统等人体的各调节系统也发生一系列相应反应。这样，神经-体液调节系统及其他相关系统就被针刺驱动起来，只要针刺工具、针刺部位、针刺手法运用得当，产生的刺激就会是良性刺激，梅花针之所以起效也是因为这一良性调节效应。经络感传学说则在经络理论的指导下，将十二皮部看作十二经脉在皮表的粗线条投影区，而体表最细小的络脉——孙络，则是十五络脉连通皮表的网状细支。采用梅花针针刺皮部或穴位，可以产生不同程度的痛感。随着针刺部位的不同，可以驱使相应区域的经络之气循行，产生治疗调节局部的作用；同时随着经络之气的循行，针感还可以感传至我们人体脏腑、筋肉、关节等特定部位，从而获得定向调治作用。

（三）临证医案

1 单纯性慢性青光眼

乔某，男，47岁。

[症状] 患慢性青光眼8年余。曾做过4次手术。服西药、中药、针灸，西药点眼等均疗效不佳。经常两眼胀痛，头痛以双侧颞部为剧。情绪易激动。双眼雾视、虹视时有发生。视力左右均为0.8。眼压右侧24 mmHg，左侧43 mmHg。项窝部偏右有约铜币大之结节在皮下，较深，质硬，不滑动，按压有轻痛。

[辨证] 肝火亢旺，气滞血瘀。

[治则] 清肝化瘀。

[梅花针处方] 颈1至骶椎两侧各刺2排，颈椎1～4重刺4行，眼周围各刺2圈，前额刺2～3行，项窝结节处密刺放血，枕骨颞侧各附加1排，眶上窝加刺几针。隔日治疗1次。

[疗效] 经28次治疗，患者眼压已降至右19 mmHg、左20 mmHg。视力由双眼0.8提高到双眼1.2。停西药20日，眼压、视力正常，自觉无不适。拟继续治疗一段时间，以巩固疗效。

2 色弱

徐某,男,18岁。

[症状]患红绿颜色辨别不清3年余,曾服中药不效。北京某医院诊断为色弱。辨认"色盲图",其中12张辨认不清。视力1.2。颈椎1～2两侧和胸椎5～10两侧可摸到条索,有压痛。正光穴处可摸到结节,有压痛。头发淡黄少泽,性情急躁,梦多。大便干,小便黄。脉弦细,苔薄黄。

[辨证]肝气失和,络脉阻滞。

[治则]疏肝理气,解郁明目。

[梅花针处方]针刺正光和正光2,风池,太阳,肝俞,胆俞,颈椎1～4两侧,胸椎5～10两侧,腰部重刺阳性物处。每日治疗1次。

[疗效]治疗15次后,视力上升为1.5。"色盲图"只有2张还辨认不清。继续治疗10次,便能辨认全部"色盲图",自觉能辨别出物体的原色。再治疗15次,巩固调理,无不适,停诊观察。后患者高中毕业,报考大学时体检合格,辨认"色盲图"及物体无异常。

3 视神经萎缩

徐某,男,12岁半。

[症状]脸部摔伤后,右眼视力逐渐下降8个月。采用中西药治疗视力稍有恢复,近数月来虽然继续治疗,但视力未再进步。右眼前出现暗影,妨碍视力。经北京几家医院眼科检查:左眼视乳头色淡,颞侧苍白,边清,黄斑中心凹光反射可见;右眼底正常。诊断为左眼视神经萎缩。视力左眼0.7,右眼1.5。颈椎1及项窝处有条索和压痛。正光穴处有结节及压痛。面色㿠白,纳少体瘦。脉细弱,舌淡,苔薄白。

[辨证]气血两虚,络脉阻滞。

[治则]益气养血,活络明目。

[梅花针处方]针刺后颈部,胸椎5～12两侧,腰部,风池,正光和正光2,内关,百会,心俞,脾俞及阳性物处。每日治疗1次。

[疗效]梅花针诊疗1个疗程(15次)后,患者眼前暗影变淡和缩小,左眼视力增进为0.9。继治2个疗程后,左眼视力增进为1.0,眼前暗影颜色更淡,范围很小。停诊4个月后复查:视力左眼1.0,右眼1.5。复查眼底:左眼视乳头颞侧色淡,黄斑中心凹光反射可见,周围较粗糙,右眼底正常。继续用梅花针治疗1个疗程后,视物如常人,无异常现象。配服中药丸徐

图治后停诊,随访3年8个月,疗效巩固。

4 神经性耳聋

章某,男,40岁。

[症状]患者5个月前感冒发热后,右耳出现如泄气样鸣声,除入睡外,整天不息。听力丧失,劳累气恼时加剧,伴头晕,多梦,神倦乏力。在北京某专科医院听力检查,右耳气传导损失90%。诊断为神经性耳聋。服中西药及针灸治疗均未收效。查血压正常,外耳无异常,右耳不能听到钟表声。颈椎3～5两侧可摸到条索,翳风穴处有压痛,胸椎3～10两侧及腰骶部有结节,条索和泡状软物。脉细弦,苔薄白。

[辨证]肝肾不足,耳窍失聪。

[治则]滋阴补肾,平肝通窍。

[梅花针处方]针刺颈椎3～5两侧,颌下,耳区,腰部,骶部,胸锁乳突肌部,小腿两侧,风池,百会,内关,三阴交及阳性物处。每日治疗1次。

[疗效]梅花针治疗4次后,耳鸣减轻。治疗8次后,当思想集中时耳鸣可停止2～3小时,听力渐复,距5 cm处可听到手表走动声。治疗20次后,耳鸣基本不再出现。再治疗10次,全部症状消失,经专科医院听力复查,右耳听力完全恢复正常。停诊随访4年半,疗效巩固,未再复发。

5 遗尿

陈某,男,12岁。

[症状]患者自幼遗尿,每晚1次。若晚上喝汤水或吃西瓜,则遗尿次数增多。曾服中药及针灸治疗均未收效。检查:外生殖器正常,无畸形,尿常规检查正常。营养中等。腰椎两侧可摸到泡状软性物,三阴交穴处有压痛。脉细尺弱,舌淡,苔薄白。

[辨证]肾气不足,固摄无权。

[治则]补肾培元,益气固摄。

[梅花针处方]针刺腰、骶部,腹股沟,肾俞,关元,百会及阳性物处。每日治疗1次。

[疗效]梅花针治疗3次后,遗尿减少,经治12次遗尿消失,晚上喝汤水及吃西瓜均无遗尿。继续巩固调理1个疗程(15次),无不适症状停诊观察。随访1年2个月,未再遗尿。

6 夜啼

王某,女,4岁。

［症状］家长代述：患儿一年来每夜睡至11～12点时突然惊恐坐起，啼哭不止，表情紧张，烦躁不安，劝说无效，啼哭声嘶，至疲乏无力时才昏昏而睡。经儿童医院检查，诊断为夜啼症。服西药未收效。平时性情急躁，夜寐不安，时有惊醒。口干喜凉饮。大便干。在胸椎5～8两侧可摸到条索并有压痛。脉细数，舌尖红，苔薄黄。

［辨证］心经积热，神不内守。

［治则］清心除热，镇静安神。

［梅花针处方］针刺胸椎5～8两侧，后颈部，骶部，内关，百会，中脘，心俞及阳性物处。每日治疗1次。

［疗效］梅花针治疗1次，当晚夜啼时间缩短，症状轻，较快入睡。治疗4次后，夜啼未再发作。继续治疗5次，以巩固调理，已无不适感，停诊观察。随访两年半，夜啼未再发作，疗效巩固。

7 癔病

赵某，男，34岁。

［症状］患神经官能症5年。近来因人事关系而生闷气，于14日前出现头晕，随后神志不清，胸闷，不能说话，流涎，四肢抽搐。大小便失禁，每日发作1～2次，多则3～4次，每次历时20～40分钟。去北京几家医院检查，诊断为癔病，服用中西药未收效。来诊时正在发作，头向右侧歪斜，流涎，四肢徐徐抽动，有抵抗，瞳孔等大，对光反射正常。腱反射阴性，无病理反射。血压正常。心肺检查正常。胸椎7～10两侧及腰部有条索和泡状软性物。脉弦细，苔薄黄。

［辨证］心火扰神，肝郁气滞。

［治则］清心安神，疏肝理气。

［梅花针处方］针刺后颈部，骶部，内关，人中，中脘，期门，百会。采用较重刺激手法。在中指和环指指尖用梅花针重刺放血。每日治疗1次。

［疗效］经梅花针治疗1次后，抽搐停止，神清，能坐立，休息片刻后回家。第2日复诊前仍发作1次。选择针刺胸椎7～10两侧，后颈部，腰部，骶部，风池，肝俞，中脘，大椎，神门及阳性物处。经治疗3次后，未再出现抽搐，症状减轻。共治疗10次，症状全消，精神愉快。服中药7剂调理，停诊观察。随访1年，疗效巩固。

8 三叉神经痛

纪某，男，32岁。

［病史］患者右侧头面部阵发性疼痛已6年。经常突然发作，剧痛一阵，后留隐痛，严重时满头疼痛。一般1～5日发作1次。发作与精神紧张、劳累、天气变化有关。平素性急心烦，神倦乏力，梦多，记忆力减退。曾经几家医院检查，诊断为三叉神经痛。服中西药、理疗、针灸均未收效。检查：血压正常，右侧眶上孔、眶下孔、颏孔均有轻压痛，腰部可摸到泡状物。脉细略弦，舌苔薄。

［辨证］血虚阳亢。

［治则］养血平肝。

［梅花针处方］针刺后颈部，腰部，骶部，下颌部，小腿内侧，眶上孔，眶下孔，颏孔，三叉神经分布区，内关，心俞，肝俞及阳性物处。每日治疗1次。

［疗效］梅花针治疗9次后，发作次数减少，症状明显减轻。经治19次后，虽经劳累、寒冷刺激，均未发作。共治疗25次，诸症消除，精神愉快，停诊观察，随访2年8个月，自述感觉良好，能正常工作，未再复发。

9 阵发性心动过速

熊某，男，47岁。

［症状］患心动过速已2年。发作时心率每分钟超过180次，每周发作2～3次，伴有心悸，胸闷，气短，头晕，夜寐不安，神倦乏力。曾在北京几家医院检查，诊断为阵发性心动过速。服中西药未收明显效果。检查：血压正常，心率178次/分，律齐。胸椎1～7两侧可摸到条索并有压痛。膻中穴有压痛。脉细数，舌淡，苔薄根腻。

［辨证］气血不足，心失所养。

［治则］益气补血，养心安神。

［梅花针处方］针刺后颈部，腰、骶部，颌下部，内关，神门，足三里，心俞，大椎，中脘及阳性物处。每日治疗1次。

［疗效］梅花针治疗1次后，症状减轻，心率降为104次/分。治疗1个疗程（15次）后，发作次数减少，症状明显减轻。继续治疗2个疗程，基本不发作，偶发也症状很轻，历时亦短。再巩固治疗1个疗程，症状消失，病情稳定。停诊观察4个月，心动过速未再发作。

10 慢性盆腔炎

凌某，女，28岁。

［症状］患者少腹胀痛，腰酸痛已5年。白带多，味臭，头昏，神倦乏力，梦多，纳少，形瘦。经北京某医

院妇科检查：宫颈Ⅱ度糜烂，右侧下腹部可触及指头粗肿物，压痛（＋＋＋＋）。诊断为慢性盆腔炎。曾用中西医多种方法治疗均未收效。在胸椎5～10两侧有条索并有压痛。腰、骶部有结节和泡状软性物。腰骶部叩诊呈空音。脉细弱，苔薄白。

［辨证］脏腑虚损，冲任失调。

［治则］益气养血，调理冲任。

［梅花针处方］针刺胸、腰部，下腹部。重点叩打腰骶部，腹股沟和带脉区。针刺中脘，大椎，足三里，三阴交，关元及阳性物处。每日治疗1次。

［疗效］梅花针治疗3次后，少腹痛和腰痛均减轻，白带减少。治疗7次后，上述症状消失，精神好转。治疗25次后，患者回原诊医院妇科检查结果为"子宫颈无糜烂，右下腹粗大肿物已消失，无压痛"。共治疗36次，诸症消失，无不适而停诊。随访2年2个月，疗效巩固，未复发。

🔟 脂溢性脱发

王某，男，30岁。

［症状］患者头发逐渐脱落已3年余。初期每当洗头或梳头时可见大量脱发。睡觉后枕头上亦可见数量甚多脱发。头皮瘙痒，头屑多，头发似搽油状。近2年来头顶部头发脱落明显，仅剩稀疏少许细软发。曾在北京几家医院皮科诊治，诊断为脂溢性脱发。服过中西药，外搽生发水等均未收效。神倦乏力，纳差、小便黄。检查：严重脱发范围为7.6 cm×6.5 cm大小。整个头部头发呈油腻状，头屑多。在颈椎两侧和胸椎3～12两侧可摸到条索并有压痛。脉细滑，苔薄根腻。

［辨证］湿热内蕴，血不养发。

［治则］清热利湿，养血生发。

［梅花针处方］针刺后颈部，胸椎3～12两侧，脱发患部，风池，合谷，太渊，心俞，脾俞，百会，足三里及阳性物处。每日治疗1次。

［疗效］梅花针治疗10次后，脱发现象明显减轻。治疗25次后，脱发区四周已有少许新发生长，色黑，脱发现象已停止。治疗54次后，新发生长出许多，原有的稀短细软头发部分逐渐变粗变黑，头油脂明显减少，头皮瘙痒已除。再按原处方巩固治疗15次，共计69次，脱发区已普遍长出新发，色黑如常，症状消失，精神愉快而停诊。经随访3年5个月，未再出现病态性脱发，外观头发如常，疗效巩固。

🔢 白癜风

傅某，男，13岁。

［症状］患者前额发际处皮肤出现两块白色斑已7个月。开始白斑如蚕豆大小，随后逐渐扩大，患部头发呈白色，头皮有时发痒。曾在北京几家医院皮科诊断为白癜风。服中药、外搽氮芥酒精、补骨脂酊等均未收效。纳少，便调。自幼起有遗尿现象，性急。检查：前额两侧发际处皮肤各有一块4 cm×3 cm和3 cm×2 cm大小的白色斑，呈椭圆形，边界清楚，白斑上毛发色白。在颈椎两侧可摸到条索并有压痛，腰椎两侧有泡状软性物。脉细，舌淡，苔薄。

［辨证］肾气虚弱，气血失和，肌肤失于濡养。

［治则］滋阴补肾，活血通络，祛风荣肤，标本兼治。

［梅花针处方］针刺后颈部，腰部，白斑患处，太渊，内关，风池，肾俞及阳性物处。每日治疗1次。

［疗效］梅花针治疗6次后，白斑区皮痒已无，雪白的皮色程度减退。经治15次后，两块白斑范围缩小，皮色呈淡白。当治疗28次后，白斑范围继续缩小，一块为2 cm×1.5 cm，另一块为1.6 cm×1 cm大小。原白斑区白色毛发有少数变为淡黄色，遗尿只偶尔出现。按原方案继续治疗15次，乳白色斑片消退，皮色已正常，症状消失，遗尿未再出现。再巩固治疗10次停诊观察。随访8个月，白斑未见复发，疗效巩固。

第四节　朱琏科学针灸学派

一、流派溯源

从16世纪开始，随着传教士逐渐进入中国，东西方文明从此刻开始碰撞与交融，西方科技、文化、学术思想等大量涌入中国。至20世纪初，西方医学在我国的地位相较中华传统医学逐渐占据上风，成为主流。这对于当时的中医界可谓是巨大的冲击与挑战，针灸亦受到很大程度的影响。在这危难关头，学界涌现出大量有志之士，为传承发展针灸学术做出了不懈努力，他们通过建立学社、开展针灸培训班、撰写针灸教材等各种方式，使针灸这一中华瑰宝能够薪火相传。

民国时期，"科学化"观念是中国各界的主流思想，为获得广泛的认同和进一步发展，包括针灸在内的传统医学顺应时代浪潮走上了"科学化"的道路。中医学者们逐步接纳和学习现代西医理论知识，秉持着科学研究的观念，尝试从西医的视角剖析和解释针灸，致力于中西医理论的互证，以阐明经络、腧穴与针灸之间的作用机理。在这一时期，日本针灸界的学术成果也很大程度上对国内医家产生了影响。

新中国成立后，中央政府大力倡导传统中医学"科学化"发展，尤其是针灸的发展备受重视。在第一届全国卫生会议上提出"团结中西医"的重要思想作为三大卫生工作方针之一，针灸学迎来了新的机遇与起点。为响应政府号召，不仅原本的针灸医家重新抱着科学的态度深入钻研针灸理论机理，部分西医从业者亦转而投身到针灸的学习中去。受新中国成立初期时代背景影响，苏联的科学技术对我国影响颇深，在政策的引导下举国医学界泛起了学习巴甫洛夫高级神经活动学说的热潮，此阶段的中医"科学化"进程即以此为核心。

民国时期至新中国成立初期的针灸科学化趋势可谓是一个重要的引子，拉开了近代中国针灸学科研的序幕，中国针灸开始呈现出崭新的气象。我国著名针灸学家朱琏与其"新针灸学派"即是这一时期的杰出代表。朱琏一生致力于"新针灸学"事业，力倡针灸的科学研究与推广，主张临床、教学与科研三方面相结合，为针灸界培养了大批人才。她所创立的"缓慢捻进法""艾卷悬起灸""安全留针"等技术，至今仍被临床广泛应用。她对针灸科学化的不懈努力与探索为现代针灸科研奠定了前期基础，并深刻地影响着当今针灸学科的发展。

朱琏由西学中，早年的妇产科医学教育背景使其拥有扎实的现代医学基础，她结合唯物辩证法和当代的科学思想，对针灸治病的原理提出独创性见解，认为针灸疗法不是直接以外因为对手，因而也不着重对患部组织的直接治疗，而是通过激发和调整人体内部神经系统，尤其是高级中枢神经系统，以达到治病的目的。

1950年12月，在中央人民政府卫生部的直接领导下成立了针灸疗法实验所（中国中医科学院针灸研究所前身），乃我国最早由政府成立的中医机构，朱琏担任首任所长。在她的领导和规划下，科研团队以现代科学的方法和理论来验证、阐释针灸的疗效及其背后的作用机制，开展了生理、生化、免疫等方面科研项目研究，成效显著。

她投入毕生心血的著作《新针灸学》在当时引起了国内外对针灸的广泛关注，朱德为其题词，董必武作其序。其中吸纳了大量的西方医学内容，将现代解剖学、生理学、巴甫洛夫高级神经反射学说融入到针灸学之中，尝试着从中西医结合的角度对传统针灸理论进行阐述，一度作为官方针灸教材为各地教学使用。全书共分为七编，系统地介绍了针灸治疗原理、针灸术（包括针术、灸术、点按术）、孔穴、简易取穴法和疾病的治疗。书中所列病症多达200余种，对每种病症均列有症状介绍及相应针灸治疗方案。《新针灸学》的"新"体现在本书完全不同于传统著作，舍弃了中医辨证治疗体系，而按照现代医学的病名进行分系统编排，是一部系统性辨病治疗的针灸著作。这种做法，虽与此后几十年的院校教材体系截然不同，但有利于当时将针灸这门技术推广于整个中西医务界。

朱琏的老同事，中国中医科学院首任院长鲁之俊高度评价此书为："运用现代科学观点和方法，探讨提高针灸技术与科学原理的第一部重要著作，影响极其深远，是朱琏对针灸医学做出的重要贡献。"著名中医文献学家马继兴评论道："本书的出版是为了要向我们医学界同仁及时提出这一有效的疗法，指出它符合科学的地方，引起学习者们的重视。"然而，由于50年代中后期政策转为"西医学习中医"，曾作为"中医学习西医"中针灸讲授中心的"新针灸学"及其创立者朱琏均遭到冷落。1960年，朱琏调广西南宁市任副市长，分管文教卫生工作，并仍然继续其"新针灸学"研究与实践。

二、流派传承

（一）传承谱系

传承方面，朱琏师承自延安民间针灸医生任作田，缘起于抗日战争期间响应毛主席的"中西医团结合作"号召，在当时召开的中西医座谈会上，朱琏当场拜任作田为师，遂与针灸结下一生的不解之缘。朱琏本人也言传身教地带出了一批优秀弟子，主要有许式谦、郭效宗、田从豁、韦立富、王登旗、肖继芳、黄鼎坚等名医。

（二）传承工作

鉴于朱琏的工作履历，她的学术思想传承脉络可主要分为北京与广西两脉。

新中国成立初期，朱琏在中央卫生部工作，创办了针灸疗法实验所，后于1955年并入中医研究院，朱琏任中医研究院副院长兼针灸研究所所长。朱琏一贯重视对针灸机制的探索，早在针灸疗法实验所时期，她就发表了《针灸疗法的重要性及其原理》一文探讨针灸的机理，在她的领导下研究团队还与北京大学医学院、北京大学结核病院、北京协和医院等机构合作开展针灸对补体的影响以及针灸抗疟等研究，她刻苦研究、开拓创新的科学精神也为针灸研究所奠定了基调。

中国中医科学院针灸研究所在成立60周年之际，立项编撰了《朱琏与针灸》一书以缅怀老所长朱琏，该书由张立剑主编。书中全面、深入地呈现了朱琏人生各时期的经历与其珍贵的针灸学术思想。学术研究部分更是汇聚了数位学者的心血，资料丰富、考据严谨，较为客观地展现了朱琏在针灸理论、临床、教育、科研、国际交流等诸多方面的学术成就及卓越贡献。2019年值朱琏诞辰110周年之际，中科院针灸研究所举办了纪念大会暨朱琏针灸学术思想研讨会，会上围绕"针灸治病的三个关键""朱琏学术理念是我们的指路明灯""朱琏与现代针灸学术理论的变迁"等内容进行了学术探讨。斯人已去，追思先贤的同时，朱琏的"新针灸"思想与"针灸科学化"精神能借此机会传承、弘扬。

朱琏自创建广西针灸研究所以来，就一直重视传统中医文化的教育和传承，她本人与嫡传弟子韦立富（全国名老中医、桂派中医大师）等一起先后培养四代朱琏针灸学术传承人百余人，遍布全国及海内外。韦立富早年曾发文对朱琏针灸学术思想进行了详细的系统概述。

广西南宁市第七人民医院（南宁市中西医结合医院、南宁市针灸研究所）是"朱琏针灸国际研究基地"总部基地，以"朱琏针灸"技术享誉海内外。医院积极开展海外交流活动，并与马来西亚合作建立了"朱琏针灸"学术国际研究基地海外基地。该院还设立了"朱琏《新针灸学》研究室"，曾数次举行朱琏针灸学术传承弟子拜师仪式，以传统而庄严的形式为弟子颁发牌匾、葫芦和拜师帖，使朱琏针灸学术思想得以薪火相传。

此外，南宁市第一人民医院、佛山南海经济开发区人民医院也开展了朱琏针灸的临床科学研究。现学界发表在案的朱琏针灸临床研究有数十余篇，分别对朱琏针灸手法（兴奋法、抑制法、熨热灸、指针点按疗法等）进行了介绍，并对临床疗效进行了客观评估观察，覆盖病种包括脑卒中、中风偏瘫、颈椎病、腰椎间盘突出症、面瘫、带状疱疹、不孕症、尿潴留、小儿外感发热等症，临床都能收获较好的疗效。

《新针灸学》是朱琏毕生学术思想之荟萃，一度作为官方针灸教材，对建国初期中国针灸教育的影响性不言而喻。晚年纵然疾病缠身，她也坚持修改书稿直至临终。她曾说道："我清楚我的时间不长了，我要抓紧这有限的时间，修改完这个版本，为革命多做点工作，我死也瞑目了。"朱琏离世后，薛崇成、许式谦、韦立富、黄鼎坚组成整理编写小组，薛崇成等遵她的原意继续编写，最终《新针灸学》第3版于1980年由广西人民出版社出版发行。

学者张树剑对朱琏亦有深入研究。他发现民国以来，针灸学术思想有着明显的科学化实践倾向，而以朱琏尤为显著，他认为这种近现代针灸科学化实践与转向正是以朱琏为中心。他总结道："朱琏从实践与理论两个层面系统构建了其'新针灸学'学术体系，朱琏以其坚定的学术立场、科学的创新理论与不懈的躬身实践，将'针灸疗法'带入'针灸科学'的殿堂。"

得益于朱琏、其弟子们与业界同道们数代人50余年的不懈努力，朱琏的学术思想和临床经验得以传承至今，并被不断挖掘深化、发扬光大。

三、流派名家

朱 琏

（一）生平简介

朱琏（1909—1978年），女，字景雩，江苏溧阳人，中共党员，现代著名针灸学家。她17岁抱着医学救国的理想，学习西医，毕业于苏州志华产科学院，并长期从事妇产科工作；后开业"朱琏诊所"救死扶伤、服务于民，抗战期间诊所亦作为党的秘密活动地点，掩护党的工作。1944年，为响应毛主席号召而由西学中，朱琏拜陕西老中医任作田学习针灸。在为广大军民解除疾病过程中，朱琏深刻认识到针灸的作用与价值，决心为之奋斗一生。1948年，朱琏在河北省平山县创办了华北卫生学校，设有专门的针灸训练班，朱琏亲自编写讲义授学。新中国成立后，朱琏任中央防疫委员会办公室主任、卫生部妇幼卫生局副局长，创建了我国第一个针灸研究和医疗机构——中央卫生部针灸疗法实验所，她也是中医研究院（现中国中医科学院）的主要创始人及首任副院长。她倡导针灸科学研究，在针灸训练班讲义的基础上编著成《新针灸学》一书，影响深远。1960年，朱琏调广西南宁市任副市长，分管文教卫生工作，主持创办了南宁市针灸研究所及南宁针灸大学，通过多元化的教育讲学模式，为地方和部队培养了大批针灸医生。

朱琏将自己一生大部分的时光与精力都投身于"新针灸学"事业，她长期致力于将针灸临床、教学与科研相结合，为针灸医学的创新与发展、推动针灸国际化做出了突出贡献，在近现代针灸学术发展史上占有重要地位。

董必武曾赠诗予朱琏，概括了她对我国针灸发展的贡献："万里传针灸，能人遍市乡。随身带工具，行箧即药囊。大众皆称便，孤贫更不忘。我邦古医术，赖尔好宣扬。"

（二）学术观点与针灸特色

朱琏对针灸理论的阐述基本以神经学说为基础，她认为针灸之所以能治病，主要是由于激发和调整机体内部神经系统的调节功能和管制功能。针灸疗法，不是直接以外因为对手，因而也不着重对患部组织的直接治疗，而是通过激发和调整神经机能，以达到治病的目的。无论是针或灸，都是属于外界给予机体的一种良性刺激，这种刺激作用于一定部位的皮肤和深部的神经结构，它的反射路径可能既通过躯体神经系，又通过自主神经系，但其中必须有中枢神经的最高级部分——大脑皮层的指挥或参与，从而达到治愈疾病的目的。

在此基础上，她提出要发挥针灸治病的效果，必须使针灸对神经起到应有的兴奋或抑制作用，其中关键在于针刺的手法、刺激的部位和刺激的时机三点。

朱琏的针刺手法根据刺激的强度、时间和患者感觉的轻重等因素，可分为抑制法和兴奋法。抑制法：刺激量较大，持续时间较长，患者的感觉较重，又称强刺激，可以起到镇静、缓解、制止和增强、抑制的作用。

兴奋法：刺激量不大，时间不长，患者的感觉也不太重，又称弱刺激，可以起到促进生理功能、解除过度抑制、唤起正常兴奋的作用。在临床具体应用上又可细分为抑制法第一型、第二型，兴奋法第一型、第二型。四种操作方法作用虽有差别，但在临床使用时还要结合患者的各种具体情况，如年龄、神经功能状态、对针灸的反应等而灵活运用。

"缓慢捻进法"是朱琏针灸进针手法的核心，因其下针轻柔细腻而又果断，可减少患者惧针现象，减轻进针疼痛，颇具特色。不论毫针长短与针刺角度，进针时都可以采用。朱琏认为该手法可以使患者产生一种特殊的皮肤感觉。皮肤的某一点，在大脑皮层上有其相应的代表点，因此利用这种刺激而产生的皮肤感觉，可能影响大脑而达到一定的治疗作用，大量的临床实践证明也是如此。"缓慢捻进法"曾被国外学者称为"朱琏手法""广西针灸手法"，朱琏的弟子们韦立富、王登旗、肖继芳、黄鼎坚等对该手法也各有发挥，对操作要领提出了独到的见解与体会，使这一进针法有了新的发展和阐释。

从不断的临床实践摸索中，朱琏总结出了"安全留针法"，"埋针"技术即由此而来。"安全留针法"不仅有利于巩固临床效果，也可大大节省患者和医者的治疗时间。该技术最早受启发于一位民间针灸医生，在治病过程中，她告诉朱琏："救命，针得要快；治病，针得要慢。"这种思维一直指导着朱琏的针灸实践，对施术后留针的作用有了进一步的认识。临床上对一些患顽固性疼痛、痉挛等病进行针刺治疗时，朱琏均会给予长时间的留针，大大提高与巩固了针刺所产生的疗效。1955年，在朱琏等人的研究设计下，打造了第一根用于安全留针的横柄针，并将这种埋针治疗方法定名为"安全留针法"，在临床广泛推广应用。

此外，朱琏首创了"艾卷悬起灸"。新中国成立之前，艾炷灸法一直是灸法临床的核心。而明清时雷火神针、太乙神针等灸法为实按灸，操作时须直接按压以灼烧患处。基于突然的灵感，朱琏发现用香烟卷熏灸也能起到艾炷灸相似的效果，遂反复试验，发现这种熏灸法不仅疗效确切，还可随时调整所需热力大小，减少了以往施灸中的诸多麻烦。于是朱琏与针灸疗法实验所一道开展研究，采用手工式卷烟机，把艾绒卷成香烟的形状，制作成直径1.2 cm、长约20 cm的艾卷。操作时持其一段，将另一端点燃，接近皮肤悬起施灸，朱琏将其定名为"艾卷灸"。在施灸时，又根据操作方法的不同,可分为温和灸法、雀啄灸法和熨热灸法三种。艾卷灸法不仅使用方便,简便易行,而且便于掌控温热强度,提高疗效,一经推广便广受人民群众和医务人员的欢迎。

临床上,朱琏亦重用指针点按术配合治疗。她认为点按的治疗原理与针灸相同,刺激部位也与针灸基本相同,是治疗疾病最简便的一种方法,随时随地可以进行,对于男女老幼都适用,尤其是对小儿和畏针者更为适宜,许多常见的疾病,都可以用来代替针灸或配合针灸进行治疗。指针同金属针一样,施以相应的手法可以起到兴奋或抑制的作用。在多数情况下正确的点按手法可以引起酸、胀、麻、窜痛等感觉。在有些穴位上,指针出现的感觉有时甚至可较针灸来得更快。

朱琏在反复的临床实践总结中,发现了19个行之有效的新穴位:下睛明、鱼腰、鼻梁、水沟、海泉、下巨髎、下禾髎、下承浆、新会、新设、凤眼、新社、虎口、新主、剑门、新义、革门、新建、内犊鼻。这19个穴位,现今临床治疗中亦常为运用,对相关的病症确实有效。

朱琏的学术思想已成为我国现代中西医结合医学的一部分,大大丰富了针灸这门学科的内容,对近现代针灸学的整体发展起到了不可估量的作用。

(三)临证病案

1 三叉神经痛

马某,男,48岁。

初诊:1971年8月21日。

[症状]感冒后右侧面唇部痛2个月余。曾经药物、电针治疗效果不明显。近3日疼痛加剧,更为频繁,右耳前关节处胀痛,下唇右半边痛不可触,闭嘴、张口笑或大声说话、吸烟等动作都可导致剧痛,不敢进食,脸部不能擦洗。疼痛发作时如割如刺,阵阵发作,约1分钟1次。因常指掐痛处,致右面部有些肿胀。有耳鸣、左手拇指弹片伤、右侧下颌关节炎病史。体格检查:下关穴处肌肉稍有肿胀,皮肤不红,指压有明显酸胀感,下嘴唇右侧靠中线一指处惧触。诊断:三叉神经痛(右侧第三支)。

[针灸处方]天容,足三里(双),颊车(左)。

[治法]抑制法一型手法。

[治疗经过]首诊,取天容穴,入针1.2 cm深,针感由局部放散到下唇及耳前,留针1小时,其间共行

针4次,疼痛缓解,吸烟、大声谈笑等动作均未发痛。起针后于天容穴下2 mm处安全留针。当夜痛醒2次,每次疼痛约1分钟,即在安全留针处行针,痛止后可入睡。13日,针双侧足三里、颊车(左),继续于天容安全留针,疼痛未发作。14日,患者自述日常生活疼痛缓解,痛感较前轻微,且时间缩短。仅在吃饭时,饭粘在右腮时用舌头拨饭时稍有不适。至15日,已可正常吃饭,只是下关穴有些发胀。后继续巩固治疗,共针灸20次,治疗过程中仅痛发过1次,从此再未复发。

2 头痛

邹某,男,49岁。

初诊:1969年4月18日。

[症状]头痛13年,自1965年起逐年加重,夏季天气炎热时更甚,伴有脉跳加快,下午90~100次/分,有时血压偏高,收缩压可达180 mmHg。近1个月来头痛加剧,如针刺样,伴失眠、梦话、头晕、饮食减少。体格检查:卧位血压136/110 mmHg,心率70次/分。

[针灸处方]足三里(右)、印堂;足三里(左)、太阳(双);合谷(右)、环跳(右);合谷(左)、环跳(左);三阴交(双)、通里(右);交信(双)、通里(左);大杼(双)、肾俞(双);肩外俞(双)、三焦俞(双)。

[治法]抑制法一型手法。

[治疗经过]结合具体症状,局部与远隔部位相配合取穴。每日1次,共经8次针灸治疗,头痛完全消失,患者恢复正常工作。

3 急性肠胃炎

唐某,女,1岁5个月。

初诊:1968年10月29日。

[症状]反复吐泻1日,咳嗽、流涕10余日。10余日前因感冒发热,流清涕、咳嗽,经诊治病情时好时坏。27日精神尚可,28日晨喝了牛奶后拉水样便,伴有蛋黄色泡沫,接着呕吐。1日内共泻10多次。29日白天来就诊前已泻8~9次,体温37.8℃。体格检查:扁桃体无红肿,腹部叩诊呈鼓音,肠鸣,肺部无啰音,气管内稍有痰鸣音。

[针灸处方]足三里(双),天枢(双),中脘。

[治法]兴奋法一型。

[治疗经过]首诊针上述穴位后,彻夜未腹泻,只小便1次,睡到清晨6时,吃稀饭后解大便1次,较原先稠,已变为黄色。至下午共大便4次,质地均较

前改善。精神亦较前一天好,体温37.1℃,舌苔黄厚。于是次诊针曲池(双)、大椎、天枢(双),手法同前,并按摩劳宫各20下。经此治疗后,患儿痊愈。

4 小儿蔓延性鹅口疮、腹泻

周某,男,8个月。

初诊:1968年11月23日。

[症状]腹泻8日,每日8～10次。主要饮食为米浆,吃完即拉米浆样大便。8月份曾因痢疾住院治疗,月底康复出院。1个月后又腹泻,每日10余次,住院9日未愈,出院服中药3日后大便即成条。后又曾腹泻2次,服用中药未见好转。体格检查:精神欠佳,哭声无力,营养中等。口腔内有严重鹅口疮、扁桃体发炎。肺部呼吸音正常,心率104次/分,心律不正,见二联律、三联律。腋下体温37.2℃。

[针灸处方]天枢(双),曲池(双),大肠俞(双),外陵(双),足三里(双)。

[治法]兴奋法一型手法。

[治疗经过]针上述穴位的同时,在鹅口疮处行针挑术,挑出硬固白点,其中3个大的伴有脓液。次日,其母诉针后患儿夜间无腹泻,今晨大便1次成条,中午1次又有些腹泻。精神较昨日好转,见人要玩且笑。针刺外陵(双)、足三里(双),治疗时哭声有力。三诊取大横(双)、大肠俞(双)、外关(双),当天大便3次皆成条。又连续治疗3日,取穴大肠俞、合谷、天枢、足三里,灸神阙5分钟。共经6次治疗痊愈。

5 肺结核

吴某,男,成年。

初诊:1952年1月12日。

[症状]患者自述失眠数年余。1951年8月下旬,开始因工作紧张而异常劳累,全身酸痛,口干舌苦,食欲减退。半个月后,忽然高热达39.8℃,全身酸痛,不能起床,食欲不佳,只能进食水果,昼夜不能眠。曾按重感冒诊断治疗无效,病势日趋严重。9月21日经X线检查,诊断为右侧湿性胸膜炎。注射链霉素后,高热渐渐消退,食欲增加,睡眠好转,出院时胸水未完全吸收。12月22日复查胸水已吸收,并诊断为左肺上部轻度增殖性肺结核,右肺中部渗出性结核。本次就诊时症见感冒,鼻塞不通、发酸,连续打喷嚏,眼睛红、酸痛、多泪,腹胀,一日腹泻5～6次。

[针灸处方]第一组穴位:足三里(双),迎香(双),外关(双);第二组穴位:曲池,足三里,环跳,三阴交,地机,条口,合谷,大陵,神门,内关,外关,昆仑,风市,委阳,大椎,大杼,膏肓,肩井,秉风,肺俞,肾俞,胃俞,三焦俞,膈俞,行间,太冲,劳宫,关元,天枢。

[治法]抑制法二型手法。

[治疗经过]首诊先针双侧足三里,针时感觉麻至脚趾,鼻塞感立即消失;行针十几分钟后有一股热流自脚部涌至膝盖、大腿直至肩部。起针后这种感觉一直保持一夜,第2日早晨仍有轻微感觉,未再腹痛腹泻。次诊,针迎香,鼻部不适好转,眼睛仍红。第3日取双侧外关,温和灸各10分钟,灸后立觉眼睛清爽,次日清晨结膜红肿消失。

感冒痊愈后开始肺结核治疗,于第二组穴位中每次取2～4个穴位,施以抑制法二型手法,灸法用温和灸,每治疗2周休息2～3日,每3个疗程到医院复查1次。3月12日X线检查示左肺上部结核已钙化,右肺吸收好转。又经1个疗程后,每隔2～3天针灸一次。7月4日复查示左肺上部及右肺肺门结核均钙化。患者自觉精神显著好转,睡眠良好,食欲改善,体重由60 kg增至70 kg。除针灸外,患者每日下床适当活动2次,最初上下午各活动3～5分钟,数天后每次各10分钟左右,治疗1个月后可每次维持1个多小时,直至每天活动3～4个小时。

6 哮喘

余某,男,28岁。

初诊:1968年12月25日。

[症状]7岁时因感冒引起胸闷、呼吸困难,后每年发作1～2次,每次3个月左右,与天气变化有关。每次发作都有胸憋、喉鸣、呼吸困难,仰卧加重,夜间妨碍睡眠。体格检查:双肺有哮鸣音及干性啰音,左侧较重。脉搏120次/分。

[针灸处方]合谷,三间,曲池,大杼,足三里,外关,列缺。

[治法]抑制法一型手法。

[治疗经过]首诊先针合谷(右),针后3分钟脉搏由115次/分降为98次/分,5分钟后88次/分,10分钟后80次/分,后针三间(左),患者连续睡眠2小时。26日喘减轻,睡眠好转,脉搏92次/分,针曲池(双)后脉搏82次/分。27日针大杼(双)、三间(右)。29日患者精神较好,脉搏76次/分,针足三里(右)、外关(双),并于外关(左)作安全留针。1969年1月6

日,在留针治疗期间,除服消炎药外,未服哮喘药,天气虽冷也未大发作,只稍有不适。肺部有两处少许哮鸣音,针列缺(双)、合谷(左),合谷安全留针。7日针曲池(双)、合谷(左),合谷安全留针。8日游泳锻炼,在丘陵地往返2次也未曾喘,双肺呼吸音正常,脸色好转。针外关(双),并灸大椎10分钟,继续于合谷(左)作安全留针。随后又针灸11次巩固治疗,每次针大杼或肩井、三间、外关,或针曲池,灸大椎,于合谷或三间作安全留针。共治疗40多日后,症状显著好转,哮喘未再发作。

7 乳腺囊性增生

谭某,女,37岁。

初诊: 1969年10月3日。

[症状]两乳肿大约1个月。9月4日和24日,患者各来1次月经,血量少,经期短。在这2次月经的前后,两乳发生肿胀。9月上旬右乳先肿,有下坠感,进展较快;随后21日发现左乳也肿大,不疼痛,只觉有些局部发烧,骑自行车时有振动痛,举臂时觉腋下及两臂内侧不适。患者已育有一女,产后发生输卵管囊肿,于1964年行摘除手术,大便不畅,稍干,常2~3日一行。体格检查:两乳皮肤不发红,右乳肿胀较明显,比左乳大而下垂,左乳扁平。两侧乳晕深黑色,均无压痛。

[针灸处方]肩井(双),大肠俞(双),秉风(双),气海俞(双),肩中俞(双),肾俞(双),大杼(双),三焦俞(双),足三里(右),极泉(双),膻中。

[治法]局部用抑制法二型手法,远隔部位用兴奋法二型手法。

[治疗经过]首诊针以肩井、大肠俞以消肿通便、疏通乳腺。次日乳房肿块大为消退,骑自行车时已觉轻松,大便正常,肿胀范围缩小,下垂情况减轻,改针秉风、气海俞。三诊取肩中俞、肾俞,四诊取大杼、三焦俞。五诊取足三里、极泉、膻中。随后治疗中,以上穴位轮流使用,结合症状适当加减。

以10日为1个疗程,第2、第3个疗程中每2日治疗1次。3个疗程后肿块完全消失。

8 急性肩关节周围炎

沈某,男,40岁。

初诊: 1968年11月27日。

[症状]右肩臂疼痛1日,过去每天早晨都做两臂旋转运动,近1周来停止。26日恢复锻炼,当时未觉不适,至下午5时许,右臂与肩部突然发生疼痛。27日起床后右臂不能动,动则剧痛不堪,触之更甚。有脱肛史,身体尚好,较胖。体格检查:右臂锁骨外端下方较左侧隆起,有约0.5 cm×4 cm一条肿硬,温度较高,皮色不红,轻压痛,轻叩反觉舒服;腱反射较健侧稍灵敏,不能举臂,肘关节缓慢伸屈时肩痛加剧,常取屈肘前臂贴腹姿势,右肩高于左肩。卧位右臂血压:132/78 mmHg。

[针灸处方]肩井(右),肩髃(右),秉风(右),新主(右),臂臑(右)。

[治法]抑制法一型手法结合熨热灸。

[治疗经过]27日上午9时许,予针肩井、肩髃穴。肩井穴针2.1~3.6 cm,感觉达肩胛及后颈;肩髃入针1.5 cm,感觉达头及上臂。针后疼痛消失,感到舒服;起针后关节伸屈自如,仅在锁骨下外端稍有压痛。肌肉肿胀处明显变松软,肤温较前降低。至下午7时,针秉风、新主穴,同时于肩髃穴及肩胛头处温和灸各15分钟。针前体温为37.6℃,治疗后半小时降为37.3℃,患者觉怕冷。起针后稍觉疼痛感,但右掌能平按于床,身体能移动坐位。再于新主穴下约1 cm处安全留针。29日将留针去除,再以抑制法二型手法针臂臑穴,疼痛即止,遂未再复发。

9 急性腰扭伤

沈某,男,40岁。

初诊: 1968年12月14日。

[症状]于上午下楼梯时滑倒,右侧腰部挫伤剧痛,咳嗽时加剧。

[针灸处方]针环跳(右)、合谷(左),灸阿是穴。

[治法]抑制法一型手法,熨热灸10分钟,后揉按阿是穴。

[治疗经过]针刺环跳后针感由局部放散到脚,起针后腰部前俯后仰活动自如,但咳嗽时尚有痛感,再针合谷加强疗效。

15日次诊:针肾俞(右)、三焦俞(右)、大肠俞(右),入针2.4 cm,针感向下放散,并于温和灸命门、志室(右)各10分钟。针后伤处疼痛已不明显,咳嗽时深部尚有轻微痛。

16日,针大肠俞(右),施抑制法一型手法,针后痛减,熨热灸腰阳关、志室穴各10分钟。17日,针环跳穴(右),用抑制性二型手法,在气海俞(右)贴千捶膏。18日,复针大肠俞(右),用抑制性二型手法,并灸痛处15分钟。19日,针大肠俞旁开3 cm处,换新膏药,已能骑自行车,唯右跨下车时腰部尚有些痛。20日,针环跳(右),仅髂骨处有些疼痛。本患者共经7次治疗即愈。

⑩ 口腔溃疡

许某,女,成年。

初诊: 1975年6月29日。

[症状] 口腔黏膜破溃,反复发作3年余。1972年夏季以前,患者偶发此病1次,治愈后未有留意,自1972年夏始每月规律性发作。每发作时不能吃干饭及刺激性食物,说话困难,只能通过写字与人交谈。3年间经中西医治疗及注意饮食,常规律性复发,未能治愈。

[针灸处方] 针足三里、曲池透少海,灸肾俞、大椎、大杼、大肠俞。

[治法] 抑制法一型手法,每次取1~2穴,采用双穴时为左右交叉配穴,每日1次。

[治疗经过] 初诊后疼痛即止,能吃干饭,大便正常。第2日治疗后,右侧口腔黏膜溃疡消失,舌尖溃疡少而缩小。三诊,舌尖溃疡消失。至五诊舌尖溃疡已全部消失,遂休诊10日,并告知患者如若复发可涂碘甘油,不适随诊。

一段时日后复发,但症状较以往任何一次都轻。针刺手法同前,取足三里、风池、肩井、大杼、颊车、三阴交、曲池透少海,配以温和灸合谷、新设、大杼、中极、肩外俞、大椎,只针肩井、天宗、肩贞等穴。2次治疗后,症状得到控制。之后症状虽偶尔发作,然针灸治疗后即愈。

主要参考文献

[1] 梅天放,向群.儒医大师——程莘农[J].中华儿女杂志,1991,3:62-64.

[2] 秦秋.医坛耕耘,桃李满天下——记中国工程院院士、我国著名针灸学家程莘农教授[N].光明日报,1999-04-21.

[3] 黄涛.见证历史,分享光荣:记著名针灸学家程莘农教授[J].中国针灸,2007,27(4):299-302.

[4] 程凯,杨金生,王莹莹,等.程莘农谈"得气"[N].中国中医药报,2010-07-01.

[5] 针灸新篇——访程莘农教授[N].健康咨询报,1985-03-19.

[6] 高金柱.程莘农教授学术思想研究[D].北京:中国中医科学院,2007:45-61.

[7] 彭荣琛.程莘农针灸经验简录[J].山东中医杂志,1981创刊号:12-14.

[8] 杨金生,王莹莹,程凯,等.国医大师程莘农针灸临床三要[J].中国针灸,2010,30(1):61-65.

[9] 程凯,郝强收.国医大师程莘农学术成就探讨[J].中医学报,2011,26(11):1295-1298.

[10] 杨金生,黄龙祥,王莹莹.中医针灸成功申遗[J].中外文化交流,2011,(4):74-77.

[11] 王莹莹,陈虹,薛晓静,等.程莘农针灸临床归经辨证精要[J].中医杂志,2017,58(20):1724-1726.

[12] 王莹莹,杨金生,程凯,等.程莘农学术思想和成才之路探源[J].北京中医药,2013,32(8):631-635.

[13] 刘永涛,刘美章.程莘农院士"程氏三才针法"临床应用发微[J].中医药导报,2016,22(21):83-84.

[14] 孙霈.孙惠卿与梅花针疗法[J].中国针灸,1997,3:155-158.

[15] 孙惠卿.刺激神经疗法[M].湖北:湖北人民出版社,1959.

[16] 李振鹏.介绍武汉市孙惠卿先生的外刺疗法[J].中医杂志,1954,9:29-31.

[17] 熊明科.对孙惠卿针刺疗法的一些看法[J].江西中医药,1954,2:29-30.

[18] 致孙惠卿医师函[J].中级医刊,1954(10):24.

[19] 郭万学.刺激神经疗法[M].人民卫生出版社,1959.

[20] 钟梅泉.中国梅花针[M].人民卫生出版社,1984.

第五章
天津针灸流派

石学敏

（一）生平简介

石学敏，出生于1938年，天津人。中共党员，主任医师、教授，博士生导师，中国工程院院士，国医大师，国家有突出贡献专家，国家授衔针灸学专家，享受国务院政府特殊津贴专家，天津中医药大学第一附属医院名誉院长，国家级非物质文化遗产代表性传承人。

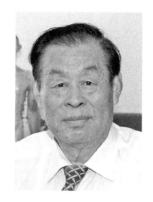

石学敏（出生于1938年）

1962年毕业于天津中医学院（现更名为天津中医药大学）。1965年毕业于卫生部针灸研究班，1968—1971年赴阿尔及利亚，参加中国医疗队工作。回国后，石学敏组建天津中医学院第一附属医院针灸科，目前已拥有52间门诊治疗室，治疗常见病种达100余种，开放床位1 000张，年门诊量58.8万人次，年出院患者1.6万人次，是国家中医临床研究基地，教育部、国家中医药管理局、天津市教委的重点学科，国家临床重点专科。被国家中医药管理局确定为"全国针灸临床研究中心""全国针灸专科医疗中心"；被科技部等四部委认定为"国家中医临床医学研究中心"，并建立了192家网络协作单位。

他从医60年，致力于针灸的临床及应用基础研究，尤其在针灸治疗脑病领域取得卓越成就。他创立了"醒脑开窍"针刺法治疗中风病，制定了针刺治疗中风病各期及后遗症、并发症等一整套完整的诊疗规范，为针灸治疗中风病开辟了新的途径。"醒脑开窍"针刺法因其"调神"的作用，也不断拓展应用范围，如脑外伤、多发性硬化、周围神经疾病、抑郁症、焦虑症、不孕症、疼痛病证以及各种疑难杂症。此针法被写入《针灸学》《针灸治疗学》等多部国家统编教材。他率先提出针刺手法量学理论，对捻转补泻手法确定了新定义和量化操作，使传统针刺手法向规范化、量化发展，极大地推动了中医现代化进程。他在国内率先建立了以中医针灸为特色的"石氏中风单元"医疗模式，开发了"脑血栓片"及国家Ⅵ类新药"丹芪偏瘫胶囊"等。他创制系列针灸新技术，如"通关利窍"针法治疗吞咽障碍，"活血散风、调和肝脾"治疗高血压，"调神益智"治疗血管性痴呆，"经筋刺法"治疗周围性面瘫等特色针法，为患者解除了痛苦；他辨证辨病相结合，将"音痹""面瘫""痴呆""郁证""胸痹""心悸""哮喘"等数十个中医病证进行整理，根据疾病的基本病机，制定出规范性治疗方法，为临床常见病、疑难病的针灸治疗制定了规范化、科学化、程序化的中医针灸治疗方案。

石学敏在针刺治疗中风病、高血压病、针灸标准化研究等方面形成了稳定的研究方向。主持省部级以上课题17项，其中国家级课题4项，省部级课题13项。历年获省部级以上科研奖励33项，其中"醒脑开窍针刺法"获国家科技进步奖三等奖，被国家中医药管理局作为科技成果推广项目在全国推广应用，被列入"财政部、科技部科技惠民计划推广成果库"。石学敏个人于2000年获何梁何利基金科技进步奖，2001年获香港求是科技基金会杰出成就奖，2006年获"首届中医药传承特别贡献奖"，2008年获"中医药国际贡献奖", 2016年获"中国针灸传承贡献奖",2017年获得"天圣"铜人奖,2019年获国家卫健委"全国中医药杰出贡献奖",2019年获中国医学科学院首届"学部委员",2022年获"谢赫·扎耶德国际针灸奖";主编《中医纲目》《石学敏临证实验录》《针灸治疗学》《石学敏针灸学》(中文版、英文版、西班牙文版、法文版)等57部著作;发表《从针刺人迎穴降压谈针灸学的原始创新》《针灸临床适应病证与未来展望》等论文300余篇;培养博士后5名,传承博士后2名,国内博士79名,海外博士31名,国内硕士42名,国外硕士23名。在他的带领下,天津针灸学科建设成为全国最大的中医和针灸学科医教研基地。他的精湛医术、高尚医德被海内外患者和中外媒体誉为"华夏第一针"。

石学敏1983年担任天津中医学院第一附属医院院长,带领全院大力弘扬针灸特色,积极走科技兴院之路,针灸疗法深入全院各病区科室,既推动了针灸的学术和人才梯队的培养,也推动了医院办院规模、临床疗效、学术声誉和海内外影响力的大幅提升,拓宽了针灸学科发展模式和中医院办院思路。此外,自1968年率领中国医联队赴阿尔及利亚援外以来,石学敏先后赴世界100余个国家及地区讲学和诊疗,为海外针灸的发展起到了显著的推动作用。同时,石学敏还就针灸临床及机理研究,与德、法、日等多国开展国际合作,为中医针灸走向世界做出突出贡献。

(二)学术观点及针法特色

1. 尊崇《黄帝内经》,多有阐发

石学敏非常重视中医基本理论的学习和研究,尤其尊崇《黄帝内经》,认为《黄帝内经》是中国传统医学理论与实践的渊源。他深入研究《黄帝内经》,融会贯通,多有阐发。

(1)阐释"是动""所生":他针对《灵枢·经脉》篇"是动病"和"所生病"深入研究,结合大量临床研究进行探讨,提出"是动""所生病"是一个广义的概念,是对十二经脉及其相联属脏腑由生理转变为病理所产生的各种症状、体征、转变和转归的综合性记述,应包括病因、病位、发病缓急、病程长短、标本、虚实、转归、预后(表5-1)。

十二经脉的"是动""所生"之间并非不相关的两个体系,而是按照一定规律相互传变。一般"是动病"可因正气虚弱或邪气太盛,损及脏腑而转为"所生病",其转归有二。一是病情加重,更损正气,如手太阴肺经是动病的"膨膨而喘咳",为表实证,是疾病的早期,若损及肺、肾二气,则发展为所生病的"咳、上气、喘渴"。二是病情减轻,邪减正虚而变为慢性阶段,如脾经是动病有"一身体皆重",是湿邪重着之实证,损及脾阳,则转变为所生病的"体不能动摇,食不下",是脾虚的慢性阶段。

(2)对"厥"证概念的认识:石学敏认为,对于六经之"厥"的概念,应从文理和医理的结合去考虑,提出这六经之厥不是六经"是动病"诸证的归结性总论,而是"是动病"的病候之一。"是为""此为"的"是""此"二字如果作为指示代词,则其所指应是本经的经脉,而不是对本经经脉"是动病"中症候群的病名结论。以肺经为例,是动病表现为胸部胀满、咳声洪亮,由于频繁的咳嗽,至缺盆部疼痛,病情加重可出现视物昏花,甚至晕厥的"督"证,本经的是动病可出现手臂逆冷、肤色变紫、无脉、腕下垂的臂厥病,而绝不能把肺部胀满,膨膨喘咳,缺盆中痛和督统称为"这就是臂厥病"。

(3)对十二经脉的病候体系进行了破译和阐

表5-1 "是动""所生病"概念分析表

分析项目	是 动 病	所 生 病
病因	多为外因引动而诱发	①是动未愈转化而来;②脏腑自病
病程	发病急,病程短	发病缓慢,病程长久
病位	多在外,在表	多为里证
正气与邪气消长	正气一般不虚,多为正盛邪实	多为损伤正气,成正虚邪盛,邪减正衰
性质	多为阳热实证	多为里虚寒证
转归	可因邪气盛或正气虚而入里,损及脏腑转为所生病	有时为是动病的加重
预后	多为良好	多为不良

发："是动"、"所生"病、"厥"证的概念澄清后，石学敏结合现代临床实践对每一条经脉的病症群进行剖析、划分，并与现代相关疾病进行了对照研究，对十二经脉的病候体系进行了破译和阐发，确定了治疗大法和针灸处方，用之指导临床尤对于各种厥证（无脉症、大动脉炎）、痹证（坐骨神经痛、臂丛神经痛）、面瘫等经脉、经筋病变效果显著，发展了经络学理论。兹举例以见一斑：对手太阴肺经的病候，《灵枢·经脉》云"是动则病肺胀满、膨膨而喘咳、缺盆中痛"；《铜人》注云"膨膨，谓气不宣畅也"；马元台说"膨膨肺胀者，虚满而喘咳"等，众说纷纭。石学敏指出："肺胀满"是患者的自觉症状，是患者的主诉，是指憋气、短气、动则气不够用。"膨膨而喘咳"，是形容咳喘时声音的洪亮有力，咳时面部青紫，喘则张口抬肩。这些气机升降方面的病变，主要是由于肺失肃降所致。"缺盆中痛"，缺盆指锁骨上窝，是两个肺尖部；作为肺的发病，首先反映的是肺尖部，但也反映到下部，出现胸痛；从经络学说讲，缺盆部虽为十二经之通路，然距肺尤近，故在剧烈而频频的喘咳振动下出现缺盆疼痛。这组病候病因上为外邪诱发，发病急，病程短，其性质属热属实。临床见于大叶肺炎、支气管炎、哮喘性支气管炎、支气管扩张、上呼吸道感染、肺结核等。石学敏相应提出以下治法。① 咳嗽治则：宣肺止咳。选穴：鱼际、太渊、列缺；孔最、天突、尺泽。操作：鱼际直刺1寸，太渊直刺0.5寸，列缺逆经而刺1～1.5寸，孔最直刺1.5寸，尺泽直刺0.5～1寸，诸穴均施捻转提插相结合的泻法。天突针尖与胸骨柄呈平行线直刺1.5～2寸，施捻转的泻法。以上二方可对证选用。② 喘（急性期，属热属实阶段）治则：宣肺平喘。选穴：背部大杼至膈俞的华佗夹脊穴；风门、肺俞部刺络拔罐。操作：华佗夹脊穴均施捻转的泻法，刺络拔罐疗法以每罐出血量5～10 mL为度。二方均选用。

2. 重视识神与治神

中医的"神"有广义和狭义之分。广义之神指人体一切生命活动的主宰，亦指人体一切生命活动的外在表现；狭义之"神"指人的精神意识思维活动。《素问·移精变气论》言"得神者昌，失神者亡"，精确阐述了神在生命活动中的重要地位。《灵枢·官针》云"用针之要，勿忘其神"，石学敏在针刺治疗过程中始终重点强调。

在针刺操作中要审神、守神。就医生而言，《灵枢·终始》云"必一其神，令志在针"，《灵枢·九针十二原》也指出"持神在秋毫，意守病者"，即医生在针刺时要安神定志，细心体察针下经气之虚实强弱变化，调整针刺手法；注意观察患者的表情与反应，审慎从事，使神与气相随，神至气至。就患者而言，窦汉卿《针经指南·标幽赋》云："凡刺者，使本神朝而后入；既刺之，使本神定而气随；神不朝而勿刺，神已定而可施。"医生要创造安静而舒适的治疗环境，积极开导和努力消除患者对疾病和治疗方面的疑虑，调整和稳定患者的情绪，使患者平心静气，全神贯注，肌肉放松，认真体会针下感觉。

在治疗原则上要始终重视调神。《灵枢·本神》云"凡刺之法，必先本于神"，明代李时珍曰"脑为元神之府"，脑位于头颅之内，乃髓汇聚之处，为髓之海。脑主神明，对五脏神具有统帅作用，成为协调、控制诸脏器，保持机体高度统一有序的中枢。在调神上，石学敏首先重视通督。《难经·二十八难》"督脉者起于下极之俞，并于脊里，上至风府，入属于脑"，指出督脉与肾、脑髓有密切的关系，且是十四经中唯一一条直接与脑络属的经脉，故调节督脉可通髓达脑。其次，调神要安五脏，定神志。神分藏于五脏，即"心藏神、肺藏魄、肝藏魂、脾藏意、肾藏志"。五脏之中，心藏神，与"脑为元神之府"不同，是建立在心主血脉生理功能基础上，心神功能的发挥，隶属于脑主神明的功能之下。《素问·阴阳应象大论》指出："五脏安定，血脉和利，精神乃居。"临床治疗通过安五脏以摄神，脏腑调，气血和，才能形与神俱，维持人体正常的生命活动。

石学敏认为得气与否对于治神十分重要，针刺之"得气"即是治神而神应的一种表现，而得气与否，以及得气的迟速，不仅关乎针刺的疗效，而且也可据此判断疾病的预后。得气为神应，神应而有效，神旺而效速，神弱而效迟。如临床治疗中风病急性期患者时，应用"醒脑开窍"针法，除选穴重在醒神、调神外，明确规定了操作及得气的量化规定，如针刺水沟，必须施雀啄手法达到以眼球湿润为度，针刺极泉、委中、三阴交，以肢体抽动3次为度，都在于强调得气而完成"治神"。

3. 选穴精当，讲究配伍

在针灸处方配穴方面，石学敏主张用穴要少而精。他在辨证分析的基础上，归纳和运用同名经配穴法、交汇经配穴法，善用特定穴。

同名经配穴法是在同名经"经气相通"的理论指导下，在手足同名的两条经脉上各取一穴，组成"穴对"而应用于临床。石学敏常运用同名经配穴法来组成不同的配穴处方。如高血压、癫、狂、痫取两厥阴的内关、太冲；胁肋痛取两少阳经的支沟、阳陵泉等。

交会经配穴法即按经脉的交叉、交会情况来配穴。某一病变部位有数条经脉交会或某一病症与数条交汇经脉有关，都可按此法配穴。石学敏临床常运用此法，如其创立的醒脑开窍针刺法就是依此法配穴的。中风病的总病机是"窍闭神匿，神不导气，肝肾阴虚"。督脉起于胞中，上行入脑达巅，故泻督脉与手、足阳明经之会穴水沟，调督脉、开窍启闭以醒神安神；内关为八脉交会穴，通于阴维，属手厥阴心包经之络穴，泻内关以宁心安神、疏通气血；补足厥阴肝经、足太阴脾经、足少阴肾经的交会穴三阴交以滋补肝脾肾，调气血，且足厥阴肝经上入颃颡，连目系，上出额，与督脉汇于巅。三阴交亦可益脑髓，安神志。又如髀枢部有足太阳、足少阳经交汇，故临床髀枢部疼痛常取环跳配秩边、承扶、阳陵泉、承山。泌尿、生殖系统疾病多与任脉、冲脉以及足三阴经病理变化相关，临床常取气海、关元、中极，配太冲、太溪、三阴交治之。

石学敏善用特定穴：临床上如急性热病、肢端麻木、昏厥，常用各经井穴刺络放血；喘逆气急，多取肺经的郄穴孔最，配八会穴中气会膻中；咳嗽、喘急的呼吸系统疾病，多取肺脏的俞穴肺俞和募穴中府。石学敏十分肯定"经络所过，主治所及"的观点，认为循经取穴，远近相伍，是针灸治病的重要原则。

4. 创立"醒脑开窍"针刺法，开辟中风病治疗新途径

1972年石学敏基于对"神"、中风病机的深刻理解和针刺治疗中风的临床经验，创立了"醒脑开窍"这一以治疗中风为主的针刺方法，认为中风的病理因素多为瘀血、肝风、痰浊等，基本病机为病理因素蒙蔽脑窍，致"窍闭神匿、神不导气"而发为中风。根据中风的病因病机，在辨证论治和辨病论治相结合的基础上，确立了"醒脑开窍，滋补肝肾为主，疏通经络为辅"的治疗原则。"醒脑"包括醒神、调神双重含义，醒神调神为"使"，启闭开窍为"用"，对于中风病无论昏迷与否均可运用。在选穴上有别于传统的取穴和针刺方法，以阴经和督脉穴为主，并强调针刺手法量学规范。

针刺治疗分为"主方一"和"主方二"两种处方。"主方一"取内关、人中、患侧三阴交为主穴，主要用于中风病心神昏聩、意识丧失及某些疾病的急性期，注重"醒神"，随症加减配穴。"主方二"取印堂、上星、百会、内关、三阴交诸穴，主要用于中风病的恢复期及非器质性的心悸、遗尿、阳痿、遗精等，注重"调神"。在"醒脑开窍"针刺法操作中针刺内关穴可宁心调血安神，雀啄人中穴可开窍启闭、醒元神、调脏腑，两穴均为"调神"要穴。操作时二者要遵循操作顺序，要先刺双侧内关穴，在捻转提插泻法1分钟后，继刺人中穴，用重雀啄手法，至眼球湿润或流泪为度。

"醒脑开窍"针刺法因其基于调"神"，还拓展应用于脑外伤、多发性硬化、帕金森病、周围神经疾病、抑郁症、焦虑症、不孕症、疼痛病症以及各种疑难杂症。"醒脑开窍针刺法"治疗中风病的研究于1995年获得国家科技进步三等奖，1998年获天津市科技兴市突出贡献奖，并被国家中医药管理局确立为科技成果推广项目，2009年获天津市科技进步奖一等奖，2013年被列入"财政部、科技部科技惠民计划推广成果库"。此针法被写入《针灸学》《针灸治疗学》等多部国家统编教材。

（1）醒脑开窍针刺法

主方一：大醒脑

主穴：双侧内关（手厥阴心包经），人中（督脉），患侧三阴交（足太阴脾经）。

副穴：患侧极泉（手少阴心经），患侧尺泽（手太阴肺经），患侧委中（足太阳膀胱经）。

配穴：吞咽障碍加风池、翳风、完骨；手指握固加合谷；语言不利加廉泉，金津、玉液放血；足内翻加丘墟透照海。

操作方法：刺双侧内关，直刺0.5～1寸，采用捻转提插相结合的泻法，施手法1分钟；继刺人中，向鼻中隔方向斜刺0.3～0.5寸，用重雀啄手法，至眼球湿润或流泪为度；再刺三阴交，沿胫骨内侧缘与皮肤呈45°角斜刺，进针1～1.5寸，用提插补法，使患侧下肢抽动3次为度。极泉穴沿经下移1寸，避开腋毛，直刺1～1.5寸，用提插泻法，以患侧上肢抽动3次为度。尺泽，屈肘成120°角，直刺1寸，用提插泻法，使患者前臂、手指抽动3次为度。委中，仰卧直腿抬高取穴，直刺0.5～1寸，施提插泻法，使患侧下肢抽动3次为度。风池、完骨、翳风均针向喉结，进针2～2.5寸，采用小幅度高频率捻转补法，每穴施手法1分钟。合谷针向三间穴,进针1～1.5寸,采用提插泻法,使患者第二手指抽动或五指自然伸展为度。上廉泉针向舌根1.5～2寸,用提插泻法。金津、玉液用三棱针点刺放血,出血1～2 mL。丘墟透向照海穴1.5～2寸,局部酸胀为度。

主方二:小醒脑

主穴:双侧内关、上星、百会、印堂,患侧三阴交。

副穴及配穴:同主方一。

操作方法:先刺印堂穴,刺入皮下后使针直立,采用轻雀啄手法(泻法),以流泪或眼球湿润为度。继选3寸毫针由上星穴刺入,沿皮至百会穴后,针柄旋转90°,转速120～160次/分,行手法1分钟。

一般在应用调神法之初首选"大醒脑",而后与"小醒脑"穴交替使用。

(2)后遗症治疗

口眼㖞斜:风池、太阳、颊车、迎香、地仓、下关、合谷。刺络拔罐:选下关、颊车、四白。风池针尖刺向喉结,进针1.5～2寸,施捻转补法1分钟;太阳沿颧骨弓内缘进针3～3.5寸,透向颊车;迎香横刺或斜刺0.5～1.5寸,施捻转泻法;下关进针1.5寸,捻转泻法;地仓横刺3～3.5寸,透向颊车,地仓至颊车部1寸1针,深度0.3～0.5寸,施提插泻法;合谷捻转泻法。刺络拔罐,穴位常规消毒后用三棱针点刺3～5点,用闪火法拔罐,出血量5～10 mL,隔日1次。

失语:风池、上星、百会、金津、玉液、廉泉、通里。风池刺法同前,上星平刺0.5～1寸,施平补平泻手法1分钟;百会斜刺0.3～0.5寸,施平补平泻手法1分钟;金津、玉液用三棱针点刺放血;舌面用2寸毫针点刺出血,廉泉直刺1～1.5寸,施合谷刺法,以胀感达舌根及喉咽部为度;通里直刺0.5寸,施捻转泻法。

手指握固:合谷、八邪、曲池、外关、肩髃。合谷针刺方向先透向大指,继透向三间处,施提插泻法,以患侧大指、次指抽动3次为度;八邪、曲池、肩髃刺法同前;外关直刺1～1.5寸,施提插泻法。

上肢不遂:风池、肩髃、极泉、尺泽、曲池、合谷、八邪、外关。风池、极泉、尺泽刺法同前;合谷针刺方向先透向大指,继透向三间处,施提插泻法,以患侧大指、次指抽动3次为度;八邪直刺0.5～1寸,施提插泻法,以患侧手指抽动为度;曲池屈肘取穴,直刺1～1.5寸,施提插泻法,以麻胀感到达示指为度;肩髃直刺1～1.5寸,施提插泻法,以麻胀感达肘关节为度;外关直刺1～1.5寸,施提插泻法。

下肢不遂:环跳、委中、三阴交、阳陵泉、昆仑。委中、三阴交,针刺方法同前;环跳直刺2～3寸,以触电感传至足底为度;阳陵泉直刺1～1.5寸,施提插泻法,令触电感传至足趾为度,昆仑直刺0.5寸,施捻转泻法。

足内翻:解溪、丘墟、照海、筑宾、昆仑。解溪直刺0.5寸,施捻转泻法;丘墟透照海,直刺2.5～3寸,施捻转泻法;筑宾、昆仑,直刺0.5～1.5寸,施提插泻法。

(3)并发症治疗

假球麻痹:针风池、完骨、天柱、翳风,向喉结方向,深刺2寸,施小幅度高频率捻转补法;或咽后壁点刺。

吞咽困难及呼吸衰竭:翳风、天柱、风池。针翳风,用2～3寸毫针针向咽喉方向,用捻转补法施术1～3分钟;天柱直刺1～1.5寸,施捻转补法1分钟;风池手法同前。呼吸衰竭:针刺双侧气舍。

便秘:丰隆、左水道、左归来、左外水道、左外归来。先取双侧丰隆穴,直刺1～1.5寸,施捻转泻法;左水道、左归来、左外水道(左水道外开1.5寸)、左外归来(左归来外开1.5寸)均直刺1.5～3寸,施捻转泻法1分钟,留针20分钟,留针期间,每隔5分钟运针1次。

小便异常:癃闭(尿潴留),针中极、秩边、水道。中极直刺1.5～2寸,施提插泻法,令胀感传至会阴;秩边直刺2.5～3寸,针尖方向透向水道,施提插泻法,令胀感达前阴。小便淋漓,取关元、气海、太溪。关元、气海直刺1～1.5寸,施呼吸补泻之补法,而后置1寸艾炷于针柄上,施温针灸,每次2～3壮;太溪直刺0.5寸,施捻转补法1分钟。尿失禁或尿潴留,针中极、曲骨、关元、三阴交。局部施灸、按摩或热敷。

共济失调:针风府、哑门、颈椎夹脊穴。

失明或复视:失明取风池、天柱。风池,针尖方向与双目系对角相交,直刺1～1.5寸,施捻转补法;天柱直刺1～1.5寸,施捻转补法。复视,上穴加睛明、球后。

癫痫:针人中、大陵、鸠尾、内关、风池。

肩关节痛:天鼎、肩髃、肩内陵、肩外陵刺0.5～1.5寸,施提插泻法。肩贞、肩中俞、肩外俞、阿是穴。天鼎,直刺1～1.5寸,施提插泻法,令触电感直达肩肘或手指;肩髃、肩内陵、肩外陵、肩贞直刺1～1.5寸,施捻转提插相结合的泻法;肩中俞、肩外俞均横刺1～1.5寸，施捻转泻法；阿是穴刺络拔罐方法同前。

肩周炎：针肩髃、肩髎、肩内陵、肩贞、肩中俞、肩外俞，痛点刺络拔罐。

血管性痴呆：针内关、人中、百会、四神聪、风池、四白、合谷、三阴交、太冲。

睡眠倒错：针上星、百会、四神聪、三阴交、神门。

5. 提出"针刺手法量学"，量化传统捻转补泻手法

早在《黄帝内经》中就已有诸多论述针灸治疗剂量的问题。尽管在"量"的描述上面还很模糊，却反映了手法量学的思想，体现了萌芽状态的针刺量学观。后世历代医家在实践中不断发展和创新，完善着并丰富着针刺的手法，如《灵枢·官能》记载"微旋而徐推之"及"切而转之"等补泻手法，《标幽赋》"迎夺右而泻凉，随济左而补暖"，将捻转分左右而为补泻。但在具体施行手法操作时，仍有许多迷惑之处。限定条件不足及捻转幅度的大小、用力轻重程度都缺乏具体的量学概念，令操作者难以正确掌握，补泻在于疑似之间，致使操作者处于随意或茫然状态，限制了针刺手法不断发展。而各种针刺手法从性质上来讲，均属于机械性刺激，所以无论是补法还是泻法都涉及一个刺激量，即治疗剂量的问题。各种补泻手法在操作时采用多大的"剂量"，这是历代医家未能搞清楚的问题。施术者或据师承之法，或凭有限的经验来确定针刺的量，欠规范操作，往往带有片面性和盲目性，后学者难以掌握。而影响针刺对机体刺激反应的一些因素应归属于手法量学的范畴，包括处方与腧穴的有效性、体位与取穴的准确度、针刺方向与进针深度的标准、选择规范手法与施术时间的标准、针刺效应在机体内持续时间与衰减过程等。

有鉴于此，石学敏认为属于自然科学范畴的针灸学，应该具备明确、科学的量学观。他率先提出了"针刺手法量学"理论，认为针刺治疗疾病应在辨别虚实、确定穴位的基础上运用各种手法，针刺与药物治疗不同，是通过对机体特定部位的刺激（经络、腧穴、经筋、皮部等）来调整、调动、修复、改善自身平衡和祛除疾病的方法，最终完成机体的康复。以捻转补泻手法作为研究的突破口，对针刺作用力方向、大小、施术时间、两次针刺间隔时间等针刺手法的四大要素进行了科学界定，提出在临床治疗过程中，取穴合理和操作规范是取得临床疗效缺一不可的重要环节。

针刺手法量学的"四大要素"。① 作用力的方向是决定补和泻的重要因素之一，即捻转补泻手法第一定义，十二经脉以任督二脉为中心，两手拇指开始捻转时作用力切线的方向为标准，医生采用面向患者的体位，规定作用力的方向，向心者为补，离心者为泻，即左侧捻转的方向为顺时针（相对患者而言），右侧捻转方向为逆时针为补，具体操作为捻转时加作用力，倒转时自然退回，一捻一转连续不断，至于捻转泻法与补法正相反，其作用力起始的方向左右两侧均为离心，即左侧为逆时针，右侧为顺时针，任督二脉腧穴则采用迎随补泻、呼吸补泻或平补平泻，这一临床研究，较之古代医家"迎夺右而泻凉，随济左而补暖"及近代"大指向前为补，大指向后为泻"等论述更加具体化、规范化。② 捻转补泻与作用力的大小有直接关系，即捻转补泻手法第二定义：捻转时，小幅度、高频率其限度为1/2转，其频率为每分钟120次以上为补；捻转时，大幅度、低频率，其限度为1转以上，频率在每分钟50～60次为泻。在施行补法时，术者手指轻轻地捻转，然后自然退回，形成一个有节奏的捻转频率，以达到徐徐地激发经气的作用。在施行泻法时，术者手指、腕及全臂协调用力，其作用力较大，能迅速激发经气，以达到气至病所的目的。此观点的提出使古人"捻转幅度小，用力轻为补，捻转幅度大，用力重为泻"的论述，从宏观进入有数据可循的量学范畴。③ 施行捻转补泻手法所持续时间的最佳参数是，每个穴位1～3分钟这一参数是经过对正经361穴，经外50余穴的逐一考察对比提出的。④ 两次施术间隔时间的最佳参数为3～6小时。针刺治疗后其持续作用时间因病而异，为找出针刺治疗有效作用的蓄积时间，经50余病种的逐一勘测，提出每个穴位在治疗不同病种中所持续时间的最佳参数，如针刺人迎穴治疗脑血管疾病，施术3分钟脑血流图改变最为明显，施术后6小时脑供血开始衰减，因此对此疾病应该6小时蓄积1次治疗。再如，针刺治疗哮喘施捻转补法3分钟后，肺内哮鸣音减少，患者症状缓解，最佳有效治疗作用持续3～4小时，此后继续针刺治疗才能达到有效的蓄积作用。

石学敏带领课题组成员从临床到基础研究，完善"针刺手法量学"理论。团队将针灸治疗有效的30余种病症逐一分析、逐个穴位进行手法最佳量学标准的筛选研究，在醒脑开窍针刺法治疗中风病的手法量化研究基础上，总结了"椎基底动脉供血不足""无脉症""冠心病""高血压""支气管哮喘""颈椎病"及

"腰椎间盘突出症"等多种病症的针刺量学规律。石学敏首次针对针刺作用力方向、大小、施术时间、两次针刺间隔时间等四大要素对针刺手法进行了科学界定，并开展相关研究，改变了既往针刺手法忽视计量的状态，使针刺疗法更具有规范性、可重复性、可操作性，从而使针刺治疗由定性的补泻上升到定量的水平，填补针灸学历史上的一个空白。

6. 阐释经筋病症，拓展经筋刺法

经筋是经络系统的组成部分，是十二经脉之气结、聚、散、络于筋肉关节的体系。经筋的概念最早见于《灵枢·经筋》："经筋之病，寒则筋急，热则筋弛纵不收。"对于经筋的实质，石学敏认为，其不仅指现代医学中的神经、肌肉、关节或软组织，而是拥有一定形态、分布、感知及运动功能的有机整体。对于经筋病候，《素问·生气通天论》云："大筋软短，小筋弛长，软短为拘，弛长为痿。"石学敏认为，经筋为病可概括为"筋急"与"筋纵"两大类。经筋之病多表现为其循行所过之处的运动障碍（弛缓、痉挛、强直、萎缩等）或伴有感觉障碍（麻木、疼痛、烧灼感等）。临床许多运动与神经系统疾病，如面瘫、软组织损伤、脊髓空洞症、运动神经元疾病等，皆可归结为经筋病症。石学敏还认为"维筋相交"理论是古代中医对大脑支配对侧肢体功能的初步认识。在《黄帝内经》的许多篇章中讲到"眼系""跷脉"，并提出了"维筋相交"理论。"跷脉"与"维筋相交"理论都是古代医家用来解释人体左右交叉的生理和病理现象的。基于"维筋相交"理论的交叉取穴疗法亦是经筋病证治疗的特色之一。

石学敏经筋刺法具有如下特点。① 将"以痛为输"作为临床治疗经筋病的原则。临床中以十二经筋循行分布为纲，以患者感觉不适的部位或病变部位为穴，直取病位，直达病所。经脉所过，主治所及，配合本经经穴、特定穴、远端穴等，组穴严谨有序而变化灵活。② 重视"取阳明"。脾胃为后天之本，气血生化之源，人体经络依赖阳明化生的气血得以濡养，才能运动自如；阳明经多气多血，上至头颅，下至足趾，阳明虚则诸经不足，筋肉关节失养。因此，"取阳明"尤其是足阳明经成为治疗经筋病的重要法则。如面神经麻痹多由正气虚弱，卫表不固而外邪侵袭所致，石学敏多在面部足阳明经筋循行部位针刺；肌萎缩侧索硬化症而见四肢无力患者，气血本虚，髓海失养，石学敏于四肢手足阳明经循行所过之处针刺，以补气

生血，濡养周身。③ 针刺手法。《灵枢·经筋》有云："治在燔针劫刺，以知为数，以痛为输。"石学敏临床较少运用"燔针"。他认为这里的"劫刺"，首先是指针刺的速度，即快速地进针。其次是进针的强度、深度。经筋行于体表，治疗宜轻刺、浅刺。石学敏多使用震颤进针法，手法轻柔，患者少有痛感。最后是指补泻手法，《灵枢·卫气失常》载："筋部无阴无阳，无左无右，候病所在。"经筋为病无阴阳之分，少虚实之别，石学敏在治疗经筋病症时少用补泻，或采用平补平泻。石学敏基于《黄帝内经》理论，综合了《灵枢·官针》中的关刺、恢刺、合谷刺等方法，临床多采用循经排刺、多针浅刺、一针多向透刺等特色针法，收到良好疗效。具体而言，沿疾病所涉及或病位所在经筋，直刺或斜刺，每隔0.5寸或1寸进针，进针2～5分，以针刺入皮内，保持针体自然直立为度。结合现代解剖学，于病变涉及肌肉的丰厚处及沿肌肉边缘多针浅刺，如沿肱二头肌、股四头肌边缘排刺治疗相关部位的肌肉萎缩、屈伸不灵。透刺法，每用一针透达于两个或多个腧穴或组织部位之间，起宣散气血，疏通经络之效。如太阳透地仓、阳白四透、四白两透治疗面神经麻痹、面肌痉挛；丘墟透照海治疗中风后足内翻；下关透颊车治疗三叉神经痛等。此外，常配合使用刺络、拔罐及电针疗法等辅助疗法，加强疗效。

另外，石学敏将头皮针、刺络放血疗法、筋骨针疗法、水针刀法、圆利针疗法、钩针疗法、芒针疗法等针刺疗法列为经筋刺法的范畴。

7. 推崇刺络法，扶正祛邪

刺络法是指通过针刺血络经脉泻出邪毒，使脉道恢复通畅，从而鼓动正气，防治疾病的一种方法。石学敏广泛将其运用于多种疾病，称其为"历史悠久，涉及病种广，疗效独特，是一种十分重要不可丢弃的方法"，指出刺络法具有活血祛瘀、通络止痛、清热解毒、消肿排脓、醒神开窍、祛邪扶正、解表发汗等功效，故适用于多种临床病证，如瘀证、痛症、热证、痈疮肿毒、昏厥、神志病、虚证、表证等。

对于刺络法的施术部位，石学敏一般取经络邪聚部位，病在局部取局部，病在本经取本经或表里经，病在多经辨证取相关经，病在脏多取井荥。对于刺络方法的选择，石学敏认为《黄帝内经》对刺法论述十分丰富，有刺络、赞刺、豹文刺、毛刺、缪刺、巨刺等，刺法的选择宜依据病变深浅及邪毒聚集状态，一般情况宜络刺，痈肿疮疡宜赞刺、豹文刺，邪毒在表宜毛刺，"络

病"躁厥"宜缪刺，某些"经病"宜巨刺、深刺中经。对于出血量的控制，石学敏指出，控制出血量是刺络法疗效的关键，临床上应结合刺络部位、患者病程、自身条件及四时节气加以考虑。具体来说，井穴出血宜少，如《素问·缪刺论》中多处载有刺井穴应"见血立已"。而刺动脉出血宜多，如《素问·刺腰痛论》中记载刺解脉治疗腰痛应"血变而止"，又如《灵枢·厥论》记载治疗厥头痛应"刺尽出血"。对于新发热病，刺血量宜少，如《素问·刺热》记载治热病应"出血如大豆，立已"。对于重病癫狂，刺血量宜大，如《灵枢·癫狂》中多处记载应"血变而止"。此外，刺血量还与患者自身条件相关，"适肥瘦出其血"，"瘦者浅刺少出血，肥者深刺多出血"。从季节上分析则有："春刺散俞，及与分理，血出而止。甚者传气，间者环也。夏刺络俞，见血而止。尽气闭环，痛病必下。秋刺皮肤循理，上下同法，神变而止。冬刺俞窍于分理，甚者直下，间者散下。"

8. 形成以"人迎穴"为主的针刺高血压处方

石学敏认为，高血压病导致脑小动脉痉挛，继之脑动脉硬化、脑供血不足等病理改变，主要表现为体循环动脉压升高引发一系列症状的临床综合征。究其根本，高血压病是一种血管病变，故中医病因病机也应立足于血脉，提出以"气海"失司为高血压病的主要病机，认为"气为血之帅"，气可"生血""行血""摄血"，使血液充足、行于脉中，故气是维持血压稳定的重要因素。气海为气之海，是人体一身之气聚于胸中之处，对调节一身气机有着至关重要的作用。若气海过盛，气迫血行，可致血在脉中运行过亢，甚至血不循经，出现胸满、面赤、头晕等高血压病常见症状，而"气海失司"则是高血压病形成过程中的病理基础。因此确立了在以"活血散风，疏肝健脾"的治疗原则下"通调气海"，达到以气为主、以脉为通道，推动血液环绕周身运行，使机体气机条达、血脉通利进而降低血压，改善患者的高血压症状。取穴治疗以人迎为主穴，配以合谷、太冲、曲池、足三里，并具有明确规范的手法量学标准和量效关系。

人迎穴，最早载于《灵枢·本输》，是足阳明胃经经穴，"足阳明少阳之会"，亦是"气海"所出之门户，与肾、脾、肝、心、三焦、胆、小肠、冲脉、任脉、阴跷脉等经脉相通，是调节气海的"营运之输"。正如《灵枢·海论》曰："膻中者，为气之海，其输上在于柱骨之上下，前在于人迎"，"气海，运营之输，一在颃颡之

后……一在颅颥之前，谓足阳明之人迎也"。因此，人迎穴是"气海"之门户，通过针刺人迎穴可以调畅气海，从而调节血压。人迎穴位于拥有气街的足阳明胃经之中，为气海之门户，同样作为头气街与胸气街的连接处，发挥调气海，和气血的功能。此外，人迎为足阳明胃经之穴位，为经脉所发之处，阳明经为多气多血之经，故人迎穴有调整机体阴阳、疏通气血的功能。

而在西医学看来，人迎穴的特殊断层解剖特点决定了它的即时调节血压效应。人迎穴深层的颈动脉窦是压力感受器。当刺激感受器时，兴奋传导到延髓心血管中枢，兴奋心迷走中枢、抑制心交感中枢、交感缩血管中枢使心率降低及血管舒张，来降低外周阻力，达到调整血压的目的。从生化层面，针刺人迎穴可刺激颈部压力感受器和化学感受器，能够调节血管内皮细胞的内分泌功能，以调节自主神经功能和心脑血管的舒缩，从而有降压、抑制动脉粥样硬化形成的功能。但压力感受器会随着刺激时间的增长，降低感觉冲动的发放频率，产生一定的适应力。且颈动脉窦压力感受器适应慢，仅在刺激作用的初期频率下降，而此后感受器发放冲动的频率很少改变。因此，运用正确的针刺手法，使降压效果持久稳定，在治疗过程中尤为重要。石学敏针刺人迎穴，应用小幅度、高频率的捻转补法，可以达到最佳的降压效应，更能够改变或者重塑因内外环境变化引起的血管继发性的损伤，防治靶器官损害，有效减免心脑血管意外事件的发生。

针刺方法：① 人迎穴：患者取平卧位，充分暴露颈部，以手触及动脉搏动处，以手拨开动脉，穴位常规消毒后，垂直进针，缓缓入针1.0～1.5寸，见针体随动脉搏动而摆动，行石学敏捻转手法第二定义之补法，即小幅度（捻转幅度小于90°）、高频率（120～160次/分），施术1分钟，留针30分钟。② 合谷穴、太冲穴均垂直进针0.8～1.0寸，行石学敏捻转手法第一定义之泻法，医者面对患者时，以患者任督二脉为中心，医者两手拇指捻转时作用力切线的方向离心，施术1分钟，留针30分钟。③ 曲池穴、足三里穴均垂直进针1.0寸，行石学敏捻转手法第一定义之补法，医者面对患者时，以患者任督二脉为中心，医者两手拇指捻转时作用力切线的方向向心，施术1分钟，留针30分钟。石学敏的"活血散风、疏肝健脾"针刺降压方法取穴精妙，疗效确切，目前以人迎为主穴的针灸治疗处方在临床已逐渐广泛应用，并已取得了令人满意的疗效。

（三）临证医案

1 脑梗死

李某，男，65岁。

［症状］半身不遂伴语言謇涩4小时。受凉后突然出现左侧肢体活动不利，伴语言謇涩，当时神清，头晕，无恶心呕吐及二便失禁，就诊于我院急诊，测血压140/80 mmHg，左上下肢肌力3级。查颅脑MRI示：右基底节脑梗死。予静脉滴注奥扎格雷钠注射液，为进一步治疗收入我院病区，由平车推入病房。刻下：神清，精神弱，语言謇涩，饮水咳呛，左侧肢体不遂，左上肢无主动运动，左下肢稍抬离床面，轻度头晕，呼吸平稳，纳可，寐安，二便自控。

［查体及实验室检查］左侧中枢性面舌瘫，左上肢肌力0级，左下肢肌力3级，左侧巴宾斯基征、查多克征（+）。舌淡红，苔白腻，脉沉弦。

［西医诊断］脑梗死。

［中医诊断］中风（中经络）。

［中医辨证］肝肾阴虚。

［治则］醒脑开窍，滋补肝肾，疏通经络，补益脑髓。

［针灸处方］内关，人中，三阴交（左），风池，完骨，天柱，极泉（左），尺泽（左），委中（左），太溪，翳风，金津，玉液。

［治疗经过］内关捻转提插泻法1分钟；人中雀啄泻法至眼球湿润为度；三阴交提插补法至肢体抽动3次为度；风池、完骨、天柱捻转补法1分钟；极泉、尺泽、委中提插泻法至肢体抽动3次为度（不留针）；太溪捻转补泻1分钟；翳风穴向结喉方向深刺2.5～3寸，作捻转补法1～3分钟，针感要求咽喉部麻胀；金津、玉液点刺放血。

［治疗结果］采用上法，每日1次，治疗1周后，左上肢可轻微平移，左下肢可抬离床面30°；治疗2周后，患者左上肢可抬离床面10°，左下肢可抬离床面30°并坚持10秒不下落。

［按］本案为中风后失语，石学敏确定的中风病基本病机"窍闭神匿、神不导气"。患者受凉后引动内风，上扰清窍，窍闭神匿，神不导气，发为中风；神不导气进而导致四肢经脉气机阻滞，气血运行不畅，发为偏瘫，窍闭发为失语。人中为督脉、手足阳明经合穴，督脉起于胞中，上行入脑，与脑及脏腑均有着密切的关系；内关为八脉交会穴之一，属手厥阴心包经之络穴，针刺该穴可养心神、疏通气血；两穴共奏以醒神开窍，通调元神。三阴交为足太阴脾经、足厥阴肝经与足少阴肾经之会穴，针刺以调肝脾肾，滋补三阴。风池、完骨、天柱改善大脑后循环供血。极泉、尺泽、委中、太溪以行气活血，疏通经络，调整肢体经脉气血运行，恢复四肢的正常功能。针刺翳风，配合金津、玉液点刺放血，以促进血液循环和新陈代谢、调整咽后壁经筋、恢复口咽部肌肉生理功能。

2 脑梗死后遗症

康某，女，59岁。

［症状］左侧肢体瘫痪11个月。晨起床时发觉左半身无力，不伴有头晕、呕吐等，急至某医院急诊，诊为脑梗死超早期，符合溶栓要求，建议溶栓治疗、未同意，遂收入院。当晚症状加重，左侧肢体瘫痪，经脱水降颅压、营养神经等对症治疗好转出院。刻下：神志清，精神可，语言流利，左半身瘫痪，上肢拘缩，手指握固，下肢膝关节屈伸不利，足下垂内翻。舌淡红，苔薄白，脉细弦。高血压病史20年。

［西医诊断］脑梗死后遗症。

［中医诊断］中风（中经络）。

［中医辨证］肝肾阴虚。

［治则］醒脑开窍，滋补肝肾，疏通经络。

［针灸处方］主穴：内关、人中、三阴交、风池、完骨、天柱。上肢取穴（患侧）：极泉、尺泽、合谷、手甲根点刺。下肢取穴（患侧）：委中、复溜、丘墟透照海、解溪、足临泣。头针运动区并配合三阴经推拿和筋骨针。

［治疗过程］先进行三阴经推拿手法，再针内关、人中、三阴交、风池、完骨、天柱，按照醒脑开窍针刺法量学标准操作。极泉采用从阴引阳针刺法，合谷分别向二间和拇指方向透刺，丘墟透照海用3寸针深刺，头针平刺至腱帽下，接电针。筋骨针选取肘关节肱二头肌腱处和腕关节内侧。

［治疗结果］治疗15次后肢体张力明显缓解，放松状态下肘关节、手指可伸展，足下垂改善。35次后上肢肘关节伸直状态下可上举超过90°，仅在精神紧张时屈曲，足内翻下垂明显改善。

［按］历代医家对中风病和中风后肢体功能障碍的治疗是割裂的，对中风病因病机的认识，主要从"内风""外风"立论，并将中风后造成的肢体功能障

碍归属于"痿证"范畴,多依据《素问·痿论》"治痿独取阳明"的理论基础阳经取穴为主。但从现代医学看,造成急性脑血管循环障碍的两大症状肢体瘫痪和意识障碍,皆为脑实质损害所致。而人的意识和运动功能等生命活动现象,又赖于中枢神经系统的正常调节来实现。中医谓之"神",石学敏通过大量中风病的临床实践,认为不管有无神志障碍,其口眼㖞斜、语言不利、半身不遂等,应为"神"的失常所致。石学敏打破传统中医对中风病的认识,归纳出中风病的病机为瘀血、肝风、痰浊等病理因素蒙蔽脑窍,导致"窍闭神匿、神不导气"发为中风,并据此创立了"醒脑开窍"针刺法。本案为"醒脑开窍"针刺法治疗中风病的典型案例。患者平素肝肾阴虚,在此病理基础上,加之七情、劳倦等诱因引动内风,上扰清窍,窍闭神匿,神不导气,发为中风;神不导气进而导致四肢经脉气机阻滞,气血运行不畅,发为偏瘫。因此,本病病位在脑,证属于阴虚风动,表现为肢体功能障碍,选择"醒脑开窍"针刺法主穴以醒脑开窍、滋补肝肾。针对肢体功能障碍的治疗,在醒脑开窍主方的基础上,上肢挛缩取极泉、尺泽;手指固握取合谷、手甲根点刺;下肢膝关节屈伸不利取委中;足下垂内翻取复溜、丘墟透照海、解溪、足临泣,以行气活血,疏通经络,并配合三阴经推拿和筋骨针以调整肢体经脉气血运行,恢复四肢的正常功能。有研究表明,相较于传统针法,醒脑开窍针法在改善肢体运动功能方面更具优越性。此法对于临床中风后肢体功能障碍的诊疗具有指导性意义。

3 进行性延髓麻痹

段某,女,67岁。

[症状]吞咽困难,声音嘶哑1年半。1年半前进餐时不慎堵塞气道,后自觉发音嘶哑,经他院耳鼻喉科检查,诊为声带肥厚,1年来自觉舌体运动不灵活,麻木感,饮水咳呛,吞咽困难,发音不清,咳痰不利,就诊于他院,查头MRI显示:双侧大脑半球多发腔隙灶,脑干(-)。确诊为运动神经元病,进行性延髓麻痹。服用力鲁唑等药物,未见明显好转,今收入我科治疗。刻下:吞咽困难,发音不清,咳痰不利,饮水咳呛,无四肢运动障碍及感觉异常。

[查体及实验室检查]血压130/80 mmHg,心率70次/分。神清合作,颈软,双侧颈内动脉搏动对称,胸廓对称,两肺呼吸音粗,心音有力律整,腹软,肝脾

未及,四肢活动可。饮水咳呛,吞咽困难,语言含混不清。双瞳孔等大等圆,光反射存在,眼球运动灵活。咽反射减弱,软腭反射存在,生理反射存在,病理反射未引出,舌肌萎缩,可见肌束震颤。舌体僵直,伸缩困难,质暗淡,呈地图样,苔白腻,脉沉。

颅脑MRI示:双侧大脑半球多发腔隙灶,脑干(-)。

[西医诊断]进行性延髓麻痹,高血压病。

[中医诊断]喑痱。

[中医辨证]肝肾阴虚。

[治则]醒脑开窍,滋补肝肾,利咽通痹。

[针灸处方]内关,人中,三阴交,风池,完骨,翳风,廉泉,金津,玉液,咽后壁。

[治疗经过]先针双侧内关,进针1寸,施捻转提插复式泻法,施术1分钟;继则人中,进针5分,采用雀啄泻法,以眼球湿润或流泪为度;三阴交沿胫骨后缘与皮肤成45°,进针1～1.5寸,用提插之补法,风池、完骨针向结喉,针2～2.5寸,采用小幅度高频率捻转补法,施手法1分钟;翳风向咽喉方向缓慢进针2.5～3寸,手法同风池;金津、玉液、咽后壁点刺放血。廉泉在舌骨体上缘取穴,针向咽部,进针2～3寸,以咽部酸胀感为度。配合眼部、唇部、面部颊肌排刺。每日针刺2次。

[治疗结果]经过2次针灸治疗后患者自觉吞咽较前好转,7日后舌体活动较前灵活,吞咽困难明显减轻,150 mL液体可一次喝完,无呛咳,每餐进食量增加。15日后语声较前洪亮。治疗1个月后可简单对话,好转出院。随访1年,疗效巩固。

[按]进行性延髓麻痹是运动神经元病,本病当属中医"喑痱"的范畴,石学敏以内关、人中、三阴交为醒脑开窍主穴,可醒神导气,疏通经络。风池、完骨、翳风为治疗吞咽障碍的经验效穴。廉泉穴位于任脉上,正当舌本之处,具有通咽利舌之功。金津、玉液两穴在舌系带两旁,其下有舌下静脉、舌下神经、舌神经,点刺这两穴放血可刺激神经,改善局部血液循环,改善舌肌运动能力。咽后壁点刺属于局部刺激,促使咽反射建立。本案提示针灸可以有效地改善进行性麻痹患者的症状体征、减轻患者痛苦,改善其生活品质。

4 高血压病

周某,女,64岁。

[症状]头痛头晕间作20余年。有高血压家族

史，高血压病史20年。开始时口服短效降压药，血压可控制在正常范围内。近4年改为长效降压药，血压控制良好，但头晕头痛间作无明显改善，24小时动态血压监测检查结果显示患者24小时平均血压133/70 mmHg，日间平均血压134/70 mmHg，夜间平均血压129/68 mmHg，收缩压及舒张压的昼夜节律分别为3.8%和2.8%。

［西医诊断］高血压病。

［中医诊断］眩晕。

［治则］活血散风，疏肝健脾。

［针灸处方］人迎，曲池，合谷，足三里，太冲。

［治疗过程］在目前服药的基础上进行针灸治疗，治疗采用"活血散风、疏肝健脾"针刺规范操作。每次治疗留针30分钟，1次1日。

［治疗结果］连续治疗30次后，再次行动态血压监测结果显示：24小时平均血压为128/69 mmHg，日间平均血压132/71 mmHg，夜间平均血压112/58 mmHg，收缩压昼夜节律为15.6%，舒张压昼夜节律为18.2%。患者平均血压水平较治疗前有所降低，收缩压及舒张压昼夜节律均＞10%，血压形态恢复为杓型血压。

［按］石学敏提出"气海失司"是高血压的主要病机。人迎穴为足阳明经穴，是气海输注于前之所在、气海所出之门户，可调和营卫，通利血脉。同样作为头气街与胸气街的连接处，具有使气血在脉内脉外自如运行，使营卫之气相会相通，共同发挥调气海、和气血的功能。现代研究认为，人迎穴位于颈部，胸锁乳突肌前缘，颈总动脉搏动处，人迎穴深层的颈动脉窦是压力感受器，当刺激感受器时，兴奋传导到延髓心血管中枢，此时兴奋心迷走中枢、抑制心交感中枢来降低心率，同时抑制交感缩血管中枢使血管舒张，来降低外周阻力，心率和外周阻力的降低最终使偏高的血压下降到正常。因此，选择人迎为治疗高血压的主穴。太冲为足厥阴肝经原穴，疏肝理气，平降肝阳；合谷为手阳明大肠经原穴，清泻阳明、理气降压；足三里穴可健脾以升清、调胃以导气，曲池穴能治气分，亦能养阴（《会元针灸学》），且二者均为阳明经之合穴，又有"合主逆气而泻"之说，二穴相配，脾升胃降，共同调节气机的升降出入，加强经气的运行，使营卫之气循行通畅。

5 顽固性疼痛

张某，男，24岁。

［症状］右大腿前外侧疼痛5年，伴右足趾凉麻不适。2005年胸椎MRI检查时发现第12胸椎占位病变，被诊断为脊髓髓内海绵状血管瘤。于2006年行摘除血管瘤手术，术后患者出现右大腿前外侧疼痛、右足趾发凉、麻木感觉障碍等症状，并且以右脚大趾为甚，每天中午开始至夜间加重，持续5～6小时，以刺痛为主吃止痛药止痛，后来需要早晚各服1粒芬必得（布洛芬）才能止痛。就诊时患者神清，精神略差，右下肢大腿前外侧疼痛，右足感觉凉麻。

［查体］第12胸椎～第2腰椎间背部有陈旧性瘢痕，生理反射存在，病理反射未引出，右足趾皮温略低于左侧，浅感觉障碍。

［西医诊断］脊髓髓内海绵状血管瘤术后，顽固性疼痛。

［中医诊断］痛症。

［中医辨证］瘀血阻络。

［治则］治以调神导气，通阳破滞，祛瘀止痛。

［针灸处方］内关，人中，百会，上星，印堂，足三里，三阴交，环跳，阳陵泉，八风，腰背部T12-S5背俞穴，右大腿前外侧经筋刺。

［治疗方法］双侧内关提插捻转泻法，水沟雀啄泻法，三阴交提插补法，环跳、阳陵泉提插泻法，余穴平补平泻，背俞穴及局部痛处排刺，针刺得气后取痛点及足三里接G6805电针仪，疏密波，留针30分钟。起针后痛处选择2～3个痛点做刺络拔罐，出血3～5 mL，留罐5～10分钟。

［疗效］2次针刺治疗后，疼痛时间缩短，止痛药物减量。第3次治疗后患者停用止痛药。第4次治疗后，患者白天已无疼痛，夜里时有间断性疼痛，疼痛时间较短。第5次治疗后，夜间疼痛的时间明显缩短。共经2个月的针刺治疗，患者右大腿前外侧疼痛基本消失，右足凉麻亦显著减轻。半年随访，未述复发。

［按］古代医家认为疼痛为经脉气血不通，取穴多以局部为主。石学敏根据《素问·灵兰秘典》"主不明，使道闭塞不通"之意，认为疼痛病机除经脉气血运行不畅，重点还要重视调神，神能导气，气畅则道通，通则不痛，因此使用"调神止痛"的理念在"痛症"的治疗上，往往能收获奇效。本案使用"醒脑开窍"调神，以达到"止痛"的目的，同时在手术局部取华佗夹脊穴，意在通阳止痛。取足三里，一为疼痛循行局部，二为足阳明胃经的合穴，补益气血。现代临床及动物实验研究均表明，电针足三里镇痛的良好效

应,其可能机制为促进内啡肽释放、调节5-HT受体和c-Fos表达等相关。一穴三用。本案也体现了石学敏"经筋刺法"的应用,沿疼痛部位进行排刺。本案三法并用,效如桴鼓。

⑥ 癔病

李某,女,41岁。

[症状] 四肢麻木无力3个月。3个月前与家人生气后,突发四肢瘫痪,曾去当地医院治疗,无明显效果,血象、脑脊液及头颅CT检查结果正常,拒绝做胸椎核磁检查。患者就诊时神清,精神弱,语声低微。

[查体] 上肢肌力2级,下肢肌力2级。腹部自第10肋骨以下深浅感觉均减弱,双下肢深浅感觉均减弱,肤温凉。生理反射存在,病理反射未引出。

[西医诊断] 癔病。

[中医诊断] 癔病。

[中医辨证] 窍闭神匿。

[治则] 调神开窍,调和阴阳。

[针灸处方] 内关,人中,三阴交,委中。

[治疗方法] 选用0.25 mm×25 mm毫针,双侧内关提插捻转泻法,水沟雀啄泻法,三阴交提插补法,委中提插泻法,采用较强刺激手法,并同时进行心理暗示。

[疗效] 治疗1次后患者肌力至3级,治疗3次后患者能下床站立,上肢肌力4级。治疗1周后患者可在家人搀扶下缓慢行走,上肢恢复正常功能。巩固治疗1周,痊愈出院。

[按] 癔病发病多由情志因素所诱发,病机关键在于心窍闭阻,心神郁逆。临床表现变化多端,症状繁杂,主要包括精神意识,运动感觉,自主神经、内脏等机能障碍方面病证。根据临床出现的不同症状及病情的程度,随症加减穴位。癔病究其病机,气机郁闭、神窍失宣,情迷志乱是为关键。治疗开窍启闭、宣发神气,调神定志,可以直对病机、直达病所,使心神复明,神转志移,动则精神饱满,静则志定神宁。

⑦ 小儿难治性面瘫

王某,女,2岁4个月。

[症状] 口眼㖞斜2年。出生4个月时由家人带其外出游玩后,发生口眼歪斜。右侧不能抬眉,闭目露睛,饮水从右侧口角流出。2年中家人于多家医院寻求治疗,曾采用糖皮质激素、利巴韦林、维生素B$_{12}$、推拿理疗等方法,疗效不佳。刻下:患儿右侧额纹消失,眼裂闭合不全,右侧鼻唇沟变浅,人中沟偏向左侧,鼓腮漏气,流涎。舌淡,苔薄黄,脉数。

[西医诊断] 特发性面神经麻痹。

[中医诊断] 卒口僻。

[中医辨证] 风热袭络。

[治则] 通经活络,疏风清热。

[针灸处方] 阳白四透,四白两透,攒竹,丝竹空,太阳,水沟,承浆,颊车至地仓,下关至迎香排刺(均为患侧),颧髎(健侧),合谷(健侧)。

[治疗方法] 选用0.25 mm×25 mm毫针,取患侧阳白、四白,采取一穴多向刺法,阳白针向上星、头维、丝竹空、攒竹,四白针向目内眦、目外眦。与皮肤呈15°角。进针2～3分。患侧下关至迎香、颊车至地仓每隔0.5寸一针,以针刺入皮内为度。取健侧颧髎、合谷。合谷穴实施捻转泻法,其余各穴位施平补平泻法1分钟,留针30分钟,每日1次。刺络拔罐:一次性采血针轻刺地仓、阳白穴3～5下,出血量1～3 mL,1号罐吸拔1分钟后取下,每日1次。

[疗效] 患者治疗7日后口角歪斜明显好转,人中沟位置正中,双侧口角基本对称,无流涎。1个月后右侧闭眼正常,眼裂比左侧稍小,抬眉可见额纹出现,左右侧鼻唇沟对称。巩固治疗2个月后痊愈。

[按] 特发性面神经麻痹又称贝尔麻痹,由茎乳孔内面神经非特异性炎症导致,中医称之为"吊线风""口㖞"等。患者常有受风、受凉或病毒感染病史,是临床常见病症。本例患者年龄小,病程长,病情重,依从性差,发病后治疗效果不佳,疾病迁延不愈,发展为顽固性、难治性面瘫。《诸病源候论》有云:"偏风口㖞,是体虚受风,风入于夹口之筋也。足阳明之筋,上夹于口,其筋偏虚,而风因乘之,使其经筋偏急不调,故令口僻也。"石学敏多年研究认为,针刺手足阳明经穴对面神经有良好的调整作用,能够改善局部炎症、水肿、受压的现象,使受损的神经纤维得到有效的恢复。本病病位在颜面,属阳明经筋循行所过,阳明本虚,经筋失于濡养;复感风邪,导致经气阻滞,故选穴应以阳明经筋为主,采用多针浅刺法。阳白、四白穴一针多向透刺,有宣散局部气血,改善抬眉不能、闭目露睛的功效;地仓刺络拔罐可以活血通经,治疗口角歪斜、流涎;颧髎、合谷采取巨刺法,刺健侧颧髎平衡阴阳,起牵正作用,合谷穴善治头面诸疾,共奏疏风通络、活血之功。

8 腓总神经麻痹

刘某,女,5岁。

[症状]左足下垂1个月。1个月前无明显诱因出现行走时左腿麻木无力,左足下垂拖拽在地。X光片、脊柱MRI未见异常。既往体健,患儿否认外伤史。肌电图示:左侧腓总神经损伤。

[查体]双腿肌容量大致相等,左下肢肌力3级,右下肢肌力5级,小腿前外侧及足背感觉减退,左足下垂不能背屈,行走呈跨越步态。生理反射存在,病理反射未引出。

[西医诊断]左侧腓总神经麻痹。

[中医诊断]足痿。

[中医辨证]瘀血阻络。

[治则]通经活络。

[针灸处方]委中,阳陵泉,足三里至解溪排刺,丘墟,太冲。

[治疗方法]患者仰卧,直腿抬高取委中穴,使用0.30 mm×40 mm毫针直刺0.5～1寸,施提插泻法,使患侧下肢抽动3次为度。足三里至解溪使用0.25 mm×40 mm毫针每隔1寸一针,直刺进针0.5寸,施捻转泻法。丘墟、太冲常规针刺。

[疗效]治疗5次后患儿足下垂明显改善,可轻度背屈,自述麻木感减轻。巩固治疗12次后左下肢肌力4+级,行走步态正常。

[按]腓总神经是坐骨神经分支之一,起于腘窝上外侧,向外下侧斜行经股二头肌肌腱内侧,绕腓骨颈行于前外侧,穿过腓骨长肌分为腓浅神经与腓深神经下行。因其走形位置表浅,周围软组织少,易因外伤、手术、压迫受伤,产生疼痛、麻木、无力等症状。《素问·调经论》曰:"病在筋,调之筋。"病变所在部位为足阳明经筋,故沿足阳明经筋排刺,直取病位,直达病所。根据局部解剖学,足阳明胃经循行于小腿前外侧,其深部分布有腓浅、深神经分布。石学敏认为,沿阳明经排刺可以刺激局部感受器,改善神经麻痹症状。委中穴是石学敏"醒脑开窍"针刺法中的经典配穴,采用石学敏量学规范操作,可收通经活络之效。阳陵泉为胆经合穴、八会穴中的"筋会",针刺可调畅胆经经气;阳陵泉深部为腓总神经分叉之处,针刺局部可促进神经传导,从而使疾病康复。

9 带状疱疹后遗神经痛

郭某,女,57岁。

[症状]头部疼痛1个多月。1个月前因劳累、失眠,头部出现小疱疹样丘疹,伴疼痛,于外院就诊,予口服抗病毒等治疗后疱疹消退,遗留有头部疼痛、烦躁及失眠等症状。后于天津中医药大学第一附属医院心身科住院治疗,予抗焦虑药后好转,现仍感头部皮肤疼痛,为进一步治疗就诊。刻下:神清,精神可,呼吸平稳,语言清晰流利,头部疼痛,以头顶与其周围及双侧颞部疼痛为主,四肢活动正常,纳可,寐欠安,二便调。

[查体]头部皮肤正常,无丘疹等,面色微黄。舌红苔白,脉弦。

[西医诊断]带状疱疹后遗神经痛,焦虑状态。

[中医诊断]蛇串疮愈后痛。

[中医辨证]气虚血瘀。

[治则]益气化瘀,通络止痛。

[针灸处方]百会,四神聪,头维,角孙,风池,翳风,上星,合谷,太冲及头部经筋排刺。

[疗效]治疗6次后,即告痊愈。

[按]患者现以头顶与其周围及双侧颞部疼痛为主,循其病所,主要为阳明、少阳、厥阴及督脉四经。百会、上星属督脉,督脉为"阳脉之海",统率全身阳气,针刺二穴可激发机体正气;四神聪属经外奇穴,为局部取穴,百会、四神聪同取又可醒脑调神,神动有助于气行,气行则血行,络通则痛止;头维属足阳明胃经,足阳明为多气多血之经,可通调气血、疏利经筋;风池属足少阳胆经,角孙和翳风属手少阳三焦经,可疏通少阳枢机、通络止痛;合谷属手阳明经原穴,"面口合谷收";太冲为肝经原穴,配合谷又称为"四关",可舒经通络、化瘀止痛。

第六章
河南针灸流派

邵氏针灸流派

一、流派溯源

　　邵经明16岁时即拜当地清末举人名老中医郭玉璜门下，师满后续拜于承淡安。至此，邵经明正式走上研习中医针灸的道路，兢兢业业，主攻针灸，得先生经验之真谛，学术之真传。20世纪30年代，邵经明在西华、周口开设"鹤龄堂"，悬壶应诊，针药并用，尤善针灸，救治乡邻，妙手回春，声名鹊起于豫东大地。新中国成立初期，于周口镇联合诊所行医。1952年进入周口镇人民医院，1958年选调至河南中医学院任教，为该校建院元老之一。

　　邵经明熟谙《黄帝内经》《难经》《伤寒论》《金匮要略》等经典著作，尤对仲景思想很有研究，他临床经验丰富，能取各家之长，精于针术，工于汤药，临床讲究方精穴简、理明证清、效专力宏，重视中西合璧，四诊同参，针药并用，内外兼治。邵经明在行医过程中积累了大量的诊治资料，总结出许多行之有效的临证经验，尤其研创的"三穴五针法"治疗哮喘更是独具匠心，疗效非凡。他重视中西合璧，四诊合参，针药并用，内外兼治，对各科疑难杂症，形成了自己的一整套治疗方法。邵经明师古不泥，将古代针法精心提炼，去繁就简，并结合气功独创的"热感手法"在临床上简便易学，易行易效。

　　邵经明曾克己奉公，勤勤恳恳，为河南省针灸事业的发展书下不可磨灭的功绩；他曾志坚行苦，奔走呼吁，最终在他的努力下成立了河南中医学院针灸系。他曾与同仁一道为针灸系的蓬勃发展默默奉献，手足胼胝。他执教50多年，教学自成体系，为中医药事业的发展培养大批栋梁之材。作为全国第一批名老中医专家学术经验继承工作指导老师，邵经明带高徒2人，硕士研究生10人。

　　邵经明一生淡泊名利，生活极其节俭，为了中医药事业倾尽全部，无怨无悔。他在1989年一次性缴纳党费1 000元；1990年为黄河中医药奖励基金会捐款1 000元；2008年汶川大地震，年至期颐的他又缴纳特殊党费1 000元，以表达对灾区人民的深深同情。尤其在1999年，他毫不犹豫地将自己多年积攒的10万元，全部捐给了河南中医学院，用于奖励优秀教师和品学兼优的大学生。学院感激他的壮举，专门设立了"邵经明教学奖励基金会"。

　　邵经明在国内外各级期刊发表学术论文60余篇。他曾参编第二、第三版全国高等中医院校教材《针灸学》《各家针灸学说》等；曾担任《中国针灸大全》副主编；参加《当代中国针灸临证精要》等多部专业书籍的撰写；他还总结自己多年的临证经验，编著《针灸简要》《针灸锦囊》《针灸防治哮喘》等书；为使农村基层医生能更全面地掌握和运用中医药，编写了《中医知要》一书，其详尽药性赋、方剂、四诊、内外妇儿科病症等内容。该书涉及之广泛，诊治之详细，足见邵经明之心意。

　　16岁时，邵经明跟随名医清末举人郭玉璜学医。学习期间，他发愤忘食，勤学苦练，日间随师应诊，夜间苦读圣贤,对四大经典及历代医家著作无不悉数掌握。师满之后,郭玉璜荐其续拜师于承淡安。至此,邵经明正式走上研习中医针灸的道路。他得先生经验之真谛,学术之真传,加之苦学冥思,理法方药日臻精湛;20世纪30年代即在西华、周口等地开设"鹤龄堂",悬壶应诊,针药并用,救治乡邻,名声渐起。

新中国成立不久,百废待兴,医学事业亟待发展。1952年,邵经明加入周口镇联合诊所,后进入周口人民医院工作,曾先后被选为周口政协委员、周口人大代表。1958年河南中医学院(现河南中医药大学)成立,为弘扬中医学,培养中医人才,邵经明被调至中医学院任教,历任针灸教研室副主任、主任、针灸系名誉主任。

"文化大革命"期间,邵经明没能逃过命运的戏弄,被打成"牛鬼蛇神",关进"牛棚"。残酷的斗争导致他左耳失聪,遍体伤痕。但他依然没有放弃对中医针灸教育事业的执着追求和作为一名医生的责任和良知,再大的劫难也不能动摇他对这份伟大事业的赤诚之心。他多次带领学生下乡,为农村老百姓送医送药,终因劳累太过,患上了冠心病、高血压等病。每当回忆起这段不堪回首的历史,他并没有遗憾,正是这段历史,磨炼了他的性格,让他在发展针灸的道路上脚步更加坚实,信念更加坚定。

邵经明精于针术,工于汤药,临床讲究方精穴简、理明证清、效专力宏,重视中西合璧,四诊同参,针药并用,内外兼治。加之他勤耕不辍,谦虚好学,博古采今,使他在诊治疾病中师古而不泥,治法自出机杼,独树一帜。他在行医过程中积累了大量的诊治资料,闲暇之余反复研究,总结出许多行之有效的临证经验,尤其研创的"三穴五针法"治疗哮喘更是独具匠心,疗效非凡,堪称"针界奇迹"。

邵经明从20世纪30年代起采用针灸治疗哮喘,经过50余年的艰苦探索,反复筛选穴位,不断改进方法,总结出了一整套防治规律,研创出一种收效迅速的治疗方法,该法以肺俞、大椎、风门作为治疗哮喘的主穴,被人们称为"三穴五针一火罐"。多年的临床实践,证实三主穴在哮喘发作期可使肺内气道阻力降低,哮喘即刻得到缓解;缓解期可调整肺功能,增强抗病能力,防止哮喘发作,使其远期疗效逐渐得到巩固。通过实验研究,他初步证实了哮喘患者存在三大病理环节,即肺通气障碍(肺失宣降)、血液循环障碍(血瘀)及免疫功能缺陷(正虚),而运用该法治疗后

能宣通肺气、活血化瘀,显著改善患者体质,因此临床屡获良效。

邵经明临证或用针,或用灸,或用药,或针药并用,广开治路,不拘一法。他不仅针灸取穴精当,效专力宏,而且处方用药精简,疗效著胜,在治疗哮喘、肠粘连、急慢性前列腺炎、癫痫、原发性血小板减少性紫癜、急慢性肾炎、肝硬化腹水、妇女功能性子宫出血、痛经等疑难杂症时,将针、灸、药结合,相辅相成,相得益彰,很多顽疾都能手到病除。

老骥伏枥,壮心不已,邵经明从教50余秋,即使退休仍坚持临床与带教,衰年仍诲人不倦。他治学力求渊博而精专,悉知传统医学理论,并且能够通今博古,融会贯通。他强调为医必须要打好基础,掌握全面的知识理论体系,熟练于临床基本知识。他信守"学习之道,贵在有恒;知识获得,贵在积累"。他日常学习十分重视背诵,不仅自己博闻强识,而且要求学生勤于背诵,苦练基本功。授课时邵经明强调理论与临证要紧密结合,他的讲述概念准确,条理清晰,层次分明,重点突出,并能够引经据典,言简意赅,深入浅出,举一反三。

邵经明对慕名前来向他求教的人士,不分高低贵贱,皆能毫不保留地传授经验。他甚至把远道来求学的贫困学员安排在自己家中,并提供食宿,如同自己儿女一般,每每让学生感激涕零。

五尺讲台耕不尽满腔热血,寸余几案书不完凌云壮志。风雨50载,邵经明为中医发展培养了无数栋梁之材。学生们从他这里学到的不仅是专业知识,更多的是为人、处世、做学问的道理。曾在他身边学习、工作过的一位博士感慨地说:"邵老的德、行为我们诠释了大医精诚,他的精神已渗透到我的心里,做医生、做教师都要有邵老这样博大的胸怀,济世活人。"

邵经明不仅临床经验丰富,针术精湛,医风淳朴,而且几十年来挑灯攻读,笔耕不辍,精心著述从不间断,理论学术上取得了巨大的成就。他曾参编第二、第三版全国高等中医院校教材《针灸学》《各家针灸学说》等;曾担任《中国针灸大全》副主编;参加《当代中国针灸临证精要》等多部专业书籍的撰写。他还总结自己多年的临证经验,编著《针灸简要》《针灸锦囊》《针灸防治哮喘》(曾获省教委科学专著二等奖)等书;为使农村基层医生也能更全面地掌握和运用中医药,他利用诊余假日,结合自己几十年的行医经验,编写《中医知要》一书,内容包括中药、方剂、针

灸、治疗等各个方面，达25万字之多，语言浅显易懂，医理深入浅出，便于基层同仁学习和掌握。

邵经明曾亲自主持并完成了"针灸防治哮喘的临床观察与实验研究"课题，该课题1991年通过省内外专家鉴定，先后荣获省科委科技进步奖三等奖、省教委科技成果二等奖、国家著名重点高校暨河南省高校科技成果博览会银奖。为将这项成果推广应用，他在相关部门的协助下于1992年、1993年举办了两期该项科技成果推广应用学习班，内容之精，学员之多，使得这项成果在省内外得以广泛推广应用。

难以想象这样一位久负盛誉的人物，日常生活却如此的节俭。他陋衣粗食，省吃俭用，从20世纪60年代起便将3元、5元的稿酬，10元、8元的坐诊补贴积攒起来存入银行。在日常生活中，邵经明坐的是旧沙发，睡的是旧木床，用的依然是60年代的旧木箱、旧书柜，看的依然是70年代的旧电视。而这位勤俭持家的老人，却在1999年，毫不犹豫地将自己积攒多年的10万元，全部捐给了河南中医学院（现河南中医药大学），用于奖励优秀教师和品学兼优的大学生。学院感激他的壮举，专门设立了"邵经明教学奖励基金会"。

"一根银针一腔热情，一心一意育桃李；一支艾炷一团火焰，一生一世济黎民。"百度春秋，邵经明经历了新中国中医药事业发展的风风雨雨，见证了中医教育事业崛起的历史，他为针灸事业的发扬光大作出了自己的贡献。这位让人肃然起敬的医学奇才是那样和蔼可亲，豁达大度，他独领针界一代之风骚，尽显医学大家之风采。

二、流派传承

（一）传承谱系

"河南邵氏针灸流派"以"崇尚经典，博采众长，继承创新"为主导，遵循"圣心仁术、救人为本"的宗旨；临床以"理、法、方、穴、术"为指导思想，倡导针灸治病为主，配合药物治疗，走中西汇通之路。邵氏针灸流派学术思想，源于中医经典，秉承了澄江承氏学术思想，立足于临床实践，勇于开拓创新。历经了清末、民国、新中国三个时期。流派的传承方式主要有学校教育和师承授受等，现已传承至第五代，有300余位传承人，广布海内外。邵氏针灸流派传承谱系如图6-1。

1. 邵素菊

邵素菊，女，1983年毕业于河南中医学院（现河南中医药大学）。现任河南中医药大学针灸推拿学院教授，主任医师，硕士生导师，针灸学科临床课程负责人；全国首批中医学术流派传承工作室——"河南邵氏针灸流派传承工作室"负责人，河南中医药大学邵经明学术思想研究所所长。中国针灸学会临床分会常务理事，中国针灸学会刺络与拔罐专业委员会常务理事，河南省针灸学会常务理事，河南省络病专业委员会常务理事，河南省针灸学会临床分会副主任委员，河南省针灸学会疼痛专业委员会副主任委员，河南省医学会医疗事故技术鉴定专家。2014年，邵素菊获得全国优秀教师称号；她曾先后多次荣获省、市级师德先进个人、先进教学工作者，优秀硕士生导师，优秀班主任，学生满意的好老师；1999年9月至2000年8月，她曾被派往香港大学从事教学、医疗、科研工作1年；之后多次到芬兰、澳大利亚等国家和中国香港地区讲学。

自1983年留校以来，邵素菊一直从事教学、临床、科研工作，承担了研究生、本科生、留学生等层次的针灸学、针灸治疗学、刺法灸法学、针灸学临床、经络腧穴学等课程的讲授。她临床经验丰富，专业技术全面，擅长针灸药治疗哮喘等肺系病、面瘫、胃肠病、关节病、癫痫、失眠、妇儿科病及各种痛证等。

邵素菊先后主持和参与国家部级课题及省厅级课题12项。其中获省科委二等奖2项；河南省级教学成果一等奖、二等奖各1项；河南省中医管理局成果一等奖2项，二等奖2项；河南省教委科技成果一等奖1项。被国家中医药管理局作为第二批中医临床适宜推广项目向全国推广2项。在研省部级课题3项。主编、参编专业著作及全国规划教材和协编教材39部，撰写专业学术论文70余篇。

2. 高希言

高希言，医学博士，1985—1988年跟随邵经明攻读硕士研究生，1992年考入上海中医药大学攻读博士研究生。河南中医药大学教学名师，针灸学科带头人，博士研究生导师、教授。教育部特色专业建设点—针灸推拿学负责人，国家中医药管理局"十二五"中医药重点学科针灸学学科带头人，河南省重点学科针灸推拿学科带头人，河南省省级学术技术带头人，河南省省级针灸教学团队负责人。全国针灸标准化工作委员会委员，ISO/TC-WG3注册专家，中国针灸学会理事、中国针灸学会针灸文献专业委员

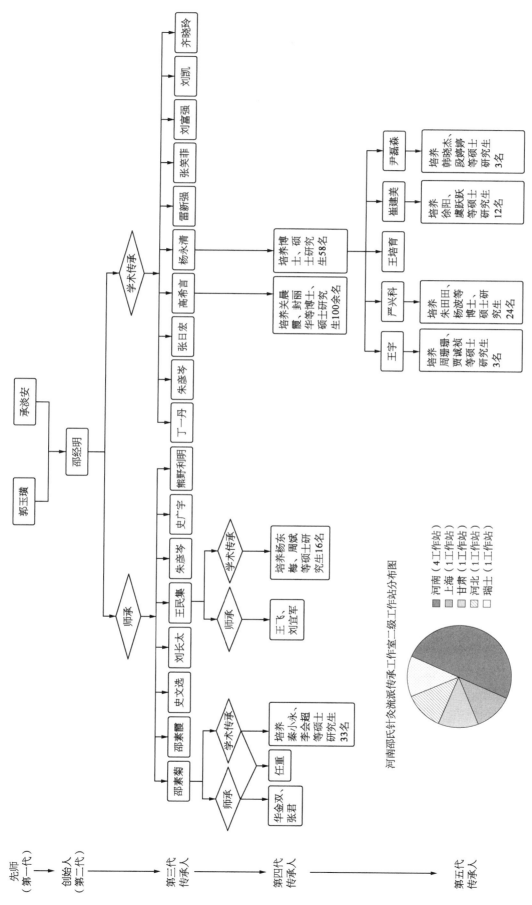

图6-1　邵氏针灸流派传承谱系

会副主任委员、中国针灸学会刺络与拔罐专业委员会副主任委员，中国针灸学会针法灸法分会常务委员，中国针灸学会耳穴专业委员会常委，中国针灸学会针灸器材专业委员会委员，中国针灸学会循证针灸学委员会委员，中华中医药学会中医文化分会委员、科普专业委员会委员，河南省医学会医疗事故技术鉴定专家，郑州市针灸学会主任委员，《中国针灸》杂志编委，《上海针灸杂志》编委。

主要从事针灸临床研究，研究方向：针灸理论的应用研究；特色灸法的临床研究；在邵经明学术思想的指导下，将针灸经典理论运用于临床，总结出"调卫健脑针法"治疗失眠，并对其疗效、机制进行系统化、科学化研究，该技术已经被国家中管局作为第二批中医临床适宜推广项目向全国推广。

承担省部级及以上课题多项。发表学术论文267篇，主编著作22部，参编及主编教材多部。获国家发明专利5项，实用新型26项。

3. 杨永清

杨永清，博士，教授，博士生导师；曾任上海中医药大学研究生院常务副院长，现为上海中医药大学副校长，中国针灸学会理事，中国针灸学会实验分会主任委员，上海市针灸学会实验针灸分会主任委员，上海中医药大学学术委员会委员，《上海针灸杂志》编委会委员等。杨永清于1985年师从邵经明攻读硕士研究生。在邵经明指导下，主要从事针刺治疗哮喘的临床研究；1988年到上海攻读博士，工作后一直从事针刺抗哮喘的临床与基础研究工作，形成了针刺抗哮喘临床与基础研究、针刺效应物质基础研究方向。在针灸治疗哮喘临床有效的基础上，杨永清的研究团队借助蛋白质组学、基因组学、系统生物学等技术手段，开展了哮喘病的SIgA发病机制及针刺对其调整作用研究，建立了一些与哮喘研究有关的实验方法与动物模型，倡导并实施了针灸血清研究，建立了针灸效应物质基础研究方向。

在国家级核心期刊、国外期刊上共发表学术论文140余篇，受到了学术界广大科研人员的关注；承担国家自然基金在研项目8项，上海市科委课题2项，已经结题的5项，其中"针刺治疗大鼠支气管哮喘与皮质激素关系的研究"获得2007年上海市科技进步奖三等奖，"针刺治疗大鼠支气管哮喘与皮质激素关系的研究"获得2008年中国针灸学会科学技术奖三

等奖。杨永清应用邵经明学术经验，在新加坡、日本、芬兰、香港、WHO讲学，推广针灸治疗哮喘的方法，在国内外针灸治疗哮喘领域形成特色，具有较大影响力；申请并公开国家发明专利2项；主编《实用家庭按摩》，副主编《针灸临床研究进展》，参编《中医药学高级丛书·针灸学》《中国针灸大全（上、下编）》《现代中医药应用与研究大系·第16卷·针灸》《实用针灸手册》《中国针灸年纪（1991年卷）》等多部学术著作。

4. 邵素霞

邵素霞，主任中医师，本科，长期随父邵经明在临床一线工作，现在河南中医药大学第三附属医院国医堂针灸门诊坐诊；为全国首批中医学术流派传承工作室"河南邵氏针灸流派传承工作室"代表性传承人；中国针灸学会会员，曾任中国针灸学会临床分会肥胖病专业委员会委员、中国针灸学会临床分会灸法专业委员会副主任委员；先后多次被河南中医学院评为"优秀共产党员""文明教师""公民道德建设先进个人"；连年被河南中医学院第三附属医院评为"患者满意的好医生"；2012年被河南省卫生厅授予"健康中原好卫士"荣誉称号。邵素霞常年坚持临床、科研一线，善用针灸治疗内、外、妇、儿、五官、骨伤等各科杂症，尤其针治咳喘、咽喉炎、颈肩腰腿痛、偏瘫、面瘫、肥胖、尿潴留、耳聋耳鸣、失眠等疗效显著。在多年的临床工作中，她带教来自全国各地的进修生、留学生及实习生数千名，将邵经明的学术思想、临床经验不断推广，并且发扬光大。邵素霞主持国家中医管理局课题1项，参与部级、省、厅级科研课题11项；获河南省科技进步三等奖2项、河南省中医管理局科技进步奖一等奖2项、三等奖1项、河南省教育厅科技进步奖一等奖2项，其中1项被国家中医药管理局作为第二批中医临床适宜推广项目向全国推广应用。参加编写医学专著3部，发表学术论文30余篇。

（二）传承工作

河南邵氏针灸流派创始人邵经明培养了大批针灸人才，他们现已成中医界，尤其是针灸界的中流砥柱。如邵经明之女邵素菊、邵素霞，高徒王民集、朱彦岑及硕士生丁一丹、朱彦岑、张日宏、雷新强、杨永清、张笑菲、高希言、刘富强、刘凯、齐晓玲等。邵经明的女儿、研究生、徒弟将邵经明的学术思想又传授给他们的学生及徒弟等，使邵经明的学术思想代代相传，生生不息。

1. 对哮喘及相关疾病的研究

邵素菊在继承邵经明学术思想的基础上,勇于创新,将邵氏"五针法"治疗哮喘进行了不同时期及不同证型的多中心、规范化的大样本研究,制定了技术操作规范文本及视频;2007年国家中医药管理局已将"邵氏'五针法'治疗肺脾亏虚型哮病的多中心临床评价"作为中医临床适宜推广项目向全国推广,学界已将本技术编入本科教材中。邵素菊将邵氏"五针法"这项技术用于治疗咳嗽、鼻衄、过敏性鼻炎哮喘综合征等肺系病的研究,取得了很好效果。在河南中医药大学开设了"针灸要治疗疑难杂症——老中医经验介绍"的选修课,对邵经明学术思想及临床经验在全校进行推广。邵素菊成立了国家级的"河南邵氏针灸流派传承工作室",带领流派团队多次举办国家级继续教育学习班并进行流派间学术交流。邵素菊多次应邀到澳大利亚、瑞士、芬兰、巴拿马、洪都拉斯、多米尼加等国家和中国香港地区讲学,将邵经明学术思想发扬光大,扩大了本流派在国际的影响。

杨永清1985年师从邵经明攻读硕士研究生,在邵经明指导下,从事针刺治疗哮喘的临床研究,观察了针灸治疗哮喘对甲皱微循环的改善情况。1988年,他到上海中医药大学攻读博士,借助免疫学技术研究邵经明"三穴五针法"对过敏性哮喘患者黏膜免疫功能的作用。杨永清毕业后一直从事针刺抗哮喘的临床与基础研究工作,形成了针刺抗哮喘临床与基础研究、针刺效应物质基础研究方向。他率先借助蛋白质组学、基因组学、系统生物学等先进的技术手段,多角度、多水平、多靶点地系统开展了针刺哮喘发病机制、作用途径、信号传导等方面的研究,建立了与哮喘研究有关的实验方法与动物模型,倡导并实施了针灸血清研究,为针刺治疗哮喘的机制提供了丰富的科研成果,同时也为研究针灸治疗疾病的方法提供了新的思路。

朱彦岑1979年师从邵经明,攻读硕士研究生,1991年成为全国首批老中医邵经明学术经验继承人。在邵经明指导下,他对针药防治哮喘进行了系统理论探索和临床研究,不断继承与发扬邵经明学术思想,其《邵经明教授防治哮喘病经验》一文,获"国家首批名老中医药专家学术经验有奖征文"一等奖,出师论文《邵经明教授学术思想及临床经验浅识》在其出师表彰大会上进行大会交流。1998年至今,朱彦岑一直在瑞士中医院从事中医针灸临床工作,他把邵氏"五针法"应用于欧洲的咳、喘、痰等肺系病症及慢性鼻炎、鼻窦炎、花粉症、过敏症的防治,取得了令人满意的疗效。

2. 对五官病的研究

邵素霞在邵经明学术思想的指导下,遵循"取穴精当,巧施配穴"的原则,同时重视经络辨证,强调局部取穴与循经取穴相结合的重要性。她在几十年的临床实践中,对急性、慢性喉喑的治疗进行了深入的研究,提出了"三穴开喑法"治疗喉喑的独特疗法。她认为经络辨证喉喑应责之于手太阴经、手阳明经、足阳明经及任脉,治疗时咽喉局部穴位的选取至关重要。经过长期验证,不断筛选提炼,形成了"人迎、廉泉、扁桃穴"为主穴的"三穴开喑法"。本法不仅能通经活络、清利咽喉,还能生津增音。但由于疾病的复杂性,邵素霞强调,临床应根据病情巧配腧穴,如鱼际、少商、风门、肺俞、足三里、天突、膻中等穴,主配结合,相辅相成,即可获得满意疗效。

3. 对脑瘫、失眠的研究

王民集是全国首批老中医邵经明的学术经验继承人,在继承邵经明"针药兼施,内外同治"的学术思想及"邵经明治疗脑髓病"的临床经验基础上,结合自身的临床经验,以脑性瘫痪为切入点,将传统中医理论和现代医学紧密融合,将头针、体针相结合,针刺和穴位注射药物相结合,注重手法、留针时间等因素,总结出"五神针"配合体针速刺法治疗小儿脑瘫,在治疗小儿脑性瘫痪方面独树一帜,临床疗效显著,特别是对改善脑瘫患儿智力方面有较为确切的疗效。此项技术已经在河南中医药大学第三附属医院和多家省级医院推广应用,于2011年度建立了"郑州市针灸临床重点实验室",并且多次在全国学术会上进行宣讲。经过系统、规范的临床试验研究,此项技术的临床治疗方法更加规范,治疗机制更加明确。

高希言是邵经明硕士研究生,1992年到上海攻读博士研究生。在邵经明用背俞穴调节脏腑的学术思想影响下,对采用心俞、肝俞等背部穴位治疗失眠进行探索。他认为失眠症的病位主要在心,与营卫气血失调、五脏失常有关。因心神失养或神无所归所致的失眠,其发病与肝郁、脾虚、胃失和降有关。因此,针刺、透灸背俞穴,可以疏通经络,调节脏腑气血,平衡阴阳,健脑安神。

高希言根据临床实践体会,将失眠病进行深入研究,把失眠病分为卫气运行失调,脑髓失养;脏腑功能失衡;病久入络三个阶段辨证施治,提出调卫健脑针法、平衡脏腑、通络祛瘀等治疗失眠的大法,并对其临床疗效、作用机制进行进一步研究,其中"调卫健脑"治疗失眠的技术已经被国家中医药管理局作为中医临床适宜推广项目向全国推广,得到多项课题经费资助,获得多项专利授权,发表SCI论文,培养博士后、博士、硕士研究生30余名。

4. 邵氏针灸在国外的传播

邵经明的弟子分布于国外,丁一丹(美国)、张日宏(阿曼)、朱彦岑(瑞士)、刘富强(瑞士)、刘凯(瑞士)、齐晓玲(英国)等,他们从事针灸的医、教、研工作,成为当地中医针灸事业的骨干力量,将邵经明的学术经验服务于当地民众,取得了很好的疗效,深受他们的喜爱,为河南邵氏针灸流派走向国际做出了贡献。

朱彦岑不仅把邵氏"五针法"应用于欧洲的咳、喘、痰等肺系病症及慢性鼻炎、鼻窦炎、花粉症、过敏症的防治,取得了令人满意的疗效;他还把邵经明针药并用防治神志病、皮肤病等经验应用于防治慢性疲劳综合征、失眠、抑郁症、顽固性头痛、耳鸣等精神神经系统病症,顽癣、银屑病、顽固性荨麻疹、痤疮等皮肤病,取得了令人满意的疗效。朱彦岑注重河南邵氏针灸的学术传承,在欧洲进行中医师带徒传授邵氏针灸的学术,多次在瑞士中医药学会、瑞士健康博览会、瑞士中医再教育培训班用中文或德文举行专题学术讲座,如"邵经明教授针药防治哮喘病经验""上守神——中医治疗抑郁症的经验和体会""中医治疗失眠的经验和体会""针药并用治疗神经性皮炎的经验和体会""针药并用治疗花粉症的经验"等,向当地学界介绍邵经明高尚的医德、高超的医术,传授邵经明独特的学术思想和丰富的临床经验,使邵经明学术思想及临床经验在欧洲得到推广应用、发扬光大,造福当地人民。

刘富强1986年跟随邵经明攻读硕士研究生,在跟邵经明读研时,每天随他临诊治疗患者,从理论到实践,从望闻问切到理法方药均得到了邵经明的教诲指导;应用厥阴俞、心俞、内关治疗冠心病,完成"针灸治疗冠心病的临床研究"课题。刘富强对背俞穴的临床应用不断进行研究,将邵经明背俞穴的临床应用范围进一步扩展,如在邵经明选用肺俞、大椎、风门治疗哮喘的基础上,将其治疗花粉症、过敏性鼻炎、痤疮、荨麻疹等,取得了很好疗效;另以厥阴俞、心俞为主穴治疗冠心病、心律不齐、睡眠障碍、抑郁症,以肝俞、脾俞为主穴治疗胃肠疾病、肝胆疾病、慢性疲劳综合征,以肝俞、脾俞、肾俞、次髎治疗妇科病、男性疾

病、下腹部疾病等。他认为背俞穴是脏腑精气输注于背部的特定部位,与脏腑直接相通,治疗脏腑疾病当首选之,通过辨证选用相应配穴,再施予相应的刺灸方法,无论脏腑的寒热、虚实,还是气郁、血瘀,都能够收到事半功倍的良好效果。

张日宏,1984年跟师学习,开始攻读邵经明的硕士研究生;毕业后在河南中医药大学第一附属医院工作,1995年到阿曼工作,现任阿曼卫生部传统医学顾问,负责海外中医的资格审查和考试;在阿曼卫生部直属的豪拉医院(Khoula Hospital)工作,现在职称是高级专家(senior specialist)。张日宏能在西医为主流的大医院得到认可并取得高级职称,得益于跟随邵经明攻读硕士,掌握了邵氏针灸医术。他对邵经明临证重视针刺手法感触博深,他说:"导师常常在治疗时,凝神运气,导引行气。"正如《灵枢·九针十二原》云:"刺之要,气至而有效,效之信,若风之吹云,明乎若见苍天。"由于阿曼位于阿拉伯半岛,盛产石油和天然气,当地气候炎热,生活富裕,造成了很大比例的肥胖人口,出现很多与肥胖相关的疾病,如骨性膝关节炎、足底筋膜炎、腰痛、腰椎间盘突出症等。他将邵经明的催气手法、行气手法、努针运气热感法等灵活地运用到这些疾病的治疗中,疗效明显,特色突出,很受当地人喜欢。

三、流派名家

邵经明

(一)生平简介

河南邵氏针灸流派创始人邵经明(1911—2012年),出生于河南西华县,迫于生计,于束发之年赴西华县东夏镇人和堂当学徒,师从当地名医郭玉璜先生研习中医经典理论,20世纪30年代初在当地开设"鹤龄堂"独自应诊。1935年拜针灸大家承淡安为师,得其经验之真谛,学术之真传,使邵经明的理法方药无不俱通,救治乡邻,名声渐起。新中国成立后,他参加联合诊所,1952年在周口市人民医

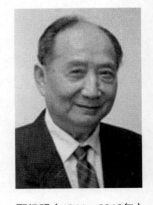

邵经明(1911—2012年)

院工作，1958年调至河南中医学院（现为河南中医药大学）任教，历任针灸教研室副主任、主任，针灸系名誉主任，全国首批中医硕士生导师，全国首批老中医药专家学术经验继承工作指导老师，享受国务院政府特殊津贴，受到党和国家领导人亲切接见，曾任中国针灸学会第一届委员会委员，河南省针灸学会第一届主任委员、第二届名誉会长，河南省黄河中医药研究奖励基金会理事，张仲景研究会常务理事，河南省中医事业终身成就奖获得者。

邵经明学术特色主要体现在他集50余年的临床经验总结出"三穴五针一火罐法"治疗哮喘，善用背俞穴治疗杂症，针刺强调重神、行气，创努针运气热感法，对火针和三棱针的临床应用有其独到之处。撰写学术论文66篇，参编《针灸学》《各家针灸学说》教材，主编《针灸简要》《针灸锦囊》《针灸防治哮喘》《中医知要》等，担任《中国针灸大全》副主编。"针灸防治哮喘的临床及实验研究"获河南省科技厅科技进步奖三等奖、河南省教育厅科技进步奖二等奖，国家著名重点高校及河南省高校科技成果博览会优秀奖。

国医大师李振华（原河南中医学院院长、教授）说："邵教授医技精湛，创立的'邵氏五针法'治哮喘疗效非凡，堪称一绝。"上海中医药大学原副校长陈汉平教授评价："邵经明先生是中国针灸界的有影响、有学术造诣的代表人物之一。"湖北中医药大学原副校长孙国杰教授曾赋诗，高度评价邵经明的一生："月下灯前勤读书，高明医术解悬壶；一片慈心诚待人，誉满杏林世惊殊。"国医大师程莘农、中国针灸学会会长李维衡等对邵经明均有高度的评价。邵经明创立的邵氏"五针法"治疗哮喘技术已编入高等院校特色教材《针灸临床学》中，扩大了河南邵氏针灸流派的影响，使邵氏针灸流派学术思想薪火相传，生生不息。

邵经明治学严谨，教学有方，为中医药事业贡献一生。他将自己丰富的临床经验无私地传授给了他的弟子们。邵经明弟子广布国内外，已成为中医学术界的医学精英及领军人物，他们为河南邵氏针灸流派的发展壮大做出了很大贡献，为中医针灸走向国际做出了贡献。

（二）学术观点与针灸特色

1. 中西合璧，病症合参

邵经明认为疾病多错综复杂，尤其是疑难杂症，或寒热夹杂，或虚实并见，或数经同病，或诸脏皆疾，常导致临床见症变化纷纷。邵经明强调临床诊断不可同一而论，更不可以偏概全，拘泥一家之谈。一旦误诊，轻则延误病情，重则危及生命，准确明晰的诊断是治疗疾病的前提。

邵经明精于辨证，他认为辨证在临床中具有不可取代的重要地位。由于疾病错综复杂，尤其是疑难杂症，或寒热夹杂，或虚实并见，或数经同病，或诸脏皆疾，常导致临床见症变化纷纷。邵经明强调临证必须思路清晰，绝不可同一而论，更不可以偏概全，拘泥一家之谈。邵经明继承了承淡安中西汇通的学术思想，将其运用于日常工作中。为明确诊断，他强调应根据病情在辨证的同时借助科技手段，借鉴西医的诊断、鉴别诊断和相关检查，把辨证与辨病有机结合，综合分析，正确判断。如中医学的肺系病症包括西医学的多种病症，临床均有喘息、咳嗽、胸闷、咯痰、气短等表现。由于患者病情轻重不同，病程长短各异，临床表现错综复杂，当用中医望闻问切难以明确诊断时，邵经明常借助科技手段进行相关检查，以明确诊断，有针对性治疗。目前，人们临证仍沿循辨病与辨证相结合之规律，收效显著。

2. 取穴精当，巧施配穴

临床选穴处方，直接影响着治疗效果，邵经明认为选穴配方应力争少而精，简而效，不可冗杂。恰当配伍，合理取穴，既要注意腧穴的协同增效作用，又要考虑腧穴的拮抗作用。盲目处方，不分主次不仅影响临床疗效，甚则可使疾病加重。他临证取穴以经络学说为指导，依据病情，临床常取2～4穴，有时仅需一穴便可收到奇效。如邵经明曾治一农村妇女，突发妄言高歌，打人骂人，不避亲疏，邵经明用2寸毫针强刺激大椎穴，待患者出现全身震颤后起针，穴中肯綮，一针即止狂乱，患者并安然入睡2小时，醒后神志清楚，精神明显好转。

邵经明认为辨证施治是中医的特色，针灸也不例外。因临床见证纷繁多变，尤其是疑难病症，常涉及多脏、多经，治疗时取穴应具有针对性，在选用主穴治疗主证的同时，对于兼证常选用配穴，起到主配结合以提高疗效的作用。如邵经明治疗哮喘以肺俞、大椎、风门为主穴，外感配合谷，咳甚配尺泽、太渊，痰多配中脘、足三里，痰壅气逆配天突、膻中，虚喘配肾俞、关元、太溪，心悸配厥阴俞、心俞，口舌干燥配鱼际。以关元、三阴交为主治疗妇科病，邵经明强调女子以肝为先天,以血为本,疾病发生无外关乎气血,气病有气虚、气滞之别,血病有血虚、血寒、血瘀之分,治疗常以关元、三阴交为主穴,针对不同疾病的病机合理选用不同配穴,如痛经配太冲,闭经配血海,崩漏配隐白,带下病配带脉,阴痒配中极、曲泉。

3. 整体辨证,擅用背俞

邵经明认为人是一个完整的有机整体,脏与脏之间,腑与腑之间,脏与腑之间,脏腑与组织器官之间,通过经络密切相连。当一脏或一腑有病时常会累及他脏或他腑,从而临床表现出错综复杂的证候。在辨证时不能只考虑局部,而忽略了整体,因为局部的病变可以是整体变化的原因,也可以是整体变化的结果;它既可以促成整体的变化,又可以是整体变化的继发性损害。因此,临床中既要重视局部,又要注意整体,把人体、病情、症状等有机地结合,分清标本、轻重、缓急,抓住主要矛盾,有针对性地治疗。

针灸治疗的特点是作用于腧穴和经络。针灸作用于腧穴后,除了给局部以影响外,还可以通过经络给机体以整体性的影响。邵经明在整体辨证的基础上,善用背俞穴,许多屡经药物治疗无效的病证,经他针灸治疗后常获良效。邵经明认为背俞穴是脏腑之气输注于背腰部的特定穴,与脏腑关系极为密切,治疗脏腑病证具有其他穴位无法替代的效果。针灸背俞不仅能调整与之相关脏腑的功能,治疗脏腑病,而且还能治疗与该脏腑相关的组织、器官等疾病。邵经明在长期的临床工作中总结出背俞穴在治疗脏腑病中的妙用。如治疗哮喘,以肺俞为主,配大椎、风门等,有控制发作和预防复发的作用;治疗心悸,取厥阴俞、心俞,配内关、足三里,强心定悸作用明显;治疗咽食困难,常取膈俞、肝俞、胆俞、脾俞、胃俞,配足三里、膻中、中脘等,有理气化瘀、豁痰利咽之功,常获迅速恢复纳食之效;治疗肠粘连,常用俞募配穴法,取脾俞、胃俞、大肠俞,配中脘、天枢、章门、足三里等,有通降腑气、调肠通便作用;治疗黄疸,以肝俞、胆俞、脾俞、胃俞为主,配阳陵泉、足三里、中脘等,清肝利胆退黄作用明显。此外,邵经明善用肺俞、胰俞、脾俞、肾俞为主治疗糖尿病,取脾俞、肾俞、大肠俞为主针灸并用治疗五更泄;取肝俞、胆俞为主治疗胆囊炎、胆结石;取肾俞、膀胱俞为主治疗急慢性前列腺炎等,均有良好效果,这些效果常使其他治疗方法望尘莫及。这是邵经明在几十年的临床实践中,倾注大量心血而获得的极为宝贵的经验。

4. 注重指力,强调催气

邵经明认为指力对于针刺操作至关重要,从持针、进针到行针、补泻手法,直至起针,整个针刺操作过程,无不与指力密切相关。作为针灸医生,要想使一根针在自己手中运用自如,做到进针不痛,起针不觉,得心应手,必须在指力上下功夫,做到"手如握虎"(《素问·宝命全形论》)。邵经明在长期临床实践过程中,探索出两种单手进针法,即注射式进针法和指压捻入式进针法。这两种进针法具有操作简便、进针快速、省时无痛等优点,不仅可以提高针刺效率,且易促使针下得气。

邵经明认为针刺得气是获得疗效的关键,得气则效果好,得气速则效亦速,得气迟则效亦迟,不得气则效果差,甚或无效。因此,针法宜首重得气,凡针后不得气者,要施行一定手法促使经气速至。邵经明临证总结出了进退法、捻捣法、探寻法、颤指法、搓针法5种催气手法,以促使得气以提高疗效。

5. 治神行气,令志在针

治神包括在针灸施治前注重调治患者的精神状态,针灸操作过程中医者专一其神、意守神气,患者神情安定、意守感传,如《素问·宝命全形论》说"凡刺之真,必先治神"。通过针刺以增强身体的抗病能力,纠正体内各种组织和内脏的病理状态,针刺的这种治疗作用,称为调气,如《灵枢·终始》曰"凡刺之道,气调而止"。人的精神情志变化不仅可引发疾病,且可影响治病效果。

邵经明针灸临床中重视治神调气,其主要体现于三方面,一是医者平素要通过"修为"养自身之神,这是治神的重要内容,邵经明认为"练意、练气是针灸大夫的基本功"。力度的运用,气息的调节,意志的聚散,无不影响着针刺效果。邵经明一生从未间断日常养生练功,抓住点滴时间"闭目养神""调心、调息、调意";他的书法或行云流水,或苍劲有力,体现了"精、气、神"。二是要了解患者正邪之盛衰,病情之虚实,气机之变化,同时认真体察与患者疾病紧密关联的患者心理、工作、生活等情况,及时给予患者心理疏导,增强其战胜疾病的信心,为治疗疾病打下坚实的基础。三是施治过程中重视对得气的把握,以气为要,密意守神。既要医者精神集中,全神贯注,专心致志地体会针下感觉和观察患者反应,注重捕捉"得气"之感,又要令患者心定神凝地体会针感,专心注意于病所,以促使气至,即要求医患双方"必一其神,令志在针"。只有如此,才可把握好经气活动变化,实现预期的治疗效果。三方面相辅相成,缺一不可。

6. 努针运气,创热感法

邵经明在几十年行医生涯中,不仅注重实践中锻炼指力,而且非常重视日常养生练功,常"闭目养神",调息、运气,将练气与练指并行。邵经明认为,古人强调的"精神内守""净心""恬淡虚无""养神"等调心的方法即是练气的关键,唯有精神内守,全神贯注,方能使心静气行,经络畅达。他在临床实践中不仅探索各种针刺手法,而且重视针刺与气功的结合,将两者融为一体,创努针运气热感手法,临床应用颇有效验。其操作:先将针刺入一定深度,待得气后将针轻轻提至皮下,然后分段缓缓刺至应针深度,待气复至,右手拇指向前,示指向后捻针,紧持针柄,固定不动,意在拇指向前,聚精会神,以待热感,同时结合静功,以意领气,通过拇指、示指将气发至针体,以促使针下产生热感。手法操作后,患者可产生热感,或出现于局部,或循经感传,或热及全身,甚至出汗。他曾治一名12岁女学生,其膝关节疼痛多日,邵经明针内、外膝眼,行热感手法,患者即感整个膝部发热,疼痛顿止。又一女性患者,50余岁,左下肢疼痛1个月余,表现为从左胯至大腿后侧,小腿后外侧剧痛难忍,行走困难,伴下肢寒冷,舌淡红且滑润,苔薄白,脉沉迟无力,证属寒痹,邵经明取环跳、委中、阳陵泉,其中环跳穴行热感手法,患者即刻左下肢有温热感,好像一股暖流,从胯下传至足,起针后,疼痛大减,凉感也明显减轻,可站立行走,按此法连针3次告愈。路玫在邵经明的启示下,提出了努针运气滞针手法取得了很好的临床效果。

7. 瘀热痼疾,刺络调血

邵经明常说血与气并行脉中,周流全身,宜通不宜滞,气血通则百病不生,气血壅滞则诸症蜂起。邵经明认为,凡邪热壅盛,无论是风热束表,还是热毒炽盛,或热入营血,痈疡疔肿,采用刺络放血,可使侵入机体的毒邪随血而出,从而起到清热泻毒、调和营血、通络消肿、去腐生肌等作用,使机体功能恢复正常;对各种痛证,用刺络放血之法可疏通经络、祛瘀止痛,达到良好的止痛效果;凡经络壅滞、脏腑功能失调所致病证及沉疴痼疾,采用刺络放血之法有泻热解毒、开窍醒神、宁神定志、消肿止痛、祛瘀消癥等功,可使经络通畅、气血调和,脏腑功能正常,壅痼之疾自愈。邵经明治疗瘀热壅滞痼疾常用之法:① 速刺法(点刺):多用于指端的井穴、十宣、耳穴放血等。如点刺少商治咽喉肿痛,点刺耳尖治目疾,点刺十宣治晕厥、指趾麻木。② 缓刺法:多用于浅层静脉放血,如曲泽、委中治疗急性腹痛、吐泻。③ 围刺法:在病灶周围点刺,也可配合拔罐,如治疗丹毒等。④ 散刺法:根据病灶大小,用三棱针由外向内环形点刺,或用皮肤针叩刺,并可配合拔罐以助排血,多用于治疗扭伤、瘀血、肿胀及皮肤病,如缠腰火丹、神经性皮炎等。

邵经明认为,刺络放血之法,常用于治疗急证、热证、实证、痛证、瘀血之证和久病痼疾,具有简、便、廉、验的特点。在运用本法时,邵经明指出并非随意而刺,一定要辨证清晰,根据病情选择特定腧穴,或循经取穴,或察其瘀滞之脉络放血,取穴精准,严格消毒。手法宜轻、浅、稳、准,出血适量,防止晕针、虚脱等意外事故发生。对体弱、孕妇、低血压和凝血功能障碍者,慎用或禁用本法。

8. 燔针焠刺,奇效除疾

燔针为古针具名,即火针。焠刺为古刺法名,九刺之一。《灵枢·官针》:"焠刺者,刺燔针则取痹也。"焠字原意是火入水,焠刺当指烧针后刺,即将针烧红,迅入速出的针刺方法,以治疗痹证。《类经》张介宾注:"谓烧针而刺也,即后世火针之属。"邵经明临证常用火针焠刺治疗疾病,尤其用于治疗外科病、皮肤病等,疗效甚佳。如治疗瘰疬,硬结大者每刺2~3针,小者常1针即可。每周治疗1次,一般针治2~3次可愈。若液化成脓不溃破者,每于火针后加拔罐,以达脓汁尽出,起罐后,在针处放一无菌敷料,胶布固定,短期内即可治愈。

流痰是发于骨与关节的慢性化脓性疾病,因成脓后脓流它处,破溃后脓液稀薄如痰,故名"流痰"。邵经明认为,本病为骨与关节深部化脓性疾病,手术切开排脓,每不易愈合,而采用火针治疗,则有较好疗效。未化脓者,可采用火针局部浅刺以行消散;脓成未溃者,在病变发软处施以火针并配拔罐以利排脓;溃后脓水淋漓、不收口者,则用火针刺瘘管及管壁数针,以祛腐生新、促进愈合。对于腱鞘囊肿,治疗时,以左手拇、示指将囊肿固定并捏起,右手持火针在酒精灯上烧红发亮时,迅速刺入深部,出针后挤出胶状黏液,挤压干净后用酒精棉球擦干,消毒后再用挤干的酒精棉球压迫,用胶布固定。一般1~2次即愈。

此外,邵经明运用火针治病的经验还有很多,如焠刺"鸡眼",起痣消疣,治疗皮下脂肪瘤、褥疮、软组织急性化脓性感染、神经性皮炎等,都有很好的临床效果。

9. 针药兼施,内外同治

邵经明精于针灸,工于汤药,临证时每遇疑难杂症,则以针药并举,常可起沉疴而愈痼疾。他早年习医之始即内外兼修,后虽专攻针灸,但处方用药始终没有荒疏。邵经明深明《针灸大成·诸家得失策》中所云:"有疾在腠理者焉,有疾在血脉者焉,有疾在肠胃者焉。然而疾在肠胃,非药饵不能以济,在血脉非针刺不能以及,在腠理非熨焫不能以达,是针灸药者,医家之不可缺一者也。"他十分赞赏先贤张仲景"针药并用"的主张,对仲景思想研究颇深,如《伤寒论》24条提道:"太阳病,初服桂枝汤,反烦不解者,先刺风池、风府,却与桂枝汤则愈。"《金匮要略》中更明确提道:"妇人之病……审脉阴阳,虚实紧弦,行其针药,治危得安。"邵经明常说:"病有兼证,法有兼治,针治其外,药治其内,针药合用,重辨证论治,俾针药互补,相得益彰。"

邵经明强调临证不可墨守成规,拘泥于单一治法,应广开治路,扬长避短,遵守辨证论治的原则,治疗病证或用针,或用灸,或用药,或针药并用,都应悉数掌握,不可有门户之见。邵经明不仅在针灸方面独树一帜,而且在中药应用方面更是自成体系。他处方严谨,用药精当,药味虽平淡,却有出奇制胜之妙,使许多顽固之疾都能手到病除。如邵经明从20世纪50年代起,治疗原发性血小板减少紫癜多以中药为主,到70年代多采用针药并用,据临床观察,其疗效比单纯用药或单用针灸治疗为优;治疗前列腺炎时,针灸配合中药,常常取得很好疗效等。

(三)临证医案

1 癫狂症

张某,女,39岁。

初诊: 1986年7月10日。

[症状] 平素烦躁,失眠,呆滞。因家事不和,突发狂呼乱喊,打人骂人,不避亲疏。兼见口渴,便秘,尿黄。舌质红绛,苔黄腻,脉弦大滑。

[辨证] 气火痰浊上扰神明。

[治则] 清心泻热,醒脑定志。

[针灸处方] 大椎,风池,神门,内关,丰隆穴。

[治法] 针用捻转提插泻法。强刺大椎穴(取28号2寸长毫针,先刺入1.2寸,针柄下按呈60°角,针尖稍向上斜刺,进针1~1.5寸)。

[疗效] 针刺大椎穴当针尖触及髓腔时,患者出现全身震颤,面色苍白,进入昏睡。查其脉搏,听其心音,视其呼吸均属正常。让其家属看护,睡2小时,醒后喊叫即止,乃辅以中药镇心涤痰、清泄肝火之剂内服,又针、药并治6日后,神清气爽,行动如常。末以大椎(针尖稍向上斜刺,进针1寸,以针下得气为度)、风池(取28号1寸毫针,针尖微下,向鼻尖斜刺,进针1.2寸左右)、内关、神门、三阴交(均用28号1寸毫针直刺,进针1寸),每日1次,每次留针30分钟,调治1个多月,恢复劳动。

[按] 癫证多沉默呆静,属阴;狂证多躁狂动不安,属阳。正如《难经·二十难》所说:"重阴者癫,重阳者狂。"癫多痰气郁结,治宜豁痰开窍,理气解郁;狂多痰火上扰,治宜清心泻热,醒脑定志。邵经明认为本例属情志所伤,肝失条达,气机郁滞,久则化火,挟痰上扰神明,遂成癫狂。治取大椎,此穴属督脉与诸阳经之会穴,临床多用于外感热病、痉症及疟疾的治疗。邵经明认为大椎穴为主治疗神志病症有平衡阴阳、调理气血作用,既可除阳经邪热,又能醒脑安神;风池穴为足少阳经,阳维脉之会穴,既有祛风清热之功,又可疏调胆腑气机;神门属手少阴心经之"输""原"穴,可定志安神;内关为八脉交会穴,又是手厥阴经之"络"穴,别走手少阳以清泄心火,疏泄三焦,理气宽胸,宁心安神;丰隆属足阳明经之"络"穴,有和胃降逆之效,又是治痰的要穴。诸穴合用,可使邪去神安,癫狂自止。

2 癫痫

赵某,女,10岁。

初诊: 1988年1月11日。

[症状] 癫痫发作始于1987年2月,在1年中大发作7次,都是突然昏倒,不省人事,四肢抽搐,牙关紧闭,两目上视,口吐涎沫,小便失禁,约10分钟左右苏醒,醒后不知发病中之情况。经本地省、市医院脑电图检查,均诊断为癫痫,中西药物治疗效果不佳。前来就诊时,大发作刚过,神志尚未完全恢复,自觉头昏,口角还在抽动。苔白腻,脉弦滑。

[辨证] 痰气上涌,闭阻络窍。

[治则] 涤痰息风,开窍定痫。

[针灸处方] 人中,大椎,风池,百会,腰奇穴。

［治法］针人中（取28号1寸毫针，针尖向上斜刺，进针0.5寸），用泻法。神志立即恢复，口角抽动停止。让患者稍微休息，复刺大椎（取28号1.5寸毫针，针尖向上斜刺，进针1.2寸），用泻法，使针感向下感传到背腰部；风池（取28号1寸毫针，针尖向鼻尖斜刺入0.8寸），百会（取28号1寸毫针向后平刺，进针0.8寸），腰奇穴采用28号3寸长毫针，让患者取侧卧屈膝位，将针尖顺脊椎（督脉），向上沿皮刺入2.0～2.5寸，使腰骶部有沉胀感为度。留针30分钟，中行针2次，行平补平泻手法，每日治疗1次，共针15次。

［疗效］1年多病未复发。次年5月，正在上课时，癫痫发作，仅2分钟，较过去抽轻时短；后仍继续治疗，隔日1次，连针20次后，迄今10多年，癫痫未再发作。

［按］邵经明认为，针刺治疗癫痫，应重视间歇期，采用"缓则治本"的原则，可使疗效得到巩固，获得远期效果。据多年来的观察，常取大椎、风池、百会、腰奇四穴为主。大椎属督脉与诸阳经之会穴，具有宣通阳气、定志安神之功，为治癫痫要穴；风池是足少阳经穴，有祛风清热明目、醒脑开窍之功，用于癫痫有较好的疗效；百会位于巅顶，属督脉与手足三阳经和足厥阴经之会穴，具有醒脑开窍、镇惊息风的作用；腰奇位督脉上属经外奇穴，具有通调督脉之功，是治癫痫的经验效穴。四穴同用于癫痫间歇期的治疗，往往可控制其反复发作，巩固远期疗效，常获得满意效果。

3 郁证

郑某，女，42岁。

初诊：1989年9月12日。

［症状］每受精神刺激即发下肢无力而瘫痪，曾卧床数日至数月方愈。平素情绪烦躁，失眠，有时悲伤欲哭、流泪。昨日又发作，今被家人抬至诊室。诊见表情淡漠、呼之能应，除双下肢不能自主外，余无阳性体征。

［辨证］郁证（癔症性瘫痪）。

［治则］以标本同治，引导神气为主。

［针灸处方］大椎，风池配内关，人中，环跳，阳陵泉。

［治法］先深刺大椎穴（取28号2寸长毫针，针尖向上斜刺，进针1.5寸）、风池、内关（同前刺法）、人中（用28号1寸毫针，针尖向上斜刺，进针0.8寸），得

气后行平补平泻手法；继针环跳（取28号3寸长毫针直刺，进针2.5～3.0寸）、阳陵泉（取28号1.5寸毫针直刺，进针1.3寸），令针感向脚端传导，使小腿抖动弹起，针后在家人扶持下，可在室内走动。

［疗效］连针3日，症状消失，行走如常。

［按］邵经明治疗癔症性瘫痪，主张标本同治，引导神气。他认为本病其标在体，其本在神，故常取大椎、风池配内关、人中、环跳、阳陵泉为主穴；配内关、人中醒脑安神，以导神入体，是为治本；配取瘫痪肢体之环跳、阳陵泉以通经活络，改善肢体功能，并强调气至病所的动感，是为治标，如此导气通经，使神气相接，则瘫自愈。

4 不寐证

案1　杜某，男，46岁。

初诊：1989年11月26日。

［症状］近2年来，几乎每夜失眠，多梦易醒，心烦不宁，面部烘热，口干苦，白天头脑发胀，耳鸣，心悸，健忘，纳食不多，食后作胀，不时泛呕，大便或干或溏。舌红，苔黄腻，脉滑数。

［辨证］痰热内阻，上扰心神，心气失宁。

［治则］清热化痰，调补心阴。

［针灸处方］大椎，风池配内关，神门，内庭，三阴交，太溪，足三里。

［治法］大椎、风池、内关、神门（同前刺法）、内庭（取28号1寸毫针直刺，进针0.5寸）、中脘、丰隆（取28号1.5寸毫针直刺，进针1.3寸）以泻其实，兼补三阴交、神门（取28号1寸毫针直刺，进针0.5～0.8寸）两穴，以养心脾，每日1次。连针10次后，饮食大增，夜眠较安，心烦、面烘热等症亦减，舌苔已化，痰热实邪已渐去，但仍心悸、健忘、耳鸣、舌红，脉转为细弦，说明阴虚未复、心气未宁。再予养阴安神，取大椎、风池配内关、神门、三阴交（刺法同前）、太溪（用28号1寸毫针，直刺0.8寸）、足三里（用28号1.5寸毫针直刺，进针1.3寸）等穴加减。

［疗效］连续治疗2个多月，饮食、睡眠均趋正常。2年后，因其他病而来就诊，谈及失眠，告知治愈后至今未复发过。

［按］不寐证有虚有实，虚证多由心脾互亏，气血两虚，心失所养，或阴虚火旺，心神不宁等所致；实证多由痰热互结，上扰心神而成。邵经明认为，治疗应以宁心安神为主，常取大椎、风池、内关、神门、三阴交

为主穴,并根据病因加减运用。如心脾互亏、气血两虚,加心俞、脾俞、足三里等穴;阴虚火旺、肾阴不足、心肝火旺导致心肾不交者,加太溪、太冲、大陵、关元等穴;痰热内扰者,加丰隆、内庭、中脘等穴。操作手法:对于因虚所致者,针用补法;因实所致者,针用泻法。但亦有补泻兼施的,如肾阴虚、心火旺而致心肾不交者,则宜泻心经之穴以泻火,补肾经之穴以补阴。一般来说,针刺不宜过重,留针可稍长,处方用穴,宜随时调整,最好于下午或晚间治疗,可提高疗效。此外,邵经明针刺大椎、风池穴为主治疗神志病的经验还很多。如配百会、四神聪、合谷治疗小儿多动症,配百会、合谷、太冲、脾俞、肝俞治疗头摇症,配太阳、百会、外关、合谷穴治疗血管神经性头痛等,都可收到独特的临床效果。

案2 患者,女,45岁。

初诊:1995年10月。

[症状] 失眠多梦1年余,加重1个月。平素入睡困难,多梦易醒,白天神疲乏力。近1个月来睡眠时间极短且噩梦纷纭,服用安定(地西泮)无效。刻下:失眠多梦,心悸健忘,头晕目眩,肢倦神疲。舌淡,苔白,脉细弱。

[中医诊断] 失眠(心脾亏虚)。

[治则] 益髓宁神,补益心脾。

[针灸处方] 主穴取大椎、风池、神门、内关、三阴交,配百会、心俞、脾俞、足三里。

[治法] 诸穴均按要求操作用补法,每日1次,10次为1个疗程,疗程间隔3天。

[疗效] 经3次针治夜梦减少,1个疗程后,诸症明显减轻。继针1个疗程,睡眠正常,诸症消失而告愈。随访1年,未复发。

[按] 邵经明认为,该患者平素体质较弱,睡眠质量差,日久必致心脾亏虚,心神失养,故而出现上述一系列症状。针取大椎、风池、神门、内关、三阴交为主穴。大椎可通督宁志、平衡阴阳、调神益髓;风池具有清脑开窍、调神益髓之功;神门是心经的原穴,取之可宁心安神;内关通于阴维脉,具有清泻包络、疏利三焦、宽胸理气、宁心定志等功;三阴交能调理足三阴经之经气,可健脾胃、理肝肾、清心神、益脑髓。邵经明根据患者病情,在选取主穴的同时,针对头晕目眩,配百会以升提清阳、健脑宁神,心悸配心俞宁心定悸,肢倦神疲配脾俞、足三里健运脾胃、补益气血。主配结合,功效相辅相成,临床收效奇特。

5 糖尿病胃肠功能紊乱

患者,男,62岁。

初诊:2015年9月12日。

[症状] 间断胃痞、腹泻2年。现大便每日5~7次,呈糊状或水样便,伴肠鸣、胃脘嘈杂,口苦,渴不欲饮,食少,乏力倦怠,腹部痞满。糖尿病史10年余,血糖控制尚可。

[体格检查] 腹部饱满,无压痛、反跳痛,肠鸣音活跃。舌体胖大,质淡红稍暗,苔腻微黄,脉沉滑。

[诊断] 西医诊断:糖尿病胃肠功能紊乱。中医诊断:痞满,泄泻。

[辨证] 脾胃不和。

[治则] 健脾和胃,消痞止泻。

[中药处方] 姜黄连9g,黄芩10g,姜半夏9g,干姜9g,党参10g,甘草片6g,大枣5枚。7剂,水煎服,1日1剂,早晚分服。

[针灸治疗] 主穴:中脘、关元、神阙、气海、天枢、足三里(双)。加减:肝气犯胃者,加太冲;脾胃虚寒者,加脾俞、胃俞、大肠俞。神阙只灸不针。1日1次,10日为1个疗程,疗程期间休息3日。

9月19日二诊:舌脉无明显变化,述腹泻、肠鸣有减轻,给予上方加葛根5g、白扁豆15g、炒白术15g、茯苓20g、黄芪30g,益气健脾、渗湿止泻,继服7剂,针灸并用,诸证减轻。10月3日三诊:综合治疗2周,腹泻次数减少,痞满、肠鸣基本缓解,西药服用间隔延长。舌质舌体同前,苔白腻。在原方基础上加桂枝10g、制附子9g,继服14剂,随访3个月无反复。

[按] 中脘为胃之募穴,八会穴之腑会;关元为小肠募穴、强壮要穴;足三里是治疗胃肠腑病必取之穴;气海穴有培补元气、益肾固精、补益、祛湿之功;神阙位于脐中,通过冲任督带四脉通属全身经络,联系五脏六腑,增强脾胃功能;天枢为足阳明胃经穴,属大肠募穴,调中和胃健脾、善治泄泻。诸穴合用,可通过调补脾胃,使清者升、浊者降,则运化功能正常。所用中药方剂中黄连、黄芩苦寒泻火清其热;半夏和胃化湿除其满;干姜辛温散寒,合半夏辛温开结除痞;党参、甘草片、大枣甘温补虚,以复脾胃升降之职。诸药相配,寒温并用,辛开苦降,恢复中焦升降之功,诸症改善。"湿盛则濡泄",二诊本方加白扁豆、茯苓、白术、黄芪,以健脾益气、渗湿止泻;葛根、甘草片合黄芩、黄连,以葛根芩连汤清热燥湿、厚肠止利。三

诊苔白腻,加桂枝、附子,以加强温阳行水之功,针、灸、药物并用,脾胃升降之枢运转,诸症悉除。本案针药并用,疗效显著。

6 哮喘

刘某,女,11岁。

[症状]咳喘10年。患儿1岁时起每遇感冒咳喘即发,入冬加重,多次住院医治无效,以后无论冬夏遇凉喘即发作,呼吸急促,喉中痰鸣,不能平卧,甚则口唇发绀,四肢厥逆,发作次数逐年增加,反复发作,经久不愈。刻诊:面黄肌瘦,呼吸急促,喉中痰鸣,手足欠温。舌质淡红,舌苔薄白滑润,脉沉细无力。胸背部听诊均有明显哮鸣音。

[诊断]哮喘(风寒伏饮)。

[治则]宣肺化痰平喘。

[针灸处方]肺俞,大椎,风门。

[治法]进针得气后,留针15分钟。留针期间,行针2~3次,起针后用艾条灸5~7分钟。

[疗效]得针灸治疗喘即缓解,每日针治1次。10次后,哮喘控制,休息1周,改为隔日针灸1次,又巩固治疗10次。当年冬季,遇寒凉而喘未发,感冒时仅感胸闷不适,呼吸不利。次年又按前法治疗20次,第3年又针灸10次,哮喘再未发作。

7 头痛

患者,男,45岁。

初诊:1991年11月。

[症状]反复发作性偏头痛3年,加重1个月。3年前生气后突发头痛,服药虽可控制,但时常发作,尤其近1个月发作频繁,脑电图和脑部CT均未见异常。刻下:头部右侧呈持续疼痛阵发性加剧,伴头目胀痛,眩晕耳鸣等。舌红苔黄,脉弦细。

[中医诊断]头痛(肝阳上亢)。

[治则]平肝益髓,通络止痛。

[针灸处方]取大椎、风池、百会、太阳、合谷,配率谷、太冲、侠溪。

[治法]用泻法,留针30分钟,每日1次,10次为1个疗程。

[疗效]留针期间头痛即减轻,1个疗程后诸症基本消失。休息2日后,改为隔日1次。共针20次,头痛未见发作。随访半年未见复发。

[按]该患者乃肝阳偏亢,肝火上扰而发。大椎

具有通督益髓、活络止痛之效;风池可清脑明目、息风祛邪、通经活络、调和气血;百会能健脑宁神、平肝息风、升阳举陷;太阳能祛邪散滞,活络止痛;合谷可疏风解表、通经活络、行滞止痛。根据患者表现,邵经明治疗时主穴配率谷,以疏通少阳之脉,通络止痛;太冲、侠溪可平潜肝阳、引火下行。主配结合,标本兼顾,收效满意。

8 痛经

李某,女,22岁。

[症状]痛经8年,14岁初潮时即有少腹轻微作痛。4年前正值经期淋雨,腹痛加剧,经西药治疗痛止。之后每月行经第1日即开始腹痛,拒按,少腹发凉,经量少、色暗红、有血块。虽经中西药多方治疗,均只能暂缓痛势,然下次月经来潮仍是剧痛难忍。诊见其形体瘦小,面色苍白,精神不振,头面汗出,四肢发凉,少腹冷痛,舌质稍暗,瘀阻胞宫。

[治则]温经散寒,行气活血。

[针灸处方]关元,三阴交,次髎。

[治法]泻法,并施艾灸。10分钟后疼痛消失。留针30分钟,其间行针2次。

[疗效]连续治疗3个月经周期,痛经得以治愈。随访1年,未复发。

9 甲状腺腺瘤

王某,男,32岁。

初诊:1988年5月6日。

[症状]颈部右侧肿块已半年余。半年前右颈部不明原因出现一肿块,遂在当地医院用中西药治疗,效果不明显,且觉肿块有增无减,即到地区医院检查,诊断为甲状腺腺瘤,建议手术摘除,患者不愿接受,故要求针灸治疗。视其体质一般,颈部右侧有一3 cm×4 cm肿块,触之不痛,质地较硬,表面光滑,边缘清楚,并可随吞咽上下移动。舌红,苔薄,脉弦数。

[辨证]此乃性情急躁,肝失条达,痰气搏结于颈部所致。

[治则]理气化痰。

[针灸处方]阿是穴,合谷。

[治法]阿是穴采用围刺法,以25 mm毫针,在肿块中心刺入1针,周围4针;合谷穴按常法。每日针治1次,连针1个疗程。

[疗效]经治后肿块明显缩小,休息5日后,改为

隔日针治1次,治疗2个疗程,肿块基本消失。后因生气病有反复,肿块又现,约2 cm×2 cm大,质软。按前法隔日针治1次,连针2个疗程,肿块完全消失。随访1年,病无复发。

〔按〕邵经明以阿是穴、合谷为主治疗气瘿、肉瘿之病,效果较为满意。他认为病部取用阿是穴有宣通局部经气、疏导壅滞、消肿散结之作用;合谷是手阳明经原穴,阳明为多气多血之经,颈部又属阳明经之分野,合谷为循经远取,具有疏通经络、调理气血、散结消瘿之功,治疗本病,两者远近相配,相得益彰。临证时还应注意,由于患者的精神状态与病情有密切关系,心情舒畅乐观,有助于取得治疗效果,所以患者一定要注意调畅情志,并忌食辛辣等刺激性食物。医者在针刺阿是穴时应注意角度、深度,防止刺伤气管、喉头或大血管,出血后应用消毒棉球按压针孔片刻,以防止出血而形成血肿。

主要参考文献

[1] 张君,王培育,华金双,等.河南邵氏针灸流派的学术源流[J].中医研究,2016,29(11):51-53.

[2] 王宇,杨永清,邵素菊,等.针灸名家邵经明先生学术思想探源[J].上海中医药大学学报,2015,29(04):1-4.

[3] 权春分,邵素菊.银针凭妙手 白衣秉丹心——记一代针灸大师邵经明教授[J].中医药文化,2015,10(04):41-44.

[4] 邵素菊,张树岭,陈晨,等.邵经明教授学术思想撷菁[J].中华中医药杂志,2015,30(06):1993-1995.

[5] 高希言,邵素菊,邵素霞,等.邵经明教授学术思想探讨[J].中国针灸,2007(05):362-364.

[6] 邵素菊.河南邵氏针灸流派临床经验全图解[M].北京:人民卫生出版社,2018.

第七章
岭南针灸流派

第一节　靳三针疗法流派

一、流派溯源

中华医药学，被称为人类的宝库之一，而由独特地理环境造就的岭南中医，更是其中一份重要的瑰宝。在《晋书·地理志下》中，将秦代所立的南海、桂林、象郡称为"岭南三郡"，以此明确了岭南的区域范围，包括今广东、海南、广西的大部分地区。虽然这里在中国古代一直被认为是"蛮荒之地"，然而，与中原文明确是一脉相承。特别是岭南的中医学，最早是可以追溯到殷商时期的。迄今已有3 000多年的历史了。从古到今，岭南中医的行医人数都是全国最多的，只不过岭南中医虽然临床经验丰富，但却不重理论，因此传世著作不多。但这并不影响岭南医学在中华医学中"独树一帜"。一些岭南医学名家如何克谏、潘兰坪、陈任枚、陈伯坛等更是医学史上有名的人物。而中医在此发展至今，更是结出了丰厚的硕果，成就远远超过了其他地区。特别是作为岭南中医发源之地的广东省，更是将打造"中医药强省"作为了发展目标。

在广东省政府牵头之下，广东省岭南中药文化遗产保护工作领导小组深入开展了"中药世家"以及"岭南中药文化遗产保护名录"的认证、收录工作。到目前为止，已经公布了两批"岭南中药文化遗产保护名录"，共有30余家企业的近百个中草药秘方被收录其中。这其中既有敬修堂跌打万花油、陈李济乌鸡白凤丸、潘高寿蜜炼川贝枇杷膏这些著名的"老字号"，也有如"王老吉"凉茶、"霸王"洗发水、"本草堂"这样著名的中草药制品品牌。

这是与岭南地区的环境气候有着很大关系的。由于岭南气候湿热，因此细菌病毒易于传播，所以从古代开始，此地的人就养成了用草药和中医药调节身体的传统。此外，由于北方和中原地区频发战乱，因此近代岭南地区经济水平较高，因此这里的人也特别重视养生保健，于是促成中医在这片土地上长盛不衰、硕果累累。

据宋代广东名医世家陈昭遇所著医书《太平圣惠方》中记载，"夫岭南土地卑湿，气温不同，夏则炎毒郁蒸，冬则湿暖无雪，风湿之气易于伤人"，而在《岭南卫生方》也讲到"岭南号炎热，而又濒海，地卑而土薄。炎方土薄，故阳澳之气常泄；濒海地卑，故阴湿之气常盛"，"则居其间者，宜其多寒热疾也"，可见岭南医家早认识到地理环境及气候环境对岭南人身体健康的影响，而这正是岭南中医特点之一。

可以说，岭南中医药学家和劳动人民在长期防病治病的过程中，积累了丰富的经验，针对岭南人群的体质特征，利用了当地丰富的生草药资源，制作出了各种各样的独特秘方，也创造了独特的大众化保健方法。这不仅对保障岭南人的身体健康起了积极作用，同时也让岭南中医药学以及岭南中医文化更加的枝繁叶茂、摇曳生姿。

靳三针疗法流派是岭南针灸的新针灸学派，创始人为靳瑞。靳瑞出身中医药世家，自幼秉承家训，对中医耳濡目染，早年在香港接受西式教育，香港沦陷时，随家人回穗。19岁考入广东中医专科学校（广州中医药大学前身），时任校长罗元恺教授、教务长邓铁涛，均为中医大师，浓郁的学习氛围使靳瑞如鱼得水。1955年以优异成绩毕业，分配在广东中医进修学校任针灸教师，正式开始行医之路。

1956年广州中医学院成立，靳瑞被调任针灸教研组当教师，同时兼任中山医学院第二附属医院针灸科医师，这一时期他广泛深入学习中西医知识。1956至1960年初，靳瑞组织邀请针灸界各名老中医，在学校开展针灸教学，为广东省培养针灸人才。当时他策划编写讲义，边听边学边写，继承诸师学问。同期靳瑞在中山医学院进修神经病学，老师是当时中山医学院的著名神经生理学家林数模，老前辈的言传身教使青年靳瑞受益匪浅，为日后针灸教学和现代科研奠定坚实的基础。

1967～1976年，是奠定靳三针疗法基础的10年。1966年"文革"刚开始，靳瑞因为发表在医学刊物上的文章颇有见解，被指名参加当时周恩来总理支持成立的"523"医疗队，到海南进行脑型疟疾的救治和研究工作。在此期间，他针药结合，救治大量危急重症患者，积累了丰富的临床经验。因替一位患过敏性鼻炎10多年的领导治疗，3次治愈，获得"鼻三针"之雅号，"靳三针疗法"由此萌芽。

1987年，靳瑞指导博士、硕士研究生，把全国最有代表性的针灸临床研究资料输入电脑，系统分析了各地临床医生的针灸取穴规律，结合大量古代文献，得出结论：针灸治疗每一种病时，都会有三个主要的穴位起重要作用，由此总结用三个穴位为主方治疗一种疾病的方法。自此，"靳三针"体系初步建立。

作为广东省儿童福利会的医学顾问，靳瑞明确以脑病为靳三针疗法为主攻方向，发明了"颞三针"治疗中风后遗症、"智三针"治疗智障儿童、"启闭针"治疗自闭症、"定神针"治疗多动症和"老呆针"治疗老年性痴呆等；同时通过指导硕士、博士研究生，应用生物化学、分子生物学、细胞学、电生理学、基因学、脑功能影像学、免疫学等高新科技手段，进行针灸原理的实验研究，"靳三针"疗法因此获得广泛认同。

1993年，广东省人民政府授予靳瑞"广东省名中医"称号。1996年，靳三针疗法技术获得WHO、WFAS、AAA联合颁发金奖；1997年《针刺颞部穴位治疗脑血管意外后遗症的临床与实验研究》获得广

东省科学技术进步奖二等奖；1998年《智三针为主治疗儿童精神发育迟滞的临床观察与研究》获得国家中医药管理局中医药科学技术进步奖三等奖；2004年靳三针疗法作为国家中医药管理局首批适宜诊疗技术，被列入国家星源计划，向全世界推广。2005年，靳瑞学术思想、经验传承研究列入"十五"国家科技攻关计划"基于信息挖掘技术的名老中医临床诊疗经验及传承方法研究"。靳三针疗法被国家医药管理局定为国家级中医继续教育项目。这一期间，靳三针疗法在国内外声誉日隆。

靳瑞从医生涯诊治患者超过几十万人次，编写出版图书、音像教材40多部，发表论文200多篇；培养硕士、博士研究生70多人，培养大批临床医生，其中一部分人已经成为全球各地针灸医学的领军人物。如今，靳三针疗法广泛应用于世界针灸医学领域，造福世界人民。

二、流派传承

（一）传承谱系

在靳瑞的带领下，涌现了一大批优秀人才，代表性传承人有赖新生、袁青、庄礼兴、陈兴华等。他们无论在临床及科研工作方面都积累了丰富的经验，为岭南新针灸靳三针疗法流派做出了重要贡献。靳三针疗法流派传承谱系如图7-1。

赖新生，二级教授，博士生导师，靳瑞学术继承人，广东省名中医，国家"百、千、万人才工程"百类人才，全国第五批名老中医药专家，享受国务院政府特殊津贴，全国名老中医师带徒及名医工作室负责人。历任针灸系主任、针灸研究所所长、针灸推拿学院院长兼党委书记。担任国家科技部"973计划"项目中医理论研究专项专家组成员，国家自然科学基金评审专家，中国针灸学会脑病科学专业委员会副主任委员等。主持国家中医药适宜诊疗项目1项，列入星源计划推广应用。赖新生在师承工作中系统归纳整理了"三针疗法"以及靳瑞头部五类三针临床运用的基本规律，编写《三针疗法》等相关图书，为"三针疗法"的总结、传播和推广起到了承前启后的作用。"十五"期间，在针刺对脑缺血后神经元保护、大脑可塑性研究以及血管性痴呆的分子生物学机制方面均居于国内领先水平。率先在国内外开展针灸抗变态反应疾病以及针灸治疗智力障碍型脑病的系列研究。

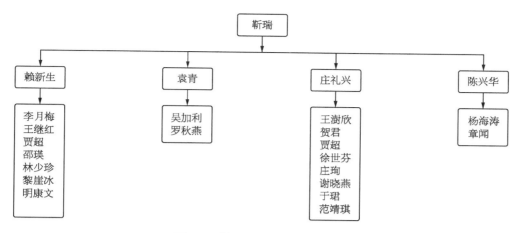

图7-1 靳三针疗法流派传承谱系

袁青，教授，博士生导师，历任广州中医药大学靳三针研究中心主任，针灸康复临床医学院治疗学教研室主任，靳瑞学术经验继承人。曾长期跟诊于靳瑞，目前在临床中坚持使用靳三针疗法。"靳三针治疗脑病系列研究"获广东省及广州市科技进步奖三等奖（排名第三），主持国家中医药管理局科研项目"靳三针治疗儿童自闭症临床规范化研究"、省中管局项目"靳三针疗法治疗脑性瘫痪时间量学临床客观化研究"；主编及参编《靳瑞针灸传真》等多部相关著作，总结出靳三针治疗儿童多动症的诊疗规范，应用于临床，取得满意的疗效。袁青不遗余力地在海内外推广应用靳三针疗法，为该疗法的应用和传承做出了贡献。袁青承担了国家自然科学基金课题——"'靳三针'头穴对宫内窘迫HIBD大鼠线粒体通路介导的神经干细胞凋亡的影响"，该项目的研究成果将在基础研究方面为临床运用提供实验依据。

庄礼兴，教授，主任医师，博士生导师，全国中医学术流派靳三针疗法传承工作室负责人，靳三针疗法流派代表性传承人之一，历任广州中医药大学第一附属医院康复中心主任，国家中医药管理局重点专科学术带头人，国家中医药管理局华南区域中医（针灸）诊疗中心学术带头人。广东省中医药局中医（针灸）医疗质量和安全质控中心主任，中国中医冬病夏治专业委员会副主任委员，中国针灸学会针灸学术流派传承与研究专业委员会常务理事，广东中医药研究促进会副理事长，广东省针灸学会副主任委员等。庄礼兴善用靳三针治疗各种疑难杂症、神经系统疾病；创立手挛三针、足挛三针、腕三针、踝三针、开三针等新的有效穴位组方，发展了靳三针疗法内容，

确立了颞三针配合手足三针、颞三针配合手足挛三针治疗迟缓性偏瘫、痉挛性偏瘫的优化方案；主持国家"十五"科技攻关项目——"靳瑞学术思想临床研究"、"十一五"国家科技支撑计划"靳三针治疗中风后偏瘫临床方案"等课题，推动靳三针疗法治疗中风病纳入国家中医药管理局重点专科临床路径的诊疗方案，加强靳三针疗法学术传承工作室与其他针灸流派的紧密联系，并在12家单位设立二级工作站，促进靳三针的广泛传播。

陈兴华，主任中医师，医学博士，靳瑞名医工作室主要负责人，在临床及科研中长期实践并研究靳三针疗法，受到同行及患者的认可；曾主持或参与多项厅局级以上科研课题的工作，如参与国家"十一五"科技支撑计划课题——"靳三针治疗中风后遗偏瘫临床方案"；主编或参编多部论著，如《常见病的针灸治疗方法》，先后有30余篇专业论文在省级以上核心刊物发表。陈兴华为靳三针疗法的历史资料整理以及流派间交流做了大量工作，进一步推动靳三针的发展。

（二）传承工作

靳三针，作为中国针灸十大学术流派之一、岭南针灸的代表，是广州中医药大学著名针灸专家靳瑞在集历代针灸名家临床经验之精华的基础上，经70多位博士、硕士研究生的实验研究与40多年的临床发展而来，不仅是对中医针灸的传统疗法系统整理，也是对专病治疗的一大突破。

靳瑞的学术传承体现了多元化的特点，主要有师带徒、研究生教育、名医工作室及靳三针疗法学术传承工作室的形式。靳瑞通过师徒传承和带教研究生

等方式,培养了一大批靳三针疗法的传承人,分布在海内外各地,形成了靳三针疗法流派,薪火相传,不断发展壮大。

"靳三针疗法"在"九五"期间被国家中医药管理局定为国家级中医继续教育项目,实现了当年我国50年来针灸医学在国家级奖励上零的突破。21世纪初期,在其创始人、广州中医药大学首席教授、博士生导师靳瑞多次赴英、美、法、意、加、日等国家和中国香港地区宣扬和讲学的努力下,"靳三针疗法"已在国际针灸界享有盛誉。

靳瑞自从事针灸事业以来,从未停止过临床教学和科研,对脑病研究尤为精深,为针灸事业做出了卓越贡献。

1960年以后靳瑞每年都接受卫生厅派遣,到东江各地救治乙型脑炎;1967年以后,先后在海南、广西、云南研究救治脑型疟疾、流脑;1979年回到广州中医学院筹办针灸系并首任系主任;1982年"救治脑型疟疾"获广东省科技进步奖,1998年"智三针为主治疗儿童精神发育迟滞的临床和实验研究"获国家中医药管理局科技进步奖,"针刺部穴位治疗脑血管意外后遗症的临床和实验研究"获广东省科技进步奖,2001年广州中医药大学设立"靳瑞优秀博士论文奖学金"。当时,由于近50年来在中医针灸事业上做出了杰出贡献,靳瑞被广东省人民政府授予"广东省名中医"称号,享受国务院颁发的政府特殊津贴待遇,亦被国家人事部、卫生部、国家中医药管理局确定为"全国继承老中医药专家学术经验指导老师"。2003年,"靳三针治疗脑病系列研究"获广州中医药大学科技大会一等奖和科技突出贡献奖。"靳三针疗法"分别被国家医药管理局定为1998年、2002年和2004年的国家级中医继续教育项目。"靳三针疗法"相关课题项目于2004年通过国家中医药管理局组织的鉴定和验收,其疗法被认定为国家中医药管理局首批适宜诊疗技术,列入国家星源计划并摄制成光盘,向全世界推广。2005年,靳瑞学术思想、经验传承研究列入"十五"国家科技攻关计划"基于信息挖掘技术的名老中医临床诊疗经验及传承方法研究"。这一期间,很多学者撰写了关于靳三针疗法的文章和书籍,推广普及,使靳三针疗法在国内外声誉日隆。

20世纪70年代创立靳三针疗法以来,该疗法已诊治患者超过几十万人次;编写出版书籍、音像教材40多部,发表论文200多篇;培养大批临床医生,其

中一部分人已经成为全球各地针灸医学的重要骨干。靳三针活跃于世界针灸医学领域,造福世界人民。

三、流派名家

靳 瑞

(一)生平简介

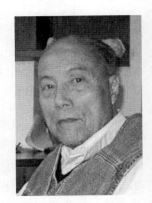

靳瑞(1932—2010年),广州中医药大学首席教授,针灸推拿学科学术带头人,博士生导师,著名针灸专家,岭南针灸新学派"靳三针"疗法流派创始人,全国继承老中医药专家学术经验指导老师,广东省人民政府授予"广东省名中医"称号,从事中医针灸教学与临床工作五十余年。历任国务院第

靳瑞(1932—2010年)

二、第三届学位委员会学科评议组员,国务院学位委员会中医专家组员,中国针灸学会第二届常务理事,中国国际针灸考试委员会委员,中国康复医学中西医结合专业委员会委员,中国针灸学会文献研究会副理事长,广州中医药针灸研究会会长,广州中医学院针灸系主任,针灸研究所所长,广东省儿童福利会弱智儿童医学顾问,广东省银行医院"靳三针"治疗康复中心医学顾问等,还被美、法、英、日以及中国台湾、香港等海内外十几个国家和地区聘为顾问和终身针灸医学顾问或名誉会长。

(二)学术观点与针灸特色

1.组方规律

取穴是靳三针疗法的特色与精华所在,三针取穴,穴简意赅,提纲挈领,直指病机,随证加减,方随法转。20世纪60年代,靳瑞用印堂、迎香、上迎香三个(组)穴位治疗过敏性鼻炎,开始有了靳三针的第一个穴组"鼻三针",三针之名由此而来。经过靳瑞本人和他的学生们在几十年临床实践中不断补充和完善,现已经有49组穴组在临床使用。

(1)按照选穴思路分类

▲ 以局部取穴为主的三针体系:对于有固定部位、局部症状较为突出的病证,靳瑞常以病灶的周围

取穴,更能发挥三穴的协同作用。如眼三针位于眼球之周围,可以治疗视神经萎缩、青光眼等眼病;耳三针位于耳郭前、后方,可以治疗耳鸣耳聋、中耳炎等耳病。常用的穴组有:鼻三针、眼三针、耳三针等。

▲ 以经络相关原理取穴的三针体系:如胃三针由胃的募穴中脘、胃的下合穴足三里和阴维脉与冲脉合于胃、心、胸的八脉交会穴内关组成,可以治疗胃脘痛、呕吐、呃逆等病症,既可以调节脾胃脏腑功能,又可以通调胃经,任脉等经络。常用的穴组有:胃三针、肠三针、胆三针、尿三针、痫三针等。

▲ 结合现代医学病理生理学基础:靳瑞在取穴上更加重视与现代医学病理生理学相结合,如"颞三针"取穴分别与颞叶的头皮表面投影区,在治疗对侧肢体运动障碍等方面临床疗效显著。

（2）按照临床功效分类

■ 益智清神类

① 智三针

穴位组成:神庭、本神。

主治:小儿智力低下、精神障碍、老年痴呆、血管性痴呆、健忘、神经衰弱、前头痛。

② 四神针

穴位组成:前顶、后顶、络却（双）。

主治:智力低下、痴呆、头痛、头晕、失眠、癫痫、脱肛。

③ 脑三针

穴位组成:脑户、脑空。

主治:共济失调（脑瘫）、智力低下、肢体活动障碍、帕金森病、视觉障碍等。

④ 颞三针

穴位组成:颞Ⅰ针、颞Ⅱ针、颞Ⅲ针。

部位:颞Ⅰ针,耳尖直上入发际二寸处;颞Ⅱ针,以颞Ⅰ针为中点,向其同一水平线前旁开一寸为本穴;颞Ⅲ针,以颞Ⅰ针为中点,向其同一水平线后旁开一寸为本穴。

主治:脑血管意外后遗症、脑外伤所致的半身不遂、口眼歪斜、脑动脉硬化、耳鸣、耳聋、偏头痛、帕金森病、脑萎缩、老年痴呆、面部感觉障碍。

⑤ 晕痛针

穴位组成:四神针、太阳、印堂。

主治:梅尼埃病、头晕、头痛。

⑥ 痫三针

穴位组成:内关、申脉、照海。

主治:癫痫、足内翻、足外翻。

⑦ 手智针

穴位组成:内关、神门、劳宫。

主治:弱智儿童、多动症（多动少静）、癫痫、失眠。

⑧ 足智针

穴位组成:涌泉、泉中、泉中内（第三趾跖关节横纹至足跟后缘浅中点为泉中穴,平泉中穴向内旁开一指为泉中内）。

主治:儿童自闭症、智力低下（多静少动,哑不能言）。

⑨ 定神针

穴位组成:定神Ⅰ、定神Ⅱ、定神Ⅲ。

部位:定神Ⅰ,印堂上0.5寸;定神Ⅱ、定神Ⅲ,两目平视,目瞳孔直上,眉毛上1.5寸。

主治:智力低下（注意力不集中）、视力减弱、眼球颤动、健忘、多动、失眠等。

■ 急救类

① 闭三针

穴位组成:水沟、涌泉、十宣。

主治:神志昏迷、意识不清、口噤不开等急症。

② 脱三针

穴位组成:百会、神阙、水沟。

主治:各种虚脱病症。

■ 肢体类

① 手三针

穴位组成:曲池、外关、合谷。

主治:上肢瘫痪、上肢感觉异常、外感发热。

② 足三针

穴位组成:足三里、三阴交、太冲。

主治:下肢瘫痪及感觉障碍。

③ 肩三针

穴位组成:肩Ⅰ针、肩Ⅱ针、肩Ⅲ针。

部位:肩Ⅰ针,即肩髃穴;肩Ⅱ针,在肩髃穴同水平前方2寸;肩Ⅲ针,在肩髃穴同水平后方2寸。

主治:肩周炎、肩关节炎、上肢瘫痪、肩不举。

④ 颈三针

穴位组成:天柱、百劳、大杼。

主治:颈椎病、颈项强痛。

⑤ 腰三针

穴位组成:肾俞、大肠俞、委中。

主治:腰痛、腰椎骨质增生、腰肌劳损、性功能障碍、遗精、阳痿、早泄、月经不调。

⑥ 膝三针

穴位组成：梁丘、血海、膝眼。

主治：膝关节疼痛、肿胀或无力。

⑦ 踝三针

穴位组成：解溪、太溪、昆仑。

主治：踝关节疼痛（活动障碍）、足跟痛。

⑧ 坐骨针

穴位组成：环跳、委中、昆仑。

主治：坐骨神经痛、下肢痿痹瘫痪等。

⑨ 痿三针

穴位组成：上痿三针（合谷、曲池、尺泽），下痿三针（足三里、三阴交、太溪）。

主治：四肢肌肉萎缩、截瘫、瘫痪。

⑩ 面三针

穴位组成：翳风、地仓透颊车、合谷。

主治：面神经麻痹。

⑪ 面肌针

穴位组成：下眼睑阿是穴（又叫天应穴）、四白、口禾髎、地仓。

主治：面肌痉挛。

⑫ 叉三针

穴位组成：太阳、下关、阿是穴。

主治：三叉神经痛。

■ 五官类

① 舌三针

穴位组成：上廉泉、廉泉左、廉泉右。

主治：语言障碍、发音不清、哑不能言、暴喑、吞咽困难、流涎。

② 眼三针

穴位组成：眼Ⅰ、眼Ⅱ、眼Ⅲ。

部位：眼Ⅰ即睛明穴；眼Ⅱ即承泣穴；眼Ⅲ在目外眦旁0.1寸，上0.1寸处，当眶内缘与眼球之间。

主治：视神经萎缩、视网膜炎、色盲、近视、远视、斜视、弱视、视黄斑变性、早期青光眼、白内障等。

③ 鼻三针

穴位组成：迎香、鼻通（上迎香）、印堂或攒竹。

主治：过敏性鼻炎、鼻窦炎、鼻衄。

④ 耳三针

穴位组成：听宫、听会、完骨。

主治：耳聋、耳鸣。

■ 脏腑类

① 胃三针

穴位组成：中脘、内关、足三里。

主治：胃脘痛、胃炎、胃溃疡、消化不良。

② 肠三针

穴位组成：天枢、关元、上巨虚。

主治：腹痛、肠炎、痢疾、便秘。

③ 胆三针

穴位组成：日月、期门、阳陵泉。

主治：急性、慢性胆囊炎，胆道结石，胆道蛔虫症等胆道疾病，黄疸，胁痛。

④ 背三针

穴位组成：大杼、风门、肺俞。

主治：哮喘、支气管炎、过敏性鼻炎等肺系疾病、胸背痛。

⑤ 尿三针

穴位组成：关元、中极、三阴交。

主治：泌尿系统疾病、腹痛。

⑥ 阴三针

穴位组成：关元、归来、三阴交。

主治：痛经、月经不调、不孕症。

⑦ 阳三针

穴位组成：关元、气海、肾俞。

主治：阳痿、遗精、不育。

■ 其他类

① 脂三针

穴位组成：内关、足三里、三阴交。

主治：胆固醇增高、高脂血症、动脉硬化、冠心病、中风后遗症。

② 突三针

穴位组成：天突、水突、扶突。

主治：甲状腺肿大、甲状腺囊肿、甲状腺功能亢进、甲状腺功能低下。

③ 乳三针

穴位组成：乳根、膻中、肩井。

主治：乳腺增生、乳汁不足、乳痈。

④ 褐三针

穴位组成：颧髎、下关、太阳。

主治：面部雀斑、面部粉刺、黑褐斑。

⑤ 肥三针

穴位组成：带脉、中脘、足三里。

主治：肥胖症。

2. 手法特点

在提插补泻、捻转补泻等各种补泻手法的基础上, 靳瑞执简驭繁, 以"疾徐补泻"手法为基本手法, 将各种复杂的补泻手法归纳为大补大泻、小补小泻和导气同精三种手法, 便于临床操作, 对于临床应用与推广具有指导意义和借鉴价值。

大补大泻是指针刺得气后, 三进一退为补, 一进三退为泻。总的原则是慢入快出为补, 快入慢出为泻, 进退次数可增减。而小补小泻只操作一度, 其补法是得气后慢慢用腕力和指力将针推到地部, 紧压穴位30秒, 迅速出针; 泻法是得气后快速将针插到地部, 再缓慢用力将针退出。导气同精法则是在卫部得气后, 三进三退, 使气至病所。正如《灵枢·五乱》所言"徐入徐出, 谓之导气, 补泻无形, 谓之同精"。

3. 治神思想

靳瑞对针刺中的精神调摄非常重视, 可总结概括为治神九字诀: 定、察、安、聚、入、合、和、实、养, 综合概括提炼"生"一字总诀。定神是指针刺前, 医者和患者均要安定神志调整呼吸节律, 避免情绪激动。察神是指医者在针刺前要细细观察者精神状态的变化, 通过"神"的外在表现, 判断体内气血运化的状态。安神是指在问诊沟通过程中, 用患者易于理解的语言消除其焦虑情绪和对疾病的担忧, 增强信心。聚神是指患者神安后。医者进一步引导患者集中注意力。入神是强调医者持针之时, 全神贯注于针中。合神指进针时, 患者之"气"与医者之"气"相合, 这样双方注意力都集中于针下, 也就更容易得气。和神是指要注意行针三要素: 候气、辨气和补气。留针时实神可以让针刺获得的正气周流全身, 此外对于虚证患者, 更需要"静以久留", 有时留针长达2小时。养神是指针刺调和气血后, 还需注意生活调摄, 如《素问·刺法论》所言"慎勿大怒, 勿大醉歌乐", "勿大悲伤", 以发挥针刺的远期效应。靳三针疗法的核心精神体现在"三生万物", 他常说"三者生也, 有生生不息之意"; 强调医者要常怀生意, 解除患者的病痛, 给予患者生机。

从针刺治疗前的定神、察神, 到问诊中的安神; 从进针时的医者聚神、入神于针, 到医患双方合神; 从运用各种行针手法以和神气, 到补泻后留针实神, 强调"治神"的思想贯穿了靳三针疗法的始终。

(三) 临证医案

① 小儿脑瘫

林某, 男, 1岁半。

初诊: 2005年6月3日。

[症状] 患儿至今无法独自站立, 不能讲话。出生时有因脐带绕颈而窒息史。常常哭闹、注意力差、理解力差、哑不能言、仅会无意识地发"ma"单音、腰脊软弱, 不会翻身, 俯卧抬头困难, 拉坐头后滞、脚不能站、跟不着地、颈软无力、手不能握、肌张力高、交叉步态, 双下肢尖足、足内翻。实验室检查结果: 头颅CT (2004年12月8日, 广州市儿童医院) 示: 额、顶、枕叶白质均见小片状低密度灶, 灰白质界限不明显, 脑实质未见异常高密度灶, 脑室、沟、池未见异常扩张, 中线结构居中。脑干听觉诱发电位 (BAEP, 2004年10月15日) 示: 双侧重度异常。接受西药治疗和教育训练, 但效果不佳。舌红, 苔薄白, 囟门已闭。诊其为: 小儿脑瘫 (阴急阳缓型)。

[辨证] 脑髓受损, 气血运行受阻, 脑失所养, 脏气虚弱, 筋骨肌肉失养, 属阴急阳缓。

[治则] 补阳泻阴。

[针灸处方] 四神针, 智三针, 颞三针, 脑三针, 手足三针, 手足智针, 舌三针, 风府透哑门。

[治法] 针刺方法: 均选用32号1寸毫针, 头部穴位沿15°斜刺, 体针多用直刺。阴急阳缓型的阳经穴用补法, 阴经穴用泻法。每日针1次, 每周6次, 30次为1个疗程, 中间可以休息3～5日。

[治疗经过] 经治疗3个疗程 (共90次) 后, 患儿可抬头, 自由翻身, 可独坐, 能扶学步车行走, 会清晰地喊"妈妈""爸爸""姐姐", 大人叫其名字时会做出转头寻声的反应。续守原方案治疗, 加申脉、照海, 再治疗1～2个疗程以巩固疗效。经过2个疗程的治疗, 患儿明显好转, 能独立行走, 步态不稳, 手指灵活, 各方面活动能力均明显改善。

② 颈椎病

萧某, 男, 56岁。

初诊: 2005年8月9日。

[症状] 患者肩、颈、枕部疼痛, 伴阵发性头晕头痛10余年。患者10年前无明显诱因下出现颈部酸痛, 休息后症状可以缓解, 未接受系统治疗。现为进一步系统治疗, 前来求治。患者神清, 精神可, 颈部酸痛, 左侧胸锁乳突肌紧张, 左侧转颈稍受限, 右侧转颈可, 无明显眩晕, 无恶心呕吐, 无恶寒发热, 纳眠可, 二便调。舌质淡暗, 苔白厚腻。专科检查: 颈椎生理曲度正常, 颈部肌肉僵硬, 棘突及其旁肌肉压痛 (-), 叩

击痛（－），转颈试验阴性，能后仰，压顶试验（－），臂丛神经牵拉试验（－），余检查未见特殊。四肢肌力、肌张力正常。生理性神经反射存在，病理反射未引出。四诊合参，中医诊断为：痹证（寒湿阻络型）。本病当属中医学的"痹证"范畴，证属"寒湿阻滞"型。患者为男性，劳累过度，体质下降，有嗜酒嗜烟史，饮酒过多损伤脾胃，脾胃运化失常，正气不足，寒湿之邪容易乘虚侵袭，流注经络，发为痹证。颈部筋脉闭阻，失于荣养，则出现颈部酸疼，活动不利；舌脉均为寒湿阻滞之象。

［辨证］寒湿阻滞。

［治则］舒筋通络，祛寒散湿。

［针灸处方］颈三针（天柱、百劳、大杼、均双侧）为主，配合中脘、内关（双）、丰隆（双）、足三里（双）。

［治法］针刺每日1次，平补平泻手法，每次30分钟，10次1个疗程。

［治疗经过］治疗1个疗程即10次后，患者症状明显改善。颈旁肌肉已松弛，压痛不明显，自如转动。舌体淡红，苔白微腻，脉弦滑。守方坚持治疗，嘱患者可进行适当的颈肌和腰背肌锻炼，如打太极拳、练气功、玩健身球等，对增强体力、防止肌肉萎缩等都有益，并加强颈部功能锻炼。再经2个疗程治疗，所有症状均消除，颈及肢体功能活动全部恢复正常。随访半年未复发，生活基本如常。

3 面神经炎

计某，男，69岁。

初诊：2005年7月6日。

［症状］自述4日前无明显诱因出现头晕，左侧面部不舒服，未有任何治疗。2日后发现症状加重，遂来求治。刻下：左侧口眼歪斜，嘴角歪向右侧，吹口哨漏气，左眼闭合不全，左额纹消失，左鼻唇沟变浅，左耳后骨痛，肢体活动无异常。口干多饮，纳眠可，二便调。舌淡暗，苔白厚，脉弦细。未有治疗。西医诊断为"面神经炎"。

［辨证］气血不足（气血不能荣养面部筋脉肌肉），正气不足（风寒侵袭，阻滞经络）。

［治则］活血通络，祛风除寒。

［针灸处方］按靳三针之"面瘫针"为主进行治疗，第一组为翳风、地仓颊车互透、迎香；第二组为阳白、四白、太阳为主，再配以合谷。

［治法］早期所有穴位均浅刺、轻刺激，患侧行补针法，后留针30分钟，10分钟行针1次。先后配合穴位注射、闪罐和梅花针等方法。每日治疗1次，10次1个疗程，平日配合常规面部保健按摩运动，促进康复。

［治疗经过］行12次针灸治疗后，症状有所缓解，左口眼歪斜、左眼睑闭合不全程度变轻，吹口哨漏气等症状较入院时改善。守方继续治疗18次后，患者痊愈，左口眼歪斜症状消失，左侧额纹恢复，左眼睑闭合自如，停止治疗，回家调养。嘱其慎避风寒，调摄饮食起居，加强锻炼，增强体质。3个月后随访，生活自理如常。

4 帕金森病

薛某，女，36岁。

初诊：2005年11月1日。

［症状］患者因3年前脑外伤以及情感刺激等后，出现左侧肢体不自主抖动，运动不灵活，后逐渐发展到对侧肢体和头部。四肢渐感麻木、僵硬，经常腿部抽筋，十分痛苦，行动自如，生活起居自理。经广州医学院第一附属医院帕金森中心诊断为帕金森病，给予金刚烷胺、思吉宁（盐酸司来吉兰片）等西药治疗，控制症状疗效不佳。前来寻求中医针灸治疗。刻下：精神疲惫、神情呆滞，音声低弱，面色苍白，有惊恐之象，左侧肢体震颤，上肢震颤程度较重，活动行走尚可，常感抑郁，气短乏力，头晕眼花，失眠。舌淡暗，苔薄白，脉弦细。

［辨证］七情内伤心神，心中常有惊恐之感，气机郁结不化，加上情志不顺遂，而生肝气郁结，失于疏泄，血脉瘀阻，气血不化，经气不通，气滞血瘀，经筋失养。

［治则］活血化瘀，息风定颤。

［针灸处方］按靳三针之颤三针（四神针、四关、风池）为主进行治疗，配合颞三针、脑三针、手三针、足三针、阳陵泉、悬钟、血海、外关，配穴随症加减。

［治法］头部穴位施捻针法，配穴使用平补平泻手法。间隔20分钟行针1次，每次60分钟。隔日1次，30次为1个疗程。

［治疗经过］经过1个疗程30次治疗，自述症状好转，震颤现象平时已经很少，自我感觉良好，但情绪激动或饮酒后会加重。继续守方治疗，根据患者自我感觉良好，但情绪激动或饮酒后会加重。继续守方治疗，根据患者有时情绪不稳定，睡眠不佳的情况，加定

神针（定神针乃靳三针效验组方之一，有安神定志、稳定情绪的功效，位于前额部，第一个穴是印堂上0.5寸，第二、第三穴是阳白上0.5寸，左右各一）。又经过1个疗程30次治疗，症状好转，震颤现象基本消失。随访半年，生活起居、心情基本正常，但情绪激动或饮酒后仍会复发。嘱其加强提高人身修养，调摄精神情绪，并经常做放松性功能锻炼，养成良好的生活习惯。

5 脑梗死

廖某，女，83岁。

初诊： 2005年6月6日。

[症状]患者左侧半身不遂，言语不利伴吞咽困难2个月余。于去年11月20日下午1点在家中摔倒后发病。神清，精神可，左侧半身不遂，言语不能，理解力尚可，吞咽困难，大便正常，留置尿管、胃管、口干。发病后即于广州市第一人民医院住院，当时头颅CT示：① 双侧基底节区腔隙灶；② 脑萎缩。2日后MRI和MRA示：桥脑急性脑梗死，皮层下动脉硬化性脑病，伴基底节区及放射冠多发性腔隙性脑梗死，脑萎缩。在该院住院23日期间病情不断加重，患者神志逐渐不清，遂于12月13日转入我院内六科住院治疗，经1个月的治疗后，患者神志转清，病情稳定出院。现患者及其家属要求进一步针灸治疗。舌红绛，无苔，脉弦数。

[辨证]证属"气阴亏虚"。脏腑、经络气血渐亏，气阴不足，气虚不能运化津液，久之导致气阴亏虚，无以濡养四肢肌肉，致气阴亏虚。

[治则]益气养阴，活血通络。

[针灸处方]舌三针，颞三针，智三针，四神针，脑三针，手三针，足三针。

[治法]针用平补平泻，10分钟行针1次，留针30分钟。每日1次，10次1个疗程。

[治疗经过]再经过30次治疗后，患者神志清，精神可，患肢活动不利改善，左臂可高举过肩，可下床拄拐杖行走，可言语，但发音稍欠清晰，但可与家人交流。纳寐可，无吃饭饮水呛咳，二便调。四肢肌力改善，感觉正常，患肢肌张力较前降低，左上肢肌力3-级，左下肢肌力3+级，右上肢肌力4级，右下肢肌力4-级，双侧深感觉正常，左侧浅感觉减弱。双下肢无浮肿，左侧霍夫曼征（＋），腱反射正常，余病理征未引出。患者出院回家自行调理。追访半年，患者可自行下床活动，可独立完成一些生活自理活动，饮食无

呛咳，基本可与家人交谈，但发音稍欠清晰。每天坚持在家适当进行功能锻炼。

6 青光眼并视神经萎缩病

童某，男，50岁。

初诊： 1989年3月12日。

[症状]患者左眼视物不见7个月余。时常感觉头晕，出现频繁耳鸣，腰膝酸软。患者于1988年9月偶然发现左眼视物不见，经本厂职工医院、北京某医院、解放军某医院检查：左眼视力为光感，左眼压30.74 mmHg，左眼视野缩小，左眼底视乳头苍白，左眼P-VE及F-VEP检查提示左眼视神经功能障碍，诊为青光眼、左眼视神经萎缩，并推测该病已有2年左右时间。于1989年1月2日到浙江慈溪某卫生院行左眼青光眼手术，术后眼压降至正常，但视力同前，经中西药多种疗法治疗未效。舌淡，少苔，脉细弱。

[辨证]肝肾亏虚，精血不足，经脉瘀阻，目失充养，而视力下降，乃至视物不见，肝肾两亏证。

[针灸处方]"眼三针"为主，配合肝俞、肾俞、关元、气海、足三里、三阴交等穴。

[治则]补益肝肾。

[治法]得针感后，留针30分钟，间隔10分钟，轻轻行向上刮针柄法。忌提插和捻转手法，出针时以棉球轻压针孔，防止出血。

[治疗经过]接受眼三针治疗3日后，左眼光感明显增强并可见物体晃动，7日后可见广告牌大字且能分辨颜色。继续针灸，且另外每日加服杞菊地黄丸2次，每次6 g。13日后查视力0.3，30日后0.7，共治疗30次痊愈，因工作需要未再久留而返京。2年后视物比较清晰，没有任何不适。

7 眩晕

王某，男，54岁。

初诊： 1986年6月14日。

[症状]头痛兼眩晕4年，近1周加重。患高血压病4年，血压最高时持续在（160～150）/（120～110）mmHg，每至140/90 mmHg时即明显感到头晕、头胀痛。头痛以后顶部为甚，伴有紧掣感，夜寐欠佳，易惊悸怔忡。近1周右手中指麻木，不能伸直，面部潮红，心烦易怒。1985年服用从印度进口的"蛇根草"降压片，1个月后引起"急性胃出血"，在暨大华侨医院住院1个月余，胃出血止后带降压药出院。出院后1年多一直

服用降压素、复方罗布麻片，每次2片，每日3次，或配合中药，效果不显，血压2～3日后方下降，且极易回升。检查：X线呈主动脉型心。血化验：白蛋白342 mg/L，总胆固醇200 mg/dL，甘油三酯126 mg/dL。测血压160/110 mmHg。现停服中药、西药，前来求诊。神志清楚，查体合作，精神比较紧张，刻下：右手中指麻木，不能伸直，面部潮红，心烦易怒。纳眠一般，二便调。舌红，少苔，脉弦细数。

［辨证］阴气自半，阴虚不能制阳，阳气偏亢，化火上冲头面，发为阴虚阳亢。

［治则］制阳化火。

［针灸处方］曲池（双）。

［治法］平补平泻，行针20分钟。

［治疗经过］1986年6月15日复诊，诉经昨日治疗后头痛、眩晕等症状均减轻。效不更方，继续按养字法进行针刺治疗，泻法，行针15分钟，直泻肝经亢阳之火。6月16日，取涌泉（双），24分钟后再开行间（双），均用泻法，以此清泻足少阴和足少阳经潜伏之阴火。治疗3次后，血压降至128/88 mmHg。经治疗6次后，血压维持在128/88 mmHg，头晕头痛消失，饮食正常，手指麻木减轻。连续治疗1个月，血压稳定。随访1年未复发。

8 肩峰下滑囊炎

患者，女，53岁。

初诊：2005年6月10日。

［症状］右肩疼痛3年余，加重1日。3年前出现右肩疼痛，时轻时重。在某医院治疗，服用消炎痛、阿莫西林、活络丹、外贴伤湿止痛膏等药物及3次封闭治疗，症状时有反复，终未获痊愈。2日前因洗衣劳累后疼痛加重。就诊时右肩疼痛并向颈部和整个上肢放射，患肢畏风寒，手指麻胀，右手无法触及左肩部，后伸不过腋下，活动严重受阻；肩外展实验阳性；X线片肩峰下有轻微钙化阴影。劳动后易疲劳，不思饮食，无胸闷，无恶寒、发热、头痛，二便尚可。舌淡，苔白腻，脉沉。

［辨证］脏腑机能衰退，气血生成渐衰，气化机能减退，致聚湿生痰，阻滞局部经络，不通则痛，发为气虚痰凝证。

［治则］益气化痰，通络止痛。

［针灸处方］靳氏肩三针（右）；配穴：手三里（右）、足三里（双）、丰隆（双）。

［治法］患者正坐，先取肩三针，均用2寸毫针向肩关节方向刺入，但不要刺入关节腔，行捻转法，以肩关节周围或向下有麻胀感为度。留针30分钟，其间每隔10分钟行针1次。余穴常规刺法，补手三里、足三里，泻丰隆。每日针1次，10次为1个疗程。

［治疗经过］经1个疗程10次治疗后，疼痛明显减轻，活动较以前有明显改善。现经肩部向颈部及上肢的放射痛感消失，手指仍有麻胀，疼痛减轻，患肢上举45°、外展50°，后伸可以触及背部脊中线。舌淡，苔白。配合肩部康复功能锻炼，其余同前。继续治疗，共40次，基本康复，日常生活自如，无任何不适。随访半年，病未复发。

9 脑出血

许某，女，57岁。

初诊：2006年6月26日。

［症状］患者无明显诱因出现右侧肢体乏力5个月余。患者神志清楚，精神可，能简单对答，言语不清，右侧肢体乏力，无恶寒发热、头晕头痛、恶心呕吐、胸闷心悸，饮水偶有呛咳，纳眠可，二便调。右眼内收及左眼外展受限，无眼颤，左侧鼻唇沟变浅，口角右偏，伸舌居中，左眼睑闭合不全，皱眉额纹减少，吞咽反射减弱，指鼻试验阳性，右耸肩及转颈乏力，四肢肌张力降低，左侧上肢近端4级，远端3＋级，右侧上肢近端肌力4－级，远端肌力3＋级，左下肢4级，右下肢4－级。深浅感觉存在。2006年3月11日急诊CT检查提示：脑干左侧出血（急性期），出血量约9 mL，部分进入脑室；左侧内囊腔隙性脑梗死；脑肿胀。2006年3月22日头颅CT显示：脑干出血吸收好转，左侧豆状核腔隙性脑梗死。曾收入颅脑科治疗，经治疗后情况稳定出院。查其舌红，无苔，脉弦数。诊其为中风之中经络，气阴两虚型（脑出血后遗症，左侧内囊腔隙性脑梗死）。此因患者素体不健，日常劳作，调养不足，正气虚弱，年过半百，阴气自半，气阴亏虚，阳亢动风，上扰清窍，而见突然发病，头昏呕吐。内风偏中经络，气血不能荣养，而见肢体麻木、乏力、口角歪斜等征象；脑络阻滞，神明不清，而见言语不利等症。究其内因，终由气阴不足，故见舌红，苔少，脉弦数。

［辨证］气阴两虚。

［治则］通经活络，益气养阴。

［针灸处方］主穴为颞三针（右侧）、舌三针、四神针（百会穴前后左右各旁开1.5寸）、智三针；配穴

为四关穴（合谷、太冲）；上肢瘫加手三针（曲池、外关、合谷）、内关；下肢瘫加足三针（足三里、三阴交、太冲）、髀关。主穴按靳三针规范方法进针。

［治法］配穴根据虚实的不同情况，采用提插捻转补泻手法。进针后每隔10分钟行捻转手法1次，半小时后出针。每日治疗1次，10次为1个疗程，每个疗程之间休息2日。针刺完后，进行穴位注射治疗，人胎盘组织注射液4 mL，每穴注射2 mL，肝俞、气海俞、肾俞双侧，交替使用，每日注射1次，疗程与针刺同步。医嘱：针刺后要求患者配合功能锻炼，尤其是患侧肢体的主被动活动。

［治疗经过］经过2个疗程20次治疗，患者症状明显好转。左侧肢体活动乏力缓解，右侧上肢近端肌力4级，远端肌力4级。口角歪斜，鼻唇沟变浅现象消失。自述近日睡眠状况较差。针灸治疗加申脉、照海。再经过20次治疗后，患者肢体功能基本正常，自由行动，言语慢，但可进行基本交流，出院回家调养。随访：各方面情况良好，生活自理；嘱其每天坚持功能锻炼，以促康复。

10 产后身痛

黄某，女，21岁。

初诊：1962年7月9日。

［症状］自述1962年6月29日产后第2天发热，几日后右肘及两膝关节酸痛。右肘及两膝关节酸痛，关节无明显红肿、腰痛、踝水肿、高热40℃，伴恶寒怕风、咳嗽，口苦干，喜饮水。舌苔薄白腻，脉浮缓弱。诊其为：产后身痛（血虚外感型）。缘患者产后气血骤虚，风寒湿邪乘虚而入，稽留关节、经络所致身痛；邪正交战而发热、肺气不宣而咳嗽、入里化热而口苦干喜饮，证属血虚外感，虚实夹杂。初诊以邪实为主要矛盾，故针刺采用泻法，治以祛风散寒。《灵枢·九针十二原》指出"刺诸热者，如以手探汤"，故以短针泻法稍留针，而后采取梅花针快速叩刺腰、四肢关节部位之天应穴。治疗后期，邪气渐退，将以正气不足、气血亏虚不足为主要，予以补益气血、疏经活络为法。

［针灸处方］曲池，委中，丘墟，外关，尺泽，昆仑，三阴交，阳陵泉，犊鼻，解溪。

［治疗］每次5～8穴，泻法留针10分钟，并叩刺腰、四肢关节部位之天应穴。

［治疗经过］4日后关节仍有痛，刻诊舌淡，脉弱细，故改足三里为必用穴，以补血而培后天生化之源，

间或配曲池以行三阳之气，大杼以治关节疾病，阳陵泉以舒筋，每次2针，均补法，留针30分钟。次日关节痛大减，再三刺则骨节不痛，再五刺而肿消，面色红活，胃口大佳，只遗有蹲下胕膝有酸软感，后均补法，取穴同前而病愈。随访：小孩满岁时，患者请靳瑞赴宴，表示感谢，言关节痛未再复发。

庄礼兴

（一）生平简介

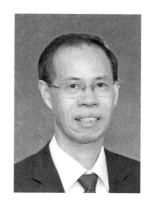

庄礼兴（出生于1955年）

庄礼兴，出生于1955年，广东普宁人。广州中医药大学教授，主任医师，博士生导师，广州中医药大学第一附属医院康复中心主任。国家中医药管理局重点专科学术带头人，国家中医药管理局华南区域中医（针灸）诊疗中心带头人，广东省中医药局中医（针灸）医疗和安全质控中心主任。庄礼兴负责的科研课题有：主持国家"十五"科技攻关项目"靳瑞学术思想临床研究"1项；主持国家"十一五"科技支撑项目"靳三针治疗中风后偏瘫优化方案研究"1项；主持省、部级课题3项，包括改良"天灸止喘贴"治疗支气管哮喘疗效及机制研究，穴位埋线治疗全面发作性癫痫的临床研究，针灸治疗帕金森病临床研究；参与各级科研课题10余项；以第一作者或通讯作者发表论文107篇；主编教材及专著10多部；培养各级师承9人、博士生104人、硕士生144人、全国中医临床特色技术传承骨干人才35人、二级工作站传承人36人；建设靳三针疗法流派二级工作站12家，庄礼兴名中医工作室二级工作站2家，获省部级科技进步奖二等奖3项、三等奖2项，校级科技进步奖一等奖3项。

（二）学术观点与针灸特色

1.善用靳三针疗法治疗中风病

庄礼兴先后主持了国家"十五"科技攻关项目和"十一五"国家科技支撑项目，系统地对靳瑞的学术思想和靳三针疗法治疗中风病进行了研究。他在继承的基础上发展创新，结合国家科技支撑项目靳三

针疗法治疗中风偏瘫课题的研究,新增6组穴位(手挛三针、足挛三针、腕三针、踝三针、开三针、疲三针)。他在临床治疗中风偏瘫病例时观察到,原有的靳三针穴组治疗中风后痉挛性偏瘫效果欠佳。庄礼兴针对中风后痉挛型瘫痪的临床特点,带领课题组探索、创立了挛三针(上肢挛三针:极泉、尺泽、内关;下肢挛三针:鼠蹊、阴陵泉、三阴交)、开三针(人中、涌泉、中冲)等新的有效穴位组方,确立了颞三针配合手足三针治疗迟缓性偏瘫、手足挛三针为主治疗痉挛性偏瘫的优化方案。

2. 创立调神针法

受到靳三针治神思想的启发,吸收了靳三针组穴,总结提炼调神针法穴组:四神针、百会、神庭、定神针、三阴交、四关、神门、申脉、照海。经过长时间的临床实践,调神针法取穴得到了进一步发展,临床应用得到了扩展。调神分主辅,临床应用更具针对性。调神针法取穴分调神为主与调神为辅两种取穴思路。调神为主的取穴思路组穴为四神针、神庭、印堂、三阴交、四关、申脉、照海、神门为主的取穴思路,主要用于患者有神志异常或神志异常引起躯体不适以及需要通过调神缓解伴随症状的情况。调神为辅穴组是在原有病证取穴基础上辅助取调神穴组,扩大了调神针法的应用范围,主要用于治疗躯体不适导致的神志异常。

3. 穴位埋线治疗癫痫

有感于现有西药治疗难治性癫痫的局限性,庄礼兴从中医经典古籍中总结出特定背俞穴及大椎、癫痫穴、丰隆等穴组,对治疗癫痫的穴位进行了优化组合,并结合埋线特色疗法,在常规药物治疗的基础上,应用于难治性癫痫病例,取得了肯定的临床疗效。依据癫痫的主要病机,治疗以调理脏腑、燮理阴阳、息风化痰、降火安神为主,取督脉穴及足太阳膀胱经背俞穴为主,常用穴位有大椎、心俞、肝俞、胆俞、筋缩,以及经验穴臂臑、癫痫、丰隆等。

4. 拓展岭南灸法及天灸疗法

岭南地区虽气候炎热潮湿,但自古对灸法的应用内容却非常丰富。晋代葛洪已用发疱灸截疟,唐代孙思邈在《千金要方》中记载吴蜀之人(岭南当时属吴地)用瘢痕灸预防"瘴疬温疟",宋元以降岭南地区用针灸治疗瘟疫的记录日益丰富,如今灸法在岭南使用十分广泛,且发展形成了具有岭南特色的灸法。

(1)运用岭南特色灸法治疗慢性疑难病:《灵枢·官能》说:"针所不为,灸之所宜。"《医学入门》道:"药之不及,针之不到,必须灸之。"庄礼兴认为,对于针刺临床效果不佳的疑难杂病,灸法待之可奏效,如压灸百会穴治疗眩晕病,隔姜灸治疗顽固性面瘫,督脉灸治疗强直性脊柱炎,麦粒灸治疗硬瘫,四花灸治疗顽固性疾病。

(2)优化创新岭南天灸疗法:继承已故针灸名家司徒铃、靳瑞三伏天穴位敷贴防治支气管哮喘等疾病方面的学术思想和临床经验的突破,采用辨证选穴,根据虚实、寒热等个体化进行贴药治疗,在筛选药物、改良剂型、精化穴组、疗效评价和三伏天灸的时效关系等方面创新突破,改良的岭南天灸疗法具有重大的理论价值和经济效益,应用于临床即受到群众青睐。

(三)临证医案

1 中风后遗症

柳某,男,60岁。

初诊:1990年7月8日。

[症状]主诉脑血栓形成半年。症见右侧半身不遂、流涎、语言謇涩、指腕浮肿。CT示脑血栓形成。查体:右上下肢肌力1级、浅感觉迟钝、深感觉缺失、巴氏征、霍氏征(+)。舌淡暗,脉弦数。

[辨证]暴怒忧思、饮食失节以致气血紊乱,风火上扰,夹瘀血痰浊直冲脑络,经络失衡,致半身不遂。

[治则]扶助正气,生发少阳,兼以活血化瘀、平肝潜阳。

[针灸处方]颞三针(耳尖直上发际上2寸为第一针,在第一针水平向前后各旁开1寸为第二、第三针)左右侧交替,手三针(合谷、曲池、外关)、足三针(足三里、三阴交、太冲)。

[治法]针刺平补平泻,每周3次。

[治疗经过]经过治疗30次后,患者流涎浮肿消失、语言清楚,上下肢肌力提高,深、浅感觉与健侧等称,病理反射正常。

2 智力低下

伍某,男,9岁。

初诊:1992年1月3日。

[症状]足月难产,破羊水3天后始用催产素注射催生,现智力低于同龄。不识字,不会计数,声动难

静,语不连贯。自6岁始癫痫发作,至今仍有耸鼻、瞪目凝视,甚则手足抽搐、躯体强直、牙关紧闭、口吐泡沫。检查:智商60分,脑电图异常。

[辨证]智力功能虽归属和发生于五脏六腑,且五脏六腑病变均可影响智力,但以脑髓不充、神识昏蒙为基本病理,病位在脑与五脏六腑。

[治则]调神益智。

[针灸处方]智三针(神庭、双侧本神),四神针(百会、百会前后左右1.5寸的四个穴位),配申脉、照海、陶道、哑门。

[治法]针刺平补平泻,治疗每日1次,连续治疗30次。

[治疗经过]治疗30次后智商达80分,1晚可做70道算术题,20以内加减随口可答,语言流利,可写字及数数至100,癫痫已不发作。嘱其服"真人益智宝"以善其后。1年后随访,已正常入学。

3 痴呆

潘某,男,83岁。

初诊:2014年3月20日。

[症状]主诉嗜睡,言语不利1个月余。神情淡漠,反应迟钝,寡言不语,记忆力减退,对刚发生的事情回忆不起来,无计算能力。在妻子陪同下,行动、步伐缓慢。喉中痰鸣,右侧口角流涎。舌质暗红,苔白腻,脉弦滑。

[辨证]五脏皆虚,精气不足,加之嗜食肥甘厚腻,至脾失健运,痰浊内生,上蒙清窍。

[治则]豁痰醒神开窍,填精补髓,活血化瘀。

[针灸处方]颞三针(耳尖直上发际上2寸为第一针,在第一针水平向前后各旁开1寸为第二、第三针)双侧,舌三针(在廉泉穴上1寸为第一针,在第一针左右各0.8寸为第二、第三针),配中脘、下脘、气海、关元、天枢、足三里。

[治法]针刺平补平泻,每周3次。

[治疗经过]经过治疗3个疗程后,行动较前灵活,回答问题反应较前改善。建议患者续前治疗,以延缓病情的发展。

4 腰椎间盘突出

玉某,女,54岁。

初诊:2012年10月12日。

[症状]主诉腰痛反复发作3年,加重2日。症见腰部疼痛不适,不能弯腰,活动时及受凉后时疼痛加剧,时有双下肢麻木。直腿抬高试验阴性,既往有腰椎4、5椎间盘突出。舌质略暗淡,苔薄白,脉弦。

[辨证]风寒之邪凝聚于腰部。

[治则]祛风散寒,通络止痛。

[针灸处方]腰三针(肾俞、大肠俞、委中),坐骨针(环跳、委中、昆仑),配阳陵泉、关元俞、合谷。

[治法]针刺平补平泻,每周3次。

[治疗经过]经过治疗5次后,腰部疼痛明显好转,治疗1个疗程后腰部无明显疼痛,无双下肢麻木症状。

5 面瘫

卢某,男,26岁。

初诊:2019年10月12日。

[症状]主诉左侧面瘫1周。左侧口角歪向右侧,眼皮抬举无力,额纹消失,鼻唇沟变浅,耳后乳突处略酸胀,喝水漏水,无头晕及四肢不适感。舌质淡,苔薄白,脉沉细。

[辨证]风寒之邪侵袭面部,阻滞面部经络,气血运行不畅,经络失养,经脉纵缓不收。

[治则]疏风,散寒,通络。

[针灸处方]面三针(翳风、地仓、颊车),配患侧攒竹、阳白、迎香、下关、听会、地仓,双侧合谷、太冲。

[治法]针刺平补平泻,每日1次。

[治疗经过]针刺后10日,患者双侧额纹、鼻唇沟、口角基本对称,左眼尚闭合不全。再次治疗5次后痊愈。

6 多发性神经根炎

朱某,女,42岁。

初诊:2017年2月27日。

[症状]主诉双下肢无力伴身热汗出4年余。四肢麻木不仁,同时伴有间歇性发热、出汗、口干、鼻塞,精神可,形体肥胖,腰以下双下肢麻木不仁、痿软无力,行走不便,小便黄,大便可,夜寐安。舌红,苔黄腻,脉滑数。

[辨证]饮食不节,偏嗜肥甘,酿湿困脾,脾失健运,聚湿成痰,郁而化热,闭阻经脉,筋脉失养而成痿症。

[治则]清热利湿,化痰通络。

［针灸处方］痿三针（足三里、三阴交、太溪），踝三针（解溪、昆仑、太溪），配阴陵泉、足三里、丰隆、太冲。

［治法］针刺平补平泻，每周3～4次。

［治疗经过］针刺1个疗程后，患者自觉四肢有力，麻木感缓解，可较长时间行走。针刺3次后，患者四肢力量明显，无明显麻木感，发热汗出现象不显。

7 肩周炎

李某，女，68岁。

初诊：2019年1月3日。

［症状］主诉双侧肩关节疼痛不适3年余。活动受限，尤背屈、外展不利疼痛加重，喜温恶寒，遇寒加重，得热则舒。胃纳可，二便调。舌质暗红，苔薄白，脉弦细。

［辨证］肩部劳作过度，损及筋脉，气滞血瘀，久而不散。复感风寒湿邪，久则气血运行不畅，寒凝血瘀，阻于肩部经脉则发为肩痹。

［治则］温经通络，化瘀止痛。

［针灸处方］肩三针（肩髎穴为第一针，肩髎穴前后各2寸处分别为第二针、第三针）双侧，配合手三里、肩髎、臑会、肩贞、合谷。

［治法］针刺平补平泻，每周3次。

［治疗经过］针刺1个疗程后，患者双侧肩关节疼痛明显减轻，活动好转，基本无活动不利。

第二节　陈氏针法学术流派

一、流派溯源

岭南陈氏针法学术流派起源于岭南地区广州，是有着深厚的岭南中医药文化背景，具有进针快速、手法轻巧、动作潇洒、补泻灵活，针具短小精细等特点的针灸流派，以"阴阳互济、通调和畅"为主要学术思想。逾百余年的发展历程中，流派手法不断完善和精进，诊疗病种日益丰富和细化。

（一）地域特色

岭南，是指中国南方五岭以南的地区，相当于现在的广东、广西、海南全境，以及湖南、江西等省的部分地区。地理位置北靠南岭，南临南海，其间多条江河支流通过，形成了"河道纵横交错"的水乡特点。岭南具有亚热带季风海洋性气候特点，高温多雨为主要气候特征。大部分地区夏长冬短，太阳辐射量较多，日照时间较长。全年气温较高，雨水充沛。一年四季风湿、湿热、暑湿、寒湿循环无端，形成了以"湿"为主的气候特征。

一方水土养一方人，岭南以"湿"为主的气候特点以及"河道纵横交错"的水乡特征决定了岭南人特有的饮食习惯和体质特征：即南方人饮食以米为主，喜欢吃鱼、虾；喜欢甜食，大量用糖。这些食物容易产生"痰瘀"。体质方面骨骼相对细小，皮肤肌肉细腻敏感，痛阈低、针感强。要求针要细、进针快、手法轻、灵活补泻。岭南有着深厚的中医药文化背景，从喝凉茶、煲祛湿汤再到吃龟苓膏，老百姓早已将中医的药膳茶饮带到了日常生活中。

（二）历史背景

中医发展源远流长，已有数千年的历史。在其发展的过程中，逐渐形成了中医的学术理论体系，随而孕育出众多的著名医家。这些名医家的学术理论，源于经典，融汇古今，不断通过临床积累与实践，成为中医学理论与学术创新的发展源泉，逐步涌现出各个代表性的学术流派。如澄江针灸流派、岭南司徒铃针灸流派、陆氏针灸流派、盱江针灸流派、黄氏针灸流派、八桂针灸流派、河南邵氏针灸流派、郑氏针法学术流派、浙江针灸学术流派、新安医派、靳三针疗法流派、岭南陈氏针法学术流派、岭南林氏正骨推拿流派、岭南补土流派、岭南中医妇科流派、岭南何氏骨伤科流派、岭南儿科杜明昭学术流派、岭南梁氏脾胃病科学术流派、岭南疡科流派、岭南儿科文子源学术流派、岭南扶阳流派、岭南针药相须流派等。

岭南，即五岭以南，古人认为衡阳为五岭之门，五岭以大庾岭为首，台城之峤在大庾，骑田之峤在桂阳，都庞之峤在九真，萌渚之峤在临贺，越城之峤在始安。唐代开始出现岭南之名，相当于我国现今广东、广西、湖南、江西、海南五省以及香港、澳门的地域。千百年来，岭南地域由于受到中原五岭这自然屏障与北方相隔，南临大海，气候特殊，而在人文民俗及饮食习惯方面，皆与中原有所区别，形成了别具特色，带有鲜明地域特异性的岭南文化,也形成了具有地域特色的岭南医学,同时亦孕育出岭南医学流派及岭南针灸学术流派。岭南针灸在中医针灸中占有一个非常重要的地位,它在针灸学术、理论和临床上的发展和创新,有非常大的影响及贡献,是形成岭南针灸学术流派的关键。

探究岭南针灸的发展源流,一般分为清代以前、清代、民国时期及近代时期四个阶段。晋代葛洪及其妻鲍姑,是岭南地区倡导灸疗的鼻祖。葛洪的《肘后备急方》共记载针灸方109条,其中大部分是艾灸处方,共99条,占比超过了九成,收录了多种艾灸方法,包括隔盐、隔蒜、隔瓦甑、隔雄黄、隔椒面饼、隔香豉饼、隔巴豆面灸等隔物灸疗法。到清代,岭南针灸医家代表人物主要是叶广柞和陈复正,叶广柞善用灸法,指出灸疗对实热证及虚热证都有很好疗效;陈复正则对儿科灸法有独特的观点。民国时期,岭南针灸名家有周仲房及梁幕周,周仲房著有《针灸学讲义》,书中有专门论述针灸度量标准的专章——"人身度量标准";梁幕周则编著有《针灸学讲义》和《医学明辨录》。近现代,岭南著名针灸家则较多,有连可觉、陈主平、曾天治、韩绍康、司徒铃、靳瑞及陈全新等,各名家均有其独到的学术流派特点。

(三)流派的形成及影响

"岭南陈氏针法"历经六代人126年的传承、发展与创新,是岭南中医针灸最具代表性的学术流派之一。

第一代祖父陈宝珊(1860—1927年),在清光绪二十一年(1895年),于广州西关(现广州市荔湾区)开设"大国手陈宝珊医馆",挂牌行医,主治外科疑难杂症,擅长跌打驳骨、刀伤续筋和循经点穴、疏通经络、运行气血,形成针法理论雏形。

第二代父亲陈锦昌(1901—1971年),8岁起跟随父亲陈宝珊师承学习,36岁继承父业,开设全科诊所,诊治病种扩大到内外妇儿各科疑难杂症,在两广及港澳台等周边地区声名鹊起。由于国家医疗体制改革,推行公私合营,陈锦昌个人诊所并入越秀区社区中心医院,针法日趋成熟,兢兢业业工作直至退休。

第三代陈全新(出生于1933年),幼承庭训,1955年广东中医药专科学校本科毕业留校在广东省中医院针灸科工作,潜心致力于学科发展,受国医大师邓铁涛学术思想熏陶,在岭南针灸名家司徒铃指导

下,形成"岭南陈氏针法"体系。从医六十五余载,风靡岭南,师承弟子和学生遍布海内外,飞针绝技传五洲。

第四代传承人陈秀华、李颖、艾宙等,在陈全新指导下,依托国家中医药管理局首批全国名老中医药专家传承工作室——陈全新工作室,深入挖掘、整理、传承、保护与创新,形成岭南陈氏针法学术流派。通过主编出版专著、发表学术论文、申报发明专利、成果鉴定、申请非遗等全方位传承和推广,形成失眠、颈椎病等5个优势病种技术操作规范与临床推广方案。

第五代传承人奎瑜、方芳、黄彬城等68人,在传承第四代传承人的基础上,通过发表论文、学术交流、授课培训等多形式进一步传承和推广。

第六代传承人刘利国、于凡钧等,主要为第五代传承人的研究生及香港浸会大学专科研习弟子。

二、流派传承

(一)传承谱系与师承关系

第一代:陈宝珊(1860—1927年),开设"大国手陈宝珊医馆",挂牌行医形成岭南陈氏针法理论雏形。

第二代:陈锦昌(1901—1971年),开设全科诊所,后期进入广州市越秀区中心医院工作,岭南陈氏针法日趋成熟。

第三代:陈全新(出生于1933年),一直在广东省中医院针灸科工作,传承祖辈,守正创新,逐步完善并形成"岭南陈氏针法"体系。

第四代:陈秀华、李颖、艾宙等传承人,在陈全新指导下,深入挖掘、整理、传承、保护与创新,形成岭南陈氏针法学术流派。

第五代:奎瑜、方芳、黄彬城、赵铭峰等传承人,进一步传承和推广岭南陈氏针法学术流派。

第六代:第五代传承人的研究生及香港浸会大学专科研习弟子。陈氏针法学术流派传承谱系如图7-2。

(二)传承工作

2008年岭南陈氏针法被第一届"杏林寻宝——全国中医药特色技术演示会"收录为19项中医特色诊疗技术之一,2011年"岭南陈氏针法"入选为国家中医药管理局第五批中医适宜技术推广项目,近年来

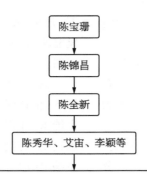

陈宝珊

陈锦昌

陈全新

陈秀华、艾宙、李颖等

奎瑜、黄彬城、赵铭峰、王聪、陈磊、邓忠明、马碧茹、张洁怡、方芳、张圣浩、罗劲草、马红、马志红、马沛珍、成沈荣、刘志娟、刘慧娴、麦国威、杜燕丽、李慧、李秀娟、李树谦、李健敏、陈文苑、周光进、冼耀东、郑冠裕、胡锦绣、贺超林、全小红、王彬、莫昊风、黄楠、黄恒璇、黄晓雯、董葱、谭毅、梁玉丹、张徐雯、庞玉思、江梓贤、刘俊、黄泽鹏、崔槟川、叶福玲、叶永豪、徐明、朱小英、袁嘉霖、吴偲、陈巧敏、陈艳婷、冯晓燕、孟凡琪、张荷、林丽梅、多英、韩海珊、章锦晖、黄文杰、杜洲、袁嘉励、李晨、黄诗敏、张裕嵩、韩霖、余斯扬、林嘉怡、李坤阳、罗佳妤、郭海媚、马镟欣、吴雅琳、郑晓盈、梁伟添、陈诺怡

刘利国、于凡钧、杨劲松、曲昊天、吴玥喆、邓启粤、吴思琪、陈新铭、陈鸿翔、成真、乔华、万香桃、舒龙伍、张丹、刘燕红、李晓月、张文博、张维维、谢杏宇、罗金燕、陈嘉仪、夏媛娟、欧盈娟、徐静、刘少勇、何清、潘晴仪、邱心怡、严智明、樊珑秀、黄显福、李东昊、罗文锴、欧阳僖、王炜烨、朱光耀、戴贝莎、罗佳贝、吴朝辉、陈笑凤、吴乐恩、陈康琦、黄子淇、朱衍峰、张佳楠、曾炜林、林泳仪、张瑾、何俊锋、罗海丽、温伟聪、陈晓彤、林宇、史帆帆、夏虹仪、代明丽、毛淑娴、吴晓敏、吴泳龙、陈炳光、周晶晶、苏癸菲、唐子杰、金林睿、林震宇

图7-2　陈氏针法学术流派传承谱系

在广东省中医院、贵州中医药大学第二附属医院、内蒙古自治区中医医院、惠州市中医院、梅州市第二中医医院、乳源县中医院等全国16家医疗机构开展临床研究和推广应用，取得较好的临床疗效，年门诊量诊疗约30多万人次，新增销售额约3 000多万元，获得较好的社会和经济效益。2010年至今，"岭南陈氏针法"继续教育培训班举行36次，其中国家级11次、省级18次、市县级4次，培养专业技术骨干10 000多名，学术传播影响范围达30余个省市和地区，其中埠外学员比例为54.33%。30多年来，岭南陈氏针法吸引了英、美、法、日、瑞士、澳大利亚、加拿大、荷兰、以色列等36个国家和地区的一批又一批留学生和进修医师前来广东省中医院针灸科求学。经培养的国内外实习、进修、本科、硕士及博士生数不胜数，数十年间培养了大批的中医药针灸人才，飞针绝技传五洲。

在第四代传承人陈秀华及其团队的努力下，开展临床研究、发表论文、出版专著、申请专利、成果鉴定和培训教学等多形式、多渠道、全方位传承保护和推广应用岭南陈氏针法，获得一系列创新性学术成果。近10年来，陈秀华先后受世界中医药学会联合会、新加坡南洋理工大学、澳门中医药学会、香港中医师工会等多方邀请到澳大利亚、加拿大、荷兰、英国、南非、马来西亚、新加坡、俄罗斯等国家以及中国台湾、澳门、香港等地区作主题演讲、大会发言和现场演示，多次开设"岭南陈氏针法"工作坊，为推动中医针灸的国际化、标准化进程以及服务人类健康做出贡献；积极开展岭南中医药和"非遗"进校园系列活动，让岭南中医药文化走进校园，推动广府文化的传承保护和创新发展；借鉴"京交会"，依托"广交会"，开设岭南中医药文化展示区，开展中医药"非遗"文化交流和体验活动，迎接五大洲的国际友人，推动岭南中医药"非遗"项目的传承保护和创新发展。展望未来，作为岭南中医药"非遗"项目的一张名片，在全国乃至全球广泛交流推广，传播岭南中医药文化，展示中国针灸的神奇魅力，结合国家"一带一路"和粤港澳大湾区发展战略走向国际。

中医药"非遗"进校园、走基层，实施惠民工程。通过中医药"非遗"进校园，先后在北京中医药大学、安徽中医药大学、新加坡南洋理工大学、法国巴黎索邦大学、德国魁茨汀中医院、中山大学、华南师范大学等21所高等院校及14所附属医院学院、9所中学和职业专科学校、7所小学和幼儿园传承推广、授课义诊44场次，获得3万多名师生的广泛赞誉，开拓了师生视野，增强了文化自信，传承了岐黄薪火，弘扬了中医国粹，助力"中医药发展战略"的落实。岭南陈氏针法中医药非遗进校园入选2020年度广东省"非遗进校园"十大优秀案例，广东省中医院获"优秀组织奖"。中医药"非遗""岭南陈氏针法"送健康系列活动成为2021年广东省政府"十件民生实事"——实施公共文化惠民工程的重点活动；"非遗"传承人通过进校园、走基层、到社区等授课义诊，传播健康知识，为广大群众送健康；街坊群众零距离接受中医保健、体验针法精妙，感受中医神奇疗效，弘扬中医传统文化，增强中华民族自信。

三、流派名家

陈全新

（一）生平简介

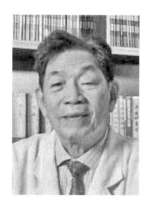

陈全新（出生于1933年）

陈全新，男，出生于1933年，广东广州人。教授、主任医师。1993年被广东省人民政府授予"广东省名中医"称号，2002年被国家中医药管理局确定为"第三批全国名老中医药专家学术经验继承工作指导老师"。现任广州中医药大学及广东省中医院主任导师，曾任中国针灸学会常务理事、广东省针灸学会会长；先后应邀赴多国讲学，并受英国、美国、澳大利亚等多国大学及研究院聘为客座教授和学术顾问，其传略先后被载入《中国名医列传》《中国当代医药界名人录》及英国剑桥《世界医学名人录》。

陈全新出身于中医世家，幼承庭训；1955年从广东中医药专科学校医疗系毕业后，一直在广东省中医院从事中医针灸学科的临床、教学及科研工作。早在20世纪50年代，他被选派参加中国医疗专家组，赴也门为当地医治疾患，运用中医针灸疗法治愈了不少痼疾顽疾，被誉为"东方神仙"，获国家卫生部"援外乙

等奖"。

陈全新集65余年针灸临床经验，将古今针刺手法融会贯通，从针刺术前准备到进针法、催气法、行气法、补泻法、临床辨证特点、配方规律及针刺注意事项均有独到见解。在临床上创立"岭南陈氏针法"体系，包含"陈氏飞针法""陈氏分级补泻手法"及"陈氏导气手法"等丰富的内涵，其中陈氏飞针法以无痛、无菌、准确、快速旋转进针为特点，深受同行赞许和喜用，多次在国内外学术交流上作现场示范表演。30多年来，吸引了来自英、美、日、法、澳大利亚、瑞士、加拿大、新加坡、马来西亚等20多个国家和中国台湾等地区的一批又一批的留学生和进修医生前来学习，飞针绝技传五洲。

在临床教学中，注重理论联系实际，将临床实践经验与现代医学理论相融合，经他培养的国内外见习、实习及进修学生数不胜数，培养了大批的中医药针灸人才，曾被广东省高教局授予"高教先进工作者"称号。

陈全新先后在国际学术交流会及国内外医学杂志上发表论文80余篇。2004年，由陈全新主审出版专著《陈全新针灸经验集》，2005年11月获中华中医药学会"康莱特杯"优秀著作奖；出版《针灸临床选要》及《临床针灸新编》专著两部，副主编《南方医话》。20世纪80年代，他与广东京粤电脑中心合作，主持完成了广东省科委课题——"针灸微电脑诊断教学软件"，被认为是传统医学与现代科学相结合的新成果。

（二）学术观点与针灸特色

陈全新博览群书，传承祖辈，擅于向古人学习但又不拘泥于古，长期的探索和研究使他对针灸学术理论多有阐发。

1. 倡导无痛进针，独创陈氏飞针

针灸医学发展到今天，其治疗效果众所周知，但由于针灸操作较为复杂，初使用时，常常因医者进针操作欠熟练而增加病人痛苦，甚至引起滞针或晕针，一方面严重削弱了患者对针灸治疗的信心；另一方面也因在治疗过程中给患者一种劣性刺激，减弱了大脑皮层的反射及调整机制，因而也直接或间接地减弱了针灸应有的治疗效果。因此，如何使进针手法易于熟练，达到无痛或尽量减少疼痛发生，是针灸医学迫切需要解决的技术问题。陈全新长期致力于无痛进针法的研究，他对古今进针法作了详尽分析比较，受

窦默《标幽赋》中"左手重而多按,欲令气散,右手轻而徐入,不痛之因",何若愚《流注指微赋》"针入贵速,既入徐进"的启发和影响,在传承祖辈陈宝珊和父辈陈锦昌的基础上,逐步形成快速旋转进针法——"岭南陈氏飞针"。该针法集多种刺法优点,由于针是快速旋转刺入的,故穿透力强,刺入迅速,痛感极微,而且由于医者持针手指不接触针体,故更有效防污染,达到无菌、无痛、准确、快速的效果,深受患者欢迎。

2. 重视辨证施针,阐发配方规律

论治必先辨证,辨证论治是中医整体治疗观点的基础。《素问·移精变气论》云:"毒药治其内,针石治其外。"正由于内治、外治在方法的差异,因此辨证论治的程序也会有所不同。陈全新深谙此道,他十分强调经络理论对针灸临床诊治的指导作用。他指出:由于针灸治病是用针或灸的方法作用于腧穴,通过经络内连脏腑,外络肢节的统一关系,从而发挥调经络,通血气,温阳起陷,补虚泻实的作用。因此,临证论治需明辨病变部位,属于何脏何经尤为重要。有了病所和经络联系的概念才能处方配穴,故经络学说是针灸辨证论治的主体。为更好论证脏腑经络与针灸辨证的关联,陈全新曾做了有关经穴特异性的临床研究。他选择与脏腑气血有直接关联的十二经背俞穴、募穴和五输穴作经穴循诊测定,观察经络脏腑出现病变时有关经穴的反应。通过10个病证、1 000例测定,结果发现脏腑所属经穴(俞募、五输穴)对有关脏腑病症反映的阳性率非常显著。其中病在脏者主要出现在背俞及有关五输穴,病在腑者则以募穴及有关五输穴为主,说明不同脏腑所属的经络穴位,在反映相关脏腑的疾患具有相对特异性。脏腑与体表经穴的这种联系为临床辨证取穴论治提供了客观依据。陈全新据此总结出以脏腑经络学说为指导,结合四诊八纲,通过辨证分经,明确病部、病位的诊断方法,是针灸辨证的特点。

在精于辨证基础上,陈全新崇尚华佗"针灸不过数处";处方严谨,用穴精当是其针灸特色之一,他取穴组方遵从以下规律。

(1)循经取穴:这是针灸处方配穴的一个总的原则,是在明确辨证的前提下,直接选取病变(或有关)经脉上的穴位。在具体运用时,又可分为循经远道取穴和局部取穴两种取穴法。

(2)常用重要配穴:疾病的发生和发展是错综复杂的。因此,针灸处方配穴必须根据病情,除选用有针对性的主穴外,还应选用一些相关的穴位作辅助,才能发挥疗效。古代记述的重要配穴有"俞募穴""原穴""八会穴""郄穴"等。

(3)随症配穴:这是一种根据患者就诊时突发的症状或兼症,适当选配有关穴位作随症治疗,对改善兼症,促进整体功能康复颇有助益。

以上取穴配穴原则,充分体现了针灸辨证论治特点,是陈全新经数十年潜心研究,对针灸辨证施治理论及临床应用的深入阐发,对针灸临床颇有指导意义。

3. 注重运针导气,倡导分级补泻

陈全新善用"导气法"直中病所,源于《灵枢》针向行气法,崇尚华佗"针游于巷",临证以针向行气、按压关闭、捻转提插、循摄引导等导气手法,循经感传,飞经走气,通关过节,气至病所,取得显著临床疗效。

陈全新认为因人、因病、因时恰如其分地运用补泻手法是针刺疗效的关键,而得气是施用补虚泻实手法的前提和基础。他指出:针下气不显,除了要考虑取穴及刺法是否准确外,还要注意个体差异性。一般而论,体质弱、气血虚的患者针下气至多迟而弱,需要运用捻、捣、刮、弹等催气措施,促使脏腑经络气血功能旺盛。得气后运针导气,使气至病所是刺法的重要内容,针刺治病必须在正确辨证基础上,采用不同的补泻手法才能取得较好的疗效。早在《素问·调经论》中就提到"百病之生,皆有虚实,而补泻行焉",长期的临床实践,使陈全新对此有深刻的体会和独到的见解。他指出,针灸医学发展至今已有2 000多年的历史,其中精华糟粕并存。古代文献对针刺法的论述,直到现在,大多数仍有实用价值,但由于书中文义深奥不易通晓,有些过于繁琐,难以操作;有些属推理性,缺乏实用价值,如以奇偶数、男左女右等区分补泻便是。而近代医学仅用轻、中、重刺激来区分补泻似乎又过于简化,况且若以轻刺激为补,则难以与"烧山火"这种刺激量较强的温补手法吻合。因此,陈全新认为有必要把古今针刺手法融会贯通,去芜存菁。合理的补泻手法,应根据辨证论治的原则,从整体观念出发,按照个体不同的生理、病理状态而决定(如体质、病情及病的不同阶段、年龄、情志、住地、气候环境以及针下气至盛衰等情况)。把补虚泻实的原则性和当时的病情灵活地结合起来,根据病情变化而相应地增减补或泻的治疗量。基于此认识，陈全新在繁忙的诊务之余，博览群书，兼收并蓄，从明代针灸学家杨继洲提出的"刺有大小"之说中得到了启发，在进针得气后根据气至盛衰辨证施治，采用不同的运针强度、频率和持续时间，将补针和泻针分为"轻、平、大"三类（即大补、平补、轻补；大泻、平泻、轻泻和平补平泻），提出规范化的"分级补泻手法"，从此构建起"岭南陈氏飞针"的核心。陈全新认为不同的补泻，除了体现在不同的操作手法外，还有其不同的主、客观指征。长期的临床验证充分肯定了分级补泻手法的优越，其实用和易操作性为广大学员所喜用，使国内外学者纷至沓来，广为传播。

4. 提倡治神与守神，规范针刺操作

陈全新辛勤耕耘于针灸医学这一独特领域，十分重视针刺操作的规范化。他反复强调，针灸师必须熟练地掌握从进针至出针的针刺技术全过程的规范操作。施针之时，必须精神集中，进针时要注意治神，进针后要注意守神。

治神，是指医者在针刺过程中必须全神贯注，聚精会神，不可分心。如《灵枢·终始》所说"专意一神，精气之分，毋闻人声，以收其精，令志在针"，《素问·宝命全形论》"如临深渊，手如握虎，神无营于众物"，《标幽赋》"目无外视，手如握虎，心无内慕，如待贵人"，都是强调治神的具体要求。

守神，一是指医者在进针后要专心体察针下是否得气，注意患者神的变化和反应，并及时施以适当的补泻手法；二是要求患者心定神凝，体会针刺感应，专心注意于病所，促使气至。《灵枢·九针十二原》云"粗守形，上守神……神在秋毫，意属病者"，明确指出粗工与上工的区别在于是否能够根据患者血气的盛衰、邪正的虚实，施以不同的补泻针刺手法。陈全新十分强调针刺治疗的治神与守神，认为这是一个针灸医师应具备的医疗作风。只有心不二用，聚精会神，才能刺穴准确，进针顺利，得气明显，运针自如。

为此，陈全新在临床带教过程中潜心钻研，从术前准备，针具和体位的选择到针刺角度深度及针刺注意事项详列了一整套针刺操作规程，规范化的针刺操作有效地防止医疗差错事故的发生，而安全、无副作用是针灸医学得以长久发展的保证。陈全新倡导的针刺操作规程给予进修实习生从事针灸临床工作极大的指导。

陈秀华

（一）生平简介

陈秀华，女，出生于1970年。医学博士，主任中医师，二级教授，博士生导师，现任广东省中医院大院传统疗法中心主任，国家人事部、原卫生部和国家中医药管理局第三批老中医药专家学术经验继承人，兼任世界中医药联合会中医外治操作安全研究专委会会长、中国针灸学会砭石与刮痧

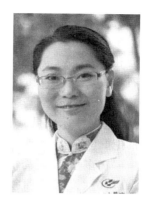

陈秀华（出生于1970年）

专委会副主委、中华中医药学会外治分会副主委等职；先后获中华中医药学会中医药传承百名"高徒奖""中青年创新人才"和李时珍医药创新奖、中国好人、广东好人、广东省"抗非"二等功、广州市"抗非"标兵、羊城好医生、第五批国家级"非遗"项目"岭南陈氏针法"省级代表性传承人、广东省中医院青年名中医等殊荣。

陈秀华从事医教研工作28年，致力于痛症、皮肤病、妇科病、失眠焦虑和亚健康领域研究，擅长岭南陈氏针法等针砭灸药治疗中风脑瘫、神经性耳鸣、视神经萎缩、特应性皮炎、不孕不育等疑难杂症；先后主持课题12项，其中国家"十一五"支撑计划3项、省部级6项；编著出版专著35部，其中总主编12部、主编及副主编15部；发表论文110篇，其中SCI和EI 11篇，中文核心51篇；获国家发明和实用新型专利8项，培养博硕士研究生56人、师承弟子36人。其"陈全新学术思想、针法体系及其临床应用"项目获2015年度广东省科技进步奖二等奖（排名第一）；总主编《中医外治疗法治百病丛书》获中华中医药学会学术著作二等奖。

作为国家中医药管理局首批名老中医药专家传承工作室——陈全新工作室负责人，陈秀华的团队建设完备，拥有高级职称8人，博士4人，其中广东省名中医2人，院内青年名中医2人，广东省杰出青年医学人才1人，拔尖人才1人，广东省中医药专家师承骨干1人，形成老中青结合的强大传承团队。在陈全新指导下，陈秀华带领团队系统挖掘、整理、传承和推广，

通过出版专著、授课培训、国际交流、非遗申请、专利成果等形式推广应用和传承保护"岭南陈氏针法"系列学术成果，使其成为我国岭南针灸学术流派重要组成部分；开展失眠、颈椎病、面瘫、多囊卵巢综合征和特应性皮炎五个常见病的临床研究，疗效较显著，该技术在全国16家医疗机构和国际推广应用，获得较好社会和经济效益，被国内外同行广泛接受。以国医大师石学敏院士为组长的专家组认为，课题组系统挖掘整理和传承了陈全新学术思想及其针法体系，形成一系列创新性学术成果，达到国际先进水平；为名医经验的挖掘整理、传承创新和推广应用提供经验和示范。

10多年来，陈秀华先后举办国家级、省级继教培训班36次，培养大批技术骨干，影响范围达30余个省市和地区。"岭南陈氏针法"2011年入选为国家中医药管理局第五批中医临床适宜技术推广项目。2015年11月，"岭南陈氏针法"入选第六批广东省省级非物质文化遗产项目；2017年4月，陈秀华被广东省文化厅命名为"岭南陈氏针法"代表性传承人。2018年11月，"岭南陈氏针法"的传承及应用研究获2018年度中华中医药学会李时珍医药创新奖。2021年6月，"岭南陈氏针法"入选第五批国家级非物质文化遗产项目。

陈秀华作为北京中医药大学、安徽中医药大学、广西中医药大学、湖南中医药大学、云南中医药大学、西藏藏医药大学等6所中医药高等院校和民族大学客座教授、讲学客座教授和中医临床特聘专家，响应国家中医药事业传承发展战略，培育杏林传人，"岭南陈氏针法"中医药进校园先后走进17所高等院校、15所职专、中小学和幼儿园，开展48次授课培训和义诊咨询，惠及广大师生3万多人，该项目入选2020年度广东省非遗进校园十大案例。

作为学科带头人，陈秀华带领科室党员和非遗团队成员开展进校园、下基层、走社区、到企业、访学会、进机关、到科学院和博物馆等20多场次的健康讲座、飞针体验、义诊咨询等活动，为3 000多名干部群众送健康，弘扬和传承传统文化；通过"非遗"走访嘉兴南湖红色路线，接受党建再教育，中医药"非遗"——岭南陈氏针法送健康系列活动入选2021年广东省政府"十件民生实事"。

（二）学术观点与针灸特色

陈秀华在陈全新的指导下，结合自身学习体会和经验，以及对技术要点的掌握和领悟，创新"飞针"练习步骤，总结分解为四个阶段。

（1）徒手练习：主要是锻炼腕、指的配合，上肢肌肉放松，拇指指腹平放在稍弯曲的示指、中指指腹前端，当拇指向后拉的同时，示指、中指则向前推（这是推动针旋转的动作），随着惯性向前后伸展，如鸟展翅飞状，手指可产生摩擦的声响。此阶段主要是锻炼腕、指力及动作的协调能力。经反复练习，如指及腕动作协调，则可转入第二阶段捻针练习。

（2）捻针：将针先插在纸垫或结实的棉垫上，刺手的拇指、示指、中指如上法将针柄转动，目的是增强指力，使动作协调。这是进针的基本功，必须坚持锻炼，一般1日练习3次，每次20分钟，坚持1个月。

（3）持针垂直旋转刺入：这是飞针的初级动作。开始时可选用0.5寸毫针，针尖距刺入点0.2～0.3寸垂直旋转刺入，抵刺入点前加速旋转并放针（如放针过早则刺入力量不足，不能过皮，放针太慢则形成反弹力或弯针），以后可随熟练程度改用1寸毫针，垂直旋转刺入主要是锻炼指、腕力的进一步配合和控制刺入点的准确。此阶段需练习3个月的时间。

（4）摆动旋转刺入：这是利用腕、指摆动的惯性，增强刺入的力量，操作时持针斜放在刺入点旁，当手向刺入点移动时，持针指即搓动，针旋转至高速并抵刺入点时，随着刺手向前移动的惯性，用指、腕将针弹刺入穴内。

（三）临证医案

1 坐骨神经痛

张某，男，35岁。

初诊：2010年8月2日。

[症状] 左下肢疼痛1周。1周前患者因连日在冷库工作受寒，初感左下肢疼痛，继而举步困难，弯腰及提腿则感刺痛从臀部向下肢放射，无明显腰腿挫伤史，经治未效，由两人扶持来诊。症见神态疲倦，左下肢疼痛，抬腿剧烈掣痛，活动明显受限，皮肤发凉，小便清利，大便常。

[查体] 腰部无压痛，左下肢的秩边、承扶、委中、昆仑穴点压痛明显，左下肢直腿抬举试验（＋）30°。舌质淡，苔薄白，脉细数。

[中医诊断] 痹证。

[辨证] 寒湿阻络。

［治则］温经散寒,通经活络。

［针灸处方］主穴:秩边,委中,昆仑;配穴:肝俞,膈俞,足三里。

［治法及操作］秩边穴直刺1.0～1.5寸,感应向下肢放射至足跟,行平补平泻法;委中,直刺1.0～1.5寸,针刺时不宜过快、过强、过深,以免损伤血管和神经,得气后施以平泻手法,再使针尖斜向上逆时针捻转行导气针法,使针感向腰部扩散,行平补平泻手法;昆仑,直刺0.3～0.5寸,进针得气后行顺时针捻转导气法,患者渐感针下有一股气上下流动,疼痛随即减轻,行平补平泻法。留针20分钟。加温灸肝俞、膈俞、足三里时,患者感热从背腰向足放散。退针后此热气仍可隐现,原厥凉病足转暖,举步已不需别人扶持,伸展足掣痛明显改善。

耳穴埋针:针灸后于左耳坐骨神经点埋针,并嘱患者家属带艾条回家,隔姜片温灸针刺部位。

［疗效］连续治疗3次后好转,1周后痊愈。

② 耳源性眩晕

刘某,女,48岁。

初诊:2009年4月3日。

［症状］晨起突发头晕,伴恶心呕吐10小时。10小时前,患者晨起突发眩晕欲扑,视物旋转,伴恶心、呕吐,不能站立行走。每于体位改变时诱发或加重,闭目可缓解,伴耳鸣,口干口苦。平素工作压力大,易怒烦躁,睡不宁,多梦,无明显头痛、幻听、发热恶寒等不适。纳可,二便调。

查体:神经系统查体未见异常,臂丛牵拉试验(－),扣顶试验(－),昂埋头试验(－),转颈试验(＋),Dis-Hipake(＋)。舌红,苔薄黄,脉弦。

［中医诊断］眩晕。

［辨证］肝阳上亢。

［治则］滋肾平肝,清风定眩。

［针灸处方］太冲,阳陵泉,风池,太溪。

［治法及操作］太冲,直刺0.5～1.0寸,行提插捻转大泻手法,使针感布满足部,以患者耐受为度;阳陵泉,直刺1.0～1.5寸,行平泻手法,得气后使针尖朝上,逆捻导气上行;风池,向鼻尖方向斜刺0.5～1.0寸,不可向上向内深刺,以免伤及延髓,得气后行轻捻转平泻手法,使针感在头部扩散;太溪,直刺0.5～1.0寸,得气后使针尖向上,行捻转平补手法,使针感向小腿传导。留针20分钟。

耳穴贴压:用王不留行籽在胆、肾、神门贴压;嘱患者每日自行按压耳穴5～6次,每次10分钟,并注意调畅情志,合理生活作息,清淡饮食。

［疗效］隔日治疗5次后,眩晕消失,终止治疗观察。

③ 周围性面神经瘫痪

刘某,男,27岁。

初诊:2011年5月15日。

［症状］左乳突痛,伴左口眼歪斜1周余。经治患者症减未愈,现来诊。症见神情焦躁,面色无华,诉耳后尚间现阵痛隐隐;示齿、鼓腮、吹哨等动作完成欠佳,口角歪右,味觉稍减退。

［查体］左侧乳突触痛(＋),左侧面肌弛,额纹消失,眼睑闭合不全,露白约1mm,鼻唇沟变。舌淡苔薄腻,脉浮稍数。

［中医诊断］面瘫。

［辨证］热毒阻络。

［治则］清热解毒,活血通络。

［针灸处方］曲池(右),翳风(左),颊车(左),太阳(左),运动右下区。

［治法及操作］曲池,直刺进针0.5～1.0寸,针刺得气后,用平泻法,针尖朝上臂,逆时针捻转导气,使针感沿上臂向上传;颊车,针尖向内斜刺0.5～1.0寸,平补平泻法,斜刺得气后针斜向鼻唇,小幅度捻转导气;翳风,直刺0.8～1.2寸,行平补平泻手法,使酸胀感向面部放射。太阳穴朝向眼睛方向斜刺0.5寸,轻小角度捻针,行平补平泻;运动下区平刺0.5寸,多捻,平补平泻。留针20分钟,在留针期间每隔10分中运针催气,以加强经络气血调和。

耳穴贴压:退针后,配合王不留行籽贴压耳穴,取脾、目、肝点。

［疗效］经治疗20次后,患者神清气爽,面色泛红,面瘫平复。舌淡红,苔薄润,脉平。嘱每日自行揉按两侧面部,每次15分钟,每日2次,避风寒,戒辛辣食物。1个月后复诊,面肌活动正常,病愈。终止治疗观察。

④ 脑血管意外后遗症

张某,男,65岁。

初诊:2010年10月19日。

［症状］左侧肢体麻木乏力2个月余。患者2个

月前无明显诱因出现左侧肢体麻木乏力,头晕头痛,就诊于当地医院。经头颅MRI检查提示:右顶枕叶多发腔隙性脑梗死。收住院予营养脑神经、改善循环、抗血小板聚集、康复等系统治疗后,病情稳定出院,现患者转针灸科就诊。症见患者神清,精神稍倦,构音清楚,左侧肢体麻木乏力,左上肢可抬至左肩,持物握力差,可独行,缓慢拖步行走数步,无发热恶寒、头晕头痛及心悸胸闷等不适,胃纳欠佳,小便调,大便溏。

[查体] 左上肢近端肌力4-级,远端肌力3级,左下肢近端肌力4-级,远端肌力3+级,末端肌力1-级;左侧肢体痛、触觉减弱;左侧双划征(+),余神经系统查体未见明显异常。舌淡暗,苔白稍腻,脉沉细。

[中医诊断] 缺血性中风(恢复期)。

[辨证] 气虚痰瘀阻络。

[治则] 补气活血通络。

[针灸处方] 百会、印堂、曲池、足三里、血海、丰隆、三阴交、肝俞、肾俞、脾俞,每次选4～5穴,辨证施用。

[治法及操作] 百会,平刺进针0.3～0.5寸,大补法;印堂,针尖斜向下15°进针0.3～0.5寸,平补平泻手法;曲池,直刺进针0.5～1.0寸,平补平泻法;足三里,直刺1.0～1.5寸,平补手法;血海,直刺0.5～1.0寸,针下得气针尖斜上,逆捻导气上行,平补平泻法;丰隆,直刺1.0～1.5寸,得气后行提插捻转平补平泻手法,使针尖向下,使针感向下传导;三阴交,进针时紧贴胫骨内侧缘直刺1.0～1.5寸,进针得气后,行平补手法,针尖斜向上逆向捻针,使针感从腿部向上传;肝俞、肾俞、脾俞、肝俞,针尖45°向内下斜刺0.5～0.8寸,不可深刺,以免伤及内部脏器,得气后行平补手法,使针感在背腰部扩散;留针20分钟。

艾条温灸:中脘,肾俞,气海,关元。每次选2穴,灸20分钟。

嘱患者慎起居,清淡饮食,畅情志,配合肢体功能康复锻炼。

[疗效] 经过30次治疗后,诸羔悉平。终止针刺。嘱患者每日仍按原法用艾条温灸有关穴位,慎起居,畅情志,调饮食并配合肢体功能康复锻炼以巩固疗效。

5 高血压病

林某,男,45岁。

初诊:2009年6月3日。

[症状] 反复头顶部疼痛半月余。患者因近期业务压力大,半月前开始出现头顶疼痛,微晕,神烦易怒,胸胁痛,失眠多梦,因忙于工作,一直未予就诊,于家中自测血压升高(155/85 mmHg)。现来诊,症状同前,精神稍倦,口干口苦,心悸,小便黄,大便结。

[查体] 神经系统查体未见异常,测血压160/90 mmHg。舌尖红,苔黄,脉弦数有力。

[中医诊断] 内伤头痛。

[辨证] 肝阳亢盛。

[治则] 平肝潜阳。

[针灸处方] 风池,太冲,太溪,肝俞。

[治法及操作] 风池,针尖朝鼻尖方向刺入0.5寸,平泻手法;太冲,进针得气后,针尖朝上,逆时针捻转,行大泻法;刺太溪,飞针进针得气后,予平补法;针刺肝俞,向内下30°斜刺0.5寸,行平泻手法,使局部酸胀感向周围扩散;留针20分钟。

耳穴贴压:王不留行籽于肝、肾、神门贴压。嘱患者注意调畅情志,清淡饮食。

[疗效] 隔日治疗10次后,头痛消失,测血压135/80 mmHg,终止治疗观察,并嘱患者畅情志,适当户外运动,调饮食以巩固疗效、防止再发。

6 支气管哮喘

张某,女,13岁。

初诊:2009年3月30日。

[症状] 反复发作性咳嗽、喘息6个月余。患者6个月前不慎受凉后出现咳嗽、喘息,症状反复,每于天气变化时发作,甚时出现胸闷、呼吸困难,呼气相延长,久治未效,形体清瘦,面色无华。

[查体] 胸廓对称无畸形,双肺可闻及散在哮鸣音。舌质淡,苔薄白,脉细数。

[中医诊断] 哮证。

[辨证] 肺脾肾虚。

[治则] 调肺气,补脾肾。

[针灸处方] 胸腔区、肺俞、太溪、孔最、内关;艾灸关元、气海。

[治法及操作] 毫针刺胸腔区0.5寸,平刺进针得气后捻转,平补平泻;太溪,直刺0.5～1.0寸,行平补法;孔最,针刺1.0～1.5寸,针尖朝上,进针得气后逆时针捻转,使针感沿肢体向上传导,同时嘱患者深呼吸,调畅气机,行平补平泻;内关透外关,小角度捻

针,平补平泻;肺俞,向内下30°斜刺0.5寸,进针得气后行平补手法;嘱患者闭目养神,意守胸膈,留针20分钟后出针。

耳穴贴压:王不留行籽耳穴贴压肺、脾、肾。嘱其多按压,并嘱其用艾条自行回住处温灸气海、关元以补后天之气,每日2次,每次20分钟。

[疗效]15次治疗后,诸症悉平。终止治疗观察。嘱每日仍自行用艾条交替温灸肺俞、风门、肾俞、膻中、关元。避风寒及坚持户外运动,巩固疗效。1年后患儿母亲因椎间盘疾患前来就诊,喜诉患儿哮喘未发作,因学业紧张未来复诊,仍坚持温灸气海、关元。

7 胃、十二指肠溃疡

陈某,男,37岁。

初诊:2011年4月28日。

[症状]反复上腹部隐痛5个月余。患者5个月前因工作紧张、饮食不节后出现上腹部疼痛,呈隐隐作痛,常于餐后3小时左右发生,痛时喜温喜按,进食冷饮冷食后疼痛明显,餐后常感觉脘腹胀满不化。平素畏寒,面色黄而少华,精神不振,少气懒言,纳少,睡眠一般,小便尚可,大便稀溏。

[查体]上腹部腹肌稍紧张,偏右有局限性轻压痛。舌淡,苔白腻,舌边有齿痕,脉沉。

外院胃镜检查提示:十二指肠球部溃疡活动期,快速尿素酶实验(+)。

[中医诊断]腹痛。

[辨证]脾胃虚寒。

[治则]温中散寒,益气健脾。

[针灸处方]足三里,三阴交,脾俞,胃俞。

[治法及操作]足三里(左),直刺1.0～2.0寸,进针得气后,针尖斜向上逆向捻针,使针感沿腿部外侧上传,行大补手法,出针后足三里(右)以小艾炷直接灸3壮;三阴交,进针时紧贴胫骨内侧缘直刺1.0～1.5寸,进针得气后,行平补手法,针尖斜向上逆向捻针,使针感从腿部向上传;脾俞、胃俞,用小艾炷直接灸,每穴5壮。

[疗效]经过20次治疗,仍旨原意辨证施治,患者胃脘疼痛未发,进食如常,饭后间现饱胀,大便成形,精神充沛,面色有华,舌淡红,苔薄白,齿痕平,脉缓。复查胃镜显示溃疡缩小变浅,进入愈合期。症平矣,终止治疗观察。

嘱患者每日自行以艾条温灸中脘、神阙、肾俞、脾俞、胃俞、足三里等穴,并嘱每日坚持户外运动,放松心情,注意饮食规律,忌过饱过饥,少食生冷坚硬之品及刺激性食物,以巩固疗效。

8 呃逆

卢某,男,60岁。

初诊:2011年3月21日。

[症状]间歇呃逆1年余,加重1周。1年多前患者中风后出现间歇呃逆,每于饱食、受寒、劳倦则易发作,1周前患者因过食饱餐后呃逆症状加重。症见神疲乏力,面色无华,呃逆频发,声低气短。

[查体]心肺及腹部查体未见异常。舌质淡红,苔白腻,脉沉滑。

[中医诊断]呃逆。

[辨证]脾虚气逆。

[治则]益气调胃,降逆和中。

[针灸处方]内关(左),足三里(右),中脘,膻中。

[治法及操作]内关,直刺0.5～1.0寸,进针得气后,针尖向上斜刺,逆捻导气,使针感沿手臂内侧向上传,行平补平泻法。足三里,直刺1.0～1.5寸,进针得气后,逆向捻针,用平补法,使针感沿腿部向上传。中脘,直刺1.0～1.5寸,有酸胀感,行平补法;膻中,向下平刺0.3～0.5寸,行平补平泻法。

[疗效]七诊:呃逆未发,患者神清气爽,面色红润,心情舒畅,纳眠可,脉象平和,舌淡红苔薄白。证脉合参,经治脾胃运化功能康复,故呃逆得平,病愈矣,终止治疗。嘱患者注意饮食清淡,忌食生冷,避免饥饱失常,保持心情舒畅,带艾条自行温灸足三里、中脘,每次20分钟,每日1次,灸2周,以巩固疗效。

9 小儿多动症

余某,男,10岁。

初诊:2011年4月20日。

[症状]心烦多动、注意力不集中1年余。患儿2年前出现小动作增多,爱挑逗别人,难以自控,当时家长未予重视,未行系统诊治。1年多来,上课不专心,多动多语,睡眠不安,记忆力下降,作业常不能按时完成,学习成绩不断下降。遂来门诊就诊。现症见:多动多语,急躁易怒,五心烦热,形体消瘦,面颊发红,指甲毛发欠光泽,唇干舌干。

[查体]心肺及腹部查体未见异常。舌红,苔少,脉弦细数。

［辨证］肝肾阴虚。

［治则］滋补肝肾，平肝潜阳，醒脑益智。

［针灸处方］四神聪，印堂，风池（右），太溪（左），太冲（右）。

［治法及操作］四神聪，用平刺0.5～0.8寸（针尖向百会穴方向）；印堂，平刺0.5寸，向鼻根方向顺捻导气，行平补平泻法；风池，针尖微朝外，向鼻尖方向斜刺0.3～0.5寸，得气后，小幅度捻转，行平补平泻法；太溪，直刺0.3～0.5寸，小角度念针，平补法；太冲，直刺0.5～1.0寸，大角度捻针，平泻法。

［疗效］经治15次后，患儿情绪平和，但活动过度兴奋后尚微现神烦躁动，学习成绩稍有提高。

10 颈椎病

汤某，女，79岁。

初诊：2009年9月15日。

［症状］反复颈项部痹痛3年余，加重1周余。患者3年多来反复颈项部痹痛，1周前因阴雨天气变化，颈项部痹痛呈进行性加重，伴项俯仰、提肩活动受限，每于劳累后加重。纳可，眠差，夜尿2～3次，大便烂。未经治疗，前来就诊，否认外伤史。

［查体］颈部肌强，颈椎4～6椎体微隆，转颈及俯仰等活动稍受限，颈椎棘突下及椎旁肌肉压痛明显。舌淡红，苔薄腻，脉弦滑。

［中医诊断］项痹。

［辨证］寒湿滞络。

［治则］散寒祛湿，行气通络。

［针灸处方］大杼，外关，运动中区。

［治法及操作］大杼，向下斜刺0.5～1.0寸，使针感向颈部传导、行平补平泻手法；外关，直刺进针0.5～1.0寸，下得气后，针尖朝上，行逆捻转导气法，使经气上行，平泻法针；运动中区，平刺，行平补平泻法。

艾条温灸：大杼、脾俞、肾俞，每穴悬灸治疗20分钟。

耳穴贴压：肝、肾、颈（贴3日）。

［疗效］五诊至八诊：诸羔悉平，隔日治疗1次后终止治疗观察，并嘱患者每日自行用艾条温灸百劳、大杼、肾俞，每次20分钟，持续2周，巩固疗效。

主要参考文献

［1］袁青,刘龙琳,沈秀进,等.论"靳三针"学术内涵［J］.中国针灸,2014,34（07）:701-704.

［2］马瑞玲.靳瑞教授倡导"三针"的特点及其应用举要［J］.中医药学刊,2002（5）:580-582.

［3］李乃奇.岭南针灸学术源流探讨与近代学术流派整理研究［D］.广州:广州中医药大学,2015.

［4］王琴玉,彭增福.靳子守杏林心存天下,瑞星临橘井利济苍生——记针灸名家靳瑞［J］.上海针灸杂志,2009,28（10）:562-564.

［5］陈秀华,李颖.岭南陈氏飞针［M］.北京:人民卫生出版社,2014.

［6］陈秀华.陈全新教授针灸临床经验介绍［J］.新中医,2003（7）:14-16.

［7］李颖,陈秀华.全国名老中医陈全新教授进针手法经验述要［J］.中国医药导报,2014（7）:88-90.

［8］陈秀华.中国现代百名中医临床家——陈全新［M］.北京:中国中医药出版社,2014.

第八章
四川针灸流派

四川针灸在我国针灸医学史上起源很早,从绵阳西汉人体经脉漆人到成都老官山汉墓经穴髹漆人,都反映了四川早期针灸学成就。当代川派中医的针灸理论和实践也得到很好传承。其分支学派以巴蜀针灸学派为主,以吴棹仙、蒲湘澄为代表医家,主要传承人有杨介宾、唐玉枢、蒲英儒、杨运宽等,以成都中医药大学教学科研为传承环境。吴棹仙善用子午流注、灵龟八法,形成了独特的时间针灸学,在对疾病进行辨证施治的前提下,重视针刺手法与时辰的配合,随病变化,以迎合经气,调节经气盛衰;代表作有《子午流注说难》《医经生理学》,以及蒲湘澄所著《中医实验谈》等。其他针灸著名流派还有叶氏金针流派,以叶清心、叶德明为代表医家,其特色是独特进针法,重视透穴,针方组穴独到,结合快针、点刺等,著作有《叶清心医案选》等;李氏杵针流派,以李仲愚为代表医家,特色是其铜制粗头,针具不刺入皮肤肌肉,兼具针刺与按摩之长,著作有《杵针治疗学》《气功灵源发微》等。

第一节　巴蜀针灸学派

一、流派溯源

巴蜀针灸学派以吴棹仙、蒲湘澄为代表医家。

吴棹仙(1892—1976年),四川巴县(今属重庆市)人,当代知名的医经、针灸学家。其幼年起便攻读四书五经,并随父吴俊生学医。13岁考入巴县医学堂,熟读医学典籍,16岁毕业后进入重庆官立医学院师范班深造,23岁毕业于重庆存仁医学院,29岁师从针灸大师许直礽,得"子午""灵龟"针法秘传。1949年后,吴棹仙历任重庆市第一、第二中医院院长以及成都中医学院医经教研组主任、针灸教研组主任等职。毕生治学严谨,善用经方。从事医事活动60余年,非常注重择时取穴,善用子午流注、灵龟八法等针法,并能根据患者病情的寒热、虚实、轻重脉象等辨证施治,尤其注重寒温与经气盛衰的变化。他根据"子午流注针灸学"绘制了《子午流注环周图》,将"天

人合一"和"阴阳五行"的中国古代哲学体系及其临床应用结合起来,从而发扬推广了时间针法,为针灸学术的发展做出了巨大贡献。著有《子午流注说难》《医经生理学》《医经病理学》《灵枢经浅注》等书。1955年冬出席全国政协会议期间,献《子午流注环周图》于毛泽东主席,并受到嘉勉,对当时中医学的发展有重大影响,被称为"迎来子午流注的春天"。所著《子午流注说难》是其代表作,也是自金代《子午流注针经》后第一部专门论述子午流注等按时开穴针法的针灸学专著。该书力倡按时开穴,强调针灸药并用,对于流注针法的推广、运用和发展等影响甚大。任应秋教授主编《中医各家学说》一书中,高度评价吴棹仙为"近代两经方家之一"。

蒲湘澄(1900—1961年),字有吉,四川射洪县人,著名针灸学家。出身中医世家,16岁起随父蒲松荣学习中医,并随其父好友李精一、张道生学习杂病

和外科，20岁起悬壶乡里，23岁起不断游学各地，遍访名医，博采众长，医术精进，在20世纪30～40年代即享誉川北各县。曾任中国科学院四川分院中医中药研究所特约研究员，成都中医学院针灸教研组主任，荣获国家卫生部颁发的"继承发扬祖国医药方面表现积极成绩卓著"金质奖章。20世纪30年代末，蒲湘澄有感于当时"针灸各书词奥理深，致学斯道者难明至理"，为使"精要而不繁，起融会贯通之益"，在学习《黄帝内经》《难经》《伤寒论》《针灸大成》等著作的基础上，结合多年临床实践，从"经验实效"出发，撰写了《中医实验谈》。该书第3、第4卷为针灸专卷，集中体现了其针灸学术思想，提倡针灸药并重，重视经络辨证，多取用特定穴治疗，强调行气和补泻手法，认为取穴准确及得气是取效的基础，此外亦遵循古训对针灸禁忌的论述，对腧穴的针灸禁忌和晕针救治均有阐发，为四川乃至全国针灸事业的传承和发展做出了不可磨灭的贡献。

二、流派传承

（一）传承谱系

吴棹仙的弟子有唐玉枢、焦以南、吴叔亮、许彦白等人，传统跟师的模式将吴棹仙的中医理论基础与临床实践经验完美地结合在一起，是吴棹仙学术思想的重要传承方式之一。此外，为了广泛弘扬中医，吴棹仙先后创办国医药馆、国医传习所、山洞中医院、巴县国医学校、苏生国医院、中华医药科学讲习所等，为针灸学术的发展培养了人才。

蒲湘澄为了中医针灸的传承和发展，1938—1946年先后在四川射洪、绵阳、广元、剑阁、彰明、蓬溪、三台等地举办"针灸班""国医讲习所"等共16期，每期授课约3个月，授业人数总计700余。解放后，蒲湘澄任教成都中医进修学校及成都中医学院，致力于中医、针灸专业人才的培养，先后为中医高级研修班、师资班、进修班、西学中班等各层次学生讲授针灸，受教学生达千余人。巴蜀针灸学派传承谱系如图8-1。

（二）传承工作

吴棹仙的入门弟子唐玉枢多次发表过有关吴棹仙的医案及生平文章，如《吴棹仙临床验案举隅》《吴棹仙传》《吴棹仙老师医案》等。晚年时，唐玉枢长期坚持门诊坐诊，也为房明东所校注的《吴棹仙医经精义》提供了文献及意见，对巴蜀针灸学派学术思想的传承发挥了尤为重要的作用。

近年来，对吴棹仙、蒲湘澄的生平及针灸学术思想和临床经验的发掘整理工作也取得一定成果。如梁颖芯通过对吴棹仙的著作《子午流注说难》以及相关文献资料的研究，挖掘整理其临床经验与学术思想，提炼和总结其处方用穴、按时施治的规律，并探讨其学术思想渊源、特点及实践基础。张元庆通过拜访蒲湘澄后人、学生，调查相关地方史料，以蒲氏著作、论文、医案、自传、手稿为基础，全面挖掘整理其针灸学术思想，梳理其学术源流，突显了蒲湘澄对针灸学术及临床的贡献，弘扬其治学理念和孜孜不倦的探索精神，从而促进巴蜀针灸学术的传承和创新。

三、流派名家

吴棹仙

（一）生平简介

吴棹仙（1892—1976年），名浦，字显宗，四川巴县（今属重庆市）人。得针灸大师许直祊子午、灵龟针法秘传，享有"神针"之誉。为现代著名针灸家、经方家、医经学家，是川派针灸代表人物之一。

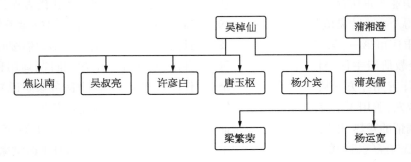

图8-1　巴蜀针灸学派传承谱系

吴棹仙儿时便攻读四书五经，随父吴俊生学医。13岁时已读完清代名医陈修园的10多部著作。光绪三十一年（1905年）考入巴县医学堂，名列第一。先后精读了清代200余年来刊行的54种医学书籍，奠定了深厚的医学理论基础；1908年结业后，他转入重庆官立医学院校师范班就读。

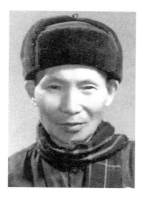

吴棹仙（1892—1976年）

因记忆超群，精读《黄帝内经》《伤寒论》《金匮要略》等书，能背诵中医四大经典全文及《伤寒论》名家注释，吴棹仙深得唐德府、王恭甫诸多名师赞赏。1916年参加重庆开业医师统一考试，名列第三。1918年，吴棹仙与人合伙在重庆开设双桂堂药店，后师从针灸大师许直礽，得"子午""灵龟"针法秘传，并能根据患者病情的寒热、虚实、轻重脉象等辨证施治，使不少危重患者得以转危为安，遂享有"神针"之誉。

为广泛弘扬发展中医，吴棹仙曾在重庆先后创办国医药馆、国医传习所、山洞中医院、巴县国医学校、苏生国医院、中华医药科学讲习所等。1929年创办《商务日报·医药周刊》并发表了《东方生风辩》《阴阳学说》等文章，撰文发扬中医学理，痛斥汪精卫国民政府发布的"废止旧医案"的无知邪说。1932年，与彭笃笙共同创办巴县国学学舍（后改名重庆市国医传习所），从事中医药学的教育工作。1935年任重庆国医药馆馆长。1939年创办重庆中医院和巴县国医学校。1945年在重庆中华路永生堂诊所讲学，同年在和平路开办苏生国医院，并在归元寺街开办中华医药科学讲习所招收学生。1954年后，历任重庆市第一、第二中医院院长，成都中医学院医经、针灸教研组主任，为四川省第一届政协委员，四川省第二、第三届人大代表，农工民主党四川省委委员。

1956年2月，吴棹仙以"特邀代表"身份参加全国政协第二届二次全会，并于会后将其珍藏多年的《子午流注环周图》献给毛主席，并受到嘉勉，借此将子午流注学说发扬至国内外。1976年9月8日，吴棹仙先生于重庆病逝，享年85岁。

吴棹仙长年研究中医经典，颇有心得，治学严谨，熟悉四大经典条文，与任应秋并称为"中医界的活字典"。行医50余年，他精于内科、针灸。临床处方用药，多宗仲景，善用经方治病，尤其善用子午针法，能解《灵枢》补泻迎随之妙。吴棹仙重医德，倡义诊，济贫病，疗疾多奇中，有妙手回春之效，遂有"药王菩萨"的美誉。他平日常为贫苦患者免费诊病施药，并在处方上写"记棹仙帐"字样。无论院内院外、街头乡间，有请必至。不避重危患者，必切太溪脉以决生死。切脉时有10～15分钟之久，其脉枕题铭"低眉细参三指禅"。吴棹仙待人忠诚，和蔼可亲，对患者、学生、同事，娓娓而谈，百问不厌，可谓诲人不倦；真正做到传道、授业、解惑，故被赞如金铎，叩之则鸣。其带徒实习方法最切实际，要求学生都要在门诊跟师试诊，在老师的指导下，应用理法方药，辨证论治。如此优良作风，至今影响着学校的老师及学生。

吴棹仙一生著述颇丰，包括《子午流注说难》、《吴棹仙医经精义》（原名《医经选》，分《医经生理学》、《医经病理学》）、《养石斋医案》、《灵枢经浅注》、《内经金匮质疑》、《神农本草经方歌》、《温病方歌》、《时方总括》、《医学一见能方歌》、《痘疹定论方歌》等书，合著尚有《灵枢语释》。除精通医学外，他又工书法，通音韵，精词章，尚著有《听秋声馆》《性灵集》《养石斋诗稿》等。

生平好友任应秋在《中医各家学说》中称吴棹仙为近代"两经方学家"之一（另一位为曹颖甫先生）。在吴棹仙百周年学术讨论会上，其好友重庆名医熊寥笙曾为其题词："一代医宗，泰山北斗，八法灵龟，得心应手；一颗金针，万病全瘳，活人无算，驰誉神州。"

（二）学术观点与针灸特色

1. 学术观点

（1）以十二经"五腧穴"六十六穴为基础，逐日按时取穴：在《子午流注说难》中，吴棹仙指出："五脏五腧所出为井木，六腑六腧所出为井金"，"井金井木既定，则依五运流注之。阴井为木，阴荥为火，阴输为土，阴经为金，阴合为水；阳井为金，阳荥为水，阳输为木，阳原阳经为火，阳合为土。出为井，溜为荥，注为输，过为原，行为经，入为合"。吴棹仙根据五腧穴的五行所属，配合天干、地支，利用时间特征来择时开穴治疗，是子午流注针法开穴的重要特征。

吴棹仙在《子午流注说难》中又云："至于人体有病，依经穴旺时取之。甲丙戊庚壬开腑之井穴，乙丁己辛癸开脏之井穴。阳日阳时开阳穴，阴日阴时开阴穴，均间时一取之。阳日流注到阴日，仍开阳穴；

阴日流注到阳日,仍开阴穴,各依相生之次序,每日十一时共开六穴。阳日气纳三焦,六腑皆备;阴日血归包络,五脏悉通,此所谓五脏之所溜处。"此处说明了十二井穴逐日按时开穴的方法,然而一日有十二个时辰,而每条经一日只值日十二个时辰,肾经井穴开穴之时不能起于癸丑,吴棹仙认为这是流注中天然的缺点,有如农历历法中的闰月,故称之为闰日。同时,吴棹仙也针对此天然缺陷提出了相应的解决办法,认为癸日不按"阳日取其生我者,阴日取其我生者"的原则,而是在癸日亥时开肾经之井穴涌泉,以使新一轮值日经脉与首开穴接轨。

(2)急则重病,缓配灵龟八法:在面对急症患者时,吴棹仙多先针对疾病进行辨证论治,待病情稳定后再使用灵龟开穴治疗,充分体现了吴棹仙对于临症前必先辨证的思想。灵龟八法是根据九宫八卦原理,结合人体奇经八脉的交会穴,配合天干地支,按《河图》《洛书》进行推算确定治疗选穴的一种方法。因为灵龟八法开穴常常需要等候数小时,甚至数日,对于病情危急的患者,吴棹仙选择首先辨证论治的方式,待患者稳定后,再根据病情轻重,使用灵龟八法进行针灸治疗。

(3)重视针刺手法与时辰配合,男子女子午前午后分治:吴棹仙认为,治疗时无论使用任何手法,均需要配合经气盛衰的时辰规律,且气血的运行循行根据男女、午前午后的不同各有分治之法。男子午前,针内转吸气为泻,针外转呼气为补;男子午前与午后相反。女子午后与男子午前相同,女子午前与男子午前相反。

(4)重视人迎寸口诊脉:吴棹仙认为,人迎主三阳,脉口主三阴。人迎一盛、二盛、三盛,病在少阳、太阳、阳明;脉口一盛、二盛、三盛,病在厥阴、少阴、太阴。此根据人迎或脉口的强盛,判断病变经脉在阳或在阴。然后根据脉象强盛程度,确定具体病变经脉。

当人迎脉大于寸口脉一倍、二倍或三倍时,则属于三阳气盛,治疗应泻三阳经而补三阴经。当寸口脉大于人迎脉一倍、二倍或三倍时,则属于三阴气盛,治疗应泻三阴经而补三阳经。人迎、脉口,较平人俱盛三倍以上,名曰阴阳俱溢,当以开十宣之法疾泻之。如人迎、脉口俱盛四倍以上者,名曰关格。其人迎一盛于脉口者,病在足少阳;一盛而躁者,病在手少阳。用针者,皆泻足少阳而补足厥阴。二泻一补,

日一取之。其人迎二盛于脉口者,病在足太阳;二盛而躁者,病在手太阳。用针者,皆泻足太阳而补足少阴。二泻一补,二日一取之。其人迎三盛于脉口者,病在足阳明;三盛而躁者,病在手阳明。用针者,皆泻足阳明而补足太阴。二泻一补,日二取之。其脉口一盛于人迎者,病在足厥阴;一盛而躁者,病在手厥阴。用针者,皆泻足厥阴而补足少阳。二补一泻,日一取之。其脉口二盛于人迎者,病在足少阴;二盛而躁者,病在手少阴。用针者,皆泻足少阴而补足太阳。二补一泻,二日一取之。其脉口三盛于人迎者,病在足太阴;三盛而躁者,病在手太阴。用针者,皆泻足太阴而补足阳明。二补一泻,日二取之。

2. 针法特色

(1)补泻手法:吴棹仙认为,气血的运行循行根据男女、午前午后的不同各有分治之法。凡用补泻之法,必先明晰人身偕行营卫、左右、阴阳、内外、上下经脉运行之道路。

男子午前:左手阴经降,从胸走手;左手阳经升,从手走头。右手阳经降,从头走手;右手阴经升,从手走胸。右足阴经降,从胸走足;右足阳经升,从足走头。左足阳经降,从头走足;左足阴经升,从足走胸。

男子午后:右手阴经降,从胸走手;右手阳经升,从手走头。左手阳经降,从头走手;左手阴经升,从手走胸。左足阴经降,从胸走足;左足阳经升,从足走头。右足阳经降,从头走足;右足阴经升,从足走胸。

按吴棹仙上述所论述的循行,患者凡欲补泻者,可行迎随补泻法、呼吸捻转补泻法,当行补泻手法之时,需候气至病所,并注意患者生息数,再根据如下手法行针。

①午前泻针手法男女不同:针男子左手足,针向内转,令患者用口鼻吸气(针手用鼻吸气,针足用口吸气),阳日用奇数(三七九数分病轻重用之),阴日用偶数(二六八数分病轻重用之)。针女子右手足,针向外转,令患者用口鼻呼气(针手用鼻呼气,针足用口呼气),阳用奇,阴用偶。何谓阳日,甲丙戊庚壬。何谓阴日,乙丁己辛癸。

②午前补针手法男女不同:针男子左手足,针向外转,令患者用口鼻呼气(针手用鼻,针足用口),阳偶阴奇。针女子右手足,针向内转,令患者用口鼻吸气(针手用鼻,针足用口),阳偶阴奇。

③午后泻针手法男女不同:针男子左手足,用针女子午前泻针手法。左右虽不同,而手法针外转、呼

气则同。针女子右手足,用针男子午前泻针手法。左右虽不同,而手法针内转、吸气则同。

④午后补针手法男女不同:针男子左手足,用针女子午前补针手法。左右虽不同,而针内转、吸气则同。针女子右手足,用针男子午前补针手法。左右虽不同,而针外转、呼气则同。①

以上所言,乃男女子候午前午后子前之正例,即《灵枢》所谓"男内女外,坚拒勿出,谨守勿内"之正义;又云"迎而夺之者泻也,随而济之者补也"。迎之、随之,以意合之,针道毕矣。总其大要,男子午前,针内转吸气为泻,针外转呼气为补;男子午前与午后相反。女子午后与男子午前相同,女子午前与男子午前相反。不可不辨。

（2）寒热手法:吴棹仙认为:"三提一插,提针呼气,插针吸气,为烧山火。盖提数多,则气之出于卫分者多。振振恶寒之证用此手法,阳日用偶数,阴日用奇数,必能使之发热。"即先将针刺入穴位天部,按阳日偶数,阴日奇数行提插,次进针到人部,施术同前;再进针入地部,仍用前法提插,最后从地部退至天部。如此反复操作,当针下产生热感后,出针,急接针孔,使真气内留。"反言之,三插一提,插针吸气,提针呼气,为透天凉。盖插数多,则气之入于营分者多。蒸蒸发热之证用此手法,阳日用奇数,阴日用偶数,必能使其热退",即先将针一次刺入穴位地部,按阳日奇数,阴日偶数行提插;次退针到人部,施术同前;再退针至天部;仍用前法提插,最后从天部进针至地部。如此反复操作,当针下产生凉感后,出针,摇大穴孔,使邪热外出。

以上所言烧山火、透天凉之正法,乃男用于午前,女用于午后。如男子午后有大寒证、大热证,当用烧山火、透天凉者,则反而用之;如女子午前有大寒证、大热证,当用烧山火、透天凉者,亦反而用之。歌曰:三插一提凉透天,三提一插火烧山。提针吹气插针吸,女午后今男午前。

（3）升降手法:吴棹仙认为,五运有太过与不及。五气倾移,有常有变,猝然而动者,谓之变;顺应四时、阴阳往复、寒暑迎随,谓之常。依时取穴,合乎

运常,但不能应变。《素问·气交变大论》云:"应常不应卒,此之谓也。"欲发郁而升之者,均须待时;如当折其胜、散其郁而降之者,毋须待时。

①五脏脏气上升之法:肝木之气郁而不升,当刺足厥阴之井(大敦)。乙庚日酉时开。心火之气郁而不升,当刺包络之荥(劳宫)。丙辛日未时开。脾土之气郁而不升,当刺足太阴之输(太白)。丙辛日丑时开,己日酉时过。肺金之气郁而不升,当刺手太阴之经(经渠)。丙辛日卯时开。肾水之气郁而不升,当刺足少阴之合(阴谷)。丙辛日巳时开。以上所言上升取穴,须待时之正例。欲气上行,则用右手大指甲上括针柄,左手指依经导之,使气上行。续用补法,或多补少泻法。

②五脏脏气下降之法:肝木之气欲降而不下,当折其所胜,刺手太阴肺之井穴(少商)、手阳明大肠之合穴(曲池)。心火之气降而不下,当折其所胜,刺足少阴之井穴(涌泉)、足太阳膀胱之合穴(委中)。脾土之气降而不下,当折其所胜,刺足厥阴肝之井穴(大敦)、足少阳胆之合穴(阳陵泉)。肺金之气降而不下,当折其所胜,刺心包络之井穴(中冲)、手少阳三焦之合穴(天井)。肾水之气降而不下,当折其土,刺足太阴脾之井穴(隐白)、足阳明胃之合穴(下陵三里)。以上所言下降取穴,勿须待时之正例。欲气下行,用右手大指甲下括针柄,使气下行,纯用泻法。

（4）卧针迎随手法:《难经·七十九难》云:"迎而夺之者泻之,随而济之者补之。"凡欲泻者,用针芒向其经脉所来之处,迎其气之方来未盛,乃逆针以夺其气,是谓之迎。凡欲补者,用针芒向其经脉所去之路,随其气之方去未虚,乃顺针以济其气,是谓之随。

按男子午前,女子午后,照补泻正法用之。如女子午前,男子午后,则当反其例而用之。盖男子应日,阴阳升降不同,用针者不可不辨。例如:男子午前,针左手阳经,针芒从外往上为随,针芒从内往下为迎;针左足阳经,针芒从内往下为随,针芒从外往上为迎;针左足阴经,针芒从外往上为随,针芒从内往

---

① 内转、外转:针左手足而针向右转,即是内转;针左手足而针向左转,即是外转。反言之,针右手足而针向左转,即是内转;针右手足而针向右转,即是外转。阳奇阴偶,阳偶阴奇:甲丙戊庚壬为阳日,乙丁己辛癸为阴日。一三五七九为奇数,二四六八十为偶数。阳日用奇数,阴日用偶数。不分午前午后,不分男女,不分左右,只分阴日阳日,照此用之,此泻针之数也。反言之,阳日用偶数,阴日用奇数,此又补针之数也。相同则泻,相异则补,此定义也。

下为迎；针左手阴经，针芒从内往下为随，针芒从外往上为迎。

吴棹仙的卧针迎随补泻法，是根据针刺方向与经气的关系，结合男女午前午后经气运行的差异来调整针刺方向，从而实现调和营卫阴阳的作用。

（5）进针手法：取穴时，先以沸水洗净穴位，医者亦必用沸水温针，并洗手、消毒。再以左手拇指甲切按其穴，成"十"字形，然后令患者咳嗽一声。医者左手持穴，右手以拇指、中指持针，示指压针顶，环指辅针，随咳刺入。再令患者用口吸气，医者徐徐左右旋转进针。大约吸气三口，针透天部；吸气至六口，针至人部；吸气九口，针到地部。如肌肉轻松，进针容易，吸气未至九口而针已到地部者，少吸数口气亦可；如肌肉紧密，吸气九口而针未到地部者，再多吸气数口，总以针至地部为止。再如针至肉膜，膜厚针受阻，则令患者口呼气将针轻提，再令患者吸气将针重下，透肉膜后，进针至易，针到地部时，令患者呼气一口，微提针如小豆许，即停针候气。停针时，用拇指甲括针柄向上括之之正例。如病在下而针穴在上者，则下括针柄。

如病在阳经背部而所针开穴为手阴经者，右手括针时，以左手指随其经脉之道，按引气而导至肩髎。令患者用鼻大呼气一口，乘呼气时将针外转一次，用大指甲将针柄下括数次，乃停针候气。

如病在阴经腹部而所取开穴在手阳经者，用右手大指甲将针柄上括，左手指随其经脉之道，按引气而导至肘上，转折入膈腋。令患者用口大吸气一口，针向内转一次，再用拇指将针柄下刮2～3下，乃停针候气。

（6）催气手法：针刺须得气，吴棹仙认为：进针后停针10分钟内，如针下胀痛（气分之病邪到针下则胀，血分之病邪到针下则痛），穴位周围皮肤出现红晕，即知邪气已到达针下，此时应立刻用手法泻之。但如果针刺后不得气，即停针10分钟以上而针不胀不痛，穴位四周也无红晕，此时应当用催气法催之。

吴棹仙认为，催气法，阳日用偶数，阴日用奇数。即针内转令患者吸气，外转令患者呼气。阳日用至六数时，即令患者颠倒呼吸，呼气时针内转，吸气时针外转，重用六数，才停针候气。如果不得气，以上方法重复催气，直到针下胀痛，邪气至针下。

（7）调和营卫手法：吴棹仙认为，补泻、寒热、升降等手法用毕后，在出针前须行调和营卫手法。营行脉中，卫行脉外。营有余而沉潜于内者，则濡筋骨，利关节；卫有余而散出于外者，温分肉，充皮肤，肥腠理，司开阖。其具体操作手法如下：先和营气，后调卫气。和营气针在地部，不分阴日阳日。和营皆用六数，调卫皆用九数；和营用口呼吸，调卫用鼻呼吸。先吸后呼，吸气针内转，呼气针外转。和营六数时，针在地部，不必轻提。和营六数用毕后，即行调卫之法，即刻令患者用鼻呼吸，仍先吸后呼，吸气针内转，呼气针外转。外转时，将针徐徐提至天部。调卫九数用毕后，再停针顷刻即出针。出针时，再令患者用口轻轻吸气数口，不拘奇偶，将针左右轻轻旋转出针。

针对出针后的各种症状，吴棹仙也提出了处理方法：如出针后，血分有瘀滞，针下微见黑血，则向患者说明原因，安慰其不要担心。然后用手按挤穴位左右皮肤，令黑血尽出，见红血后即止。如出针时邪气有余，穴位周围红晕不尽，皮肤微觉高起、胀痛，则用针摇大孔穴，出针后不必按压针孔。如出针时邪气已尽，正气不足，患者自觉头晕，穴位周围皮肤色白，针下轻松，则右手出针，迅速用左手大拇指按其孔穴并揉和之，使正气不致消耗。

（三）临证医案

1 伏梁

黄某，男，19岁。

初诊：

[症状]病经半年之久，心烦，食前后腹部作痛（经检查无寄生虫卵），脐上下一硬，按之不痛，大便正常，小便黄赤。刻下：面赤，心烦，舌质赤红，不喜饮，食前后腹部作痛，脐上下一硬，小便黄赤，脉缓。

[辨证]火热邪气蕴育，胸膈气机不利。

[治则]清宣郁热。

[中药处方]炒枳实3钱，香豆豉3钱，炒栀子4钱，黄连2钱，厚朴4钱，土明参3钱，云苓3钱，甘草梢2钱，槟榔3钱。

二诊：

[症状]服上方2剂，心烦稍减，小便黄色减淡，食前后腹部仍痛。伏梁如故，仍照原法出入。

[中药处方]炒枳实3钱，香豆豉2钱，炒栀子3钱，黄连钱半，厚朴4钱，丹参4钱，云苓3钱，麦冬4钱，知母3钱，甘草2钱。

［针灸处方］针奇经公孙，客取关元、巨虚下廉。

三诊：

［症状］连服上方2剂，兼用针法，心烦轻减，小便时黄时白，腹痛稍觉减轻，伏梁一堙两头缩短。

［中药处方］百合8钱，台乌3钱，炒枳实2钱，炒栀子3钱，麦冬4钱，厚朴3钱，丹参3钱，知母3钱，车前子3钱。

［针灸处方］奇经内关，客取下脘、关元。

四诊：

［症状］连服上方2剂，兼用针法，心烦减轻，食前后胃部作痛，鼻中微塞，微咳，新增外风，先治新病。

［中药处方］桔梗3钱，荆芥3钱，紫菀4钱，百部4钱，白前4钱，陈皮3钱，杏仁3钱，薄荷2钱，甘草2钱。一剂。

五诊：

［症状］服止嗽散加味，外感已瘥，心烦，时作欲吐之势，腹部时而隐痛，伏梁较前缩短，仍用前法加减治之。

［中药处方］栀子4钱，干姜钱半，炒枳实2钱，石菖蒲3钱，黄连2钱，槟榔片3钱，厚朴3钱，杏仁3钱，甘草2钱。

［针灸处方］奇经内关，客取中脘、关元、巨虚下廉。

六诊：

［症状］连服栀子干姜汤加味2剂，兼用针法，心烦大减，阅书看报已能坚持1小时之久，伏梁已隐而不现，食后仍觉腹痛，痼疾已散，脉已平和，不足虑也。

［中药处方］丹参6钱，砂仁1钱，檀香木1钱，栀子3钱，九节菖蒲3钱，炒枳实2钱，厚朴4钱，麦冬4钱，黄连3钱，槟榔2钱，甘草2钱。

［针灸处方］奇经足临泣，客取内关、关元。

七诊：

［症状］连服丹参饮加味2剂，兼用针法，心烦已未再现，食前后腹部胀痛偶尔一现，伏梁缩小，小便正

常，仍照上法出入。

［中药处方］丹参6钱，檀香木1钱，砂仁1钱，百合6钱，台乌3钱，黄连2钱，槟榔3钱，知母3钱。

［针灸处方］奇经照海，客取关元、中脘。

八诊：

［症状］连服上方，兼用针法，伏梁已瘥。心中微烦，烦时头微自汗出，再拟栀子豉汤加味。

［中药处方］炒栀子4钱，香豆豉3钱，百合6钱，知母3钱，土明参4钱。

［主要方剂］枳实栀子豉汤，百合汤，栀子干姜汤，止嗽散，丹参饮。

［针灸处方］以灵龟开穴为主，兼取子午流注穴，或按经取穴。

2 历节

案1 彭某，男，42岁。

［症状］两膝关节肿、冷痛，天气骤变则冷痛加重，两脚强直，历时2年半，脉缓而涩。

［辨证］寒邪痹阻经络，湿伤于下。

［治则］温经散寒除湿，通络止痛。

［中药处方］制附片（另包先熬2小时）、炙甘草、苍术、防己各12 g，桂枝24 g，薏苡仁18 g。煎服。

［针灸处方］风毒八穴[①]，上补下泻[②]。

［疗效］服药后便溏日趋正常，目睛色赤已消，左膝关肿、冷、痛已瘥，自感有冷气从膝关、委中溢出。随访，历节痼疾治愈。

案2 胡某，女，34岁。

初诊：1953年10月21日。

［症状］两膝冷痛，历时年余。腰以上汗出，腰以下无汗，左肩部亦痛。凤有白带之疾，曾经多种治疗未能奏效。

［诊断］历节风。

［辨证］寒湿痹阻经络。

［治则］散寒除湿，通经止痛。

［针灸处方］10月21日灸风市、膝眼、足三里、巨

---

① 风毒八穴：风市、伏兔、犊鼻、内外膝眼、足三里、巨虚上廉、巨虚下廉、绝骨。

② 上补下泻：即膝关以上穴位用补法，膝关以下穴位用泻法。吴棹仙所用灸法常有以下两种：一是天干地支补泻：即甲丙戊庚壬为阳，乙丁己辛癸为阴。阳日用艾灸九壮乃阳数则泻，阴日用艾灸六壮乃阴数亦泻。阳日用艾灸六壮乃阴数则补，阴日用艾灸九壮乃阳数亦补，取"相同则泻，相异则补"之意。二是艾灸补泻：先将生姜洗净切成薄片，安放在欲灸之穴位上，再将三尖角形之艾炷，放于姜片中心，旋即点燃艾炷，让其自燃，待人体皮肤穴位感觉灼热不能忍耐时，医者手持姜块按艾炷为补，掀掉艾炷为泻。

虚上廉、巨虚下廉（补火）、绝骨（泻火）；治后髀关上出透汗，膝关以下无汗。11月8日灸左肩髃、曲池、合谷、左足风市、伏兔、犊鼻、内外膝眼、足三里、巨虚上廉、巨虚下廉、阳辅；治后腰关冷痛已瘥，肩痛大减，微觉不能高举。1954年10月5日，因重感寒湿，膝关冷痛再次发作，并出现恶寒等症，灸两足风市、伏兔、犊鼻、内外膝眼、足三里、巨虚上廉、巨虚下廉、阳辅；治后症状稳定。10月24日，针奇经开穴申脉（此日霜降）；治后膝关节冷痛减轻，心中仍恶寒不足。11月14日，针奇经开穴足临泣（此日立冬）；治后膝关冷痛大减，病愈。

3 针刺牙痛

吴某，男，19岁。

初诊：1948年10月18日。

[症状]患者盘牙尽处疼痛，腮颊与牙龈红肿3日。剧痛不能忍，张口、咀嚼、吞咽、言语均受阻，每餐仅能食糜粥50 g余，微恶寒发热，神倦，颌下淋巴微肿大，扪之疼痛。大便二日未解，尿黄。舌苔黄腻，脉滑数。

[辨证]胃火上炎。

[治则]泻热止痛。

[针灸处方]依时开穴计算，农历九月十六日丙子日，午前癸巳时，丙7子7=14，癸5巳4=9，14+9=23，23÷9（阳日除9），余5即得：男左，开照海穴。

[治法]男子午前泻针手法。阳日用九奇数，每次间歇休息约3分钟，连续操作9个手法，同时使用进针手法，调和营分手法，出针手法。

[疗效]寒热平，疼痛止，服中药1剂后调理痊愈。

4 针灸风中少阴重证

毛某，男，62岁。

初诊：1956年12月31日。

[症状]脉微欲绝，四肢厥冷，昏不知人，遗溺。

[辨证]风中少阴重。

[治则]回阳救逆。

[针灸处方及治法]12月31日灸右足涌泉、足三里用补法，水沟、合谷、地仓用泻法；治后手足微动，唾出痰涎，发出沉细声音。1月4日针流注，开穴大陵；治后右半身不遂、小便不禁、手足寒、昏不知人等症状明显好转。1月5日灸右足巨虚、上廉用补法，右地仓用泻法；治后右半身不遂、手足寒、小便不禁等

已大减轻。1月22日针奇经，开穴内关；治后右手不能举重物，右足仍行步无力，语言謇涩。3月8日针奇经，开穴照海；治后右手足已完全运动自如，恢复正常。

5 小儿惊风

刘某，男，3岁。

初诊：1957年7月21日。

[症状]高热，昏睡，手足抽搐强直，瞳孔中度缩小。

[诊断]急惊风（流行性乙型脑炎）。

[辨证]热入心包，闭阻心窍，热动肝风。

[治则]清热开窍，止痉安神。

[针灸处方及治法]7月21日针患儿左右手合谷、足三里，煎服紫雪丹；治疗后稍觉安静，但数分钟后仍抽搐，体温39.9℃。7月23日大暑，乙日甲申时开液门，兼服清营汤、六神丸；针后两手握拳强直立刻消失，脉搏、心跳一致，每分钟122次。8月25日连服牛黄丸、紫雪丹、竹叶石膏汤、银翘散等方，遂病愈出院。

6 妊娠下血

李某，女，40岁。

[症状]平时月经准期而至，现居经2日，近日小腹冷痛，且漏下量不多，胃纳差，大便略干燥，小便正常。舌质淡，苔薄白。脉右关旺于尺寸，手少阴脉动盛（此妊子之候也）。

[辨证]胞中虚寒，气血不和。

[治则]暖宫祛寒，养血安胎。

[中药处方]胶艾汤。京阿胶12 g（蒸化分3次兑服），蕲艾18 g，白芍24 g，当归身18 g，生地24 g，炙甘草12 g，川芎12 g。

[针灸处方]用陈艾作灸炷如黄豆大，先灸足太阴经三阴交、血海，阳日用老阴数补火六壮；次灸手阳明经合谷，用少阳数泻火七壮。

[疗效]服胶艾汤兼用灸法补泻之后，漏下止，腹冷痛减轻，口唇微干，再拟温经汤加减后胎安血止。

7 癫病

案1 田某，女，21岁。

初诊：1957年2月21日。

[症状]神识不清，时而悲伤欲哭，夜卧不宁，心中烦热，欲去衣被。

[诊断]癫病。

[辨证]气郁化火,痰火扰心。

[治则]理气解郁,清热豁痰,开窍醒神。

[针灸处方]2月21日,针取流注开穴右神门,甲己日卯时开。

[疗效]自初诊日后每隔5日(即甲日或己日)至3月28日同上方法施治,最终神识完全恢复正常,疾病痊愈。

案2 黄某,女,16岁。

初诊:1956年1月12日。

[症状]神识不清,时而悲伤哭泣,夜卧烦躁,难眠。

[诊断]癫病。

[辨证]痰气郁结,痰火扰心。

[治则]豁痰理气,清热除烦。

[针灸处方]1月12日,针取流注开穴右神门,甲己日卯时开;针后神识时清时不清,1月17日、22日、27日,2月6日、11日、26日针法同上;治疗后神识完全清晰,恢复正常。

8 鹤膝风

范某,男,12岁。

初诊:1954年2月19日。

[症状]两膝关痛,肿大,略小于婴儿之头;足踝手腕亦痛,且肿;腰部作痛历时1年有余。初来就诊为一长者背负而至。

[诊断]鹤膝风。

[辨证]湿热流注关节。

[治则]清热,化湿,止痛。

[针灸处方]2月19日,灸两足风市、伏兔、犊鼻、内外膝眼,用补法;足三里、巨虚上廉及下廉、阳辅,用泻法;治后膝肿减轻,腰部仍痛。2月27日灸法同上,增灸肾俞并熨手腕;治后腰痛、膝痛减轻,左手腕、足踝仍痛。3月16日,灸穴同上,兼灸志室;治后手腕微肿,用力则痛。4月15日,灸法同上,兼熨手足痛处,手足肿痛减轻;5月17日,6月6日灸法同上;8月24日,连灸右膝眼,熨左手足肿处2次,治疗后左膝关痛、左手足肿、足伸难屈均已瘥,遂痊愈。

第二节 叶氏金针流派

一、流派溯源

叶氏金针流派可溯源至山东泰山僧人圆觉大师,其将针灸术传授于黄石屏,黄石屏常用金针救治百姓疾苦,后弃官行医,于上海、扬州、南通等地专操金针之术,素有"江右金针黄石屏"之称。之后黄石屏又将自己所学授予汉口名医魏庭兰。叶心清得幸师从于魏庭兰,其胞弟叶德明后亦随兄学习金针术。黄氏金针由叶心清、叶德明两兄弟这一支脉在川渝地区开枝散叶,后逐渐在杏林中独树一帜,将金针术传承并发扬光大,成为远近闻名的"叶氏金针流派"。叶家后人有叶成鹄、叶成亮、叶成炳、叶成源等,各自在中医药界发光发热。其他主要学术继承人有彭晓红、刘军、陈克彦、徐承秋、张大荣、陈绍武、沈绍功等门生。

叶心清、叶德明临床思想主要有以下四点:辨证论治,细心胆大;金针三善,药灸三益,针灸相得益彰;针方组穴,经穴并用;注重调息,意守指尖。叶心清、叶德明一直将以上四点作为临床针灸诊疗指导思想,金针、艾灸、方药相结合以治疗疾病。

二、流派传承

(一)传承谱系

叶氏金针流派师承于金针黄石屏。黄石屏早年曾随山东泰山僧人圆觉大师习针灸及内家功法,后以金针之术扬名,其术传于魏庭兰、方慎盦、黄岁松等人,其中魏庭兰一支由叶心清传承和发扬。叶心清传术于陈绍武、陈克彦、徐承秋、张大荣、叶成亮、叶成鹄、沈绍功,其弟叶德明早年亦从其习金针术。叶德明有子女2人,皆从医而继承金针术,并且是目前唯一沿用黄石屏金针直针进针法者。叶氏金针流派传承谱系如图8-2。

(二)传承工作

叶心清生前曾将自己的临床医案以及经验记录成册,但于"文化大革命"期间遗失,未能整理成书,后由其学生先后整理成《叶心清医案选》和《中国百年百名中医临床家丛书·叶心清》。此后,由门生沈绍功以及后辈叶成亮、叶成鹄等共同编著的《临床中

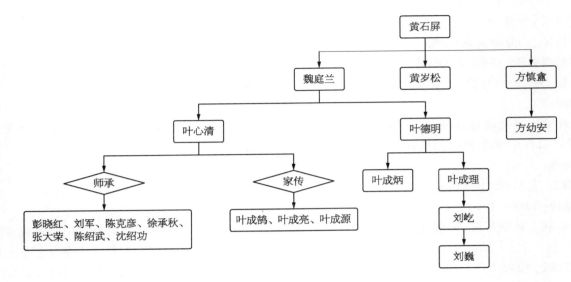

图8-2　叶氏金针流派传承谱系

医家叶心清》也正式出版。

《中国百年百名中医临床家丛书·叶心清》一书中收录了叶心清的医论、医话、医案，涵盖内、妇、儿、皮科及骨科等多种疑难杂症，比较全面地介绍了叶心清毕生临床经验和学术思想，如其中记载叶心清治疗类风湿关节炎之经验为气血双补，肝肾并举，佐以活络，针药并施，治疗进行性肌营养不良又善以攻补兼施、针药并用等。

2018年，由江花主编的《川派中医药名家系列丛书·叶心清》出版。作者亲身到成都、北京等地实地采访叶氏子弟、门生、亲友、患者、邻居等进行取材，全面还原了叶心清生平及医家风范，梳理了叶氏金针学派的学术传承脉络。其中"特色技术——金针术"一章介绍了叶氏金针的独到特色及常见病的金针治疗，并附有验案举隅。该书以叶心清遗留处方手稿为基础，结合已出版的《叶心清医案选》，对叶心清的经验进行深一层次的归纳整理挖掘，对其诊疗思路的"常"与"变"的规律进行分析探索，系统总结了叶心清针药兼善的临床经验和学术特色。

文献研究方面，早在20世纪1959年，陈克彦即整理发表了叶心清医案4则。1983年，李观荣撰有《有关四川叶氏金针术》一文，对叶氏金针的制作方法及操作步骤进行了详细介绍。翌年，张大荣、徐承秋、叶成鸽、叶成亮等传人一起发表了叶氏医案选录3则，以供同道参考学习。

叶氏后人刘屹深得其母叶成理与外公叶德明真传，于2009—2010年间撰文对叶氏金针特色及叶德明的经验与学术贡献进行介绍。此外，王莹等将叶成炳跟师经验加以整理，分别于2015年、2019年发表了叶成炳叶氏点刺法治疗小儿抽动症、周围性面瘫之经验。2018—2020年，叶成亮弟子、中国中医科学院西苑医院李汀，先后发表3篇文章详述叶成亮针灸少商穴、大敦穴、鱼际穴治疗功能性消化不良、顽固性便秘、原发性高血压的临床经验。文中介绍了叶成亮对疾病的辨证认识及对选穴的深刻理解，并归纳了相关操作技术及其要点，结合临床验案较好地展现了叶成亮的临证思想及技术特色。

三、流派名家

叶心清　叶德明

（一）生平简介

叶心清与叶德明是叶氏金针流派代表人物。

叶心清（1908—1969年），字枝富，四川大邑县人，近代著名针灸学家。13岁时跟随母亲移居到武汉，后母亲不幸感染疫病，经多人诊治仍旧无效，有幸遇到汉口名医魏庭兰将其母亲治愈，他随即对魏庭兰的医术感到十分敬畏，决定拜师学习

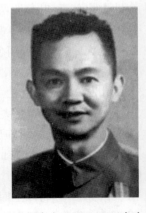

叶心清（1908—1969年）

金针刺法。

在刻苦学习了9年的金针、方脉、武术后，叶心清于1933年回到家乡四川开始行医，因医术精湛，名声在民间广为流传。为了新中国中医事业的发展，他还积极培养中医药人才，将自己的一身本领家传给了叶氏下一代：叶成鸽、叶成亮、叶成源等人。此外，他还与重庆的张乐天、唐阳春等一起开设了"国粹医馆"，借此广泛招收学员，培养了一批中医药人才。1955年，叶心清受聘于北京中国中医研究院（现中国中医科学院），同时参与领导人保健工作。在京工作期间，叶心清培养了彭晓红、刘军、陈克彦、徐承秋、张大荣、陈绍武、沈绍功7位门生，后多成为学界栋梁之才。

叶心清对于中国共产党也是由衷的热爱与拥护，用自己的实际行动践行了党的"全心全意为人民服务"的宗旨。在北京工作期间，在肩负中央首长保健工作的同时，他还坚持每周开设普通门诊，专门诊治疑难杂病，使很多病家重获新生。他看病一视同仁，从不分高低贵贱。在农村任巡回医疗队队长时亦与队友们同吃同住。面对患者，他首先考虑患者的实际情况，用廉价的药物将人治愈，他凭借精湛的医术一直坚持为人民服务。1954年，他当选重庆市第一届人民代表大会代表、重庆市中医学会委员、中西医学术交流委员会委员；1960年被评为中央卫生部先进工作者代表；1963年当选全国政治协商会议第四届委员。他还经常出国执行医疗任务，先后前往苏联、也门、越南等国为其国家领导人诊疗。

叶心清一生擅长使用金针治疗疾病，同时也精通方药，在中医内科、妇科和儿科方面都有很深的造诣。他对西医并不排斥，始终坚持取长补短的思想，学习西医的长处。由于"文化大革命"十年动乱，叶心清的手写医案不幸未能保存完整，后经他的学生以及子女整理残卷，辑成《叶心清医案》出版。

叶德明（1910—2009年），四川大邑县人，叶心清胞弟，成都首届名老中医，成都市中医医院金针科主任医师。因为他高超的金针刺法，大家都称他为"叶金针"。他幼年与哥哥叶心清一起随母移居到武汉，就读于汉口博学书院，后向叶心清学习中医知识，尤其擅长金针刺法。在20世纪50年代，叶氏两兄弟在四川地区运用自己所学治病救人，深受民众爱戴。1965年因赴成都会诊疗效显著，叶德明便受聘进入成都市公安门诊部（现成都市儿童医院）工作，1979年被调到成都市中医院工作直到1989年退休，在其工作期间，他先后在两所市级医院成立了金针科，为金针刺法的发展做出了巨大贡献。

（二）学术观点与针灸特色

1. 学术观点

（1）辨证论治，细心胆大：叶心清、叶德明认为"针药并用，辨证为先"，可见"辨证"在疾病的诊治过程中有着举足轻重的地位。面对患者，凡是中医，都会讲究辨证论治。不仅内科医生遣方用药如此，针灸治疗前亦当如此。

然而，在疾病的整个诊疗过程中，最主要的就是心细胆大。在审查疾病的过程中，要细心地为患者查体和四诊，不错过任何一个小细节，完整且正确地掌握病情，做到"准"。当患者的基本病情已了然于心之后，当大胆地对患者进行医治。病情是什么，就要用相应的治疗法则驱除病邪，做到"活"。例如：一患者体壮实，患崩漏之瘀血阻络证，需大胆地用逐瘀通经的药物或针灸进行治疗，而不是担心出血更多，即所谓的"瘀血不去，新血难生，出血难止"，该用泻法就要用泻法，做到真正的细心而又大胆。

（2）金针三善，药灸三益，针灸相得益彰："金针三善"指金针的三个优点，这一提法是针对金针材质的特殊性而言的。《针灸说》中记载："顾铁之本质太粗，而针以炼精金为贵……金针之善有三，性纯而入肉无毒，一善也；质软而中窍无苦，二善也；体韧而经年无折，三善也"，提到金针具有"无毒、无苦、无折"的特点，这也是以前常规的针灸针所没有的效果。

"药灸三益"是指参佐特殊药材的药灸具有三个独特的长处。灸法的发展过程中，随着实践经验的积累，医家发现在艾绒中加以一些特殊药材，对一些特定的疾病具有更好的治疗效果，尤其是明清时期的"太乙神针""雷火神针"为代表。在《针灸说》中提出："艾之能力终薄，而灸以掺妙药为功……药灸之益亦有三，培元可助兴奋力，一益也；宣滞可助疏通力，二益也；攻坚可助排泄力，三益也。"常规的艾灸具有"兴奋、疏通、排泄"这三种功效，而药灸在这三方面更具优势。

针、灸各有所长，针灸结合施治历史悠久。早在《黄帝内经》中就有提过"针所不为，灸之所宜"，《医学入门》中也说过"凡病药之不及，针所不到，必须灸之"，叶心清、叶德明亦是深谙此法，在继承中医传统的基础上，将之发扬光大，提高针灸临床疗效。

（3）针方组穴，经穴并用：叶心清、叶德明临证中另一大特色为"针方组穴"，即是在辨证取穴施治中，依据君臣佐使原则进行配穴，以达到选穴精简、疗效显著的目的；同时也可通过术后疗效的好坏，以检验之前的辨证论治是否合理。

叶心清、叶德明在使用金针刺法时对"透刺法"有独到的见解与发扬，在治疗中不仅只用单个腧穴，也十分重视经络的运用，遂提出"经穴并用"这一说法。叶心清、叶德明认为"腧穴是点，经络是线，点线结合，疗效更佳"，再加上金针精细而质韧的特点，可操作性更强，常可做到一针双穴甚至一针多穴。该法一方面可减少患者破皮的痛苦，同时在疗效上也获得了广泛认可。

（4）注重调息，意守指尖：由于金针的特性，叶心清、叶德明一直以来提倡使用金针要有一定的指力，运用要得心应手，做到柔中带韧，韧中带刚。"注重调息以意守指尖"也是叶心清、叶德明对施针前医者自身所提出的基础要求。

得益于黄氏医武相合的传承，叶心清、叶德明一直重视并且坚持锻炼身体，主要方式是练习气功。练功的目的是调匀医者的气息，调整身体活动和意识，让医者在针刺的时候，能够更好地屏息凝神，注意力更加集中，手上感觉更加灵活，如此一来能更清楚地体会手下的针感。同时对于患者来说，医生熟练且精准地行针，能够使医患之间形成信任，使医患双方共同达到"得气"的状态，并且医生充足的正气能够帮助患者更快地驱除邪气，提高疗效。

2. 针法特色

（1）直针进针法：叶氏金针流派的师祖黄石屏最初进针方式是将金针缠在刺手示指上，拇指向前，推捻进针，也有人称之为"送针法"，叶氏金针流派基本继承了这种针刺手法，并在继承和发展中做了一些改善，逐渐演变成现在的刺法。

具体操作：进针之前，医者要用双手检查针体是否有损坏。医者左手拿住针柄，右手拇指和示指夹持针身，从针体根部向针尖方向滑动，感受针身是否有断裂，针尖是否弯钩。进针时，医者刺手拇指和示指捏住针体的下端，使针体与所选穴位处的皮肤呈15°～30°夹角，押手拇指压住针尖和所刺穴位皮肤，但不可太过用力，要求压力均匀适中，然后刺手拇指、示指共同用力且迅速地将针直接推入穴位处，让患者无痛无苦，更容易接受。

（2）多用透穴，经穴并用：早在《灵枢·官针》中记载有"合谷刺"这种类似于透穴刺法的针法描述，后来在金元著名医家王国瑞所著的《扁鹊神应针灸玉龙经》中也记载了"偏正头风最难医，丝竹金针亦可施，沿皮向后透率谷，一针两穴世间稀"的透穴刺法。叶心清、叶德明认为"腧穴是点，经络是线，点线结合，疗效更佳"，所以在治病的时候不仅会用传统的透穴的方式将腧穴与腧穴结合起来，还将腧穴与经络相结合，疗效更佳。

叶心清、叶德明临证常用的透穴方法有：① 本经透穴：在所选穴位处进针，沿该穴位所在经络对其上或下的穴位进行透刺。比如地仓透颊车，祛风活血通络，主治口眼歪斜，小儿流涎。② 异经透穴：在所选穴位处进针，对他经相近或者相对的穴位进行透刺。比如申脉透照海，调节阴阳，主治失眠、嗜卧。③ 多经透穴：在某一经的某穴处进针，对多经多穴进行透刺。比如曲池透尺泽、曲泽、小海，活血通络，主治肘关节疼痛屈伸不利。

（3）留针候气，行针催气：叶心清、叶德明在行针过程中讲求"留针以候气，或行针以催气"。所谓"气"就是"得气"，是病人在扎针之后，所扎穴位有"酸、麻、胀、沉"的感觉或该穴位所处经络上有"一股气流"在循经走动的感觉；医者手下也要有一种沉紧就"如鱼吞钓饵"的感觉，这样双方共同达到的得气状态，才是真正的"得气"。在《灵枢·九针十二原》中提到过："刺之要气至而有效"，说明"得气"在针刺过程中处于关键地位。"留针以候气"即是当针扎进人体后，将针留在穴位处，等候经络之气在此汇聚，从而使患者有得气感；"行针以催气"则是在针刺的基础上进行一些行针手法，比如提插捻转，催生经络之气，提高腧穴敏感性，使患者产生针感或者使针感更加强烈，从而达到治病的效果。

（4）善用徐疾补泻手法：《灵枢·九针十二原》中提出了"徐疾补泻手法"的基本要求："刺之微在速迟者，徐疾之意也。"叶氏金针亦常用该补泻手法，即徐进疾出，重插轻提为补；疾进徐出，轻插重提为泻；不徐不疾为平补平泻。叶心清、叶德明提出在行针过程中最重要的不是速度，而是力道。

（5）精于点刺，结合快针："点刺"手法在《灵枢·官针》中有相应记载："半刺者，浅内而疾发针，无针伤肉，如拔毛状，以取皮气，此肺之应也"，"毛刺者，刺浮痹皮肤也"。叶氏金针的点刺法就是对这种传统手法的继承和发展。

具体操作：刺手的拇指和示指捏住针尖向上5 mm左右的部位，押手固定施术部位，然后刺手手腕发力上下快速活动完成点刺，使针刺入皮肤内约3 mm左右的深度，这种用针进行点刺的方法可以控制点刺的程度和面积大小，相对于用皮肤针叩刺，该法要更为方便，通常适用于小孩及不宜留针的病症和部位。

（6）注重运动针法的使用：运动针法源于《灵枢·官针》中的"报刺"："报刺者，刺痛无常处也。上下行者，直内无拔针，以左手随病所按之，乃出针复刺之也。"当时这种手法主要用于治疗游走性疼痛疾病，运动针法也由此发展而来。

叶心清、叶德明也十分注重这种针法的使用，主要用于治疗急性腰扭伤、肩关节周围炎、软组织损伤和中风偏瘫等运动障碍性疾病。在操作上一般于远端选穴，边行针边嘱患者活动患处，重复多次可明显减轻患者痛苦。

（三）临证医案

1 反胃

患者，女，43岁。

［症状］胃痛呕吐，食后必吐，呕吐物为所进之食物，大便秘结。两关脉沉弦，舌上无苔。

［诊断］中医诊断：反胃。西医诊断：神经性呕吐。

［辨证］肝胃不和，气郁化火。

［治则］泻肝和胃，降逆止呕。

［针灸处方］足三里，中脘，期门。

［治法］平补平泻法，隔日1次，每周3次。

［中药处方］西洋参6 g，吴茱萸3 g，寸冬12 g，茯苓12 g，炒麦芽6 g，橘络3 g，川连2.1 g，炒内金6 g，白芍12 g，木香2.4 g，蒲公英12 g，甘草1.2 g。

［治疗经过］上述方剂服用2剂后，患者呕吐次数和数量有所减少，再在原方中加3 g银柴胡和3 g干姜片，2日1剂。4日后呕吐量明显减少，8日后呕吐停止。后嘱服用胎盘粉百日以缓补胃气。

2 胃脘痛

霍某，男，42岁。

［症状］胃脘闷胀、疼痛1年，常发生于下午或饮食后。现食欲不振，全身无力，睡眠较差，大便不成形，近期体重减轻明显。脉弦细，苔薄淡黄。

［诊断］中医诊断：胃脘痛。西医诊断：慢性胃炎。

［辨证］木旺侮土。

［治则］抑木扶土。

［针灸处方］足三里，大椎，神门，中脘，期门。

［治法］针双侧足三里，留针半小时；点刺大椎、神门、中脘、右期门。隔日1次。

［中药处方］竹柴胡2.4 g，潞党参9 g，砂仁3 g，茯苓9 g，吴萸子3 g，黄芩3 g，防风3 g，炒麦芽6 g，泽泻3 g，瓦楞子12 g，广陈皮3 g，酸枣仁12 g，夜交藤30 g。

［治疗经过］上述方剂每日1剂结合针刺治疗1周后，腹胀明显减轻，但腹痛无明显变化，遂将上述方剂改为2日1剂，每日1次；服用2周后腹痛腹胀症状明显减轻。持续服用1个月后症状完全消失，大便正常，睡眠好转。

3 失眠

席某，男，62岁。

［症状］失眠，伴发作性左面部电灼样疼痛，每次持续半小时，1～2日疼痛完全消失。脉弦数，苔淡黄。

［辨证］肝肾阴虚，虚火上炎。

［治则］滋阴清热，养血安神。

［针灸处方］三阴交，中脘，期门，神门。

［治法］补三阴交，留针半小时；泻期门；平补平泻中脘、神门。隔日1次，每周3次。

［中药处方］酸枣仁24 g，茯苓27 g，川芎18 g，知母24 g，甘草18 g，夜交藤30 g。

［治疗经过］连续治疗4日后，睡眠状态明显好转，睡眠时间能达到7～8小时，有时可以睡眠整夜。治疗10日后睡眠基本正常。为了巩固疗效，将原配方换成膏剂继续服用，处方：酸枣仁240 g，茯苓270 g，川芎180 g，知母240 g，甘草180 g，夜交藤300 g，加上250 g白蜜收膏，每晚睡前服用15 g，再加每日上午服用的六味地黄丸，服2个月后失眠完全治愈且未复发。

4 痿躄

李某，男，3岁。

［症状］全身无力，活动、行走困难7个月。脉细而稍数，舌苔白腻、有剥脱。

［诊断］中医诊断：痿躄。西医诊断：进行性肌营养不良症。

［辨证］禀赋不足,气血两虚,湿热浸淫。

［治则］固气养血,清利湿热,通经活络。

［针灸处方］肩髃,曲池,曲泉,外关,足三里,大椎。

［治法］平补平泻,每周1次。

［中药处方］生黄芪15 g,当归9 g,怀牛膝6 g,干地龙3 g,茯苓12 g,独活3 g,桑枝12 g,陈皮3 g,秦艽3 g,黄柏4.5 g,苍术6 g,泽泻4.5 g,甘草1.2 g。

［治疗经过］针药并用1个月后,患儿活动较前明显灵活很多,遂增加每天吞服0.6 g三七粉和100 mL蜂王浆,1个月后身体逐渐强壮。第2年1月份已经能自己翻身,但右侧可引出较弱的膝腱反射。2月份开始服用10倍初诊方的膏剂,到当月中旬已经能独立完成下肢动作,又继续口服药物和每周1次的针刺治疗,直到8月份患儿活动明显灵活,可以正常运动,但肩部肌肉仍有萎缩,膝腱反射仍然较弱,遂在原方的基础上加用杜仲、熟地黄、桑寄生、山药、蛇床子、薏苡仁、蒲公英,熬成膏剂继续服用半年后,患儿活动亦无明显异常,后继续每晚服用云南白药0.6 g,连续2年复查,患儿都正常。

⑤ 耳鸣、耳聋

张某,男,50岁。

［症状］右耳耳鸣12年,听力完全丧失3年;左耳耳鸣4年,现听力逐渐减退。脉沉弦,舌质淡黄。

［诊断］中医诊断:耳鸣,耳聋。西医诊断:神经性耳聋。

［辨证］肝肾阴虚,虚火上扰,蒙蔽清窍。

［治则］滋肾潜阳,调肝养血,通窍安神。

［针灸处方］双三阴交,翳风,耳门,双合谷。

［治法］补双三阴交,平补平泻左翳风、耳门、双合谷,留针半小时。起针后刺右翳风、耳门。隔日1次,每周3次。

［中药处方］竹柴胡2.4 g,石菖蒲6 g,白芍12 g,熟地黄15 g,阿胶珠12 g,茯苓12 g,酸枣仁12 g,知母6 g,夜交藤30 g,蝉衣3 g,泽泻3 g,砂仁3 g。

［治疗经过］治疗半个月,右耳听力无明显变化,但左耳耳鸣减轻、听力有所恢复。接着又治疗半个月,左侧听力恢复明显,但耳鸣依旧存在。治疗了1个半月之后,左侧听力显著提高,一般交谈可以不用助听器,于是停止治疗半个月,病情稳定。后为巩固疗效,又持续治疗了半个月,最后左耳听力恢复至75%、耳鸣减轻,右耳听力无明显变化。

⑥ 眩晕

胡某,女,37岁。

［症状］发作性头晕胸闷,不能言语3年,加重1年且每在月经前后发作,发作前全身发紧,烦躁不安,随即胸闷气短,躯体僵硬,不能动弹,言语謇涩。脉沉细弦,苔边淡黄,中间白腻。

［诊断］中医诊断:眩晕。西医诊断:神经官能症。

［辨证］肝失疏泄,郁久化热。

［治则］养阴清热,调肝解郁。

［针灸处方］三阴交,足三里,灵道,大椎,中脘,期门,神门。

［治法］针双侧三阴交、足三里、灵道,留针30分钟;点刺大椎、中脘、双侧期门、双侧神门。隔日1次,每周3次。

［中药处方］银柴胡6 g,生地黄18 g,合欢皮6 g,黄柏6 g,寸冬12 g,知母6 g,丝瓜络6 g,橘络6 g,元参12 g,浙贝母12 g,夏枯草12 g。

［治疗经过］针药结合治疗12日后症状明显好转,但是月经色黑有块,月经期间治以疏肝养血调经,处方:银柴胡6 g,当归9 g,赤芍9 g,生地黄18 g,郁金片4.5 g,枳壳3 g,寸冬9 g,茯苓12 g,陈皮6 g,益母草12 g,夏枯草12 g。上方连服4剂,患者症状基本消失,但仍有胸闷,脉力增加,苔薄淡黄,所以改用初诊方和保和丸一起服用直至下一次月经来潮。第2次月经来之前,患者仍旧有头晕,舌边尖红,经色转红无块,后改让患者经期服用第2次方剂加党参15 g、白芍12 g;平时服用初诊方。如此针药结合治疗4个多月后,患者症状完全消失,舌脉正常。

⑦ 痹证

李某,男,52岁。

［症状］双膝及肩关节疼痛怕凉2年,伴小腿凹陷性浮肿,近半年新增右腰部疼痛。脉沉细弦,苔薄白。

［诊断］中医诊断:痹证。西医诊断:风湿性关节炎。

［辨证］气血两虚,寒湿阻络。

［治则］补气养血,温化寒湿。

［针灸处方］足三里,鹤顶,曲泉,肾俞,命门,大肠俞,肩髃,肩井。

［治法］每次轮转取穴3～4个,留针30分钟,隔

日1次,每周3次。

[方药]制附片9 g,生黄芪18 g,桂枝4.5 g,白术9 g,杜仲9 g,羌活4.5 g,独活4.5 g,秦艽6 g,薏苡仁24 g,黄柏4.5 g,泽泻4.5 g,甘草2.4 g。

[治疗经过]上方与针刺相结合治疗9日后,双膝和肩关节疼痛明显好转。再连续治疗1个月后,除天气变化时有点不舒服外,疼痛浮肿全部消失。

8 湿毒

孙某,女,26岁。

[症状]面部发红,满布红色丘疹,前胸及上肢有散在少量丘疹,刺痒难忍并感疼痛。脉弦数,舌尖红,舌苔薄白。

[诊断]中医诊断:湿毒。西医诊断:湿疹。

[辨证]湿热内蕴,外感风邪。

[治则]祛风渗湿,清热解毒。

[针灸处方]曲池,大椎。

[治法]针双侧曲池留针30分钟,点刺大椎。隔日1次,每周3次,持续1周。

[中药处方]防风4.5 g,蝉衣3 g,羌活6 g,茯苓皮9 g,枳壳6 g,车前子9 g,黄芩6 g,忍冬藤24 g,地肤子4.5 g,炒麦芽12 g。

[治疗经过]3日后皮疹和刺痒均减退。继续治疗4日后,皮疹全退,刺痒感消失。

9 癥瘕

黄某,女,28岁。

[症状]小腹两侧疼痛2年余,压痛明显,伴有腹胀嗳气、胃脘疼痛,婚后一直未孕。脉沉细弦,舌苔前部薄白,后部淡黄而腻。

[诊断]中医诊断:癥瘕。西医诊断:输卵管卵巢粘连。

[辨证]肝气郁结,脾湿中阻。

[治则]调肝理气,健脾和胃。

[针灸处方]足三里,三阴交,关门,带脉,期门。

[治法]轮转针双侧足三里、双侧三阴交、关元中的一穴,平补平泻法,留针30分钟,出针后轻刺激右侧期门和双侧带脉。隔日1次,每周3次。

[中药处方]竹柴胡2.4 g,当归6 g,萆薢6 g,金铃子6 g,潞党参9 g,车前子4.5 g,吴茱萸4.5 g,广木香3 g,蒲公英9 g,黄芩3 g,白术6 g。

[治疗经过]上方和保和丸一起服用,加上针刺,10日后右下腹的疼痛减轻,20日后疼痛感明显减轻,西医检查右侧输卵管肿块缩小,左侧已经恢复至正常范围,但仍有脘腹胀痛、便溏,所以将广木香改为1.5 g,连服10剂,再加上用梅花针中度叩刺腹部、双侧腹股沟部和腰骶部,继续针药同用。治疗1个月后,腰腹部胀痛明显减轻,改为丸剂治疗,服用犀黄丸、小金丹和保和丸,针法同前。1个月后,小腹胀痛消失,经医院检查右侧肿块消失,后未见复发。

10 崩漏

赵某,女,28岁。

[症状]不规则阴道出血4年,月经周期紊乱,一般为10日左右,有时甚至淋漓不断,一直持续到下次经期,伴有心悸、头晕、腰酸、小腹胀痛。脉沉细,苔薄白。

[诊断]中医诊断:崩漏。西医诊断:子宫功能性出血。

[辨证]肝肾阴虚,冲任不固。

[治则]补益肝肾,固摄冲任。

[针灸处方]足三里,三阴交,带脉,肾俞,关元。

[治法]每次取穴1～2个,留针30分钟,每周针1～2次。

[中药处方]银柴胡3 g,生地黄18 g,白芍12 g,茯苓12 g,青皮4.5 g,党参18 g,杜仲12 g,黄柏4.5 g,甘草3 g,夏枯草12 g。

[治疗经过]上方连服13剂,月经周期正常,但每次月经来都会腰腹部疼痛并有下坠感,脉沉细数,舌上无苔,再来月经时治以养血调经,处方:潞党参15 g,白芍12 g,阿胶珠9 g,天门冬12 g,益母草18 g,茯苓12 g,杜仲12 g,延胡索9 g,青皮4.5 g,甘草3 g。上方每日1剂,连服4日后经止,但本次月经量少且有血块,伴有经后小腹胀痛,所以再用滋阴清血,固摄冲任的方药巩固。处方:生地黄18 g,白芍12 g,杜仲12 g,潞党参18 g,茯苓12 g,银柴胡3 g,天门冬12 g,阿胶珠9 g,丹参12 g,青皮4.5 g,黄柏4.5 g,甘草3 g,夏枯草12 g。上方隔日1剂,后来患者下次月经提前来潮,但量少色淡,伴有腹痛,神疲乏力,故治以养血止血。处方:潞党参18 g,白芍12 g,阿胶珠12 g,益母草12 g,茜草3 g,炒栀子6 g,地榆炭6 g,丹皮炭6 g,荆芥炭4.5 g,甘草3 g。上方每日1剂,连服2日,月经即止,后改用滋阴清血、调摄冲任方,每两日1剂;经期服用养血止血、调经合营方,每日1剂。2个月后月经基本正常,改用六味地黄丸。第2年8月顺利生下一女婴,母女平安。

第三节　李氏杵针流派

四川李氏杵针流派学术思想根于《黄帝内经》，其临证立法、布阵取穴深寓《周易》《阴符》之理，杵针疗法虽属针灸疗法，但不用砭石、针具刺入穴下，使用独特的杵针刺激经络腧穴，无破皮伤肌之苦，免创痕感染之忧，患者易于接受，妇孺皆无怯惧。李氏杵针流派由李仲愚继承李氏先祖十四代之密传，并融合李仲愚60余年的临床经验，通过师授、学校教育培训等方式，现已传承至十七代。

一、流派溯源

四川李氏杵针疗法可上溯至李氏家族始祖李尔绯，李尔绯少年时师从武当山道士如幻真人，真人精武艺、善导引，常以杵针为民疗疾。李尔绯侍奉真人十三载，真人曰：尔尘缘尚深，应广济良民，拨民苦于水火，勿与贫道岩居穴中，与草木同朽，当速下山安家立业，与世人多结善缘，汝当自珍！始祖李尔绯公遵从师训入川游医。

四川李氏杵针流派历经十四代之密传至李仲愚，他融合60余年的临床经验，通过师承、学校培训现已发展到第十七代传人。2012年，李氏杵针疗法被国家中医药管理局遴选为全国首批64家中医学术流派传承工作室建设项目之一，并在同年底成立了"四川李氏杵针流派传承工作室"。杵针疗法受到各地中医临床医生及研究者的重视，杵针疗法得到推广应用，并先后举办多期国际及国内杵针培训班，向海内外大力推广和宣传杵针治疗这项适宜技术。通过各传承人的共同努力，流派目前已建立了中国中医科学院广安门医院、德国慕尼黑张小彦中医馆、广州中医药大学

第一附属医院、上海泰坤堂中医医院、四川大学华西第四医院、北京中医药大学东直门医院等多个二级工作站，并于2016年成立四川省中医药学会杵针专业委员会，致力于杵针的推广与传承。目前已经逐步形成了对头痛、眩晕、失眠、胃脘痛、耳鸣、运动创伤术后康复等具有中医流派特色和优势的杵针治疗体系。

四川李氏杵针流派在治疗用具、操作手法以及临证用穴方面都独具特色。其所用的针刺工具杵针源于《黄帝内经》九针。《灵枢·九针十二原》载："镵针者，头大末锐，去泻阳气。员针者，针如卵形，揩摩分间，不得伤肌肉，以泻分气。锓针者，锋如黍粟之锐，主按脉勿陷，以致其气。锋针者，刃三隅，以发痼疾。铍针者，末如剑锋，以取大脓。员利针者，大如氂，且员且锐，中身微大，以取暴气。毫针者，尖如蚊虻喙，静以徐往，微以久留之而养，以取痛痹。长针者，锋利身薄，可以取远痹。大针者，尖如梃，其锋微员，以泻机关之水也。"李仲愚继承《黄帝内经》九针理论，根据《灵枢·九针论》"筒其身而圆其末，令无得伤肉分，伤则气得竭"的思想，精选《黄帝内经》九针中"针如卵形，揩摩分间，不得伤肌肉"的圆针为雏形，在圆针基础上进行改进，创制杵针，用于刺激经络、腧穴，兼具针刺、按摩之长。杵针设计、制作已获得国家专利。

李氏杵针取法自然，可采用牛角、优质硬木、玉石、金属等材料制成，铜制杵针最为常用。其结构包括针尖、针身、针柄三部分，针尖是直接刺激腧穴的部位，针身是医者持针的部位。杵针根据形状可分为七曜混元杵、五星三台杵、金刚杵、奎星笔等四种针具，不同针具的形状不同，适合不同部位，其施术手法亦不相同。李氏杵针名称、形状、用途见表8-1。

表8-1　杵针名称、形状、用途

名　称	形　状	用　途
七曜混元杵	长10.5 cm，一头呈圆弧形，多在作运转手法时用，另一头为平行的七个钝爪	用于大面积施术，行分理手法
五星三台杵	长11.5 cm，一头有三脚并排，另一头为梅花形五脚	用于大面积施术，行点叩、升降、开阖或运转手法
金刚杵	长10.5 cm，一头为圆弧形，另一头为钝锥形	用于小面积施术，行点叩、升降、开阖手法
奎星笔	长8 cm，一头为椭圆形，另一头为钝锥形	用于小面积施术，行点叩、升降、开阖手法

李氏杵针融合针刺与按摩于一体,操作时不刺入皮下,避免损伤皮肉,尤其适合畏惧普通针刺的患者。行杵施术时双手协同,左手拇指、示指寻按腧穴,右手持杵施以特定的手法以刺激腧穴,起到调理经脉、脏腑气血的作用。常用手法包括点叩、升降、开阖、运转、分理等,同时根据病情虚实,又可施用不同的补泻手法。

1. 点叩

适合以金刚杵、奎星笔在面积较小的部位或腧穴施术。操作时杵针针尖向施术部位反复叩击,如雀啄食,叩至皮肤潮红。叩击频率快、用力小,为补法;叩击频率慢、用力重,为泻法。

2. 升降

此法适合用金刚杵、奎星笔在面积较大的部位或腧穴施术。操作时杵针针尖接触施术部位的皮肤,然后一上一下地上推下退,上推为升,下退为降,推则气血向上,退则气血向下。升降法亦可分补泻,点压腧穴后向上推动为补,向下推动为泻。

3. 开阖

适合以金刚杵、奎星笔在面积较小的部位或腧穴施术。操作时杵针针尖接触施术部位的皮肤,然后逐渐施力于杵针针尖,向下进杵则为开,使气血向四周分散,施力进杵程度以患者耐受为度;随后医者慢慢将杵针向上提起,但针尖不离皮肤,此为阖,使气血还原。开阖法亦可分补泻,针尖点压腧穴,由浅入深,逐渐用力向下进杵,渐退出杵,则为补法;针尖点压腧穴,由深渐浅,迅速减力,向上出杵,则为泻法。

4. 运转

适合在较大面积施术,具体包括太极运转、左右运转、上下运转。操作时以七曜混元杵、五星三台杵的针尖,或金刚杵、奎星笔的针柄紧贴于皮肤做环形、上下运转。作太极运转时先从内向外,再从外向内;左右运转则顺时针、逆时针运转;上下运转为上下推运。李氏杵针特有的奇穴八阵穴多做太极运转,奇穴河车路多作左右运转,一般腧穴则做左右运转。

5. 分理

适合在较大面积以及李氏杵针特有的奇穴八阵穴、河车路施术。操作时以针柄或针尖紧贴于皮肤做左右、上下分推,左右分推为分,上下分推为理。分理手法以推至皮肤潮红为度。

杵针疗法的特点是其辨证思想与中医学理论相同,在治疗疾病时,不用药物,针具不刺入皮肤肌肉,故无破皮伤肌之苦,无交叉感染之虑,患者易接受,老

弱妇孺皆无惧怯。工具制作简单,取穴精当,集针砭、按摩之长,承导引之术,融九宫河洛之法。手法简易,操作简便,易于推广。杵针治疗作用全面,是通过人体的整体调节来实现的,对多种急性、慢性疾病的治疗和康复均能收到满意的效果。

二、流派传承

(一)传承谱系

四川李氏杵针疗法最初始于李仲愚的入川始祖李尔绯老太祖公,而后此术于李氏家族中流传。李仲愚祖父李春庭为四川李氏杵针流派的第十二代传人,是彭州威望很高的居士,在民生艰难时期,将导引真气的杵针术法运用于疑难杂症的治疗,并积累丰富的经验,具有极高的民间声誉。李文焕是李仲愚的父亲,为第十三代传人,曾从军为军医,善以黑膏药、丹药及杵针为士兵治病,而后退隐家乡行医,进一步研究杵针治疗疑难杂症。李仲愚为四川李氏杵针流派第十四代传人,李仲愚传授学术于其子女李怀仁、李淑仁、李素仁以及学生钟枢才、张炽刚、刘全让、邓又新、吕春焘、释惟海、赵文等。通过师承、学校培训,四川李氏杵针流派现已发展到第十七代传人。李仲愚之女李淑仁、女婿钟枢才为第十五代代表性传承人,钟磊(李淑仁之子)和樊效鸿为李氏杵针第十六代主要传承人,第十七代主要代表性传承人为晋松,德国张小彦医师为在国外主要传承人。李氏杵针流派传承谱系如图8-3。

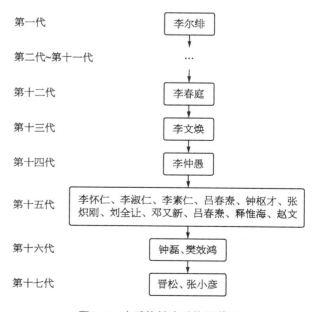

图8-3 李氏杵针流派传承谱系

（二）传承工作

1. 杵针治疗心脑血管疾病

1985年李仲愚携李氏杵针流派第十五代传承人李淑仁、钟枢才开展国家"七五"重点科技攻关项目——"李仲愚杵针疗法研究"，以心血管疾病为研究病种，观察李氏杵针疗法治疗高血压病、肺心病、冠心病等心血管疾病的疗效。研究表明，李氏杵针治疗心血管疾病，可明显改善心前区闷痛、心悸、气紧、头胀痛、眩晕等症状，明显改善左心功能。该项目于1990年通过专家鉴定和国家验收，荣获四川省科学技术进步二等奖、四川省中医学科学进步二等奖。

钟枢才以李氏杵针治疗脑动脉硬化，发现杵针疗法可显著改善脑动脉硬化患者的头痛、眩晕、失眠等症状，对全血还原黏度、红细胞电泳率及血浆纤维蛋白元含量等血液流变学指标亦有良好调整作用。

作为李氏杵针第十六代主要传承人，钟磊、樊效鸿在传承李氏杵针学术思想的基础上，不断开拓李氏杵针的临床应用，研究杵针治疗慢性脑血管疾病无先兆偏头痛的临床疗效。研究以泥丸八阵为主穴，配穴风府八阵、河车路印脑段，施以点叩、升降、开阖、运转等手法，发现杵针治疗能降低偏头痛患者颅内动脉的血流速度、缓解脑血管痉挛。应用杵针疗法治疗偏头痛，可以调节阳经气血，通络活血；可疏通经络气血，加强经络、腧穴之间的沟通，提高经络腧穴的刺激感应，调畅脑部气血运行，驱邪导滞而达到治愈偏头痛的目的。

2. 杵针治疗消化系统疾病

李淑仁、钟枢才运用李氏杵针治疗胃及十二指肠溃疡、急慢性胃炎、胃下垂等所致的胃脘痛，杵针选穴至阳八阵、河车路椎至段、河车路阳命段，以点叩、升降、开阖、分理、运转为主要手法，按辨证分型施术。结果表明，杵针对胃脘痛、脘腹胀满、呃逆等主症有明显疗效，对腹泻、呕恶等兼症有一定疗效，为临床治疗消化系统疾病提供了一种有效且无创的治疗方法。

3. 杵针治疗脊柱疾病

钟磊、樊效鸿将杵针疗法运用于脊柱疾病的临床治疗。研究采用杵针结合中药熏洗治疗颈椎病，杵针取穴大椎八阵、风府八阵、河车路脑椎段，采用点叩、升降、开阖、运转等手法，发现杵针结合中药熏洗可明显缓解颈椎病患者颈部疼痛症状，为颈椎病治疗提供安全有效的治疗方法。在四川省中医药管理局优势

病种研究专项课题中，钟磊、樊效鸿以杵针腰阳关八阵、河车命强段治疗腰痹病（寒湿证）。结果表明，李氏杵针可明显缓解患者腰腿疼痛症状，有效治疗腰痹病。

钟磊应用杵针治疗颈性眩晕，取得满意的效果。取穴百会八阵、风府八阵、大椎八阵、至阳八阵、命门八阵、头颈及腰背部河车路为主，主要采用点叩、升降、开阖、运转等手法，配合颈部间歇牵引。研究表明，杵针具有疏通气血、调节阴阳的作用，配合牵引治疗可改善患者眩晕等症状。

4. 杵针调整亚健康状态

晋松将杵针用于调治亚健康状态。以背俞穴为主，并配合督脉和膀胱经，运用杵针点叩、升降、开阖、运转等手法，促进人体气血运行，通调经脉，改善脏腑功能，保持机体内环境的平衡与稳定，从而达到调治亚健康状态的作用，经过杵针治疗后疲乏无力、关节肌肉酸痛、失眠等症状得以明显缓解。

三、流派名家

李仲愚

（一）生平简介

李仲愚（1920—2003年），四川彭州人。5岁时入当地私塾就读，学习儒术，先后从师当地名儒唐寿山、秦小詹及盛名蜀中的经学家秦育贤；13岁起先后跟随晚清秀才李培生、名医刘国南、刘锐仁研读《黄帝内经》《难经》及《伤寒杂病论》《针灸甲乙经》《类经》《针灸大成》以及清代温病

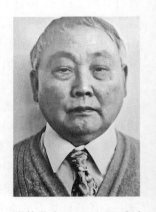

李仲愚（1920—2003年）

四大家的医著。17岁即悬壶于当地医馆，针药并用。19岁考取四川省注册中医师资格，次年入四川国医学院学习。新中国成立后，李仲愚曾任四川省彭县卫生工作者协会主任、彭县人民委员会委员，并积极倡导个体中医联合开办诊所；1952年参加四川温江地区医生进修班学习西医，并熟练掌握了现代医学的诊断技术和医疗知识；1955年奉调成都中医进修学校，次年调入成都中医学院，从事中医、针灸教学和临床工

作。李仲愚治学严谨，诲人不倦，对学生的教育和培养多注重理论与实践相结合，强调辨证论治思想，对学生深入浅出地讲述、教导，获得了学生们的一致好评。1986年，李仲愚晋升为主任医师，享受政府特殊津贴。1994年，李仲愚被国家人事部、卫生部、国家中医药管理局确定为继承名老中医专家学术经验指导教师。李仲愚谨遵韩愈之说"古之学者必有师，师者所以传道授业解惑也"，对徒弟强调知行合一，知为理论，行为实践，理论当与实践相合，这样才能不断提升自身实力。李仲愚重视医德教育，遵循孙思邈《大医精诚》之理，教育徒弟对待患者应一视同仁，急患者之所急，苦患者之所苦，并时刻以身作则，一心为患者，深受患者爱戴。李仲愚先后担任成都中医药大学附属医院针灸指针研究室主任、康复科主任、四川省政协委员、中国针灸学会常务理事、中国医用气功学会副会长、四川省针灸学会会长等职。

李仲愚精于方术，善用针灸，常以中医传统的汤液、针灸、角、砭、导引、按摩、薄贴、膏沫、浴熨等方法治疗内、妇、儿、外及五官各科疾病，尤擅长使用祖传绝技杵针、气功等法，内外合治、针药结合，治疗多种常见病及各种奇难杂证，疗效显著。李仲愚根于临床，善于总结，独创八阵穴、河车路、八廓穴及奇穴十鬼穴，取穴独特，疗效可靠。李仲愚集佛、道、医之精华，总结发展了蓝字气功；先后承担了国家"七五"科技攻关重点项目"李仲愚杵针疗法的研究"，国家中医药管理局重点项目"李仲愚穴位药贴疗法的临床及实验研究"，四川省中医管理局重点项目"李仲愚蓝字气功抗衰老的研究"等科研课题的研究工作，其中"李仲愚杵针疗法的研究"荣获四川省科技进步二等奖。李仲愚对医疗技术精益求精，一丝不苟，态度谦恭，实事求是，不固步自封，无门户之见。在繁忙的诊务和科研工作之外，还总结经验，出版专著，传授知识，毫不保留。现已出版《杵针治疗学》《李仲愚临床经验辑要》《李仲愚杵针治疗学——十四代秘传之独特疗法》《气功灵源发微》等专著。

李仲愚在临床闲暇之余以诗画为乐，四川省文史馆编印《李仲愚诗选》，其《画荷》言："芙蕖貌不同，缕缕微飔入浪中。无钱采点街头卖，虎步酒家作醉翁。"《学画》诗云："学石涛，学八大，扬州八怪学几下，大千胸欠丈夫气，白石淳朴少文化；悲鸿忧国写战马，昌硕多能似大家；天天闭户学死人，不如出门师造化。涉水登山起画稿，鸡声灯影读南华；五车字

字旨糟粕，返观三世智无涯；纵横泼破由天趣，楮翰常归杰士家。"李仲愚因受其祖父春庭公的教诲，潜心修学佛法，曾任成都市佛教协会副会长，在成都文殊院讲学，并开设全国首个佛家中医门诊部。受傅元天大师（时任中国道教协会会长）邀请，为青城山道学院的道士讲授《道德经》《阴符经》与针灸导引。

（二）学术观点与针灸特色

李仲愚杵针取穴除根据经络、腧穴理论，按"经脉所过，主治所及"，遵从循经取穴原则，取用常用经穴治疗相关疾病而外，尤其注重《周易》《阴符》的理、气、象、数理论，创用八阵穴、河车路、八廓穴。

1. 八阵穴

八阵之名取义"一阵八体"。《兵略纂闻》云："黄帝按井田作阵法，以破蚩尤，古之名将知此法者，唯姜太公、孙武子、韩信、诸葛孔明、李靖诸人而已。其名曰天、地、风、云、龙、虎、鸟、蛇者，则孔明也。"

李氏杵针八阵穴是以一个腧穴为中宫，中宫向外的一定距离为半径，画一个圆，把这个圆分为八个等份，即天、地、风、云、龙、虎、鸟、蛇，与八卦相应为乾、坤、坎、离、艮、巽、兑，形成八个穴位，即为外八阵，再把中宫到外八阵的距离分为三等份，画成两个同心圆，即为中八阵和内八阵，内、中、外八阵上的腧穴构成一组八阵穴，其具体穴名以中宫所在的腧穴命名（见图8-4）。李氏杵针常用的八阵穴包括百会八阵、风府八阵、大椎八阵、身柱八阵、神道八阵、至阳八阵、筋缩八阵、脊中八阵、命门八阵、腰阳关八阵、腰俞八阵等。

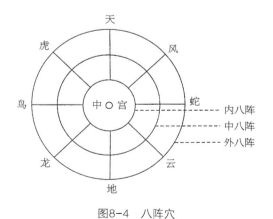

图8-4 八阵穴

2. 河车路

河车路是李氏杵针独创的奇穴，由阴阳八卦与经络理论结合发展而成。《周易参同契》载"五金之主，

北方河车",北方五行属水,故北方与河车连称。《吕钟传道集·河车》指出"河车者,起于北方正水之中,肾藏真气,真气之所生之正气,乃曰河车",可见运转真气的通道即为河车路。李氏杵针常用河车路分为头部河车路、腰背部河车路、胸腹部河车路,其经气从印堂、目内外眦、瞳孔中央四处发出,由头向下依次经颈、背、腰骶部,气血津液不断滋养其循行的经络、脏腑,经气渐弱,至会阴,任脉与督脉相交通之处,经气沿着腹部上行,纳脾胃运化之水谷之气、肺之清气,经气渐盛,逐渐向上行汇聚于头部河车路,形成一周天循环,如此往复进行气血灌注。李仲愚创用奇穴河车路强调人体气血在经络中运行,周而复始,如环无端,川流不息。

3. 八廓穴

廓,即为城廓,具有防卫抵御之意。八廓起源于中医眼科五轮八廓学说,南宋陈言所著的《三因极一病证方论·眼叙论》言"故方论有五轮八廓、内外障等,名各不同"。元代危亦林《世医得效方》首次绘制八廓图,将八廓配八卦(乾、坎、艮、震、巽、离、坤、兑)与八位(天、水、山、雷、风、火、地、泽)。李氏杵针疗法继承八卦八廓学说,以天(乾)、水(坎)、山(艮)、雷(震)、风(巽)、火(离)、地(坤)、泽(兑)八位指导面部杵针取穴,其常用的八廓穴包括眼八廓、耳八廓、鼻八廓(见图8-5)。

眼八廓即在眼眶周围沿眶骨边缘按八廓八位取用的八个穴点,其中眉毛中点为天,瞳孔下为地,目内眦为水,目外眦为火;耳八廓则在耳前后及耳郭周围均匀分布的八穴,耳尖上为天,耳垂下为地,耳屏前为火,耳郭后为水;鼻八廓以素髎为圆心,以素髎至迎香的距离为半径画圆,将圆周均匀分为八个穴点,其中鼻梁上为天,鼻唇沟中为地,右鼻翼下缘处为火,左鼻翼下缘处为水。

八廓穴主要治疗五官病。眼八廓治疗目赤肿痛、溢泪、云翳、胬肉攀睛、视物昏花、复视、畏光羞明等眼病;耳八廓治疗聤耳、耳鸣耳聋等以及疖腮;鼻八廓治疗鼻塞、鼻衄、鼻渊、鼻不闻香臭等鼻病。

(三)临证医案

1 感冒

张某,男,25岁。

初诊:1992年7月16日。

[症状]患感冒已5日,曾服感冒清、抗病毒冲剂,未见好转。症见:发热重(体温38.5℃),微恶风寒,头痛身痛,无汗,咽喉红肿疼痛,微咳,痰稠黄。舌尖红,苔薄微黄,脉浮数。

[辨证]感冒(风热犯表证)。

[治则]疏风解表,清热宣肺。

[针灸处方]风府八阵、大椎八阵;河车路:脑户至大椎段(脑椎段),少商、曲池、合谷、尺泽。杵针常规治疗,用泻法,每日1次。风府八阵、大椎八阵均有疏风解表作用,配以河车路脑椎段以加强疏风解表、清利咽喉作用。曲池、合谷配少商杵针点叩,有疏风清热、利咽消肿作用。少商善治咽喉痛,若配以尺泽可清热肃降肺气,能治疗风热引起之咳嗽。杵针用泻法,表邪得解,风热得清,肺气宣降,感冒则愈。

[疗效]杵针治疗2次后,体温降至正常。咳嗽、咽喉痛减轻,治疗2次后感冒治愈。

2 呕吐

兰某,女,53岁。

初诊:1991年5月13日。

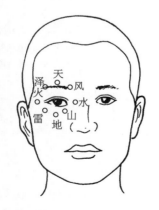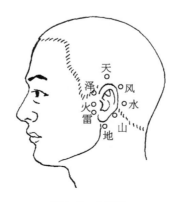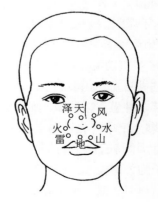

图8-5 八廓穴

［症状］呕吐1个月，加重3日。1个月前患者因食雪糕后出现胃脘部疼痛，恶心呕吐，曾服用西药止呕，效果不佳。平时恶心欲吐，饭后常有呕吐出现。曾在某医院检查，诊断为慢性浅表性胃炎。伴见胃脘不舒，精神疲惫，饮食减少，大便稀溏，面色不华。舌淡，苔白，脉沉细。

［辨证］呕吐（脾胃阳虚证）。

［治则］温中散寒，降逆止呕。

［针灸处方］至阳八阵、脊中八阵、中脘八阵；河车路：至阳至命门段（阳命段）；足三里、三阴交、内关、公孙。杵针常规治疗，用补法，并可加艾灸。每日1次，每次30分钟。至阳八阵、脊中八阵配中脘八阵，一前一后，一阴一阳，直接调节脾胃气机，并寓俞募配穴之意（胃俞、中脘）；加上河车路阳命段，则温中补虚之力更强。足三里与三阴交相配为表里经配穴法，可直接调节脾胃功能。内关为手厥阴心包经络穴，通于阴维脉，为八脉交会穴之一，主治心、胸、胃之病症；配以足太阴脾经之络穴公孙，该穴通于冲脉，是八脉交会穴之一，冲脉又隶属于阳明，故该穴与内关相配则调节胃气、降逆止呕作用显著。全方配伍，杵针用补法，并加以艾灸，温脾补虚之作用显著，降逆止呕功效卓越。

［疗效］连续治疗1周后，呕吐止，饮食恢复正常，大便正常，精神好。为加强疗效，再治疗7次，呕吐痊愈。

3 呃逆

钱某，男，74岁。

初诊：1993年5月24日。

［症状］呃逆2月。患者于3月21日晚突发呃逆不止，连续不断，呃声高昂，直至入睡后，呃逆方止。次日早晨起床后又呃逆不止，遂到医院检查治疗。经胃镜、B超等多次检查，均未发现病变。诊断为胃肠神经官能症、膈肌痉挛。经调节胃肠功能、缓解膈肌痉挛的中西药治疗，虽呃逆症状减轻，但未见痊愈，遂求治于李仲愚。因患者年岁大，体质较差，选以杵针治疗。现在症状：呃逆不断，10分钟左右1次，呃声低微，食欲不振，精神倦怠，畏寒肢冷。舌质淡，苔薄白，脉沉细而弱。

［辨证］呃逆（脾胃阳虚证）。

［治则］温中散寒，降逆止呃。

［针灸处方］至阳八阵、脊中八阵、中脘八阵；河车路：阳命段；足三里、内关、公孙。杵针常规治疗，运用补法，另可配合艾灸。每日1次，每次30分钟。至阳八阵、脊中八阵配中脘八阵，河车路阳命段杵针补法，并加艾灸法，有温中散寒、补益脾胃、降逆止呃作用。胃俞配中脘，取俞募配穴法；膈俞能缓解膈肌痉挛；内关为手厥阴心包经的络穴、通于阴维脉，公孙为足太阴脾经的络穴、通于冲脉，两穴相配，是八脉交会穴相配的一对穴位，有补脾健胃、理气降呃之作用。全方配伍，能直接调节肠胃功能，有温补中焦虚寒之效。

［疗效］连续治疗7次后症状明显改善，呃逆延至1小时发作1次，而且呃声很低微，饮食增进，精神好转。又杵针治疗7次，并配合艾条悬灸膈俞、脾俞、胃俞、中脘、足三里等穴。呃逆症状消失，病者痊愈。

4 胃脘痛

杨某，男，64岁。

初诊：1992年7月1日。

［症状］胃脘痛4年，加重1年。患者从1988年开始出现胃脘疼痛胀满，曾于某医院做胃镜检查诊断为"浅表性胃炎伴胃窦炎"，经中西医治疗，症状有所减轻，但每年入冬气候寒冷或饮食生冷后易复发，近1年来特别明显。前2日因天气炎热，贪凉吃冰西瓜后，出现胃脘疼痛，伴见胀满、呃逆，胃脘冷痛明显，得热后痛减，饮食减少，大便稀溏，精神倦怠，四肢无力。舌质淡，苔薄白，脉沉细。

［辨证］胃脘痛（脾胃虚寒证）。

［治则］温中散寒，行气止痛。

［针灸处方］至阳八阵、脊中八阵、中脘八阵；河车路：阳命段；足三里、内关、公孙。杵针常规治疗，用补法。每日1次，连续治疗7次。脊中八阵中有胃俞穴，配中脘八阵之中脘穴，即为俞募配穴法；再配以至阳八阵、河车路阳命段以调节脾胃功能，达到寒散气行痛止的目的。内关通于阴维脉，为手厥阴心包经之络穴，与通于冲脉的脾经之络穴公孙相配，为八脉交会穴配伍，用于治疗胃脘疾病；再取足阳明胃经之合穴足三里以理气止痛。杵针用补法，有温中散寒、行气止痛之功。

［疗效］治疗1周后，患者自述胃脘痛减轻，时有隐痛，饮食恢复正常，精神好转。杵针治疗既已见效，再治疗1周，手法同上，以巩固疗效。

⑤ 便秘

刘某,男,78岁。

初诊: 1993年2月21日。

[症状] 大便秘结,干燥如羊屎,经常隔3~5日才能大便1次,甚至要服用果导片或麻仁丸。近1年来服果导片或麻仁丸都不能大便,要用开塞露或肥皂才能导出干结的大便,患者很痛苦。就诊时患者伴见精神不振,饮食减少,腹胀,肢倦。舌质淡,苔薄白,脉沉细。

[辨证] 便秘(脾胃阳虚证)。

[治则] 温补脾肾,促进大肠的蠕动,使其排出肠道糟粕。

[针灸处方] 命门八阵、腰阳关八阵、关元八阵;河车路:至阳至长强段。杵针常规治疗,用平补平泻法,每日1次,每次30分钟。命门八阵、腰阳关八阵配伍关元八阵,一前一后,一阴一阳,寓有俞募配穴之意,能调节大肠的传导功能。河车路至阳至长强段,有温补脾肾阳气之作用,脾肾阳气旺盛,大肠的传导功能正常,便秘则可痊愈。

[疗效] 连续治疗1周后,能借助麻仁丸排出大便。再行杵针治疗1周,大便基本能每日1次,精神好,腹部已不胀,饮食增加,每天坚持户外活动半小时。后又行杵针治疗4~6周以巩固疗效,坚持每日能大便1次。以后改杵针治疗隔日或3日1次,一直保持大便通畅。

⑥ 不寐

曾某,男,45岁。

初诊: 1994年6月8日。

[症状] 失眠5年,近3个月加重,通常整夜不能入睡,并伴见心烦头昏,耳鸣健忘,手足心热,腰膝酸软,潮热盗汗。舌红,少苔,脉细数。

[辨证] 失眠(心肾不交证)。

[治则] 交通心肾,滋养肾阴而清心宁神。

[针灸处方] 神道八阵、百会八阵、命门八阵;河车路:大椎至命门段;太溪、神门。杵针常规治疗,太溪穴用补法,神门穴用泻法,其余诸穴用平补平泻法治疗。每日1次,每次30分钟。百会八阵(百会八阵)的百会穴及四神聪穴,有镇静安神作用;神道八阵有心俞穴,能养心安神;命门八阵配肾经原穴太溪穴,有滋养肾阴作用;神门为心经原穴,用杵针泻法,有清心宁神作用。肾阴充沛则能上承于心,心火不独

亢而能下济于肾,心肾相交,水火互济,失眠则愈矣。

[疗效] 连续治疗7次后,心烦头昏减轻,失眠有改善,每晚能睡3~4小时,但多梦。再以杵针治疗7次,失眠症状基本改善,每晚能睡6~7小时,潮热盗汗、腰膝酸软有所减轻。后改为杵针治疗隔日1次,4周后痊愈。

⑦ 癫证

雍某,男,25岁。

初诊: 1994年7月18日。

[症状] 患者癫证半年,长期以来性格内向,少言寡语。就诊前的元月因在单位受领导批评,与之吵架后,开始出现白天睡觉、夜晚看书写信等,不洗脸,不讲卫生,不按时吃饭,性情古怪。经某大医院检查诊断为"抑郁症",服用西药后有所好转,但时有反复,患者动作缓慢,时感胸闷,睡眠差。舌苔白腻,脉弦滑。

[辨证] 癫证(痰浊蒙窍证)。

[治则] 理气豁痰,养心开窍。

[针灸处方] 百会八阵、神道八阵、至阳八阵;河车路:大椎至命门段;神门、内关、足三里、丰隆。杵针常规治疗,用平补平泻法,每日1次,每次30分钟。该病以忧愁思虑,肝气郁结,痰气阻遏,心窍被蒙所致。因此,杵针治疗以百会八阵调节情志;神道八阵、至阳八阵及河车路大椎至命门段以疏肝理气、运脾化痰、养心安神;足三里、神门、丰隆以益气养心、理气安神。诸穴配合,则气机畅通,痰浊消散,心神则宁,癫证可愈。

[疗效] 连续治疗7次后,症状有改善,白天可以坚持不睡觉,但感到很困乏。晚上睡眠不佳,能配合家人按时吃饭、洗脸等;仍性格内向,不愿多说话。再用杵针治疗2周,病情大有好转,晚上能入睡,能按时吃饭、洗脸,高兴时可与家人说些家常话。该病缠绵难愈,故需长期坚持杵针治疗,嘱每隔2日或3日接受1次治疗,配合家庭的心理疏导。患者情绪稳定,未再发病,远期效果满意。

⑧ 眩晕

蒋某,女,47岁。

初诊: 1992年5月27日诊。

[症状] 眩晕1年余,加重7日。1年前患者因眩晕兼有头痛于某医院住院治疗,诊断为"高血压眩晕",经治疗眩晕基本好转,平时仍要服降压药以维持

正常血压。1周前,因生气情绪急躁而出现眩晕,并伴见两侧头痛,眩晕欲吐,胸中满闷,两胁胀痛。血压180/120 mmHg。舌边红,苔薄,脉弦数。

［辨证］眩晕(肝火上炎证)。

［治则］疏肝理气,清热平肝。

［针灸处方］百会八阵、至阳八阵;河车路:印脑段、阳命段;外关、阳陵泉、太冲、太溪。杵针常规治疗,用泻法,每日1次,每次30分钟。至阳八阵、河车路阳命段有肝俞、膈俞等穴,配以肝经原穴太冲、胆之合穴阳陵泉,能疏肝理气、清热平肝;百会八阵、河车路印脑段,是眩晕病变部位取穴,有平肝镇静作用,配以外关、阳陵泉、太冲,行杵针泻法,有清肝潜阳作用;太溪为肾经原穴,有滋养肾经作用,取滋水涵木之意,以加强潜阳平肝之功。方穴对证,疗效显著。

［疗效］连续治疗7次,眩晕及头痛减轻,胸闷、胁痛有改善,血压已降至140/90 mmHg。杵针治疗既已见效,再继续治疗2周,眩晕头痛消失,胸闷、胁痛已愈。随后3日行1次杵针治疗,以巩固疗效,保持血压正常。

⑨ 腰痛

吴某,女,56岁。

初诊: 1994年8月8日。

［症状］腰痛18年,加重3个月。18年前患者因腰痛在某医院住院,诊断为"肾积水",原因不明。治疗近1个月未见好转,遂配合中药治疗,患者自觉腰痛明显减轻,出院后继续服中药治疗,半年后腰痛症状消失。又到某医院复查,未见肾积水,饮食、二便、睡眠正常。一直维持到就诊前的5月份,因过度疲劳、又食火锅等辛辣食物后腰痛复发,伴见小腹胀满、小便短少、时有刺痛,尤其是劳累后加重,精神不佳,饮食正常。舌质红,舌苔黄,脉沉而数。又到某医院检查未见肾积水,也无腰椎病变。

［辨证］腰痛(肝肾亏虚证)。

［治则］补益肾气,清利湿热。

［针灸处方］命门八阵、腰俞八阵:河车路:命强段:委中、昆仑、太溪。杵针常规治疗,行平补平泻手法,每日1次,每次30分钟。命门八阵、腰俞八阵、河车路命强段皆为局部取穴法,有补益肾气作用,又能清利湿热。委中为膀胱下合穴,昆仑为膀胱经腧穴,能清利膀胱湿热以利小便。太溪为肾经原穴,配以命门八阵,能加强补益肾气之作用。

［疗效］治疗7次后,腰痛明显减轻,精神好转,小便畅通。继续治疗2周,腰痛基本治愈,小便正常。为巩固疗效,又进行杵针治疗2周。

⑩ 头痛

马某,女,62岁。

初诊: 1992年4月12日。

［症状］头昏头痛5年余,左侧上下肢麻木3年余,加重6个月。患者5年前开始出现头痛,伴有头昏。3年前曾患脑血管意外,治疗后留有左侧上下肢麻木,活动不便,拄拐杖能缓慢行走,左手只能抬至胸前,手指握力较差。近6个月,头昏头痛加重,以右侧头额、太阳穴部位疼痛为重;左侧上下肢麻木加重,伴见胸闷、语言正常,二便调。血压160/90 mmHg。舌边尖红,舌苔白腻,脉弦滑。

［辨证］头痛(肝阳上亢证)。

［治则］祛风化痰,通经活络,平肝潜阳,疗瘫起痿。

［针灸处方］百会八阵;河车路:大椎至命门段;足三里、丰隆、三阴交、太冲、太溪,左侧上下肢手足三阴三阳经脉循行部位。杵针常规治疗,用平补平泻手法,每日1次。百会八阵有平肝潜阳之功;河车路大椎至命门段有调节肝脾肾之功能,配足三里、丰隆、三阴交、太冲、太溪能理气化痰、滋阴潜阳、平肝息风(滋水涵木);再用杵针疏理上下肢手足三阴三阳经循行部位,有疏经通络、促进肢体功能恢复作用。

［疗效］连续治疗10次后,患者自述头昏头痛减轻,血压135/80 mmHg,上下肢麻木减轻,但功能活动改善不明显。因中风3年之久,功能活动恢复困难,能将血压控制在正常范围之内,以免再度中风就已属理想效果。

⑪ 漏肩风

郭某,男,76岁。

初诊: 1994年5月9日。

［症状］肩痛半年,肩痛以右侧显著,遇阴雨天加重,冷痛彻骨,右肩关节活动受限,伸臂、抬肩其痛难忍,饮食一般,便调。舌苔薄白,脉沉弦。

［辨证］漏肩风(寒痹)。

［治则］以散寒为主,佐以祛风除湿、通经活络。

［针灸处方］肩髃八阵、大椎八阵;外关、合谷、手三阳经在手臂部的循行部位。杵针常规治疗,用平补平泻法,每日1次,每次30分钟。杵针后再加艾条

灸痛处10～15分钟。肩髃八阵、大椎八阵是治疗肩痛的局部有效腧穴,配以外关、合谷,有疏通经络、祛风除湿、散寒作用。因手三阳经的循行线路皆要通过肩部,以杵针梳理调节,再配以艾条悬灸痛处,加强祛风散寒作用。全方共奏疏通经络、调和气血、祛风寒、除湿邪之功。

[疗效] 连续治疗7次后,肩痛明显减轻,肩关节活动基本正常。又继续治疗7次,患者只在肩关节活动幅度较大时才有痛感;改为隔日治疗1次,又治疗2周,肩痛痊愈。

⑫ 耳鸣

陈某,男,55岁。

初诊: 1994年7月20日。

[症状] 耳鸣,听力下降2月余。2个月前患者感冒后即出现眩晕,某医院诊断为"内耳眩晕(梅尼埃病)"。经治疗,眩晕好转,但随之出现耳鸣如蝉,终日不停,听力逐渐下降,经高压氧及西药治疗未见好转,遂求治于中医。症见:耳鸣如蝉,鸣声高昂,时伴眩晕,兼见口苦心烦,小便短赤。舌质红,舌苔黄,脉弦数。

[辨证] 耳鸣(肝火上扰证)。

[治则] 清肝泻火,息风通窍。

[针灸处方] 百会八阵、风府八阵,河车路脑椎段,耳八廓,中渚、翳风、听会、听宫、侠溪、足临泣。杵针常规治疗,泻法,每日1次,每次30分钟。百会八阵、风府八阵,河车路脑椎段,有泻肝清热、理气通络、息风通窍作用;手足少阳经脉均绕行于耳前后,故取手少阳三焦经之中渚、翳风,足少阳胆经之侠溪、足临泣清泄少阳之火、通畅气机;听会、听宫为治耳病之有效腧穴,与耳八廓相配,能疏通耳道。

[疗效] 治疗7次后,眩晕、心烦、口苦减轻,耳鸣未见好转。再继续治疗2周,耳鸣减轻。方穴既已对症,继续治疗,3个月后耳鸣治愈。

主要参考文献

[1] 唐玉枢.吴棹仙传[J].四川中医,1992,7: 10-11.

[2] 黄振富.吴棹仙先生事迹简介[J].中华医史杂志,2002,32: 242-243.

[3] 梁颖芯.吴棹仙子午流注学术思想研究[D].成都:成都中医药大学,2015.

[4] 吴棹仙.吴棹仙子午流注说难:附子午流注环周图[M].北京:中国中医药出版社,2016.

[5] 周莅莅.吴棹仙对针灸学的贡献[J].长春中医药大学学报,2016(4): 5-6.

[6] 张东风.跨世界老中医的传奇人生[N].中国中医药报,2009.

[7] 王长海.《子午流注说难》的学术思想[J].四川中医,1992,1: 45.

[8] 田代华.黄帝内经·素问[M].北京:人民卫生出版社,2005.

[9] 田代华.黄帝内经·灵枢经[M].北京:人民卫生出版社,2005.

[10] 王九思.难经集注[M].北京:商务印书馆,1955.

[11] 徐凤.针灸大全[M].郑魁山,黄幼民,点校.北京:人民卫生出版社,1987.

[12] 袁宜勤.徐凤的针灸学说探要[J].上海针灸杂志,2006,25(12): 49-50.

[13] 王继红.浅谈灵龟八法的理论渊源及临床运用[J].新中医,2008,40(2): 111.

[14] 唐玉枢.吴棹仙针刺寒热手法管窥[J].中国医药学报,1987,2(2): 34.

[15] 唐玉枢.吴棹仙临床验案举隅[J].实用中医药杂志,2007,23(6): 346.

[16] 唐玉枢.吴棹仙老师治历节瘤疾验案[J].四川中医,1989,1: 36.

[17] 唐玉枢.吴棹仙老师医案[J].山东中医杂志,1988,7(3): 30.

[18] 唐玉枢.吴棹仙老师医案[J].中医药研究杂志,1986,5: 17.

[19] 吴棹仙.吴棹仙医经精义[M].成都:四川科学技术出版社,2013.

[20] 陈腾飞.黄石屏金针疗法传承录[M].北京:中国中医药出版社,2017.

[21] 刘屹,刘巍.叶氏金针针刺特色介绍[J].针灸临床杂志,2010,26(5): 59-60.

[22] 叶心清.叶心清医案选[M].北京:人民军医出版社,2014.

[23] 刘全让,钟枢才.李仲愚主任医师杵针疗法经验[J].成都中医药大学学报,1996(03): 7-8.

[24] 刘全让,钟枢才.李仲愚学术思想与经验特长[J].北京中医,1994(03): 3-4.

[25] 陈腾飞,马增斌,辛思源,等.黄石屏金针源流[J].中国针灸,2013,33(08): 753-756.

[26] 刘屹,刘巍.叶氏金针针刺特色介绍[J].针灸临床杂志,2010,26(05): 59-60.

[27] 李观荣.有关四川叶氏金针术[J].中国针灸,1983(06): 39-40.

第九章
辽宁针灸流派

彭氏眼针学术流派

一、流派溯源

辽宁彭氏眼针学术流派于2012年成为国家中医药管理局首批64家中医学术流派传承工作室之一，学派宗师是彭静山。彭氏眼针疗法是彭静山在20世纪70年代创立的一种微针疗法，包括在眼眶周围进行针刺治疗全身疾病和通过白睛脉络形色规律诊察疾病，具有操作简单、疗效显著、起效迅速的特点。

彭静山因特殊原因耳聋，但他利用得天独厚的视力来探索诊断疾病的新思路。眼针疗法源于王肯堂《证治准绳》，文中记载："目形类丸，瞳神居中而前，如日月之丽东南而晚西北也，内有大络六，谓心、肺、脾、肝、肾、命门各主其一；中络八谓胆、胃、大小肠、三焦、膀胱各主其一；外有旁支细络莫知其数，皆悬贯于脑，下连脏腑，通畅气血往来以滋于目。故凡病发，则有形色丝络显现，而可验内之脏腑受病也……"该段文字108字，彭静山如获至宝，整日钻研，经过深入研究终于总结出"以目代耳"的"观眼识证"，后经过临床治疗疾病发展成为眼针疗法。该研究成果于1982年通过辽宁省卫生厅鉴定，被授予辽宁省重大科技成果奖，并于1987年通过国家中管局的鉴定。1990年出版《眼针疗法》专著。至此，眼针疗法从理论到临床形成相对完整的体系。彭氏眼针临床应用50余年，治疗各科疾病40余种，优势病种包括中风病、痛症、功能性肠病等。

之后经过几代人的传承与发展，将彭氏眼针学术思想不断完善，丰富了华佗观眼识病理论，确定了眼白睛脉络特征与脏腑生理病理的关系，并将眼区划分"八区十三穴"，根据眼针穴区"观眼识病"以诊察疾病，针刺眼眶内外眼针穴区治疗疾病，最终创新提出了眼针中医核心理论"眼针八区十三穴络脑通脏腑"。

眼针疗法科学研究不断深入，承担包括国家973课题在内的多项科研课题，获得多项科技奖励。辽宁彭氏眼针学术流派经过两轮建设，在全国已经建立30家二级传承工作站，继承发展彭氏眼针，凝练学术思想，建立眼针文献数据库，制定疾病诊疗方案，制定国家操作标准。出版著作3部，再版1部。获批发明专利一项实用新型3项。培养代表传承人20余人，全面推广眼针的理论及技术，不断扩大社会影响。

二、流派传承

（一）传承谱系

彭静山培养了大批优秀的针灸人才，现已成为海内外针灸界的中坚，如田维柱、王鹏琴、张明波、朱凤山、陈玉芳、董文毅等。随着彭静山弟子的海内外发展，上述弟子又将彭静山的学术思想传授给他们的徒弟及学生，彭氏眼针学术流派在海内外日益发展壮大，彭静山的学术思想也逐渐走向了世界。本流派的传承方式主要有师承授受及院校教育等，现已传承至第4代，有200余位传承人，广布海内外。

（二）传承工作

彭氏眼针学术流派经过几代人的传承与发展，临床疗效显著，科学研究不断深入，承担了以国家科技部"973计划"项目为代表的辽宁省科技厅项目各级各类课题8项。由彭静山与田维柱出版的专著《眼针疗法》与《中华眼针》，使眼针的学习更为系统，研究更为充实。2004年，眼针疗法入选国家中医药管理局"百项中医临床推广项目实用技术"（新源计划），由国家中医药管理局科技教育司出版其书面及影像资料。2005年，由北京21世纪环球中医药网络教育中心推出眼针疗法教学光盘课件，连续地集中推广影响较大，从而使眼针疗法形成了从广度向深度的发展。2006年，第三代传承人车戬承担国家中医药管理局中医药标准化项目"眼针疗法技术操作规范"流派传承类课题，进行了大量的文献检索、专家征询、意见整合、论证等工作。2008年，国家中医药管理局课题"眼针技术操作规范"国家标准，顺利通过了专家验收。2009年2月6日，中华人民共和国国家质量监督检验检疫总局与中国国家标准化管理委员会联合发布《针灸技术操作规范 第15部分：眼针》，2009年8月1日开始实施。2011年，国家科技部"973计划"项目——基于"观眼识证"的眼针疗法证、术、效关系及作用机制研究，运用传统和现代科学相结合的方法，从中医理论渊源、临床试验、动物实验等方面研究，揭示眼针的科学内涵，取得了多项科技成果，推动了眼针的发展。"彭氏眼针治疗急性缺血性中风的研究"2006年获辽宁省科技成果三等奖；基于"观眼识证"的彭氏眼针疗法临床应用及作用机制研究2011年获辽宁省科技进步奖三等奖。2018年11月，国家中医药管理局发布《中医康复服务能力规范化建设项目实施方案》（中国中医药科技中医便函〔2016〕130号），立项开展了中医康复标准项目制修订工作，其中中医康复标准项目39项，通过32项包括《眼针带针康复疗法》。

2012年，国家中医药管理局建立首批64家中医学术流派传承工作室，辽宁彭氏眼针学术流派传承工作室作为首批建设单位，全力推广眼针疗法。工作室建设期间，《眼针疗法》一书的需求也增多，竟出现盗版，与彭静山的嫡孙彭筱山协商，再版《眼针疗法》一书，恰逢彭静山110华诞前夕，彭筱山欣然同意并书写再版说明，这本书的再版本着尊重原创，原汁原味

传承经典的宗旨，未做任何改动，原貌呈现给读者，以表示对彭静山的敬畏与忠诚。

（三）研究进展

1. 眼针理论研究

眼针疗法理论源于《内经·大惑论》："五脏六腑之精气，皆上注于目而为之精。精之窠为眼，骨之精为瞳子，筋之精为黑眼，血之精为络，其窠气之精为白眼……是故瞳子黑眼法于阴，白眼赤脉法于阳也……卒然见非常处，精神魂魄，散不相得，故曰惑也。"五脏六腑与眼关系十分密切。后彭静山发现王肯堂《证治准绳·目门》中记载："目形类丸，瞳神居中而前，如日月之丽东南而晚西北也，内有大络六，谓心、肺、脾、肝、肾、命门各主其一；中络八谓胆、胃、大小肠、三焦、膀胱各主其一；外有旁支细络莫知其数，皆悬贯于脑，下连脏腑，通畅气血往来以滋于目。故凡病发，则有形色丝络显现，而可验内之脏腑受病也。"眼内白睛有大络、中络、旁支细络等络脉皆上悬贯于脑，下连接脏腑，五脏六腑精气变化可以通过白睛脉络颜色和形态体现出来，这是早期的彭静山提出"观眼识证"描述"眼-脑-脏腑"的相关联系。

王肯堂记载五轮八廓学说对于白睛络脉有定位，但未明确予脏腑命名，仅说明眼部白睛变化可以反映全身疾病学术的思想。彭静山学古而不泥古，发展了王肯堂的八廓应乎八卦学说，确立了眼区的八区十三穴，并创立了八区十三穴与脏腑的对应关系，丰富了中医望诊的内容。彭静山通过研读历家经典，根据八廓来源于八卦的原理，明确了八廓的位置及八廓与脏腑的关系，用后天八卦将眼睛分为八个区，每区代表一个卦位，再配以脏腑，又根据各区内白睛上的脉络变化，用以观眼识病（症）。王鹏琴对眼针疗法理论深入研究，丰富华佗观眼识病理论，确定眼白睛脉络特征与脏腑生理病理的关系，并在此基础上划分穴区即"眼针八区十三穴"，根据眼针穴区"观眼识病"以诊察疾病。

王鹏琴总结彭静山学术思想创新提出："眼针八区十三穴络脑通脏腑"眼针中医核心理论。

2."观眼识证"的现代研究进展

眼针疗法是以眼（目）与脏腑经络相关的理论为核心，气血津液精神为物质基础的相关理论为补充，派生以五轮学说为依据定性定位的观眼识病（证）法，八廓学说为依据眼部分区定位辨证治疗，从而形

成的中医特色疗法。

彭静山根据上万人次观眼后总结出白睛络脉形色丝络变化的部位与脏腑的对应关系，通过穴区与脏腑的关系提出"观眼识病"。现代研究通过将眼白睛划分为8个区代表不同脏腑，观察不同穴区眼睛白睛络脉的异常颜色和形态，提示气血的盛衰变化，从而诊断疾病。

彭静山将白睛络脉的变化总结为7种异常形态和8种特殊颜色。七种异常形态分别是根部粗大、曲张或怒张、延伸、分叉较多、隆起一条、模糊一片、垂露；八种特殊络脉颜色分别是鲜红、深红、红中带黑、红中带黄、淡黄、浅淡、黯灰。不同的异常颜色和形态代表不同疾病，如白睛络脉的根部粗大代表顽固性疾病，白睛络脉分叉较多说明病势不稳容易变化，络脉紫红代表热盛，络脉黯红代表陈旧性病灶。

应用现代医学球结膜微循环的定量积分方法研究"观眼识病"分析总结其变化规律，探讨与彭静山经典形色分类的对应关系，取得了一定进展，认为"观眼识病"理论中的白睛络脉是西医学中的球结膜微循环，主要由细动脉、细静脉及毛细血管网组成。球结膜微循环位置浅表，易于观察，可能是彭静山观察的白睛。球结膜微循环与大脑血管发育及生理结构相似，通过对球结膜微循环的检查，可以了解中枢神经及全身血管系统的生理及病理变化。当动物或人体出现循环障碍时，微血管发生变化，其形态学改变主要体现在微血管形状、走行及血管数量、缺血区、囊状扩张及微血管瘤的出现，以及微动脉、微静脉管径和血管壁改变，这可能是彭静山提出的颜色和形态变化的西医学依据。

通过研究发现，与健康人群比较，气虚血瘀证中风患者球结膜微循环形态异常程度增加，微血管数减少，细静脉管径变小，血管走形异常增加，与彭静山提出白睛络脉整体络脉表现为一种浅淡之象。观眼识病理论中络脉浅淡代表气血不足所致的虚证或气血凝滞所致的寒证。血管走形异常中的直、曲、多弯、螺旋状、多旋环状可总结为络脉的曲张。研究发现，气虚血瘀型中风患者血液中白细胞介素-6、肿瘤坏死因子-α（TNF-α）等炎症因子及半胱氨酸蛋白酶-3（Caspase-3）、HIF-1α等凋亡因子的增加，改变血管内皮活性物质，诱导血小板的聚集，促进与纤维蛋白形成血栓，形成血管内皮及管径等形态学改变。球结膜微循环的改变与彭静山提出观眼识病中的络脉曲

张代表病势较重的观眼识病理论相一致。

3. 眼针带针康复临床研究进展

眼针带针康复疗法自2011年由王鹏琴提出后，应用临床10余年，眼针带针康复疗法是针刺运动疗法的一种，体现了眼针疗法可以和现代技术有机融合，发挥"1＋1>2"的优势。眼针带针康复疗法治疗240例中风后偏瘫患者，通过神经功能评分、ADL量表、Fugl-meyer评分客观评价，该疗法明显改善中风患者的神经功能缺损症状，最大限度地促进瘫痪肢体恢复。眼针带针康复疗法对中风后肢体痉挛也有显著的临床疗效，通过神经功能缺损评分、痉挛指数等多方面评价，该疗法能有效改善中风痉挛期患者的神经功能缺损程度、下肢的痉挛程度、关节活动度、平衡功能以及日常生活活动能力。该疗法操作简单，疗效显著，价格低廉。

4. 眼针煾疗止痛技术研究进展

眼针煾疗止痛技术将眼针疗法与中药外治法煾疗相结合，依据《素问·异法方宜论》"圣人杂合以治，各得其所宜，故治所以异而病皆愈"。

通过国家行业专项课题"眼针煾疗止痛技术治疗中风后肩手综合征临床疗效评价"研究，发现眼针煾疗止痛技术能明显改善中风后肩手综合征的肩关节活动度和减轻疼痛程度，增加肩关节的延展性，避免肩部关节屈曲和腕部关节损伤。眼针活血通络、化痰止痛，煾疗温经通络、内外同治，改善组织营养，促进血管扩张，减轻患侧上肢肌肉无力导致的血液回流障碍，促进运动神经和感觉神经的兴奋与修复，加快组织液渗出液的炎性吸收，降低患侧上肢致残率，疗效显著，操作方法简便易行，值得向临床广泛推广。

5. 眼针带针康复疗法实验研究进展

通过辽宁省自然基金课题、辽宁省教育厅课题、国家自然基金课题等研究发现眼针带针康复疗法能提高MCAO模型大鼠的脑皮质区血流速度，其中脑缺血3～72小时逐渐增高，同时还能提高眼球结膜血流速度，在脑缺血3小时开始增加后24小时达到高峰，但72小时有所下降（较3小时仍提高）。同时该疗法也能促进MCAO模型大鼠HIF-1的表达，提高脑神经元对缺氧、缺血的耐受，发挥对脑的保护作用。在血管新生机制研究方面，该疗法对MCAO模型大鼠在脑缺血3小时可检测到VEGF、VEGFR2、Notch1的表达，通过VEGF/VEGFR及其上游因子Notch1来促进血管新生，增加血液再灌注及供氧量，促进侧支

循环的开放，改善脑功能。眼针带针康复疗法能促进MCAO模型大鼠在脑缺血72小时血清中Ang-1含量和Ang-1的mRNA表达，启动Ang/Tie-2信号传导系统，调节缺血半暗带新生血管侧支循环，改善缺血半影区的脑血流，促进脑缺血后神经功能的恢复。

三、流派名家

彭静山

（一）生平简介

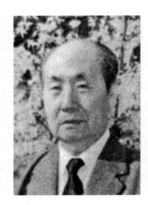

彭静山（1909—2003年），辽宁开原人，眼针疗法创始人。"辽宁彭氏眼针学术流派"学派宗师。祖籍山东省济南府，原名彭寿龄，笔名沧海客。著名针灸临床家、教育家。15岁学医，师承东北名医马二琴先生，22岁时开业行医，临证近70年，精通内、外、妇、儿、针灸，提倡针药并用，临床经验丰富，晚年集学术精华创立眼针疗法。

彭静山（1909—2003年）

1. 学医经历

第一位老师：刘景川，开原老城人，不第秀才满腹经纶，文学功底好，开办"兴仁医学社"，学习四小经典——《药性赋》《汤头歌诀》《濒湖脉学》《医学三字经》及四大经典——《伤寒杂病论》《金匮要略》《黄帝内经》《神农本草经》和《医宗金鉴》的几种心法。刘景川善写医学论文，教授他们每周写一篇500~600字的文言文，理法方药齐备，对后来彭静山提笔成章有很大帮助。彭静山学医第二年参加中医考试，金榜题名，但因年龄太小没给发行医执照。

第二位老师：刘景贤，也是开原老城人，开诊所"瑞霖医社"，患者很多，但用丸散较多，汤剂较少。新中国成立后任开原县中医院院长。

第三位老师：唐云阁，专用针灸治病，患者很多，兼收徒弟，彭静山和刘景贤都跟唐云阁学习针灸。首先教调息吐纳练臂运掌练气运指，然后学习经络走行，再点穴。

第四位老师：马二琴，原名马英麟，字浴书，沈阳市人。因酷爱古琴，有两张珍贵古琴，故自号"二琴"。马二琴最大贡献是保存了东北的全体中医。在伪满时期，日本主张废除中医，有人说中医能治病，日本人要实际考验一下。全东北调查名中医，只有马二琴声望最高，遂派人请马二琴到长春。马二琴不去，日本用势力逼去，安置在粹华医院，是长春最大的医院，分为十科，每科设医长一人，都是日本人且都是医学博士。另设中医科，任马二琴为医长。

彭静山跟随马二琴学习2年，听其讲解过去读过而不理解的医经字句，并补读了《温病条辨》。马二琴为人谦虚诚朴，当时统治东三省的张作霖，常请马二琴看病，人多称赞。马二琴笑曰："比如我开个鞋店，张大帅买了我一双鞋，并不等于我的鞋每双都特别好。这不算什么。"彭静山说："我跟马老师所受的教育，除医学、文学、诗词以外，主要是高尚的道德情操，端正的医德品行。马老师教导我们说：'对患者要脚踏实地，全心全意，不要学哗众取宠的开业术。更不可乘人之危斫斧头、敲竹杠。张大帅有钱，吃我的药也和卖给别人一样，八角钱就是八角钱，一元钱就是一元钱。'"马二琴自己写了一副楹联以自勉：十年读书，十年临证。存心济世，存心对天。可以想见其为人。

马二琴1940年7月到达长春，在萃华医院任汉医科医长；因成果诊治1例化脓性阑尾炎，延续了东北的中医发展（患者面赤气粗，腹部坚硬拒按，大便多日未行。该患者为热毒炽盛，马二琴乃重用双花120 g、龙胆草15 g，以及蒲公英、地丁、野菊花、乳香、没药、黄柏等药。患者服药3剂，日本医长检查确属痊愈）。因此，从1933年起，每年的中医考试停止，于1941年恢复，并聘马二琴为汉医考试委员，东北中医得以保存下来，马二琴可谓功垂中医史册。

马二琴1924年主办《奉天医学杂志》，自任编辑长，这是我国最早的中医杂志之一，现北京图书馆尚有该杂志三册。他主编《汉药成方汇编》《沈水医学回忆录》《本草讲义》，为新中国成立后全市中医进修的讲稿。新中国成立后，马二琴被选为省人民代表及政协委员，并被聘请为中国医科大学副教授、中医教研室主任，是新中国成立后全国的第一位中医教授。十年浩劫期间，马二琴被打成"反动学术权威"，于1969年被迫害致死。

2. 行医经历及社会影响力

1930年起彭静山在开原"泰顺达"和奉天"人和堂"悬壶问世，开始了杏林生涯；1934年在沈阳"积盛和"大药房，坐堂行医，逐渐声名鹊起，求医者络绎不绝,名驰遐迩;1951年被中国医科大学聘请任针灸讲师;1956年辽宁省中医院成立,历任辽宁中医学院针灸教研室主任、副教授、教授和附属医院针灸科主任、副院长等职;1986年被聘为北京中医学院名誉教授;1987年应邀参加世界针灸学会联合会第一届世界针灸学术大会;1989年被聘为中国针灸专家讲师团团长。

1990年,彭静山成为第一批国家名老中医药师承指导老师,1991年获政府特殊津贴;多次被选为省、市人大代表、政协委员,曾任民革中央顾问委员会委员,卫生部《针灸学辞典》编审委员,全国《中医辞典》审查委员,卫生部中医古籍整理出版委员会顾问等职。彭静山在70岁高龄时加入中国共产党,圆了多年心愿。

(二)学术观点与针灸特色

1.眼针疗法

(1)眼针疗法理论:眼针与脏腑经络及五轮八廓关系密切。十二经脉,三百六十五络,其血气皆上于面而走空窍,其经阳气上走于目而为睛,五脏六腑之津液,尽上渗于目,目者宗脉之所聚也。肝与眼:肝藏血,肝开窍于目;肝通于目,肝和则目能辨五色矣;肝受血而能视;诸脉皆属于目。眼与脾胃:五脏六腑之气都禀受于脾土而上贯于目。脾主清阳之气得升,目窍通利,清阳不升,九窍不利。眼与心:心主血脉,诸脉者皆属于目,目者心之使也,心者神之舍也。眼与肺:肺主气,气和目明,气脱目不明。眼与肾:肾生脑髓,目系属脑。肾者,水脏,主津液五脏六腑之津液,尽上渗于目。

十二经脉除肺、脾、肾、心包经外,有八条经脉是以眼睛作为集散之处。起于眼或眼周的经络:足阳明胃经起于鼻旁与足太阳膀胱经交会于睛明穴。足太阳膀胱经起于目内眦睛明穴,足少阳胆经起于目锐眦瞳子髎穴。经过眼或周围的经脉:手少阴心经其支者,系目系。足厥阴肝经,直接与目系相连。任脉经过两目中间而终,督脉经两目中间而下行,终止于上唇的龈交穴。止于眼或眼周的经脉:手阳明大肠经,其支者上行头面,终于迎香穴。手少阳三焦经,其支者至目眦下和目外眦。手少阳小肠经的支脉一支至目内眦,一支至目外眦。阴跷脉、阳跷脉均至目内眦和目外眦。

眼与八卦的关系。王肯堂在《证治准绳》中记载

"华元化曰:目形类丸,瞳神居中而前,如日月之丽东南而晚西北也,内有大络六,谓心、肺、脾、肝、肾、命门各主其一;中络八谓胆、胃、大小肠、三焦、膀胱各主其一;外有旁支细络莫知其数,皆悬贯于脑,下连脏腑,通畅气血往来以滋于目。故凡病发,则有形色丝络显现,而可验内之脏腑受病也……","八廓应乎八卦,脉络经纬于脑,贯通脏腑,以达气血往来,以滋于目,廓为城廓,然各有行路往来,而匡廓卫御之意也"。《证治准绳》八方配位法:乾居西北,络通大肠之腑,脏属肺-传导廓;坎正北方,络通膀胱之腑,脏属肾-津液廓;艮位东北,络通上焦之腑,脏属命门-会阳廓;震正东方,络通胆腑,脏属于肝-清净廓;巽位东南,络通中焦之腑,脏属肝络-养化廓;离正南方,络通小肠之腑,脏属心-胞阳廓;坤位西南,络通胃之腑,脏属于脾-水谷廓;兑正西方,络通下焦之腑,脏属肾络-关泉廓(图9-1)。

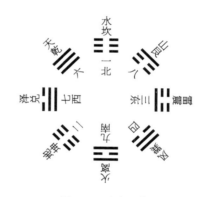

图9-1　八方配位

参照八卦八廓:仰卧头向北、脚向南。左眼为例:两眼向前平视,经瞳孔中心做一水平线延伸过内、外眦,再经瞳孔中心做该水平线之垂直线,延伸过上、下眼眶。于是将眼区分成4个象限。再将每一个象限分成两个相等区,即8个象限,区域相等,此8个相等区就是8个穴区。上焦、中焦、下焦各占一个穴区,其余相表里的脏腑各占一个区,一区两穴。称为"眼针八区十三穴"(图9-2)。眼针疗法穴区以脏腑命名。

(2)观眼识证:彭静山认为,辨证施治与整体观念是中医诊治疾病的重要指导原则,观眼识病舌诊、脉诊一样,仅是中医诊察的一种方法。诊断与观眼识病的符合,其主要意义在于机体脏腑、器官发生病变时,可以通过影响经络气血运行,在眼的白睛上有一定的反应,体现了中医学的整体观念。人的白

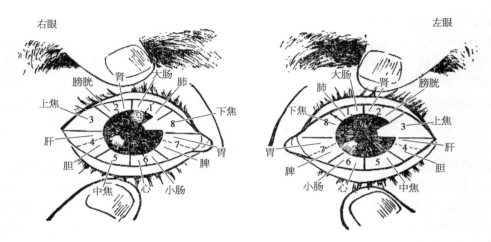

图9-2 眼针八区十三穴

睛（球结膜）上可见隐约纵横交错的络脉，正常人的络脉纤细而不明显，尤其是儿童的眼球，如果没有生过大病，则白睛青白洁净，看不出络脉的分布。若是生病以后，或由皮肤通过经络而内传到脏腑，或由脏腑外传到皮肤，不论某一经或几个经受病，都可以从眼白睛上显露出来。经络是通到全身的，十二经直接或间接地都与眼睛有联系。经络在周身其他部位为肉眼所不能见，但球结膜是半透明的，其所分布的络脉一经加深即很容易看到，而且一经出现，其残痕与生长存，就像肺结核愈后钙化点似的永远存在。从而有些患者白睛观眼即可见几个穴区都有异常的络脉。彭静山总结、归纳出白睛络脉有七种形状和八种颜色。

络脉的出现有七种形状：① 根部粗大：由白睛边缘处络脉粗大，渐向前则逐渐变细。此种形状多属于顽固性疾病。② 曲张或怒张：络脉出现曲张，由根部延伸，中间转折曲张，以至于怒张。为病势较重。③ 延伸：络脉由某一经区传到另一经区，则出现延伸现象。反映病情的变化。④ 分岔较多：此种现象多出现在眼球上部，眼球下部亦有时出现。说明病势不稳定而容易变化。⑤ 隆起一条：多属六腑病变。⑥ 模糊一小片：多发生在肝、胆区，肝郁证、胆结石往往出现。⑦ 垂露：白睛络脉下端像垂着一颗露水珠似的，如见于胃肠，多属虫积，见于其他经，多属郁症。

络脉的八种颜色：① 鲜红：络脉鲜红，为新发病，属于实热，病势正在发展。② 紫红：络脉如呈紫红，说明病为热盛。③ 深红：络脉深红，属于热病而病势加重。④ 红中带黑：络脉红中带黑，属于热病入里。⑤ 红中带黄：络脉红中带黄，黄色于五行属土，脏腑为脾胃，"脾胃为后天之本，气血生化之源"，"有胃气则生"，此为病势减轻的现象。⑥ 络脉淡黄：望面色隐隐微黄是胃气旺盛为疾病将愈的面色。白睛上出现络脉颜色淡黄亦为病势将愈的现象。⑦ 络脉浅淡：络脉的颜色浅淡，是气血不足，属于虚证或寒证。⑧ 络脉暗灰：白睛上络脉暗灰，属于陈旧性病灶，症状早已痊愈，但经络在白睛上的痕迹永不消失，其颜色是暗灰的。然而由暗灰转为淡红是其旧病复发征兆。

（3）眼针技术及操作

眼针针具：包括两种型号。0.35 mm×13 mm或0.35 mm×25 mm毫针，以及0.25 mm×7 mm规格的皮内针（眼针运动疗法针具）。

眼针刺法：包括两种。眶内刺法：在眶内紧靠眼区中心刺入，眶内针刺是无痛的，但要手法熟练，刺入准确。沿皮横刺法：应用在眶外，找准经区界限，向应刺的方向沿皮刺入，可刺入真皮达到皮下组织中，不可再深。眶外穴距眼眶边缘2 mm。每区两穴不可超越界限。

埋针法：眼针运动疗法针具埋在眼眶缘外2 mm的眼针穴区。眼针技术手法，快速刺入以后，不实施任何手法。刺入以后患者感觉有麻酸胀痛或温热、清凉等感觉直达病所，是得气的现象。如未得气，可以把针提出1/3改换一个方向再刺入；或用手刮针柄，或用双刺法。

眼针起针：起针时用右手二指捏住针柄活动几下，缓缓拔出1/2，少停几秒钟再慢慢提出，急用干棉球压迫针孔。

眼针技术取穴原则：看眼取穴，据观眼识病哪个经穴脉络的形状颜色最明显取哪一经穴位。病位取穴按上、中、下三焦划分的界限，病在哪里即针所属上、中、下焦哪一穴区。循经取穴，即确诊病属于哪一经即取哪一经穴位，或同时对症取几个经穴区。辨证取穴，根据中医辨证，取相应穴区。

眼针技术特点：安全速效，方便易于操作，带针运动。

注意事项：留针不宜过久，初次卧位，做好患者的思想工作，消除其恐惧心理，以防晕针。下眼睑肿眼泡的应注意，易于出血，眼部皮肤感染或破溃的禁刺。

适应证：与体针大致相同，优势病种包括脑源性疾病（脑血管病、脑外伤、变性性疾病、脑萎缩等），消化系统疾病，疼痛，神志病。

2. 彭静山学术思想

（1）察色按脉辨阴阳，深究病机务求本：彭静山认为，阴阳学说是中医学理论体系的核心，它不仅是一种朴素的哲学思想，在与医学结合之后，更有所发展，具有科学的内容，因此学习中医不可不明阴阳之理。他十分欣赏张景岳"凡诊病施治，必须先审阴阳，乃为医道之纲领，阴阳无缪，治焉有差？医道虽繁，而可以一言以蔽之曰：阴阳而已"的名言，认为这是对阴阳学说在医学上重要性的高度概括。

彭静山在临床实践中十分重视阴阳学说的运用，他诊脉治病首辨阴阳，并结合几十年的临床经验总结出鉴别阴证与阳证的32个字，即阴证16个字：瞑目嗜卧，声低息微，少气懒言，身重恶寒；阳证16个字：张目不眠，声音响亮，口臭气粗，身轻恶热。以此作为辨证论治的纲领，指导治疗而立竿见影。他认为，任何疾病的产生都是阴阳失衡所致，阴阳偏移越重则疾病越重，而治疗疾病的过程就是调和阴阳的过程，阴阳平衡则疾病得愈。因此，他在临床上处方用药，也每从调和机体阴阳入手，而多有良效。

辨证论治是中医学的精髓，而四诊则是辨证的基础，故正确的辨证当坚持四诊合参，不可偏废。彭静山治病一贯重视整体观念，认为人之所病是由于阴阳失衡脏腑功能失调而通过经络的作用反映于体表组织或器官；反之，体表组织或器官有病也可以通过经络的作用影响到脏腑，使其功能失常。同时还强调健康与自然气候，情志活动，饮食起居等方面都息息相关。

彭静山诊病四诊精详，细心推敲其症状与病因，主症与次症，局部与整体，详查正邪消长，阴阳失调以及先天与后天的关系，认为《黄帝内经》"治病必求其本"是中医学独特的长处。张景岳在《景岳全书·传忠录·求本论》中指出，"万事皆有本，而治病之法尤为求本为首务。所谓本者，唯一而无两也，盖或因外感者，本于表也；或因内伤者，本于里也；或病热者，本于火也；或病冷者，本于寒也；邪有余者，本于实也；正不足者，本于虚也，但察其因何而起，起病之因便是病本"，详尽地论述了疾病的根本所在。所以彭静山常说："为医之道，临证识病，务求其因，细审其证，精则其药，抓住根本，本去而末自除"，故治病要抓其本而求其原，确知其病原，治病方能奏效。《素问·标本病传论》云："故治有取标而得者，有取本而得者……知标本者，万举万当，不知标本，是谓妄行。"彭静山在临证中其辨证论治的总诀是："见痰休治痰，见血休治血，无汗不发汗，有热莫攻热，喘生休耗气，精遗不涩泻，明得个中趣，方是医中杰。行医不知气，治病从何据？堪笑道中人，未到知音处"，这一首古诗，皆言不治之治。正是内经求本之理，避免头痛医头，脚痛医脚之下乘。他认为疾病的发生，必有其根源所在，疾病的证候虽然错综复杂，但也有一定的规律可循，有主次真伪之可辨，有其根源可查，通过寻找其疾病的来龙去脉而查其根源，只要根源明，标本清，则一切疾病便应药而效。

（2）总结针灸十绝招、奇门五法、七方十二剂：彭静山总结自己行医生涯中，针刺效果极佳的十八种方法，为说来顺口，冠以整数"十"加以命名。针灸十绝招分别为：大接经，身柱妙用，治脑三穴，四缝穴的效验，肝肾四穴，腰痛针术，截根疗法，痛点止痛法，皮内针十法，甩针挂钩疗法，针灸后遗痛，快速降压，失眠特效穴，翳风治牙疼，首尾循经治疗毒，腹结通便，局部多刺治腱鞘囊肿，慢性喉炎。

奇门五法又称为"针刺奇门五法"。彭静山在长期的临床工作中总结了五种奇特的针刺疗法的治疗范围和使用方法，分别为：甩针挂钩疗法、截根疗法、膈俞降压、痛点缪刺、腰痛速效法。

辨证施治是中医治病的基本原则，由审证求因到立法处方，有一套完整的规律。用药配方的法则有"七方十剂"，针灸的道理也与此相同，只是把药名改成穴名。彭静山讲针灸七方十二剂，七方为取穴条件、适应证，十二剂则讲了针刺处方所遵循的原则和具体穴位处方。七方为：大方、小方、缓方、急方、奇方、偶方、复方。十二剂为：补可扶弱、重可镇逆、轻可去实、宣可决壅、通可行滞、涩可固脱、滑可去著、泻可去闭、湿可胜燥、燥可胜湿、热可祛寒、寒可制热。

（3）重视针灸手技训练方法，强调轻刺法的练习：彭静山非常重视针灸手技训练，认为针刺手技要达到进针不痛，起针不觉。要求八个字：准确、迅速、不痛、有效。准确包括诊断、配穴、找穴、针法各个环节都要准确，丝毫不错。迅速和不痛，需要下一番苦功夫练习。练习针刺，首先要锻炼身体，只有强壮的身体，才有饱满的精神，精神充足，气血通畅才能从气功入手结合练针。要练臂运掌，练功方法：身体直立，两脚分开，与肩同宽，两腿用力，稳如柱石，不使身体动摇。第二阶段是练气运指，运用气功呼吸法，先使全身放松，端坐在床上或垂足坐在椅子上，呼吸用鼻子，不用口，练习腹式呼吸。先从鼻孔吸气，舌卷起使舌尖舔上颚，让空气充分吸入肺中，放下舌头，尽力使膈肌下降。这时小腹鼓起来了，试用手摸，感到坚硬。然后慢慢呼出，使膈肌上升，手摸小腹已经柔软缩回，把肺中的气再从鼻子呼出去，这算呼吸一次。呼吸时越慢越好，练到了火候，每分钟只呼吸4～5次。比较困难的是心无杂念，精神集中在小腹中间的丹田，称为"意守丹田"。持针刺入穴位时，按拇指、示指、中指常规持针，虎口呈"龙眼"时，针尖指向穴位，然后继续动作，待虎口呈"凤眼"时轻轻刺入穴位。口诀：持针旋捻，全神贯注，龙眼运针，凤眼刺入。提针时，拇指向前，示指向后，虎口再呈圆形"龙眼"时把针经轻提出体外。口诀：拇前食后，形呈龙眼，轻巧提出，宁近勿远。

彭静山认为，轻刺基本技能训练是各种刺法训练的基础。轻刺、点刺、浅刺、深刺是进针的深度；快刺、慢刺是进针的速度；直刺、斜刺、旁刺、横刺是进针的角度；反刺、倒刺、多刺、少刺、重刺是针刺的作用，以上各种刺法因人因病而异。轻刺最难，练习一切刺法都应从轻刺入手。轻刺的练习分为四个步骤，在练针枕上运气练指练熟以后，即着手练轻刺，轻到似有似无之间。开始在水面练针，即"四步水面练针法"，分别在水面上轻刺棋子、瓶盖、海绵及水果进行练习。学习轻刺就要做到"定脚处取气血为主意，下手处认水木是根基"的意识境界。

（4）独创常用配穴方法，注重点面结合：彭静山认为医生的工作，是解除患者的痛苦。长时间的候诊已使患者心情焦躁，针灸治疗如取穴过多，再加上针刺时的微痛和心理上的恐惧，就会使患者在原有的疾病痛苦之上又增新的痛苦，这是值得医生深思的。孙思邈在《备急千金要方·大医精诚》中，反复论述："凡大医治病，必当安神定志，无欲无求。先发大慈恻隐之心，誓愿普救含灵之苦。若有疾厄来求救者……皆如至亲之想，亦不得瞻前顾后，自虑吉凶，护惜身命。见彼苦恼，若己有之，深心凄怆，勿避险巇，昼夜寒暑，饥渴疲劳，一心赴救，无作功夫形迹之心，如此可为苍生大医。"孙思邈这种高尚的医德，应该作为每个医生的座右铭。久用针灸治病，深切体会到了患者的心理。因此，主张少取穴，如能扎一针治好了病就不再扎第二针。著名的《扁鹊神应针灸玉龙经》着重提出："补泻分明指下施，金针一刺显良医。"在先贤启发之下，积累有效穴位，研究一针治病的有效方法叫"一针疗法"。由此，彭静山提出"一针、二穴、三线、四面"配穴方法，注重点面结合。

二穴指每次治疗时只取二穴，只扎两针；三线指根据治疗需要，所取穴位在三个以上时，纵横斜围，都可以连成一条线，根据穴位连线的具体表现，分为：直线、横线、斜线、周围线；四面就是把所取的在一个不太大的范围内的几个穴，用虚线可以连成各种形式的面，如四神聪呈方形，前顶、通天呈三角形，两肝俞、肾俞呈长方形。此种操作既美观，同时也能反映出医者对于经穴、经络的基本功是否扎实，正如《标幽赋》所说"取五穴用一穴而必端，取三经用一经而可正"。

（三）临证医案

1 脑血栓形成

案1 阎某，男，60岁。

初诊：1983年3月7日。

［症状］患者于1周前突然右侧口眼歪斜，语言謇涩，上下肢运动功能障碍，诊为脑血栓形成。治疗6日，有所好转。但自己不能走路。刻下：症见神志清醒，语謇，口角向左侧歪斜。面色萎黄，舌质红，舌根与舌尖有淡黄苔，六脉沉数无力。观眼：右上、下焦及大肠区有形色丝络变化。肢体检查：取仰卧位，右手抬高30 cm，不能屈肘。

［辨证］中风–中经络（气虚血瘀）。

［治则］益气活血，化瘀通络。

［针灸处方］双上、下焦区，右大肠区。

［治法］沿经区界限横刺至皮下。

［中药处方］黄芪16 g,当归10 g,赤芍10 g,党参10 g,菖蒲10 g,枸杞子10 g,川芎8 g,红花8 g,桃仁8 g,远志8 g。

［疗效］药后半个月,面色转润,睡眠已安,精神渐振,身倦解除,记忆力明显增强,对指定物件名称稍加思索即可答出。

案2 代某,男,50岁。

初诊： 1976年10月8日。

［症状］患者左侧上肢、下肢不能活动3日。首先上肢运动不灵,逐渐下肢也不好使,继则半身偏瘫,小便失禁。经沈阳市某医院诊断为脑血栓形成。刻下：患者神志尚清楚,能说话。面色赤,舌赤,脉弦。血压200/110 mmHg。左侧上肢、下肢运动功能0级。左关脉独盛。观眼：肝及下焦区均有深赤色的络脉出现。

［辨证］中风–中经络（肝阳上亢证）。左关脉独盛,病因为肝阳上亢,经络受阻,运动失灵。“伸而不屈,其病在筋。肝主筋”,肝阳盛则阴虚,肝主藏血,血不能养筋,故迟缓而不能动。“肝脉络阴器”,故小便失禁。

［治则］平肝潜阳,息风通络。

［针灸处方］眼针取双心、肝区,左侧上焦区、下焦区。

［治法］沿经区界限横刺至皮下。

［疗效］针刺10分钟后,起针。血压160/80 mmHg。左侧上、下肢均能抬起,由别人扶着可以走路。第2次来诊,仍然扶着走进诊室,小便已能控制。左腿抬高试验,抬高20 cm。针刺双侧上焦区、下焦区,起针后抬腿至40 cm,上肢可抬与乳平,自己蹲下,能站起来,不需要扶着,自己能走路。以后逐渐好转,至11月22日,左半身运动已恢复,回家修养。

2 腰痛

田某,男,47岁。

初诊： 1976年10月4日。

［症状］患者因2个月前扭伤,发生腰痛,从而左下肢疼痛麻木,行路困难。经过骨科拍片,第三、第四腰椎间盘脱出。外科检查,梨状肌损伤,用按摩手法并服药治疗,现在不能走路,必须扶着人慢行,迟迟不前,举步困难,不能翻身,自己不能上楼,由陪护人背进诊室。刻下：脉来沉迟,两尺无力,主于下元虚

冷。观眼：中、下焦区均有明显变化,颜色浅淡,血管较粗。

［辨证］腰痛（阳虚）。四诊合参此属扭伤损及督脉,导致阳虚,而影响腰腿之运动功能。

［针灸处方］眼针取双侧中、下焦区。

［刺法］沿经区界限横刺至皮下。

［疗效］直腿抬高试验,针刺前左腿抬50 cm,右腿抬45 cm。第1次针后,左腿抬67 cm,右腿抬63 cm。针2次后,疼痛大减,扶着人能走。第3次针后,自己可以慢慢行走,疼痛麻木均减。针5次以后,两腿均能抬至74 cm。自己走来治疗,扶着栏杆,可上三楼,竟毫无痛苦。7次治愈。

3 痿软震颤

张某,男,28岁。

初诊： 1975年6月14日。

［症状］患者四肢无力,手不能握,勉强握拳则震颤不已。刻下：患者神清,面色赤黑,舌无苔,脉来沉细,两尺尤弱,左寸亦弱。观眼：左肾区、右心区络脉粗而弯曲色淡。

［辨证］痿软震颤（心肾两虚）。心主血脉,肾主骨,心肾两虚,血行不畅。《素问·五脏生成》“……故人卧血归于肝,肝受血而能视,足受血而能步,掌受血而能握……”手足血少则出现上述症状。肾主骨,肾虚骨软,则蹲而不能起。

［治则］益气滋阴,培补心肾。

［针灸处方］眼针取右心区、左肾区,埋皮内针。

［刺法］沿经区界限横刺至皮下。

［疗效］1975年6月16日,二诊,主诉：蹲下起来,握力恢复。已无震颤,渐觉四肢有力。唯有烧心感觉,实际是消化不良。脉象出现沉缓,右关无力,看眼心肾两区均渐恢复。前症已愈,宜治胃病。眼针刺双胃区。针入即感觉胃口舒畅,胃病如失。

4 呃逆

赵某,男,38岁。

初诊： 1977年6月7日。

［症状］20年前在部队演习受凉,发生膈肌痉挛。每次发作,连续7～8日,坐卧不宁。每隔月余即发作1次,连年不愈。用各种方法,治疗不效。当时有一日本医生,介绍一单方,发作时连喝水3碗,可以制止,但喝后胃脘难受,以后犯病也不愿意再用喝水

疗法。来沈公出，突然发病，2日不止，比过去为重，昼夜不宁，来此求治。刻下：患者神疲面黄，形态消瘦，舌润无苔，脉来沉而无力，右关尤甚。观眼：脾区络脉向中焦方向延伸，颜色浅淡。

［辨证］呃逆（脾虚气滞）。

［治则］健脾益气，降逆止呃。

［针灸处方］双脾区。

［刺法］沿经区界限横刺至皮下。

［疗效］针后呃逆立即消失，精神振奋，欢喜而去。

田维柱

（一）生平简介

田维柱，出生于1942年，为彭氏眼针学术流派中重要的一个支流，历经10余年的发展壮大，在海内外影响力巨大。彭静山的高徒田维柱，主任医师、教授、国家级名医、辽宁中医大师、博士生导师，于1990年根据国家人事部、卫生部和国家中医药管理局的安排，拜全国名医彭静山为师，全面继承

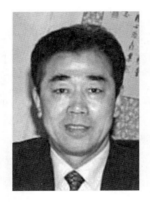

田维柱（出生于1942年）

彭静山的学术思想和医疗专长，为彭静山的学术继承人。师承学习结业时以优异的成绩荣获全国优秀学术继承人。眼针疗法经过田维柱长期的临证应用不断地得到充实、发扬和提高而日臻完善，由其制定的《眼针技术操作规范国家标准》已通过国家鉴定，规范了眼针技术的临证应用；他带领弟子们完成的"眼针治疗缺血性中风研究"课题，国家中医药管理局作为一项适宜技术面向全国推广。其创新性地提出眼针的"八区八穴"分区定穴方案，简化了眼针取穴，使其理论基础更贴近于经典文献，广为临床医生所接受。

2003年始，田维柱被国家人事部、卫生部、国家中医药管理局确定为全国老中医药专家学术经验继承工作指导老师，为中医事业培养了大量的人才，现已培养眼针继承者40余人，其中影响较大者10余人，以辽宁省为中心，遍及海内外。

田维柱多次前往美国、澳大利亚、新西兰、意大利、荷兰、韩国、日本等国家和我国港澳台地区普及眼针知识，2013年在美国旧金山组织成立了世界眼针医学研究中心，任学术委员会执行主任；2016年参加在新西兰召开的第十三届世界中医药大会并做眼针发展与创新的学术报告；2017年组织召开了世界中医药学会联合会眼针专业委员会成立大会，他出任世界中医药学会联合会眼针专业委员会会长，分别在中央电视台、辽宁电视台、沈阳电视台、香港亚洲电视台、韩国MBC电视台、美国旧金山湾区中文台宣讲眼针疗法。田维柱为全国名老中医药专家学术经验继承指导教师，通过师承形式培养高徒、培养研究生、长期病房查房培养基层医生、带教进修医生、国外推广眼针知识并指导中医师眼针的临床应用等多种途径进行技术传承。其高徒有：车戬（三批师承学术经验继承人）、海英（四批师承学术经验继承人）、张丝微（四批师承学术经验继承人）、黄春元（五批师承学术经验继承人）、张威（五批师承学术经验继承人）等，主要传承人有左韬、侯本赤、玄玉萍（韩国）、常光哲（美国）、杨允（美国）、徐获錞（新加坡）、温崇凯（中国台湾）、金元凤子（日本），通过田维柱30余年对眼针技术的持续对外推广，其在美国、新加坡、韩国、日本、中国港澳台及各省都有传承人，其高徒车戬主持了国家中医药管理局课题"眼针技术操作规范国家标准"的制定，在眼针的标准化研究领域，取得了一定的成绩；高徒海英主持了多项眼针专项课题，为眼针技术的临床实践应用，做出了积极的贡献。经过田维柱团队的持续不断努力，为眼针技术的海内外推广，做出了积极的贡献。在他们的工作下，现在国内各省市自治区、直辖市及世界40多个国家和地区，眼针疗法都得到了积极广泛的应用，尤其对于眼针"八区八穴"方案的理论溯源及实验研究，都进行了大量的基础工作，取得了骄人的成绩。

（二）学术观点与针灸特色

田维柱针灸临证驭繁就简、处方精炼、标本兼顾、思路严谨，施术思想上强调整体观与治神理念，辨证论治与辨经论治相结合；操作时注重施术手法，强调动作要领，以"进针柔和、透皮不痛、得气明显、注重感传"而享誉于临床。诊治时知常达变，不拘常法，丰富的临证经验和精深的医学造诣形成了自身的学术特色：在秉承彭静山眼针疗法的基础上，对其基础理论进行了更加深入的研究，使其进一步得到了完善及发扬；坚持"针刺的精华实为操作"的理念，对针

刺的临证操作,尤其是刺法,结合自己多年的临床见解,进行了系统的整理、归纳,总结了"无痛进针法"操作要领并进行了推广;倡导"透穴应用",以使针刺的临证操作更加准确化、规范化;提出"调气""治神""祛痰"的治病三原则,强调从痰论治各项疑难杂症,临证时常针药并举,疗效卓著,屡起沉疴。科研方面,田维柱主持多项课题对眼针疗法治疗中风病的作用机制,进行了较为深入的研究,为科技部973课题"眼针疗法基础理论研究"的总技术顾问。

(三)临证医案

1 中风

案1 张某,女,54岁。

[症状]以"左侧肢体活动不利3周"为主诉前来就诊。患者3周前无明显诱因突然出现左侧肢体活动不利症状,此后查CT示:脑梗死。已住院治疗2周,病情平稳而出院,为求进一步改善症状而来诊。刻下:精神萎靡,面色少华,肢体倦怠,表情淡漠,自汗。左侧肢体肌力Ⅲ级,肌张力下降,腱反射减低。舌质淡,苔薄白,脉沉细。观眼:白睛可见双侧肾区脉络浅淡,向下焦区延伸。

[辨证]缺血性中风(中经络,气虚血瘀)。

[治则]健脾益气,养血通络。

[针灸处方]体针:肩髃、曲池、尺泽、孔最、外关、三阴交、承筋(均左),足三里,阴陵泉,气海,关元。眼针:肝区,下焦区,肾区。

[中药处方]黄芪50 g,党参15 g,川芎15 g,羌活15 g,独活15 g,鸡血藤25 g,地龙20 g,红花10 g,桑枝30 g,苏木20 g,甘草10 g。

[治法]气海、关元采用温和灸;尺泽穴针刺时,采取屈肘取穴,向肘尖处进针2寸,于得气后持续行针,使小臂产生抽动感3次;三阴交针刺时,采取45°离心性斜刺,得气后持续行针,使小腿产生抽动感3次为度;左侧足三里,采取斜刺法,透刺承筋穴,得气后持续行针2分钟;阴陵泉针刺时,采取透刺阳陵泉的方向及角度进针;其余体针诸穴采取平补平泻,得气为度。眼针操作时,下焦区采取眶内直刺法,肝区、肾区采取眶外横刺法,进针后均不施手法。针灸治疗每日1次,14日为1个疗程。中药6剂,水煎服。

[疗效]接受1次针刺治疗后,患者自诉左上肢酸胀感较为明显。持续治疗7日后,患者左上肢肌力

恢复至Ⅳ级,左侧肢体肌张力下降症状有所改善。持续14日针药治疗后,患者肢体不遂、自汗等症状显著改善,走路时稳定性提高。21日后,患者已能拄拐缓慢行走,症状好转而离院。

案2 高某,男,35岁。

[症状]患者以"左侧肢体活动不利2个月"为主诉前来就诊。患者2个月前无明显诱因突然出现左侧肢体活动不利症状,继而意识不清,查CT示:脑出血。收入院开颅行颅内血肿清除术,5日后意识转清,住院治疗1个月后病情平稳而出院,为求进一步改善症状而来诊。既往患高血压病史2年。刻下:精神萎靡,表情淡漠,面色红赤,肢体倦怠。左上肢肌力Ⅱ级,左下肢肌力Ⅲ级,肌张力增强,腱反射活跃,左侧肢体痉挛时做。舌质红,苔薄白,脉弦。观眼:白睛可见双侧肾区脉络浅淡,向上焦区延伸。

[辨证]出血性中风(中经络,阴虚阳亢)。

[治则]滋阴潜阳,息风通络。

[针灸处方]体针:肩髃、曲池、尺泽、手三里、孔最、足三里、阴陵泉(均左),风池,合谷,三阴交,太冲,太溪。眼针:肝区,上焦区,肾区。

[中药处方]白芍20 g,天冬15 g,代赭石30 g,羌活15 g,独活15 g,鸡血藤15 g,地龙20 g,牛膝30 g,桑枝30 g,龟板20 g,伸筋草20 g,甘草10 g。6剂,水煎服。

[治法]肩髃透刺臂臑穴;尺泽穴针刺时,采取屈肘取穴,向肘尖处进针1寸;三阴交针刺时,采取45°离心性斜刺,刺入1寸;左侧足三里,采取斜刺法,刺入1.5寸透刺承筋穴,太冲穴针刺时,朝向涌泉方向进针1寸。所有体针诸穴均采用"缓刺法"进针,施以轻刺激量,得气为止;如未得气,则逐渐缓慢增加刺激量直至得气,注意刺激量不宜过大。眼针操作时均采用眶外横刺法,进针后均不施手法。每日1次,14日为1个疗程。

[疗效]接受1次针刺治疗后,患者自觉患侧肢体沉紧,小臂处略有抽搐感,考虑与针刺操作时刺激量可能略大有关,下次治疗时应注意手法的调整。3日后,患者感觉良好,针刺后肢体抽搐、沉重感未出现。7日后,患者肢体强硬症状有所好转,自述今日头晕,测血压:120/80 mmHg,加刺双侧头维,余治疗同前。14日后,患者左上肢肌力恢复至Ⅲ级,左下肢肌力Ⅲ级,肌张力增强,腱反射活跃,左手指可见自主屈伸,幅度较小,即日起加刺左手背部掌骨间部位,针刺

方式仍采取"缓刺法"。21日治疗后,患者左手及左侧小臂活动度有所增强,手指屈伸幅度较前阶段有所增加。针对患者上肢的针刺治疗,在其尺泽、手三里、孔最处进针后,施以小幅度提插、捻转手法时,未见抽搐症状的发生,考虑上肢偏瘫状态是否已开始从痉挛期向联合运动期或部分分离运动期形成过度。28日治疗后,患者上肢症状改善较为突出,下肢恢复相对较慢。今日起,加刺左侧承筋、丰隆、地机,针刺方式仍采取"缓刺法"。35日后,患者肢体不遂症状明显改善,患侧上肢出现部分分离运动,患者病情好转,结束治疗。

[按] 中风病为针灸科最常见疾病,针刺治疗该患历史悠久,经验丰富,古籍对此记载较为丰富。唐以前多从外风论治,唐以后多从内风论治。

《素问·生气通天论》"阳气者,大怒则形气绝,血苑于上,使人薄厥",《素问·调经论》"络之与孙脉俱输于经,血与气并,则为实焉,血之与气,并走于上,则为大厥,厥则暴死,气复返则生,不返则死",《素问·脉解》"所谓少气善思者,阳气不治,阳气不治则阳气不得出,肝气当治,而未得,故善怒,善怒者名曰煎厥",以此归纳,薄厥者,血苑于上;大厥者,血之与气并走于上;煎厥者,肝气当治而未得。由此可以见得,《内经》所描述的三厥与中风病的病因、病机密切相关。

《诸病源候论》在其"风病诸候"的内容篇幅中,共分为二十九论,为"中风候、风候、风口噤候、风舌强不得语候、风失音不语候……风偏枯候、风四肢拘挛不得屈伸候、风身体手足不随候、风半身不随候"等,其内容涉及中风病急性期与恢复期的肢体运动障碍、语言功能障碍、智能障碍等多方面内容。

对于其病因学的认识,元代李杲认为本病乃"正气自虚"所致;朱丹溪认为中风源于"湿痰生热""热生风";张景岳提出"中风非风"的论点,认为本病的发生,"皆内伤积损颓败而然,原非外感风寒所致"。叶天士认为导致中风实为"内风旋动";王清任认为本病乃"气虚血瘀",可见对于中风病的实质性认识经历了一个较为漫长而曲折的过程。

针灸对于该病的治疗过程亦随着医家对该病的认识不同而发生着变化。局部取穴加循经取穴、脏腑取穴始终是临证时针灸师遵循的取穴原则。从案1与案2的选穴处方不难看出,这些取穴原则至今仍对临床治疗产生着影响。

案1所记载的病例是一位中年女性,处于中风恢复期,属气虚血瘀证型,气血不足,脉道滞涩,筋脉肌肉失其濡养为其具体表现。田维柱治疗该患,根据"虚则补之"的指导原则,在常规局部针刺的基础上,选择气海、关元采用温和灸,培补元气,针刺时选取双侧足三里、阴陵泉健运脾胃,滋养后天。此三穴与健脾益气,养血通络的汤药一起纠正患者的虚弱状态,为局部取穴激发经气运行创造条件,处方精练,标本兼顾。

案2所记载的病例是一位青年男性,脑出血术后,因时间较长,治疗失当,就诊时处于偏瘫肢体痉挛期,对于该期的针刺治疗,临床较为棘手,经常由于操作不当引起瘫痪侧肢体痉挛加重而影响患者的治疗。田维柱对于该期患者的病机分析,研究颇深,认为中风病乃本虚标实之证,发病初期邪实壅盛,脉络不通,气血闭阻,而肢体弛缓不收;而随着病程的进展,实邪渐去,本虚之象突显,精血不足,筋脉肌肉失其濡养;病久耗气伤血,气血不足,滞涩于经脉,瘫侧肢体出现挛缩。肝藏血,筋为肝之所主,故此期应责之在肝。

田维柱对痉挛期的针刺施术以"关刺法"及"缓刺法"为主,配合眼针运用于临床,取得了较佳的疗效。

相对于案2,案1从其偏瘫症状来看,为一迟缓性瘫的患者,对于该期的针刺治疗,患者则较易接受,医生针刺操作起来也较为把握,针刺通过刺激相应腧穴,激发经气运行,疏通闭阻的气血,使瘫痪侧肌肉产生被动运动,从而提高患侧肌力,恢复症状,其作用是明显的。

在案2,从针刺施术方式来看,与案1截然不同。案2对患者的处置,在初诊时针刺治疗不以追求针刺深度及刺激量为主,针刺操作时不施以手法,探索的是该患者能够接受治疗的具体方式及能够适应何等的刺激量,为下一步针刺操作提供相关的量学要素约束。首次治疗后,患者自述小臂处略有抽搐感,考虑与针刺操作时刺激量可能略大有关,故下次治疗时应注意手法的调整。

对于偏瘫痉挛期的患者,接受针刺时首先是能够适应该方式。在适应该方式的基础上,医生才能够在针刺操作时施以一定的手法、产生一定的刺激量,调整患者肌肉挛缩的状态,使其向联合运动期或部分分离运动期形成过渡。田维柱认为由于痉挛期患者的病变程度及症状表现方式各有不同,所以在进行针刺治疗前的针对性评估非常重要,个体化的治疗是其能够得到顺利康复的关键。

对于中风病患者,田维柱在针刺选穴时非常注意配穴的严谨性,以"阴阳两经结合,眼针体针并施"的方式进行选穴甄别,突出了整体观。田维柱临证针刺选穴,阴经与阳经取穴相结合,上肢不遂者,多配以极泉、天府、尺泽、孔最、神门等诸穴;下肢不遂者,多选择血海、阴陵泉、地机、复溜、三阴交、太溪等。上述诸穴与手足阳明经诸穴相互交叉选择,内外兼顾,标本并施,阴阳结合,相得益彰。操作时注意相关量学要素的掌握,使每次治疗均达到一定的刺激量,从而激发经气运行,行气逐瘀,养血通络,调整脏腑机制,促进局部肌肉被动运动,改善肢体不遂症状,达到疗疾除患的目的。

此外,标准而规范的针刺操作也是田维柱治疗中风病的特色。在病案1与病案2中,体针操作时的要点非常明确,如尺泽穴针刺时,采取屈肘取穴,向肘尖处进针2寸,于得气后持续行针,使小臂产生抽动感3次;三阴交针刺时,采取45°向心性斜刺,得气后持续行针,使小腿产生抽动感3次为度;左侧足三里,采取斜刺法,透刺承筋穴,得气后持续行针2分钟。其刺激量的约束非常明确,易于临床操作,不易产生偏差。

2 面瘫

案1 王某,女,21岁。

[症状]患者以"口角向左歪斜1周"为主诉就诊。1周前感寒后发病,起初咽痛,继而右侧耳后疼痛,口角歪斜。现症见:口角向左侧歪斜,右侧额纹消失,右侧眼裂增大,鼓腮后漏气,伴面色少华,肢体倦怠。舌质红,苔薄白,脉浮数。观眼:白睛可见右侧上焦区脉络鲜红。

[辨证]面瘫(风热)。

[治则]疏风清热,通络止痛。

[针灸处方]体针:阳白、四白、地仓、颊车、翳风(均右),足三里,阴陵泉,内庭。眼针:肺区,上焦区(均右侧)。

[治法]内庭用泻法,其余穴位平补平泻,得气为度,每日1次,10日为1个疗程。眼针以眶外横刺法。

[疗效]治疗后,该患即刻效应较为明显,右眼能完全闭合,患者信心倍增。连续治疗5日后,患者

口角歪斜症状显著改善,自述近日便秘,处方加天枢(双)、水道,平补平泻,得气为度。持续治疗10日后,诸症消失,痊愈而归。

案2 李某,男,40岁。

[症状]患者以"口角向左歪斜3周"为主诉就诊。患者4周前右耳根部起水疱,当时未以相应诊治。3周前出现右侧耳后疼痛,继而右侧口角歪斜,抬眉不能,右侧鼓腮不能。现症见:右侧口角歪斜,右侧额纹消失,右侧眼裂增宽,鼓腮后漏气,右耳根部见簇状水疱,局部红肿。舌质红,苔薄白,脉浮数。观眼:白睛可见右侧肝区脉络鲜红,向上焦区延伸。

[辨证]面瘫(风热)。

[治则]疏风清热,养血通络。

[针灸处方]阳白、眉冲、地仓、太阳、翳风(均右),合谷(左),曲池,内庭。眼针:肝区,上焦区(均右侧)。

[治法]曲池、内庭用泻法,翳风以三棱针点刺放血3～5滴,其余穴位平补平泻,得气为度,每日1次,10天为1个疗程。眼针以眶外横刺法。

[疗效]上述操作结束后,以毫针点刺患者右侧眼睑,散刺使之出血。散刺结束后,患者患侧眼睑闭合较针刺前显著改善。3日后,患者右耳根部簇状水疱已不甚充盈,局部红肿症状得到改善,右侧面瘫症状仍较为突出。治疗10日后,患者右侧抬眉症状有所改善,但面颊部、眼角旁、口角旁、鼻翼旁面肌瘫痪症状仍较为明显,施术方式开始从先前的常规体针治疗转变为透穴治疗,处方调整如下:右颊车透地仓,右迎香透睛明,承浆透左地仓,右太阳透丝竹空,余远端配穴同前操作。治疗15日后,患者自觉患侧面部出现热感,继续上述操作。治疗21日后,患者病情改善,前额部、眼角旁改善较明显,但口角旁、鼻翼旁改善仍欠佳。病情好转而离院。

案3 孙某,男,35岁。

[症状]患者以"口角向左歪斜3天"为主诉就诊。患者3日前因感寒着凉后出现左侧面部紧滞,继而左侧口角歪斜,抬眉不能,左侧鼓腮不能。现症见:左侧面部肿胀,左侧口角歪斜,左侧额纹消失,左侧眼裂增宽,鼓腮后漏气。舌质淡,苔薄白,脉沉细。观眼:白睛可见左侧脾区脉络鲜红。

[辨证]面瘫(风寒)。

[治则]疏风散寒,益气通络。

［针灸处方］体针：阳白、眉冲、地仓、迎香、合谷（右），足三里，风池，气海，关元。眼针：脾区，上焦区（均右侧）。

［治法］气海、关元施以温和灸，其余穴位平补平泻，得气为度，每日1次，10日为1疗程。眼针以眶外横刺法。

［疗效］上述操作结束后，以毫针点刺患者右侧眼睑，散刺使之出血。散刺结束后，患者患侧眼睑闭合较针刺前有所改善。5日治疗后，患者左侧面部肿胀症状不显，处方调整为阳白、眉冲、地仓、迎香、合谷诸穴，由原来的右侧针刺改为在左侧（患侧）针刺，注意操作时针刺手法宜轻，深度宜浅，得气后即刻出针，不留针。10日治疗后，左侧口角功能有所恢复，抬眉时额纹可见显现，但仍未对称。针刺治疗时，上述处方不变，针刺深度较前阶段为深，操作手法改为中等刺激强度。14日后，病情普遍好转，唯有面颊部恢复较慢，其余部位恢复较为理想。以右侧颊车透地仓穴，施以甩针疗法，余针刺治疗仍同前。17日后，患者面瘫诸症消失，满意而归。

［按］跟田维柱临证期间，所疗面瘫患者甚多，现精选3例有代表性的医案加以分析。3例虽同是面瘫一病，但分型不同，临证对其有寒、热之分，当然治疗原则与方法都不尽相同。该病有原发性与继发性的区分，后者与前者相比，治疗周期要长，预后要差。

案3从病史分析，初期虽属于外感寒邪，但就诊时已处于寒邪郁而化热，热象较为明显的阶段，舌、脉均与之相符。对该证型的治疗，田维柱本着"热者寒之"的原则，局部治疗的同时，多采取泻热的方式对症治疗，根据热邪所处的程度不同，采取毫针泻法与三棱针放血两种方式。

与案3相比，案4所接触的患者，虽亦为热证面瘫，但其热象要突出于案3，案4中的患者其面瘫继发于疱疹病毒感染，且病程较长，故临床疗效不太令人满意，该病又称为"亨特综合征"，疱疹病毒侵及面神经，往往会导致轴索变性，是临床所遇到的难治性病例之一。

田维柱治疗该病，虽为同一证型，但根据患者的不同的症状表现，其治疗手段各异，往往根据患者的病变程度，采取不同的施术手法。对此，田维柱喜以透穴法疗之，颊车透地仓、丝竹空透攒竹、阳白透鱼腰、迎香透睛明、太阳透颧髎、承浆透地仓等均熟练应用于临床，又称之为"颜面六透法"。

机体正气不足，络脉空虚，风寒之邪入中而引发的风寒型面瘫，是临床最为常见的面瘫证型。围绕该病急性面神经水肿期的针刺治疗，始终是临床医家争论的焦点。针对该问题，田维柱坚持认为，针刺治疗面瘫应越早越好，但必须要注意施术要点的掌握，如果局部面部肿胀明显，面神经炎性水肿突出者，应尽量避免在局部针刺，可采取"缪刺法"及远端配穴为主。在案5中，针对患者早期的面部肿胀明显症状，在针刺的选择上，田维柱选择了针刺健侧面部及远端取穴，以减轻因局部操作不当而造成的面部肿胀加重，临证注意操作时针刺手法的适度掌握。针对风寒证，根据"寒者热之"的原则，对气海、关元施以灸疗，标本兼顾，在治疗5日后，待患者左侧面部肿胀症状不显时，方选择在局部加以针刺。因为临证针刺施术时操作掌握不当而引发的面瘫病情加重情况，在临床经常发生。

对于重症面瘫，如遇面肌板滞程度较重者，田维柱多施以一穴多透法，即以常规穴位透穴后，顺提针柄使针尖退至皮下靠近进针点处，然后再透刺其他临近穴位。此一穴多透法较常规透穴法，手法更重，刺激量更大。此一穴三透法取意于《黄帝内经》所载之"合谷刺"法。《灵枢·官针》篇云："合谷刺者，左右鸡足，针于分肉间，以取肌痹"，又称"鸡足刺""多向刺"，是治疗局部经络痹阻不通的刺法。周围性面瘫发病1～2周以后，外邪已解，此时的主要矛盾为局部经络筋肉瘀滞不畅，气血运行受阻，采用此法针刺，能够迅速疏通经络，改善面部肌肉运动功能，但因刺激量较大，故应谨慎操作，如操作不当，易诱发面肌痉挛。

对于眼睑闭合不全的患者，田维柱往往以刺络法疗之，屡试不爽，每每见效。以半寸长毫针，散刺患侧眼睑，使之出血，治疗后眼睑不全症状可即刻得以改善，个别患者眼睑可闭合如常，虽治疗效应随后会衰减，但只要持续治疗，症状均不难得到缓解。

此3例患者，病程最短的3日，最长的3周，在观眼区白睛脉络时，均发现了异常变化。案4中患者观眼可见右侧肝区脉络鲜红，向上焦区延伸，可能患者体内肝胆湿热熏蒸，热毒走窜累及上焦而发病。眼区白睛脉络鲜红代表热邪，脉络延伸代表病邪的发展。该患者最后病情未能痊愈，对于面瘫最终病情的转归与白睛脉络形态的相关性研究，还有待不断总结。

王鹏琴

（一）生平简介

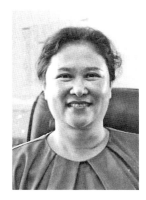

王鹏琴，出生于1962年。辽宁中医药大学附属医院康复中心脑病康复二科科主任，主任医师，医学博士，博士生导师，辽宁省名中医，辽宁省高层次人才，辽宁彭氏眼针学术流派工作室负责人，青海省高层次卫生人才引进领军人才；名老中医彭静山学术继承人，1988年跟师彭静

王鹏琴（出生于1962年）

山；现师从首届全国名中医张静生。担任中国康复医学会中医中西医结合专业委员会副主任委员，中国康复医学会中西医结合专业委员会康复科普学组主任委员，中华中医药学会脑病分会第三届委员会常务委员，中国针灸学会学术流派研究与传承专业委员会第二届委员会常务委员，辽宁省中西医结合学会神经内科专业委员会主任委员等社会兼职。

1985年9月，王鹏琴跟随彭静山去深圳市红十字医院开设的"深圳辽宁疑难病治疗中心"侍诊学习，1986年彭静山向学校申请并亲自给省里领导写信让王鹏琴留校，跟随他整理临床资料。1987年，王鹏琴协助彭静山课题组申请辽宁省卫生厅组织专家对"眼针疗法"进行鉴定，后参与"眼针疗法"书籍编写。1988年辽宁中医学院组织名老中医带徒弟，王鹏琴正式拜彭静山为老师。

王鹏琴多年来一直致力于眼针疗法的理论、临床及基础研究；继承并发展眼针疗法，在理论方面把眼针疗法适应证细化，并创新提出眼针核心中医理论"眼针八区十三穴络脑通脏腑"。在科研方面，通过国家973课题等8项课题研究眼针治疗中风病、肠易激综合征、血管性痴呆的临床疗效及作用机制。2011年将眼针技术与现代技术相结合，首先提出"眼针带针康复疗法"，目前已经应用临床10余年，临床疗效显著。该项技术于2019年通过国家中医药管理局中医康复技术项目审核（国中科〔2019〕6号文件《关于中医康复规范研究项目》的验收），至此并在全国大力推广眼针疗法及眼针带针康复疗法。

目前王鹏琴主持国家中医药管理局项目"辽宁彭氏眼针学术流派建设项目（第二轮）"、主持辽宁省中医药管理局课题辽宁省中医药临床学（专）科能力建设项目"眼针带针康复疗法治疗中风病恢复期偏瘫的临床优化研究"等6项课题。出版《辽宁彭氏眼针流派临床经验全图解》《彭静山眼针疗法研究》《眼针煏疗止痛技术》著作3部，再版《眼针疗法》，发表眼针相关论文30余篇。获得眼针运动疗法针具、眼针取穴器、眼针电脉冲治疗仪相关实用新型专利3项和眼针电脉冲治疗仪发明专利1项。2006年"彭氏眼针治疗急性缺血性中风的研究"获辽宁省科技成果三等奖，2011年"基于'观眼识证'的彭氏眼针疗法临床应用及作用机制研究"获辽宁省科技进步奖三等奖，2013年"基于临床眼针优势病种疗效的特异生物效应机制研究"项目获沈阳市人民政府科技进步奖二等奖。培养硕士研究生、博士研究生60余人，获得"高校优秀研究生导师"，沈阳地区卫生系统"白求恩杯"竞赛先进个人称号。通过辽宁彭氏眼针学术流派培养一批流派学术继承人和学术骨干，全面推动了彭氏眼针的发展。

王鹏琴传承团队全面继承其学术思想、诊疗技术、临证方法，承担国家自然基金、省市级课题多项，深入开展眼针疗法及眼针带针康复疗法的理论、临床疗效及实验研究。成员包括博士研究生邵妍、杨森、刘露阳、程修平、王鹤伊、丁思元等；硕士研究生刘若实、周杰、赵霞、刘娟、崔聪、赵曦彤、王艺蓉、吴彬、李嗣琪、马晴、王晨阳、王兴阳、刘通、王道卿等50余人。其主要传承人有刘宁、庞立健、鞠庆波、徐辉、高孟尧、康健、安太健等。

（二）学术观点与针灸特色

1. 全面继承彭老学术思想

彭静山创立眼针疗法，最早缘起王肯堂《证治准绳》："目形类丸，瞳神居中而前，如日月之丽东南而晚西北也，内有大络六，谓心、肺、脾、肝、肾、命门各主其一；中络八谓胆、胃、大小肠、三焦、膀胱各主其一；外有旁支细络莫知其数，皆悬贯于脑，下连脏腑，通畅气血往来以滋于目。故凡病发，则有形色丝络显现，而可验内之脏腑受病也……"王鹏琴深入研究学习，完善眼针疗法定义，即眼针疗法是在眼眶内外实施针刺等刺激治疗疾病和观察眼白睛脉络形色丝络诊断疾病的一种诊疗技术，包括观眼识证和眼针技术两部分,具有操作简单、疗效显著、起效迅速的特点;经过几代人传承,承担过国家科技部"973计划"项目等多项课题,获得多项科技进步奖,不断完善彭静山学术思想,通过理论创新,凝练出眼针疗法核心理论"眼针八区十三穴络脑通脏腑"。

（1）发皇古义,观眼识病:王鹏琴根据华佗及《黄帝内经》观察眼白睛脉络变化与脏腑生理病理的关系,丰富华佗观眼识病理论,确定"眼针八区十三穴",并据此眼针穴区"观眼识病"以诊察疾病。

（2）融汇新知,眼针疗法:王鹏琴在"观眼识病"基础上,确定眼眶内外眼针穴区可治疗疾病,创立"眼针技术"。

（3）眼穴络脑,通调脏腑:王鹏琴强调眼针穴区与脑和脏腑直接或间接相连,尤其通过临床和动物实验证明眼针穴区与脑的联结紧密,为眼针治疗中风提供依据。

（4）中西融合,眼针康复:王鹏琴认为,眼针技术可与现代康复技术有机融合,同步进行。在眼针留针期间同步进行康复训练,称为"眼针带针康复疗法"。

（5）杂合以治,眼针熥疗:眼针熥疗止痛技术是眼针留针期间同步进行熥疗治疗,王鹏琴将眼针与中药外治法结合起来,提高眼针的止痛效果,用于治疗中风肩手综合征、颈肩腰腿痛症等多种疼痛类疾病,推荐成为国家行业专项慢性疾病行业标准。

彭静山眼针临床应用50余年,治疗各科疾病40余种,优势病种包括中风病、痛症、功能性肠病等。王鹏琴依托流派传承工作室在全国已经建立30家二级传承工作站,全面推广眼针的理论及核心技术。

2. 首倡眼针带针康复疗法

眼针带针康复疗法是王鹏琴在2011年首先提出,由于王鹏琴从脑病科转到脑病康复科,继续用眼针治疗中风偏瘫,眼针针刺后留针期间让患者活动患肢,康复师效仿此疗法曾出现过用或误用。恰好参加学术会议,受唐强"针康法"启发,开始研究眼针带针康复疗法,至今已10余年。

眼针带针康复疗法是针刺运动疗法的一种,在眼针留针期间进行现代康复的运动疗法（PT）、作业疗法（OT）、语言（ST）训练、智能和吞咽训练等。

在眼针带针同时进行康复训练,即根据眼针取穴原则选取眼针双侧穴区,埋置眼针运动疗法针具,按照康复评定,确定康复项目,由康复师进行康复训练。彭静山眼针康复技术包括眼针穴区划分、眼针物理疗法、眼针作业疗法、眼针言语治疗、眼针吞咽障碍康复、眼针认知康复等。二者相辅相成,产生协同作用或增强作用,充分体现了中西医结合治疗的理念,采用针刺与康复同步进行的整体康复模式,具有操作简单,安全易学,疗效迅速,运动规范的特点。

2012获批国家中医药管理局项目即"辽宁彭氏眼针学术流派传承工作室建设项目",2019年获第二轮资助;作为辽宁彭氏眼针学术流派工作室项目负责人,王鹏琴研读古今文献,结合临床及实验研究成果并总结归纳学术流派核心技术,包括眼针疗法、眼针带针康复疗法、眼针熥疗止痛技术。

2018年11月国家中医药管理局发布《中医康复服务能力规范化建设项目实施方案》(中国中医药科技中医便函〔2016〕130号),王鹏琴开展中医康复标准项目制修订工作,立项39项中医康复标准项目;2019年,32项通过验收,包括"眼针带针康复疗法",同年12月在全国开始大范围正式推广该项技术眼针带针康复疗法包括眼针物理疗法、眼针作业疗法、眼针言语训练、眼针吞咽障碍训练、眼针认知康复、眼针止痛康复技术。

根据眼针带针康复疗法特点,选用眼针运动疗法针具。专利授权号CN201320166807。

针具型号:0.25 mm×7 mm、0.30 mm×7 mm、0.25 mm×8 mm、0.30 mm×8 mm。一次性针具,针身应光滑、无锈蚀,针尖应锐利,无倒钩。

获得眼针运动疗法针具专利和实用新型专利和眼针电脉冲治疗仪发明专利。

眼针带针康复疗法治疗恢复期脑卒中患者可明显改善患侧肢体功能障碍,提高其生活质量,明显缩短康复病程,对降低中风的致残率、提高有效率具有重要意义。眼针带针康复疗法体现了中医守正创新的思想,使眼针与康复技术有机结合并充分发挥各自优势。眼针内络脑脉,中通脏腑,外达肢节,与康复训练同步可促进脑血液供应,促进脑功能重塑,可加速康复效率,缩短康复过程,备受临床医生及患者推崇。眼针带针康复疗法对中风病、脑血管疾病、脊髓损伤疾病、骨伤疼痛类疾病等具有突出疗效,该技术具有先进性,操作简便,安全易学,疗效迅速,价格低廉,能减少医护费用,减轻患者的经济负担,促使患者早日回归家庭。该项技术临床应用10余年,治疗神经系统疾病引起偏瘫、吞咽障碍、语言障碍、疼痛等，临床疗效显著，适宜在国内医院、社区诊所及乡镇卫生等基层单位推广。

（三）临证医案

1 中风

范某，女，72岁。

［症状］主诉左半身不遂伴言语謇涩13日。患者入院13日前晨起时出现左侧肢体无力，言语不清，当时尚能行走，偶有饮水呛咳，于辽宁省人民医院，诊断为脑梗死，收住院治疗。出院后患者仍有行走困难，上肢抬举抓握无力，来我院就诊。患者既往高血压病史20年，血压最高达200/110 mmHg，每日自服马来酸左旋氨氯地平片5 mg，血压控制平稳。刻下：入院时左侧肢体无力，不能独立行走，上肢抬举无力，左手抓握无力，活动笨拙，语笨。查体见神志清楚，语笨，记忆力、计算力减退，左鼻唇沟略浅，伸舌左偏。左上肢近端肌力3-级，远端肌力3-级，左下肢近端肌力3-级，远端肌力2-级。左踝关节僵硬挛缩。左侧指鼻试验、轮替试验、跟膝胫试验笨拙，BCR（L+++，R++），TCR（L+++，R++），PTR（L+++，R++），ASR（L+++，R++），巴宾斯基征（L+，R−）。舌质暗红，苔白腻，脉滑无力。

［辨证］中风-中经络（气虚血瘀）。

［治则］益气活血，化瘀通络。

［中药处方］以补阳还五汤为基础方，加桑枝、桂枝、杜仲、牛膝，随症加减。黄芪20 g，当归尾6 g，赤芍5 g，地龙3 g，川芎3 g，红花3 g，桃仁3 g，桑枝10 g，桂枝10 g，杜仲10 g，牛膝25 g。

［针灸处方］眼针取双侧上焦区，下焦区，肾区，肝区。

［治法］针刺后留针，同时PT、OT等康复训练。

［疗效］患者治疗1个月后运动功能及日常生活活动能力均有所改善，Barthel指数50分（二便20分，修饰5分、用厕5分、吃饭5分、转移5分、活动5分、穿衣5分、洗澡0分、上楼梯0分）；Berg平衡量表：42分；Fugl-Meyer运动功能评分：上肢50分，下肢28分；左踝Ashworth评分1分；Brunnstrom：左上肢Ⅳ期，手Ⅳ期，下肢Ⅳ期。后经随访了解到患者仍在家中行家庭康复，目前日常生活基本自理，有坚持进行康复治疗的意愿。

2 面肌痉挛

患者，女，48岁。

［症状］患者于1年前开始出现右侧下睑及口角痉挛，曾查头MRI未见明显异常，有时睡眠差，大便有时不成形，有时口干。舌质红而干，苔薄白，脉弦细。

［诊断］面肌痉挛。

［中药处方］以补阳还五汤加芍药甘草汤为基础方加减。生黄芪50 g，当归尾6 g，赤芍5 g，地龙3 g，川芎3 g，红花3 g，桃仁3 g，白芍12 g，炙甘草12 g。

［针灸处方］右上焦区。

［治法］中医以口服汤剂配合针刺治疗。其中针刺治疗包括眼针疗法、水针疗法并配合体针。眼针沿皮横刺法，刺穿过皮肤、筋膜、深筋膜，抵眼轮匝肌，刺入7～8 mm，或埋皮内针。

3 梅杰综合征

患者，女，58岁。

［症状］患者于4～5年前无明显诱因出现双眼睑痉挛，左眼尤甚，用肉毒素治疗后略有缓解。刻下：双眼睑痉挛，劳累后加重，伴口干、便溏、纳差、眠差。舌淡胖，边有齿痕，苔薄黄，脉弦细无力。左眼球上部络脉分岔较多，心区络脉浅淡；右眼肾区络脉根部粗大且延伸到大肠区。

［辨证］目瞤（肝血亏虚）。肝气抑郁日久必耗伤肝血，肝血不足则肝气失调。患者双眼睑痉挛呈慢性发作。该患者无明显发作诱因，且劳累后加重。苔薄黄，脉弦细，乃肝血不足不能濡养筋脉所致。

［治则］养血缓急。

［中药处方］补阳还五汤加芍药甘草汤为基础方加减。生黄芪50 g，当归尾6 g，赤芍5 g，地龙3 g，川芎3 g，红花3 g，桃仁3 g，白芍12 g，炙甘草12 g。

［针灸处方］眼针取穴双眼的上焦区和肝区。

［治法］予中药汤剂配合眼针疗法治疗1月余。

［疗效］治疗前：双眼睑痉挛，双目喜闭，左眼重，便溏，纳差。治疗后：痉挛频率减少，双眼睑可略张开，面微紧，便略成形，纳可。后随访患者自述"眼睛感觉舒服了"，偶有面部发紧感，睑痉挛发作频率明显减少。

4 多系统萎缩

患者，女，59岁。

［症状］患者长期居住在美国，在美国、北京均诊断为多系统萎缩，治疗后无明显好转。回国后以"双下肢无力两年余，加重伴吞咽困难8个月"为主诉收入我院。现双下肢无力，行走困难，双上肢持物不稳，运动迟缓，吞咽困难，饮水呛咳，言语不利，头晕，饮食可，睡眠可，小便失禁，大便可。舌质淡，苔薄白，边有齿痕，脉沉细无力。查头CT示：小脑中脚及小脑半球明显萎缩，脑桥萎缩；十字征。

［辨证］痿证（脾胃虚弱）。

［治则］益气健脾，养血生精。

［中药处方］补中益气汤加四君子汤加会厌逐瘀汤，随症加减。黄芪50 g，人参15 g，白术10 g，炙甘草15 g，当归10 g，陈皮6 g，升麻6 g，柴胡12 g，生姜9片，大枣6枚，防风10 g，坤草20 g，山萸肉15 g，枸杞子15 g，茯苓9 g，桃仁15 g，红花15 g，桔梗9 g，生地黄12 g，赤芍6 g。

［针灸处方］眼针：双上焦区，下焦区，心区，肾区。灸：百会，足三里，涌泉，大椎，阳明胃经等穴位。

［治法］眼针配合灸法治疗。

［疗效］患者自述经过治疗后症状有所缓解，尤其尿频症状明显减轻，走路较前好转。回美国后通过视频、微信等多途径进行远程指导，反馈均较好，又服用1个月中药汤剂。

5 重症肌无力

患者，男，53岁。

［症状］患者2个多月前无明显诱因出现舌头发麻症状，后治疗期间出现视物重影现象，至我院门诊就诊。既往健康。查头MRA提示无异常。刻下：记忆力、计算力正常，右眼上睑下垂。双侧腱反射减低，双侧指鼻，轮替，跟膝腱反射欠稳准。舌红少苔，脉细数。

［诊断］重症肌无力（单纯眼肌型）。

［中药处方］中药汤剂用补中益气汤加二陈汤加防风，随症加减。黄芪50 g，人参15 g，白术10 g，炙甘草15 g，当归10 g，陈皮15 g，升麻6 g，柴胡12 g，生姜9片，大枣6枚，半夏15 g，橘红15 g，白茯苓9 g，防风10 g，枳壳15 g，益母草20 g，山萸肉15 g，枸杞子15 g。

［针灸处方］眼针：双侧上焦区，下焦区，心区。

［治法］予中药汤剂配合针刺治疗2月余。

［疗效］入院时：右眼睑下垂，复视，不能自己开车。治疗后：右眼睑无明显下垂，无复视，能自己开车。半年后随访右眼已好转，偶感"眼皮发紧"，眼皮上睑下沉病情未复发。

第十章
广西针灸流派

黄氏壮医针灸流派

一、流派溯源

广西黄氏壮医针灸流派是壮医针灸流派中的一个重要组成部分，以其独到特色自成一派，其学术体系为五大学说（气血均衡学说、毒虚致病学说、三道两路学说、阴阳互生学说、三气同步学说）、四大治则（调气、解毒、补虚、祛瘀）、三大核心技术（壮医药线点灸、壮医莲花针拔罐逐瘀疗法、壮医针刺疗法）。主要学术思想有主张道路传导，强调毒虚二因，推崇针灸罐联用，倡导龙氏取穴、主张无痛针灸等。

流派创始人黄瑾明于1974年结识民间壮医龙玉乾，遂拜其为师，研习壮医药线点灸疗法，根据自身数十年的临床经验实践所得，并系统整理归纳散落在民间的众多壮医针灸技法，将壮医经典针法与灸法相结合，吸众所长，融会贯通，历经四代黄氏壮医针灸人的努力，形成著名的广西黄氏壮医针灸流派。

"壮医"一词由覃保霖于20世纪80年代首次提出，他将壮族民间医疗称为"壮医"，从此这一名词沿用至今。壮医疗法历史悠久，壮族地区先民在长期的生产生活和同疾病做斗争的医疗实践过程中，对医疗经验进行提炼和升华创造了灿烂的民族医药学。壮医对针灸的使用源远流长，据历史研究发现，广西地区距今1万～2万年前的"麒麟山人"已学会和使用钻孔与磨尖的石器。从石器时代、春秋时代遗址出土的尖利石片、石镞、骨针、青铜针，以及汉墓出土的银针表明，远在秦汉时期壮族先民就已使用针灸治病。

据此有学者推测壮医疗法至今至少已有2 500余年的历史，也有学者认为壮医对浅刺疗法的应用不晚于西周时期，并且与中原地区的针刺有所区别。

民间壮乡流传的壮医针灸技艺有药线点灸、火针、针挑、陶针、四方木热叩、麝香针等，其中以药线点灸尤为著名，应用最广。但由于壮族文化载体历来没有规范的通行文字，是故长期以来壮医的传承仅停留在疗法和医药经验方面，没有形成系统的文字。这些散落在壮族民间简易有效的经验方法，大多都是通过口耳相传，师带徒、父传子的模式传承，在传承过程中部分技术有所失传。

新中国成立后，民族医学的发展受到了政府的大力支持。此举为壮族特色针灸疗法的发掘整理、科学研究及临床实践创造了良机，壮医针灸的传承步向正轨。20世纪70年代，黄瑾明恩师龙玉乾调至广西中医学院工作（现广西中医药大学），对龙玉乾家族口耳相传的药线点灸进行了初步挖掘整理。80年代以来，除原有的中医药机构以外，黄瑾明先后创建广西中医药大学壮医药研究室、壮医药研究所和壮医门诊部等，潜心钻研壮医针灸疗法。1986年，《壮医药线点灸疗法》一书出版，该书经黄瑾明、黄汉儒、黄鼎坚等根据龙玉乾的经验加以发掘整理和规范而成，书中载有药线点灸法简介、取穴方法、各科疾病治疗及龙氏医案数十则。2011年，壮医药（壮医药线点灸疗法）被收入国家级非物质文化遗产代表性项目名录，至今药线点灸疗法已在全国300多家医疗单位推广使用，并传到美国、英国、澳大利亚、新加坡等国家及我国港澳台地区,影响深远。

2010年,黄瑾明著作《中国壮医针灸学》问世,为壮医针灸史上第一次全面总结,对现壮医药理论体系作了进一步的阐释和发挥,书中翔实又全面地介绍了壮医针灸的源流、理论基础、操作方法、常用穴位等,并融汇黄瑾明多年临证针灸诊疗经验,充实完善了壮医针灸理论体系。

二、流派传承

(一)传承谱系

黄氏壮医针灸流派源起于龙氏家族三代传承,由龙玉乾将家传经验授予黄瑾明,后由黄瑾明继承发展逐渐形成流派体系,传承至今历有四代。主要学术传承人有:第二代黄凯、黄缨、黄贵华、秦祖杰、周宾宾、宋宁等,第三代李美康、陆璇霖、冯纬云、莫清莲等,以及第四代李婕、韩海涛、李秀娟、葛春雷等人。黄氏壮医针灸流派传承谱系如图10-1。

(二)传承工作

纵观现有文献研究,广西黄氏壮医针灸流派的传承工作与学术研究较为系统完善。在国家中医药管理局的支持下,2011年"黄瑾明全国名老中医药专家传承工作室"成立,翌年于广西中医药大学第一附属医院又建有"广西黄氏壮医针灸学流派传承工作室"传承平台,共有6个二级传承工作站:广州中医药大学第一附属医院、辽宁中医药大学附属医院、湖南中医药大学第一附属医院、南宁市中医院、桂林市中医院、武鸣县中医院。此外,黄氏团队还深入壮乡设有10个基层壮医针灸推广基地。名老中医工作室

及流派传承平台的建立有效推动了流派学术思想和临床经验的发展与传承,对壮医疗法的推广应用亦大有裨益,成为培养中医药民族医学传承人才的重要载体。

莫清莲等认为,黄氏壮医针灸流派的来源和基础扎根于壮乡民间散在的各种针灸技法。黄瑾明跟随龙玉乾学习家传药线点灸后,根据数十年的临床实践,在深入壮乡挖掘整理民间众多针灸技法的基础上,选择了简、便、验、廉的壮医针刺术、壮医莲花针拔罐术和壮医药线点灸作为黄氏壮医针灸技法,最终形成广西黄氏壮医针灸流派。宋宁等梳理了广西黄氏壮医针灸流派的传承情况,明确以黄瑾明为流派初代代表人的四代传承谱系。宋宁亦对黄瑾明的学术思想、临证经验和著作《中国壮医针灸学》中的学术特点进行了系统归纳探析,认为黄氏壮医针灸主要学术特点为:明确道路传导,不言经络;独崇"三剑客",每起沉疴;推崇针灸并用,综合治疗;倡导龙氏取穴,喜特定穴;治病务求调气,喜针脐环;强调无痛针灸,舒适为要。

黄瑾明与其传承弟子们一直致力于壮医针灸疗法的研究挖掘工作。20世纪80~90年代始,黄瑾明即开展了壮医药线点灸的一系列研究探索,从临床疗效验证到实验动物研究,开创了壮医针灸研究的先河,也为现代壮医针灸研究打下了基础。

莲花针拔罐逐瘀疗法亦为黄瑾明于下乡调研期间所得,黄瑾明见乡间土医用针罐治病,血出痛止,称之为"血罐""放血",后经黄氏团队反复系统研究终形成一套系统疗法。该疗法将针刺、拔罐、药酒相结合,具有穴位刺激、拔罐负压、吸排瘀血、药物外敷渗透四重效应。2010年黄瑾明将其编入《中国壮医针灸学》,该疗法于2013年入选全国首批民间中医药特

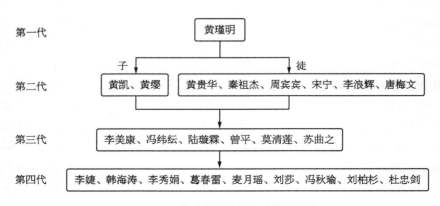

图10-1 黄氏壮医针灸流派传承谱系

色诊疗项目。2018年，宋宁等对该疗法的发展源流及学术传承进行了系统总结阐述。现今，莲花针拔罐逐瘀疗法有关的临床研究报道有40余篇，涵盖多个病种，其中临床应用研究主要集中在变应性鼻炎、带状疱疹后遗神经痛、头痛等病症方面。

黄氏流派对壮医脐环穴也颇有研究。2019年，黄瑾明等人撰文对壮医脐环穴的历史渊源、理论基础与临床研究进行详细介绍。黄瑾明与弟子们在挖掘整理民间壮医应用肚脐治病的过程中发现，肚脐治病在民间非常普遍，除可用鸡屁股"吸风"，亦可拔罐、灸灼、敷贴、甚至针刺。经黄瑾明反复临床摸索与实践后提出"脐周四穴"，首次将肚脐这一特殊的治疗部位作为穴位名提出。后随着深究的深入，黄瑾明发现针灸脐窝也能起到治疗作用，遂逐渐形成一套完整的壮医脐环穴理论体系，并于《中国壮医针灸学》中首次提出"脐环穴"一称。基于经典壮医理论，黄瑾明认为脐是道路系统的特殊网结，是天地人三部之气的枢纽，为全身血脉的汇集点，对脐环穴进行刺激可有显著的调气作用，且能较好地温阳补虚。临床可根据病变部位相应选穴，可单独取穴或组合应用。脐环穴由于其取穴独特、用穴单一、治疗简便、疗效可靠，受到广泛医务者青睐。该穴脏腑诸疾皆可使用，可用于内科、外科、妇科、皮肤科各种常见病及疑难杂症。近10年来，黄氏团队已对应用脐环穴治疗小儿遗尿、月经不调、慢性疲劳综合征、偏头痛、膝骨关节炎、溃疡性结肠炎、失眠症等多种疾病开展临床研究，疗效满意。

2020年，刘儒鹏等人在黄瑾明指导下于《中国针灸》发表题为《广西黄氏壮医针灸流派天阴阳针法概述》一文。该针法为黄瑾明近年来学术成果和经验总结之大成，系脐环穴临床应用的进一步发展。天阴阳针法是以"三气同步"理论和天阴阳理论为指导，以"三道两路"学说为基础，以调气为法、调神为本，患者调息静后采用微针浅刺术针刺脐环穴为主的综合性针刺疗法。现广西中医药大学附属第一医院壮医针灸科已开展该针法大量临床实践。

除对各类壮医针灸疗法开展临床疗效观察与机制探索外，黄瑾明学术传人们宋宁、彭锦绣、莫清莲、李浪辉、冯秋瑜、林辰等人先后对黄瑾明临床诊治不孕症、戒烟、带状疱疹后遗神经痛、小儿厌食、脾胃病、慢性瘾疹等病的特色经验进行整理总结，分享了黄氏壮医针灸流派的独到经验，使流派学术思想更为丰满。

三、流派名家

黄瑾明

（一）生平简介

黄瑾明，男，出生于1937年，广西贵港人，壮族。广西中医药大学教授，首批全国名中医，全国第二批老中医药专家学术经验继承指导老师，"桂派中医大师"，享受国务院政府特殊津贴专家。他治学严谨，从事壮医及中医医、教、研工作四十余年，创立壮医针灸学科，为广西黄氏壮医针灸流派代表人物。临床中善用壮医针灸和壮药内服外用治疗内科、妇儿科、皮肤科等疑难病症。

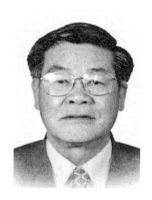

黄瑾明（出生于1937年）

黄瑾明年幼时因亲人患病早逝，遂发奋学医，研习医学经典。1965年毕业于广西中医学院（现广西中医药大学）医疗专业。1974年"五七"干校期间结识民间壮医龙玉乾，遂拜其为师，结缘壮医。黄瑾明致力于挖掘并推广壮医药线点灸疗法，使壮医民间疗法登上医学殿堂，广为人知，病家广为受众。他先后创建广西中医药大学壮医药研究室、壮医药研究所和壮医门诊部，潜心研究壮医针灸疗法，对壮医针刺、壮医莲花针拔罐逐瘀疗法深有所得，与药线点灸一道形成壮医针灸三大疗法，该三法又被称为壮医针灸三剑客。他开创了壮医整理研究、壮医临床研究和壮医高等教育的先河，奠定广西中医药大学办学特色基础，被誉为"壮医临床第一人"。

1985年，黄瑾明将壮医药线点灸疗法列入学校本科选修课，并亲自授课。同年学院开始招收中国医学史壮医方向硕士研究生。2002年，广西中医药大学开始招收中医学壮医方向五年制本科生，现壮医针灸学已列为广西中医药壮医学专业必修课程。黄瑾明主编的《壮医药线点灸疗法》《壮医药线点灸临床治验录》是全国最早的壮医教材，在广西中医药大学广泛传播、推广、传承。

黄瑾明主持完成的"壮医药线点灸疗法的研究与教学实践"成果，获广西教学成果二等奖，使壮医药教育成为广西中医药大学的办学特色。1985年开始，面向全国开办了30多期壮医药线点灸疗法培训班，培训了1 500多名学员，治疗20万余人次，使该疗法在全国范围内得到广泛运用。1988年制作成中英文双语解说的《壮医药线点灸疗法》教学录像片，由中华医学音像出版社发行，向国内外传播壮医药治疗技法。2009年中央电视台专题报道以黄瑾明临床工作为题材的《"线"到病除》，引起轰动。他还曾多次应邀赴美国、英国、澳大利亚等国家讲学及医疗服务，深受海外患者好评。

以名老中医传承工作室及流派传承工作室为平台，黄瑾明通过举办壮医针灸诊疗技法培训班，在传承黄氏流派学术思想和临证经验的同时，促进了中医与民族医学的学术传承和交流，推进了壮医的特色诊疗技术的应用和推广，使壮医得以传承和发展。传承工作室的建设，也同时完善了壮医针灸人才队伍建设，为广大中医、壮医提供一个良好交流的平台，充分发挥名老中医的辐射效应，培养了一批医疗骨干。

黄瑾明的主要代表著作有：《壮医药线点灸学》《壮医药线点灸疗法》《壮医药线点灸临床治验录》《中国壮医针灸学》《壮医针灸学》《广西黄氏壮医针灸流派临床经验全图解》《壮医优势病种诊疗护理及技术规范》《针灸新穴效验辑》等。其中《壮医药线点灸疗法》《壮医药线点灸临床治验录》是全国最早的壮医教材；《壮医药线点灸疗法的发掘整理和疗效验证研究》成果荣获广西医药卫生科技进步奖一等奖和国家中医药科技进步奖二等奖；《壮医针灸的理论与临床研究》获广西科技进步奖二等奖和广西医药卫生适宜技术推广奖一等奖；《中国壮医针灸学》获第十六届广西优秀图书奖一等奖等。

2019年9月，凭借着为民族医药事业做出的突出贡献与高尚的医德，黄瑾明荣获"全国中医药杰出贡献奖"荣誉称号。

（二）学术观点与针灸特色

1. 主张道路传导

黄瑾明认为人体内密布"道路"系统，存在谷道、水道、气道、龙路、火路等5道路（并称三道两路），把整个人体分为天（上）、地（下）、人（中）三部。这些道路在体内纵横交错，内连脏腑，外至皮毛，其网络分支遍布全身，把人体各部连结成为一个有机整体，是气血化生、运行、输布和排泄的通道。其中谷道、水道、气道主化生气血，龙路、火路主运行气血。三道两路在体表均有穴位分布，尤其是龙路和火路密布在体表网络分支并在一定部位交叉成结，俗称网结，又称穴位。谷道、水道、气道在体表虽没有网络分支，但存在反应点，对于这些反应点，壮医亦称之为穴位。壮医针灸治病即是通过以上穴位施以各种刺激手法，通过道路传导，使人体气血均衡调畅，增强正气，从而治愈疾病。

由于基础理论体系差异，壮医针灸不以经络作为传导和调节系统，而是以道路学说等理论作为指导思想，故很少论及经络。

2. 强调毒虚致病

受广西岭南壮族地区多毒多虚的环境影响，黄氏壮医针灸流派主张"毒虚致百病"的病因理论，认为毒和虚是疾病发生的两大重要因素，两者相因而为病。毒是疾病发生的外在因素，百病皆因毒而起，尤其是某些疑难杂症，更须从毒论治。同时虚也是疾病发生的重要诱因，正气虚或气血虚，是体内道路脏腑运化和防卫能力相对减弱，不足以抗毒的内因。正气虚损是发病的基础，为外毒入侵的前提。

3. 创立壮医平衡气血理论

黄瑾明在深谙壮医阴阳互生理论、三气同步理论、三道两路理论、毒虚致病理论的基础上，进一步探索，创新性地提出壮医平衡气血理论，形成壮医针灸的"五大学说"。

黄瑾明在临床实践中体会到，不管何种疾病，均会引起气血关系失衡，遂提出"疾患并非无中生，乃系气血不均衡"之说。气和血是构成人体和维系人体生机的两种基本物质，只有气血平衡调畅，方能维持人体的正常生命活动，是人体健康无病的先决条件。若气血失衡，超出机体的自我协调和恢复能力，则百病丛生。

基于气血失衡病机学说，他总结出具体病机7条以指导临床治疗：① 诸病瘀滞，皆属于气。② 诸病肿瘤，皆属于瘀。③ 诸病瘫痪，皆属于瘀。④ 诸病瘙痒，皆属于瘀。⑤ 诸病疼痛，皆属于瘀。⑥ 诸病疮疡，皆属于瘀。⑦ 诸病痿痹，皆属于瘀。

在临床治疗中，黄瑾明极其推崇平衡气血的疾病治疗原则，他将理论进一步发挥并确立了调气、解毒、补虚、祛瘀四大治则，又称"八字"治则，认为无论是气血瘀滞，气血偏衰抑或是偏亢，治疗中都需贯彻平衡气血治则。只有气血平衡才能阴平阳秘，道路通畅，天地人之气贯通，疾病乃愈。

4. 注重调气，要穴脐环

壮医民间素有"气调则道路自通""路通则气血自畅""气畅则三气同步""同步则身体自安"之说，黄氏壮医针灸流派十分注重调气，把调气作为畅通道路的基本法则。

喜针脐环穴为黄氏流派调气特色，该穴组位于脐周，又分脐内环穴（脐窝外侧缘旁开0.5寸）和脐外环穴（脐窝外侧缘旁开1.5寸）。黄瑾明认为脐部是人体的缩影，是全身血脉的汇集点，为天、地、人三部之气的枢纽。以脐水平线为分界，可将脐环穴分为三部，上部为天，中部为人，下部为地，分别与不同的脏腑器官组织相通应。

针刺脐环穴可疏通三道两路、调节气血均衡、促进三气同步，具有调气、解毒、补虚、祛瘀作用，其中调气是最基本的作用。在具体应用上脐内环穴与脐外环穴稍有差异，前者调气作用显著，后者则多调治腹部病变。脐环穴可应用于临床脏腑诸疾，尤以失眠、不孕症、不育症、痤疮、黄褐斑、荨麻疹以及各科痛症效果较好。可单取某一脐环穴，也可多穴联用或配以体穴联合使用。

5. 尤善壮医针灸三剑客，针灸罐并用起沉疴

壮医针刺疗法、壮医药线点灸疗法、壮医莲花针拔罐逐瘀疗法，三者被誉为壮医针灸三剑客，为黄氏壮医针灸流派最具特色的实用技术。

壮医针刺疗法是在壮医理论和壮医临床思维方法的指导下，运用常规针灸针针刺体表网结或部位以防治疾病的疗法，通常以浅刺为主，适用广泛，可用于临床各科常见病和多发病。

壮医莲花针拔罐逐瘀疗法是在壮医独特理论指导下，将莲花针叩刺与火罐有机结合的一种壮医特色针刺疗法。该法先用莲花针叩击刺破龙路、火路网络分支，然后在叩打部位拔罐逐瘀，最后用壮医通路酒涂擦患处，融合叩刺、放血、拔罐于一体，具有穴位刺激、拔罐负压、吸排瘀血、药物外敷渗透四重效应。莲花针拔罐逐瘀疗法功善活血化瘀、祛瘀生新，可疏通瘀滞、祛毒外出，达到调整气血和脏腑功能的目的。临床凡因瘀血、湿气、毒素等阻滞所致各类痛症、皮肤病等均有独特疗效。

壮医药线点灸疗法是"三剑客"中研究应用得最早的技术方法。所用苎麻线由多种壮药制备液浸泡制成，直径宽0.25 mm、0.7 mm、1 mm不等。使用时将药线点燃，灸灼患者体表穴位，可起到调节、激发、

通畅人体气血和增强正气的效果，以达到疏通龙路、火路的目的，具有祛风通痹、止痛止痒、活血化瘀、消肿散结等功效。该疗法临床应用甚广，可治疗各科疾病，尤其对痛、痒等疾病有立竿见影之效。

黄瑾明在壮医理论指导下提倡综合疗法治百病。他认为现代疾病病因大都复杂多变，单一疗法往往不能达到预期疗效，需重视疗法之间的结合互补、取长补短。以上针、灸、罐三法均属于外治法范畴，于临床中可单用或者联用以增强疗效，相辅相成，互相配合，疗效甚好。

6. 推崇龙氏取穴

黄瑾明临证取穴时推崇龙玉乾用穴规律，即"寒手热背肿在梅，痿肌痛沿麻络央，唯有痒疾抓长子，各疾施治不离乡"。

"寒手热背肿在梅"指畏寒发冷者、发热体温升高者、肿块或皮损者分别取手部穴位、背部穴位和梅花穴（梅花穴无固定位置，沿患处边缘及中央取一组穴位，呈梅花状）。"痿肌痛沿麻络央"指肌肉萎缩、疼痛与麻木不仁者分别以萎缩肌肉、疼痛边缘及麻木部位中点取穴。"唯有痒疾抓长子"指皮疹或肿块类疾病，取首先出现的疹子（或肿块）或最大的疹子（或肿块）为主要穴位。这一取穴规律是黄氏壮医针灸流派临床时必须遵循的基本原则，乃民间壮医千百年来实践经验的结晶。

7. 倡导无痛针灸

黄瑾明临床尤其注重患者感受，倡导无痛针灸，喜用管针，以尽可能减少患者进针时的痛楚。黄瑾明认为针刺过程中应以患者舒适为要，不强求产生"酸、麻、胀、痛"等针感，不强调运针。在保证疗效的基础上，要让患者把治疗过程当做享受，在享受中治愈疾病，此即无痛针灸的最高境界。

（三）临证医案

1 感冒发热

蔡某，男，7岁。

［症状］2日来发热，畏寒，头痛，鼻塞流涕。经服复方板蓝根冲剂，肌注柴胡注射液等治疗，未效。现仍发热，体温39.4℃，头痛，面部及口唇红赤，咽部充血，双肺呼吸音粗，无干湿啰音，心率120次/分，律整。诊为感冒发热。

［辨证］表虚兼外感风热。

［治则］疏散风热,益气固表。

［针灸处方］攒竹,头维,天突,曲池,风门,肺俞,肾俞。

［治法］壮医药线点灸,消炎退热,每穴点灸1次。

［疗效］经治,患儿热退身凉。

2 戒烟

某英国患者,男,44岁。

［症状］诉从14岁即开始吸烟,平均每日吸烟15~40支。最近伴有咳嗽,吐墨绿色痰,早上痰较多。恳切要求戒烟。既往有高血压病史,一直靠服西药维持血压正常范围。诊见舌质红,舌苔薄白,脉滑。

［辨证］邪气壅塞肺脾。

［治则］宣利肺气,化痰止咳。

［针灸处方］戒烟穴,百会,曲池,膻中,关元,足三里,丰隆。

［治法］戒烟穴用泻法,务必使之得气。其他穴用平补平泻手法。留针30分钟。出针后进行壮医药线点灸,每穴3壮,每周针、灸各1次,10次为1个疗程。

［方药］浙贝10 g,杏仁10 g,荆芥10 g,清半夏10 g,陈皮10 g,枇杷叶10 g,炙甘草6 g,沙参15 g,紫菀10 g,乌梅10 g,百部10 g,款冬花10 g,前胡10 g,白前10 g,桔梗10 g。

［疗效］二诊:患者烟瘾显著减轻,经治疗后1周来没有吸烟。早晨吐痰已由墨绿色转变成灰白色,并且咳嗽已明显减轻。继予前法治疗;继续上述针灸治疗1次;继服上方中药7剂。三诊:针、灸、药治疗共2周,烟瘾完全消除,治疗至今均未再吸烟,咳嗽及吐痰基本消失。继予前法治疗,以巩固疗效;继续上述针灸治疗1次;再服上方中药7剂。四诊:针、灸、药并进治疗共3周,患者自诉讨厌闻到烟气味,拒不吸烟,神清气爽,咳嗽及吐痰彻底消除。继予针灸治疗,以巩固疗效;每周坚持针灸1次;停服中药。本案共针灸10次,服中药30剂,随访3个月,烟瘾全消,再未吸烟,疗效显著。

3 乳腺小叶增生

周某,女,25岁。

［症状］自诉两乳发现肿块2年,经前乳房胀痛,近来疼痛无规则,非经前亦胀痛。在某医院检查,发现双乳有粟粒状小结节,以左乳外上象限内稍明显,诊为乳腺小叶增生,治疗未效。再经检查发现左、右两乳外上象限内分别扪及4 cm×4 cm肿块,质软,活动度好,两侧均有散在小结节。既往史:1976年曾出现两乳肿块,经某医院诊为乳腺小叶增生,用局部封闭法治疗1个月未愈。

［辨证］肝气郁结,气机阻滞。

［治则］疏肝解郁,化痰散结。

［针灸处方］乳根,关元。

［治法］采用壮医药线点灸,每天施灸1次,10日为1个疗程。

［疗效］治疗5日后胀痛消失,右侧肿块缩小到3 cm×3.5 cm,左侧肿块缩小到3.5 cm×2.8 cm。原来白带量多,灸治后减少。以后供给药线自灸,于月经前8日连灸7日,连用2个月后复查,两乳肿块及胀痛完全消失,获得痊愈。

4 霉菌性肠炎

何某,男,5个月。

［症状］代诉泄泻2个月,每日排便6~10多次,呈蛋花样。在某医院做粪便检查,发现真菌,黏液(＋＋＋＋),白细胞(＋＋＋＋)。诊断为霉菌性肠炎,反复治疗均未见效。

［辨证］脾失健运,湿热下注。

［治则］健脾益气,清热利湿。

［针灸处方］水分,天枢,气海,上巨虚,关元。

［治法］采用壮医药线点灸,每天施灸1次,10日为1个疗程。

［疗效］连灸5日后,大便每日减为4次,仍稀烂。配合使用白背艾调雄黄捣烂做成饼状,外敷神阙穴,晚上使用。连用2次,大便恢复正常。

5 慢性浅表性胃窦炎

患者,女,24岁。

［症状］反复胃脘部胀痛10年。10年前无明显诱因出现反复胃脘胀闷不适,偶疼痛,于当地医院诊断为"慢性浅表性胃窦炎",并服用西药治疗(具体不详),效果不明显。为求进一步治疗,遂来广西中医药大学附属第一医院壮医针灸科就诊。刻下:胃脘部胀痛,腹胀明显,吃生冷食物后加重,无反酸,晨起漱口欲吐,疲乏易困,易烦躁,手脚冰冷,手心易出汗,二便调,寐差。舌质红,苔薄白,脉沉细。

［辨证］脾胃虚寒。

［治则］温中健脾,和胃止痛。

［针灸处方］脐内环穴（胃、肠、肝胆位），内关，神门，足三里，三阴交、复溜。

［治法］脐内环穴，采用0.25 mm×25 mm一次性针灸针向外放射状平刺约20 mm，其余穴位常规针刺，不强求酸、胀、麻针感，留针30分钟，每日治疗1次。

［疗效］治疗7次后，胃脘部胀痛明显减轻。继续治疗7次后诸症均无。随访3个月，未见复发。

6 不孕症

患者，女，31岁。

初诊：2012年7月24日。

［症状］夫妻同居不避孕而未受孕2年。婚后曾怀孕2次，分别因怀孕3个月后胎儿停育、怀孕2个月后流产而失败。患者13岁月经初潮，周期28～30日，行经8～9日，末次月经2012年7月8日。平素怕冷，手脚不温，睡眠欠佳。检查结果：黄体生成素略下降，泌乳素升高。排卵期体温偏低。舌质淡红，苔薄白，脉沉细。丈夫精液及本人生殖器官均无异常。

［辨证］水道阳虚证。

［治则］温通水道，滋补阳气。

［针灸处方］脐内环穴（肝、肾、脾胃、心、肺、大小肠），关元，膻中，足三里，三阴交、复溜，水泉。

［方药］黄氏温水补阳汤：紫河车10 g，淫羊藿、补骨脂、鹿角胶、枸杞子、菟丝子、巴戟天、当归、熟地黄各15 g，神曲30 g，山楂60 g，炒麦芽150 g。

［治法］以壮医针灸为主，配合药物内服。关元用艾条温灸，每次30分钟。每周针刺2～3次，10次为1个疗程。汤药每日1剂，7剂为1个疗程。

［疗效］连续治疗2个月后，2012年10月20日检查已怀孕。

7 尿失禁

患者，女，13岁。

［症状］尿急、尿失禁反复3年余。3年来在清醒状态下尿液经常不自主外流，不能自主控制排尿，多发在情绪紧张或学习紧张的情况下，白天发作较多。睡眠欠佳，多梦，大便尚调。苔厚白，舌尖红，脉滑。

［针灸处方］脐内环穴（心、肝、肾）。

［治法］向外与皮肤呈10°平刺，平补平泻手法，留针50分钟，每周治疗3次。

［疗效］连续治疗20次后，尿失禁完全消除。随访半年，未见复发。

8 小儿厌食症

杨某，女，5岁。

［症状］厌食2年。近2年来患儿饭量极少，每餐仅食小半碗饭，且进食较慢，需近1小时才能吃完。检查未见异常。诊断为：小儿厌食症。

［针灸处方］骨线穴，四缝，足三里，百会。

［治法］每日点灸3穴，均采用补法，点灸的同时配合中药内服。

［疗效］1次点灸后，患儿饭量大增，进食速度加快。守方连续点灸3日，并日服中药2次以巩固疗效。随访3个月，患儿一切恢复正常。

9 慢性荨麻疹

郑某，女，26岁。

［症状］患者全身起风团伴瘙痒反复发作17年。瘙痒时作时止，以躯干、四肢为甚。每遇天气变化时发作频繁，劳累或感冒时也有发作。伴神疲乏力，纳呆，夜寐不佳，梦多，常自汗出。曾多方医治诊为慢性荨麻疹，并服用抗组织胺类药物、皮质类固醇激素及外用炉甘石洗剂等，效果不明显。诊见：形体消瘦，面色苍白，唇甲不华，四肢及胸腹部有多处大小不等的风团，色淡红，边界清楚，局部有抓痕及血痂，皮肤划痕症（＋）。舌淡红，少苔，脉细。

［辨证］气阴两虚。

［治则］健脾益气，养阴祛风。

［针灸处方］四缝，曲池，关元，大椎，中脘，气海，足三里，血海，三阴交。耳穴取耳尖，肝，脾，肺，肾，内分泌，神门，大肠。

［方药］太子参15 g，茯苓15 g，白术10 g，甘草6 g，山茱萸15 g，山药15 g，黄芪15 g，防风10 g，皂角刺10 g，僵蚕10 g，丹皮12 g，薏苡仁15 g。

［治法］采用壮医药线点灸，每日施灸1次，配合使用中药内服，日服1剂。

［疗效］治疗3日后，患者风团渐退，瘙痒明显减轻，睡眠质量好转。守方继续以药线点灸及中药内服治疗5日，诸症消失而告愈，后连续治疗10日以巩固疗效。随访1年，未见复发。

10 带状疱疹

曾某，男，55岁。

［症状］左侧胸部及腰背部出现疱疹13日。患者自述发现胸部及腰背部皮肤辣痛、局部皮肤出现疱疹瘙痒，遂即入院治疗，曾用病毒唑等及中药治疗，效果不佳。诊见：左侧胸部及腰背大片集群疱疹，辣痛难忍，时有触电样感觉，夜不能寐。舌红，苔黄，脉滑数。

［辨证］湿热搏结。

［治则］清热解毒，通络止痛。

［针灸处方］体穴取葵花穴，足三里，血海，关元，气海，三阴交。耳穴取耳尖，相应部位，胆，肾上腺，内分泌，肺，脾，神门，大肠。

［治法］采用壮医药线点灸，每日施灸1次，配合使用壮医神露（野菊花等药物组成的水煎液）外涂，每日6次。

［疗效］治疗3日后，疱疹全部结痂，疼痛基本消失。继续治疗3日，疼痛完全消失，痂皮逐渐脱落，不留瘢痕而愈。随访1个月，患者无后遗疼痛。

主要参考文献

［1］黄贵华.广西黄氏壮医针灸流派临床经验全图解［M］.北京：人民卫生出版社，2019.

［2］刘儒鹏，王鸿红，宋宁，等.广西黄氏壮医针灸流派天阴阳针法概述［J］.中国针灸，2020，40（09）：991-995.

［3］黄梓健.壮医针灸流派的整理与研究［D］.南宁：广西中医药大学，2018.

［4］宋宁，李浪辉，黄贵华，等.广西黄氏壮医针灸学流派学术特色与传承感悟［J］.世界中西医结合杂志，2015，10（07）：910-913.

第十一章
甘肃针灸流派

郑氏针法学术流派

一、流派溯源

甘肃郑氏针法学术流派以传统针刺手法的应用与创新为核心，其学术源于《黄帝内经》《难经》，脱胎自元、明，传承于家学，勇于创新。郑氏针法学术流派，创始于郑云祥、郑老勋，形成于郑毓琳时期，成熟于郑魁山时期，继承发展于郑俊江、方晓丽、郑俊武等传承人。

甘肃郑氏针法学术流派主要奠基者郑毓琳是我国现代著名针灸学家，他6岁起便随叔祖郑云祥及父亲郑老勋学习四书五经，10岁时开始系统学习针灸理论、临床跟教，16岁时已通读了《黄帝内经》《难经》《针灸甲乙经》《针灸大成》等中医经典著作，后又拜其舅父曹顺德为师学习针灸2年，18岁时又拜道医、气功大师霍老顺为师，尽得其传。22岁出师行医，不仅继承和发展了前人医术，还通过不断的临床实践，将内功与中国古典针刺基本手法相结合，形成独特的郑氏针刺八法，为郑氏针法学术流派的形成奠定了坚实的基础。

郑魁山为郑毓琳先生的长子，继承家学。1954年起，在北京与其父郑毓琳一起先后在华北中医实验所、卫生部中医研究院针灸研究所工作，主要负责党和国家领导人及外宾的医疗保健，进行针灸研究及教学，并整理郑氏针法经验绝技，带徒施教。"文革"期间，郑魁山被下放到甘肃成县，1982年调入甘肃中医学院（现为甘肃中医药大学），筹建针灸系，打破家传之禁锢，培养了一大批传承弟子、硕士研究生和千余名国内外针灸医生，使郑氏针法在甘肃乃至国内外得到了弘扬和发展。郑魁山在父亲郑毓琳学术思想和

特色针法的基础上，创立了郑氏针灸治病八法理论、穴性和功能相结合的腧穴功效理论、腧穴配伍与针法相结合的治法处方体系，精简创新手法，使家传手法逐渐系统化和理论化，形成了一套独具特色的"郑氏针法"诊疗体系，郑魁山成为郑氏针法学术流派学术思想的集大成者。

历经六代人的传承、发展，甘肃郑氏针法学术流派学术渊源清晰，具有独具特色的针灸学术理论（理、法、方、穴、术）体系、郑氏特技传统针刺手法体系以及腧穴功效、配伍与针法相结合的治法处方体系，临证注重坚实根基，得气守神；重视辨证，强调补泻；突出押手，双手行针；精简创新，择时选穴。郑魁山下放甘肃成县时期，执着针灸并为百姓治病，因其针法精妙，治病屡收奇效，被誉为"西北针王"。

甘肃郑氏针法学术流派于2012年获批国家中医药管理局第一批全国中医药学术流派传承工作室建设项目，甘肃中医药大学承担了"甘肃郑氏针法学术流派传承工作室"建设任务。郑氏针法对中国乃至世界针灸事业的发展做出了卓越的贡献，具有很高的临床价值、文化价值和历史价值，在针灸学发展史上有着较高的地位。

二、流派传承

（一）传承谱系

郑氏针法学术流派传承方式主要有家传、师承传授和学校教育等，至今传承至第六代。

第一代：郑云祥。

第二代：郑老勋，曹顺德，霍老顺。郑老勋是郑云祥侄子，曹顺德是郑云祥外甥，霍老顺是郑云祥义子。

第三代：郑毓琳。

第四代：郑魁山，孟昭敏，郑福臣，孟昭汉等。

第五代：有郑俊江、郑俊武、郑俊朋等家传，有黄幼民、方晓丽、高玉萍等徒弟，研究生有陈跃来、丁奇峰、郭永明等，学生有黄龙祥、郭义、王宏才、金观源等。

第六代：郑嘉月，郑嘉夫，郑嘉太，翟军，赵洪斌等。郑氏针法学术流派传承谱系如图11-1。

（二）传承工作

1. 多途径传承与传播

（1）家传、师承传授和学校教育：郑氏针法在长期的发展传承过程中，历经了清代、民国、新中国三个时期，经郑云祥、郑老勋的创始，郑氏针法形成于郑毓琳时期。郑毓琳新中国成立初期在中医研究院开办全国针灸高级师资进修班，经过严格的政审，先后有14余位徒弟（郑魁山、孟昭敏、王德深、曲祖贻、李志明、尚古愚、孟昭威、吴希靖、杨润平、魏明峰、金仁琪、王岱、张缙、裴廷辅等）投在郑氏门下，学习针灸针法绝技，让郑氏家传手法走出家门，在全国各地传播，多名弟子后来都成为我国针灸届资深的专家和教授。

郑氏针法成熟于郑魁山时期，传承方式主要有家传、师承传授和学校教育等，至今传承至第六代。郑氏针法学术流派以郑魁山为代表培养了大批针灸人才，郑魁山的学生又将其学术思想传授给他们的学生及徒弟等，使郑氏针法学术流派的学术思想代代相传。

（2）通过医疗及学术活动进行传承：郑魁山父子师承古法，创立新招，将几十年中积累的临床经验加以总结，提出了热补、凉泻、活血、导痰等不同的针刺手法。涉及的病症包括内科、妇科、儿科、五官科、外科等，其中不少是疑难杂症或是久治不愈的顽疾。从1954年到1964年，他们先后在《中医杂志》及北京、上海、广州、黑龙江等省（市）中医刊物上发表了12篇学术论文，出版了《郑毓琳医案》，受到全国医学界的重视。其中，"针刺治疗91例视网膜出血的临床观察" 1958年获卫生部科技成果奖。为了继承和发展针灸医学，中医研究院采取临床实践、医术传授和科学研究三结合的方式，进行人才培养，郑氏父子接受了培养针灸医生的任务，郑毓琳曾经带领了十几名徒弟，经过言传身教、勤奋学习，都成为针灸专

家。1960年，他被调往中医研究院西苑医院任针灸部主任。

1952年，郑魁山任西单区中西医小组组长，开展爱国卫生运动；同年冬，任医疗队队长，赴山西省为中国人民志愿军伤病员治病，效果显著，国家卫生部专门召开了经验交流会加以介绍。1953年起，中央机关一批领导干部先后慕名求医，郑氏父子热情接待，区分病情，悉心诊治。其中，对视网膜出血等眼底病症，更是采取平肝补肾、活血化瘀、清心明目的方法，运用"烧山火""透天凉"等独特手法，坚持治疗，使患者增强体质，逐步复明。得到协和医院眼科专家罗忠贤的称赞，认为用针刺热补疗法，安全可靠，化瘀生新。

1954年春，通过齐燕铭、范长江等领导同志的介绍，郑魁山父子参加了华北中医实验所，分别被评为卫技3级针灸专家和9级主治医师，常为中央领导同志治病。如1954年6月某日，他们在为周恩来总理诊治后，被留下共进晚餐，周总理勉励他们继承和发扬祖国传统医学，治病救人，为人民健康服务。1968年春，当时的印度共产党中央领导人姜博卡（女）患严重类风湿关节炎久治无效，来中国求医，卫生部指定由郑魁山父子诊治。他们精心治疗半年之后康复出院。回国前，姜博卡称赞他们是"神针"，并合影留念，赠送唱机唱片，并把随同医生巴苏留下学习，回国后又派来两名医生留学。

（3）郑氏针法在国外的传播：新中国成立后，郑毓琳肩负起"外交纽带"的使命，向各国使节展现针灸的神奇。自1956年起，经政务院及卫生部批准，在中医研究院先后成立了苏联、印度、越南、朝鲜等国专家班，由郑毓琳父子任主讲，成为新中国政治外交的重要纽带，使郑氏针法走向世界。

1959年初，郑毓琳应邀到北京大学、北京中医学院、亚非疗养院讲授针灸学。郑魁山在1956—1966年，分别在中医研究院高师班、国际针灸班和苏联、印度、朝鲜等外国专家班任教，并且在北京大学、北京中医医院、亚非疗养院任教，培养了大批人才。

郑魁山曾应邀赴日本、美国、墨西哥、新加坡等国讲学医疗，倍受欢迎。已有瑞士、瑞典、挪威、荷兰、英国、日本等国数批来自不同国度的专家学者及留学生先后向他拜师学艺。如1988年9月，郑魁山应邀访问日本，出席《针灸集锦》日文版出版5周年纪念。

1990年5月，郑魁山偕长子郑俊江应邀访日，在后膝学院用针刺手法做人体现场实验，效果明显，大

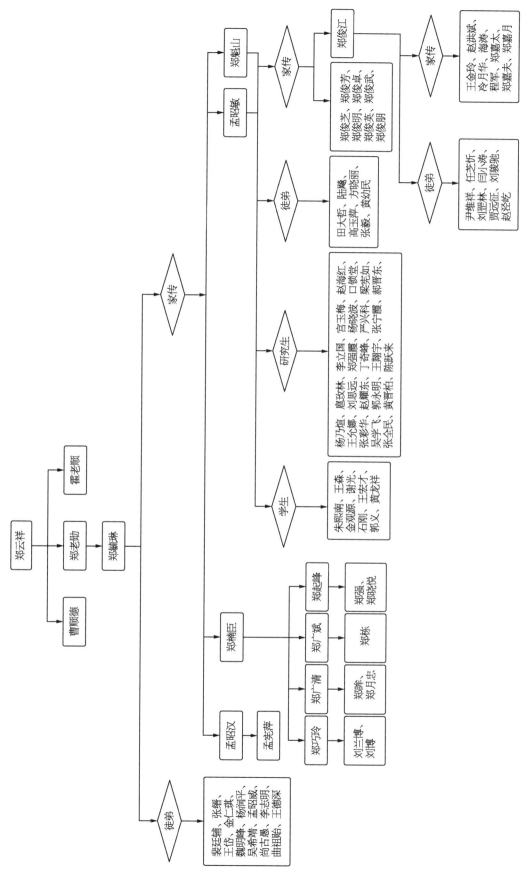

图11-1 郑氏针法学术流派传承谱系

受称赞,被评为客座教授。1990年6月,北欧五国针灸留学生到甘肃中医学校进修,由郑魁山讲授示范,受到普遍称赞。1987年11月,在北京召开的世界针联第一届针灸学术大会上,他演示了《针刺手法100种》幻灯片,宣读了《针刺治疗链霉素中毒性耳聋14例临床观察》论文,受到一致欢迎。

2. 郑氏针法学术流派传承保护措施

以郑俊江、方晓丽等为代表的学术传承团队继承郑氏针法,围绕传统针刺手法临床应用与技术创新研究,在继承郑氏温通针法"过眼热"和"穿胛热"的基础上,发挥创新"通督热"和"周天热"技法,在冠心病、头面五官疾患、脑病和风寒湿痹证的临床治疗中取得显著疗效。郑魁山学术经验继承人方晓丽,在"十五"国家科技攻关计划项目"名老中医学术思想及临证经验研究"中,主持完成了"郑魁山针灸学术思想及临证经验研究"项目,承担了"郑魁山传统针法及临证经验传承研究工作室"和"甘肃郑氏针法针灸学术流派传承工作室"项目。围绕郑氏针法以常见病、多发病、疑难病为突破口,开展郑氏针法传承基础与临床研究,并对郑氏针法代表性"热补""凉泻""温通"法以及郑氏针法学术思想开展了大量的理论和临床研究,为继承发扬郑氏针法传统针灸特色奠定了基础。

目前围绕郑氏传统针刺手法研究方向,申报科研课题40余项,发表相关论文100余篇。方晓丽多次应邀参加国际针灸学术交流,并进行针法技术演示,使甘肃郑氏针法在国际针灸界的影响力得到了更大提升;出版了《针灸集锦》《子午流注与灵龟八法》《针灸补泻手法》《郑氏针灸全集》《传统针刺手法治疗学》《郑魁山临证经验集》等10多部著作。郑毓琳的学术特点、医疗专长已被收入1987年天津科技出版社出版的《当代中国针灸临证精要》和1988年上海辞书出版社出版的《中医人物辞典》中,《中国中医研究院人物志》一书载有其传记。为使郑氏针法精髓得以弘扬传承,在郑氏针法研究会会长郑俊鹏指导下,方晓丽等郑氏弟子,整理郑魁山生前临证视频资料以及郑氏针法学术流派历代主要传承人之学术成就,2017年成书《甘肃郑氏针法流派临床经验全图解》。

目前,郑氏针法学术流派的传承工作主要有:

(1)数字化平台的建设。对郑魁山传统针刺手法相关材料进行全面系统的收集、整理,利用现代信息技术将其转换成可以长久保存的数字化形式,形成新的数字化资源体系,使其得到更加有效的保护和利用。郑魁山共发表学术论文66篇,著有《郑氏针灸全集》《针灸集锦》《子午流注与灵龟八法》《针灸补泻手法》《针灸问答》及点校《针灸大全》等14部著作。学术传承团队出版郑氏针刺手法录像带《中国针灸精华》,录制"传统针灸取穴手法"和"传统针刺手法"录像片,研制袖珍式"子午流注与灵龟八法临床应用盘"。

(2)举办郑氏针法学术流派研讨会。1996年8月在兰州隆重召开"国际郑氏传统针法学术研讨会暨郑毓琳先生诞辰100周年纪念会",国内外百余名针灸学者与会并参加了会后的"国际传统针法学习班",郑氏针法引起国内外针灸界的广泛关注。2015年7月召开郑氏针法流派学术研讨会暨2015年度国家级中医药继续教育项目"甘肃郑氏针法传承与创新应用培训班"。通过会议交流形式,郑氏针法传承人充分地向国内外学者展现了郑氏针法学术流派在针灸学临床、科研、教学方面的成就,给后世针灸学者以有益的启迪。

(3)明确甘肃郑氏针法学术流派传承工作室的工作,有序地开展传承研究。郑氏针法传承人制定了特色培养方案,分为普及教育(针对广泛针灸爱好者及从业人员)、特色教育(针对针灸本科学生)、传承教育(针对研究生和学术流派传承人)三个层次进行。每年申报国家级、省级两个继续教育项目,每次培养100人次,提升郑氏针法技术的推广和教育培训的能力和规模,弘扬与发展郑氏针法优势和特色,提高郑氏针法学术流派传人学术传承能力,为郑氏针法学术流派的传承奠定基础。

(4)开设郑氏针法相关课程。甘肃中医药大学针灸推拿学院已开设"传统针刺手法治疗学""郑氏针法""传统针刺手法学"等特色课程,以便后世学者了解郑魁山的成才经验,学习郑氏针法学术思想,提高其理论和临床水平。

(5)积极申报以郑氏针法学术思想与经验为内涵的科研项目。郑氏针法传承人开设甘肃郑氏针法学术流派工作站,开展郑氏针法传承及治疗各类临床常见病的指导和应用,开展郑氏针法的临床应用与研究,提高利用传统针灸技术防病治病能力和自主创新能力,使郑氏针法学术流派不断推陈出新。

(6)郑氏针法传承人正在将"郑氏针法"积极申报国家级非物质文化遗产名录项目。

三、流派名家

（一）生平简介

郑毓琳

第三代传人郑毓琳（1896—1967年），出生于直隶保定府安国县（今河北省安国市）北娄村。其叔祖郑云祥是当地有名的宿儒和针灸名家，郑毓琳6岁随叔祖学习四书五经，16岁时便通读了《黄帝内经》《难经》《针灸甲乙经》《针灸大成》等中医经典著作。后又拜其舅父安国名医曹顺德为师学习针灸，18岁时又被博野县的针灸、气功大师霍老顺收为弟子，尽得其传，至22岁出师行医时，声名迅速播及安国、博野、肃宁、深县、安平等县及京郊。1954年，郑毓琳被聘为卫技三级针灸专家，并受聘在政务院（国务院）医务室。1954年10月郑毓琳被任命为卫生部中医研究院（后改称中国中医研究院，现为中国中医科学院）针灸研究所第3室主任，郑魁山任具体负责人。1958年夏，卫生部在中华医学会礼堂举办了中医针灸培训班，郑毓琳父子负责主讲针灸学。"文化大革命"期间，郑氏父子为国家领导疗伤治病之举被说成是"走资本主义道路"。郑毓琳被诬为"历史反革命"，郑毓琳不堪折磨，含恨而去。郑氏针法经一个多世纪的发展传承，至郑毓琳、郑魁山父子已成独具特色的郑氏针法学术体系。

郑魁山

第四代传人郑魁山（1918—2010年），为郑毓琳先生的长子，1918年12月4日出生于河北省安国县。自幼便在其父指导下学习气功、按摩，熟悉穴位，练习针法，1938年学成游历安国、保定等地区行医。1943年赴北平业医，1947年考取中医师资格，独立挂牌行医。1951年从国家卫生部中医进修学校毕业后，与针灸界同仁创办北京广安门联合诊所。1954年，郑魁山任华北中医实验所主治医师，并受聘在政务院（国务院）医务室。1954年10月郑魁山任卫生部中医研究院（后改称中国中医研究院，现为中国中医科学院）针灸研究所第3室具体负责人，主要负责党和国家领导人及外宾的医疗保健，进行针灸研究及教学，并整理郑氏针法经验绝技，带徒施教。"文化大革

命"期间，郑氏父子为国家领导疗伤治病之举被说成是"走资本主义道路"，郑魁山被戴上"白专大夫"的帽子。1970年郑魁山下放到甘肃省成县医院，任中医科主任，积极投身于治病救人工作中。1978年他编著的《针灸集锦》出版。1979年被选为甘肃省第四届政协委员、甘肃省针灸学会副会长等职。1980年3月经甘肃省成县中共县委予以平反，同年升任为副主任医师。1981年夏甘肃电视台拍摄了《针灸之家》纪录片；同年9月1日，光荣地参加了中国共产党。

1982年2月，郑魁山调任甘肃中医学院（现为甘肃中医药大学）针灸教研室主任，主持针灸教学、门诊和科研任务，并且潜心研究，锐意创新。他总结几十年的实践经验，发明了《子午流注与灵龟八法临床应用盘》，获甘肃省科普成果奖和中医学院教学成果奖。1985年与其他同志一道共同创建了针灸系，并任针灸系第一任主任。

1987年，郑魁山晋升为教授；1988年，郑魁山获甘肃省园丁奖，1988年获甘肃省园丁奖，1989年获得全国优秀教师荣誉称号，从1992年起享受国务院政府特殊津贴。1992年甘肃中医学院针灸系经国务院学位委员会批准创建了学院唯一的硕士研究生培养点，郑魁山担任研究生导师组组长。2004年，被甘肃省人民政府授予"甘肃省名中医"荣誉称号。郑魁山还荣获全国首批名老中医药学术经验继承指导老师、甘肃省首届名中医，曾任中国针灸学会理事、中国针灸学会针法灸法研究会顾问，郑氏针法研究会会长，日本后藤学园、英国东方医学院客座教授。

为了完善针灸理论，提高临床疗效，郑魁山一直潜心钻研中国传统针法及家传手法，创造性地提出了许多行之有效的针灸方法及特色疗法；较早地提倡并开展经络实质研究及郑氏针法的实验研究，促进针灸学科的发展；通过著书立说和对外交流，促进郑氏针法学术思想的传播；注重时间医学，成功研制袖珍式"子午流注与灵龟八法临床应用盘"，成为郑氏针法学术流派形成和建立的关键人物。

郑魁山对针灸医学的卓越贡献和高超医技使他蜚声国内外，先后有《现代中国针灸・マッサーシ・气功100名人》《中国当代中医名人志》《中国当代教育名人大辞典》《中国名医列传・当代卷》及《世界优秀医学专家人才名典》等国内外10多种大型典志中刊载了他的医学成就和主要事迹。郑魁山的夫人孟昭敏（1947年1月二人结婚），也从事针灸工作（50年

代时就职于北京市中医学会门诊部，与王乐亭等针灸大家同室工作），发表多篇学术论文。

郑魁山多次出访日本等国讲授医学和在国际针灸进修班、研讨会上传授技艺，赢得一致好评。发表学术论文66篇，著有《针灸集锦》《子午流注与灵龟八法》《针灸补泻手法》《郑氏针灸全集》等14部著作，其中某些著述被译为日文。他的医学著述一再出版，且被传向国外。为了弘扬中医学，救死扶伤，济世活人，他孜孜不倦，精益求精，把郑氏针灸贡献给祖国人民，惠及全球人类。

郑魁山学术特色与成就主要体现在：学术渊源清晰，具有独具特色的针灸学术理论（理、法、方、穴、术）体系和郑氏特技传统针刺手法体系以及腧穴功效、配伍与针法相结合的治法处方体系。郑魁山临证思想注重坚实根基，得气守神；重视辨证，强调补泻；突出押手，双手行针；精简创新，择时选穴；对中国传统针刺手法有独创性的发展，特色优势明显，尤以其卓越的临床疗效而享誉中外。因一生致力于中国针灸传统针法的研究，郑魁山被誉为"中国针灸当代针法研究之父"；因其针法精妙，治病屡收奇效，被誉为"西北针王"。

郑俊江

第五代传人郑俊江（1950—2015年），男，汉族，祖籍河北省安国市，出生于北京市。郑俊江"文革"期间随其父郑魁山也被下放到甘肃成县，跟其父郑魁山和母亲孟昭敏学习针灸医学，针灸技法日臻完善，屡起沉疴。郑俊江与其父郑魁山卧薪尝胆，终究使郑氏针法大放光芒。在成县的12年里，郑俊江等兄妹不辱父命，认真学习针技，为百姓治病除困。1968年8月至1972年12月，郑俊江在黑龙江生产建设兵团三师19团任针灸卫生员，1972年12月至1982年8月在甘肃省成县陈院卫生院任医士工作，1982年8月调甘肃中医学院针灸教研室任助教工作，1985年10月至1987年8月任深圳市布吉区人民医院主治医师，1987年8月起历任甘肃中医学院附属医院针灸科任主治医师、副主任医师、主任医师；1995年起兼任甘肃郑氏针法研究会秘书长，国际郑氏传统针法学术研究会秘书长，日本东京后藤学园讲师。在国内外期刊上发表论文50余篇，曾获甘肃省卫生厅科研成果奖，参与出版了《针灸问答》《中国针灸精

华》《子午流注与灵龟八法》《郑氏针灸全集》《子午流注与灵龟八法》《针灸集锦》和《针灸补泻手法》。2004年5月，日本将《针灸补泻手法》一书作为日本国立针灸大学及各针灸院校的教科书，并称"研究中国针灸针法，必从郑氏始"。

第五代传承人郑俊江继承了我国著名的针灸专家、当代中国针灸针法研究之父郑魁山的临床、科研、教学工作，成就斐然；一直倡导并致力于中国针灸传统针法的研究，后成为甘肃中医学院针灸教学骨干力量，继续传播着中国针灸，弘扬着郑氏针法，对中国乃至世界针灸事业的发展作出了卓越的贡献；重视"经络实质研究"，显扬了甘肃中医学院针灸系和甘肃郑氏针法研究会，曾任中国针灸学会针法灸法分会顾问、甘肃郑氏针法研究会会长等职。

郑俊江2011年3月29日在河北省沧县同达堂国医馆表演，2013年4月9日在天津中医药大学针灸学院表演了多场传统郑氏家传针刺手法，并在现代科学仪器的检测下演示了热补法、凉泻法等传统手法；与针灸学院临床研究室的老师进行了座谈，详细讲解了针刺手法的操作过程要点并进行演示；参加了2013年天津中医药大学针灸学院举办的第12届学术月活动开幕式，作为特邀嘉宾郑俊江为在场多名学生施郑氏家传针刺手法，主要包括：烧山火、透天凉、青龙摆尾、白虎摇头、苍龟探穴、赤凤迎源、热补法、凉泻法、二龙戏珠、喜鹊登梅、白蛇吐信等，并一一做了讲解，赢得与会老师和学生们热烈的掌声。

郑俊江受邀参加了2014年7月15日在天津中医药大学举办的"针灸大讲堂——针灸技法暨腧穴配伍高级师资培训班"隆重开幕，促进了针灸技法研究热点的交流和发展，提高了针灸临床针法灸法技艺；郑俊江重点对传统针刺手法包括单式手法和复式手法中的烧山火、透天凉、热补法、凉泻法、青龙摆尾、白虎摇头、苍龟探穴、赤凤迎源等手法进行了详细的讲解和逐一演示。来自海峡两岸29所中医药大学或附属医院的学员纷纷体会郑俊江的传统针刺手法，并结合各自临床实践提出其困惑。

方晓丽

第五代传人方晓丽，女，汉族，出生于1963年。1985年毕业于甘肃中医药大学，师从郑魁山，从事针灸临床、教学、科研工作30年。现任甘肃中医药大学

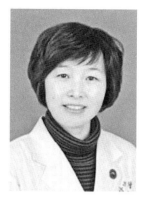

方晓丽（出生于1963年）

教授，针灸博士研究生导师、甘肃中医药大学针灸推拿学院院长；为甘肃省领军人才，甘肃针灸学会副会长、甘肃针灸临床医学中心副主任、郑氏针法研究会副会长兼秘书长；兼任中国针灸学会针灸学术流派委员会常务委员、中国针灸学会腧穴委员会常务委员、世界中医药联合会自然疗法研究专业委员会理事，加拿大安大略中医学院客座教授、美国中医药学会纽约州执照针灸医师联合公会专家顾问以及我国台湾地区长庚纪念医院客座教授等。

方晓丽作为郑魁山的学术继承人、国家中医药管理局"郑魁山传统针法及临证经验传承研究工作室"及"甘肃郑氏针法学术流派传承工作室"项目负责人，在继承郑氏温通针法之"过眼热""穿胛热"技法的基础上，发挥创新"通督热"和"周天热"技法以及"龙虎龟凤"一气周流调气法，用于治疗各种疑难病症取得显著疗效；参与创立了"颞针理论"，完善了颞针诊疗体系，丰富了针灸学微针系统。方晓丽带领课题组成员总结郑魁山的学术思想、临证经验，积极运用于临床实践；多次应邀参加国际针灸学术交流并进行针法技术演示，使甘肃郑氏针法在国际针灸界的影响力得到了更大提升。

陈跃来

第五代传人陈跃来，男，汉族，出生于1965年。医学博士，主任医师，教授，博士研究生导师，上海市领军人才，甘肃省飞天学者，上海市浦东新区名中医，为郑魁山的首届硕士研究生。现任上海中医药大学附属龙华医院院长，兼任全国中医药高等教育学会副理事长、中华中医药学会研究生教育学会副理事长、中国针灸学会盆底功能障碍专业委员会副主任委员、中国针灸学会基层适宜技术推广委员会副主任委员、中国中西医结合学会循证医学专业委员会副主任委员、中国针灸学会刺络与拔罐专业委员会副主任委员、上海市针灸学会康复专业委员会主任委员、《针灸推拿医学杂志》编委、《中医药文化》杂志常务编委等。

陈跃来于1989年7月至1992年8月任兰州市红古区中心医院泌尿外科医师、主治中医师，1992年9月至1995年7月在甘肃中医学院针灸推拿学硕士研究生学习，成为郑魁山的首届硕士研究生，长期跟随郑魁山临证实践，深得郑氏手法真传；1995年9月至1998年7月任甘肃中医学院及附属医院针灸科教师、主治中医师，1998年9月至2001年7月在上海中医药大学进行针灸推拿学博士研究生阶段学习，师承郑蕙田、吴焕淦，博士毕业后2001年7月至2007年8月在上海中医药大学附属岳阳中西医结合医院针灸科工作，同时任医院科研处处长，2007年9月至2013年6月任上海中医药大学科技处副处长，2013年7月至2021年6月任上海中医药大学研究生院常务副院长，2021年7月至今任上海中医药大学附属龙华医院院长。

第五代传承人陈跃来主要从事针灸治疗排尿功能障碍性疾病、糖尿病周围神经病变、男性病等临床及研究工作，擅长传统针刺手法的应用及规范化研究。临证重视膀胱经穴-脏腑相关理论，形成针灸治疗泌尿疾病的理、法、方、穴、术，是指导临床的根本；针灸临床重视辨证施术，"运针必求气至病所，气至方行补泻"，针刺补泻手法是临床提高疗效的关键；重视针灸技术要素的有机整合，形成针刺调节膀胱功能的规范化技术和标准化方案；初步构建临床经络诊断理论与方法，强调望闻问切与经络诊断的有机结合。

陈跃来长期从事中医针灸诊疗泌尿生殖疾病临床及基础研究，先后创建上海中医药大学尿道综合征专病、排尿障碍性疾病优势专科及上海市中医盆底疾病康复专科等，围绕泌尿系统常见病、疑难病，如压力性尿失禁、膀胱过度活动症以及前列腺炎等创新性地建立系列针灸适宜技术，总体水平国内领先；先后负责各级别科研课题30余项，其中国家自然基金项目4项、部市级项目20项、上海市领军人才项目，创建国家级中医药适宜技术3项、上海市级适宜技术3项，创建地方及行业标准2项。其中"电针治疗女性尿道综合征技术规范"项目成为2005年国家中医药管理局诊疗技术推广项目，2006年"电针加手法针刺治疗急迫性尿失禁适宜技术"项目成为国家卫生部城市社区与农村适宜技术推广项目及国家中医药管理局全国推广技术。此外，针刺治疗压力性尿失禁、无菌性前列腺炎以及神经源性膀胱的方案及方法均成为上海市中医药适宜技术推广项目。

陈跃来获得省部级科技奖励7项，其中以第一负责人完成上海市科技进步奖2项、上海市医学科技奖

1项、中华中医药学会科学技术奖1项、上海市浦东新区科技进步奖1项；2005年荣获上海市医务创新新人奖、2006年获得上海市医务创新能手、2020年获评上海市领军人才，2019年获评甘肃省飞天学者，2020年获评上海市浦东新区名中医；发表学术论文145篇，出版专著9部，其中主编国家卫健委规划教材2部，承担的《针灸治疗学》获2020年度上海高等学校一流本科课程。

黄龙祥

第五代传人黄龙祥，男，出生于1959年。研究员，1983年毕业于甘肃中医学院，获中医学士学位，为郑魁山的学生；1986年毕业于中国中医研究院，获中医硕士学位。黄龙祥研究生毕业后，留针灸研究所从事中医针灸学术史研究及中医针灸基础理论研究，曾任中国中医科学院针灸研究所副所长；历任中国中医科学院首席研究员、国家中医药管理局重点学科针灸学的学术带头人、国家中医药管理局"针灸理论与方法学"重点研究室主任，中国针灸学会常务理事、针灸文献分会主任委员、中国民间中医药研究开发协会常务理事。黄龙祥研究领域为中医针灸文献研究、中医学术史研究、针灸理论研究。代表作有《中国针灸学术史大纲》《中国针灸史图鉴》《针灸腧穴通考》《黄龙祥看针灸》等。先后承担国家科研课题6项、局级课题6项、国际合作课题1项；近年获国家标准创新贡献奖二等奖一项、部局级一等奖2项和三等奖4项；出版学术著作13部；《世界针灸》主编；1997年获第一届"全国优秀科技工作者"称号（中国科学技术协会颁发）；2008年获卫生部有突出贡献的专家称号。

黄龙祥通过对现行针灸诊疗体系的反思，提出重建针灸诊疗体系的方案并进行了初步探索；在经络理论研究方面，全面阐述了古代经络学说的科学内涵，并将古人的科学思想以科学命题的形式加以概括，使其成为能够被科学界理解的科学问题；在针灸标准化方面，作为主要研究者参加了第一个国颁针灸标准《经穴部位》的制订，并主持了该标准的修订工作，以及参与经穴定位国际标准的咨询工作。黄龙祥最早开展经穴主治规范化研究；在针灸史学方面，写出第一部针灸学术史专著《中国针灸学术史大纲》和《中国针灸史图鉴》；建立了针灸博物馆，研究并且复制了明正统仿宋针灸铜人。

郭 义

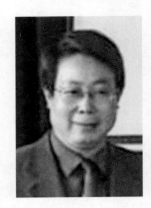

郭义（出生于1965年）

第五代传人郭义，男，汉族，出生于1965年。研究员、博士，博士生导师、博士后导师，师从郑魁山。为天津市高校重点学科针灸推拿学科领军人才、首批全国中医药高等学校教学名师、全国万人计划教学名师、首届全国百名杰出青年中医、天津市首批有突出贡献专家、卫生部第二届全国青年医学科技之星、天津市十大青年科技先锋、天津中医药大学滨海学者等。先后担任天津中医药大学中医学院院长、天津中医药大学中西医结合骨科学院执行院长、针灸标准化研究所所长、实验针灸学研究中心主任，国家重点学科针灸学科学术带头人，国家特色专业天津中医药大学针灸推拿学专业负责人，国家级教学团队天津中医药大学针灸学教学团队负责人，国家实验教学示范中心天津中医药大学针灸学实验教学中心主任，国家中医管理局三级实验室天津中医药大学医用化学传感器实验室主任，国家中医药管理局针灸标准化研究中心试点建设单位负责人，天津市精品课程实验针灸学课程负责人，天津市教学团队实验针灸学教学团队负责人等；主持国家级自然基金重点基金、面上项目、省部级市级科研课题20余项，局级项目20余项等。

金观源

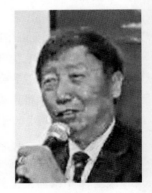

金观源（出生于1949年）

第五代传人金观源，男，1949年出生于杭州，祖籍浙江义乌。医学博士，1982年毕业于浙江医科大学医学系（77级本科）后留校任教，1989—1992年在美国威斯康新州医学院完成博士后，后移居美国；现任美国国际系统医学研究所所长，美国威斯康新州执照针灸师，美国国家针灸与东方医学认证委员会（NCCAOM）认证中医师，任美国国家卫生研究院（NIH）科研基金评审专家；兼任北京中医药大学临床特聘中医专家、广州中医药大学名誉教授、美国中医学院博士班教授、美国大西洋中医学院博士班教授、美国国际中医大学博士班教授、纽约中医学院荣誉客座教授、瑞士高等中医药学院客座教授等。

金观源早年师从焦勉斋、郑魁山、魏稼等针灸前辈，现任美国国际整体医学研究所所长，曾任威斯康新州政府中医针灸顾问多年，美华学社（美国华人教授科学家学社）创会会长，旅美中国科学家工程师专业人士协会会长、理事长等职。发表论文150余篇，编著中英文专业、科普著作27部。

金观源早年拜师郑魁山，长达40年，两人仅靠通信交流却从未曾谋面。金观源由此悟得远程教学也不失为中医传承的一种新形式，并于近年开始利用高科技通信技术实施他的远程授徒计划。金观源珍藏了40余年的几封郑魁山亲笔信，不仅展示了老一辈针灸人的生活态度与治学态度，也揭示了郑魁山治疗脑中风偏瘫的宝贵经验。该情况不仅适合于针灸史的研究者，也值得想追随名师学习针技与医德的读者参考。

（二）学术观点及针灸特色

甘肃郑氏针法学术流派以传统针刺手法的应用与创新为核心，其学术思想整理如下。

1. 重针气结合，得气守神

郑氏针法学术流派思想中"针"指针刺，"气"指气功。第三代传承人郑毓琳认为"这是一种内功与针体的完美结合"，"势若擒龙，力如伏虎"，意气相随，刚柔相济，其意在于以医者之宗气补患家元气之不足或调整失调之气机以达平衡态。第四代传承人郑魁山言"太极动静晨中求，真气精神夜双修"，同其父郑毓琳均认为练气功是针灸医生的一项基本功。郑氏针法学术流派注重气功与针体的结合，总结出一套独特的"练针法"，强调练肩、肘、腕三关，以舒利关节、强筋壮骨，使肢体灵活。施针时左手推按有力，刚柔协调，揣穴准确，力量持久；右手进针迅速，动作灵巧，得心应手。郑毓琳云："得气即为神至，守气便是守神。"郑魁山也认为欲守其神，医生必先安神定志，专心操作；患者应心平气和，仔细观察，使神内守，最终达到气至病所。

2. 创针灸治病八法

在数十年临床应用八纲辨证、八法治病的基础上，第四代传承人郑魁山根据《黄帝内经》《难经》有关针灸治病的理论，总结创立了汗、吐、下、和、温、清、消、补的"针灸治病八法体系"。针灸治病八法体系广泛应用于临床，多年来取得了良好的效果。如病邪在肌表者，应用汗法外解的治疗法则。《医学入门》曰"汗，针合谷入二分，行九九数，搓数十次，男左搓、女右搓，得汗行泻法，汗止身温出针……"，据此立针灸治病之"汗法"，即利用经穴配合针刺手法，开泄腠理、发汗祛邪治疗表证的方法。临床发散风寒，取风池、大椎、身柱、风门、合谷、后溪，用烧山火法，使其产生热感发汗；清透表热，取大椎、陶道、身柱、肺俞，用丛针扬刺法，刺之出血；列缺、合谷用透天凉法，使其产生凉感发汗。

3. 重补泻明辨证

补泻手法是针灸治病的基本法则，第四代传承人郑魁山认为辨证施术时应"该补即补，当泻即泻"，"补针补至针下沉紧，泻针泻至针下松空"。例如治疗闭经、痛经时，通过补合谷、泻三阴交，达到行气活血、通络止痛效果；治疗月经过多、崩漏时，可泻合谷、补三阴交，以调理气血。

4. 明确"揣穴法"，强调双手行针

第三代传承人郑毓琳和第四代传承人郑魁山提出了分拨、旋转、摇滚、升降等"揣穴法"，强调在针刺前先用左手（押手）拇指或示指揣穴类似"侦察兵"的作用，是"气至病所"的前提，更是无痛进针的玄机。郑魁山在揣穴、进针、行针候气、守气等几个方面，有独特的临证实践经验，特别注重双手操作，重用左手。他总结出左手揣穴，右手辅助；右手进针，左手候气；左手关闭，气至病所；"守气法"等一整套双手操作、重用左手的针刺方法。郑魁山也非常重视左右手的配合，如针刺风池穴时左手的"推按"、关闭法时左手的"加重压力"等。另外，双手配合行针也是一些复式手法发挥作用的关键。

5. 精简创新手法，提倡时间针灸

由于传统的"烧山火""透天凉"针法操作难度大，郑毓琳和郑魁山结合自身临床经验，总结传统针刺手法理论，融会贯通，执简驭繁，在不失其疗效和精髓的基础上，把传统的"烧山火""透天凉"手法加以改进，将其简化为"热补法"和"凉泻法"。这两种手法简便明了，易于掌握和运用，同样能产生"烧山

火""透天凉"针法的效果。后来又由"温通针法"演变,总结出"穿胛热"和"过眼热"等特色手法,对治疗漏肩风、眼底病等疗效显著。在临床实践中,郑魁山创立"温通针法",补泻兼施,通过"温、通、补"手段以达到温经通络、祛痰化浊、祛风散寒、行气活血、扶正祛邪等作用,结合相关配穴可治疗各种临床疑难杂证。除"热补法"和"凉泻法"外,尚有"二龙戏珠""喜鹊登梅""白蛇吐信""怪蟒翻身""金钩钓鱼""金鸡啄米""老驴拉磨"和"鼠爪刺法"等创新手法。

第四代传承人郑魁山认识到时间对疾病治疗的重要性,一直潜心研究古人的"子午流注"和"灵龟八法",他笃信其是治疗和攻克疑难重症的钥匙,将"纳甲法""纳子法"和"六十花甲子"融合在一起,改革旧图,成功研制出新型的袖珍式"子午流注与灵龟八法临床应用盘"。该应用盘携带方便,使用简单,不用推算,即可找到60年"花甲子"和当日当时的开穴,以及当日当时"闭穴"的开穴,称为"郑氏补穴法"。成为中医学文化百花园中的一朵奇葩,为针灸教学及临床提供了便利,为针灸的医、教、研提供了简便准确的工具。郑氏针法学术流派认为,应用子午流注"纳子法"治疗顽固性病症按时发作,应用"纳甲法"治疗长期慢性病急性发作,应用"灵龟八法"治疗剧痛,均取得了明显独特的疗效。

(三)临证医案(第四代郑魁山)

1 便秘

高某,男,26岁。

初诊:1938年12月2日。

[症状]脘腹胀痛,嗳气厌食,已3日不见大便,小便短赤,面红身热,心烦,唇干口臭。舌红,苔黄燥,脉滑数。

[辨证]肠胃积热、耗伤津液。

[治则]泻热通便,生津润肠。

[针灸处方]中脘,天枢,足三里,上巨虚。

[治法]用凉泻法,使腹部和下肢产生凉感,留针30分钟。

[疗效]针后不到30分钟即觉肠鸣,急欲大便,开始时便下干硬发黑如羊粪,继则泻下稀便,泻后脘腹胀痛消失,想进饮食。第2日再诊时,患者已能进饮食,身已不热,大小便恢复正常,唯仍唇干口臭,仍针上述穴位,用平补平泻法,治疗2次病愈。

2 胃痛呕吐

何某,女,50岁。

初诊:1954年4月9日。

[症状]患者因胃痛呕吐反复发作30余年,于14岁患胃病,每年秋季和天冷时胃痛较重,嗳气吞酸,逐渐加重。1953年病情更加恶化,曾经职工医院、北京某医院诊断为胃下垂兼胃溃疡,经过治疗未见显著效果。刻下:患者胸中满闷、气短、胃痛腹胀、打嗝、呕吐食物,有时连续呕吐,后来口渴喜热饮,但水入即吐,患者喜服苏打片,自觉服后胃内比较舒适一些,腰背酸痛,全身无力,发冷、无汗,大便灰白色。舌质淡,舌苔薄白,脉沉迟。心率60次/分,血压90/60 mmHg。全腹部压痛,特别是右季肋部僵硬而明显压痛,其他无异常所见。

[辨证]脾胃虚寒,中气下陷。

[治则]健脾养胃,温中散寒。

[针灸处方]上脘,中脘,内关,足三里。

[治法]用热补法,留针30分钟。

[疗效]治疗6次时,腹痛及呕吐基本消失,腹部压痛已减轻。治疗至2个月,针达21次时,症状即完全消失,恢复了家庭劳动。为了观察效果,每月来所针1次。观察至11月8日,又针6次,即完全恢复健康。1955年联系,情况良好。

3 痢疾

陈某,男,16岁。

初诊:1957年9月2日。

[症状]患者因腹痛、大便带脓血4日前来就诊。患者1957年8月30日上午吃甜瓜,下午即感肚子不适,腹泻1次。8月31日大便15次,便稀、带脓血,伴有发热。在居民医院诊断为细菌性痢疾;经服中药、西药,未见好,即转来我院。刻下:患者每4～5分钟泻肚1次,带有脓血,腹痛甚,有下坠感。检查:体温39℃,急性病容,有轻度脱水,精神不振,舌苔黄腻,脉滑数。心率82次/分,血压120/80 mmHg。心肺未见异常,腹部平坦,脐周有压痛,以天枢穴处最明显,肝脾未触及。听诊:肠鸣音增强。化验:白细胞计数11.7×10^9/L,中性粒细胞82%,淋巴细胞17%,单核细胞1%,红细胞4×10^{12}/L,血红蛋白12 g/dL。尿常规呈酸性,蛋白及糖(-),白细胞少,大便检查呈黄色,黏液及脓细胞(+),红细胞少,大便细菌培养发现痢

疾杆菌生长。

　　[辨证]饮食不洁,热蕴胃肠。

　　[治则]清热导滞,疏调胃肠。

　　[针灸处方]中脘,天枢,气海,足三里。

　　[治法]用凉泻法,留针30分钟,每日针治1次。

　　[疗效]针治2次时,腹痛、泻痢和发烧消失。治疗至9月9日,针达8次时,检查完全恢复正常,治愈出院。

4 风湿性关节炎

程某,男,37岁。

初诊:1957年11月18日。

　　[症状]患者因足、膝关节疼痛5年前来就诊。患者1952年开始两脚掌发凉疼痛。疼痛与走路关系不大,走路和休息均感困难,且休息后尚感足底部疲乏,但用热水浸泡或走小石子道路时疼痛减轻,故每日晚间常用热水浸泡两足。此外,在工作特别紧张之际(如听报告或作报告时)也常不觉疼痛。当年曾在大连某医院诊断为"神经性疼痛"。1954年两膝关节疼痛,每遇天凉或气候改变,皆感疼痛加剧,遇热则感有些减轻,但两足底部疼痛仍无改变,即来北京,经市某医院诊断为风湿性关节炎。因治疗效果不显,而来我院诊治。刻下:患者两膝部外形正常,无红、肿、胀、热等异常改变,但梁丘、血海等处扪之略感疼痛;两足部外形亦无异常改变,足底与常人相同,非扁平足,扪之不痛,且反略感舒适,其他无异常所见。舌苔白腻,脉沉紧。

　　[辨证]肾气不足,风寒湿侵袭,寒气偏盛,痹结于膝。

　　[治则]祛风散寒,利湿止痛。

　　[针灸处方]梁丘,犊鼻,足三里,阳陵泉,血海。

　　[治法]用烧山火法,使酸胀热感达到膝关节和足部,留针20～30分钟。

　　[疗效]治疗至11月30日,针达11次时,膝关节痛和足底凉痛基本消失,每晚已不用热水浸泡。停诊休息1周,12月9日复诊,因遇到天气变化、劳累又感膝部和腰部酸痛。又按上述穴位,加配肾俞、关元俞、胞肓,用烧山火法,使腰部有温热感。治疗至1958年2月11日,针达36次时,治愈停诊。

5 青盲

王某,女,32岁。

初诊:1958年11月3日。

　　[症状]患者半个月前左眼突然失明,并伴有头痛、腰酸、全身疲乏无力。检查:视力,右1.2,左眼前手动。左眼瞳孔对光反射迟钝。眼底,右眼正常,左眼视乳头水肿,黄斑正常。舌苔薄白,脉浮稍数。心率82次/分。刻下:患者慢性病容,精神不振,眼睑浮肿,桶状胸,听诊呼吸音粗糙;胸透示两肺纹理增重。舌质淡,苔白腻,脉滑细。心率78次/分。

　　[辨证]肝肾阴虚,精血不能上营于目。

　　[治则]补肾益肝,养血明目。

　　[针灸处方]第一组风池、肝俞、肾俞,第二组内睛明、球后、攒竹、鱼腰、太阳。

　　[治法]取风池,用热补法,使热感传到眼底;肝俞、肾俞,用热补法,不留针;内睛明,用压针缓进法,留针10分钟;并配球后、攒竹、鱼腰、太阳,用平补平泻法,留针20分钟。两组穴位交替轮换使用。每日针1次。

　　[疗效]针治32次后,头痛、腰酸消失,全身有力,亦不疲乏。眼科检查:视力,右1.2,左0.1。眼底,左眼视乳头水肿消退,颜色稍浅,边缘清楚,动静脉迂曲,黄斑中心凹可见,光反射消失,周边未见异常。诊断为视神经萎缩。又用前法治疗到1959年1月23日,针达66次时,视力检查左0.7,眼底左眼视乳头边缘清楚,颜色淡黄,视网膜动脉轻度狭窄,静脉正常。视野:左中心视野生理盲点扩大,2/1 000白,绝对性环状暗点1/1 000白。治疗到1959年2月25日,针达90次时,左眼视力恢复到1.0,即停诊。同年6月15日随访情况良好。

6 腰痛

李某,男,32岁。

初诊:1961年10月29日。

　　[症状]患者因腰痛反复发作11年前来就诊。患者1950年7月下地干活扭伤腰部,当时腰腿痛不能活动,经过治疗2～3个月,才逐渐恢复。但经常一干重活就腰痛。昨天下地采桑叶时,坐在地下休息后,站起来突然感觉腰部剧痛,不能走,当时被两人扶回单位,经医务室注射止痛药,服中西药效果不显,而来住院。检查:体温36℃,心率60次/分,血压110/70 mmHg,精神不振,心、肺(-),腹软,肝脾未触及。刻下:患者腰部活动受限,志室穴处可扪及质地稍硬的似核桃大小的结节状肿物,压痛明显,以左侧为剧。舌苔白腻,脉沉迟。

［辨证］肾气素虚，劳累过度，感受寒湿，损伤经筋。

［治则］补肾培元，散寒利湿，消坚散结，疏筋止痛。

［针灸处方］志室，关元俞，阿是穴（结节状肿物的边缘进针至肿物中间）。

［治法］用烧山火法，留针10分钟，每日针1次。

［疗效］针治3次，腰能活动，肿物渐小。治疗到11月8日，腰痛消失，活动自如，腰部肿物变软、渐小，治愈出院。1962年6月20日随访，未复发。

7 咳嗽

王某，女，41岁。

初诊：1970年2月15日。

［症状］患者因咳喘痰12年前来就诊。患者1958年开始咳嗽，冬季天冷加重，咳嗽以夜间为甚，吐白色黏液泡沫状痰，伴有心慌、怕冷、全身疲乏无力、胸闷、气短、不能平卧，经常感冒等症。刻下：患者慢性病容，精神不振，眼睑浮肿，桶状胸，听诊呼吸音粗糙；胸透示两肺纹理增重。舌质淡，苔白腻，脉滑细。心率78次/分。

［辨证］正气不足，风寒犯肺，引动伏饮，痰阻气道。

［治则］扶正祛邪，宣肺化痰。

［针灸处方］百劳，定喘，身柱，肺俞，膻中，列缺。

［治法］用热补法，留针20分钟，每日1次。

［疗效］针治5次，食欲增加，咳喘减轻，吐痰减少，精神好转。改为每周针3次，治疗至3月20日，针达16次时，症状完全消失，停诊。同年7月15日随访，未复发。

8 腱鞘炎

马某，女，41岁。

初诊：1970年2月26日。

［症状］患者因右胳膊疼痛3日前来就诊。患者3日前用手剥玉米粒，突然右手手腕和胳膊疼痛，下午右手腕肿痛，以致无力拿东西，当时用毛巾热敷，晚上用酒敷，肿痛加剧，不能活动，右拇指发麻无力。刻下：患者右手腕以上至四横指处红肿压痛，以偏历至列缺处红肿压痛最剧，活动受限，扭转活动右腕有明显的"咿呀"音。舌质胖嫩，舌苔白腻，脉弦滑。

［辨证］劳伤经筋，气血瘀滞。

［治则］疏经活血，消肿止痛。

［针灸处方］曲池，偏历，列缺，阳溪，阿是穴。

［治法］用平补平泻法，留针20分钟，每日1次。

［疗效］针治1次时，肿痛减轻。针治4次，肿痛消失。检查恢复正常，治愈停诊。同年5月1日随访，未复发。

9 不寐

蒲某，男，27岁。

初诊：1970年7月20日。

［症状］患者因眩晕失眠2年前来就诊，患者1968年2月开始眩晕失眠，逐渐加剧，经中西医治疗效果不显。刻下：患者整夜不能入睡，头重似戴钢盔，头痛发胀，有时麻木、眩晕，记忆力减退，烦躁易怒，不能看书、工作。精神郁闷，常叹息。舌质红，苔薄白，脉弦。

［辨证］肝郁气滞，肝阳上亢。

［治则］疏肝解郁，理气安神。

［针灸处方］风池，百会，瞳子髎，神门，太冲。

［治法］用平补平泻法，每次留针20分钟。

［疗效］针至8月12日，针达10次时，头痛发胀和眩晕失眠减轻；治疗至9月10日，针达20次时，症状基本消失，每夜能睡8小时，头脑清楚，记忆力明显增强；治疗至10月10日，针达34次时，症状完全消失，即恢复了工作。1971年3月随访，情况良好。

10 面肌痉挛

陈某，女，34岁。

初诊：1980年4月28日。

［症状］患者因左侧面部及眼睑抽动28日前来就诊。缘1976年患左面神经麻痹，经针灸治愈。20多日前的一个晚上，睡时被风吹了左侧头面部，第2日发现左侧面部牵及左眼睑抽动，有时跳动，以每天早晨10点前后最剧，左嘴角和眼睑麻木，不停抽动，头晕，不能睁眼。刻下：患者左上、下眼睑和嘴角阵发性痉挛，左面部皱纹少，皱眉时明显，左鼻唇沟变浅，色青紫，闭口时口角向右歪斜，承泣至巨髎穴处明显压痛拒按。舌质紫，苔薄白，脉弦滑。心率82次/分。

［辨证］风寒侵及手阳明经筋，经络阻塞所致。

［治则］祛风散寒，舒筋活络。

［针灸处方］足三里，三阴交，合谷，风池，地仓，颊车。

［治法］用"烧山火"手法,留针1小时,每日1次。

［疗效］1980年4月28日上午10时(巳时),根据时辰取足三里为主,针后痉挛和头晕减轻,每日按上述方法针治1次。治疗到5月15日针达14次时,头晕停止,承泣至巨髎穴处之压痛和痉挛基本消失。为了巩固疗效,每周针治1次,治疗到6月2日,共针治17次即愈。10月7日随访,完全恢复正常。

🔟 耳聋

王某,男,22岁。

初诊:2006年6月20日。

［症状］患者因双耳失聪20余年前来就诊。患者于20年前因链霉素而致双耳听力下降。于2006年4月在兰州陆军总院查电测听力示:右耳3～6 kHz,左耳0.5～8 kHz无反应。余无异常。刻下:患者双耳听力下降失聪20余年,余无异常。舌红,苔薄白,脉浮数。

［辨证］药毒内侵,闭阻经络,壅遏清窍。

［治则］温通经络,开窍聪耳。

［针灸处方］风池,耳门,听宫,听会,翳风,百会,哑门,支沟,液门,合谷。

［治法］以风池穴为主用温通针法,选用1寸短针,进针0.5～0.8寸,进针风池得气后押手拇指向同侧耳部推弩,使热感传至耳中;配穴用平补平泻法,每日1次,每次留针30分钟。

［疗效］针刺1个月后,2006年7月25日时,患者自觉听力略有好转,右耳自觉阻塞感消失,左耳有好转。治法、选穴同前。经治疗2个月,双耳听力均有所恢复。

🔢 鼻渊

王某,男,42岁。

初诊:2006年7月28日。

［症状］患者3年来鼻子不通气,不闻香臭,流涕,头痛,呈阵发性发作。患者于1周前因受凉而见鼻流腥臭浊涕、鼻塞、头痛。查见:双下鼻甲肥大,舌红苔黄腻,脉数。既往有吸烟史20年。刻下:患者鼻流腥臭浊涕,鼻塞,头痛,双下鼻甲肥大。舌红,苔黄腻,脉数。

［辨证］湿热久郁,阻塞鼻窍。

［治则］清热利湿,解郁开窍。

［针灸处方］风池,上星,上迎香,迎香,合谷。

［治法］风池穴用温通针法,针尖朝向鼻尖,针刺得气后用押手将针下气至感觉推向鼻部,守气1分钟后出针;配穴用凉泻针法,每日1次,每次留针30分钟。

［疗效］经治疗1个疗程后,症状消失。

主要参考文献

［1］ 孙润洁,田亮,方晓丽,等.郑氏针法学术流派的形成与传承研究[J].中国针灸,2017,37(3):331-334.

［2］ 方晓丽,田大哲,李金田,等.针坛魁斗照河山——记当代中国针灸针法研究之父郑魁山教授[J].中国针灸,2007,27(2):141-146.

［3］ 田大哲,刘骏驰,赵娟,等.民族脊梁 针法慈航——记新中国针灸事业的奠基者郑毓琳先生[J].中国针灸,2007,27(7):545-548.

第十二章
湖南针灸流派

湖湘五经配伍针推学术流派

一、流派溯源

（一）湖湘中医根植于湖湘文化，孕育出湖湘针推流派

湖南，东南西三面为崇山峻岭围阻，北临洞庭湖，纳湘、资、沅、澧四水，吞吐长江。虽谓"四塞之地"，实则"隔山不隔水"。隔于山，闭塞不通，交流不便，故湖湘文化有其相对独立性；连于水，动辄不腐，又给湖湘文化带来活力和发展空间。湖湘的这种区域特色，千百年来促成了极具内涵的湖湘文化，也为湖湘中医文化的形成、发展与繁荣奠定了坚实的基础。

湖湘，自古人杰地灵。"唯楚有材 于斯为盛"，"楚材"一直被视为湖湘的骄傲，究其形成，湖湘文化功莫大矣。俗话说"秀才学医，笼中捉鸡"，湖湘许多儒者，或因考场失利、或因仕途不顺，承袭"不为良相，则为良医"之风，他们或师门传授，或亲炙，或私塾，因有理学之根基，故多能在医学中有所成就。此外，清朝"八股取士""考据之学"盛行，也影响了湖湘许多医家，他们皓首穷经，致力于《黄帝内经》《难经》《伤寒论》等书的诠注，为后世留下了一笔丰富的财产，确立了湖湘中医文化在中国医学发展史上的显赫地位。

湖湘中医是中国医学的重要组成部分，为中国医学的发展做出了巨大贡献。据统计，湖湘医著约480部，其涉猎之广泛，议论之精辟，见解之独到，令人瞩目。论名医，早在黄帝时期，有浮邱子种苦读于浮邱岗，洗药于道水的记载；汉文帝时，桂阳苏耽，以庭中井水、橘叶，治疗天下疾疫，橘井佳话，传遍医林；晋代许旌阳，弃官炼丹方顶山，其铺毡处，草色皆赤。唐、宋、元、明、清乃至今天，更是名医辈出，数不胜数。他们治学严谨，理论渊博，医术精湛，医德高尚，堪为今人学习的楷模。以湖湘文化和中医药为背景，湖湘历代医家在医疗实践中所形成的医疗品德、治学方式、学术思想、临证经验等非物质文化和湖湘中医物质文化的总和的湖湘中医文化蕴育而生。湖湘地域中医文化如一帆风正劲，正在全速启航中，如湘西苗医苗药成功入选国家非物质文化遗产项目名录，本流派"湖湘五经配伍针推学术流派传承工作室项目"成功获批国家首批学术流派。

湖湘针灸推拿医学，在湖湘中医文化的孕育中经历了漫长的发展历史，通过众多医家反复从实践与理论的研究，使湖湘针灸推拿医学在研究深度及广度上亦取得长足进步。1973年，湖南长沙马王堆汉墓出土了一批珍稀医书，其中包括帛书《足臂十一脉灸经》《阴阳十一脉灸经》等，这是我国历史上最早的关于经脉和灸疗法的文献记载，源自湖湘大地。而湖湘针灸推拿自清末民初以来，名家辈出，或考据古今，或汇通中西，或兴教讲学，或著书立说。如清代廖润鸿的《考证周身穴法歌》《针灸推拿集成》，清代陈惠畴的《经脉图考》，清代刘仲衡的《中西汇参铜人图说》，民国孙鼎宜的《明堂孔穴针灸推拿治要》，熊应相著《金针三度》，民国谭志光的《针灸推拿问答》等。

（二）湖湘五经配伍针推学术流派的诞生及流派创始人

本流派根植于湖湘中医沃土，融合湘西少数民族医技，依托湘楚针推学术思潮；随着历史的车轮的推进，在湖湘大地经历着不断迁徙、汇合、回归等演变，湖湘五经配伍针推学术流派悄然诞生，在响应国家中医药管理局学术流派整理工作的启动中，一跃而出。本流派起源了湘西小儿推拿，发展至今推广至针法、灸法领域，形成了推、针、灸三个研究方向，构建了流派的主要学术框架。

湘西小儿推拿发展离不开湖湘中医这片神奇的沃土及我国小儿推拿学科的发展的历史背景，金元时代中国医学各家专长对儿科的发展具有积极的意义，亦形成了我国古代儿科的鼎盛时期，为小儿推拿的发展奠定了很好的基础。明代按摩在治疗小儿疾病方面，已经积累了丰富的经验，形成了小儿推拿独特体系。《小儿按摩经》（又称《按摩经》）的问世是我国现存最早的推拿书籍。清代，小儿推拿诊疗水平日益提高。小儿推拿专著影响较大的有熊应雄的《小儿推拿广意》、骆潜庵的《幼科推拿秘书》、夏云集的《保赤推拿法》、徐崇礼的《推拿三字经》、张振鋆《厘正按摩要术》、夏鼎的《幼科铁镜》以及陈复正的《幼幼集成》。可以说，小儿推拿始于明而盛于清。

在小儿推拿学科发展的大好环境下，才有刘开运祖上刘杰勋（生卒年月不详）清朝御医，精通儿科，擅长运用推拿治疗小儿疾病而负盛名，使民间流传的推拿登上宫廷大雅之堂。

湖南籍儿科专家曾世荣编著《活幼心书》3卷、《活幼口议》20卷，并将急惊风归纳为四症八候；湖南儿科的深厚根基，为小儿推拿的发展奠定了良好基础。此观点，在1959年由湖南中医药研究院出版的《简易小儿推拿疗法》一书中得到印证，该书作者系湖南岳阳的徐振海和刘开运。

在湖湘中医大环境的培育下，湘西地域的特色苗医对本流派的小儿推拿也产生了重要影响。苗医几千年来，为本民族的生存繁衍作出了巨大的贡献。苗族先民依靠其驱除病魔，保命养身，战胜了种种恶劣的自然环境和社会条件。发展了生产，壮大了本民族历代的苗医们经过了数千年医疗实践，总结出一套丰富的经验，把疾病归纳成三十六症七十二疾；并根据这些症状立出了四十九套医疗方术，自成体系疗效奇特，如苗医掐穴术，仅是四十九套中的一种。苗医把肺炎称为"蝴蝶症"。苗医把人体胸部视为蝴蝶形，并认识到人体的许多肺部疾病会在此处有明显的外在表征。掐蝴蝶法（Lat bad beus，拟音：拉巴剖）是通过术者掐刺特定的病症反应区域以刺激筋脉，调整气血，激发正气的护卫作用，以清热、止咳、平喘、退气降逆、宣肺宽中而达到治病目的的方法。

因清朝战事，刘杰勋一家逃难至湖南湘西落户花垣县境内，其小儿推拿接湖湘中医地气后，在湘西得到较好的发展。其后代，生活在苗区中心，深入了解了湘西少数民族医疗技术，并将其与祖上流传下来的小儿推拿充分融合，逐步形成独具特色的湘西小儿推拿。

湘西，山中套山，山上有山，山山相扣，山山相连，相依相靠，相互关联的垂直封闭性的地形地貌，可谓是交通山高路险，土地僻远荒凉，物质条件艰苦，这样的地理环境虽然形成对外界现代文明的严重阻隔，但也利于对古老文化风习的完整保存与原真传递。近现代，国内主要中医学术流派受到现代医学冲击和稀释的同时，湘西小儿推拿幸免于此，用其最原始的口口相授、代代相传的方式保留下来，并一直护佑湘西地区的小儿健康。

（三）学术思想

1. 经脏相关，归经施治

五经配伍治病规律更多的表现为诸经功能与脏腑效应的特异性，而经穴与非经穴之间对脏腑作用存在差异，不同经（穴）之间在功能作用上也存在差异。在此研究基础上，本学派形成了"本经司控本脏，一经司控多脏，多经司控一脏，多经对多脏可交叉调控"的学术观点，即具有以"经"统率的"纵向"关系（"一经多脏"），以"脏"统率的横向关系（"一脏多经"），多经多脏的"纵横关系"（"多经对多脏"）。

2. 五经配伍，五行助制

湖湘五经配伍针推学术流派的"五经配伍"理论结合了五行学说的相生相克理论、脏象学说及经脉脏腑相关学说等理论，强调经脉经穴及脏腑间的五行配伍、生克制化关系。

"五经配伍"强调以脏腑经络辨证为纲，结合经络-脏腑相关及五行生克原理，在经络辨证和脏腑辨证的基础上，确定主病之脏以定病位，根据病位选取相应的经脉腧穴，如脾病主治（推）脾经，肝病治（推）肝经，再根据证候、五行关系决定"治（推）五经"的主次关系。根据各类疾病的症状不同，病因各异，将临诊一系列疾病症状归属到某一脏、某一经而归经施治。据此而选用密切相关的"本经（穴）"为主，配合表里经或五行相关的生克经脉如"生我经（穴）""我生经（穴）""克我经（穴）""我克经（穴）"进行治疗，即我经、子经、母经、我克经、克我经，形成了"五经配伍、五行助制"的治则，运用针刺、艾灸和推拿等方法，归经施治，针对性地刺激相应经络和穴位，达到调节脏腑阴阳平衡和治疗相应脏腑疾病的一种方法，通过调五经、控五脏、和五行，达到调控人体机能的目的。

从立法特点上，本流派主要是立足五行生克制化之理，即"五行助制"，确定补母、泻子、抑强、扶弱的治疗原则，作为临床施治时取穴、主补、主泻依据，从而以治标或治本；从取穴特点上，认为"五经为本，取穴五经，生克助制，意在调达"。如何运用相生或相克关系，总的原则是：病症以虚证为主时以相生关系为主，病症以实证为主时以相克关系为主。在补虚泻实的治疗原则上，结合五行生克规律，施行"虚则补其母，实则泻其子"的补泻法。

3. 针经治脏，灸经调脏

"针经治脏"是指在经络脏腑辨证、五行生克理论指导下，针刺我经及与我经相关的其他四经（子母经、克侮经）的穴位来调节相应脏腑的阴阳偏衰，治疗脏腑相关疾病，即运用针术实行五经配伍治脏腑病。强调五行生克制化之理，确定补母、泻子、抑强、扶弱等治疗方法，对五脏进行系统调控，达到治病求本的目的。由于经络的特殊性、交叉性，其相互关系包括本经、表里经和同名经、生克经等多种关系，这从"大五经"角度亦体现了注重经络整体的取穴治病特点。基于"一经司控多脏，多经司控一脏，多经对多脏交叉调控"等学术主张，"针经治脏"具有针经调脏、针经补脏、针经养脏的作用，而手法、方法、刺激量、疗程是影响针经治脏的关键因素。

"灸经治脏"运用灸术实行五经配伍治脏腑病。艾灸的温热刺激具有温补（温通温补）的作用，可以达到灸经调脏、灸经补脏、灸经温脏的作用。艾灸温补脏腑效应的机制可概括为：艾灸可以激活穴位（局部始动），推动气血运行，调节神经-内分泌-免疫网络（调节通路），调节脏腑功能（效应器官响应）。人体机能状态及疾病性质是决定艾灸温补脏腑的前提条件。不同灸法、不同灸时、不同灸程是影响艾灸温

补脏腑的关键因素。

4. 推经治脏，法技并重

推经治脏治小儿病：根据脏腑相关、五行生克制化理论，刘开运提出在脏腑分症归经的基础上，当详辨五脏病候寒热虚实，巧选五经穴配伍组合，施以特定补泻手法、适度治疗次数与疗程，可对五脏系统进行调控；确立了特色鲜明的"五经"推法——以小儿临床为基础，结合五行生克理论和脏象学说，建立补母泻子、以补为主、以泻为辅、补泻兼施、归经施治、五经助制、标本兼顾的"推五经"；明确了五经穴的定位，即五指螺纹面的脾、肝、心、肺、肾，其补泻手法当以旋推为补，直推为泻；总结了"以推揉为主，拿按次之，兼以摩、运、搓、摇、掐、捏"的小儿推拿手法，被学界誉"刘氏小儿推拿十法"。刘氏小儿推拿具有临证取穴精少、善用效穴；推拿时间长、推拿速度快；重视纯阳之体、以清法见长；重视脾胃，调理中土，消补结合，兼收并蓄，取长补短等学术特点。

推经治脏治成人病：归经施治是推经治脏之根本，五行应五脏，五脏联五经，利用五行相助与相制的关系，可以确立临床推治原则，指导五脏病症的治疗。推经治脏其立法之理是经脏相关、生克制化；治疗原则是补母泻子、抑强扶弱；其辨证用穴是善用五经、生克配伍；其临证推治当讲究技法、标本兼顾；其推治剂量应手法适度、疗程适宜。

5. 重视心主，调理脾土

重视心主：小儿心常有余。心属火，犹如离照当空，阳热炽盛。刘开运根据小儿体质及生理病理特点，提出"补心易动火""心常有余"，临床心病虽有气、血、阴、阳之虚，又有热陷心包、热（火）扰心神、痰迷心窍、瘀阻心脉等实证，推心经（中指）强调只能直推，而不旋推，即使是心气虚、心血虚，甚至是心阳不足的病证，旋推补心后常出现患儿烦躁啼哭，夜寐不宁等现象，所以旋推补心临床很少用。若须补心，常以旋推脾经代之。若非用旋推补心的，亦宜旋推之后再加直推以调之，单纯补心易动火，初学者谨识之。

随着社会节奏的加剧，人们的生活节奏也急剧加快，而激烈的社会竞争，人们的生活压力越来越大，健康问题不断升级。现代社会中，因感情和家庭变故、生活贫困、升学考试的重负、长期生长在溺爱中的独生子女、老年人失爱等都是普遍可见的社会问题，若得不到应有的调治，身心过度疲劳，久而久之，必然会导致焦虑不安、抑郁症、精神障碍等心理问题和心血

管疾病。重视心理调理,怡悦心情、调节情志的多种辅助治疗,配合使用,有利于提高疗效。

调理脾土:小儿脾常不足。"脾为后天之本,气血生化之源",脾属阴土,脾气常虚,脾阳常不足,旋推脾经(拇指)有补脾气、温脾阳、助脾运化的作用。脾的虚证,当予旋推补脾。直接清脾经有泻实清热之效,但脾乃阴土,阳常不足,故如寒湿困脾、宿食停滞等无热象的实证,是绝对不能直接清脾而泻其实的。即使是脾胃湿热、大肠湿热等有明显热象的实证,直接清脾之后,亦应加旋推补脾以调之,犹如白虎汤之用粳米、甘草。这是由小儿脏腑娇嫩,脾胃最易受损的病理特点决定的,充分体现了刘开运注重固护后天之本的学术思想。

二、流派传承

(一)传承谱系

本流派主要代表性传承人可追溯至清朝御医刘杰勋;刘杰勋之子刘宝三(1830—1891年),刘宝三之侄刘家成(1874—1943年),刘家成之子刘开运(湖南省首批名老中医,流派第四代继承人),严洁(国家级名老中医、享受国务院政府特殊津贴)。严洁跟随刘开运研习中医,将刘开运的学术理念应用在针灸推拿临床及科研领域,倡导"针经治脏、灸经治脏、推经治脏",自此湖湘五经配伍针推学术流派进一步发扬光大。湖湘五经配伍针推学术流派传承谱系如图12-1。

(二)传承工作

湖湘五经配伍针推学术流派溯源于清朝,19世纪70年代创建为刘氏小儿推拿,历经六代传承发展至今。经不断继承创新,已由单纯的小儿推拿推广应用至成人,并在针、灸、推三方面取得丰硕成果,经过多代人几十年的研究,逐渐形成了自己独具湖湘特色的学术思想和流派特色。

1. 始于小儿,推及成人

湖湘五经配伍针推学术流派大约溯源于清朝嘉庆年间,清朝御医刘杰勋(生卒年月不详),因精通儿科,擅长运用推拿治疗小儿疾病而负盛名,使民间流传的推拿登上宫廷大雅之堂;后因躲避民变与战乱而落户湘西永绥(现湘西土家族苗族自治州花垣县)。刘杰勋之三子刘宝三(1830—1891年),承继父

业,研习小儿推拿术,并将其与湘西苗医"推掐术"充分融合,应诊临床,屡获奇效,但遗憾的是没有留下任何著作。刘宝三之侄刘家成(1874—1943年),自幼随叔父学习中医,得其真传,继承了刘氏小儿推拿术,成为当地擅长用推拿治病的名医,可惜未将刘氏小儿推拿理论及手法系统整理,著书立论。真正将流派发扬光大的是刘家成之子刘开运(1918—2003年),由于他出身中医世家,作为御医后代、苗汉后裔,其家族业医近300年,祖传中医、草医、推拿三套绝技,融汉、苗医药于一炉,独树一帜,尤擅长儿科推拿;19世纪70年代创建独具苗医特色的"湘西刘氏小儿推拿",成为流派第四代传人,倡导"推经治脏"的学术思想,创"刘氏小儿推拿十法"。刘开运曾担纲主笔《中华医学百科全书》"小儿推拿分卷";1974年著有《小儿推拿疗法》一书,该书获湘西自治州科技成果奖。刘开运曾在湖南中医药大学附一院针灸推拿科工作,"文革"期间下放湘西,是吉首大学医学院针灸推拿系的创始人;曾担任中华全国推拿学会副主任委员、湖南省推拿委员会主任委员,是湖南省首批审定的50位名中医之一。刘开运将刘氏小儿推拿发扬光大,使之成为我国小儿推拿主要流派之一。1978年至1988年6月,政府部门将刘氏小儿推拿疗法拍摄成四集电视系列科教片《推拿奇葩》,在国内有较大的学术影响。

国家级针灸名老中医严洁曾跟随刘开运研习中医,成为流派第五代流派传人,将刘开运的学术理念推广至成人,广泛应用在针灸、推拿临床及科研,倡导"经脏相关,针经治脏、灸经调脏、推经治脏,五经配伍、五行制化",自此"湖湘五经配伍针推学术流派"得到进一步推广,学术传承人辐射到全国各地。

2. 挖掘整理,继承发展

历经半个世纪的历练及几代人的共同努力,在刘开运和严洁的带领下,逐步形成了一支高素质、高水平的湖湘针灸推拿学术流派队伍,学术研究方向日益分化明确,研究领域逐步扩大;推经治脏、针经治脏、灸经治脏三条支脉孕育而生。在推经治脏领域,在不断挖掘整理历代传承人的学术经验的同时,将本流派核心学术理论"五经配伍"引入成人推拿临床治疗中,用于脏腑相关疾病的推治,提高临床疗效。而在小儿推拿领域,秉承流派独特技法和心法,总结和提炼小儿推拿优势病种的诊疗规范;并与时俱进不断探索本流派手法对现代小儿新病种的治疗,如小儿抽动症等,尝试参与儿科疑难病种,如小儿脑瘫的中

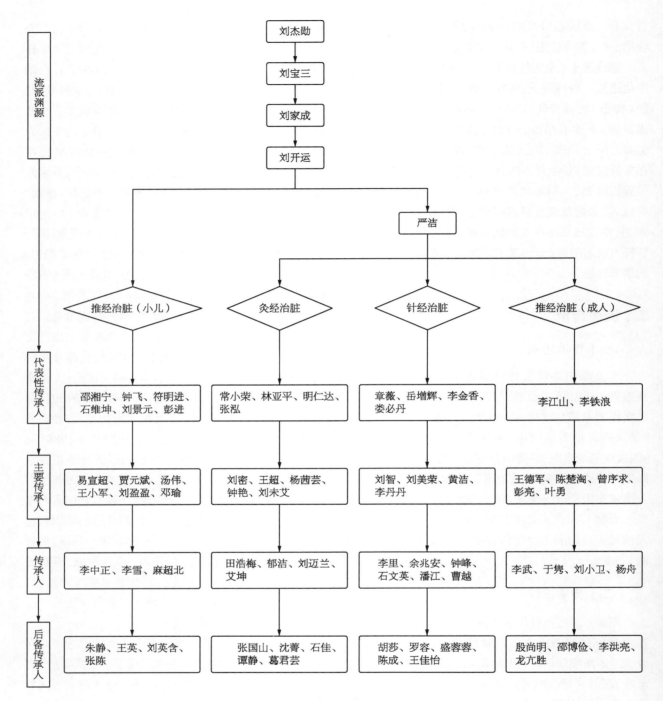

图12-1 湖湘五经配伍针推学术流派传承谱系

西医结合治疗。在当代"亚健康防治"时代,"推经治脏"理论研究,正向"推经调脏"理论研究扩展。在"针经治脏、灸经治脏"领域,紧扣"五经配伍、经脏相关"理论,将小儿推拿中特定的"五经穴"引申拓展至人体五脏相关的"大五经""广五经"。因此,五经配伍在成人针法及灸法领域被赋予了新的内涵。

总之,本流派在挖掘整理流派学术思想的同时,不断创新发展;在保存原有流派特色技法的同时,不断纵向深入研究和横向偶联研究,从推经治脏延伸至推经调脏;从推拿技法拓展至针法、灸法技术,在固态保护流派的核心技术的同时,活态更新的延续流派的传承。

3. 流派谱系,日趋完善

湖湘五经配伍针推学术流派由最初的清朝御医

刘杰勋,传至第二代刘宝三、第三代刘家成,但他们未将刘氏小儿推拿理论及手法系统整理,著书立论。迫于历史原因及少数民族医药传承特点,流派早期以家族性传承为主,传男不传女,口传心授,苗语传颂,尚无文字记载;传承人均以半医半农的身份,生活在贫苦百姓中。第四代传人刘开运自幼饱读私塾,早期以小学教师的身份"传道授业解惑",教学业余帮周边百姓看诊。教师"传道授业"之天性深深影响了刘开运,破除门规,广受弟子,外出讲学,上海、长沙开诊治病,创办吉首卫校针灸推拿专业,短训班形式培训省内推拿骨干等,刘开运将流派发扬光大,逐渐形成了我国颇具影响力的小儿推拿流派。以刘开运学习、工作经历为轨迹,流派的谱系日益完善。刘开运在1960—1961年在上海参加"全国推拿高级师资班"进修时,将祖传的小儿推拿技术推向了全国,尤其对海派小儿推拿的影响深远,其中,当代小儿推拿名家张素芳也跟随刘开运学习小儿推拿;全国第一版推拿学教材,小儿推拿部分主要以刘氏小儿推拿的学术主张为主。长沙是流派谱系完善的重要地区。刘开运在原湖南中医学院第一附属医院工作近10年,即担任了临床小儿推拿门诊工作,也承担学院的推拿等课程的教学工作,毫无保留地向年轻的严洁等针灸推拿系青年教师传授临床经验及学术思想,为流派向"成人推拿、针法、灸法"领域的发展奠定了基础。湘西是流派发源的根,也是刘开运生活工作时间最长的地方,是流派小儿推拿分支纵向深入发展土壤;依托吉首市卫生学校和吉首大学医学院针灸推拿专业培育了一批批推拿骨干人才,刘开运杰出亲传弟子符明进被誉为当代"小儿推拿圣手",以及湖南中医药大学小儿推拿方向博士生导师邵湘宁等学者及临床专家。

从此,流派的人才谱系亦不再是刘氏家族谱系,流派的谱系涉及地域也不局限于湘西,流派的谱系学术范围也不受限于小儿推拿。湖湘五经配伍针推学术流派这一学术谱系不仅传承了"推经治脏"的核心学术理念,而且还不断地对核心理念加以阐释完善,使流派谱系开枝散叶、开疆拓域。

4. 传承脉络,逐渐清晰

在流派学术理论日趋完善的同时,流派人才队伍不断壮大。历经半个世纪的历练及几代人的共同努力,在刘开运和严洁的带领下,逐步形成了一支高素质、高水平的湖湘针灸推拿学术流派队伍。国家级针灸名老中医严洁跟随刘开运研习中医,成为流派第五

代流派传人,将刘开运的学术理念推广应用至针灸、推拿临床及科研,在医疗、科研、教学领域涌现了"针经治脏""灸经调脏""推经治脏"代表性传承人。如流派"灸经调脏"代表性传承人有常小荣(博士生导师、国家万人计划教学名师、湖南省教学名师、全国第五批中医药学术思想传承指导老师)、张泓(博士生导师)、阳仁达(博士生导师);"针经治脏"代表性传承人有章薇(博士生导师、全国第三批中医临床优秀人才)、林亚平(博士生导师);"推经治脏"的代表性传承人有邵湘宁(博士生导师)、符明进、钟飞、李江山(博士生导师)、刘景元、石维坤等一批湖湘针灸推拿优秀人才。已建立了流派内代表性传承人、主要传承人、后备传承人人才梯队,为培养后备传承人,制定了"2-4-7"人才培养模式:即2个人才定位——全员普及,定向培养;4个师承模式——家传式、学院式、师徒式、交叉式;7种学习方式——师徒相授、临证讨论、典籍研读、进修学习、会议交流、继教培训、科研合作。采用多种方式相结合进行交错培养,如今又涌现了一批中青年骨干人才。2013年,娄必丹、黄洁获第五批名老中医继承人,王超、刘密获湖南省高层次卫生人才"225"工程骨干人才培养对象;2014年,叶勇获校级青苗计划培养对象;2013—2014年,李里、叶勇、潘江、汤伟、曹越、罗容同时以学院式途径攻读针灸推拿学专业博士学位或博士课程班课程,不断提升后备传承人的培育质量和学术、科研水平。

正是因为刘开运及严洁的精心培育,涌现了一支推拿的"刘家军"和针灸的"严家军",一批一批从事针灸、推拿、教学、临床的后起之秀,从事针灸推拿的队伍正在壮大,活跃在三湘大地。目前,该学术流派已经成为一个具有湖湘传统针灸推拿医学特色的学术群体。

5. 学术体系,蓬勃发展

流派学术体系从"小五经"的小儿推拿分支,拓展至"大五经""广五经"的针法分支、灸法分支、推拿分支(成人和小儿),已形成"一源三歧"的新格局,即源于小儿推拿,推广应用于成人推、针、灸领域。2012年,湖南中医药大学第一附属医院和吉首大学联合申报的"湖湘五经配伍针推学术流派"传承工作室建设单位已成功入围国家中医药管理局首批中医流派传承建设项目,命名为"湖湘五经配伍针灸推拿学术流派工作室",从而使得湖湘五经配伍针推学术流派的发展呈现出一派蓬勃生机。2013年,湘西刘氏小儿推拿获湘西土家族苗族自治州非物质文化遗产;

2014年,湖南省中医药管理局举办了"湖南省儿科疾病针灸推拿高级研修班及小儿推拿适宜技术推广"项目,全省118家中医医疗机构均选派临床业务骨干参加培训;2015年,获湖南省非物质文化遗产,同年"刘氏小儿推拿疗法"入选首批湖南省中医药专长绝技项目。截至目前,该流派已在东北辽宁、华东浙江及两广地区均建有流派二级工作站,不断扩大流派学术影响力及辐射力。经过六代人的不断传承与发展,湖湘五经配伍针推学术流派的学术体系愈发完善,使该流派在国内同行中享有较高的学术地位、学术影响及学术威望。

三、流派名家

刘开运

（一）生平简介

刘开运（1918—2003年）,苗族,湘西土家族苗族自治州花垣县人。出身于中医世家、御医后代,家族业医三四百年,祖传中医、草医、推拿三套绝技,融汉、苗医药于一炉,学验俱丰,造诣精深,为国内精通中医、草医、推拿的名老医师之一,尤其擅长小儿推拿。刘开运凭借自身实践经验,同时总结凝练家族医术,创立了"刘氏小儿推拿疗法",1974年著《小儿推拿疗法》,获湘西自治州科技成果奖;主笔《中华医学百科全书》"小儿推拿分卷"。刘开运曾是湖南中医药大学附一院推拿专家、吉首大学医学院针灸推拿系创始人、湖南省首批审定的50名名中医之一,担任湖南省推拿委员会主任委员、中华推拿学学会副主任委员。刘开运精于推拿治病,尤以首创的"推五经"小儿推拿法而享誉于世;总结了"以推揉为主,兼以摩、运、搓、摇、掐、捏"的小儿推拿手法,被业界誉为"刘氏小儿推拿十法";将中医学理论、临床实践经验与家传的脉理、脉法相结合,独创了分经（部）诊脉方法。刘开运将刘氏小儿推拿发扬光大,使之成为我国小儿推拿主要流派之一。1988年6月,湘西州政府将刘氏小儿推拿疗法拍摄成四集电视系列科教片《推拿奇葩》,在国内形成了较大的学术影响。

（二）学术观点与针灸特色

1. 首创"推五经"小儿推拿法

刘氏小儿推拿认为五行生克和小儿五脏的生理特性、病理特点及五脏病候的虚实密切相关,"五经"是指刘氏小儿推拿中与五脏相应的五个腧穴,各穴位于相应手指的螺纹面,从拇指至小指分别称脾经、肝经、心经、肺经、肾经。"推五经",根据五脏病候选择五经腧穴,配以补泻的具体治法以及适度的手法次数与疗程,对五脏进行系统调控,从而达到治愈疾病的目的。

（1）脏腑辨证,归经施治:刘开运在运用"推五经"小儿推拿法时,强调以五脏六腑为纲,对疾病进行脏腑辨证,确定患儿的主病之脏以定病位,根据病位选取相应的五经腧穴,如脾病主推脾经,肝病主推肝经;再根据证候决定"推五经"的主次关系,确定如何施治。此外,刘开运还将脏腑辨证、分经推治,编成简易歌诀,如"心火热甚状如痴,满面红光耳唇赤,鼻干无涕身炽热,眼若不闭即发直,此等症状属心热,即推清心莫再迟"。通过脏腑辨证抓主病之脏,依此确定"推五经"的主次关系,再定清补之法,是刘开运创立"推五经"的重要基石。

根据各类疾病的症状不同,病因各异,将临诊一系列疾病症状归属到某一脏、某一经加以治疗,称为归经施治。刘开运据此,选用本经,或相表里经脉,或五行相关经脉进行治疗,即形成了归经施治的治则。刘开运将各类症状分归经脉如下:咳嗽、流涕、气喘、痰鸣、发热等归属肺经;呕吐、腹泻、腹痛、食谷不化、痢疾、便秘等归属脾经;心悸、怔忡、贫血、弄舌、高热昏迷、直视等归属心经;抽搐、烦躁、气逆、胁痛、口苦等归属肝经;腰痛、下肢萎软、小便赤涩、遗尿、盗汗等归属肾经。

（2）五经助制,补泻得宜:"推五经"以中医的五行相生、相克理论和脏象学说为理论依据,五经应五脏、五脏应五行,彼此相生相克,确定补母、泻子、抑强、扶弱的治疗原则,作为指导临床推治取穴、补泻的依据;结合小儿五脏的生理特性、病理特点和五脏病候的虚实,采用适度的手法、施治次数与疗程,实施补母、泻子之法,调控五脏系统功能,使疾病向愈。

刘开运提出"补肝易动风,补心易动火""肝只清不补,心补后必加清"的治疗法则。由于肝气主升发的特性,决定了肝之病变以升泄太过为多见,临床多表现肝阳上亢、肝气上逆的病理变化,小儿又"肝常有余",故推肝经用补法应避免肝气上逆、肝阳上亢而妄动肝风。心为阳脏而主通明,在五行属火,为阳中之阳,故前人喻为阳脏、火脏,小儿又"心常有余",补法推心经应避免妄动心火,补法后加清法调和。由此可见,刘开运十分重视小儿五脏的生理特性、病理特点和五脏病候的虚实。

刘开运还在"推五经"的基础上形成了系列小儿推拿技术:刘氏小儿推拿防治小儿反复呼吸道感染技术、刘氏小儿推拿治疗小儿疝气技术、刘氏五经推拿法治疗小儿泄泻的技术、刘氏小儿推拿保健手法、刘氏"推五经"治疗小儿外感发热技术。如刘开运治疗小儿脾虚泄泻提出五经推治"补三抑一法",即"主补脾,兼补心、补肺、补肾,清(抑)肝",补脾经300次,补心100次,补肺150次,清肝经200次。小儿以脾胃为本,故脾经宜补不宜清,如用清法后,要加补法,以防损伤脾胃。

2. 首创"刘氏小儿推拿十法"

刘开运在小儿推拿手法上主张"以推揉为主,拿按为次,兼以摩、运、搓、掐、捏",总结为"小儿推拿十法"。推法是推以通之,有开通关窍、疏通经络、祛除邪气、调节脏腑的功能;其中直推法重在祛邪,多为泻法,适用于小儿各种疾病的治疗。揉法是揉以散之,有理气导滞、活血化瘀、消肿止痛的功能,适用于小儿胸胁腹部胀满疼痛、食积、呕吐、泄泻、痢疾、发热、便秘,甚至昏迷、惊风等病症的治疗。拿法是拿以强之,有强心通络的功能,适用于小儿惊风、昏迷等危重病症的抢救及推拿收尾。按法是按以止之,有止痛、止呕、止咳、止泻的功能,临床上常与揉法结合使用。摩法是摩以解之,有疏通气机、缓解疼痛、消导积滞的功能,适用于小儿气滞、食积、腹痛等病症的治疗。运法是运以驱之,临床上常与掐法相结合。搓法是搓以除之,有活筋脉、除麻木的功能,适用于小儿关节疼痛、麻木、肿胀、屈伸不利等病症的治疗。摇法是摇以活之,有活利关节的功能,适用于小儿四肢关节、颈项、腰部病症的治疗。掐法是掐以醒之,有强心醒神的功能,适用于小儿高热、昏迷、抽搐等病症的治疗。捏法是捏以松之,单用常用于捏脊法,适用于小儿胃肠道病症的治疗。

3. 独创分经(部)诊脉方法

刘开运在几十年的临床实践中,不仅擅长小儿推拿,还精研了中医内科、妇科、儿科等诸多病症的诊治,脉诊的理论研究和临床应用造诣极为深厚,且秉承祖上传授"分经脉诊",结合家传理脉法,独创了分经(部)诊脉方法,系统阐述临床慢性疾病的脉诊特点。

(1)单经病脉诊:刘开运认为"寸口脉"的寸、关、尺三部脉搏强度不一,而且左右手有别,这一观点是刘开运"分经脉诊"的核心理论基础。"寸口脉"搏动强度自寸部至尺部:左手寸-关-尺,即心-肝-肾,强→次强→弱(就三指相对而言);右手寸-关-尺;即肺-脾-命门,弱→强→次强(就三指相对而言)。"左寸心",若脉强、洪大有力,则心经有热或心火炽盛;若脉慢、弱、无力,则多见于心血虚或心阴虚。"左关肝",若脉突出强有力,为肝脉弦,属肝火旺盛;若脉明显弱,则多见女子带下病或月经延期。"左尺肾",若脉现次强或强,则肾经有热;若脉过于弱,则肾阳虚。"右寸肺",若脉强,则肺有热;若脉过于弱,则肺气虚。"右关脾",若脉过强有力,则脾胃有热有火;若脉虚弱无力,则久泻者居多或见食谷不化者。"右尺命门",若脉现特强,则胸胀胸闷,闷满不舒;若脉过于弱,则肾阳虚。

(2)单侧复合病脉诊:单侧复合病脉,是指两经或两经以上病脉,是刘开运分经脉诊理论又一重要组成部分。刘开运以单侧"寸、关、尺"的两部(经)或两部(经)以上脉象的强弱变化为切入点,阐明复杂的脉象变化与脏腑疾病证候的关系,使单侧两经或两经以上的脉象变化与脏腑病变呈多对一的关系,并提炼主病,配伍相对应的方药,指导临床疾病治疗。"心强肝强"是左手寸脉、关脉强劲有力,见于头晕头痛、胸胁满痛、眩晕等。"心强肾强"是左手寸脉、尺脉强劲有力,见于腰痛背痛、头晕头胀、脚酸腿软无力,甚则出现眩晕和卧而不起等。"肝强肾强"是左手关脉、尺脉强劲有力,见于头晕头痛、胸胁痛满、腰背痛等。"心、肝、肾三部都显现强"是左手寸脉、关脉、尺脉均强劲有力,男多见小便黄赤、涩痛、频数等症状;女多见小便黄赤不爽,并有阴中疼痛等。"肺强脾强"是右手寸脉、关脉强劲有力,见于咳嗽痰多,或咳时呕吐,或大便秘结,或热泻腹痛等。"肺强命门强"是右手寸脉、尺脉强劲有力,见于咳嗽不止、胸胁痛,或痰喘、哮喘等。"脾强命门强"是右手关脉、尺脉强劲有力,见于心口痛满、胃部有灼热感、胃酸多、呃逆等。"肺脾命门三部脉都显现强"是右手寸脉、关脉、尺脉均强劲有力,见于咳嗽甚重、胸有痰饮、时或呕吐、时或晕厥、喘满气急等。

(3)双侧复合病脉诊:双侧复合病脉,基于单经病脉以及单侧复合病脉,即左右合参病脉,结合左右"寸、关、尺"脉的病脉,是刘开运分经脉诊理论另一重要组成部分,也是其分经脉诊理论的总结,充分体现了临床慢性疾病脉象特点的相兼性和复杂性,与临床慢性疾病的病因、病机及症状的复杂性相吻合,是刘开运独特的诊脉方法应用于临床慢性疾病的最佳体现。"两寸部心肺都特别有力"表明火克肺金脉,见于咳嗽痰血或吐血。"心脾两部特强有力脉"是心热脾湿脉,见于不思食或恶心呕吐厌食等。"心与命门洪大有力"见于怔忡、眩晕、喘息等。"肝肺两部脉弦洪有力"是肝气犯肺,见于咳嗽气喘、胸背胁肋疼痛等。"脾肝两部脉弦紧而洪大有力"是肝阳上亢或肝气乘脾,见于头晕头痛、胸胁通满,二便不正常等。"肝命门两部脉洪大"见于慢性肝炎日久不愈。"肺肾两部脉洪大"是肺肾阴虚,见于咳喘缠绵或大便秘结等。"脾肾两部脉洪大"是脾肾阳热,见于久泻不止,或五更泻等。"肾与命门两部脉洪大"见于腰部强痛日久不愈等。"肝、肾、脾三部脉洪大"见于胃部痛甚等。"肺心肝肾四部脉特洪大"见于淋证。"肝(虚弦)、肾、脾、命门四部脉洪大"是肝脾肾三经有热,热渐传于心经,见于肝区疼痛、胸胁痛满、腰背强痛等。"脾、肺、肾、肝、心五部脉显洪大"见于淋证严重、日久不愈等。"左手、右手或双手,脉动三五次一止或七八次十数次一止"为不规则的间歇脉是结代脉,不属于心脏病变。

(三)临证医案

1 发热

患儿,女,4个月。

[症状]因"发热39.5℃,伴咳嗽1日"住院治疗,西医诊断为急性支气管肺炎,经青霉素类抗生素治疗6日,症状无明显改善。而后于2010年5月3日停药至我室推拿治疗,测体温39.0℃。症见咳嗽、面赤、气促。舌质红,苔黄,指纹深紫。

[治则]清热退热。

[针灸处方]推治穴位:常例穴取天门、坎宫、太阳、总筋、阴阳,五经穴取肺经、肝经、心经、脾经,配穴取天河水、膻中、肺俞、肩井。

[治法]开天门20次,推坎宫20次,推太阳20次,按总筋20次,分阴阳20次,清脾经200次,清肝经250次,清心经250次,清肺经400次,清天河水30次,打马过天河30次,揉膻中50次,分推膻中50次,下推膻中50次,揉肺俞50次,推肩胛骨内侧缘"介"字50

次,继以盐擦红,拿肩井3次。

[疗效]推治后半小时测体温38.3℃,而后每日推治1次,推治4次而愈。

2 内伤咳嗽

张某,女,2.5岁。

初诊:1989年5月9日。

[症状]患儿1个月前因患小儿肺炎,在地区人民医院用抗生素等药治疗2周,热退、喘平、病情好转而出院,但出院后仍有阵发性咳嗽,尤以早晚为甚,痰少,咳而无力,气短,精神差,食纳不佳,经多方治疗无明显好转而来我推拿门诊治疗。查舌苔薄白,脉细无力,指纹青。

[辨证]久咳伤气,肺虚及脾。

[治则]培土生金,敛肺止咳。

[针灸处方]脾肺二经,肝经,膻中,肺俞,中脘,足三里,肩井。

[治法]补脾肺二经各300次,清肝经250次,按揉膻中200次,推肺俞120次,揉中脘、足三里各2分钟,按肩井5次。

[疗效]共推5次咳止。

[按]此病案因久咳伤气,肺虚累脾,"子盗母气",故治法采用"培土生金""虚则补其母"的原则,推治时重点补脾肺二经,意在健脾气、益肺气、清肝经,以制木旺、防克土刑金为未然;按揉、推肺俞以宣肺止咳;按揉中脘、足三里以助脾健运。合用则脾气得健,肺气得复,宣降正常,故咳止。

3 夜啼

李某,女,35天。

初诊:1990年3月5日。

[症状]夜晚啼哭,烦躁不宁半月余,曾在吉首市人民医院诊为新生儿夜啼症,用镇静剂治疗无效,故来我门诊推治。查唇赤舌尖红,苔薄微黄,脉数,指纹色紫。

[辨证]心脾伏热,内扰心神。

[治则]清心泻脾,安神宁志。

[针灸处方]天门,坎宫,脾心二经,小天心,后溪,肩井。

[治法]开天门、推坎宫各24次,清脾心二经各250次,按揉小天心30次,清后溪30次,按肩井为结束手法。

［疗效］共推3次痊愈。

［按］此病案为心脾伏热之小儿夜啼证，采用"实则泻其子"的治疗原则。重点清脾心二经以泻热；开天门、推坎宫、按揉小天心以安神宁志；清后溪以利小便；导赤以泻火。诸穴合用则伏热得清，神安志宁，夜啼自愈。

4 呃逆

麻某，男，半岁。

初诊：1991年11月12日。

［症状］呃逆1周，曾经地区医院用中西药治疗无效，仍呃逆不止。查巩膜蓝，舌苔薄白，指纹青。

［辨证］肝气横逆犯胃。

［治则］疏肝和胃降逆。

［针灸处方］板门，脾经，肝经，中脘，胃俞，膈俞，肝俞，足三里，肩井。

［治法］穴部及手法掐总筋、分阴阳各24次，掐运板门20次，补脾经250次，清肝经300次，揉按中脘、胃俞、膈俞、肝俞、足三里各1分钟，按肩井5次关窍。

［疗效］仅推1次呃逆止。

［按］本病案为肝气横逆犯胃之呃逆，采用泻肝、疏肝、抑肝为主法。推治时重点清肝经，按揉肝俞、膈俞以清肝、疏肝、理气；补脾经，按揉中脘、胃俞、足三里、肩井以和胃降逆气。合用有止呃逆之功。

5 厌食

吴某，女，7岁半。

初诊：1991年12月5日。

［症状］患儿半年前开始食纳欠佳，而后常因学习成绩不佳受到家长批评后，精神郁郁不乐，整日不欲食，日渐消瘦，曾在中医院诊为小儿厌食症，用开胃健脾中药治疗数月效果不显。查面色不华，消瘦，巩膜蓝，脉细无力。

［辨证］肝郁脾虚之厌食证。

［治则］疏肝健脾。

［针灸处方］总筋，脾经，肝经，四横纹，中脘，足三里，脾俞，肝俞，肩井。

［治法］按总筋10次，分阴阳24次，补脾经500次，清肝经700次，掐四横纹12次，按揉中脘、足三里、脾俞、肝俞各1分钟，捏脊10遍，拿肩井关窍。

［疗效］共推10次，食欲恢复正常。

［按］本病案为情志所伤、肝郁脾虚之厌食症，采用疏肝、理脾、健运之扶弱的治法。清肝经、揉肝俞以疏肝；补脾经、掐四横纹、按揉足三里、中脘、脾俞、捏脊以健脾扶弱。合用疏肝理脾则运化健旺，故食欲恢复正常。

6 癫痫

周某，男，2岁8个月。

初诊：2015年8月11日。

［症状］患儿当时神昏，四肢抽搐，项背强直，口吐白沫，经过问诊及脑电图的检查确诊为癫痫的发作期。

［辨证］癫痫的发作期。

［治则］解痉醒脑。

［针灸处方］小天心，人中，老龙，中冲，太溪，合谷。

［治法］让患儿平躺，清除口中异物，掐小天心、人中、老龙、中冲、太溪、合谷等穴以开窍止痉。患儿意识状态和抽搐的频率得以控制后，采用刘氏推拿手法：先开天门、推坎宫、推太阳、按总筋、分推手部阴阳各24次；再"推五经"，包括清脾经200次，补脾经100次，清心经300次，清肝经250次，补肺经150次，补肾经350次。拇指点按百会及四神聪各2～3分钟，双手掌自上而下沿着患儿肋间隙分推胸肋部100～150次。患者俯卧位，术者立于一侧，以手掌示指、中指自上而下，即从大椎直推至长强（推督脉）150次；打通督脉经气，强健身体，双拇指点按双侧心俞、肝俞、脾俞、足三里各2分钟，虚掌拍打大椎穴24次；捏脊15～25遍，按肩井2～3次。缓解期隔天1次，每次20分钟，10日为1个疗程，连续治疗3个疗程。

［疗效］患儿推拿1个疗程后意识状态清楚，发作频率明显减少，症状基本得以控制。连续治疗3个疗程后随访，未复发。

严 洁

（一）生平简介

严洁，出生于1941年，湖北武汉人。1963年毕业于当时的武汉中医学院中医医疗专业（五年制本科），同年8月分配到湖南中医学院（现湖南中医药大学），从事针灸的教学、医疗、科研至今50年；曾任湖南中医药大学针灸学教研室副主任、主任、湖南中医药大学附属第一医院针灸科副主任、湖南中医学院针灸经络研究室主任；1985年任中医系副主任，1988年后任针灸系副主任、主任、针灸学教授、博士生导师、湖南省首届名中医、湖南省第二届优秀中青年专家；1992年享受国务院政府特殊津贴；获得过湖南省先进女职工、省教育系统十佳师德先进个人、巾帼建功标兵、模范共产党员、科研先进个人等荣誉称号；曾兼任中国针灸学会常务理事、

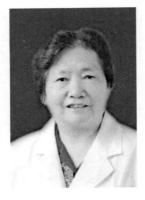

严洁（出生于1941年）

经络分会副主任委员、湖南省中医药学会常务理事、湖南省针灸学会会长、湖南省女医师协会理事，国家中医药管理局、国家自然科学基金初评专家及第八届、第九届终审评委，国家"973计划"等评审专家。

严洁为湖南省名中医、第五批全国名中医传承工作室指导老师、中国中医科学院全国名医传承博士后流动站合作导师、国家科技部"973计划"——"灸法作用的基本原理与应用规律研究"及"经脉体表特异性联系的生物学机制及针刺手法量效关系的研究"等特聘专家；任湖南针灸学会荣誉会长，湖南中医药大学第一附属医院、第二附属医院学术带头人，吉首大学医学院特聘教授；《中国针灸》《针刺研究》《中国中医药杂志》编委。

严洁从事针灸的教学、医疗、科研50余年。1975年开始，严洁以"经络研究"中"经脉脏腑相关的临床与实验研究"为主攻方向，开展了40余项课题研究；曾担任国家"七五"攻关，"八五"攀登，"九五"攀登预选项目"经络的研究"课题中"经脉脏腑相关"专题组长、子课题负责人及"九五"经络研究专家委员会委员；主持获得省、部级以上科技进步奖二等奖7项，三等奖8项，省级教学成果奖1项；出版个人专著《图解中国针灸技法（英汉双解）》，主编《针灸的基础与临床》《针灸推拿学》等教材，副主编普通高等教育中医药类规划教材《针灸学》及配套《针灸学学习指导》等多部，整理、点校出版针灸医籍4部，参编著作6部，主编出版针灸挂图、卡片图各1套；以第一作者或通讯作者发表论文100余篇（SCI收录19篇）；先后主持国家级课题9个（含国家自然科学基金重大性基础理论计划课题、面上项目、国家科技部"973计划"项目，国家教育部博士学科点专项基金等）；培养博士

30余人，硕士20余人，其中指导2名博士获得省优秀博士论文。

严洁于1996年出席了世界针灸学会联合会（以下简称"世界针联"）在美国纽约举办的第4届世界针灸学术交流会，其大会发言的论文《针刺足阳明经穴对胃窦容积变化的观察》被评为优秀论文（总计17篇，其中中国代表3篇）。此外，严洁于2000年、2004年、2009年分别出席了世界针灸联合会在意大利罗马举办的第5届、澳大利亚黄金海岸举办的第6届、法国斯特拉斯堡举办的第7届世界针灸学术交流会。严洁还于1997年赴马来西亚槟城各地宣讲针灸按摩的康复保健，为广大华侨、华人患者开展了针灸治疗，深受好评，当地"光华日报"曾多次予以了报道，为针灸的国际学术交流做出了一定的贡献。

（二）学术观点与针灸特色

1. 业精于勤，全面发展

20世纪60～80年代，严洁进入医院工作。在教学、临床实践中她擅于动脑发现问题，总结分析。如前来针灸科求治的患者，多为颈、肩、腰腿痛，经仔细询问，许多均兼有一些脏腑及妇、外科杂病，严洁均以针灸治疗。如兼哮喘、胃溃疡的患者，采用穴位埋置羊肠线；肺结核、心脑血管病、更年期综合征以及一些妇科疾患与皮肤病，运用辨证选穴、针药结合治疗，常收到药所不及的效果。严洁将这些实例与体会补充在教学中，并为日后的科研做好前期工作。70年代初，严洁曾被借调在卫生厅整理"针刺麻醉"的会议资料，在卫生厅与学院领导的支持下，回来开展了"针灸经络的研究"，以"经脉与脏腑相关的临床与实验研究"为主攻方向，开展了针灸对胃肠疾病、心脑血管病的临床疗效观察及机制的研究。为此，严洁将临床与教学结合、临床与科研相结合，不仅提高了教学质量、医疗水平，还进一步全面地提高了自己的综合素质。

2. 继承创新，古今结合

严洁寻求古训，带着教学、临床中出现的问题熟读古典医籍，从《黄帝内经》《难经》中深入了解并掌握经络理论、针刺手法、特定穴以及泻南补北等的临床运用，结合阅读《伤寒论》《金匮要略》了解其对针灸经络理论的运用，通读《针灸甲乙经》《针灸大成》《针经指南》《针灸聚英》《针灸大全》《针灸问对》等，了解古代针灸学家的学术思想及有关临床运用；结合多年的研究方向及科研课题的申报、临床观察与实

验研究的需要,查阅大量的近代文献,掌握研究的动态,启发研究思路;培养和建立了一支在国内同类研究领域中颇具影响的科研团队,以及有着一定建树的博士、硕士们。他们成为了一些兄弟单位的科研、教学临床骨干,被同行们誉为"严家军"。

3. 针药并用,注重辨证

严洁一再强调:要当好一个针灸医师,首先应当好一个中医医师。要掌握和运用中医脏腑生理功能及病因病机特点,结合四诊、八纲理论,对各类脏腑疾病进行辨证取穴施治。对各部位产生的经脉痛症,应予以辨经取穴施治,切不可当个简单的"针灸匠"。严洁在针灸临床中,也十分注重辨证施治,针药并用。如严洁治一患儿,因过食生冷,复感风寒,而出现上吐下泻,去某医院急诊,诊断为急性胃肠炎、中度脱水,给予静脉补液、口服抗生素等,2日过后仍未见好转,诊断为病毒性肠胃炎,遂以中药葛根芩连汤配合治疗。4日后腹泻次数稍见减少而出院,严洁观其患儿面色㿠白无华,四肢不温,少力,二便短少,色清,大便仍水样,每日7～8次,偶有食物残渣,精神欠佳,思睡,且每日小便时即水样大便随之排出。近2日来每至凌晨5点左右腹泻,量不多,舌淡苔白,脉沉弱,根据患儿发病于深秋,同年5月患过菌痢,严洁结合舌苔脉症,诊断为久泄脾肾阳虚,采用健脾温肾、固涩止泻法,遂用针刺中极以利小便、实大便;针命门、肾俞,灸神阙、关元以温补肾阳;针白环俞、长强以增强肛门括约肌收缩;另以中药四神丸,附桂理中汤加减煎服,1周后痊愈。

4. 辨证施治,用穴精当

严洁提倡以经穴理论为基础,根据"经脉所过,主治所及"的原则,以局部与循经取穴相结合,取穴少而精。如六阳经均通过肩颈部,落枕疾患一定要找准压痛点及活动障碍部位,判断其归属何经。五输穴中的"输穴"主"体重节痛"多用来治经脉的痛症,"经穴"既治经脉病,又可治脏腑病。治疗时根据初步判断所属经脉,选取远端穴位,要求得气并配合运动与深呼吸,若疼痛减轻,活动度明显加大,为有效,再于局部针刺或刺络拔罐放血,往往收到立竿见影之效果。若效果不显,可能与经脉判断不准有关,再改针刺其他经远端穴位,按上法进行治疗,每次针3～5针而见效,既减少了患者多针之痛苦,又避免了针灸治疗过程中穴位的"拮抗"。

5. 博采众法,集思广益

严洁治病注重辨经与辨证的施治特点,又能虚心求教,博采众法,集思广益,以提高临床疗效为目的。如其参考靳瑞的治疗特点,结合解剖,对眼肌无力的患者采用前发际神庭、曲差、头维三穴向后沿皮透刺,以提高额肌、颞肌之肌力;参考蒲智云的腹针疗法,对体质虚弱或胃肠功能低下的患者,针气海、气旁,灸神阙,以益气扶正,提高患者的免疫力,调理胃肠功能。除此之外,对面肌痉挛患者采用轻刺激小幅度捻转加震颤手法,四肢软组织损伤采用左右交叉针刺对应点配合运动,火柴棒灸治疗腮腺炎,棉球闪火法治疗带状疱疹后遗神经痛,头针、耳针、体针结合治疗脑源性疾病及疑难杂症等。

(三)临证医案

1 黑疸

段某,男,42岁。

初诊:

[症状]1971年3月,患者诉精神萎靡,浑身无力,食欲不振,每日进食米饭150～200 g,伴恶心欲呕,四肢不温,易感冒,夜尿多,致夜不安寐,且性欲减退,历时1年有余。曾在当地某医院及省医院治疗诊断为"肾上腺皮质功能减退"。经服中西药未见明显好转而来针灸科求治。观其面色黧黑,尤以口腔黏膜、牙龈、口唇为重,色素沉着呈片状、点状不等,讲话声音低微有上气不接下气之感。舌淡苔白腻而滑,脉沉而濡弱。耳穴探查:肾、脾、内分泌、交感、心、皮质下等处电阻变低而有蜂鸣音。化学测定法查:尿17-羟类固醇3.8 mg/24小时,17-酮类固醇4 mg/24小时,明显低于正常值。

[诊断]中医诊断:黑疸(脾肾阳虚型)。西医诊断:肾上腺皮质功能减退症。

[辨证]患者以面唇、口腔黏膜、齿龈黧黑为主症,肾主黑,为水脏,且精神不振、浑身无力,尿多不寐,性欲减退,少气无力等,皆为肾系病症,乃因肾阳虚衰、肾气不足所致。食欲不振伴恶心,且四肢不温、舌淡苔白腻而滑、脉濡弱乃脾阳不振、脾气虚弱;水谷不得运化,寒湿凝滞所致;患者易感冒实乃素体虚弱、正气不足之表现。

[治则]温补脾肾。

[针灸处方]体针:①气海,足三里,复溜,内关,膻中。②脾俞,肾俞,大椎。耳针:脾,肾,内分泌,皮质下,神门,心,交感,肾上腺,面颊。

［中药处方］补中益气汤加减：炙黄芪30 g，白术10 g，党参15 g，升麻10 g，柴胡10 g，当归10 g，炙甘草10 g，干姜10 g，附子10 g，肉桂5 g。

［治法］体针两组穴位每日交替施治。气海、足三里、复溜用补法配合艾灸，内关、膻中平补平泻；脾俞、肾俞用补法配合温针灸，大椎平补平泻。耳针每次取3～5穴，隔日针刺1次。

二诊：

［症状］上法治疗2个月后，患者食欲有所增强，每日200～250 g，四肢不温，全身乏力稍见好转，但仍夜尿多，余症未见减轻。

［治疗］遂于上法体针去大椎加命门、次髎温针灸，每次20分钟；中药去附子、肉桂，加熟地黄10 g、续断10 g、巴戟天10 g；耳针改为耳穴贴压王不留行籽，3天1次，两耳轮换贴压，并嘱患者每日早晚按压上穴，每穴1分钟。

三诊：

［症状］上述方案治疗3个月后，患者精神、体力均见好转，食量增至每日300～350 g。面、唇、口腔黏膜色素沉着渐淡，夜间小便次数明显减少，一般1～2次，睡眠亦见明显好转。舌质转红，舌苔白腻消退，脉沉缓而不濡弱。复查尿17-羟类固醇7.6 mg/24小时，17-酮类固醇6.8 mg/24小时，接近正常值。

［治疗］为不影响工作，嘱其改服中成药补中益气丸，自灸气海、关元、神阙、足三里，1日1次，回家观察治疗。

［按］此类病例在针灸科求治尚属少见。审其证，以面黧黑为主，四诊合参当属中医学中"黑疸"范畴，类似西医"阿狄森病（肾上腺皮质功能减退）"。"黑疸"病名首见于《金匮要略》之黄疸病篇第7条："酒疸下之，久久为黑疸……"历代医家论说不一，有谓为其他疸病的转归，有谓女劳疸即黑疸等，但不论何说，终归以辨证而施治。本案患者证属脾肾阳虚，治疗遵从中医辨证以温补脾肾之阳，振奋正气为主，兼用耳穴调整内分泌、肾上腺、交感，中药补中益气，针、灸、药三法并用持之以恒而奏效。

2 脏躁

王某，女，48岁。

初诊：

［症状］2002年11月，自去年开始，因女儿工厂不景气而下岗致心情抑郁，烦躁易怒，时悲观欲哭；兼胸胁满闷，双侧头痛，自汗，食欲不振，睡眠多梦，易惊醒。观面色时而㿠白，时而潮红，精神恍惚，思绪不定。舌红苔白，脉弦细。近年月经先后不定期，量时多时少。

［诊断］中医诊断：脏躁（肝郁气滞，心脾损伤）。西医诊断：更年期综合征。

［辨证］思则气结而致肝郁气滞，失于疏泄、条达，则有心情抑郁，烦躁易怒，胸胁满闷，双侧头痛，精神恍惚，时悲观欲哭等症；思虑过度，暗耗心血，血不养神，则有睡眠多梦，易于惊醒；思伤脾，忧思过度，最易损伤脾胃，使中焦气机不畅，受纳、运化失常，则见食欲不振。面色时而㿠白，时而潮红，舌红苔白，脉弦细为肝郁气滞，心脾损伤之征。

［治则］疏肝理脾调心。

［针灸处方］体针：① 内关，阴郄，太冲，三阴交，头维；② 风池，心俞，肝俞，脾俞。耳针：心，神门，肝，皮质下，交感，内分泌，耳背心。皮内埋针：① 膻中，关元；② 心俞，肝俞。

［治法］脾俞行补法，太冲、肝俞行泻法，余腧穴行平补平泻法，留针20分钟，两组穴位交替运用，每日1次，10次为1个疗程。耳穴每次取4～5穴，针刺留针30分钟，两耳交替。1日1次，10次1个疗程。两组交替埋置皮内针，胶布固定，每隔2～3日1次。

二诊：

［症状］患者经1个疗程治疗后，觉头痛、睡眠、心烦有所好转，余症基本同前。

［治疗］体针：① 组穴去三阴交加复溜、膻中；② 组穴去曲池，加百会、曲泉。1日1次，两组穴位交替治疗，10次为1个疗程。

耳穴贴压：取穴同上，每次取4～5穴，用王不留行籽贴压，胶布固定，两耳交替。

中药7剂：酸枣仁汤加甘麦大枣汤（酸枣仁20 g，茯苓10 g，知母10 g，川芎10 g，小麦20 g，大枣6枚，甘草15 g）。

［疗效］至三诊，针药结合治疗又1个疗程后，患者心情抑郁、烦躁易怒、失眠多梦、胸胁满闷等诸症均见好转，嘱上法继治1个疗程以固疗效。

［按］脏躁是指妇女精神忧郁，烦躁不宁，无故悲泣，哭笑无常，喜怒无定，呵欠频作，不能自控者。本病之发生与患者体质因素有关，乃脏阴不足，精血内亏，五脏失于濡养，五志之火内动，上扰心神，以致脏躁。平素宜服滋阴润燥之品，忌服辛苦酸辣之物；生

活要有规律,避免紧张和情绪过激,保证充足的睡眠,心情要愉悦。本例患者为肝郁气滞,心脾损伤之脏躁,针刺内关、心俞、阴郄调心,太冲、肝俞、三阴交、脾俞疏肝理脾,风池、头维祛风通络,并配合耳针、皮内埋针、中药,共达治理脏躁之功效。

3 牛皮癣

周某,女,37岁。

[症状]2011年12月,颈部及左腕部皮肤肥厚干燥伴瘙痒7年。患者于2013年前无明显诱因下发现左腕关节附近皮肤出现散在粟米大小丘疹伴瘙痒,丘疹逐渐增多融合成片,皮肤增厚,皮纹加深多有鳞屑。曾于多家医院诊治,诊断为:神经性皮炎。外擦药物(具体不详)后稍有好转,仍反复发作,每于劳累、紧张后加重。月经量少,睡眠多梦而烦躁。舌淡,苔薄白、少津,脉细数。

[诊断]中医诊断:牛皮癣(血虚风燥)。西医诊断:神经性皮炎。

[辨证]患者长期工作劳累,耗伤脏腑精血,血虚生风,风盛则燥,故舌淡,苔薄白,脉细数,睡眠多梦,烦躁;又因气血虚,月经量少,肌肤失养而致皮损。

[治则]养血祛风,滋阴润燥。

[针灸处方]体针:风池,膈俞,脾俞,血海,内关,三阴交。刺络拔罐:膈俞,血海。梅花针:皮损局部。

[治法]体针均用平补平泻法,留针30分钟,每日1次,10次为1个疗程。三棱针点刺拔罐,留罐5~10分钟,待其出血2~3 mL,隔日1次,1次1穴(左右2个),两穴交替5次为1个疗程。梅花针皮损局部由外至内反复叩刺,以局部皮肤出现红晕或渗血为度,3日1次。嘱其避免皮损处抓挠,注意休息,保持情绪稳定,忌食辛辣等刺激食物。

[疗效]至二诊时,上法治疗10日后患者睡眠较前好转。患处皮肤瘙痒减轻,继予原方案治疗10次加强疗效。

[按]牛皮癣又见于西医学之神经性皮炎,是一种皮肤神经功能障碍性疾病,具有明显的皮肤呈苔藓样改变,常伴有奇痒,又称"顽癣",《外科正宗》记载"皆由血燥风毒克于脾肺二经",说明本病可由外感风热湿邪蕴结阻于肌肤,亦可由血虚风燥,肌肤失养而成。本案根据脉症乃血虚风燥所致,取血会膈俞、血海针刺加刺络拔罐,配合风池以活血养血祛风,脾俞、

三阴交健脾化湿,内关调心安神。局部梅花针叩刺,改善血行而通络止痒,消减皮损。本病易复发,宜注意勿过度劳累,情绪紧张;皮损处愈合后避免机械性摩擦刺激,热水烫洗;忌食鱼虾辛辣等食物。

4 胃缓

黄某,男,42岁。

[症状]1964年5月,患者诉胃脘胀满,常有烧灼感,尤以右侧卧位时症状明显,食不甘味,嗳气反酸,口苦,兼失眠多梦,烦躁易怒。一年前X线钡餐检查,诊断其为:胃黏膜脱垂。观其面色萎黄,目赤,舌红,苔薄黄,脉弦。

[诊断]中医诊断:胃缓(肝气犯胃、肝胃不和)。西医诊断:胃黏膜脱垂。

[辨证]患者工作繁忙,压力大时饮食不节,作息无度,致肝失疏泄,肝气犯胃,故出现胃脘胀满,嗳气泛酸,肝火亢盛,扰动心神,而口苦,失眠,烦躁,易怒多梦。

[治则]疏肝理气和胃。

[针灸处方]体针:内关,公孙,神门,内庭,梁丘,足三里,中脘,行间。耳针:神门,胃,肝,胆,心,交感,皮质下,三焦。

[治法]梁丘、足三里用补法,行间、内庭用泻法,余穴均平补平泻,1日1次,10次1个疗程。每个疗程停治3日继续下1个疗程。耳针1日1次,每次3~5穴,两耳交替针刺,10次为1个疗程。

[疗效]至二诊时,2个疗程治疗后,觉不适症状明显减轻,甚至消失(但未拍X线片复查)。由于患者工作较忙,不方便每天坚持来针灸科治疗,遂改用耳穴贴压王不留行籽,选用耳穴:肝、胆、心、胃、皮质下、神门、三焦等穴位,左右耳交替贴压;同时内服香砂养胃丸,以巩固疗效。

[按]胃缓多因长期饮食失调,或因劳倦太过等,使中气亏虚,脾气下陷,肌肉瘦弱不坚,固护升举无力,以致胃体黏膜脱垂。患者面色萎黄、目赤、舌红、苔薄黄、脉弦,是肝气郁结横逆犯胃,而致肝胃不和。内关是八脉交会穴,通于阴维脉,可主治胃系病证。公孙为足太阴脾经之络穴、八脉交会穴之通冲脉,主胃脘不适、嗳气返酸。公孙配内关为八脉交会穴的配对应用,也属于上下配穴法,两穴配合使用可以增强治疗胃系病证的功效。内庭为足阳明胃经之荥穴,可以泻胃热。足三里为胃之下合穴,古人云"肚腹三里留",为胃系病证常用穴位。梁丘为足阳明经郄穴,

有调理胃气之作用,且该部位肌肉丰厚,适合针刺,故临床上乃胃痛、胃胀不适常选穴位。中脘乃任脉经穴位,为胃之募穴,八会穴之腑会,主治腹痛腹胀等胃系病证,足三里、梁丘、中脘三穴配合使用,共奏调理胃肠之经气之功。行间是足厥阴肝经之荥穴,可以泻肝经之热。神门调心安神,结合针刺和耳穴治疗可以增强疏肝理气、和胃调心、安神之功效。

5 胆瘅

陈某,女,48岁。

[症状] 1973年5月,严洁带西学中学员去某工厂医院实习,前往急腹痛患者家中出诊,见一女性患者面色晦暗,右上腹疼痛难忍在床上翻滚嚎叫,问其家属,言及患者近日来常发右上腹疼痛如刀刺样、拒按,触摸右上腹胀满有一手掌大小范围包块,兼口干口苦、心烦,甚或呕吐苦水,双目结膜呈淡黄色且尿黄、便结。肌注阿托品疼痛暂缓,约2小时左右后复发,疑其胆囊炎、胆结石。舌暗少苔,脉浮弦紧。

[诊断] 中医诊断:胆瘅(肝胆气滞,血瘀阻络)。西医诊断:胆绞痛(胆结石、胆囊炎待查)。

[辨证] 患者右上腹疼痛难忍,乃肝胆经脉痹阻不通。口干、口苦、心烦、呕吐苦水,且双目结膜及尿黄,是肝胆湿热壅滞所致。上腹痛如刀刺样、拒按,触之有包块,兼舌暗、脉弦紧,乃肝胆气滞、血瘀阻络之证。

[治则] 疏泄肝胆,调理三焦,通络止痛。

[针灸处方] 体针:丘墟透照海,胆囊穴,行间,支沟。梅花针:膈俞,胆俞。

[治法] 体针均用捻转提插泻法,配合深呼吸,吸气短而呼气长,反复5～7次,疼痛稍有缓解。于支沟、胆囊穴按电针仪密波50 Hz/秒通电,留针20分钟。梅花针重叩刺络拔罐放血。

[疗效] 二诊:次日复诊,言及昨日治疗后疼痛缓解,未见大发作,继按上法治疗,并配合耳针胆、交感、三焦、皮质下、神门留针30分钟,拔针后用王不留行籽贴压穴位,嘱其每日3次,每次、每穴按压半分钟左右。另配合中药金铃子散加味:金铃子15 g,玄胡索15 g,柴胡12 g,白芍10 g,枳实10 g,郁金15 g,龙胆草10 g,黄芩10 g,鸡内金10 g(焙干打粉兑服),半夏10 g,陈皮10 g,茯苓10 g,甘草6 g。7剂,水煎服,每日1剂,每日2次。嘱其控进油腻食物、避风寒、多饮水,半个月后追踪,症状基本控制。

[按] 该例为一急腹痛患者,结合脉证,属中医学中"胆瘅"范畴,根据疼痛部位与证候,为肝胆气滞、血瘀阻络。取足少阳胆经原穴丘墟直透照海,配合经验用穴胆囊穴及足厥阴肝经之荥穴行间,疏肝利胆;手少阳三焦经之络穴支沟,通调上、中、下三焦,并配合中药金铃子散加味,针药结合,加强疏肝利胆之功。嘱患者注意饮食清淡,避受寒邪,进一步检查确诊,以便中西医结合治疗。

6 口僻

阳某,女,29岁。

[症状] 2011年9月,患者诉左侧口眼歪斜4日,1周前外出游玩后出现左侧耳后区胀痛,当时未予重视,上述症逐渐加重,4日前晨起后发现漱口漏水,鼓腮漏气,遂前来就诊。左面部额纹变浅,眼睑不能闭合,睑裂约3 mm,口角向右歪斜,鼓腮漏气,漱口漏水,饮食滞食于左侧齿颊间,味觉减退,左耳部乳突区疼痛,左耳郭红肿,外耳道可见散在红色疱疹,左耳听力稍下降,二便调。舌红,苔薄黄,脉浮数。头部CT显示未见异常。

[诊断] 中医诊断:口僻(风热证)。西医诊断:周围性面神经麻痹。

[辨证] 患者初秋季节起病,突然口眼歪斜,面紧拘急。舌红,苔薄黄,脉浮紧。结合症状、舌苔脉象,辨证乃风热证,风热袭络,致经脉失养,局部经络纵缓不收发为口僻。

[治则] 疏风清热,通经活络。

[针灸处方] 体针:二白(左),地仓(左),颊车(左),牵正(左),合谷,翳风(左),完骨(左),曲池,风池。梅花针:阳白,颧髎,地仓,颊车。

[西药处方] 阿昔洛韦片剂口服抗病毒,甲钴胺口服营养神经。

[治法] 局部平补平泻为主,轻浅刺激,远端穴位泻法,留针30分钟,每日1次,1周为1个疗程。嘱患者外出面戴口罩,少言笑。梅花针叩刺10～15分钟,皮肤潮红为度。

[疗效] 二诊:上法治疗10日后口眼歪斜较前有所好转,左耳郭红肿减退,听力恢复,疱疹处已结痂。但仍见口角稍右歪,抬眉乏力,稍滞食于左侧齿颊间。患者进入恢复期,针刺强度予中等强度,上法针后取地仓、颊车、攒竹、鱼腰接电针,取断续波,留置20～30分钟。三诊:二诊之法继治1周后,症状明显

好转,抬眉皱眉灵活,无鼓腮漏气,无迎风流泪,饮食无滞食于左侧齿颊间。双侧额纹对称,人中沟居中。

[按]亨特(Hunt)综合征,即Ramsay Hunt综合征,又称膝状神经节炎,是一种常见的周围性面瘫,发病率仅次于贝尔氏面瘫。主要表现为一侧耳部剧痛,耳部疱疹,同侧周围性面瘫可伴有听力和平衡障碍。本病由潜伏在面神经膝状神经节内的水痘带状疱疹病毒,于机体免疫功能降低时再活化引起;除侵犯膝状神经节外,还可累及邻近的位听神经。细胞免疫功能低下与发病有关。由于感染波及颅内引起局部脑膜炎,故脑脊液常有异常。该患者左侧面部口眼歪斜4日就诊,针刺以面部阳明经穴为主,早期宜局部平补平泻为主,轻浅刺激,远端穴位泻法,进入恢复期后改为中等刺激强度。同时应结合抗病毒、营养神经药物综合治疗。

⑦ 头痛

殷某,女,51岁。

[症状]2013年5月,患者诉突发右侧头部疼痛10日。10日前傍晚无明显诱因出现右侧头部疼痛,初发时以右耳前针刺样疼痛为主,持续性疼痛,且渐渐发展至右侧后头部疼痛,于某医院就诊,考虑三叉神经痛,服卡马西平等药物未见明显效果。后转诊另一医院,经颅脑CT平扫未见明显异常;左侧椎动脉钙化;右侧额骨低密度影。诊断为偏头痛(枕神经痛),服加巴喷丁等药物,觉稍有效果,但疼痛仍不止,痛甚流泪,不能正常活动,遂来求治。现仍右侧头部疼痛难忍,以右侧耳前、耳后部疼痛最甚,漫及右侧全头部,持续性疼痛,日夜无休,无头晕、恶心、呕吐、颈项僵直。急性疼痛面容,纳食较前少,寐差,二便调,月经尚可。舌暗红,苔薄,脉弦细。

[诊断]中医诊断:头痛(少阳头痛)。西医诊断:偏头痛(枕神经痛)。

[辨证]患者中老年女性,突发一侧头痛,针刺样,呈持续性,疼痛以耳前及耳后部为最甚,痛处固定,故辨证为少阳经之瘀血头痛,舌暗红、苔薄、脉弦细为瘀血阻络之征。

[治则]疏通经络,活血祛瘀。

[针灸处方]率谷(右),头维(右),太阳(右),风池(右),中渚,足临泣。

[中药处方]中药:丹参20 g,赤芍15 g,玄参15 g,柴胡10 g,延胡索20 g,川芎15 g,菊花10 g,刺

蒺藜15 g,蝉蜕5 g,天麻15 g,钩藤15 g,薄荷5 g,甘草5 g。5剂,每日1剂,水煎服,每日2次,早晚温服。

[治法]先针中渚、足临泣,用泻法,得气配合深呼吸,头痛立即减轻;继刺率谷、头维、太阳、风池等,用平补平泻;率谷、头维、太阳、风池配合电针,疏密波2/100 Hz,通电20分钟。留针30分钟,每日1次,1周为1个疗程。

[疗效]二诊:上法治疗6次后,患者诉头痛明显好转,疼痛明显减轻,夜间睡眠可,日间可正常活动,继治2次以巩固疗效。

[按]偏头痛是临床最常见的原发性头痛类型,临床以发作性中重度、搏动样头痛为主要表现,头痛多为偏侧,该病女性多见,男女患者比例为1∶(2~3),人群中患病率为5%~10%。本例患者为中年女性,发病10日就诊,疼痛部位以耳前和耳后部为最甚,为刺痛性质,其疼痛部位为手足少阳经循行部位。根据经络辨证为瘀血阻滞少阳经经脉,不通则痛,故取穴以少阳经经穴为主,取胆经之率谷、风池疏通经络之气,经络得通,血瘀得散,配伍头维、太阳,平补平泻,并远部取中渚、足临泣,循经上病下取,通达少阳经输之气,辅以驱风活血通络之中药汤剂,故血瘀得化,脉络通利,疼痛乃止。

⑧ 面风

张某,女,53岁。

[症状]2011年10月,患者诉右面部无明显诱因肌肉痉挛半年,起初为眼周肌肉跳动,逐渐扩散到一侧面部和眼睑,肌肉瞤动为阵发性,现严重时眼睛自然闭合,有糖尿病、高血压病史,余一般情况可。舌淡红,苔薄白,脉濡细。

[诊断]中医诊断:面风(虚风内动、面络受阻)。西医诊断:面肌痉挛。

[辨证]患者有高血压、糖尿病病史;久病阴虚风动,风动则肌肉瞤动,发为肌肉痉挛。

[治则]疏筋通络,息风止痉。

[针灸处方]体针:神庭(右),头维(右),头临泣(右),翳风(右),攒竹(右),太阳(右),颧髎(右),下关(右),地仓(右),合谷,太溪,三阴交。耳针:神门,眼,面颊,枕。

[治法]先刺合谷,后刺翳风。神庭、头维、头临泣向上平刺0.5~1寸;面部穴操作手法不宜重。每

日1次，每次留针30分钟，10日为1个疗程。耳针留针30分钟，10日为1个疗程。

［疗效］经治1个疗程后，面部跳动次数及频率大减。继治10次后，除情绪紧张时偶发面部跳动外，几无复发。

［按］面肌痉挛是以阵发性、不规则的一侧面部肌肉不自主抽搐为特点的疾病，属于中医学的"面风"等范畴。针灸治疗面肌痉挛一般可缓解症状，减少发作次数和程度，但对病程较长而症状较重者疗效差。本例中治疗主要以面部穴位为主，尤以额部神庭、头维、头临泣向上沿皮刺入，疏调面部经筋、脉络之气，缓解眼肌痉挛，眼睑闭合难睁；合谷为手阳明经原穴，"面口合谷收"，乃循经取穴之意加太溪、三阴交滋养肾阴而息风。

9　面风痛

黄某，男，42岁。

［症状］1980年5月，患者诉左侧面部阵发性疼痛，在家人陪伴下前来就诊。主诉2日前晨起刷牙时突发左侧面部抽掣样灼痛，持续约5分钟，每隔半小时左右发作1次。服止痛片疼痛稍有好转，约2～3小时后疼痛又起，且发作间隔时间越来越短，持续时间越来越长，止痛片效果越来越差。疼痛发作时不自主呼叫，不能刷牙、洗面，口渴，口苦，烦躁多怒，食欲不振，睡眠不安。观患者蓬头垢面，面红目赤，左眼下及颧部时有抽动。舌边尖红，苔中黄厚，脉弦数。

［诊断］中医诊断：面风痛（肝阳上亢、胃络受阻）。西医诊断：原发性三叉神经痛。

［辨证］患者左侧面部抽掣样灼痛，伴烦躁多怒，面红目赤乃因情志不舒，郁而化热，肝阳上亢，气血壅滞面部经络。热伤津液则口渴、口苦、舌边尖红，苔中黄厚，脉弦数。肝气犯胃、胃络受阻，则食欲不振，胃不和则卧不安。引动肝风，则见左眼下及颧部时有抽动。

［治则］疏肝息风，通经活络止痛。

［针灸处方］体针：中渚，足临泣，侠溪，内庭，风池，血海，行间，合谷。耳针：面颊，神门，肝，皮质下，枕。

［治法］先针中渚、足临泣，用泻法，每穴行针30秒左右，配合深呼吸；患者疼痛见缓后再针余穴，用平补平泻法，留针30分钟。双耳用胶布贴压半粒绿豆，每2～3小时按压1次，每穴按压1分钟。

［疗效］次日就诊，发作时疼痛程度有所减轻，

发作间隔时间稍见延长，但仍口苦、口干、烦躁、目赤。上法加三棱针点刺中冲、关冲放血；膈俞、肝俞用梅花针重叩刺络后拔罐放血。上法治疗3次后，症状基本消失。

［按］三叉神经痛是三叉神经分布区短暂的反复发作性剧痛，多见于中老年人，40岁以上起病占70%～80%，突发突止，通常无预兆，间歇期完全正常。疼痛以面颊、上下颌及舌部第2、第3支发病多见，轻触鼻翼、颊部和舌可以诱发，称为扳机点。洗脸、刷牙易诱发第2支疼痛发作，咀嚼、打哈欠和讲话诱发第3支发作，以致患者不敢洗脸、进食，表现面色憔悴和情绪低落。严重病例伴面部肌肉反射性抽搐，口角牵向患侧，称为痛性抽搐。三叉神经痛有原发性与继发性之分，针灸治疗主要针对原发性，常以远端循经选穴为主，待疼痛缓解后再行局部穴位配合。本案属肝阳上亢、胃络受阻，引发面风痛，故治宜疏泻肝胆、通利三焦，取中渚、足临泣、侠溪、行间。清泻胃火通阳明之络，取合谷、内庭。针刺血海乃"治风先治血，血行风自灭"，配合风池以驱风通络镇痛。

10　脑络痹

许某，女，36岁。

［症状］头顶部偏右无明显诱因头皮发麻半年，时头晕，伴有耳低鸣，偶见胸闷、心悸，饮食尚可，睡眠欠佳，小便可，大便黏腻。外院查颅脑核磁共振无异常，服西药无效，采用药熨等理疗治疗效果不佳。患者体微胖，素来脾气急躁，近期头皮发麻症状加重，情绪欠佳。舌红，苔黄腻，脉弦。

［诊断］中医诊断：脑络痹（痰火郁结证）。西医诊断：颈椎病、动脉硬化待查。

［辨证］患者体微胖，大便黏腻，舌红苔黄腻，多为痰湿郁结化火，加之素来情志不畅，性情急躁，肝火旺盛，痰郁经络而不通，故局部气血循环不畅而见麻木，痰郁少阳经脉受阻，则见耳低鸣，痰阻胸中则见胸闷、心悸，睡眠欠佳等皆因此而起。

［治则］清泻痰热，疏经通络。

［针灸处方］率谷，头临泣，翳风，听宫，中渚，内关，丰隆，太冲，三阴交。

［治法］率谷、头临泣向上沿皮刺1寸左右，翳风、听宫、中渚、内关直刺1～1.2寸，太冲向涌泉斜刺1寸左右，丰隆、三阴交直刺1.5寸左右，均用平补平泻法。每日1次，每次留针30分钟，10日为1个疗程。

梅花针局部中度叩刺,以局部皮肤潮红为度。每日1次,10日为1个疗程。

[疗效] 1个疗程治疗后,麻木程度大减,只在受凉时症状加重,耳鸣消失,继治1个疗程后,诸症全消。嘱患者注意观察,必要时去神经内科进一步检查。

[按] 本病属病因不明的头皮发麻,西医对类似原因不明的病症无特效药物治疗,中医针灸对于此类无名麻木、肿痛等有一定疗效。本案例中以少阳经局部取穴为主,疏通经络,益气活血,配伍中渚、太冲等清泻肝胆三焦火郁,并取丰隆、三阴交等理脾化痰,内关调心、解胸中之郁痹,诸穴配合而达清泻痰热、通经活络之功效。

主要参考文献

[1] 卢享君,潘思安,常小荣,等.湖湘名医刘开运学术思想及临床经验探微[J].成都中医药大学学报,2015,38(1): 116-119.

[2] 符明进,刘景元.刘开运小儿推拿的立法特点及验案[J].按摩与导引,1993(1): 29-30.

[3] 宿绍敏,李中正,贾元斌,等.湘西刘氏推拿治疗小儿癫痫经验[J].湖南中医杂志,2016,32(9): 42-43.

第十三章
云南针灸流派

第一节　管氏特殊针法学术流派

一、流派溯源

　　管氏特殊针法学术流派起源于清末,奠基于20世纪30年代。

　　创始人管家岱为山东高密人,师出名医,学成后先后在高密、济南、青岛行医。其子管庆鑫自幼随父习医,19岁起悬壶于高密、济南等地,擅长针灸及中医内、妇、儿科,颇有医名。第三代传人管正斋在20世纪30年代毕业于北平朝阳大学,考取官费留学日本,留日期间,摘蕊于东瀛针灸之精华,工益精邃。1932年管家岱回国,曾任北平短期针灸讲习班教师。1933年应承淡安邀请,管家岱参加"中国针灸学研究社",并参与了承淡安创办的中国最早针灸专业期刊《针灸杂志》第1期的编辑工作,亦在该杂志发表多篇论文,致力发展和推广针灸学术。1943年管家岱出版针灸专著《杏轩针灸经》,影响深远。抗战时期,管家岱为避战乱而迁至昆明,并定居于滇。新中国成立后,管正斋以弘扬中医学为己任,积极投身于针灸人才培养工作,同时不断钻研针灸学术,其学术特色主要体现首在擅长经络辨证,所著《经络辨证针灸法述要》连载于日本《中医临床》,受到日本针灸界的高度评价;其次精于针灸手法,汲取历代名家之长,创立了"管氏针刺手法",包括管氏下针十法、管氏乾坤午阴针法、管氏初级补泻手法、管氏高级补泻手法、管氏特殊补泻手法、管氏舌针、管氏过梁针疗法等,丰富了针刺手法理论;再次,对针灸配穴研究精深,促使针灸配穴处方学系统

化和规范化;另外,管家岱对子午流注、灵龟八法等古典时间医学造诣高深,创制五环子午流注环周图,填充了徐氏子午流注纳甲法中的闭穴;制作了"灵龟八法六十甲子逐日对时开穴表",使临床应用执简驭繁。

　　第四代传人管遵惠,自幼随家父管正斋名中医习医,曾历任昆明市中医医院针灸科主任,云南省针灸学会副会长,云南省科学技术协会委员,中国针灸学会理事,美国纽约传统中医学院客座教授,加拿大中医药针灸学院客座教授,台湾长庚纪念医院客座教授,加拿大中医药针灸学会名誉顾问等。管遵惠遵循经络辨证,发明了GZH型热针电针综合治疗仪,主要特点是:① 具有热针、电针综合治疗功能。② 热针采用恒流控温方式,可预置控制针体温度,发热稳定,控温精确。③ 数字显示热针温度和电针频率及输出电流强度。使用时能根据治疗需要提高并控制针体的温度,使整个针身发热均匀,温度始终保持恒定;使热针仪在发挥针刺、灸疗、温针灸、火针、电针等综合治疗效应的同时,易于量化控制。此项目获1991年国家中医药科技进步三等奖;获国家发明专利(专利号:ZL 96210141.9);"热针仪治疗腰椎间盘突出症技术"遴选为国家中医药管理局第四批中医临床适宜技术推广计划项目。

　　此外,管遵惠根据蜂毒具有的独特生理效应和药理作用,结合经络腧穴的作用,发明了蜂针经穴疗法。蜂针经穴疗法根据患者的疾病种类、病证属性,以及患者的神经类型、个体差异采用不同的治疗方法,如

对久病体弱、敏感怕痛的特质患者,采用蜂毒注射液直流电离子导入治疗;对病程较长、平和体质的患者,采用蜂针循经散刺法和蜂针循经直刺法;对体质较好、精神稳定的患者,治疗气滞血瘀、寒湿凝滞等病证,选用活蜂经穴螫刺法。蜂针经穴疗法须因人、因病、因时、因地制宜,辨证论治。蜂针经穴疗法的治疗种类主要有:蜂针循经散刺法、蜂针经穴直刺法、活蜂经穴螫刺法、子午流注蜂针经穴疗法、蜂毒注射液穴位注射疗法、蜂毒注射液直流电离子导入疗法。

第四代传人管遵信,曾任云南省中医中药研究所耳针研究所所长,继承和发展了家父管正斋的学术思想;研制了袖珍穴位探测仪;其耳针诊病原理,获云南省科技进步二等奖;主编《中国耳针学》《常见病耳针疗法》等专著10余本;主持起草世界卫生组织西太区和中国针灸学会委托的《耳穴国际标准化方案(草案)》;1988年,创办"中华耳针函授部",先后开办过44期培训班。他在管氏耳针疗法的继承和发扬上做出了贡献。

历经了晚清、民国及当代百余年的发展,历代传人秉持励精图治,立足临床,开拓创新的理念,逐步形成了管氏医家的一系列独特的针刺技术与针刺手法,主要包括管氏舌针疗法、管氏耳针疗法、管氏热针疗法、蜂针经穴疗法、管氏过梁针疗法、管氏乾坤午阴刺法、管氏基础补泻手法、管氏高级补泻手法、管氏特殊补泻手法等家传针刺手法;其学术思想主要体现在擅长经络辨证、精于针刺手法、重视针灸配穴等方面,由此形成一系列独特的针刺技法。

二、流派传承

(一)传承谱系

流派的传承方式主要有家传、学校教育和师承等方式,现已传承至第五代,有105位传承人。

管氏特殊针法学术流派开山鼻祖管家岱(1844—1912年),山东省高密县人,生于清代道光二十四年(1844年),师承山东昌邑黄氏中医世家。

第二代管庆鑫(1864—1939年),生于清代同治三年,齐鲁名医,擅长针灸治疗内外妇儿各科疾病,主要在高密、济南等地行医。

第三代传人管正斋(1901—1980年),主任医师,教授,著名针灸学家,毕业于北京大学,公费留学日本。20世纪30年代,管正斋曾为"中国针灸学研究社"创建人之一;抗战时期,迁居昆明。新中国成立后,管正斋先后担任云南中医进修学校、云南省"西医学习中医研究班"、云南省中医研究班教师;曾受聘于云南中医学院,担任《黄帝内经》《针灸学》教学;对经络辨证、针刺手法、舌针、耳针、过梁针、子午流注、灵龟八法等均有创新和发展,奠定了管氏针灸学术流派的理论基础。

第四代传人管遵惠、管遵信、管遵和、管遵宽,继承和发展了管氏特殊针法学术流派的理论,创新和发展了管氏特殊针法,完善了流派的学术思想,形成了学术特点鲜明的管氏特殊针法学术流派。

第五代传人管傲然、管薇薇、管钟洁等学术团队,薪火相传,继续学习继承和弘扬其学术思想。

管氏特殊针法学术流派重视人才培养,建立了2个传承工作室,在云南地州市县级创建了6个管氏特殊针法学术流派传承工作室二级工作站,设立了4个示范门诊,组建了有105名学术传承人的学术团队。其中,代表性传承人2名;主要传承人69名;后备传承人23名,初步构建了一支复合型流派传承人才梯队。管氏特殊针法学术流派传承谱系如图13-1。

(二)传承工作

管氏特殊针法学术流派是2012年国家中医药管理局遴选公布的第一批64家全国中医药学术流派传承工作室建设单位;2017年入选云南省第四批省级非物质文化遗产代表性项目名录。2019年流派传承工作室因验收成绩优异,发展潜力大,又确立为流派传承工作室第二轮建设项目。

管氏特殊针法学术流派通过建立二级工作站、开办国家级继续教育培训班扩大流派传承的辐射面。自流派传承工作室建设以来,先后在云南昭通、大理、禄劝、曲靖、临沧、开远、昆明经开区、宁洱县、昆明官渡区以及美国佛罗里达等地建立二级工作站,使管氏特殊针法学术流派得到更广泛的传播,培养了更多的人才;先后举办了4届全国继续教育培训班、4次国家级继续教育项目、6次省级继续教育项目,千余名学员参加了学习。此外,工作室还接受国内和省内进修医师400余名,使管氏特殊针法学术经验得到广泛传播。同时,管氏特殊针法学术流派在海外传播方面亦做了许多工作,除了在美国佛罗里达建立二级工作站之外,管遵惠先后应邀赴美国、加拿大、瑞士等国家讲学,亲授管氏针灸学术流派的理论及临床经验,推广

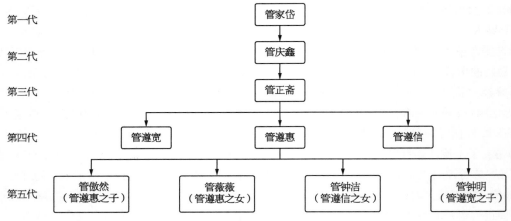

图13-1　管氏特殊针法学术流派传承谱系

管氏特殊针法学术思想,学员遍及多国。

此外,管氏特殊针法学术流派注重采用新技术、新媒体开展流派传承工作。2017年由国家中医药管理局厘定,管氏特殊针法流派传承工作室采用二维码信息技术,运用视频资料,出版了《管氏特殊针法流派临床经验全图解》,为更好地学习和掌握管氏特殊针法提供了便利;2018年5月31日开通了管氏针灸学术流派公众号,借由微信大众平台,及时更新流派新闻、动态,展现名家风采,普及针灸知识,传播管氏针灸学术经验。

2018年,管遵惠整理出版了家传手抄本师承教材《针灸必背医籍选——管氏针灸金匮》,内容为从基础到入门必须掌握和背诵的知识要点以及管氏针灸学术流派的源流,对流派的传承亦大有裨益。2019年,管遵惠于1984年编著的《论经络学说的理论及临床运用》的英文版出版发行,填补了英文版管氏针灸学术流派书籍的空白。

三、流派名家

管正斋

（一）生平简介

管正斋（1901—1980年）,字谨谔,号杏轩,山东高密县人。主任医师,教授,云南省名中医,著名针灸学家。管正斋出身于中医世家,祖父管家岱,父亲管庆鑫,都是擅长针灸医学的中医师。20世纪30年代,管正斋于北平朝阳大学毕业后,考取官费留学日本;1932年回国,曾任北平短期针灸讲习班教师。1933年应承淡安

邀请,管正斋参加"中国针灸学研究社",教授针灸,致力发展和推广针灸学术。从20世纪50年代初起,管正斋先后担任云南中医进修学校、云南省"西医学习中医研究班"、云南省中医研究班教师;1960年受聘于云南中医学院,承担《黄帝内经》及《针灸学》教学,兼任学院的医经教研组顾问;著有

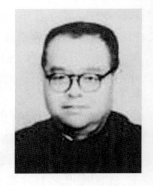

管正斋（1901—1980年）

《杏轩针灸经》《五环子午流注环周图》《针灸配穴成方》等。

管正斋一生致力于中医药事业,其对针灸医术精益求精,学术上有独特的创见,对中国及云南的针灸事业做出了较大的贡献。管氏弟子遍及全国及世界各地,已成为云南中医针灸学术界的中流砥柱,为中医针灸的不断发展做出了自己应有的贡献。

（二）学术观点与针灸特色

管正斋擅长经络辨证,临证时以循经辨证为纲;病候辨证为纬;兼顾奇经辨证及皮部、经筋等有关理论,并与脏腑辨证、八纲辨证等紧密结合。经络辨证的主要特点是:循经辨证,结合十二经脉和奇经八脉的生理功能,是动、所生病候等规律,推究病机,判断病变性质和正邪盛衰的状况。深入分析疾病与经脉、脏腑与人体各个组织器官的相互联系和相互影响的规律;分析其寒、热、虚、实的证候属性,辨别标本,以及经络、脏腑、气血、阴阳的偏盛偏衰,其论文"经络

辨证针灸法述要"和学术专著《管氏针灸经络辨证针灸法》充分论述了经络辨证之精要。

管正斋遵循《黄帝内经》中"虚则补之，实则泻之；寒则留之，热则疾之；陷下则灸之，菀陈则除之；不虚不实以经取之"的理论，注重针灸处方的辨证配穴，制定了针灸临床处方原则：如病在上者取之下，病在下者高取之；病在左者取之右，病在右者取之左；病在胸腹者取四肢；病在局部者取阿是；病属急性实者，宜多刺四肢部孔穴；病属慢性虚寒者，宜多灸背部腧穴；五脏有疾，当取之十二原（穴）。如取穴十法则：一般运用法、对症取穴法、单穴独用法、双穴并用法、链锁并用法、轮换交替法、前后呼应法、表里相配法、四肢相应法、循经取穴法。如针灸常用配穴法：三部配穴法、俞募配穴法、前后配穴法、十二经表里配穴法、阴阳配穴法、接经配穴法、原络配穴法、郄会配穴法、五行俞配穴法、刚柔配穴法（又名夫妻配穴法）、上下配穴法、肢末配穴法、本经配穴法、一经连用或数经互用配穴法。

管正斋重视针刺手法的合理应用，认为针刺当配穴和针刺手法有机结合；倡导配穴取穴刺法三者合用。如合谷复溜穴，可用以发汗，亦可以止汗；天枢穴，治便秘，亦可治泄；同是合谷、三阴交穴，可安胎，亦能堕胎；昆仑穴，灸之可预防流产，针之可以堕胎；至阴穴，灸之可以矫正胎位，针之可以催产。

管正斋恪守《黄帝内经》和《难经》的刺法，汲取了《针灸大成》杨氏手法特点，形成了管氏针刺手法体系；倡导明气之盛衰施补泻，正如《灵枢·官针》篇曰"故用针者，不知年之所加，气之盛衰，虚实之所起，不可以为工也"，《金针赋》曰"须要明于补泻，方可起于倾危"。

管氏下针十法："下针十法"指进、退、捻、留、捣、弹、搓、努、盘、飞，是管氏针刺手法的重要组成部分。它不同于明代高武的"神针八法"；亦有别于杨继洲的"下手八法"。"下针十法"精辟地概括了管氏针刺基本手法，是针刺补泻手法的基础。

管氏乾坤午阴针法：管氏引用宋代邵康节所言"天一地二，天三，地四，天五，此天地之数也。天本为乾，地本为坤"，将单针透刺法、两针傍刺法、三针齐刺法、四针恢刺法、五针扬刺法及多针连刺法六种针刺方法归纳为"乾坤六刺法"，又称乾坤午阴针法。

管氏初级补泻手法包括补法和泻法。补法：患者呼气时进针；入皮后，缓慢分几度捻进；行针时，着力在针尖，插的手法多，提的手法少；捻针时，拇指向前用力重而急，拇指向后用力轻而缓，针感缓和而感应较小；留针时间短或不留针；患者吸气出针，出针时快而轻；出针后揉按针孔。泻法：患者吸气时进针；入皮后，进针疾速，很快地插到所需的深度；行针时，提的手法多，插的手法少；捻针时，拇指向后用力重而急，拇指向前用力轻而缓。留针时间长，在留针过程中加强手法捻转行针，力求感应较重和循经感传，患者呼气出针；出针缓慢并摇大针孔；出针后不按揉针孔。

管氏高级补泻手法："太极纯真补泻法"，即"烧山火""透天凉"；"飞经走气四法"（又称通关接气大段法），青龙摆尾、白虎摇头、苍龟探穴、赤凤迎源；以及"两仪生化六法"：阳中隐阴、阴中隐阳、龙虎交战、子午捣臼、龙虎升降、凤凰展翅等。

管氏特殊补泻手法：婴幼儿针刺补泻手法、拽拉升提和拽拉行气手法、管氏过梁针法。

管氏针刺手法的特点："针刺手法整体观"。其体现在其书《杏轩针灸经》"辨证明，虚实清，别经脉，定输穴，量深浅，审部位，视察赋，合时令，参舌脉，查针具"，强调了针刺手法亦是针灸临床辨证论治的重要组成部分；突出了整体观的临证思路，同时突出了管氏补泻手法的"内核"即独特的捻转手法。管正斋的捻转手法原则上隶属于三衢杨氏学派，但又多有创新，与《针灸大成》捻转手法的一般常法和变法基本相同，但在综合运用时又不尽类同。例如杨氏之烧山火与透天凉，是用捻转、提插、疾徐、九六四种手法；管正斋则应用呼吸、捻转、九六提插、疾徐、迎随、开阖及震刮术等八种手法，各有千秋。如拽拉升提和拽拉行气手法及升阳降阴手法，管氏凤凰理羽和凤凰展翅手法均系管正斋的独创杰作。

管正斋在经络辨证的前提下，因人、因病、因证、因时、因地制宜，采用特殊针刺方法治之，创立了管氏舌针、管氏耳针、管氏过梁针；热针疗法、蜂针疗法等。

舌针疗法是管正斋根据《黄帝内经》舌与脏腑经络关系的理论，结合祖传针法和自己数十年的临床经验，创立的一种特殊针法。1936年，管正斋在"中国针灸学研究社"创办的《针灸杂志》上，首次发表了"舌针刺法"的学术论文，创立了舌针疗法；1958年，在上海《新中医药》杂志上发表了《舌针的临床应用》，介绍了舌针的学术经验；1961年，在云南中医学院举办的"西医学习中医研究班"的针灸讲义上介绍了"管氏舌针疗法"，奠定了现代舌针疗法的理论基础。管正斋虽然最早提出舌针疗法，然将之推行于世，则是其哲嗣管遵信、管遵惠二位医师。管正斋的学术继承人、嫡系传人管遵惠继承和发展了舌针理论，通过针灸临床的实践与推广，形成了比较完整的管氏舌针学术体系。

管氏过梁针：过梁针源于古代"长针""大针"。管正斋遵循《灵枢·九针十二原》篇中"长针锋利身薄，可以取远痹；大针者，尖如挺，其锋微员，以泻机关之水也"；《灵枢·九针论》中"长针，取法于綦针，长七寸，主取深邪远痹者也"；《灵枢·官针》篇中"病水肿不能通关节者，取以大针"等古典疗法，创立了过梁针。其一般均采用长针、粗针，实属"长针""大针"的临床运用之发展。管正斋在刺法上汲取了《黄帝内经》"短刺"法中的深针、"输刺"法的取穴精而深刺，以及《黄帝内经》"经刺"法的直刺病变不通的结聚部位等针法特点，结合家传针刺方法，形成了独具特色的管氏过梁针法；其特点为深、透、动、应。管氏过梁针特定奇穴有24个。

管正斋创立管氏经验38穴：其中头面部7穴，颈项部7穴，上肢部6穴，躯干部5穴，后背部3穴，下肢部10穴。

管氏集合穴：集即集中，合即联合，故"集合"是指集中联合使用之意。"集合穴"是指对某些病证或特定部位的疾病有联合作用的腧穴。管氏集合穴中，有双穴集合，如攒眉穴；有特殊疗效的几个穴位的组合，有三穴集合，如飞翅三穴；有六穴集合，如阴阳六合穴；有九穴集合，如脊椎九宫穴等。其中六穴集合穴，共有十组，因与天干相应，又称"天干集合穴"。

管正斋对子午流注、灵龟八法等古典时间医学深入研究，创制的五环子午流注环周图，填充了徐氏子午流注纳甲法中的闭穴；制作了"灵龟八法六十甲子逐日对时开穴表"，使深奥难学的古典择时针灸理论，转化为简捷便利的现代针灸疗法，丰富了中医时间医学的理论，完善了灵龟八法、飞腾八法、子午流注等时间治疗学的治疗方法。

管正斋创制的五环子午流注环周图增加了"同宗交错"（又名"刚柔相济"）开穴法。近代子午流注针法，基本上按照明代徐凤《针灸大全》中"子午流注逐日按时定穴诀"开穴施治的。按徐氏开穴法，在10日120个时辰中，只有60个时辰有穴可开，管正斋根据"刚柔相济"理论，加进同宗交错开穴法，36个"夫妻穴"可以相互通用，增加了36个时辰的开穴，但

仍有24个时辰属"闭穴"，无穴可开。为此，管氏五环子午流注环周图特加绘"母子填充"一环，采用纳子法的"母子穴"来填充闭穴，使子午流注环周图逐日逐时均有穴可开，既丰富了子午流注理论，又拓宽了子午流注针法的临床运用范围。

现存原创的子午流注环周图只有两幅。一幅是1958年四川人民出版社出版的《子午流注说难》一书中，吴棹仙绘制的四环子午流注环周图；另一幅就是1943年由上海大中华书局出版的管正斋绘制的《子午流注诊释》，1961年6月16日云南中医学院重印管氏五环子午流注环周图。

管正斋创制了《子午流注逐日对时开穴和互用取穴表》，首创了子午流注表解法。传统的子午流注开穴法，需要计算年干支、月干支、日干支、时干支。管氏表解开穴表汲取了金代阎明广《流注经络井荥图》的部分理论和开穴方法，填补了徐氏开穴法中癸日9个时辰的"闭穴"，使子午流注开穴方法渐趋完善。管氏子午流注开穴法较能反映出经络气血"内外相贯，如环无端"以及十二经脉气流注特点，是目前子午流注针法最为完备的开穴方法，丰富和发展了子午流注理论。

管正斋灵龟八法的学术特点主要有：管正斋及其传人设计了《年干支查对表》《月干支查对表》《日干支查对表》《时干支查对表》《灵龟八法六十甲子逐时开穴表》《飞腾八法开穴表》及《子午流注逐日对时开穴和互用取穴表》等，使繁复的灵龟八法开穴程序简化为简单易学的开穴方法。

（三）临证医案

1 癔症性失语

杨某，女，19岁。

初诊： 1964年10月18日。

[症状] 声音嘶哑、发音困难，夜间完全不能发音。

[辨证] 暴喑。

[针灸处方] 管氏经验穴——音亮穴（患者正坐仰首，在任脉廉泉穴与天突穴的中点；甲状软骨下缘与环状软骨弓上缘之间的微凹处）。

[治法] 在语言暗示下，用28号1.5寸毫针针刺音亮穴，垂直进针后，针尖略向上缓慢送针，进针1寸左右，此时患者不自主咳嗽，提针约三分，待其咳嗽稍停，进入五分并捻转，患者猛咳，面色胀红，声泪俱下，随即出针。

［疗效］出针后,发音基本正常,声略低,一针而愈。

2 中枢性呃逆

罗某,男,64岁。

初诊:1982年8月12日。

［症状］呃逆,呈持续性发作,言语困难,左侧肢体活动不灵。舌暗淡夹瘀,苔薄黄,脉弦。

［辨证］中风——中经络(风痰瘀阻)。

［治则］祛风化痰,活血通络。

［针灸处方］管氏经验穴——攒眉穴(眉毛之内侧端,眶上切迹处,为穴位之内起点,眉中间眶上裂为穴位之中心,双针平刺眉头与眉中这个部位统称攒眉穴)。

［治法］选用28号或30号1.5寸毫针,从攒竹穴进针,针尖到达眉中眶上裂,左手拇指按压针尖,使针身紧贴眼眶,右手持针捻转36次,为一度手法;再从阳白穴进一针,使针尖向下刺到眉中眶上裂,与第一针针尖相会,左手拇指按压针尖,使针尖紧贴眶上裂,右手持针捻转36次,留针20分钟,其间二针再各行一度手法,即可出针。经一度行针后,患者呃逆渐平,电针20分钟。

［疗效］治疗完毕,呃逆全止。随访半年,未再出现呃逆。

3 冈内侧肌、斜方肌痉挛

李某,男,36岁。

初诊:1977年1月12日。

［症状］右肩胛骨及肩关节酸痛、乏力,活动时关节弹响,颈项、肩臂及右肩胛部活动受限。舌淡红夹瘀,苔白,脉紧。

［辨证］肩背伤筋(气滞血瘀)。

［治则］行气活血,舒调筋经。

［针灸处方］管氏经验穴——飞翅三穴:上飞翅(在肩胛冈内端上边缘,平第二胸椎棘突,距背正中线3.2寸)、下飞翅(左肩胛冈内侧缘,平肩胛骨下角,第七胸椎棘突下旁开4寸)、翅根(在肩胛冈内侧边缘,平第四、第五胸椎棘突之间,距离背正中线3寸)。

［治法］患者伏案正坐,两手抱肘,横平放案上。先针上飞翅,用28号3寸针,左手拇指、示指将上飞翅部位的皮肤捏起,右手持针从捏起的上端刺入,针柄与脊柱平行,缓慢由皮下由上向下透刺,进针时需随时探查针尖位置,勿使针尖偏向胸腔方向针刺过深。再针下飞翅,用28号3寸针由下向上沿皮透刺,使之

与上飞翅穴针尖相对。最后针翅根,左手指按穴位,右手持针着穴上,向外横刺1～1.2寸,针达肩胛骨下。进针到达应针深度后,嘱患者缓慢做深呼吸,患者吸气时,拇指向后单向捻转,当针捻不动时,紧捏针柄,有节律地摇摆针尾;患者呼气时,拇指向前单向捻转,当针捻不动时,紧捏针柄,有节律地摇摆针尾。取飞翅三穴,进针后一度手法,电针20分钟。

［疗效］患者病痛全消。随访1个月,患者2年痼疾,针刺一次而愈。

4 外伤性截瘫

刘某,男,20岁。

初诊:1991年5月18日。

［症状］高空坠落后双下肢瘫痪,大小便失禁。舌淡夹瘀,苔薄黄,脉细涩。

［辨证］体惰(痿躄)(瘀血阻络)。

［治则］活血化瘀,疏经通络。

［针灸处方］管氏经验穴——治瘫六穴:起步(俯卧,第三腰椎棘突下,旁开3.5寸,左右各1穴)、下灵(俯卧,骶管裂孔水平线,旁开4.5寸为内下灵,再外开3.5寸为外下灵,左右各2穴,合称下灵穴)、中验(腓骨小头后斜下1寸)、阳萎(阳萎1:仰卧或侧卧,股骨外上髁上方,髌骨上缘水平上1.5寸,股二头肌腱与股外侧肌之间凹陷处)、平顶(外膝眼下3寸,胫骨前嵴外2寸)、肾根(足底后三分之一,足跟正中前缘)。

［治法］起步穴略斜向椎体,进针3～3.5寸;下灵穴用傍针刺,进针4～5寸;中验穴向阴陵泉透刺;阳萎1、平顶穴均用过梁针刺法,肾根直刺或斜向前透刺1.5～2寸。治瘫六穴交替取穴,隔日1次,15次为1个疗程。

［疗效］1个疗程后,左下肢肌力增至2级,右下肢肌力2～3级,间歇性尿失禁。2个疗程后,患者大小便已可控制,下肢针刺时挛缩症状明显减轻,可在人搀扶下站立。治疗4个疗程后,可拄双拐慢行。1年后随访,可扶杖慢行,二便正常。

5 癔症性瘫痪

余某,女,12岁。

初诊:1995年2月22日。

［症状］双下肢麻木,不能自主活动。既往诊断为腹型癫痫。舌淡红,苔薄白,脉细。

［辨证］痿证(气血亏虚)。

［治则］补益气血。

［针灸处方］单针透刺法。

［治法］先取右平顶穴（外膝眼下3寸，胫骨前嵴外2寸），过梁针透刺法，进针后行一度"凤凰理羽"手法，患儿可自行抬腿50°，再取左平顶穴单针透刺，嘱患儿带针站立。

［疗效］取针后患儿即可慢步行走，针灸调治12次后，患儿双下肢活动自如，饮食基本恢复正常。随访1年，患儿无恙，已复学。

6 原发性三叉神经痛

张某，男，58岁。

初诊：1993年12月16日。

［症状］右下颌部阵发性隐痛，洗脸时擦洗面部引起疼痛，呈阵发性放电样剧痛。舌暗淡夹青，苔白，脉浮紧。

［辨证］面痛（齿槽风）（风寒袭络）。

［治则］祛风散寒，舒筋止痛。

［针灸处方］三针齐刺法。

［治法］取下关、太阳、颊车穴齐刺法，配取止痛穴（位于翳风穴与天容穴连线之中点，约在翳风穴下1.5寸）、牙痛穴（掌心第三、第四掌骨间，距掌指横纹后约1寸），电针连续波，频率80次/分。留针30分钟。

［疗效］针刺后疼痛发作次数明显减少。治疗25次后，面痛消失。随访3年，疼痛未复发。

7 屈指拇肌腱鞘炎

蔡某，女，42岁。

初诊：1985年3月15日。

［症状］右拇指关节疼痛、不能自主屈伸，被动上翘时有弹响，疼痛向桡腕部放射。舌暗红有瘀斑，苔薄白，脉细涩。

［辨证］筋痹（气滞血瘀）。

［治则］行气活血，疏经通络。

［针灸处方］四针恢刺法。

［治法］取主穴：地神、虎口、大骨空、后骨空四针恢刺。配穴：凤眼（屈指，手拇指关节横纹桡侧缘，指骨关节横纹头赤白肉际处），明眼（屈指，手拇指关节横纹头尺侧端）、阳溪、太渊。

［疗效］治疗2次后，疼痛明显减轻。5次后拇指活动基本自如。共治疗8次，症状完全消失。随访1年，疗效巩固。

8 右腕关节腱鞘囊肿

艾某，女，36岁。

初诊：1984年7月12日。

［症状］右腕关节酸痛，伴腕关节指总伸肌腱尺侧囊肿，大小约2 cm×2.5 cm，外形光滑，质软，触之有饱胀感，感右臂乏力。

［辨证］右腕关节腱鞘囊肿。

［针灸处方］五针扬刺法。

［治法］按五针扬刺法，在囊肿周围基底部平刺4针，囊肿中间直刺1针至囊底，针后囊肿上垫纱布加压按揉5分钟，温和灸10分钟。

［疗效］针治2次后囊肿明显缩小，10次后囊肿完全消失。随访2年，无复发。

9 股外侧皮神经炎

付某，女，35岁。

初诊：1983年6月10日。

［症状］右股外侧麻木，皮肤疼痛伴有蚁行感，站立或行走后加重。舌暗红、有瘀斑，脉细涩。

［辨证］皮痹（瘀血痹阻）。

［治则］养血柔肝，活血化瘀。

［针灸处方］多针连刺法。

［治法］沿股外侧疼痛麻木区，采用多针浮刺法，循经配穴，其间配合维生素B_1、维生素B_{12}、当归注射液等穴位注射。

［疗效］治疗54次后，右下肢麻木疼痛症状消失。随访1年，疗效巩固。

10 精神分裂症（偏执型）

史某，女，29岁。

初诊：1961年3月7日。

［症状］精神受刺激后出现敏感多疑，夜不能寐，口中喃喃自语，无故哭啼，妄想，疑虑恐惧。

［辨证］精神分裂症（偏执型）。

［针灸处方］过梁针法。

［治法］采用奇穴，第1次取双侧穴阳委1、天灵，轻泻法，针后患者表现软弱无力、头部微汗。3日后第2次治疗，患者睡眠好转，沉默少言。取双侧中平、右侧天灵，轻泻法。3日后第3次治疗，能接受指导，可配合合作，仍怀疑他人想害她。针刺平顶、阳委2，轻泻法。后病情逐渐好转，间隔2~3日过梁针治1次，每次取1~2个奇穴，平补平泻法。

［疗效］治疗20次后，迫害妄想症状消失，精神状态基本正常。针灸配合中西药物巩固治疗3个月，言语、举止、神情恢复正常，可从事一般家务劳动。1年后随访，已回单位工作。

第二节　张氏三颗针流派

一、流派溯源

张氏三颗针流派创始人为张沛霖，其学术思想秉承于20世纪上叶上海著名中医"三颗针"张德运（张沛霖之父）。张沛霖出身于中医世家，一家世代行医，明末清初，其先祖居住在今安徽省靠近合肥的地区，随师在当地弃儒行医。张沛霖先祖针药并用，以针为主，以医"行道"，救治广大灾民，受到了一方灾民的爱戴，成为当地较有名气的医家。随着时代变迁，张沛霖先祖辗转到了浙江一带，其曾祖父以医行善，常年行医于浙江与上海两地，晚年定居于上海。张沛霖祖父年幼时就随父亲来上海行医，擅长以针灸治疗内、妇、儿科疾病，尤其在瘟疫流行时期，更是夜以继日，送诊给药，从而获得广大患者的信赖。张沛霖父亲张德运用针讲究三辨，且用针不多，被称为"三颗针"，成为当时的一代名医。张德运临床上擅于用针药治疗急重症，尤擅长针刺与外用药并用治疗中风、瘟疫；擅长应用各种特殊针刺疗法如蛭针法，宋代陈自明《外科精要》中载有将活水蛭吸吮败血、脓毒的治病方法，命名为"蛭针法"。据张沛霖回忆，在年幼时，家中为治中风而养着大量的被父辈称为"蛭针"的水蛭。在20世纪40年代，每天到张沛霖家就诊的患者络绎不绝，早上三四点就诊的患者就已排成长队。张沛霖的父亲张德运是一个热心中医事业的人，在国民党宣布废除中医时，张德运一行十人被委托代表上海中医界去南京请愿表示反对，表示拒绝和国民党政府协商，并对新闻界发表消灭中医是对我国传统医学文化否定的观点，引发了报界的评述和老百姓的支持。新中国成立后，其父于1956年进入上海市华东医院工作，经常出入于京沪，担任领导的保健工作。

张沛霖自幼受到家庭的熏陶，随祖父、父亲学习，后师从中医名家章次公、朱小南，在随师出诊期间，旁听父辈医家纵论医学典籍、理论、临床经验的交流与探讨，并学习内科、妇科的辨证论治。同时，他利用一切可以利用的时间读书，熟读古代哲学经典及中医典籍，不拘词句，融会贯通，理论联系实际，勤于求教，为以后的行医生涯打下了坚实的理论和实践基础。

二、流派传承

（一）传承谱系

云南张氏三颗针流派创始人张沛霖，为国家级名中医，全国第一批、第三批、第四批、第五批老中医药专家学术经验继承指导老师。其学术经验继承人韩励兵、何梅光、段晓荣、吕云华、张建梅、施静、尹剑文、王花蕾、方永江、郑琳琳等为第二代传人；冯斯峰、刘梅芳、张懿、周以皓、管浩、鲁玉凤、张金丽等为第三代传承人。

流派的传承方式主要有家族传承、师承授受和学校教育等。张氏三颗针流派传承谱系如图13-2。

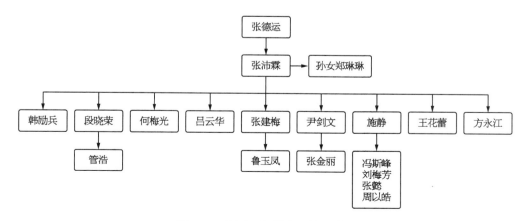

图13-2　张氏三颗针流派传承谱系

（二）传承工作

张氏三颗针流派以"遵古纳新，博览推陈，恪守内经，继承创新"为主导，遵循"观其脉证，知犯何逆，随证治之"的宗旨，体现传统针灸"脉因证治"的特点，主张辨病、辨经脉、辨补泻，注重穴位的特异性，取穴少而精，针刺手法简捷。主要研究与传承如下。

1. 对脑病的研究

中风病有着极高的发病率、患病率、死亡率、致残率和复发率。脑卒中致残后严重影响患者的日常生活，增加社会和家庭的负担。施静在继承张沛霖学术思想的基础上，勇于创新，在针对中风后肢体瘫痪方面，独创了"升阳通督针法"，并进行了临床基础等综合研究。进行了多中心、大样本的"升阳通督针法对中风躯干肌群及总体疗效的相关性临床研究"，从临床上验证了升阳通督针法可有效促进脑梗死患者躯干肌肌群功能的恢复；同时，针对脑梗死骨骼肌的肌力，从分子生物学角度，进行了"针刺调节脑梗死大鼠骨骼肌α-actin的分子机制研究"，在基础研究方面，验证了针刺可有效促进中风瘫痪后骨骼肌蛋白的恢复，改善大鼠骨骼肌能量代谢，提高脑梗死大鼠神经功能，从而改善骨骼肌肌力；再从fMRI角度，进行"升阳通督针法对肢体功能障碍中风患者静息脑功能成像影响的研究"，研究表明，针刺能引起大脑屏状核、额上回、顶下小叶以及中央前回ReHo的变化，证实督脉和膀胱经是改善脑梗死运动系统的核心经络；对中风后吞咽障碍以及相关的并发症也做了深入的研究，主持国家自然科学基金2项，主持国家中医药管理局中医临床诊疗指南项目"中风后吞咽困难中医临床诊疗指南"及"动眼神经麻痹中医临床诊疗指南"，并发布指南。脑病的研究成果，在云南省90多家地州县市级医院推广，发布的指南将在全国推广。同时，施静开展了学习班进行适宜技术的推广应用，将张沛霖的学术思想发扬光大，扩大了本流派的影响力。

2. 对心血管疾病的研究

施静在继承张沛霖学术思想的基础上，带领团队对心血管疾病也开展了相关的研究；开展针刺对高血压1期、慢性稳定性心绞痛的组方研究；开展高血压1期、慢性稳定性心绞痛的腧穴特异性及其影响的关键因素的研究；针刺对高血压患者的炎性物质的影响，确定针刺对高血压血管内皮功能的影响，确立

针刺治疗高血压及心绞痛的处方配穴。同时，施静开展了心绞痛穴位敏化的相关研究，并有相关的论文发表，培养了硕士研究生10多名。该方向还在进一步的深入研究中。

3. 对心身疾病的研究

流派团队，在心身疾病的研究方面，也在不断的探索中。施静开展了中风后焦虑状态等心身疾病诊疗方案及临床路径的研究，提高了临床疗效；同时，开展了相关的基础研究以及"调心""调神"针法等新技术，并在全省推广。

三、流派名家

张沛霖

（一）生平简介

云南张氏三颗针流派创始人张沛霖，男，出生于1927年。云南省昆明市延安医院主任医师，全国第一批、第三批、第四批、第五批名老中医专家学术经验继承指导老师，国家级名中医，云南省名誉名中医。张沛霖出身于中医针灸世家，其父张德运是20世纪上叶上海有名的"三颗针"。张

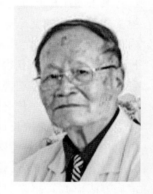

张沛霖（出生于1927年）

沛霖自幼随其父学习中医针灸理论；1942年至1947年进入上海新中国医学院学习，其间还师从名医章次公学习中医内科及辨证论治；师从名医朱小南学习中医妇科，为以后的行医生涯打下了坚实地理论基础。1945年（尚在大学学习期间），张沛霖始随父行医，大学毕业后在父亲张德运诊所执业中医内科及针灸；1954年进入上海市华东医院工作，其间到上海中科院生理研究所进修学习，系统学习了西医学的相关知识；同期在上海市华东医院与外科合作开展针灸治疗急性阑尾炎的针灸抗炎研究工作；1965年至1970年调上海市第一结核病医院针麻基地工作，进行针灸临床工作及针麻（穴位特异性研究）研究工作；1970年随着医院整体迁往云南，在昆明市延安医院工作，任针灸科主任至退休；并历任中国针灸学会理事，云南针灸学会副会长及《云南中医中药杂志》副

主编等职。张沛霖行医七十余载，博览群书，精攻典籍，以弘扬针灸医学，造福一方民众为己任，学术上尊古纳新，颇有创新。张沛霖在针灸临床及科研方面有较高的造诣；临床上以针灸治疗帕金森氏病、眩晕、面瘫、面疼、中风等神经系统疾病及内科杂病见长；重视气机理论与针灸临床的结合；重视四诊合参，尤其重视脉诊在疾病诊断、辨证、针刺即刻效应及总体疗效判定中的应用；注重选穴和针刺手法及量效在临床中的应用。

张沛霖一生兢兢业业、勤勤恳恳，从医七十余载，于2017年获得国家名中医称号。他学以致用，博览群书，精读经典，勤奋治学，将悬壶济世，大医精诚作为座右铭，不忘患者疾苦，90岁高龄仍坚持天天出诊，勇于探索创新，点点滴滴铸就了"国家名中医"之大医典范，为中医针灸的发扬光大做出了很大的贡献。

（二）学术观点与针灸特色

1. 辨病辨证，中西并重

张沛霖尊崇前辈孙思邈的"兼收博览、推陈出新、恪守《黄帝内经》"的精神。在他的学术思想中渗透了中西医结合、辨病与辨证相结合的中医现代化思路；强调先辨病再辨证，注重整体与局部相结合、功能与结构相结合，充分发挥中医学辨证施治体系的诊疗思路。在临床工作中，张沛霖利用现代科学技术的检查结果丰富望、闻、问、切，以探测人体深层次的病理变化，并纳入辨证施治中。以瘀血证为例，血液流变学检查确认的高黏血症，无论其有无瘀血症状，当属瘀血证；如果低黏血症出现刺痛等临床表现，多因周围血管代偿性痉挛收缩，造成循环及微循环障碍，同样属于瘀血证。以中风病为例，通过MRI等检查确定为脑梗死的患者，急性期的诊疗就不能只停留在阴阳偏盛、风火痰虚、气血逆乱的整体水平，而是要考虑到局部损伤所形成的血瘀，是其发病与病情演变的主导环节。因此，对急性期的治疗，除沿用息风开窍、豁痰清泄、通腑固脱等治法外，需要特别注重活血化瘀的应用。张沛霖辨病与辨证相结合的思想精髓体现在：辨病客观指征强，有利于拓展中医的辨证；先辨病后辨证，有利于西为中用，发挥西医优势，补中医之不足；两者结合有利于临床医疗、科研与学术交流。

2. 观其脉证，随证治之

张沛霖以脉为证，以脉为治，以脉为效为其临证的宗旨；同时注重气机的升降变化对脉象的影响，以诊脉辨识疾病的证型；并探寻气机的升降出入；以针刺调控气机的变化，以达脉气的平和顺逆。在诊疗过程中，他始终贯穿一诊脉象以识证型、立治法、施补泻；二诊脉象以调补泻；三诊脉象以判疗效及转归。

张沛霖诊脉以三部九候合参，根据病情诊察寸口脉、合谷脉、耳前脉、人迎脉、趺阳脉及太溪脉等。诊脉原则：① 脉气强弱对比：强调上下、左右的对比。临证时先切诊左右脉搏，通过脉气不正常的一侧来进行定性诊断。② 脉象长短对比：观察寸、关、尺三部脉的长短比例。注意寸、关、尺脉是否在其位。正常的关脉位于桡骨茎突处，从关至鱼际为寸脉，从关至尺泽为尺脉。脉的位置如有上下移位，则提示病性的虚实不同。③ 脉率对比：注意脉的动力，脉的流动及脉的节律。④ 脉象大小对比：尤其注重耳前脉（即曲鬓脉）与寸口脉的大小比例，张沛霖认为正常的耳前脉与寸口脉的比例为1∶1.5；耳前脉的变化与头部血流量有关，若寸口脉大而耳前脉小，甚至摸不到，说明头部的血流量减小，治疗应增加脑的血流量；如耳前脉大于寸口脉，属血管有痉挛，治疗应解除血管痉挛，减轻脑部的压力。⑤ 针刺前后的脉气对比：以观察气机升降及血流改变的即时效应，如寸口脉变滑的程度增加，则说明脑的血流量也增加。

张沛霖将浮、沉、迟、数、滑、涩称为总脉。其中浮、沉是指脉的形态，用来定性；迟、速指脉的速率，即脉的快慢，滑、涩指脉的流利度，用来定量。张沛霖通过脉诊定性、定量以后，结合四诊，特别是经穴触诊，辨别病变所属经脉，即定位。首先定发病是在阴经还是阳经，再辨是动病还是所生病，确定是经气病还是经脉病，然后再以这6种主要脉象辨其虚实。张沛霖认为脉象浮、数，为其病在表，属阳属实，治当循经清阳泻热，以太阳、少阳经穴为主；脉象细弱或濡，若症状不减，为病不仅在表在阳，且分已有损伤，治疗应阴阳经兼顾。张沛霖主张疾病初期不要急于用阳明经的穴位，而应多开拓太阳、少阳经穴，等待表证之脉象转洪脉后方可从阳明经治。若出现表证寒化则用太阳经穴，表证热化则用阳明经穴，若表证尚未热化，在疾病初期宜慎用阳明经穴。如脉象按之如循嫩竹之梢，应手而弦，此为阴不足，致阳气偏亢；脉显躁越，治当补其元阴之气，常取太溪、肾俞、关元等穴；若出现结脉、代脉，则元阳之气已衰，五脏六腑之气随之而衰竭，此时当急灸关元、气海、命门、足三里等穴温固元阳，以防暴脱。

张沛霖临证时还特别注重"证随脉变，治随证转"，以脉气变化为主要依据，结合四诊及经穴按诊方法，在辨证、辨病位、辨经脉的基础上，确立针灸治疗方案，并施补泻手法；然后再次诊脉，通过施针治疗后的脉气变化来推测是否达到针刺的补泻目的。如施治后脉气变化不理想，尚没有达到补泻目的，则需要再次施行针刺治疗，最后诊脉判断针刺的疗效。张沛霖认为补泻可同时互用，如正虚邪实之证，先远道针刺补法后，从脉气来判断，若患者具备虚补实泻的条件后再行针刺泻法，可达补虚而不滞邪，祛邪而不伤正的目的。

3. 精取腧穴，贵在调气

张沛霖认为腧穴具有特异的治疗作用，在临证时应用其特异性进行气机的调治，可达事倍功半之奇效。张沛霖数十年的行医经验，总结部分穴位的特异性治疗作用。如少阳经的中渚，对耳部疾病的疗效不及第3、第4掌骨中点处，但其对颈部疾病的疗效较好；耳周第2侧线的穴位能有效增加耳部供血，如率谷、天冲、浮白等穴；第2、第3掌骨之间的食谷穴（指蹼后1寸）治疗头面部疾病；完骨、翳风、合谷等穴治疗头面部疾病；大杼疏解项背部肌肉紧张；百会降压；肩井、肩中俞升压；曲池穴既可降压，也可升压，关键在于手法的应用及配穴；针对针灸治疗不敏感的，可用井穴开窍醒神，作为治疗的转折点；井穴还可以用于治疗癔症性晕厥；臂臑可治疗颈椎病、脑供血不足而引起的头昏、头痛等症状。腰椎间盘突出症，疼痛位置靠近脊柱用委中、飞扬，疼痛位置靠外侧则用委阳，如果出现下肢麻木、肢体萎软无力则用悬钟。

张沛霖认为针刺的关键在于调气，气调而止，"阴平阳秘"。张沛霖尤善应用腧穴的特异性来调气。如头部的疾病，张沛霖认为多与脑部的血流量有关，气是推动血液运行的动力，其表现形式为气机升降，故通过针刺调气机升降，即可调脑部的供血，故常选用百会、完骨、翳风、头维、颔厌等穴调头部的气机。如气虚盛者，常首选气海、建里来益气补气，再针相应的穴位。如以外邪为主者，多先用外关、阳池等穴先疏泄邪气，再针相应的穴位，以利于祛邪扶正。张沛霖认为针刺的关键之一是刺穴要准，主针到位，气调而止，即"一针中穴，其病若失"。正如《灵枢·终始》云："凡刺之道，气调而止，补阴泻阳，音气益彰，耳目聪明，反此者血气不行。"

张沛霖的调气，还表现在重视针刺的虚实补泻。临证时先根据脉象定位、定性、定量，再据十二经经气的虚实差异确定补泻的量。张沛霖遵循《素问·调经论》"气有余，则泻其经隧，无伤其经，无出其血，无泄其气。不足，则补其经隧，无出其气"，《灵枢·阴阳二十五人》"气有余于上者，导而下之（用泻法导引经气下行），气不足于上者，推而休之（就是随而济之，用补法推动经气）……因而迎之（气机不顺、气滞，必用迎而夺之，导之），必明于经隧，乃能持之，寒与热争者，导而行之，其宛陈血不结者，则而（调）之"的原则调节人体上下的经气。张沛霖也称导气，上气有余，可以理解为上实下虚，以迎随补泻手法，泻上补下；也可取下部的穴位，举其气以补上；如阳气偏于上时，张沛霖常用下部的腧穴，导上盛的阳气与下行的阴气相调和，如泻足厥阴肝经太冲穴可泻上逆之肝火；下气不足，取上部的穴位，留针以待气至，形成一个上下平衡的状态。对于寒热与瘀血纠葛并存时，仍以气机顺逆为主导，并将经脉的走行融合于补虚泻实之中。在治疗虚寒性病证时，将针浅刺从天部先取卫阳之气，导引使至人部、地部直至针下谷气至；治疗实热病证时，将针刺入地部，取营阴之气，导引使之上达天部。张沛霖行针时提倡以提插手法为主，认为得气的关键是医者针下得气。

4. 四诊合参，重在归经

张沛霖认为中医辨证，首位为脉证，其次为定位归经。张沛霖在脉证方面，遵循《灵枢·九针十二原》"凡将用针，必先诊脉，视气之剧易，乃可以治也"，认为脉证由病变部位的症状决定，可据其推断出与相关脏腑、经络、气血、筋骨的关系，明确疾病的性质，当为首辨；在经络辨证定位归经时，认为经脉内属于脏腑，外络于肢节，经络辨证可充分表达疾病的上下相通、内外相应、表里相合、交叉交会的复杂的病理现象，故首辨阴阳，再辨病变部位归经，三辨营卫气血。

经络辨证时，重视阴阳与经脉的关系，同时，合理的应用阴阳与针刺方法，如《灵枢·寿夭刚柔》曰"病在阳之阴者，刺阴之经，病在阴之阳者，刺络脉"；再辨病变部位归经时，则将中医的四诊合参。比如望诊，张沛霖注重：① 尺骨小头的望诊：该处为手少阳、太阳经循行所过的部位，尺骨小头凸出，排除身体瘦小等生理因素外，还要考虑头颈部疾病。② 足内外踝的望诊：足内外踝处如有非外伤性肿胀，显示多为腰部疾病，如出现局部有异常凹陷，则提示神经血管或有损伤。③ 足大趾的望诊：正常状态下足大趾自然向外伸直略翘，如出现大趾背伸考虑厥阴病，下垂无力考虑太阴病。比如切诊，包括切脉和经络穴位触诊。张沛霖临诊常结合穴位切诊。张沛霖认为穴位切诊，属于经络阳性体征的收集，具体方法是用按压切循的方法，在穴位及穴位周围查找有无压痛、皮下结节，皮下组织有无隆起、凹陷、松弛，肌肉是否紧张，皮肤温度有无异常，借以判断经络和脏腑病变的部位和性质。张沛霖认为穴位的饱满与否，医生手下是能体会出的，穴位空虚，多提示本经经气不足或有瘀阻。其临床非常重视颞侧的少阳经循行处的切诊，该处是阳明、少阳、太阳经交会的部位，头维、悬颅、悬厘、曲鬓、率谷、角孙、天冲、通天、络却等重要穴位分布在此。如帕金森病的患者，头维穴肿，压之有波动感；长期偏头痛和重症面瘫的患者，悬颅穴一线也有肿胀、压痛；部分中风和脊髓病患者的率谷、天冲穴会感觉空虚。如耳鸣、耳聋，乳突后下部肌张力有改变，有萎缩、松弛，他认为耳鸣、耳聋病位的体表投影多在乳突部、颞部及侧头部，与手足少阳经关系密切。

5. 注重治脑，神明邪除

张沛霖认为，疾病的发生正如《灵枢·邪气脏腑病形》"十二经脉，三百六十五络，其血气皆上于面而走空窍"中所述，是由于脑这一元神之府不能支配五脏六腑、四肢百骸、五官九窍所致，脑组织的血液运行正常，方可阻止疾病的产生。其认为改善椎-基底动脉供血即为关键。面疭、面痛、耳鸣、重症面瘫等疾病也与此原因有关。在改善脑供血的治疗时，张沛霖注重脉诊与辨证的统一性，即脉与证的相符及证与治的统一，在临证中，皆对比耳前脉与寸口脉的大小；同时针刺前后对比脉诊是否有改变，验证气机升降及血流改变的即使效应。如寸口脉变滑的程度增加，说明脑的血流量也增加。

张沛霖治疗脑病善用的穴位有：风池、天柱、通天、百会、络却、肩中俞，大杼及督脉在颈项部的穴位。他认为这些穴位对改善脑循环血量有特异性的作用。如血的动力不足，脉象表现为涩脉，脉不流畅，多取多气多血的手阳明经的穴位，如臂臑、曲池、手三里。督脉的穴位有扶阳的作用，可督导足太阳经的有余或不足，且足太阳及督脉都入络脑，能有效改善脑血流量。张沛霖运用十二经气机升降的理论，手三阳经的经气从手走头，取曲池、手三里，用迎随补泻法亦可起到改善脑部血流量的作用。总之，张沛霖特别注重运用改

变血流动力学的原理取穴，并运用不同的操作手法，来达到气机升降调畅，而治疗疾病的目的。

6. 主张用现代科学技术开拓研究中医设备

张沛霖认为中医需要现代的诊疗设备，发挥光、电、热、磁的效应来充实中医领域。如激光照射可产生热效应、电磁场效应、光化学效应，有抗炎、消肿、止痛、提高免疫等作用，在多种疾病的治疗中，按病情选用刺入式激光辅助治疗，激光直接刺入体内照射穴位，具有针灸和理疗作用，能疏通经络，改善微循环，增加血氧含量，改善机体功能，从而提高临床疗效。张沛霖在临床上利用激光，配合针灸治疗和科研，取得了较好的效果，撰写了《辨病辨证结合刺入式激光治疗椎间盘突出118例》和《针刺结合刺入激光治疗帕金森病及尿多巴胺分析》等学术论文。

张沛霖在长期的临床工作中，非常关注经穴诊断和经穴诊断仪器的研究。基于早年的研究工作，及对物理知识的爱好，张沛霖查阅了大量的经穴研究资料，选定了"经穴测温法"作为研究的方向。测温探头如何保持对人体测试温度的稳定性，尤其是应用于经穴测温更存在着种种问题，经过比较几种经穴测温检查方法，张沛霖发现应用红外测温计算机程控方法，能够解决所测温度的稳定问题。为了尽量接近传统中医辨证辨经脉的实际，张沛霖与昆明物理研究所合作，研制了红外经穴温差诊断仪，并应用红外经穴温差诊断仪做了大量的临床研究工作，特别是对五输穴的研究，先后发表了《经穴红外线应用计算机》《经穴红外线的红外分布规律与经穴基准温度的探讨》《应用红外技术对井穴心下满在冠心病49的观察》《经穴红外诊断仪的应用方法》和《研制经穴红外诊断仪与针灸临床396例观察》等学术论文，提高了临床和科研水平。

（三）临证医案

1 脊髓损伤

陶某，女，52岁。

初诊： 2019年7月8日。

[症状] 主诉：四肢活动不利2年余。现症见：四肢活动不利，不能行走，大小便失禁，无构音、吞咽障碍，无恶心、呕吐、双下肢踩棉花感等症，纳可，眠差，不能自主大小便，留置导尿。舌淡，苔薄白，脉细弱。

[辨证] 痿证（脾胃虚弱）。

［治则］疏通经络，濡养筋骨。

［针灸处方］取督脉、足少阳经、足少阴经和足太阴经穴为主。百会，上星，通天（左），头临泣（双），大椎，隐白（左），大都（左），太溪（左），照海（左）。

［治法］本病病程日久，病属虚症，针用补法。根据三部九候脉象，张沛霖首先用毫针针刺头临泣，疏导少阳经气，针后右寸口脉较前变大，足背动脉未见明显转变；再针刺通天、上星，通经导气，观察到耳前脉部分出现，寸口脉变大，左足背动脉弱小波动；再针百会，通督升阳，观察到足背动脉变大，嘱患者活动左脚；针刺大椎，疏导手足阳经气血，针后观察到寸口脉气充盈；针刺隐白、大都，改善脾胃功能，使气血生化有源；再针太溪、照海，补法得气，通达原气，调节脏腑功能。针后双足背动脉较前明显变大，嘱患者活动双足。留针30分钟，针后患者诉左侧肢体活动轻微改善。每日治疗1次（西医营养支持、降压等治疗同时进行）。

［疗效］针灸治疗7次后，患者诉自觉双上肢有轻松感，双下肢仍无力。察患者双侧寸口脉基本对称，耳前脉搏动有力，足背动脉仍弱小。结合脉诊，继续调补督脉以疏通阳经气血，取百会、上星通督导气；再针曲池（左）、外关（左）、足临泣（双）、大都（双）、照海（双）、解溪（双），留针20分钟，继续针治10次以观疗效。

二诊：

［症状］患者虽气血渐充，但肌肉筋脉仍失养。

［治则］本次遵循"治痿独取阳明"治疗大法，以调脾胃，改善肌肉四肢。

［针灸处方］取大杼、臂臑、外关得气；再针天柱、手三里、解溪、悬钟，留针20分钟，针治10次。

三诊：

［症状］经过1个月治疗后，患者上肢肌力恢复至Ⅲ＋级，下肢肌力Ⅲ级，仍有部分肌肉松弛，可勉强由家人携扶下地站立。

［治则］继续先前辨证论治，仍遵"治痿独取阳明"原则治之。

［针灸处方］大杼，巨骨，肩髃，曲池，外关，手三里，解溪，悬钟，照海。针刺，留针20分钟，继续针治。

② 小脑扁桃体下疝畸形

李某，男，29岁。

初诊： 2019年3月18日。

［症状］主诉：双上肢进行性肌无力伴肌肉萎缩4年余，加重伴四肢麻木2个月。现症见：双上肢无力，拾物困难，四肢麻木，双上肢小指侧明显，双下肢从腰放射到趾跖。无恶心、呕吐、眼球震颤等不适。纳眠可，二便调。舌淡，苔薄白，脉细弱。

［辨证］痿证（脾肾不足）。

［治则］健脾益肾，疏通经脉，濡养筋骨。

［针灸处方］取督脉和足少阳经穴为主。头临泣（按《灵枢》操作），上星，通天，身柱（右），神道（右）。

［治法］本病病程长久，病属虚症，针用补法；同时予以艾灸扶正温阳。根据三部九候诊法，张沛霖首先毫针针刺双侧头临泣，按《灵枢》进行操作，疏导少阳经气，针后观察到左厥阴脉变大，右寸口脉变小；再针刺通天、上星得气后，观察到右寸口脉较前变大，患者右手指可握紧；后再针右身柱、神道采用补法得气，针后观察到双足背动脉变大，嘱患者活动双足趾，留针30分钟，嘱患者活动双脚，双手合十练习，针后患者诉肢体活动较前改善。同时嘱患者每日于大椎以下予以艾灸以扶正固本。每日治疗1次（西医营养支持等基础治疗同时进行），针治7次，观其效。

二诊：

［症状］针灸第7次治疗后，患者双侧寸口脉基本对称；双侧厥阴脉正常消失；双侧足背动脉基本大小。治疗2周后，患者寸口脉基本平和有力，但足背动脉大小不一。

［针灸处方］外关，巨骨，解溪，太溪，照海，三阴交，大都，均取双侧。

［治法］得气行补法，留针20分钟，后根据辨证论治继续针治10次。

［疗效］本次察患者肌肉肌力渐复，测得患者左上肢肌力Ⅲ＋级，左下肢肌力Ⅲ级；右上下肢肌力Ⅳ级；患者诉肢体改善明显，可以勉强由家人携扶下地行走，嘱坚持针刺治疗改善四肢。

③ 多发性硬化病

苏某，女，51岁。

初诊： 2017年9月21日。

［症状］主诉：进行性四肢无力15年。现症见：四肢无力，下肢尤甚，活动欠利，麻木，时感隐痛，肢体不稳，言语清晰，语速稍慢，双眼视力模糊，右眼视力下降，神疲乏力，纳眠可，大便干，小便难控制。舌淡红，少津，双手寸口脉弱。

［辨证］痿症（肝肾亏损）。

［治则］益肾养肝，舒筋活络。

［针灸处方］取督脉和足太阳经、足少阴穴为主。大杼（右），厥阴俞（右），百会，灵道，复溜。

［治法］本病病程日久，虚实夹杂，针法需补泻兼施。结合三部九候脉诊法，张沛霖首先用毫针针刺右侧大杼、厥阴俞，行烧山火手法，疏通太阳经气，调畅三焦气血，进针后观察到左足背动脉的大小大于右侧的，寸口脉变大；再于百会穴处进针，前后0.5寸各一针，通阳升督，调补督脉后，拔除患者背后的针，嘱患者平卧，观察到耳前脉较前变大；针患者双侧灵道穴并双手于该处行泻法后再针双侧复溜穴，调整少阴阴阳平衡，留针20分钟，针后患者诉肢体有轻松感。嘱患者平日多锻炼四肢功能，每日治疗1次，基础治疗同时进行。

二诊：

［症状］用上法针刺7次后，患者仍视物模糊，四肢功能稍改善，双侧寸口脉仍小，耳前脉右侧稍小，太溪脉右侧不足，双足背动脉大小不一。

［针灸处方］头临泣（双），百会，目窗（右），光明（右），大杼（左），巨骨（左），太溪（右），解溪（双），照海（左），三阴交（左）。

［治法］留针20分钟，针治10次。

三诊：

［症状］患者双下肢肌力较前明显增强，左侧下肢可抬高床面，勉强在家属搀扶下下地站立，但右侧足大指可背屈，双侧寸口脉、锁骨上动脉搏动、耳前动脉搏动微弱，于百会及百会四周约1 cm处进5针，后观察双侧寸口脉搏动可，嘱患者在旁人搀扶下站立（针未拔出），站立可。

［治则］本次遵循"治痿独取阳明"原则治疗。

［针灸处方］百会，风池，大杼，巨骨，养老，外关，光明，解溪，大都，均取双侧。

［治法］留针20分钟。

［疗效］患者随后在旁人搀扶下于病房行走。

4 颈源性眩晕

张某，男，52岁。

初诊：2019年3月5日。

［症状］主诉：眩晕伴耳鸣半月余。患者于2019年2月11日无明显诱因出现眩晕不适伴恶心、汗出，左耳耳鸣，项部酸痛不适，急躁易怒，口干口苦，纳可，

眠差，大便干，小便黄。舌色红，苔白少津，左侧耳前脉盛，太溪脉隐现，两寸洪大，双手尺脉沉细无力。

［辨证］眩晕（阴虚阳亢）。

［治则］滋阴潜阳，疏通经络。

［针灸处方］针刺选用足太阳经和手足少阴经为主。左侧风府，风池，翳风，络却，通天，灵道，少海，太溪，太冲。

［治法］隔日1次，每次留针30分钟，针5次。

［疗效］复诊情况：针5次后患者自觉眩晕及耳鸣消失。查颈肩部拘急缓解，枕骨下肿胀减小，第三颈椎突出减小，耳前脉变小，太溪脉消失。嘱患者避风寒，改善生活方式，注意休息。

5 脑血管供血不足

罗某，女，60岁。

初诊：2018年1月12日。

［症状］主诉：头晕伴颈项部疼痛2月余。患者于2017年12月无明显诱因出现眩晕、颈项部疼痛不适，动则加剧，劳累即发，面色㿠白，神疲乏力，心悸少寐。曾推拿治疗效果不佳。MRI示C3～C6椎间盘膨出。现症见：颈旁肌肉僵硬、压痛，坐起或旋颈头晕加重，耳前动脉搏动减弱。舌淡，苔薄白，脉细弱。

［辨证］眩晕病（气血不足，清阳不展，脑失所养）。

［治则］补益气血，疏通经络。

［针灸处方］选穴以太阳，少阳经穴位为主。腕骨，神门，内关，养老，天柱，足三里，气海。

［治法］针用补法，留针30分钟。

［疗效］复诊：针灸治疗后，头晕减轻，但易反复发作，查耳前脉细弱，面色苍白，仍辨为上气不足，脑失所养。继续巩固治疗4次，患者头晕消失，不再复发。

6 梅尼埃病

李某，男，40岁。

初诊：2019年3月16日。

［症状］主诉：眩晕伴耳鸣7日。患者于7日前突然出现眩晕，发作时头晕目眩，视物旋转，不能站立，不能睁目，伴有恶心呕吐，约3～4小时后逐渐好转，颈椎CT未见异常，于他院诊断为梅尼埃病。经服西药镇定剂效果不理想。现症见：眩晕欲仆，左侧耳鸣如蝉，心烦易怒，少寐多梦，面唇紫暗。舌暗有瘀斑，耳前脉细，寸口脉细涩。

［辨证］眩晕（瘀血阻窍）。

［治则］益气活血，舒筋通络。

［针灸处方］少阳、足少阳经穴为主。取耳周手少阳的翳风、角孙、耳门，足太阳的颔厌、完骨、风池等穴位治疗。

［治法］留针30分钟。

［疗效］复诊：患者眩晕时间缩短，仍有恶心呕吐，于眩晕时内关持续行针1～3分钟，余治疗同前。继续治疗10次，患者眩晕发作次数和时间明显缩短。

7 脑梗死恢复期

赵某，男，85岁。

初诊：2016年12月13日。

［症状］主诉：右侧肢体活动不利1个月余。患者于2016年11月5日在家中无明显诱因在安静状态下突发左侧肢体活动不利，当时神志清楚，昆明市第一人民医院CT显示：右侧颞叶及基底节区大面积脑梗死。经1个月血管扩张及对症、支持等西药治疗。现症见：右侧肢体活动不利，右上肢手指及腕关节拘挛，活动不能；肘关节屈曲，肌张力较高，语言欠清晰，纳眠可，二便控制差。查体示：左侧颞部肿起，第5颈椎突出，左侧枕骨下乳突凹陷，右侧肢体的耳前脉、寸口脉、跗阳脉消失，左侧寸口脉细弱。

［辨证］中风病（气虚血瘀）。

［治则］调和阴阳，益气活血。

［针灸处方］络却（左），通天，百会，率谷，陶道，完骨（右），灵道（右），少海（右）。

［治法］留针30分钟。

［疗效］复诊：针后患者右侧肩部可轻微上抬，左侧颞部肿块稍减小，第5颈椎突起消失，右侧耳前脉、寸口脉可触及。右侧肢体痉挛仍严重，张沛霖认为此为肢体阴阳两侧不平衡，此为阴急阳缓，当泻阴补阳，选用内关、尺泽、大陵、三阴交，针用捻转泻法泻阴；臂臑、手三里、外关捻转补法补阳。三诊：痉挛状态稍有好转，继用上述针法针刺10次后，手指及腕关节已能伸开，右侧肢体活动明显改善，语言功能基本恢复，病情相对稳定。

8 脑梗死

黄某，男，58岁。

初诊：2019年9月12日。

［症状］主诉：左侧肢体活动不利伴言语不清10个

月。患者高血压病史20余年，最高血压180/110 mmHg。10个月前因不甚跌倒，突发左侧肢体活动不利，头晕头痛，略有语言不利。住院后颅脑CT示：右侧岛叶、额叶大面积脑梗死。予"尿激酶溶栓等治疗"后症状稍有缓解。现症见：左侧肢体不灵活，肌肉萎缩，站立不稳，偶有头晕，耳前脉盛，足背动脉搏动减弱，寸口肝脉盛，肾脉弱。

［辨证］中风（阴虚阳亢）。

［治则］滋阴潜阳，舒筋通络。

［针灸处方］通天（右），络却（右），率谷（右），完骨（右），风池（右），太溪（双），复溜（双），阳溪（左），阳池（左），养老（左），支正（左）。

［治法］右侧通天、络却、率谷、完骨、风池，提插泻法；双侧太溪、复溜，捻转补法；左侧阳溪、阳池、养老、支正，提插泻法。

［疗效］复诊：针后患者自觉头晕头痛缓解，睡眠改善，耳前脉变缓，足背脉搏动增强。治疗10次后，患者病情已明显好转，肢体活动相对灵活。

9 中枢性面瘫

王某，男，57岁。

初诊：2019年2月17日。

［症状］主诉左侧口角歪斜3个月余。患者于3个月前出现左侧肢体活动不利，伴左侧口角歪斜，于他院诊治，头颅CT显示"脑梗死"，经治疗病情稳定出院。现症见：左侧口角歪斜，眼裂额纹对称，左鼻唇沟变浅，伸舌向左偏斜，饮水外溢，偶有头晕，无呕吐，复视，舌暗，苔白，左侧耳前脉虚细。

［辨证］面瘫（气虚血瘀）。

［治则］补气活血，疏理经脉。

［针灸处方］百会，风府，左陷谷，冲阳，解溪，地仓，合谷，头维，络却，通天。

［治法］提插补法，留针30分钟。

［疗效］复诊：针2次后患者诉左侧肢体乏力稍有改善，面部板滞感减少，耳前脉细。张沛霖认为是脑府受损，神不导气，使面部阳明经失于脑神的主导，发生筋肉弛缓不用，继用原方治疗。20次后右口角歪斜痊愈，肢体麻木乏力得到改善。

10 脑梗死后遗症

王某，男，65岁。

初诊：2018年3月25日。

［症状］主诉言语不清2个月余。患者2个月前因右侧肢体麻木无力，伴言语不清，于云南他院诊治，确诊为"脑梗死"，经治疗后，病情稳定，肢体活动尚可，但言语不清，为求进一步治疗，到我院就诊。现症见：右侧肢体僵硬，右手不自觉抖动，言语不利，纳眠可，二便调。检查：左肩部斜方肌肿胀，胸锁乳突肌压痛，右侧肱二头肌肌肉松弛，头颅右侧通天穴处凹陷，右侧身柱凹陷，外踝前方凹陷，右侧耳前动脉弱于左侧耳前动脉，两侧趺阳脉及寸口脉相对一致。

［辨证］舌喑（瘀血阻络）。

［治则］调理脑神，通络利窍。

［针灸处方］通天（左），络却，天柱，百会，风府，解溪。

［治法］捻转泻法。留针30分钟。

［疗效］复诊：患者自觉言语稍清晰，右手抖动减轻，查面动脉搏动减小，针大迎穴，捻转补法，余治疗不变。针10次后，患者语言清晰，肢体僵硬缓解。

主要参考文献

［1］管遵惠，管薇薇，管傲然，等.管氏针灸传承脉络与学术特色［J］.中华中医药杂志,2021,36（07）:4093-4096.

［2］管遵惠，管薇薇，管傲然，等.管氏经络辨证针灸法概要［J］.中华中医药杂志,2021,36（08）:4775-4778.

［3］管傲然，管薇薇，丁丽玲，等.管遵惠针刺手法学术特点探析［J］.上海针灸杂志,2016,35（02）:131-133.

［4］施静，张沛霖.张沛霖注重针刺手法与量效的临证思路［J］.云南中医中药杂志,2015,36（05）:5-9.

［5］尹剑文，施静，张沛霖.三部九侯诊脉法在针刺中的应用探讨［J］.中国民族民间医药,2015,24（24）:46,49.

［6］尹剑文.张沛霖学术思想、临床经验总结及应用三部九侯针灸术治疗中风的临床研究［D］.昆明：云南中医学院,2015.

第十四章
吉林针灸流派

长白山通经调脏手法流派

一、流派溯源

长白山通经调脏手法流派起源于吉林省长白山地区，是结合针灸、推拿、药浴、敷贴等多种中医外治技术、极具中医特色的临床诊疗流派，以"外通经络、内调脏腑"为主要学术思想。在近70年的发展历程中，流派手法不断完善和精进，诊疗病种日益丰富和细化。

（一）地域特色

巍峨毓秀的长白山是中国东北的最高山峰，诸多民族聚居。其历史已有百万年之久，不同时期称谓有别，最古老的称谓是"不咸山"，《山海经·大荒北经》记载："大荒之中，有山名曰不咸，有肃慎氏之国。""不咸"是蒙古族先世东胡语"不尔干"的谐音，"不尔干"意为"神巫"，"不咸山"则指有神之山。西汉时期，长白山有"单单大岭"之称；后汉至三国时期，长白山名"盖马大山"；南北朝时期称之为"徙太山"；唐代命之为"太白山"；至辽金时，始有"长白山"之名，并沿用至今。

众所周知的长白山是一座休眠火山，位于吉林省东南部，是图们江、鸭绿江、松花江三江发源地，是中朝两国的界山、中华十大名山之一、关东第一山，号称"东北屋脊"。事实上，长白山是一个广阔的地理概念。长白山脉绵延起伏，纵跨东北三省，面积约28万平方公里。其中，位于黑龙江省内山脉县市约26个，吉林省境内约为27个县市，辽宁省境内约22个县市。

我们所说的长白山指整个长白山脉，即东北地区东部山地的总称，包括吉林省的东部、黑龙江省的东南部以及辽宁省的东北部各县市。

由于地域的独特性，北方属寒，地处寒冷之地，且温差较大、季节分别明确，人文、气候、饮食等方面大略相同，长白山通经调脏手法流派在东北三省所辖地区应运而生，更准确地说，就是在东北地区出现。地域的特殊性，导致长白山地区的人以阳虚体质较为多见，所以在治疗时候就需要扶助正气、加强温煦作用，因此流派中的手法多以温热功能出现，增强人体正气、抵御寒冷及外邪。

（二）历史背景

中医在东北起步较晚，其发展随东北移民而壮大。据《吉林省志·卫生志》记载，清嘉庆元年（1796年），中医开始传入现在的吉林省管辖区域。据《永吉县志》记载，光绪十八年（1902年），由当时的名医陈佐宾建立了吉林最早的"官医院"，1908年开始招收学徒，至民国十五年（1926年），医院终因经济拮据而倒闭，此时已培养医生百余位，只是无从查找这些人的最终去向，中医教育重新回到了"师带徒"的方式。

1932年伪满洲国成立后，为加强殖民统治，日伪制定了预防传染病、防治地方病、普及医疗、禁绝鸦片的卫生政策。为达到上述目标，则必须健全卫生行政体系，培养医务人员，因此伪满民生部下设了卫生司，翌年改为保健司，下设医务、防疫、保健体育三科，统一了医疗行政体系。与此同时，殖民当局还强令将"中医"改称"汉医"，并对获取医师资格、行业资格做出了严格的限制，企图使中国医学自消自灭，但作为特殊文化群体的中医通过救死扶伤、开设讲习会、创办医学校等活动，不仅解决了生存问题，还对日伪的统治起到了文化抗争的作用。当时辽源名医文子英在"师徒派"中名气较大，其人善用经方，于经典著作研究有素，并师从翰林院儒医，他的学生中又以洪哲明最具代表性。1920年，洪哲明17岁矢志岐黄，闭门苦读，苦于"深知欲窥堂奥，非名师亲炙不可"而投师于文子英，侍诊三载，尽得真传，擅长结合《伤寒论》的理论与方药指导临床。

经历了殖民统治的东北中医，最大的贡献是培养了一批医学人才，为新中国东北地区的医学事业奠定了基础。

（三）流派的形成及影响

长白山通经调脏手法流派创始人刘冠军早年师从洪哲明，尽得其传。20世纪70年代，在世界范围内兴起了一股"针灸热"，擅长针灸，精于内科的刘冠军基于多年的临证经验与理论修养，认为经络与脏腑是人体维持正常生命活动最重要的功能单位。经络"内属于腑脏，外络于肢节"，"内灌脏腑，外濡腠理"，维持着人体正常的生理功能。每一经络均有其相络属的脏腑，阳经属腑络脏，阴经属脏络腑，其经气来源于脏腑，经络功能正常，气血运行通畅，各脏腑器官得以濡养，卫外御邪。若经络功能失常，病邪可通过经络传入脏腑，成为脏腑器官病变相互影响、传注的渠道。因此，刘冠军提出，以"经络-脏腑相关"为主要理论依据，通过运用针灸、推拿等中医外治手法"通其经脉，调其脏腑"，在外疏通经络，在内调整脏腑，促使气血正常运行，排除病理因素，达到治疗疾病的目的。刘冠军"经络-脏腑相关"理论奠定了当代长白山通经调脏手法流派的基础，成为长白山通经调脏手法流派的初步形成的标志。

长白山通经调脏手法流派起源于20世纪40年代末，是拥有独特的理论体系、学术思想、诊疗技术与清晰脉络传承体系的中医流派。白山黑水滋润着流派的发展，成就了世界中联中医手法专业委员会，更凭借长春中医药大学建立"继续教育-本科教育-研究生教育-留学生教育"的教育模式，能够通过不同层次培养、传授专业技术人才与专业知识技能，进一步探索、研究、发扬流派特色，建立了多家教学实践实习基地；为进一步挖掘传承流派优势，确立了包括神经、小儿、内分泌、软伤、特定穴理论与实践、手法规范化等不同研究方向的工作室，并组建专业团队，发明包括镇静安神法治疗失眠的一系列成果，得到行业内广泛认可的同时，在国内外引起较大影响。长白山通经调脏手法流派充分发挥了针灸推拿外治法的特色优势，并注重与药物的结合，在特定穴理论、手法规范等方面奠定了基础地位，形成了系列的诊疗技术。长白山通经调脏手法流派传承早已超越地域限制，传承人在海内外均有分布，对促进中医药事业发展作出了卓越贡献。

二、流派传承

（一）传承谱系

第一代：刘冠军创立了长白山通经调脏手法流派。

第二代：纪青山、李一清等，从事针灸推拿临床、科研及教学工作，为完善发展当代长白山通经调脏手法流派做出了重要贡献。

第三代：王之虹、王富春、宋柏林、刘明军、丛德毓、韩永和等依托长春中医药大学、世界中医药学会联合会中医手法专业委员会等平台，组建了研究团队，流派得以传承、发展、壮大。

第四代：以齐伟、刘鹏等为代表的传承人，继承并创新了流派学术思想，积淀沉萃，形成了针灸推拿手法调理骨伤、脏腑病的理论和诊疗体系，在针灸学和推拿学领域做出了重要贡献。长白山通经调脏手法流派传承谱系如图14-1。

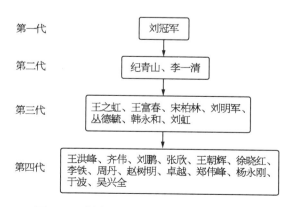

图14-1 长白山通经调脏手法流派传承谱系

（二）传承工作

自1987年至1998年，在全国著名针灸专家刘冠军的带领下，涌现了纪青山、李一清等一大批优秀的针灸推拿人才，他们从事针灸推拿临床、科研及教学工作，在实际工作中，积累了丰富经验，收获了丰硕成果，编写了大量具有很高学术价值的学术论著及教材。到了第四代，以齐伟、刘鹏等为代表的传承人继承并创新了流派学术思想，积淀沉萃，形成了针灸推拿手法调理骨伤、脏腑病的理论和诊疗体系。

刘冠军诊治疾病、研究中医、传道授业一直在东北地区开展。1985年，刘冠军接收了自己的第一批硕士研究生，随着理论的成熟、诊疗经验的丰富，在其本人理论与临床实践的直接影响下，以纪青山、李一清为代表的一批针灸推拿学人才不断出现，并逐渐形成了学术团队，确立了"脏腑-经络相关"的理论。

在刘冠军的带领，针灸推拿学科不断发展壮大，针灸推拿人才也涌现出来，这一批批针灸推拿人中既包括刘冠军的亲人、师承弟子，也包括与他共事的年轻医生，以及在校园听他授课的很多学生，同样也包括被他精湛医术所折服、崇高人品所拜倒的理论研究人员。随着学术团队的人数不断增多，也产出很多学术成果，并出现了"学术团队-学科建设"双向的推动作用，形成良性循环。自1998年以来，第三代传承人王之虹、王富春、宋柏林、刘明军、丛德毓、韩永和等依托长春中医药大学、世界中医药学会联合会中医手法专业委员会等平台，组建了研究团队，流派得以传承、

发展、壮大，他们结合当代人生存环境、生活方式及人体生理病理改变，开展综合疗法的研究，并将临床针灸推拿技术经验总结上升为理论知识，形成了"多针浅刺治疗面瘫症""镇静安神法治疗失眠症""运腹通经法治疗单纯性肥胖症""电针膀胱经五脏俞治疗格林巴利综合征""合募配穴防治应激性胃溃疡""二步六法治疗腰椎间盘突出症"和"抓痧调神法治疗失眠症"等多种临床特色诊疗技术与理论。

流派传承团队深入探索、研究、实践，始终以"外通经络，内调脏腑"的学术思想作为基础，将诊治疾病的种类与方法不断创新。后来的实际情况证明，依靠学科建设的发展，新的一批批针灸推拿人才进一步出现，在前人脚步的摸索下，不断探索、发展、创新，在治疗疾病的范围方面，有了很大的扩展，在深度、精度方面也形成很多改善。

自1985年至2016年，以"脏腑-经络相关"理论为主要研究方向的突出代表，共约招收博士研究生30余人，硕士研究生300余人。

长白山通经调脏手法流派经过几十年的发展，治疗疾病的方向范围在不断扩大，目前能够治疗的有脾胃病、脑病、心病、眼病、肺病、代谢类疾病、泌尿系统疾病、生殖系统疾病、老年病、口腔系统疾病、神经系统疾病、妇科病、儿科病、肥胖症、脊柱疾病、颈椎腰椎疾病、面瘫、痤疮、软组织疾病、失眠、血症、痛症、胆道疾病等。通过对这些流派创始人及继承人撰写的相关文献进行整理和归纳，得到如下流派治疗疾病谱（表14-1）。

表14-1 流派治疗疾病谱

人员	善治疾病
刘冠军	胃下垂、胃溃疡、胃脘痛、呕吐、中风、抑郁症、高血压、梅核气、失眠、痤疮、脱发、面瘫、冠心病、泌尿系统疾病、神经系统疾病、肺病、颈椎病、腰椎间盘突出、眼病、血症、痛经
纪青山	面瘫、胃下垂、呕吐、各种瘫痪、头痛、白内障、腰椎间盘突出、颈椎病、神经系统疾病、痛经、中风、小儿泄泻、痛症、脊髓灰质炎、咳嗽、带状疱疹
李一清	温热性下痢、缺血性中风
王之虹	亚健康、痛风、2型糖尿病、高血压、颈椎病、腰椎间盘突出症、急性腰扭伤、抑郁症、中风、肥胖症、小儿多动症、小儿食积、慢性疲劳综合征、脾胃病、颈咽综合征、痔疮、失眠、痛经
王富春	眩晕、头痛、失眠、面瘫、痹证、胃溃疡、脑病、高血压、颈椎病、落枕、肩周炎、腰椎间盘疾病、白内障、老年病、阳痿、小儿遗尿、哮喘、牙痛、膝关节炎、痛经、胃脘痛、泄泻、便秘、呕吐、腹胀、痔疮、脱肛、溃疡性结肠炎、代谢综合征、弱视、咽喉肿痛、鼻渊、呕血、骨质疏松

续 表

人员	善治疾病
宋柏林	2型糖尿病、痛风、面肌痉挛、痛经、老年夜尿频多、颈椎病、腰椎间盘突出症、肥胖症、小儿厌食症、消化不良、脾胃虚弱、肩周炎、失眠
刘明军	单纯性肥胖、颈椎病、神经系统疾病、慢性腰肌劳损、肩周炎、高血压
韩永和	外感感冒、心绞痛、慢性腰痛、痧病、颈椎病、腰椎间盘突出症、膝骨关节炎、2型糖尿病
丛德毓	颈椎病、不孕症、高血压、老年气虚感冒、腰椎间盘疾病、亚健康、冠心病、软组织损伤
王洪峰	面瘫、重症肌无力、痿证、糖尿病性心肌病、糖尿病周围神经病变、失眠、神经系统疾病、妇科疾病、软组织损伤、偏头痛、小儿脑瘫、眩晕、胆道疾病
齐 伟	脊柱疾病（寰枢关节部位为主）、软组织疾病、颈椎病、颈源性冠心病
刘 鹏	糖尿病性周围神经病变、代谢类疾病（痛风、高尿酸血症、糖尿病）、小儿肥胖

同时形成了治疗某类疾病的特色疗法，见表14-2。

表14-2 流派治疗疾病的特色疗法

疾病种类	特色疗法
脾胃病	"合募配穴"针刺疗法、脏腑点穴推拿、腹部圆通针刺法、经络经穴推拿疗法、运腹通经法
妇科	穴位贴敷疗法、膏摩疗法
失眠	镇静安神针法
阳痿	振阳针法
面瘫	平衡多针浅刺法
虚劳	固本培元推拿法
痿证	电针膀胱经五脏俞治疗格林巴利综合征
软组织疾病	抓痧疗法
肥胖症	运腹通经疗法

在传承过程中，流派继承人的门下弟子分布于全国乃至世界各地，国外在美国、英国、澳大利亚、匈牙利、新加坡、韩国、日本等地进行传播，国内在吉林、广州、北京、天津、南京、青岛、沈阳、陕西咸阳、福州、深圳、唐山、张家口、合肥、上海、通辽、阜新、河南、济南、长沙、大连、三亚等地广泛传播，其中吉林省地区包括长春市、吉林市、公主岭市、延吉市、松原市、辽源市、东丰县等。

三、流派名家

刘冠军

（一）生平简介

刘冠军，1929年出生于吉林省辉南县，他自幼聪明伶俐，好学善用，思维敏捷。因喜好岐黄，故投师于舅父田润周，学习期间熟读典籍，积累了丰厚的中医学知识，临证颇有心得。几年后舅父又将其介绍到西安县名医洪哲明处继续深造。刘冠军在洪哲明门下如鱼得水，认真学习，在理论上

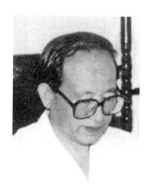

刘冠军（出生于1929年）

和技能上得到不断进步；6年寒暑不辍，尽得真传，学成执业里郡，活人甚众，声誉颇隆。

1949年，刘冠军经当时辽东省卫生厅考试合格为中医师；1953年，刘冠军任辽源市中医院门诊部主任；1956年，刘冠军调到长春中医学院的前身——吉林省中医进修学校；1958年受聘长春中医学院，讲授《金匮要略》《温病条辨》《中医诊断学》《中医各家学说》《针灸学》等课程，担任过温病学、针灸学教研室主任的职务，1978年、1981年分别晋升副教授、教授。刘冠军曾任长春中医学院附属医院院长，全国中医理论研究会委员，东北针灸经络研究会副会长，

吉林省中医学会副理事长，吉林省针灸学会主任委员等，在国内针灸领域享誉盛名；多次荣获国家、省、市多项荣誉，如全国卫生系统先进工作者；入选"中华名医100人"行列，享受国务院政府特殊津贴，终身教授；承担全国中医教材的编委，同时还是吉林省科协常委、长春市人大代表等。刘冠军不仅在国内颇负盛名，也曾多次赴日本、欧美等地交流，弘扬岐黄之术，一度受到国外欢迎，曾受聘阿根廷中华针灸学会、大阪教育文化研究所顾问，极好地促进国际交流的同时，也为振兴中医药事业做出巨大贡献。

刘冠军所著专著40余部，包括《脉诊》《子午流注易通》《子午流注与针灸推转盘法》《针挑疗法》《针医心悟》等，论文发表百余篇。其所著《脉诊》被译许多语言，影响巨大；《子午流注易通》成为时间医学研究的珍贵资料。其研究成果获国家科委、卫生部重大科技成果奖、国家中药保护品种，全程监制在中国中医科学院；其研制的针灸经络腧穴智能模型，被评为国家科技进步奖和全国发明银牌奖，曾被国家选送到日本参加万国科技博览会展览。

（二）学术观点与针灸特色

刘冠军从医近50年，学验俱丰，擅长针灸，精通内科，对脉诊、经络、子午流注医学之研究尤为突出，成绩卓越。在治学上，他主张"博览通读要有韧劲，划地求知要有专劲"；临床诊疗上他主张"继药物之妙，取针灸之巧，综百家之长，走创新之路"。刘冠军重视脉诊，主张"辨脉证，探求本源"，"别异同，揣摩病情"，认为诊断不明，很难收效；重视针灸辨证，喜欢运用流注医学，认为人体五脏之气，要应天时，才能顺应自然，健康无病；对脑、神志、脾胃病的治疗有独到之处，疗效显著。

1. 四诊详参，明辨脉象

脉诊的意义，在于辨明气血之虚实，阴阳之盛衰，探查脏腑之病变，才能了解邪正虚实，预测疾病进退与预后。

刘冠军认为学习脉学最主要的是"掌握两纲脉，明辨六要脉"。凡是能区分阴阳的脉象，就是两纲脉，如浮、大、滑、数是阳盛之脉，沉、小、涩、迟是阴衰之脉；凡能概括表、里、寒、热、虚、实的脉象，就是六要脉。脉学知识复杂深奥，脉象变化细微难变，但掌握两纲脉、六要脉，就能辨明浮、沉、大、小、滑、涩、数、迟八种脉象的形状、诊法及主病，做到指下分明，心中有

数；否则思路含混不清，脉象应指难言，病证真假难辨，就会贻误病机，造成不可挽回的损失。两纲脉和六要脉是脉学本质，熟记并掌握其脉象形状、主病，并反复比类，推而广之，以探求合并脉象的相关信息，这样才能抓住关键，掌握要领，执简驭繁，得心应手。诊脉要有一定规范，因为晨起患者体内外环境较为安定，未受外界影响，容易反映气血、脏腑实际情况，故诊脉时间以清晨为佳。诊脉前，患者手臂必须与心脏置于同一水平位置，医者根据患者前臂的长短排指，臂长则排指疏，臂短则排指密，以分寸、关、尺三部。诊脉时，以指腹诊察三部脉象，运指举、按、寻以探查脉位之浮沉，脉搏之迟数，脏腑之病变，气血之虚实。诊脉以"息"计数，即数一呼一吸间之脉动次数。正常人每分钟呼吸18次左右，每呼吸1次脉动4次，诊脉脉动须达50次以上，以3～5分钟为宜。

2. 标本兼顾，当健脾胃

刘冠军对东垣学说独具匠心，重视脾胃学说在针灸临床的使用。治耳鸣，根据《脾胃论》"脾不及，则令人九窍不通"，"胃气一虚，耳目口鼻，是为之病"，"头痛耳鸣，九窍不利，肠胃之所生"的论述，针取足三里、脾俞，健脾胃，升清阳，兼刺听会、翳风疏通局部之经气，使胃气得滋，脾气得升，则耳通利；治疗筋惕肉瞤，本东垣"胃有虚风"所致，采用胃风汤，投防风、白芷温通经络，重用葛根、石斛、沙参滋养胃阴，少佐升麻、柴胡升散宣发，以引清阳上达于面，加当归养血，白芍、甘草缓急，药证相应，肉瞤停止；治气虚发热，参考《饮食劳倦所伤始为热中论》"内伤脾胃，乃伤其气"，"伤其内为不足，不足者补之"等内容，认为内伤脾胃，元气亏虚之发热，宜用甘温之法，健脾气，益元气，除大热，取脾俞、足三里、中脘、气海等穴；治咳，本东垣"肺金受邪，由脾胃虚不能生肺，乃肺金受病也，故咳嗽、气短、气上，皮毛不能御寒，精神少而渴，情渗渗而不乐，皆阳气不足，阴气有余，是体有余而用不足也"，认为治疗当散聚开关，培土生金为主，选列缺、肺俞、丰隆、太白，灸脾俞、三里温脾益气。此皆本脾胃而论治。

3. 针刺选穴，重视流注

《黄帝内经》曰："夫百病者，旦慧、昼安、夕加、夜甚。"这句话充分说明了外界环境对人体病理的影响。根据《黄帝内经》的整体观念，认为人与自然是一个统一的整体，外界环境的变化，如朝夕光热强弱，与人体脏腑生理活动有着密切的关系。人能顺应自

然这个规律，就可以"春秋皆度百岁，而动作不衰"，违背这个自然规律，就要"半百动作皆衰"。至于四时气候对脏腑活动的影响，《素问·脏气法时论》记载"肝主春"，"心主夏"，"脾主长夏"，"肺主秋"，"肾主冬"。《素问·六节脏象论》中也说"心者……通于夏气；肺者……通于秋气；肾者……通于冬气；肝者……通于春气；脾者……通于土气"。这说明五脏之气要应天时，否则就会发生疾病，所以《素问·金匮真言论》中指出："春善病鼽衄，仲夏善病胸胁，长夏善病洞泄寒中，秋善病风疟，冬善病痹厥。"而"善病"必然是"两虚相得，乃客其形"，实际就是机体的"时钟"违背了自然规律，不能顺应自然界的变化，气机失调以至于产生疾病。另外，一天之中的某些疾病也存在着生物周期变化规律，如哮喘多发作在寅时，五更泄泻多发作在黎明前，这些现象并不是偶然发生的，而是有着深刻的内在规律。正因为有这些现象，为医者就必须洞察天之六六为节，地之九九制会的周期性规律，否则"不知年之所加，气之盛衰，虚实之所起"就不可以为工。《灵枢·四时气篇》明确提出："四时之气，各有所在，灸刺之道，得气穴为定。"《素问·八正神明论》亦云："凡刺之法，必候日月星辰，四时八正之气，气定，乃刺之。"子午流注属时间医学范畴，充分体现了天人相应的整体观念，在中医理论指导下，逐渐演变而形成的一种特殊的针灸方法。前人所著的流注文献一般文辞古奥，运算繁杂，实用性不强。刘冠军继承、总结前人的理论，创新研究推演原理和运算方法，提出按日取穴和推演日干支的新方法，阐明年、月、日干支的推演原理，撰成《子午流注易通》一书。刘冠军改编徐氏歌诀为"逐日按时开穴歌"，按照该歌诀，只要推出日、时，即可迅速找出一天所开的经穴，并将计时方法由农历改为公历，以方便现代计时。刘冠军在推广流注医学方面也具有突出贡献，使流注理论更加系统化，内容组合更加完善化，表达形式更加精简化，为推广流注医学开辟了新道路。

4. 审经辨证，循经取穴

刘冠军强调经络辨证，认为经络与人体脏腑之间，以及内脏与五官之间相互关连，互相影响；重视"交经缪刺，左有病而右畔取"，刘冠军认为正常人的气血循经络而遍布全身、营养脏腑四肢百骸，但一旦经络的平衡被打破，就会发生偏盛或者不足，故虚采用"平治于权衡"的治疗方法，根据经络"上下相连""左右贯通"及"维筋相交"的生理功能，遂采取"以上调下，以左治右"的方法来治疗疾病。

5. 随证立法，针药并施

刘冠军最重随证立法，临证每针药并施。他每每告诫医者，针、药、灸皆不可偏废，要适应病情，针药得体，才能收到事半功倍的效果。如某患者身体肥胖，且常常感到四肢乏力、昏昏欲睡、面色不华，脉相弦滑，舌质淡红，苔白腻。主症胸膈满闷，恶心呕吐，诊为痰湿中阻，脾失健运，导致清阳不升，而发为头眩，故治疗时遵循"除痰须健中，息风可缓晕"的法则，针足三里、百会、中脘、风池，并内服自拟止眩汤（川芎、半夏、天麻、勾藤、竹茹、陈皮、菊花、蒺藜），佐以生姜汁、赭石、茯苓，经针12次，服药6剂而愈。另有一患者形盛体健，目赤头眩，每遇情绪激动而头眩益甚，兼有头痛、抽掣、脉象弦数，舌边红，苔薄黄，血压130/80 mmHg，诊为营阴不足，肝气偏盛，有内动之势，仍用止眩汤加玉竹、女贞子、夏枯草、龟板、白芍、牛膝；同时针太冲、风池、太溪、合谷16次，服药13剂而愈。此2例眩晕，一为痰湿中阻，治在除痰；另一为肝亢作眩，重在平肝。由此可见，二者虽皆用止眩汤，但充分体现了辨证施治、随机立法的思想。

6. 规范针挑，因证制宜

我国北方常有挑羊毛疗、挑瘩、挑痧、挑斑；南方有挑疳、挑积、挑目疾、挑背筋，以及挑瘰疬、挑痔疮、挑疔疮、划喘、划癣等疗法均属针挑疗法范畴。针挑疗法在临床实践中有宣导经络、通调气血、运化营卫、祛邪扶正的作用。历代有关针挑方法虽偶有记载，内容散在、不系统，没有形成统一理论及术式。刘冠军借鉴前人之经验，结合自己的临床体会，著《针挑疗法》，将45个针挑点，分别按头部、面部、耳区部、喉区部、胸腹部、上肢部、下肢部的顺序进行介绍，并对各点的部位、取法、与经脉关系、主治、操作法加以阐述。将针挑术式进行规范化，其中有挑点法、挑筋法、挑血法、挑液法、挑痕法、挑罐法，介绍各种术式的操作方法、作用及适应证，并概括为"虚证挑点，实证挑血，痛证挑筋，寒证挑罐，积证挑液"，为后学者指明了要点，堪称精辟。

（三）临证医案

１ 咳嗽

宋某，女，33岁。

初诊：1974年3月。

[症状] 患者素体虚弱，纳减脘闷，近日作咳，误服凉药而咳甚。现症见：痰白，神疲，面色淡黄，睑微肿。舌质淡，苔薄白，脉濡滑，唯右关细弱。

[辨证] 素往脾阳不足，痰浊恋肺，气失清肃。

[治则] 宣肺止咳，涤痰降浊，健脾益气。

[针灸处方] 太渊，列缺，肺俞，丰隆，脾俞，足三里。

[治法] 补太渊，泻列缺、肺俞、丰隆，灸脾俞、足三里。

[疗效] 每日1次，连续7次，咳止而愈。

[按] 补太渊，泻列缺、肺俞，意在宣通肺气；灸脾俞、足三里健脾益气，驱散饮邪，使脾健则津液得行而不聚；更泻丰隆，兼通脾胃。六穴协力，有健脾益气、宣肺止咳、涤痰降浊之功，故能收效。

2 泄泻

李某，男，32岁。

初诊：1973年8月。

[症状] 患者自诉过食生冷油腻，遂成胃脘胀满，泄泻肠鸣，某医投攻消之品，益虚其脾致使大便稀溏、无臭、每日3～5次，喜按，倦怠。面淡黄，苔白腻，脉濡缓。

[辨证] 此因脾胃虚弱，兼服攻消之品，则脾气不能升发，运化无权所致。

[治则] 健运中焦，温补中宫，清升浊降。

[针灸处方] 天枢，大肠俞，脾俞，足三里，公孙，百会。

[治法] 乃泻天枢、大肠俞，温针脾俞，补足三里、公孙，灸百会。

[疗效] 连续治疗15次而愈。

[按] 本例泄泻，先因生冷误伤脾气，又加攻伐，致使脾气益虚，清阳下陷，导致泄泻，取天枢、大肠俞以祛肠胃之寒，化脾胃之湿；补足三里以扶中土；公孙运脾；脾俞补脾。三穴相合，则能健运中焦之气、温补中宫之阳，加灸百会升阳益气。诸穴相合，则清升浊降而泄泻乃止。

3 发热

邱某，男，46岁。

初诊：1974年9月。

[症状] 患者素往体弱，胃纳不佳，复感外邪，头痛发热，经治好转，唯午后低热不退，体温37～

38℃，连续使用抗生素治疗无效。某医疑为阴虚，投养阴甘寒之品20余剂，益虚其脾，故见倦怠肢冷，纳少畏寒，自汗心悸，便溏肠鸣，面淡黄，唇淡白。苔薄白，脉沉细无力。

[辨证] 脾虚元气不足。

[治则] 健脾升阳。

[针灸处方] 中脘，足三里，脾俞，气海，大椎，阳池。

[治法] 每日用麦粒大艾炷灸中脘5壮，足三里、脾俞各7壮，气海、大椎、阳池各5壮。

[疗效] 连灸7日，热退脉起，又灸治7次，巩固疗效乃愈。

[按] 本例低热，关键在于素体虚弱，兼之连进甘寒之品，益虚其脾。取灸中脘，意在升清气、肥腠理；脾俞、足三里乃健脾胃之要穴，灸之助胃气、益元气、撤虚热；气海为元气生发之所，灸之可养百脉、充元气；大椎为阳经所会，灸之可通阳；阳池通畅三焦之气。诸穴合用，则元气得充，腠理致密，阴火消散，诸症随之消失，此皆本"土厚则火气自敛"，"健脾则统摄有权"之意。

4 着痹

陈某，女，47岁。

初诊：1973年8月。

[症状] 患者因秋凉冒雨推车，身着雨淋，次日即病腰膝作痛，重着无力，兼纳少，腹泻，自服小活络丹等药获小效，但膝关节仍然疼痛沉重和麻木。面微黄，苔薄白，脉沉缓无力。膝关节微肿，压痛明显，活动受限。

[辨证] 脾气虚弱，寒湿客邪。

[治则] 健脾扶阳，温通经脉，祛散寒湿。

[针灸处方] 膝阳关，阳辅，阴阳陵泉，足三里，腰阳关，脾俞，命门。

[治法] 膝阳关，阳辅，阴陵泉、阳陵泉，兼温针足三里、腰阳关、脾俞。

[疗效] 经治7次，痛减病轻。后又加温针命门7次，痛止肿消，纳便正常而愈。

[按] 本例着痹，在于素往脾气虚弱，又着雨受湿所致，故取局部之阳关、阳辅、阴阳陵泉，以接续阳气、温通经脉、祛散寒湿；温针脾俞、命门、腰阳关、足三里，以健脾扶阳，使脾气健运、水湿布化，则膝肿沉重之感自除，从而达到"脾旺能胜湿，气足无顽麻"的疗效。

5 耳聋

李某,男,42岁。

初诊: 1974年7月。

[症状]患者自述2周前过劳,卧睡湿地,致使胃纳不佳,便溏腹鸣,渐觉耳闷失听(左)。经五官科检查,双耳成膜无异常,断为神经性耳聋。投给维生素类药物,治疗2周,耳聋不减,随来诊治。查形弱肤瘦,精神疲倦,情绪忧郁,面淡黄。舌质淡,苔微白,脉来沉缓无力。

[辨证]清阳不升,九窍不利。

[治则]补中益气,升提清阳。

[针灸处方]足三里,脾俞,佐刺听会(左),翳风(左)。

[治法]每日针足三里、脾俞,佐刺听会(左)、翳风(左),兼日用苍术灸耳(左)。

[疗效]共灸4次,针2周(16次),耳聋消除,食量增加,纳谷香甜。3个月后随访,未见复发。

[按]东垣指出:"脾不及,则令人九窍不通。"本例耳聋,先由过劳伤脾,故从纳少、便溏、苔白、脉缓,断为脾虚,不能使清阳出上窍乃至失听,病之本源在于过劳伤脾,复受湿邪;以其脾喜燥恶湿,脾湿盛则清阳受阻,不能鼓舞胃气,行其津液,上充于耳,浊阴不散,填塞耳窍所致耳聋闷胀,故治疗从理脾健胃入手,取足三里、脾俞以调健脾胃、补中益气、升提清阳、兼刺听会、翳风疏通耳部之经气;尤妙在用具有健脾燥湿且含有大量维生素的苍术直按灸耳,可提高疗效,其是否与改善内耳血循有关,有待今后探讨。由此可见,九窍虽然分由五脏所主,但须得胃气滋养、脾气升清,才能通利。

6 眩晕

李某,男,35岁。

初诊: 1974年4月。

[症状]患者自诉素有胃疾,近2周来头眩目花,头重如裹,视物旋转,时发耳鸣、心悸,每眩重则恶心、呕吐,脘闷纳呆,四肢发凉。经五官科检查诊为:内耳眩晕症(左)。投药小效,近又复发,前医见胸闷头眩,疑为肝阳火盛,投给龙胆泻肝丸益虚其脾,随转来诊。查面淡黄,苔白腻,脉濡滑,血压120/80 mmHg。

[辨证]脾虚胃弱,痰湿中阻。

[治则]健脾强胃,清升浊降。

[针灸处方]足三里,脾俞,风池,太冲,百会。

[中药处方]钩藤25 g,石决明30 g,泽泻、茯苓各50 g,法夏15 g,陈皮20 g。

[治法]针足三里、脾俞、风池、太冲镇静止眩,温灸百会。

[疗效]经针7次,服药3剂,头眩、心悸、耳鸣消失。

[按]明代徐用诚在《玉机微义》中指出:眩晕一症,皆称上盛下虚所致,而不明言其所以然之故;夫所谓虚者,气血虚也,所谓盛者,痰涎风火也。原病之由,有气虚者,乃清气不能上升,或汗多亡阳……有血虚者,乃因亡血过多,阳无所附,此皆不足之证,有因痰涎郁遏者……有因风火所动者。可见眩晕原因很多。医者每见眩晕,疑为风阳;不过风眩多系肝阳偏亢,或水不涵木,虚阳上越,其症必见眩而舌赤脉弦、便秘尿黄、血压升高,疗当平肝潜阳,或清泻肝火为宜;若系上气不足,髓海空虚,其症必见眩而神惫乏力、舌淡脉弱,治疗当填髓补精为宜。

本例在于脾元亏乏,无制于水,聚湿生痰则清阳不升,加之中土衰惫,肝失培养,浊阴盘踞清窍发为眩晕,治本叶氏"治痰须健中","木横土衰,培中可取"的原则,意在调理脾胃,使脾健胃强则清升浊降,眩晕则除。

7 目赤痛

王某,男性,14岁。

[症状]患者左目红肿,怕光羞明,影响视力,兼有头痛目眩,曾内服"没竭散"剂,外点眼药效果不显。查脉来沉弦,目有黄色分泌物,白珠发赤充血。

[辨证]肝胆火郁。

[治则]疏肝泄热。

[针灸处方]耳尖,耳后刺激点。

[治法]针挑耳尖,耳后刺激点放血。

[疗效]仅2次赤退痛止,视力如常。

8 偏头痛

李某,男性,39岁。

[症状]患者左侧偏头痛已月余,疼时脑胀皮麻,常有耳鸣,不能入睡,经针灸、服药疗效不显。查其发育良好,面色潮红,结膜微赤,脉来沉数。

[辨证]风阳上扰。

[治则]平肝潜阳,疏风清热。

［针灸处方］耳尖，耳后刺激点。

［治法］针挑中诸穴拔出纤维，次挑颞浅动脉顶枝、额枝出血。

［疗效］经治4次，疼痛消失而愈。

9 脱肛

单某，男性，39岁。

［症状］患者平素嗜酒，兼食辛辣，乃作便后直肠脱出，兼发局部疼痛。查其脉数苔黄，肛门直肠脱出部分微有红肿。

［辨证］湿热内蕴，盘踞下焦。

［治则］平肝潜阳，疏风清热。

［针灸处方］承山，长强。

［治法］针挑承山，长强。

［疗效］2次痛止，脱肛收回而愈。

10 小儿疳积

李某，男性，4岁。

［症状］素日不知饥饱，常有腹痛泄泻，近期夜晚烦躁不安，肚腹胀闷，有便蛔虫史。查其面黄肌瘦，肚大青筋，按之满硬，脉来沉弱，苔微薄白，有红斑点。

［辨证］饮食不节，虫踞肠间。

［治则］消食和胃。

［针灸处方］四缝穴。

［治法］针挑四缝穴流出黄液体。

［疗效］针挑当晚烦躁减轻，后又挑3次，并嘱注意节食，积消气血渐升而病愈。

王富春

（一）生平简介

王富春，男，出生于1961年。自幼聪颖好学，勤奋刻苦，1980年考入辽宁中医药大学（原名辽宁中医学院），拜师于针灸大师马瑞林、彭静山门下。此时正值"文革"之后，他深知这次学习的机会来之不易，平时不敢有丝毫的懈怠，刻苦钻研，尤其对针灸知识更是废寝忘食，在医学的殿堂中广

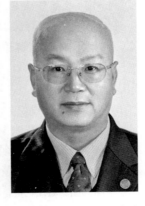

王富春（出生于1961年）

泛遨游。他勤奋攻读，领悟名家经验，努力探索岐黄奥秘，深研《黄帝内经》等四大经典著作，在短短的几年里，他就已经熟读《黄帝内经》《针灸甲乙经》《针灸大成》《伤寒论》等古代医学名著，为以后的医学之路打下了坚实的基础，也为以后针灸与方药结合、理论与临床结合打下坚实的根基。由于他的出色表现及扎实的理论知识，赢得了马瑞林和彭静山的厚爱。从生活到学术，点点滴滴，马瑞林和彭静山都倾心相授。这些对王富春以后的学术思想都产生了极大影响和启迪。

王富春于1985年毕业后被分配到长春中医药大学（原长春中医学院），从此长春中医药大学为他提供了一个奋斗、发展、实现个人理想的平台，也是在这时，王富春有幸拜师刘冠军为师。在刘冠军的悉心指导下，王富春的理论知识和临床技能都得到了很大提升，尤其对刘冠军"经络–脏腑相关"的理论及思想产生了浓厚的兴趣，有了更深的认识，因此致力于将长白山通经调脏手法流派继续发扬光大。

经过不懈努力，王富春1992年破格晋升副教授，1997年破格晋升教授，曾任长春中医药大学针灸推拿学院院长，为二级教授、博士生导师，长白山学者特聘教授，全国优秀教师，吉林省有突出贡献专家，吉林省名中医，吉林省优秀专家，吉林省教学名师，中国针灸学会常务理事、中国针灸学会穴位贴敷专业委员会会长，世界中医药学会联合会手法专业委员会副主任委员，吉林省针灸学会会长，长春中医药大学学术委员会副主任委员，国家中医药管理局重点学科带头人，国家科学技术进步奖评审专家，国家自然基金项目二审专家。

王富春在学术研究上精益求精，一丝不苟，不断地提出一些针灸推拿学领域新的研究思路和方向，经过多年的研究总结，王富春确立了"特定穴配伍及其临床研究"的学术研究方向，这一研究方向主要是在传统中医学理论指导下，应用现代科学技术手段，分别从特定穴理论、特定穴作用机制、特定穴临床应用以及特定穴的配伍规律等方面进行深入研究，阐明理论、总结规律、探索作用机制，为临床应用奠定科学理论基础。1987年王富春创造性地在国内提出了"合募配穴治疗六腑病""俞原配穴治疗五脏病""郄会配穴治疗急症"等三个特定穴配伍方法，从理论到临床应用均予以详尽阐述，并发表于《辽宁中医杂志》上。这三个新的特定穴配伍方法，已被全国统编教材和多

部针灸学术著作收录。同时，他深入开展了特定穴防治疾病的作用机制研究和特定穴临床应用研究方面，紧密结合临床实际，应用特定穴理论及配伍方法，针对临床常见病、多发病、疑难病，开展了特定穴临床应用的多中心、大样本、随机对照研究，取得了较好的临床疗效。他主持的"合募配穴针法理论与临床应用研究"科技成果通过省级鉴定。主编出版了《实用针灸技术》《经穴治病明理》《腧穴类编》《针方类辑》《临床针方》等多部有关特定穴研究的著作。不仅如此，王富春还创新性提出"同功穴"新概念，为"一穴多症"到"一症多穴"的研究提供新思路，为腧穴配伍研究奠定基础；首次提出了"主症选主穴、辨证选配穴、随症加减穴、擅用经验穴"的针灸选穴思路，受到国内外专家学者的认同。王富春曾主持国家"973计划"项目课题2项，国家自然科学基金项目3项，教育部博士点基金项目及省部科研项目10余项。

王富春解放思想，锐意创新，在平凡的岗位上创造出了耀眼的业绩。1994年，他被吉林省教委批准为"吉林省百名优秀青年骨干教师"，1998年被聘为中国针灸学会理事，1999年被选举任吉林省针灸学会常务副会长，1999年任长春市政协常委，2000年被批准为吉林省有突出贡献专家，2001年被确定为吉林省重点学科——针灸推拿学科带头人，2002年被选为吉林省政协委员，2004年被评为全国优秀教师，2006年被授予长春市有突出贡献中青年专家，2009年被评为吉林省管高级专家、吉林省名中医。20年来，他主持完成省部级科研成果8项，现主持国家自然科学基金项目、科技部"973计划"项目子课题、国家教育部博士点基金项目各1项，获国家中医药科技进步奖三等奖2项，省科技进步奖二等奖3项，吉林省科技进步奖三等奖3项，吉林省中医药科技进步奖一等奖1项、三等奖3项，吉林省教学成果三等奖1项。

王富春结合自身30多年的教学科研及临床经验，以及自己对中医古籍的研究，主编出版学术著作150余部，国家级出版社出版著作100余部，代表著作有《针法大成》、《针法医鉴》、《灸法医鉴》、《经络脏腑相关理论与临床》、《针灸诊治枢要》、《针灸对症治疗学》、《中国新针灸大系丛书》、《实用针灸技术》、《现代中医临床必备丛书》（计18部，1 000余万字）、《中医特诊特治丛书》（计18部，1 000余万字）等，撰写发表专业论文百余篇，对中国针灸推拿学术研究产生了深远的影响。王富春还被聘为美国

《TCM》杂志编委、《中国针灸》《针刺研究》杂志编委、《世界华人消化杂志》编委、《中国中医骨伤》杂志编委。

为了弘扬中医，让世界了解针灸，让针灸之花开遍全世界，王富春重视对外交流，1998年参加海峡两岸针灸学研讨会，并做了"微针疗法"专题报告；1999年参加在越南举行的世界针灸联合学术会议；2000年参加在韩国举行的世界针联大会；2002年又参加在罗马举行的世界针灸联合学术会议，其论文《大杼穴对实验性骨质疏松症TNF-α基因表达的影响》专题报告，获得与会专家学者的充分肯定，并在国家级核心期刊《针刺研究》上发表。多年来，王富春在个人取得成绩的同时，带动了吉林省针灸推拿学科的迅猛发展，2001年针灸推拿学科被评为吉林省重点学科，2006年通过了吉林省重点学科的验收。

作为学科带头人，多年来，他潜心研究针灸推拿人才培养模式，不断地调研、论证，根据针灸推拿人才的培养特点，结合针推人才的发展、就业方向确立了"重视医学人文基础素质积累，强化实践实用技能，培养针灸推拿科研实验教学型研究人才，针灸推拿医疗保健临床医师，国际服务型中医针灸推拿师"等三类针灸推拿人才的培养目标；同时根据实际情况确定了以"科研学术工程""教学水平提高工程""实践能力培养基地工程"促进教学内容"合理实用化"，理论教学方法"多元多样化"，实践培养"规范基地化"的战略方案。2004年，由他主持的教学类课题《针灸推拿学科人才培养模式改革与实践》获得了吉林省优秀教学成果三等奖；其主讲的《刺法灸法学》为省级精品课程，曾获得国家教学成果二等奖1项，吉林省优秀教学成果二等奖1项，三等奖2项；主编国家"十二五""十三五"规划教材《刺法灸法学》，高等院校精品教材《刺法灸法学》《中医针灸妇科学》《国际中医药从业人员指导用书·经络腧穴学》，副主编国家"十五""十一五"《针灸学》等教材10余部，培养博硕研究生200余名。

临床方面，王富春通过30余年的临床经验，总结出"镇静安神针法"治疗失眠、"振阳针法"治疗阳痿、"调胱固摄法"治疗小儿遗尿等独特的针灸治疗方法，其临床疗效显著，受到广大患者的一致好评。他擅长运用古典针法治疗骨性关节疾病，尤其应用"苍龟探穴"针法治疗肩周炎，"青龙摆尾"针法治疗网球肘，"白虎摇头"针法治疗腰痛，"赤凤迎源"针

法治疗坐骨神经痛、腰椎间盘突出等，皆具有独特疗效。不仅如此，王富春还擅长针药并用，对胃肠病、颈肩腰腿痛、鼻炎、面瘫、头痛、中风、肥胖、痛经、痤疮、视网膜静脉阻塞、带状疱疹以及各种疑难杂症都有其独特的治疗方法，且疗效显著。王富春还发明创制了"艾络康"系列穴贴（减肥贴、活络止痛贴、暖宫止痛贴、镇静安神贴、清肝降火贴、清毒贴、靓眼贴、振阳贴等），取得良好的经济效益和社会效益。

（二）学术观点及针灸特色

1. 创新配伍，内调脏腑

王富春经过多年的临床经验，对针灸临床立法、配伍处方有着深入的见解，提出针灸临床要对症和辨证相结合，在全国率先提出"合募配穴治疗六腑病""俞原配穴治疗五脏病""郄会配穴治疗急症"等特定穴配伍理论。合募配穴是将六腑的下合穴与本经的募穴相配，下合穴重在通降，位于下肢，其位在下；募穴位于胸腹部，其位在上。二者相配为上下近远配穴，取其主治上的共性，相互协调，增加疗效，以治六腑病。俞原配穴是将本经脏腑所属原穴与其背俞穴相配，背俞穴接近内脏，能反映五脏的盛衰，可调和阴阳，调节脏器功能；原穴反映脏腑及十二经脉病变，可扶正祛邪，调节脏器功能，俞原相配取主治的共性，以增强疗效。郄会配穴是郄穴与八会穴的配伍使用，郄穴临床上多用于治疗本经循行部位及所属脏腑的急性病证，八会穴是筋、脉、脏、腑、气、血、骨、髓等精气汇聚之所，治疗相应的脏腑病证，两穴配伍使用，广泛应用于急症。

2. 创新三才，镇静安神

王富春讲究针灸临床"三要素"，即辨证、取穴、手法。取穴少而精，尤善特效穴。治疗失眠，针对"阳不入阴"的特点，以精气神取穴为特色，择时使用针刺手法，采用特效穴四神聪、神门、三阴交，创立了针灸治疗失眠的"新三才"配穴方法，并根据其兼证选取相关腧穴，以使阴阳调和，此法命名为"镇静安神针法"。四神聪为元神之府、诸阳之会，应天主气，调理元神元阳，针刺该穴可提气醒神、统调气血、引阳入阴、镇静安神；神门为心之原穴，应人主神，针刺该穴可宁心安神、宽胸理气；三阴交为足三阴之会，应地主精为辅，针刺该穴可调理肝、脾、肾之脏腑阴阳，对于失眠伴肝郁、脾虚、肾阴虚者，具有疏肝健脾、清热除烦、调节冲任、补肾填精之功效。针刺四神聪时，

王富春对针刺的方向也有所要求，即前神聪和后神聪皆逆于督脉循行方向行针刺，因督脉为阳脉之海，逆着督脉针刺能达到抑阳以安神之功效；而左神聪和右神聪皆顺着膀胱经循行方向行针刺，因膀胱经通调全身五脏六腑气血，顺着膀胱经方向针刺能达到调整脏腑阴阳以助安神之功效。

3. 辨治五痹，刺有深浅

五痹按病邪浅深可分为皮痹、脉痹、筋痹、肉痹、骨痹五种。王富春主张治疗五痹时根据病邪"刺有浅深"，当使用不同刺法治疗痹证。治疗皮痹时，对于皮肤瘙痒及皮痹轻者，使用毛刺法，用一根或多根细短毫针点刺皮表，勿使出血；对于皮肤痛麻者，使用半刺法，用短毫针迅速轻浅透皮，疾速出针不留针；对于皮肤麻木者，使用浅刺多捻法，快速进针至皮下，针入2分左右，使用捻转手法使得气，再施补泻手法，不伤血肉，迅速出针。治疗脉痹，使用刺络法，用毫针或三棱针刺腧穴或静脉明显处，速入速出，使少量出血，出血即止；对于外邪侵犯局部病变肿痛者，用毫针或三棱针，在病变局部反复点刺10～20次，速入速出，使病变部位有出血点。治疗筋痹，使用关刺法，用毫针直刺肌腱附着处，或从肌腱左右进针，刺肌腱、韧带处；恢刺法，用毫针直刺肌腱，配合关节屈伸活动，行针或调节针向与深浅。治疗肉痹，使用合谷刺法，用3支毫针，一支直刺，另两支斜刺至同穴位，呈鸡足状，捻转得气后，留针30分钟；使用分刺法，用毫针直刺穴位肌肉层，捻转提插使之得气，根据病邪浅深调节针刺方向与深浅度，使用中强度刺激手法，加强针感。治疗骨痹，对于骨痛较重者使用短刺法，用较粗毫针，进针时摇动针柄逐渐深入，直刺至骨膜，作上下插动，或使针尖刮摩骨膜；对于久病体弱之人用较粗毫针，直刺进针至骨膜，施捻转提插手法，得气后留针。

4. 重视得气，明晰补泻

王富春对古今针刺手法的文献进行了全面的整理和验证，主编了《针法大成》《针法医鉴》等集针法之大成的学术著作，提出许多符合经旨且操作性强的建议，虽秉承古训，却始终有自己独特的手法，慎思明辨。临床上，王富春特别重视"得气"，可先用候气与催气法以求得气。临床上医生要凝神定气，贯气于指，通过对指上针感的体会来判断疾病虚实和患者的体质状态。正如《灵枢·经脉》中曰："邪气来也紧而疾，谷气来也徐而和"，王富春创制的阴阳补泻

针法要求掌握穴位的不同针感层施术,属于"阴病治阴、阳病治阳"的方法;捻转补泻针法要把握五个要素,即捻转角度、捻转速度、用力轻重、捻转方向、作用时间,其中对相对的操作时间进行了界定,操作时间短为补,时间长为泻;呼吸补泻的作用主要是补虚泻实,在进出针的过程中,患者配合恰当的呼吸,可减轻针刺疼痛,达到补泻之效。王富春还从规范针灸手法的角度,深入探究了平补平泻手法,平补平泻手法有单式与复式之之分。单式平补平泻是介于补与泻之间的手法,要求针刺得气后均匀柔和地提插或捻转针身。复式平补平泻手法有先泻后补、小补小泻之分。先泻后补,是采用提插或捻转的补泻手法,先施泻法,后行补法,先祛病邪,后扶正气,即明代医家陈会之法。小补小泻法是提插捻转结合的均匀柔和手法,即明代医家杨继洲之法。

5. 勤求古训,飞经走气

理、法、方、穴、术是王富春一直强调的针灸临床的5个重要元素,明理者可立法,立法者可处方,处方者可取穴,取穴者可施术,施术是临床关键之一,手法技术更显得尤为重要。王富春对《金针赋》记载的青龙摆尾、白虎摇头、苍龟探穴、赤凤迎源等针法开展了深入研究,丰富了手法内涵。王富春对飞经走气针法的行针深度、方向、补泻手法等进一步探讨,提出各飞经走气针法的要素,仍当遵循创始人徐凤之所述。具体操作为:青龙摆尾针法,针斜向浅刺,或先深后浅,针向病所,针柄缓缓摆动,好像手扶船舵或左或右以正航向一样;白虎摇头针法,进针时持针沿圆弧平滑而摇动针体,拨动针感区组织,退针时以方形路线出针,拐角处振动针体;苍龟探穴针法,针刺入穴位后,退至浅层更换针向,上下、左右多向透刺,浅、中、深三层逐渐加深,拇指或示指抵住针体,做上下拨动"剔"的动作;赤凤迎源针法,针直刺入深层,得气后再上提至浅层,候针自摇(得气),再插入中层,使之得气,捻转结合飞法,一捻一放,形如赤凤展翅飞旋,通过手指的操纵,使针身及针尖在天人地三部沿上下左右、前后不同面行圆形轨迹的多向飞旋。临床中,王富春常常用青龙摆尾手法治疗网球肘,针刺手三里穴,操作时针尖向曲池方向透刺,一左一右慢慢拨动,针感直入病所,取得良好效果。在腰肌部针刺并行白虎摇头的手法,使腰椎有上下通畅之感,对于治疗慢性腰痛有良好的效果。用苍龟探穴治疗各种局部软组织粘连性疾病,取得了理想的效果。针刺环跳穴,利用

赤凤迎源手法四围飞旋操作,使患者产生针感并缓慢地向足部放散,对于治疗坐骨神经痛具有显著效果。

(三)临证医案

1 不寐

张某,女,45岁。

初诊:2006年4月25日。

[症状]夜晚入睡困难,睡时易醒,同时伴有头晕胀痛,目赤耳鸣,胁痛口苦,烦躁不安,每因情绪波动失眠更甚。小便黄赤,大便秘结。舌苔薄黄,脉弦数。

[辨证]肝郁化火,上扰心神。

[治则]疏肝泻火,镇静安神。

[针灸处方]四神聪,神门,三阴交,行间,太冲。

[治法]针用平补平泻手法,每次留针30分钟,每日针1次,针刺10次为1个疗程。

[疗效]治疗5次后睡眠质量好转,2个疗程后痊愈。

2 中风

王某,男,58岁。

初诊:2009年9月15日。

[症状]右侧半身不遂,口角喎斜,吐字不清,兼见肢体软弱,手足肿胀,面色淡白,气短乏力。舌暗,苔白腻,脉细涩。

[辨证]气虚血瘀。

[治则]补气活血,通经活络。

[针灸处方]百会,廉泉,曲池(右),合谷,足三里(右)。

[治法]各穴刺激强度以患者能耐受为度,留针30分钟。留针期间,每隔10分钟行针1分钟。每日1次,连续治疗30次为1个疗程。

[疗效]治疗3日后,上肢、下肢肌力有所增强,可抬起,能发音。治疗1个疗程后,患者病情明显好转。患侧上肢、下肢肌力恢复至4级,可以将瘫痪上肢举过头顶,能伸指握拳。发音较清晰,可以数数。经2个疗程治疗后,可走路,生活基本自理。

3 阳痿

于某,男,38岁。

初诊:2012年6月20日。

[症状]性功能减退,性交时阴茎举而不坚,举而

时短,不能完成正常房事。同时伴有腰膝酸软,畏寒肢冷,有时耳鸣耳聋,记忆力减退,夜寐不安。舌淡,苔薄白,脉沉细。

[辨证]命门火衰,宗筋不振。

[治则]温阳补肾,填精益髓。

[针灸处方]振阳(白环俞直下,会阳旁开1寸),命门,肾俞。

[治法]振阳穴采用3寸毫针针刺,刺入2.5～3寸,使针感向阴茎部传导。命门、肾俞针用补法。每次留针30分钟,每日1次,10次为1个疗程。

[疗效]针刺1次后,患者即感阴茎部有热、胀感。针刺5次后,患者明显感觉阴茎能够勃起,但硬度稍差,腰部酸痛感明显减轻。针刺1个疗程后,患者面色如常,神疲乏力及腰膝酸软的症状消失,性交时阴茎勃起,持续时间明显增长。又巩固治疗1个疗程,基本痊愈。随访半年,病情未见复发,夫妻生活和谐。

4 小儿遗尿

王某,男,9岁。

初诊:2015年8月3日。

[症状]每晚沉睡不易醒,睡中尿床,每晚尿床2～4次不等。伴见面色淡白,精神不振,反应迟钝,形寒肢冷,腰腿乏力。舌淡,脉沉细无力。

[辨证]肾阳不足,膀胱失约。

[治则]补肾固摄,温阳止遗。

[针灸处方]膀胱俞,白环俞,振阳,三阴交,中极,气海,关元。

[治法]膀胱俞、白环俞垂直进针3～5 cm,用提插补法行针至得局部产生酸、胀的针感;振阳穴采用夹持进针法,向前透刺6～8 cm,采用提插补法,行针使患者产生向前走窜的放电样针感;三阴交直刺2～3 cm,行捻转补法,至腧穴部产生酸胀的针感,向踝部放散;留针30分钟,每日1次,10次为1个疗程。

[疗效]5日后尿床频次明显减少,1个疗程后夜间偶有尿床。2个疗程后痊愈,且未见复发。

5 膝痹

冯某,女,62岁。

初诊:2015年4月1日。

[症状]患者关节肿胀疼痛,痛有定处,遇风寒加重,得热则缓,伴夜寐不佳,纳呆,二便正常。舌淡红,苔白腻,脉沉紧。

[辨证]风寒湿邪痹阻经络。

[治则]祛风通络,散寒除湿。

[针灸处方]阳陵泉,足三里,梁丘,血海,膝眼。

[治法]所针刺部位均要求行针至产生酸、胀的针感,并使针感向腧穴周围放散。每日1次,每次留针30分钟。10次为1个疗程。

[疗效]治疗10次,关节疼痛减轻,仍肿胀,有压痛,屈伸受限,晨僵尚存。继续治疗1个月后,关节疼痛明显减轻,略肿胀,轻压痛,屈伸稍受限,晨僵不明显。前后治疗3个月余,关节疼痛消失,外观如常,无压痛,屈伸无障碍,无晨僵。

6 颈椎病

王某,男,68岁。

初诊:2016年6月13日。

[症状]颈项、肩臂疼痛,并放射至前臂,手指麻木,劳累后加重,项部活动不利,有压痛。舌质紫暗,有瘀点,脉涩。

[辨证]劳伤血瘀,经络不通。

[治则]活血化瘀,通络止痛。

[针灸处方]天柱,风池,颈夹脊,大椎,肩井,肩髃,曲池,合谷。

[治法]天柱穴,针尖略向下斜刺;风池穴,互相向对侧刺,使针感集中于颈部,并沿颈部传导;大椎穴反复提插探寻,直至有酸胀感顺督脉向下传导;肩井穴以压痛明显处进针,以有明显的酸胀感为度;肩髃穴针尖略向前向下,使针感沿上肢向下传导;曲池、合谷穴常规针刺,以出现明显的酸胀感为宜。上述均留针30分钟,隔日治疗1次。7次为1个疗程。

[疗效]治疗7次,疼痛及麻木感明显减轻。治疗1个月余,症状基本消失,偶有手麻。

7 肩周炎

姜某,男,42岁。

初诊:2012年5月11日。

[症状]患者左肩部疼痛,活动时加重,受寒后逐渐感到疼痛加重,难以上举,夜间不能左侧卧位,且穿衣受到限制。左肩部外观正常,无红肿,肩关节周围压痛明显,外展时即感疼痛剧烈。舌淡,苔薄,脉平。

［辨证］气滞血瘀。

［治则］祛风散寒，通络止痛。

［针灸处方］阿是穴，肩髃，肩贞，肩前，肩髎，天宗，曲池，外关。

［治法］进针得气后，毫针泻法，将电针治疗仪的两根电极分别通于肩髃、曲池穴，采用连续波频率60次/秒左右，电流强度以患者能耐受为度，留针20分钟，每日1次。10次为1个疗程，疗程间隔2日。

［疗效］治疗5次后，疼痛大减，已能左侧卧位入睡。治疗1疗程后，肩臂活动较前自如，已能做较大幅度的活动，穿衣、梳头均不受限，共治疗20次，临床痊愈。随访1年，未复发。

8 腰椎间盘突出症

史某，女，52岁。

初诊：2010年2月。

［症状］患者腰部疼痛，天气变化或阴雨季节加重，腰部冷痛重着、酸麻，拘挛难以俯仰，痛甚时连及下肢。

［辨证］寒湿留滞，经络不通。

［治则］祛寒除湿，通络止痛。

［针灸处方］肾俞，腰阳关，阿是穴，环跳，委中。

［治法］上述穴位针刺得气后留针30分钟，每日治疗1次，7次为1个疗程。

［疗效］治疗3次，腰痛症状大有减轻，疼痛感随气候变化偶有加重。治疗10次，症状基本消失。

9 痤疮

冯某，男，21岁。

初诊：2016年6月8日。

［症状］患者颜面部有较密集分布的大小不等的红色丘疹，小者如粟粒，大者如黄豆。其大者上有脓疮，或黑白头粉刺。破出时有白粉汁，疼痛，伴口干渴、大便秘结。舌红，苔薄黄，脉滑。

［辨证］脏腑郁热，气血失调。

［治则］调和气血，疏泄脏腑之郁热。

［针灸处方］心俞，肺俞，肝俞，脾俞，肾俞。

［治法］每次使用其中2～3穴，以上诸穴轮流使用。先在所用腧穴周围挤按，使血液瘀积，继则常规消毒，然后以三棱针快速刺入，出针后挤出瘀血数滴，以消毒干棉球揩净后，按压针孔片刻。隔日1次，5次为1个疗程，疗程间可间隔2～3日。

［疗效］1个疗程后，粉刺已基本萎缩，无新生者。2个疗程结束时，原疹已全部消退，面部光润，临床治愈。

10 痛经

张某，女，20岁。

初诊：2015年10月21日。

［症状］月经期间常伴有下腹部疼痛。疼痛性质为绞痛，向腰骶部、会阴、肛门等处放散，痛处得热痛减，按之痛甚，时有呕吐。舌质紫黯，苔白滑，脉沉弦。

［辨证］寒凝血瘀。

［治则］温经散寒，化瘀止痛。

［针灸处方］关元，三阴交，地机，血海穴。

［治法］关元穴采用提插捻转补法，三阴交采用捻转补法，地机、血海采用平补平泻法。留针30分钟。经前7日开始针刺，每日1次，10次为1个疗程。

［疗效］针刺1个疗程后疼痛减轻，2个疗程后疼痛感消失。为巩固疗效，又连续治疗2个月经周期，于月经期前7日开始针灸，直至月经结束。

------------------------ **主要参考文献** ------------------------

［1］刘冠军.脾胃学说在针灸临床上应用［J］.浙江中医学院学报,1979（3）:42-44.

［2］刘冠军.运用脾胃学说治疗部分神经性疾患的体会［J］.

新中医,1978（5）:31-34.

［3］刘冠军.针挑疗法的临床应用［J］.赤脚医生杂志,1979（2）:7-8.

第十五章
黑龙江针灸流派

第一节　张氏针灸学术流派

一、流派溯源

张氏针灸学术流派，植根于东北三省，主要形成于黑龙江，黑龙江作为我国的一个边境省份有着独特的民风和文化，黑龙江地域文化在其发展过程中，逐步形成了自己的鲜明特征，概括起来主要表现在三个方面：一是文化气质上的雄健性；二是兼收并蓄的容纳性；三是交流互动的高频率性。这些特征与中原地域文化、江南地域文化的特征有所不同。黑龙江独特的地理与人文环境孕育了丰富的中医药文化，名医辈出，独特的中草药资源，服务着广大人民群众。

张氏针灸学术流派创始人张缙1930年农历九月初四出生于辽宁省黑山县半拉门镇。21岁时毕业于沈阳中国医科大学本科医疗系，毕业后到沈阳军区后勤部卫生部第26后方医院从事医疗工作，时值抗美援朝战争爆发，他随医疗队赶赴前线负责外科病床工作，救助危重伤员。战争结束后，先后担任医师、代理外科主治医师。因感于我国针灸事业后继乏人，张缙立志继承和发扬针灸医术，1955年被中央卫生部抽调参加全国高等医学院校师资培训班学习。1954年至1955年，张缙在卫生部全国高等医学院校针灸师资班结业；与针灸大家王雪苔结缘，不断学习王雪苔和国内诸多名家学术思想；1956年至1983年，在黑龙江省祖国医药研究所（黑龙江省中医研究院前身）工作，历任医师、主治医师、副主任医师、副研究员、主任医师、研究室主任、卫生部针灸经络进修教育基地主

任；1963年至1964年，在黑龙江省祖国医药研究所半脱产西学中班结业。1977年，张缙提出针灸学术分科，向卫生部建议兴办针灸学院针灸系，以培养针灸后继人才；1984年，完成国家医学科学十年规划项目《针灸大成校释》由人民卫生出版社出版，该书为新中国成立后在针灸古典文献中的重要成果；1988年提出新的医学模式即生物、心理、社会、自然的医学模式，提出新概念"第四医学"即长寿保健医学。

针刺手法最早记载于《黄帝内经》，从《黄帝内经》时期至今针刺手法有了三次巨大的进步，是针刺手法历史的三次高峰。《黄帝内经》《难经》时期称为针刺手法历史上的第一次高峰，其代表性标志是《黄帝内经》和《难经》；元、明时期称为针刺手法历史上的第二次高峰，其代表性标志是窦汉卿及其所著《针经指南》、泉石心老人及其所著《金针赋》和杨继洲及其所著《针灸大成》。在国家的重视与支持下，张缙与我国多位针灸专家们一起，历经几十年的共同努力奋斗，把针刺手法推上了历史的第三高峰。在专家群体中，张缙的贡献是杰出的，他致力于针刺手法的研究，前后有50年之久。这些研究的成果为针刺手法建立技术操作规范，制定国家标准，提供了技术支撑。

张氏针灸学术流派崇尚中医针灸经典文献和临床针灸手法研究，在针灸文献研究方面，遵循正本清源，以"尊古创新""传承发展"为主要思想。在临床研究方面，讲究针刺手法，以"随气用巧"为手法精髓，强调辨证施针，因人、因地、因时采取不同的治疗方法。

二、流派传承

（一）传承谱系

张氏针灸学术流派的传承方式主要有学校教育、师承教育等，目前已传承至五代，传人广布海内外。现传承有其家传8人，研究生88人（国内55人，国外33人）。据不完全统计正式拜师者有255人（国内126人，海外129人），世界针联"国际传承班"五期75人。主要传承人有：张庆滨（匈牙利）、吴滨江（加拿大）、王顺、东贵荣、高希言等。

（二）传承工作

1. 王顺对张氏针灸学术流派思想的传承和发展

王顺，现任黑龙江省中医科学院院长、黑龙江省中医学会神经内科专业委员会副主任委员、黑龙江省博士研究会医学专业委员会副秘书长；先后主持完成多项国家级科研项目及省级科研项目。其中，国家标准化管理委员会项目"针灸技术操作规范"中"毫针技术操作规范"和"锃针技术操作规范"等的研究成果均被制定为操作规范标准在全国中医临床领域推广使用。"头部电针透穴疗法治疗帕金森氏病的临床研究"获2001年度黑龙江省中医药科技进步奖一等奖、获2002年黑龙江省科技进步奖二等奖；国家中医药百项诊疗项目"透穴刺法治疗中风后小脑共济失调临床疗效的研究与评价"获2004年度黑龙江省中医药科技进步奖二等奖、获2005年黑龙江省科技进步奖二等奖，其成果已制作成教学光盘在国内外公开推广发行；"头皮针刺运动诱发电位的研究"获2001年黑龙江省科技进步奖三等奖；"川菊止痛胶囊治疗偏头痛的临床与实验研究"获2002年黑龙江省中医药科技进步奖二等奖，并获得发明专利；"中风偏瘫痉挛状态针灸治疗方案优选及其作用机理"获2007年黑龙江省中医药科技进步奖二等奖。王顺共发表学术专著5部，学术论文60余篇。

张缙嫡传弟子王顺对张氏针灸学术流派思想的传承领域主要集中于对脑病的研究。在治疗脑病的过程中，王顺使用"通经接气法"和烧山火、透天凉等手法，主张针药并用的方法治疗脑病，善用镇肝熄风汤治疗各种阴虚风动型脑病；先后研制出面瘫胶囊、面舒胶囊和川菊止痛胶囊等中药制剂应用于临床；倡导建立针灸、中西药与现代康复相结合的治疗体系，在治疗脑出血、脑梗死急性期及恢复期、帕金森病、自

主神经功能紊乱、脊髓病变、运动神经元病以及颈腰椎病变等神经内科疑难病症方面疗效显著。王顺编有《中国百年百名中医临床家丛书·张缙》一书，其中记载了张缙的临证医案及学术观点。他还另发有论文数篇以介绍张缙的学术经验，《张缙教授论针刺补泻》中介绍了张缙对针刺补泻手法的研究与观点，《有胆识通古今的针刺手法名家张缙》则着重介绍张缙在龙虎大段通经接气针刺手法研究方面的学术精华。

2. 东贵荣对张氏针灸学术流派思想的传承和发展

东贵荣为医学博士、主任医师、博士和博士后导师，国家和卫生部优秀专家，享受国务院特殊津贴；国家中医临床重点专科带头人、上海市名中医、全国名老中医药专家学术经验继承人导师、国家中医药传承博士后合作导师、东贵荣全国名老中医学术传承工作室导师、全国针灸标准化技术委员会副主任委员、中国针灸学会针法灸法分会主任委员、中国针灸学会针灸传承基地主任。东贵荣16岁随父亲学习中医、后毕业于哈尔滨医科大学和黑龙江中医药大学获医学硕士和医学博士学位；世界文化遗产中医针灸代表性传承人张缙针刺手法传承人；从医36年，主持科研30余项，获科技奖14项，发表论文120余篇；主编《刺法灸法学》等著作9部。东贵荣临床建立了头穴疗法、阴阳调衡透刺针法等多项临床新技术；提出"脏腑、阴阳、气血、虚实"内伤病辨证法则、"经络内联脑理论"、"腧穴穴敏性与穴敏化理论"、"经（穴）络-脏象-脏腑网络理论"和"百病皆调神理论"；临床针药结合治疗中风病、面瘫、脊髓病、失眠症、偏头痛、小儿脑瘫、风湿病、痛经、更年期综合征、结节性痒疹、青年痤疮等疗效显著；被称为身有专长，病有专药，医有专术，治有良效的医学专家。

东贵荣对张氏针灸学术流派思想进行传承和发展体现在。

（1）针灸临床整体理论：针灸主张"经络-脏象-脏腑网络理论"，提出"腧穴的三维定位论"，提出"针灸穴（学）敏化理论"。

（2）辨证与治疗法则：内伤病辨证采用"脏腑、阴阳、气血、虚实"辨证法则；提出"辨病、时机、配穴、手法"影响疗效的针灸临床治疗四大要素。

（3）重视针刺的三大效应：双向调节效应、时间效应和空间效应。如治疗面瘫的临证将疾病三期五段分期；循经与局部配穴；求因辨性，筋肉合治；头

面三线取穴以调局部,循经以调经脉,善用背俞以调脏腑;局部-经络-脏腑统而调之。治疗中风偏瘫临证:辨病辨证,分期治之;头穴透刺,贯通经络;体穴透刺,调整阴阳;重视主体,动静结合。治疗脑瘫的临证:头穴透刺以调神补元,促脑发育;背俞透刺,调理五脏以治瘫;强调主体,结合康复,功能自建。

3. 高希言对张氏针灸学术流派思想的传承和发展

高希言为医学博士,河南中医药大学针灸学科带头人、河南省省级学术技术带头人,博士研究生导师、教授;河南省优秀青年科技专家,河南省医学会医疗事故技术鉴定专家,中国针灸学会理事,中国针灸学会针灸文献专业委员会副秘书长,中国针灸学会针法灸法分会理事,郑州市针灸学会主任委员。主编《各家针灸学说》,副主编《针法灸法学》。高希言主要从事针灸临床研究的研究方向为:① 奇经八脉的应用研究;② 针刺手法的应用。科研情况:① "调卫健脑法治疗失眠症的多中心临床研究"(国家中医药管理局中医临床诊疗技术整理与研究项目);② "针刺四神聪治疗失眠的临床研究"(国家中医药管理局《中华人民共和国穴典》腧穴主治临床研究项目);③ "穴位贴敷治疗慢性萎缩性胃炎作用机理的研究"(河南省科技攻关项目);④ "针灸对亚急性衰老小鼠记忆功能影响的研究"(河南省自然科学基金项目)。获奖:① "阴阳维阴阳跷交会关系与腧穴主治的研究"获1998年河南省教育厅科技进步奖二等奖;② "多种热补手法筛选"获1998年河南省科技进步奖三等奖;③ "针灸治疗慢性萎缩性胃炎的临床及实验研究"获2001年河南省科技进步奖三等奖;④ "大黄䗪虫丸对老年糖尿病肾病早期患者前列腺素的影响"获1999年河南省教育厅科技进步奖二等奖;⑤ "平疣灵治疗肛门尖锐湿疣的临床及实验研究"获1998年河南省科技进步奖三等奖;⑥ "针灸对宫颈癌术后促进膀胱功能恢复的临床及实验研究"获1999年河南省中医管理局中医药二等奖;⑦ "多种凉泻手法筛选"获2003年河南省中医药科技奖一等奖;⑧ "针灸督脉穴健脑益髓作用的研究"获2003年河南省科技进步奖三等奖。论文论著情况:发表学术论文89篇,主编著作22部。获国家专利2项。

高希言在刺法灸法、针灸文献、针灸临床等方面传承张缙学术思想,尤其深化关于针法和灸法的认识,提出"透灸"理论;主编有《张缙教授针灸医论医案选》一书,为张缙近60年治验集萃。此书中上半部分为医学论,详细介绍张缙试论"大临床"的含义、全国针灸学术会议有关针刺手法的总结、传统针法、灸法的研究、针刺得气及控制针感的研究、如何控制针感的方位、循经感传规律的研究、论现代针灸学术的分科问题、对中医量化的思考与看法等;下半部分为医案选,详细介绍了张缙临床诊治眼科、妇科、内科等疾病的临证特色与经验;后附有较详细的张缙学术传承体系名单。

4. 张氏针灸学术流派在国外的传播

张庆滨,为张氏针灸学术流派弟子中嫡传弟子(张缙之子),在罗马尼亚、匈牙利开办针灸诊所。历经30年,通过张缙、陈震、吴滨江等第一批至匈牙利的中医专家对当地人民疾病的诊治及对中医药知识的传播,针灸和其他中医药疗法在匈牙利已家喻户晓。2002年张庆滨参与建立发展匈牙利中医药学会,现为匈牙利中医药学会会长、中华文化传承传播基金会常务副会长、光华中文学校校长;2005年匈牙利中医药学会正式成为匈牙利医学会的成员组织,这也是欧洲唯一被当地医学会承认的中医组织。2016年8月29日,世界针灸学会联合会中医针灸传承基地(匈牙利-布达佩斯)授牌仪式,在匈牙利医学联合会(MOTESZ)总部举行,并于次日在英雄广场中医药中心进行挂牌仪式,这是欧洲首家世界针联中医针灸传承基地,以匈牙利为中心辐射东西欧,培训来自欧洲各国的中医针灸工作者。2017年9月2日在匈牙利首都布达佩斯唐人街成立"大成国医堂"并隆重开业。

吴滨江,现定居在加拿大,1978年考入黑龙江省中医药大学中医系,毕业后经过几年临床实践磨炼,1985年考入中国中医研究院,曾师从于针灸界著名导师王雪苔、张缙及气功界/中医界名宿焦国瑞,成为中国乃至世界上首批气功专业硕士之一。吴滨江是世界针灸学会联合会大学协作工作委员会副主任委员,世界中医药学会联合会教育指导工作委员会副会长,世界中医药联合会、世界针灸学会联合会副主席,加拿大中医药针灸学会常务理事,国际吴氏头部推拿疗法研究会会长/创始人,国际针法灸法研究会常务会长,匈牙利吴氏头部推拿疗法研究会名誉会长;任河南中医药大学和黑龙江中医药大学硕士研究生导师,兼任成都中医药大学客座教授。

自1986年以来,吴滨江曾培训了来自日本、美国、加拿大、苏联、意大利、德国、瑞士、伊朗、中国台湾等国家和地区的许多学生，尤其是在奥地利、匈牙利和加拿大，培养了近千名学生；2006年1月8日被评选为加拿大2005年八大"杰出华商"之一。2006年9月22日在加拿大多伦多召开的第三届国际传统医药大会上，"吴氏头部推拿疗法"获"金杯奖"。2009年8月成功组织召开"2009多伦多国际传统医学手法大会"，张氏嫡传弟子吴滨江、张忆玲在加拿大开办针灸学习班，创立加拿大安大略省中医学院，培养了多名硕博士及本科学生。吴滨江对张缙二十四式针刺手法开展了英译文研究，进行系统性的中英文定义的探讨，为手法找出准确而易懂的英译文作名称。吴滨江在海外为中医教育事业辛勤耕耘多年，对张氏流派在美洲传承与发展起到了极大的作用。2015年9月，北美首家世界针联中医针灸传承基地落户加拿大多伦多。

此外，旅居美国的张氏流派弟子，如纽约州执照针灸师联合会会长林榕生，美国大西洋中医学院骨干教师傅迪等人对美国等地的流派传承起到了很好的推动作用。林榕生现为世界中医药学会联合会副主席，美国中医药学会董事局主席。新加坡的弟子陈水兴、佃仁森，马来西亚的崔秀琼等人在学习张氏流派学术思想后积极传播，使张氏针灸学术流派思想在东南亚获得了很好的传播。在澳大利亚的于莹、张彬彬对张氏针灸学术流派在澳大利亚的传播起到了重要作用。

三、流派名家

张 缙

（一）生平简介

张缙（1930—2021年），男，辽宁黑山县人。国内外著名针灸专家、研究员、博士研究生导师，全国名老中医学术经验继承工作指导老师，全国针法灸法学科带头人，享受国务院政府特殊津贴。

张缙从医60余载，在科研、教学、临床工作中累积了丰富的经验，形成了独具特色的学术思想。他从实践到理论，完善了针灸手法的基本功训练、单式手法、复式手法、针刺得气和针刺补泻等理论，并通过实验反复验证，在针刺手法研究方面取得丰硕成果。此外，他在循经感传、古典针灸文献及中医软科学研究等方面都取得了重要成就，为我国的针灸事业和中医药的发展做出了突出的贡献。

张缙曾任第一届中国针灸学会常务委员、卫生部医学科学委员会委员、针灸针麻专题委员会委员、黑龙江省针灸学会会长、中国针灸学会针法灸法分会主任委员、黑龙江省祖国医药研究所所长、黑龙江省非药物治疗研究中心主任、黑龙江省中医研究院院长、中国针灸学会第三届理事会常务理事、世界中西医结合学会名誉理事、新世纪全国高等中医药院校教材（第一版）《刺法灸法学》主审、中国针灸学会标准化工作委员会第一届顾问、中国针灸学会针灸文献专业委员会第三届顾问、中国针灸学会针法灸法分会第三届顾问及创会荣誉主任等。张缙曾任辽宁中医药大学、福建泉州华侨大学、安徽中医学院（现安徽中医药大学）、甘肃中医学院（现甘肃中医药大学）、光明中医学院的顾问、特邀研究员及名誉教授；先后被德国、瑞士、匈牙利、波兰、罗马尼亚、日本、加拿大和美国等国的针灸学术组织和团体授予名誉称号；7次被收入美国、英国的传经机构所编著的《世界名人录》，并被聘任为该机构的研究员和终身理事。1986年9月，国务院学位委员会任命张缙为博士研究生导师。1991年5月，张缙被国家批准为黑龙江省首批老中医药专家学术经验继承工作指导老师，从1991年10月起享受国务院特殊津贴；2005年12月担任"全国毫针技术操作规范"项目专家组首席专家。2010年11月16日联合国教科文组织保护非物质文化遗产政府兼委员会第5次会议审议通过，将"中医针灸"正式列入《人类非物质文化遗产代表作名录》，张缙为"中医针灸"项目的四位代表性传承人之一。

张缙主要代表著作有《针灸大成校释》（张缙主编）、《针方六集》（张缙等校点）、《中国针灸荟萃·刺灸学分卷》（张缙主编）、《针灸大成研究》、《针余诗草》等。

张缙从事针灸研究及教学工作60余年，立医德、精医术堪称典范，甘为园丁、人梯，为中医药事业培养了许多优秀人才。在任黑龙江省中医研究院院长期间，张缙力主进行系统的研究生教育及北药开发，不仅培养了大批针灸专业人才，还培养了诸多内科学人才，与国医大师张琪一起培养肾病专业人才。张缙领导开发"双黄连"系列制剂，在国内外运用广泛。

张缙曾多次应邀到德国、波兰、匈牙利、罗马尼亚、日本、俄罗斯、瑞士和阿联酋等国访问讲学，深受国外学者的赞誉，多次荣获国家中医药科技进步奖和部以上及省医药科技成果奖。张缙先后7次被载入美国传记中心和英国剑桥的《世界名人录》，并分别被这2个组织聘为理事和终身研究员。他还被美国、法国、匈牙利、日本等国的中医针灸学会聘为名誉会员和顾问。

已故国医大师张琪曾赞张缙："医技精湛，针刺手法炉火纯青，校释《针灸大成》影响深远。"上海中医药大学教授李鼎及原湖北中医药大学副校长孙国杰，曾赋诗盛赞张缙。国医大师邓铁涛与张缙往来书信曾写道"……大临床有创见……"，国医大师张灿玾曾赋诗赞张缙"……幸贵曾交三舍士，惭惶未读五车书……"，这是对张缙精研学术的概括，其文收录于张缙所著《针余诗草》中，国医大师程莘农、中国针灸学会原会长李维衡、世界针灸联合会原主席邓良月等人，对张缙的针灸手法及相关研究，尤其是"烧山火""透天凉"给予很高的评价，相关术式已经写入《针刺技术操作规范·毫针部分》。

张缙治学严谨，教书育人，治病救人，为中医学的传承与发展做出了较大贡献，他将丰富的临床知识，精到的针刺手法，严谨的研究古代文献知识传授给它的门人弟子，耄耋之年仍笔耕不辍，研究针灸学相关问题。《针灸大成校释》《针灸大成研究》较全面收录了张缙关于针灸理论及实践学术思想。张缙弟子广布海内外，已经成为领域内精英和翘楚的他们，为张氏针灸学术流派发展、壮大、传播做出很大贡献，为中医针灸海外传播、国内发展起到了很好的推动作用。

张缙除在中医针灸学界大有所为外，日常中他亦保有生活情趣，颇有文人雅兴。《针余诗草》一书汇集了他自1946年至今所写的诗词，通过诗词反映了其一生中经历的许多重大事件及其看法，其中收录了"抗战胜利""读史有感""北陵分手""雨中望伊人""咏柳絮""答张泽普翁""秋日抒怀"等160余首诗词。中华诗词学会会员张呈文在该书序言中写到："张缙先生，幼好诗文，长而从医焉。文而后医，医理易达；医而兼文，文采弥丽。先生之于医与文，可谓相得益彰矣。厥于针余之暇，每乘清兴，击节而吟，日月有积，遂成卷帙，乃题曰《针余诗草》云。是以先生非唯名医也，亦诗人也。"

（二）学术观点与针灸特色

张缙一生致力于针灸文献研究、针刺手法临床研究、经络循经感传研究等方面，其学术观点与针灸特色体现在此三方面的研究理念和成果中。

1. 正本清源校释《针灸大成》

张缙推崇针灸文献对针灸临床的指导作用，对历代针灸文献注重进行系统研究，上承于《黄帝内经》《难经》之学，对元明时期各家，尤以对窦汉卿、泉石心老人、杨继洲的学术理论进行系统研究，颇有心得，其代表张缙研究成果的是《针灸大成校释》。

张缙从1963年起历时21年校释《针灸大成》，对该书校勘、注释、语译等进行校释，这是该书成书以来的首次校释；共校勘校释610处，注释2 999条，语译345段，并在重要章、节和段落上加了提要132条，按语337条。此次校对注释引用书目293条，最后于1984年汇聚其研究结果编写成917 000字的《针灸大成校释》。为了更好地完成此书，他自修了"校勘学""版本学""目录学""训诂学""辨伪学"等国学基础课，又向黑龙江师范大学教授王大安，黑龙江大学教授苏渊雷求教，通过对30篇医史、地方志及针灸文献的考证，澄清了对该书编著者这一有争议的问题，考证结果认为《针灸大成》一书的编著者是杨继洲，而选集校正者为靳贤，出版者为赵文炳；同时对该书版本进行了系统研究，该书由于流传广、受欢迎、读者需求量大，所以翻刻快、版本多，但同时也带来一些版本未经校正或校正不精的情况；通过对该书47种版本系统研究的结果，首次查清了该书47种版本的概况和5种较佳版本的情况，为针灸文献的系统化和规范化研究起到重要的作用。《针灸大成校释》是新中国成立后在针灸古典文献中的重要成果，在国内外影响较大，1989年被评为国家中医药管理局中医药科技进步奖二等奖、国家出版总署1992年全国古籍整理研究三等奖。2009年经过大幅度修改的《针灸大成校释》二版问世，增加了近年来的研究成果，对国内外针灸学术颇具影响。另外，张缙对海内外研究《针灸大成》的学术思想进行总结，著成《针灸大成研究》一书。

2. 对循经感传的研究

张缙自1956年起，从"针感"和"针刺手法"入手，对经络进行研究，从控制针感传导发展为控制感传。他在吸取国内经络研究经验教训的基础上，提出如下观点：① 经络是针灸临床上的问题，针感是基础。② 从针感传导的特性看，不可能是一个实体组织，而是一个功能现象。基于此，进一步提出"肯定现象、掌握规律、提高效果、阐明本质"的研究指导思想。经过临床大样本研究，证明循经感传具有普遍性、潜在性、趋病性、效应性、可激性、可控性、循经性、变异性的规律，对认识经络的全貌，指导针刺手法的临床，发展经络理论均有较高的价值。

1974年，张缙根据临床与临床实验研究得出的初步结果而提出"机体的机能调节系统——循经感传模式图"，即认为循经感传是机体的机能调节系统，这一观点被国家九五攀登预选项目验证，显示了张缙经络研究方向的正确性和前瞻性。

张缙首次提出隐性感传及隐性显性循经感传在一定条件下相互转化的理论，是循经感传研究的一个突破。他倡导的循经感传气至病所的研究至今仍是全国经络临床研究的中心课题。他提出了循经感传八个方面的规律性，升华为一个理论体系，对认识经络的全貌，指导针刺手法的临床，发展经络理论均有很高的价值。

3. 对针刺手法的研究

针刺手法是针灸技术中较难掌握的内容，也是针灸理论中博大精深的部分。张缙致力于针刺手法的研究，系统梳理、总结了历代针灸家有关针刺手法的文献，"全面继承、有序研究、系统总结、整体发展"，最终形成了自成体系的张氏针法。

（1）针刺手法基本功训练法：张缙通过练针、练太极拳，练医学气功（内养功），加之详细揣摩了武术、杂技和球类技术的基本功都是怎样练出来的，从而悟出了"针是力的载体，要力贯针中，力在针前，针随力入（穴）"的带力进针程序；参考了其他竞技学科练基本功的方法，在多年实践中逐渐形成了一套练基本功的理论和方法。

张缙认为基本功训练要从四个方面着手，即练气、练指、练意、练巧。同时练针时要注意守神，做到力与气合，气与意合，意与指合。只有做到"三合"在行针时，才能达到寓动于静，寓快于稳，寓巧于微。

张缙发明了扎纸板的练习基本功的方法。选用包装纸箱之纸板（俗称纸壳）。纸板中间层为瓦楞，薄者为一层瓦楞，中者为两层瓦楞，厚者为三层瓦楞。将纸板裁成10 cm×15 cm之长方形。先用0.5寸26号或28号针，较熟练后改为1.0～1.5寸针。按行扎针，其间距要相等，两针之间（针距）不得大于0.3 cm，两行之间（行距）为0.5 cm或0.7 cm。

（2）进针法：进针方法目前较多用的是速刺法和捻进法。张缙的速刺法主要包括：投针速刺法、推针速刺法、按针速刺法、弹针速刺法。其临床应用主要根据患者体位及术者施术时最方便的位置而灵活运用。

投针速刺法：以刺手拇、示指持针柄，针尖距穴位10～15 cm处，指、腕、肘协调用力，迅速投刺入穴；亦可将针刺入穴之浅表部位后再行插入。判断和投入穴位要精准，力度要适宜，深浅要合适，以带力进针，针入得气为佳。主要用于四肢大穴，眼部穴位不宜用。

推针速刺法：以刺手拇指、示指用力捏住针柄，针尖距穴位5～10 cm处，臂、腕、指协调用力，带力迅速推入穴内。推力越大，进针速度也就越快，貌似徐缓，术式自如。此法主要用于四肢大穴，皮肤细嫩者适用此法。

按针速刺法：以刺手拇指、示指持针柄，针尖置于穴位上，针尖稍粘皮肤，即用由指腕暴发处的力将针速按入穴内。此法操作时宜貌似轻巧自由，力的暴发不宜外形太露，适用于穴位距术者刺手较近、穴位暴露面积较小处，如面部睛明穴等。

弹针速刺法：以押手拇指、示指捏住针柄，将针尖置于穴位上，以刺手示指或中指指面爆发力弹击针柄尾部，实现迅速进针。此进针法是张缙在管针进针法的启示下，于1960年倡用的，用以克服捻转进针在皮肤上引起轴突反射导致的滞针。弹针速刺法主要适用于短针，使用针长时可用押手以干棉球裹住针体，然后捏住，再弹针柄尾部。头面部、四肢大穴上均可应用，因此法进针迅速，可减少疼痛，故适用于疼痛较敏感处，如面部、四肢末端；亦可用于疼痛敏感者。

（3）二十四式单式手法：张缙全面对古代文献单式手法进行研究，认为单式手法在古代文献中的记载已较为繁多，应进行整理，厘定式式，制定标准。张缙从文献的正本清源到临床实践，用20年的时间进行了深入的研究，将单式手法总结为6句口诀，依据运作的特点，按韵分类，排比而成，又予以定性、定序和术式流程，并拟订了各法之操作标准：揣、爪、循、摄（穴上、经上）；摇、盘、捻、搓（左右动作）；进、退、提、插（上下动作）；刮、弹、飞、摩（在针柄上）；动、推、颤、弩（在针身上）；按、扪、搜、拨（在穴与针尖上）。

（4）对复式手法的研究：张缙认为"补泻"的理论是在《黄帝内经》时代开始的，到元明之际完成的。在这一过程中，"补泻"这个概念有几个方面的涵义：一是指总的机体的机能状态而言，对虚者宜补，对实者宜泻，但要通过调气解决；二是指具体的方法，如徐疾补泻、提插补泻、捻转补泻、九六补泻等；三是指古代名家的手法，如四明高氏、三衢杨氏、《黄帝内经》补泻、《难经》补泻等；四是作为针刺手法的同义语。

张缙吸收了国内名家之所长，对复式手法烧山火、透天凉、青龙摆尾、白虎摇头、苍龟探穴、赤凤迎源等通经接气和各种调气法，均厘定了术式，阐明了操作程序，说明了操作要领，点明了技术关键。

■ 疾徐补泻与浅深、进退的关系

徐疾补泻是最基本的补泻方法，是七个补泻的纲，即徐入针疾出针为补（热），疾入针徐出针为泻（凉）。在《黄帝内经》疾徐的基础上，历代针灸家结合实践发展了疾徐的理论，并据此提出浅深与进退等方法。浅深，是以天、人、地三部为基础的，只有分层次，才能有浅有深；否则，一针贯底就无深浅可言。先后，这是指操作上有先后的次序，两者结合就构成或是先浅（后深），或是先深（后浅）。先浅后深的重点在先浅，这是指分三层由浅而深，亦即由天部经人部到地部，逐层插针的一种手法。后深，是指一次由深而浅的退针，是先浅的从属动作。先浅这种分三层每层都要行手法，比起一次进针要慢得多，因此说先浅实际上是徐入的一种表现形式，或者说先浅是由徐入蜕化而来。反之，先深后浅是指一次进针到地部，再由地经人到天部分三层操作。先深后浅的重点在后浅，先深是从属的先头动作，因为必须将针进到地部才能分层退针。一次贯地部的不分层进针，其速度必然快于分三层的退针。所以说先深是从疾入蜕化而来，也可以说徐入疾出是先浅后深，疾入徐出是先深后浅。

■ 有关迎随补泻的涵义

张缙认为迎随是对手法的一种形象解释，是一种原则性的提示，而不是具体的方法。迎随补泻名目繁多，但均无实用价值，在几十年间也没有人将其作为方法而应用到临床上。迎随补泻摆在教科书上只能讲而不能用，直到今天也没有见到用迎随方法治疗的症例和文章。

■ 关于捻转补泻

捻转补泻，是针刺的基本手法。在《黄帝内经》中仅有"切而转之""微旋而徐推之"和"吸则转针"的一些记载，都没有把捻转说成为一种具体手法。至元、明时代的针灸文献，才将捻转手法分成左右及内外转针方向，并广泛应用于催气、行气及补泻等方面。后世定捻转补泻主要是依据窦汉卿，窦汉卿之后很多医家在"捻转补泻"上大作文章，从《金针赋》开始，到《医学入门》发展得更复杂，《针灸大成》又照录了全文，广传于世。当前"捻转补泻"的术式与窦氏手法运用的规律是一致的。

九六，是一种特定的捻转规定，是指在天人地三部各向前捻九次或二十七次为补，或每一部各向后捻六次或十八次为泻。这是参合了象数哲理中的九数为阳、六数为阴等说法，分别用于补泻。"九六"是《易经》上的一个概念，《易经》以奇数为阳，偶数为阴，阳取其极，故取九，阴取其中，故取六。《黄帝内经》《难经》时无九六补泻，"九六"概念进入针刺补泻是在元明之间，是先贤们对针刺手法量化的一种思考。"九六"是泛指阴阳及柔刚等属性，是阴阳判合，万物生生之道。"九六"不是查数扎针，以针力而论"九"是力大力强，"六"是相对力小力弱。这里的量不是具体的量，而是一种泛指，一种哲学思维，主要是用于烧山火、透天凉时对强度、深度与刺激量的控制。这里的一个重要问题，是临床上有时将捻转补泻法与用捻转方法催气以加强针感混淆起来。对捻转补泻中男女、午前、午后之分，人们多持否定态度，认为这些繁琐的方法无实用价值。亦有人认为不宜过早否定，应诸说并存，通过实践去验证。

■ 关于呼吸补泻与开阖补泻

呼吸补泻与开阖补泻和九六补泻一样，都是辅助的补泻方法。呼吸补泻法，是针刺时结合患者呼吸时机的一种补泻方法。历代的针灸家中，有单独以呼吸来分补泻的，有和疾徐手法同时使用的，有按进出针结合呼吸的，也有进针后再结合呼吸的。现代的针灸文献中多简单地解释为：呼气时进针，吸气时出针叫补法；吸气时进针，呼气时出针叫泻法。也有人反对呼吸补泻的提法，认为自古以来说法不同，且互相矛盾，只能是出于想象，它并不能加强疗效，是多此一举而已，但多数人不同意这种意见。有人举出现代的许多针灸名家用呼吸补泻的经验及其效果，认为呼吸补泻有临床实际意义。亦有资料举出几例气功与针术相结合提高效果的证例。还有人从实验医学角度观察了呼吸补泻法，通过针刺合谷穴气功实验的观察，认为呼吸补泻法是有其生物学基础的，是一种能加强针刺疗效的操作。由出针后不按针孔的"开"和出针后按扪针孔的"阖"，而构成的开阖补泻在临床上是无法单独使用的，只能是同其他补泻手法结合应用。它不能算是一种独立的补泻手法。也有人认为，开阖的理论基础根据目下的科学水平，还无法使人理解，还是留待将来为妥。

■ 烧山火与透天凉手法

近代研究烧山火与透天凉为题的文章从50年代始见报导，至60年代中期之前已有不少资料。《灵枢·九针十二原》中"徐疾"和"刺诸热者如以手探汤，刺寒清者如人不欲行"与《素问·针解篇》中"针下热""针下寒"等有关记载，是关于寒热手法的最早论述。元代窦汉卿又发展为寒热补泻。烧山火和透天凉的提法始于《金针赋》，是窦氏门派的再传弟子泉石心（号）提出来的，而进火补、进水泻则首见于《针灸大成》。虽然其名不一，但其内容确是相同的。所异者烧山火、透天凉是指整体的寒热延至脏腑、肢体。而进火补、进水泻则指局部或其附近器官。因此，有人建议把冷热手法统一称之为"热补法"与"凉泻法"。

烧山火与透天凉，是从提按、进退、浅深、拇指转针时的朝向、九阳六阴之数等几个方面论述的。两种方法在操作上是相反的，其临床效应一为热、一为凉，也是截然不同的。21世纪50年代至今的一些报导中，在操作方法上又有了充实和发展。这主要表现在"刮震"（以指甲刮针柄）、"飞针"和一针到底不分层操作与强调其基础针感等四个方面。从这些报导中可见，各家的操作方法是有很多共性的地方，特别是在提插、浅深、九六等几个方面。

烧山火的"紧按慢提"和透天凉的"慢按紧提"的重点在于紧按与紧提。这里的"紧"字，不只是速度问题，更重要的是反映用力要重。烧山火的三进，是指分天、人、地三部进针，要每部按九阳数行针。一退是一次将针退至天部。三进一退，是在进针向里下功夫，以求热。透天凉与此相反，是一进三退，即一次进针到地部，然后由地到人到天分三层操作，每次按六阴数行针。这是在出针向外时下功夫，以求凉。先浅后深和先深后浅，是从先后顺序的角度为三进一退或一进三退做说明的，这两者实际是一回事。还有人认为，三进三退、三出三入，是将二进一退或一进三退为一次，分三次行针之意，更有人认为是多次重复之意。

对呼吸在冷热手法中的作用，人们的意见尚有分歧。从文献上分析，对呼吸在烧山火、透天凉中的作用，持有反对意见的人并没有提出论据。根据多数人的意见认为，呼吸对此是有作用的，既可用以规范行针的节律，且对练功有素者能运气至臂及指而加强指力，这对提高冷热手法的成功率有很大益处。更有人认为杨继洲的解释既合理，又适用于透天凉的闭齿吸气与烧山火的用口呼气，可起诱导作用。在《针灸大成》中，杨继洲把"呼吸"摆到"烧山火"与"透天凉"手法中相当重要的位置上。在"烧山火"时，患者先用鼻吸气作为从属，然后连用"口呵"五次，借温热感来引导患者体会针下热感，这是一种有效的诱导。在"透天凉"时，以口吸气为主，此时由于外界清气与口温有一定的温差，又加上闭齿吸气加快了气流速度，所以口腔内有明显凉感，以此凉感来诱发患者针下凉感。

晚近的一些研究者中多数人认为，应当重视凉热两种手法的基础针感。有人提出得气后能出现酸的感觉，然后行烧山火手法最易成功；而找到麻感时，则易出现凉感。有的报告称在上述操作基础上，用大指爪向下刮针柄能热，向上刮能凉。

1975年有报告提出，用类似烧山火与透天凉的手法操作，认为其要领是操作时的用力方向和时间长短问题，即用力而缓慢下插求热，紧持针柄缓慢上提求凉，可以一针贯底而不分层，据说这种方法的成功率较高。

热或凉的针感的产生，与手法运用的正确与否以及熟练程度有关，也和受术者的机体反应性以及外界环境影响有关。在纠正病理状态下的局部温度偏高或偏低时，烧山火与透天凉手法亦获得了成功。

从临床观察和实验研究的结果看，烧山火与透天凉两种手法是可以掌握的。这两种手法在理论上和实际应用上，都是有价值的。通过实验研究，证实了这样手法的客观性和科学性，这对认识整个针刺手法非常具有意义。

■ 对补泻的认识

针刺在临床上应用时，根据患者的不同疾病和体质，选用补或泻的手法，为古今医家所重视。补与泻具体来说，不外乎一是针对证候的虚实、寒热不同而言；二是针对机体的机能盛衰不同而言；三是针对进针后机体对针的反应不同而言。而在临床上往往是同一疾病因患者情况之不同，其补泻方法也应有别。同一患者病后之阶段不同，补泻方法亦不同。进针后由于机体反应不同，其补泻方法仍不同。总之，补泻的运用并非一成不变，要根据当时的具体条件来组成补泻方法。针灸的补泻作用，是通过经络的调整而收到补虚泻实的效果。补泻包括从进针到出针的整个过程，也包括从医生施术到患者反应的全部内容。很重要一点是必须结合实际情况，有所针对地来确定每一实例的补泻方法。如果把单式补泻看成是单方，那么复式补泻就是复方，而在临床上对复方要有剂量的增减和组合的变化。如果离开中医学理论上的特点，只言片语或一招一式地谈补泻，把某一具体术式，看成是僵死不变的东西去生搬硬用，不论从理论上讲，还是从实践上用，都是不通的。这样做不仅使人觉得补泻是蹩脚的理论，无法理解，也不会收到临床上的效果。

（5）对得气的研究：在中医学领域里，气的涵义是很广的。它有时指物质（大气、精气），有时指机能（肝气、心气），有时又兼而有之（营气）。在多数情况下是代表功能，在针术方面，它指的是"经气"，亦即经络的功能。针术里所提的得气，就是指针感而言，这要从临床上的实际看，不能从字面看。

由于针麻原理研究的不断深入，促使循经感传的研究在全国范围内有了很大的进展。现在循经感传现象的客观存在，这一问题的解决，使针感与得气的研究，有了可靠的客观基础。

针下辨气：所说针下辨气，是指通过对不同针感的分析，来辨识针下紧而急的"邪气"与徐而和的"谷气"。辨识的方法，主要是通过施术者体会针下沉紧的程度，同时也参照患者的主诉。一切补泻手法，都是在谷气的基础上操作的，因此说辨气与补泻的关系极为密切。在正确辨气的基础上，再适当地运用补泻手法，临床效果就能得到很好的提高。

■ 气至病所的研究

"气至病所"是源于《灵枢·九针十二原》，张缙认为，这里的"气至"，不是得气。"气至"是指"气至病所"而言。气至病所，这一传统的医学理论，在针灸临床上一向受到重视。在很多情况下，它是针刺取得立竿见影效果的基础。近些年来在循经感传的研究中，气至病所这一现象进一步被重视。在全国针灸针麻学术讨论会上循经感传的文章有许多篇涉及气至病所。有的报告把循经感传在患者多见、病经多见与病所多见称之为"趋病性"；也有报告认为循经感传有趋头、趋口、越眼、趋耳、趋心、趋肺、趋胆等多种现象。其中除趋口1例为肺栓塞患者外，其余各例均与诊断相符。当感传趋向患病部位即气至病所时，也显示了"气至而有效"的特点。刺激条件适宜，可以在很大程度上提高气至病所的出现率。这不仅具有

诊断意义，也是提高针灸临床效果的一个重要途径。张缙指出，"针刺得气"和"气至病所"是启动机体自家调节机制的必经之路。如果说针刺得气是启动枢机之始，气至病所则是对枢机的终极启动。"得气"是针刺获效的最基本的要求，而气至病所则是取得针刺最佳效果的无可替代的手段。

■ 针感的控制

所说控制针感，是指用一定的手法控制针感的性质及针感的传向而言，是研究针刺手法的一个重要环节。

针感的种类一般书籍中多提酸、麻、胀、重，而临床上则远多于此。有的报告为8种，有的报告为10种，还有的报告将针感分为单型及混合型。总的概括起来有酸、麻、胀、重、痒、痛、蚁走感、水波感、触电感和凉、热等针感。一组19544穴次的观察中，麻的出现率为29.4%，酸为17.3%，胀为11.4%，触电感为10.8%，沉重感为10.8%。

通过提插幅度与速度、捻转角度与押手使用以及针尖方向等几个方面的组合，在一定程度上是可以控制针感性质的。一般说押手重、提插速度快而幅度小、针尖方向固定不变，多是先产生胀，进而产生酸。不用押手或用之而极轻，提插幅度大些，速度慢些，针尖方向可以变换，则多产生麻感。胀与酸是热的基础针感，麻是凉的基础针感，能控制麻与酸在提高凉热手法的出现率来说是很有意义的。

控制针感方向，主要是为了使气至病所。欲达此目的，最好先求得麻的基础针感，然后将针尖朝向病所，同时用押手"关闭"另一端，同时也能保持针感（守气），勿使其消失。此时再用提插配合，多可使针感朝预定方向传导。遇关节阻涩，则用通经接气的"青龙摆尾"或"白虎摇头"手法再加循摄手法，以使针感通经过关而达病所。

4. 重视临床，致力针灸学术

（1）致力针灸学术：张缙在1978年首次提出新的学术分科方案，把《针灸学》分为《中国针灸医学史》《经络学》《腧穴学》《腧穴配方学》《刺灸学》《针灸治疗学》《实验针灸学》《针刺麻醉学》《各家针灸学说》和《古典针灸医籍选讲》等10个分支学科。他还撰写了分科内容大纲，并在针灸研究班中成功地进行了试讲，对国内针灸教育起到了开拓作用。这一针灸学术分科有别于口传心授的学徒教育，更加有利于大学院校教育，被国内外学者认为是针灸学术发展的一个历史里程碑。他于1984年提出了把中医药学向

世界全面地传播，即中医世界化的建议，以使世界医学呈现中医和西医双峰并翠，二水分源的局面。为中医推向全世界做出了很大贡献，使很多留学生和国外人士更加直观地了解和学习针灸学知识。

（2）重视针灸临床实践：张缙常教导学生，要辨证施针，善用手法，这样才能达到事半功倍的效果，对各类疑难杂症颇有心得。在临床上他通过风池取热气至病所结合循摄手法，以用力加取热，使针感循足少阳胆经和足太阳膀胱经达眼区（病所），然后送热眼底，以治疗视神经萎缩。通过机制研究探讨证明用针刺取热并将热送至眼底，针刺风池取热是调动患者自身的机能，通过患者自身经气传导而至病所，同时又无任何毒副作用，使热至病所又可用针调控。张缙认为，脏腑功能失调与冲任督带损伤是妇科疾病基本病理机制，脏腑中以肝、脾、肾三脏关系最为密切。《素问病机气宜保命集》云："妇人童幼，天癸未行之间，皆属少阴；天癸即行，皆从厥阴论之；天癸既绝，乃属太阴经也。"他根据长期临床实践，结合循经感传规律性理论及其对妇科疾病的研究经验为基础，采用控制基础针感传导方位，提出的张氏取热、取凉刺法应用于临床治疗多种妇科疾病，取得了较好的疗效。张缙对内、外、妇、儿、疼痛等疾病颇有研究，以经络和脏腑辨证为指导，专精手法，大幅度提高了临床疗效。

（3）提出长寿保健医学理念：张缙在长期临床实践中，提出了新医学模式下的第四医学，即长寿保健医学。现代医学可分为三类，预防医学为第一医学，治疗医学为第二医学，康复医学为第三医学。用系统工程学的方法将上述三者有机地结合起来，才能充分发挥三者的独自功能，又产生三者独立存在所不具备的，通过相互联系、相互作用而达到的医学根本目的，即健康长寿的作用。正是基于此，他才提出长寿保健医学为第四医学，而中医学以"治未病"的理念在长寿保健医学体系中占有特殊的地位。中医学有其模式的先进性。中医学从产生之日起到发展过程中，始终把人置于宇宙之内的环境中，不仅把人当做具有心理活动的生物的人，而且作为社会的人、自然的人，置人于自然、社会环境的变化中，结合环境变化诸因素，考察分析其生理机能、病理变化，探索预防、治疗、康复的办法，尤其是中医学对人与自然关系的认识十分丰富，体现在其整个医学体系之中。中医学模式是包含有生物、心理、社会、自然四因素的医学模式，较70年代末期恩格尔的生物、心理、社会医学

模式更全面，更符合医学的本来面目。

（4）研制音乐电针：电针是针灸的重要手段之一，脉冲电针仪是一种周期性重复的波形，在治疗后期因机体对其适应而出现效果衰减，这一直是困扰电针的一大难题。在20世纪70年代推行针刺麻醉过程中，这一问题就更显突出。为了防止出现机体的适应而致的后期疗效衰减，人们一直对电针仪的脉冲波形、脉冲幅度和频率进行新的组合，但无论怎样组合，依然改变不了它的周期性重复的弱点，针刺效应仍会减弱。为了彻底摆脱脉冲电针仪的弱点，更好地提高电针的临床疗效，波型参差不齐但均和谐的音乐电针仪应运而生，这是电针发展的需要，同时也是传统针灸发展的必然。对此，20世纪70年代北京首都医院和黑龙江省针麻协作组两家立题进行了研究。在首都医院选择了电子管发热时产生的白噪声为声源，制成了"噪声电麻仪"；音乐电针经过4 000例的针麻手术和多种疾病的临床治疗，以其针感舒适克服了脉冲电针麻醉后期和治疗后期的疗效衰减问题而获得成功，并于1975年3月6日通过了黑龙江省的省级鉴定。在研制音乐电针时，发现其不仅针麻效果好，而且治疗疾病时效果亦佳。还发现不同音乐对不同的疾病有其独特疗效，失眠时用轻音乐乐曲，夜尿症则用铜管乐乐曲等。音乐电针仪最初命名为"声电波刺激发生器"，后来经过进行不同疾病的不同乐曲的筛选，以及对音乐电针仪进行了多次与生源相应的改进，1975年进行省级鉴定时又改名为"声（音乐）电针"。20世纪80年代末在已有技术基础上，由中国针灸学会针法灸法分会再次组织技术力量进行研制时，将样机最后定名为"音乐电针仪"。音乐电针的声源开始时是采用收音机收来的广播电台随机音乐，又改成"录音磁带"，最后又改用CD光盘、移动存储介质等，历经多年终于研制出新一代的音乐电针治疗仪。近年来，张缙的几位学生进行了音乐电针抗疲劳的研究并取得了一定的成果，随着现代科技的进步，音乐电针也加入闪存记忆元件，网络装置以及改进的波形处理装置，使体积更小，使用更加方便。

（三）临证医案

1 麦粒肿

案1　管某，女，32岁。

［症状］右眼下睑有异物感3日。该患自述3日

前无明显诱因出现右眼下睑有异物感,伴红肿痒痛,口渴,尿黄,大便干结。平素嗜食辛辣厚腻之品。查其右眼下睑近外眦局部有1个直径0.5 cm的硬结,推之不移,按之疼痛,局部黏膜红肿,但无脓性分泌物溢出,痒痛不适。舌红,苔黄,脉数无力。

[针灸处方] 太阳,耳尖,厉兑,曲池。

[治法] 太阳、耳尖、厉兑三穴点刺出血,曲池穴得气留针30分钟。

[疗效] 针治1次后炎症明显减轻,2次后痊愈。

[按] 因针眼一病的发生总与热邪有关,病位在眼睑是足太阳、足阳明经的循行所过之处。张缙在治疗时总以清热泻火为主兼祛风、解毒,或利湿。采用点刺放血疗法,取太阳、阳明经的穴位为主,以达调节气血,泻热散结之目的。本案点刺太阳、耳尖出血,用以疏风清热,且阳明经多气多血,故点刺该经厉兑以泻火解毒、活血化瘀,共奏消肿止痛之效。

案2 张某,女,18岁。

[症状] 右眼下睑有一粟粒样红肿硬结5日。该患自述5日前无明显诱因而觉右眼下睑痒痛,有异物感,继则有一粟粒样红肿硬结,5日未见黄色脓头。现口中异味,口渴喜冷饮,便秘溲赤。舌红,苔黄,脉滑数。平素喜食辛辣炙煿之物。

[针灸处方] 内庭,合谷,曲池,大椎,陶道。

[治法] 点刺大椎、陶道,得气后不留针;内庭、合谷、曲池行提插捻转法,得气后留针30分钟。

[疗效] 治疗1次,红肿硬结便逐渐消散而痊愈。

[按]《银海精微》"胞睑为肉轮,属脾土",《难经·六十八难》"荥主身热",故取足阳明胃经之内庭以清热散结,而取同名经手阳明经之合谷以增强清热散结的作用,配合大椎、陶道点刺出血可泻热解毒,使热退毒清而病愈。

② 眼肌型重症肌无力

案1 何某,女,60岁。

[症状] 双眼上睑下垂2个月余。该患自述2个多月前无明显原因出现两侧上眼睑下垂,遮盖整个黑睛而影响瞻视,睁眼和咀嚼无力,疲劳时加重,休息则轻,伴气短、言语无力、身困乏力、嗜卧嗜睡、两足觉凉,半年来善饥,晨泻,大便溏薄日行4~5次。苔薄白,脉细弱。

[针灸处方] 风池,阳白,合谷,三阴交。

[治法] 风池毫针直刺1.5寸,取气并使气感由风

池经巅顶直至眶上,再使针感由侧头部直至瞳子髎,其余穴位行捻转法,得气后留针40分钟。

[疗效] 针2次后,患者两足不凉,精神好转,腹泻治愈;针5次后睑下垂治愈,嗜睡嗜卧已愈;再针1次巩固疗效。

[按] 本病属气血亏虚,经脉失养,眼睑失用,需整体治疗,辨证取穴。病位在胞睑筋肉,胞睑属脾,"太阳为目上冈",故本病与脾脏,足太阳经筋关系密切。病机是气虚不能升提,血虚不能养筋,故用风池取气至病所以调其经气,针合谷以补气升提,针三阴交以益脾养血,两穴共用益气养血以益筋脉,不仅眼睑下垂治愈,脾虚之证亦随之而解。

张缙治疗本病,在辨证取穴的基础上采用气至病所手法,通过提插幅度与速度,捻转角度与押手使用以及针尖方向等多方面组合,可控制针感的性质;强调应先在求得麻的基础针感上,然后针尖朝向病所,遇关节阻涩时,用通经接气的"青龙摆尾"或"白虎摇头",以使针感通经过关而达病所。

案2 赵某,女,41岁。

[症状] 双上眼睑下垂3个月。该患者自述3个月前因生气后,开始出现两上眼睑觉紧,两眉骨跳痛、凉痛,影响睁眼。经当地医院按风湿病治疗后,又出现睁眼无力,眼睑下垂,全身筋惕肉瞤,多汗,气短,头晕,心跳,眼干,口渴欲饮。舌苔薄白,脉沉细数。

[针灸处方] 风池,合谷,复溜。

[治法] 风池,取气至病所手法,得气后,由风池穴沿足少阳经到侧头部至瞳子髎,再沿足太阳膀胱经至鱼腰,每次只针一侧风池穴,隔日左右交替取穴。合谷、复溜行捻转法,得气后留针30分钟。

[疗效] 针治20次后,显效停针。

[按] "欲思治本,必先求本",故辨证取穴,整体治疗。风池取气至病所以调其经气,针合谷、复溜以益气升陷而使病达显效。

③ 功能失调性子宫出血

案1 王某,女,29岁。

[症状] 月经提前已半年余,经量多、质稀色深,神疲乏力,气短懒言,小腹空坠凉感,纳少便溏。舌淡,苔薄少,脉细弱。

[针灸处方] 关元,血海,三阴交。

[治法] 关元穴毫针速刺进针,盘针取气,得气,

使气下行至阴部,押手守气,同时刺手紧握针,用力推针缓缓向下,热至,将热送至病所。血海、三阴交毫针直刺,得气后留针30分钟。

[疗效]针治5次后,月经准时而来。

[按]月经先期主要是因冲任不固,经血失于制约,月经提前而至。常见的证型有气虚和血热。气虚又可分为脾气虚和肾气虚。血热可分为阴虚血热、阳盛血热和肝郁化热。

张缙治疗月经病在腹部取穴多用盘针法。盘针法是腹部行针时最佳的取气方法,"盘法"是将针刺入腹部腧穴得气后,按倒针柄,将针向一个方向盘转(每盘360°)的手法。盘时用拇指、示指、中指捏住针尾,以腕为轴进行左右盘针,盘时要扳倒针身,针体须弯,然后才能盘。向左或右盘,每盘3～5次,有时左右交替,进针的深度必须达25 mm以上,否则不能盘。盘法是在腹部行针时唯一可以加强得气的手段。汪机曾说"左盘按针为补,右盘提针为泻",说明盘法可诱导寒热。得气后用押手守气,即守住已至之气,勿使其从针下佚失,在此基础上才可施以不同的手法。

案2 李某,女,20岁。

[症状]月经先期而至已6个月。患者6个月前开始出现月经先期而至,经来腹痛,伴神烦,头痛,周期为19～23日,每次持续4～6日。曾服药未效。现月经第2日,量多色鲜红,质黏稠,小腹阵痛,口苦口干,便结尿黄。舌红,苔黄腻,脉滑。

[针灸处方]关元,归来,血海,三阴交。

[治法]关元穴毫针直刺0.8寸,用盘法得气,闭其上气,针尖向下,针感送至阴部。归来亦用盘法得气后留针。其余两穴得气后留针,共30分钟。

[疗效]经治疗后小腹痛改善,口苦口干减,便畅尿清,舌淡红苔薄黄,脉滑。又针2次后,神情清爽,气息调和,诉治后腹痛缓解,口中和,便畅尿清,舌淡红苔薄,脉滑。嘱下月行经前10日起再隔日针刺1次,共5次,月经准时而来。

[按]用关元穴取热气至病所,以调冲、任脉经气。归来为胃经穴位,穴近胞宫,善治妇科诸疾。血海为足太阴经穴,具有和气血、调冲任的作用。三阴交为足三阴经的交会穴,可调理脾、肝、肾,养血调经,为治疗月经病的要穴。

4 慢性胃炎

王某,女,35岁。

[症状]胃痛5年。患者性急,因食后生气引起胃痛。虽经口服肝胃气痛片治愈,却每因生气复发。复发时,胃脘痛胀满。面青舌紫,脉沉弦。

[针灸处方]中脘,气海,公孙,内关,足三里。

[治法]中脘穴进针后搓法得气,气海穴施以盘法得气,其余穴位常规针刺,得气后留针30分钟。

[疗效]共针10次治愈,此例治疗中进行心理疏导。

[按]张缙治疗本病根据不同情况采用了三种手法,即搓法、盘针法和气至病所手法。他主张在行手法,特别是行搓针手法时必须速刺进针,力贯针中,力在针尖,针伴力入。"搓法"是一个最重要、最关键的单式手法,是凉热手法的根基。将针刺入后,向一个方向连续360°转针,如搓线之状,故名搓针。

5 胃痉挛

案1 方某,女,39岁。

[症状]胃痛1年。1年多前,因生孩子未满月吃梨引起胃痛。虽治愈,却每因生气或饮食生冷而复发。复发时,胃脘闷痛、剧痛,胁肋胀满。近几日又因生气,复食生冷而复发。胃痛,腹部闷胀。舌淡,左脉沉弦,右脉细弦。

[针灸处方]中脘,梁门,足三里。

[治法]中脘穴搓法得气,梁门穴盘法得气,足三里穴以毫针斜刺,搓法得气,闭其下气,针尖向上,用白虎摇头法使针感过膝关节,取气至病所手法,将针感送至胃部,留针30分钟。

[疗效]经过治疗,胃痛立止。三诊治愈。

[按]中脘为胃经之募穴,施针施灸治之,可健脾养胃、助阳温中;足三里为胃的下合穴,可通调胃气。中脘配合足三里可通调腑气、和胃止痛,凡胃脘疼痛,不论寒热虚实,皆可用之。梁门取之可以理气和胃,消积化滞。

关于肠胃疾病的常用针刺手法,张缙根据长期临床实践,结合循经感传规律性理论,采用控制针感传导方位,择病使用取热刺法,临床治疗多种肠胃疾病,取得了较好的疗效。选用手法要根据具体病状、不同病因,将飞经走气、气至病所与"烧山火"结合为用,张缙强调得气有效,不得气无效,有感传效更好,气至病所效尤佳。

其具体操作术式如下:患者取仰卧位,足三里穴位常规消毒后,以左手拇指尖仔细揣穴,揣准穴位后,右手持1.5寸28号不锈钢毫针，针体垂直，以按针速刺法刺入，左手拇指闭其下气，押手四指排开置于足阳明胃经上，刺手及押手手指依次用力，使针感由足三里穴沿足阳明经上传胃部。如针感不能传至患部，可沿经应用循摄手法，从近穴端向远穴端，以指代针来激发其经气，以使针感传至病所。对于针感不能达全程者，可用毫针沿经接力，使感传由弱到强，从短到长，最终使针感达到患部，用取热法取热，使热至病所（将热送至患部，使患区出现热感）后留针40分钟后出针。每日行针1次，连续针刺12次为1个疗程。

案2 葛某，男，28岁。

[症状] 因饮食生冷而发胃脘剧痛10小时，按之局部痉挛。面白，舌淡暗，脉沉。

[针灸处方] 脾俞，胃俞。

[治法] 脾俞毫针斜刺1.0寸，胃俞毫针斜刺1.2寸，皆以搓法得气，留针30分钟。

[疗效] 治疗后，胃痛立止。一次治愈。

[按] 宋代王执中说："人仰胃气为主……欲脾胃之壮，当灸脾胃俞可也。"脾俞、胃俞是脾、胃脏腑元气输注于背腰部的腧穴，施术治之，可补脾胃虚之本。

6 习惯性便秘

魏某，男，39岁。

[症状] 便秘5年。5年前开始大便干燥，2～3日解大便一次，渐渐5日解大便1次。近1年来，每7日排便一次，不服用泻药不能排便。腹部柔软，唯左侧腹部切诊时，可触及硬块一条或数个，口干口渴，形体消瘦。脉弦大，舌红，苔黄燥。

[针灸处方] 足三里，承山，天枢，腹结。

[治法] 足三里以毫针斜刺搓法得气，闭其下气，针尖向上，用白虎摇头法，使针感过膝关节，取气至病所手法，将针感送至胃部。承山直刺后捻转得气留针，天枢、腹结以盘法得气，留针30分钟。

[疗效] 施针治疗时，停用一切泻药。经3次治疗后，自动排便一次，便质干燥，似羊粪蛋状。宗上方、上法，又经5次连续治疗后，大便自动排出，屎质变软。宗上法，施术，又连续治疗10次后，排便恢复正常，口干口渴愈，舌淡红，苔薄，脉沉。

[按] 中医认为，便秘的病位在大肠，与肺、肝、脾、肾等脏腑功能密切相关。张缙以针刺治疗便秘一病时，以局部取穴配合远端配穴。局部直接刺激病变部位，远端配穴，整体调整，主治本经循行所及的远隔部位的病证，如"循腹里"足阳明胃经的足三里、上巨虚，"别入于肛"足太阳膀胱经的承山。他认为远近配穴的效果比仅靠远端取穴的疗效好。

本案天枢穴为大肠经之募穴，可理肠导滞，其位置与大肠在体表的投影基本一致，接近脏腑，是治疗大肠功能失调最直接有效的穴位；承山穴系马丹阳天星十二穴之一，并有治"痔疾大便难"之记载。两穴配用是治疗便秘之特效穴，故施术之，效果之奇，妙在手法之功上。

7 功能性腹泻

熊某，男，38岁。

[症状] 腹泻20余日。20多日前，因吃甜瓜后出现腹痛，2日后出现泄泻。大便下坠，腹痛（脐周痛）肠鸣，腹痛即泻，泻后腹痛肠鸣即止，大便日行4～5次，粪便带白黏冻。不思饮食，食后腹胀。左侧天枢穴压痛明显，身瘦，面色苍白。舌苔薄白、滑润，脉沉细而数。大便常规检查：黄色，糊状，皂体少许。曾口服黄连素等无效。

[针灸处方] 天枢，足三里。

[治法] 天枢直刺，盘法得气；足三里斜刺，搓法得气，闭其下气，针尖向上，用白虎摇头法使针感过膝关节，取气至病所手法，将针感送至胃部，留针30分钟。

[疗效] 二诊：泄泻已止，腹痛减轻。针穴手法同一诊。三诊：2日未泄泻，腹痛腹胀减轻，仍食欲不振。针穴手法同一诊。四诊：泄泻、腹痛腹胀治愈，仍食欲不振，饮食减少。针泻中脘、足三里，和胃散滞。

[按] 本病的泄泻责之于肝气乘脾。《素问·举痛论》云"百病皆生于气也"，若肝失疏泄，气机郁滞不通，则腹痛。《素问·藏气法时论》指出"脾痛者……虚则腹泻肠鸣，飧泻不化"，因而针大肠募穴天枢、胃经合穴足三里和胃之募穴中脘，通肠和胃，消食导滞，施用通因通用之法而收效。

8 胃肠神经功能紊乱

陈某，男，57岁。

[症状] 腹泻8年。患者8年来腹泻常反复发作。此次因半月前饮食失节而复发。大便日行3～5次，时稀时溏，便无秽臭，腹无痛胀，饮食如常，精神不振，倦怠乏力，时而头晕。身瘦，面色萎黄，语音低微，腹

部无压痛。舌淡无苔,脉虚缓。既往有风湿性腰痛和坐骨神经痛病史。

［针灸处方］天枢,足三里,阴陵泉。

［治法］天枢穴直刺,盘法得气;阴陵泉行捻转法得气;足三里斜刺,搓法得气,闭其下气,针尖向上,用白虎摇头法使针感过膝关节,取气至病所手法,将针感送至胃部,留针30分钟。

［疗效］二诊:前日下午针后至二诊上午10点钟未解大便。精神好转,倦怠乏力明显改善。针穴手法同上。三诊:泄泻治愈。无其他不适症状。

［按］致泻的病因是多方面的,主要有感受外邪、饮食所伤、情志失调、脾胃虚弱、命门火衰等。这些病因导致脾虚湿盛,脾失健运,大小肠传化失常,升降失调,清浊不分,而成泄泻。

本病关键是由于脾胃、大小肠功能失调所引起。张缙治疗泄泻时所取穴位均为足阳明胃经要穴天枢、足三里等。天枢为大肠经募穴,募穴是脏腑之气所汇聚,有调整脏腑功能作用。《甲乙经》说"……腹中痛濯濯,当脐而痛……天枢主之",故取此穴以调整肠之运化与传导功能。足三里是阳明胃经的下合穴,《素问》说"治脏者治其俞,治腑者治其合",《灵枢》说"荥输治外经,合治内腑",故取足三里以调理脾胃、理气化湿、补益气血。阴陵泉穴为脾经合穴,具有健脾利湿之功。脾胃相表,大小肠相关,针刺上三穴,共同起到调理胃肠、健脾逐湿、通经活络的作用,使气机得通,清浊得分,升降功能得以恢复。

9 慢性肠炎

曹某,男,36岁。

［症状］患者泻水样便1个月余。平素胃寒,因过食生冷,遂下利水样便,每日4～5次,逾月不止。患者精神萎靡,面色无华,腹痛绵绵,喜温喜按,口不渴,大便中有不消化食物。舌质淡红,苔白腻,脉濡缓。

［针灸处方］天枢,气海,足三里,阴陵泉,太白,神阙。

［治法］天枢穴盘法得气;气海穴毫针直刺1.0寸,盘法取气后,用烧山火手法使腹部全有温热感;足三里斜刺,搓法得气,闭其下气,针尖向上,用白虎摇头法使针感过膝关节,取气至病所手法,将针感送至胃部;太白、阴陵泉进针后捻转得气,留针30分钟。针后灸神阙穴。

［疗效］二诊:便稀日一行,大便中未见不消化食物,腹痛愈。三诊:便质成型,日一行,精神好转。

［按］太白穴为脾经输穴,又是原穴,五行属土,为脾经本穴。《黄帝内经》云"治脏者治其输",此穴有健脾和胃化湿之功。本例正如张景岳所说"阳气未复,阴气极盛,命门火衰,胃关不固而生泄泻",故针气海用烧山火手法,温补真阳以益脾阳;艾灸神阙穴温运中阳;因夹有肠腑虚寒,故配取天枢穴,针后加艾灸,温阳散寒,涩肠止泻。俾真阳得复,脾阳得运,肠腑寒邪既去,传化正常,则泄泻即愈。

10 功能性腹痛

田某,男,44岁。

［症状］患腹部冷痛已6年。6年前因睡卧露天地感受寒凉而得,以后每因感受寒凉或惊恐易于复发。复发前腰部觉凉,由左侧脐腹胀痛向左上腹及剑突下走窜,甚至走窜胁肋作痛。腹部凉痛,痛处拒按,口鼻气凉,四肢厥冷,全身畏寒。内服温热药物,外用热敷和火烤则凉痛减轻或痛止,但不能根治。曾用火针刺入腹部治之,不效。伴有尿频,目昏,牙齿隐痛,精神萎靡等症状。身瘦,面色青黄,语音低微,脉沉细。曾用真武汤、桂枝汤、附子理中丸、建中汤等治疗,收效亦不卓。

［针灸处方］足三里,关元,太溪。

［治法］足三里斜刺,搓法得气,得气后行烧山火手法,闭其下气,针尖向上,用白虎摇头法使针感过膝关节,取气至病所手法,将针感送至胃部;关元行捻转法,得气后行烧山火手法;太溪行捻转法得气。留针30分钟。

［疗效］经3次治疗后腹痛消失。

［按］本例系内为命门火衰,肾阳不足,外因感受寒凉,寒邪留滞中宫,气血凝滞,失却真阳温蕴以消阴翳之功能,故施用温补肾阳之法,针关元、太溪用烧山火手法,使真阳壮盛则阴翳自消。腹痛预防与调摄的大要是节饮食,适寒温,调情志。寒痛者要注意保温,虚痛者宜进食易消化食物,热痛者忌食肥甘厚味和醇酒辛辣,食积者注意节制饮食,气滞者要保持心情舒畅。

第二节　孙氏针灸流派

一、流派溯源

黑龙江孙氏针灸流派创立于20世纪70年代,发源于黑龙江,由著名针灸学家孙申田集合历代针灸医家临床实践经验结合现代医学而始创,博采中西法,汲取众家长,寻找中西医结合的切入点,把针灸和神经内科病结合起来的模式进行临床诊疗。神经内科病在我国北方地区是常见病多发病,脑血管病发病率常年居高不下,在全国甚至全世界都是发病率第一。然而,神经内科疾病的西医诊断虽然非常清楚,但治疗手段相对贫乏,而中医针灸恰好成为弥补西医治疗的最佳选择,孙申田通过首创的针灸和神经内科结合为主的医疗模式,使临床诊疗效果得到了良好提升。临床模式的建立得到了同行的认可、患者的认可和各个管理层的认可,并逐步推广到全国,受到越来越多的关注和重视。

孙氏针灸流派的创始人孙申田出生于1939年,少时因得瘰证多处求医未果,后求治于知名中医,半月后得以痊愈,这次特别的经历让他认识了中医的神奇疗效,对中医药产生了浓厚的兴趣,年少的他发奋学习,研习背诵经典,积累了扎实的中医功底。1956年,孙申田考取牡丹江卫生学校中医专业,1959年又以优异的成绩考入黑龙江中医学院(现黑龙江中医药大学)学习。很多学员觉得学习中医过程枯燥乏味,孙申田却一头扎进中医经典,觉得博大精深,意趣无穷。1963年是对他从事针灸专业影响极为重要的一年。这一年他进入最早拥有独立针灸门诊的天津中医学院研修针灸临床,研修期间,有幸师从著名针灸前辈于伯泉、曹一鸣研习针灸经络理论及针刺手法,同时背诵经典,积累了扎实的中医功底。

孙申田早年间的西医学神经内科进修的经历和体会,为后来把神经内科学引入中医领域打下了基础。60年代末,孙申田就倡导了中西医并重的学术理念,主张以现代自然科学方法说明机制,使古老的中医沿着现代科学之路不断发展,创新形成具有中医特色的新医之路。基于此理念,70年代初,孙申田结合北方地区因气候、饮食习惯和生活习惯影响,导致脑血管病发病率居高不下的特点,在全国首次提出了

将中医针灸学同现代神经内科相结合的理念,博采中西,汲众家之所长,组建了黑龙江中医学院第一个针灸神经内科病房。他发现了针灸学科与现代医学的交叉点,系统地把神经内科引入中医药、针灸治疗领域,创建了针灸学新的临床、教学及科研模式,也为现代神经病治疗学增添了新内容,开创了现代医学临床治疗的新途径,深受广大患者的欢迎与同行的认可。他多次到美国、加拿大、韩国等国家进行学术交流,任美国东方中医学院客座教授,促进了龙江针灸学科发展与壮大,扩大了龙江针灸学科在国内外的学术影响。

"十一五"国家科技支撑计划特设"名老中医临床经验、学术思想传承研究"重点项目,2007年9月"孙申田临床经验、学术思想研究"正式立项,2010年通过国家中医药管理局验收。2010年11月全国首批成立"孙申田名老中医药专家传承工作室",2018年7月成立"全国名中医传承工作室——黑龙江中医药大学附属第二医院孙申田工作室",为中医针灸学特色优势研究和针灸学人才的培养,提供了良好的实践及勘验的平台。2019年,全国名中医孙申田工作站获得黑龙江省中医药管理局批准建设,目的是能够更好地继承孙申田的学术思想和诊疗经验,培养造就一批热爱针灸事业、理论深厚、技术精湛、医德高尚、有创新精神的优秀中青年针灸人才,造福龙江百姓,为中医药事业做出更好更大的贡献。

孙申田博采中西,汲众家之所长,发现针灸学科与现代医学的交叉点,将神经内科引入中医领域,逐渐形成了自己独到完整的学术思想体系,建立了针灸临床的新模式,形成了独具一格的孙氏针灸流派,并确立了该派重诊断、精辨证、取穴少、动静合、精针灸、熟方药和中西配、疗效佳的学术思想。

二、流派传承

(一)传承谱系

孙申田1972年组建首个以针灸治疗为主的神经内科病房,系统地将中医、中药、针灸疗法引入神经内科学领域。1983年创建针灸系及针灸学科,提出"院

系合一""医教协同"并重教学属性与医疗功能的全新运行模式。1992年，孙申田创立黑龙江中医药大学针灸推拿学院暨附属第二医学院并任首任院长，获批全国首批重点中医院，现已发展成为具有2个院区、10个针灸脑病病房的全国中医中风病医疗中心建设单位。孙申田行医六十载，心系中医学人才培养，始终亲临临床、教学第一线，通过高等院校教育和师承教育两种主要传承模式不断地为祖国培养、输送医学人才，亲自培养66名博士、68名硕士和23名学术传承人，其中留学生17名。如今已形成精中融西、特色鲜明的针灸脑病流派，确立三代传承谱系，学生广布海内外，卓有建树，并已成为本地区乃至全国本专业学科带头人与领军人才，形成了医、教、研、转化相结合的针灸学人才储备团队，为中医药与针灸学事业创造了宝贵财富。

第一代：孙申田。

第二代：孙忠人、孙远征、梁立武、王顺、王东岩、张淼、邹伟、于学平、金泽、张瑞。

第三代：王军、胡丙成、王玉琳、桑鹏、尹洪娜、杨添淞、赵惠、刘丹、张迪、李崖雪、张霁、于国强、黄亮、徐博佳、王铁刚、李红伟、朱路文、祝鹏宇。黑龙江孙氏针灸流派传承谱系如图15-1。

除活跃在国内医疗、科研、教学一线的传承人以外，学生郝吉顺任美国国家健康中心主席、美国国际头针研究院院长，史灵芝曾任美国国家执照考试委员会针灸部主席，付迪任美国东方中医学院院长、美国针灸考试中心评委，黄文川在新西兰从事针灸医疗及中医药文化传播。众多传承人为海外针灸传播、立法、纳入当地医保体系贡献力量，其学术思想流传于新西兰、美国、英国、加拿大、瑞士、德国、俄罗斯、乌克兰、澳大利亚、韩国等国家及中国台湾、香港地区。

（二）传承工作

孙申田是当代著名的针灸学家，在多年的针灸医学临床和科学研究中，勇于探索，勤于总结，始终站在医学发展的前沿，善于捕捉和发现现代医学与针灸学科的交叉点，逐渐形成了独到完整的学术经验体系，建立了孙氏针灸流派。在孙申田的带领下，孙氏针灸流派在中医诊疗的过程中拥有了较高的临床、学术地位。其中，孙氏腹针疗法、运动针法、经颅重复针刺刺激针法独具一格，在痛症、中风病、面神经麻痹、神志病等病症治疗方面也颇有治疗特色。

1. 孙氏腹针疗法

孙氏腹针疗法是孙申田首次提出的一种全新的微针疗法，成为学术经验体系的重要组成部分。它以腹部是人类的第二大脑即"腹脑学说"和"脑肠肤理论"为基础，把腹部看作是大脑的全息影像，参考现代医学大脑皮层机能定位理论在腹部选取穴区。通过影响脑肠肽的分泌、释放和利用，对大脑相应部位进行对应性的调节，促进或改善大脑的功能，使腹脑与大脑和谐配合，达到治疗疾病的目的。

从中医的角度来看，腹部不仅包括内脏中许多重要的器官，而且腹部还分布着大量的经脉，为气血向全身输布、内联外达提供了较广的途径。腹部在人体中的作用重要，它的功能活动影响着整个人体的生理和病理。脏腑的募穴是脏腑之气结聚的地方，也是审察症候、诊断、治疗疾病的重要部位，因其大多集中在腹部，故又称腹募。因此，腹针治疗内脏疾病或慢性全身性疾病具有脏腑最集中、经脉最多、途径最短等优点。

在脏腑的疾病或功能失调时，应用体针、耳针、第二掌骨全息针法等进行治疗，大多是通过在体表针刺进行逆向反馈调节。腹针虽然也是针刺体表，但由于腹针在解剖学上的优势，使之对脏腑失衡的调节更为

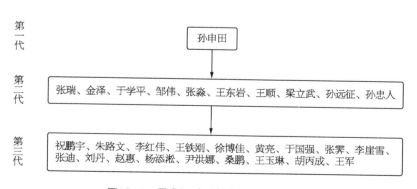

图15-1 黑龙江孙氏针灸流派传承谱系

有利。腹腔有厚厚的前腹壁覆盖，前腹壁又由皮肤、浅筋膜、肌肉层及深筋膜、横筋膜、腹膜外脂肪及腹膜壁层等组成，其中有丰富的深、浅动静脉、淋巴管、肋间神经、腰神经等为人体的内脏正常生理和向全身运行气血提供了丰富的物质基础，同时也为腹针对全身的调节提供了多层次的空间结构，使施治时可采用不同的深度来刺激与影响不同的外周系统，从而达到调节局部或整体的作用。

2. 运动针法

孙申田提出的运动针法是指在行针过程中让患者做对抗性主动运动，根据病情程度主动调整活动范围，使局部症状消失和运动障碍恢复的方法。这种针法的优点是在行针过程中观察到即刻疗效，使患者建立治愈疾病的信心，而且远期疗效明显，定位准确，治疗方便。该方法是加速针刺效果的操作方法，在临床上，此方法可充分调动经气在病变部位的运行，加强局部的松肌解痉、活血止痛、健骨强筋的作用，对骨关节病及周围软组织损伤造成的急性和反复发作的疼痛和感觉异常或运动功能障碍、脑血管病或各种颅内神经损伤恢复阶段的肢体功能障碍者疗效显著。

孙申田特别强调患者的运动方法，一般来讲，是以功能障碍或影响程度最大的活动方式进行加强运动，并且根据患者的病情和耐受能力，自我调整主动运动的范围和强度，以病变部位有轻微的热感或明显的轻松感疗效最佳，尽量不要出现运动过度，有明显的疲劳感，疗效反而不好，一般以每次活动5～10分钟，休息5分钟为1周期，3～4周期为宜，体质较强者可用6～8周期。

运动疗法同样强调选穴以头面为主，以方便患者运动，以能达到运动方式、运动量和针刺完全配合为佳。针刺手法量效结合，保证疗效而设计出最佳刺激手法，并保证刺激量和治疗时间在适度范围内为佳，调动经气在患处的运行而发挥治疗和修复作用。

3. 经颅重复针刺刺激针法

孙申田提出的经颅重复针刺刺激针法是头针疗法的一种，应用针灸针刺入头皮与颅骨之间的结缔组织层，通过上述特殊的手法对大脑功能区在头皮表面的投射区进行机械性刺激，从而达到治疗作用。经颅重复针刺刺激针法是基于经颅电刺激、经颅磁刺激提出的，遵循"凡刺之法，必本于神"的原则，将头针与调神结合，形成独特的"神安病减"理论。"经颅重复针刺刺激"在相应皮层内产生相对应的大脑皮层细胞兴奋，足以产生令下方运动神经元活跃的信号，使之短期出现接近于正常的神经兴奋状态，其积累的刺激强度可激活和调节大脑神经细胞的功能，使其功能重组与再建而起到远期疗效的作用。同时在安全性方面，"经颅重复针刺刺激"方法，仅使用1根或几根针，运用特殊手法，以医者一手一人之力，就能创造安全有效的医疗环境。

"经颅重复针刺刺激"把摩擦力、生物电场等物理学、生物学、解剖学的理论概念引入针灸之中，又结合现代神经定位诊断学、神经病学。这是针刺现代化、中医针刺国际化的一种新尝试。

4. 痛症的诊疗

孙申田临床应用经络辨证，以循经远取结合运动针法，治疗各种痛症，选穴精少，效如桴鼓。孙申田治疗痛症时，首问疼痛部位，再按部位分类、依部辨经、循经远取，其取穴精少，往往一针即愈，故被誉为"神针""孙一针"。现代研究运用数据挖掘方法从取穴数量、穴位频次、选穴经脉、取穴部位及特定穴使用情况五方面分析孙申田治疗痛症选穴规律。发现其针灸处方的穴位个数多集中在4～6个，体现了孙申田治疗痛症选穴精到的特点。治疗痛症选穴频次最常用为百会穴，百会位于巅顶，为诸阳经交会穴，大脑之所，可调节元神，安神止痛。排在第2、第3位的依次是外关和太冲。外关可治疗经络循行部位的疼痛，包括头目及两胁肋痛，亦可治疗上肢痹痛。太冲能够调节脏腑及经络气血的运行，通调气血而止痛。从选穴经脉分析发现，孙申田选穴十四正经均有涉及，足少阳胆经上选穴最多，胆经应用最多的为该经之输穴足临泣，该穴位可舒筋活血，通痹。从部位选择来看，下肢及头部选穴最多。孙申田还善用非特定穴中的功能分区，特别是情感区。现代研究证实，针刺情感区可以缓解紧张情绪，改善痛症并发的焦虑状态，从而缩短治疗时间。综上所述，孙申田治疗痛症处方选穴精而少，最擅长应用百会穴，穴位多取于阳经，注重循经远取及特定穴的应用。

5. 中风病的诊疗

自20世纪70年代始，孙申田为揭示头针疗法治疗脑病的机制做了大量的临床及科研工作，从神经领域多系统、多层次对头针治疗机制进行了探讨，采用CT、MRI、mMRI等影像学和体感诱发电位、运动诱发电位、脑电地形图等神经电生理技术，从形态学和功能学等方面对头针治疗中风病的机制进行了系统研究，并组织进行了头穴针刺治疗中风病的神经生理学、病理学、免疫学方面的系列实验研究，取得了重大成果。其中"经颅重复针刺运动诱发电位的研究"等，提示了头针疗法治疗脑病的研究机制，提出头穴经过一定手法刺激时间而达到一定的刺激量，使其刺激信号直接穿过高阻抗颅骨而作用于大脑，达到激发大脑细胞兴奋的作用。这对针灸学的发展及更深入、更广泛开展临床治疗疾病产生了深远的影响。

孙申田在中风病的治疗上以头针为主，应用传统中医学的针灸疗法，但是针刺的部位不是传统的腧穴，而是选择了大脑皮层在头皮表面相对应的十一个刺激区进行对症治疗，具有其自身特殊的理论基础；治疗手法上采用独特的经颅重复针刺法在头部的一定刺激穴或区上进行刺激，施以捻转稍加提插手法，由徐到疾，捻转速度在200转/分钟以上，连续3～5分钟，休息5分钟后再重复刺激，一般进行3次，有别于常规针刺手法。

孙申田在治疗面神经麻痹时采用独创的"穴位组学"临床方案。该法是依据周围性面神经麻痹的病程将其分为3期，每期治疗方案各有侧重。分期治疗面神经麻痹"穴位组学"的创新在于能够制定出判断面神经麻痹预后和疗程的新方法、提出头针治疗周围神经损伤性疾病的新观点、提出以"滞针提拉法"治疗脱垂性疾病的新方案。

在面神经麻痹初期，一般难以判断其预后，但孙申田认为对本病预后和疗程的判断是治疗的一个重要因素，其不仅能使医者掌握病变特点，制定有效的诊疗方案；还可使患者了解病情，减轻思想负担，而避免盲目就医。在临床治疗面神经麻痹初诊之时，孙申田除根据本病发病初期病变特点及定位症状诊断以外，都要运用点按翳风穴区、经颅重复针刺百会穴及局部穴断续波牵拉法，对面神经麻痹患者做出预后判断，以确定出具体的疗程。

孙申田在既往"经颅重复针刺运动诱发电位的研究"等基础上，坚持大脑机能定位与头皮表面对应关系选穴配方，首次大胆地提出应用头针治疗周围神经损伤性疾病，并通过大量的临床实践证实了头穴对周围神经损伤的治疗作用，为头针选穴奠定了可信的科学基础。

滞针归属于针刺意外之范畴，但孙申田指出，滞针提拉只要方法正确、手法施术恰到好处，不仅不会发生针刺意外，相反，因其刺激强度剧烈、刺激时间持久，可更好地激发经络之气，以调畅气血，活血通络，达起痿复用之效。

6. 神志病

对于神志病的治疗，孙申田根据多年来丰富的临床经验，在西医诊断明确、中医辨证清晰的基础上，以调神为本，根据辨证论治的原则结合大脑机能定位与头皮表面对应的关系，制定出其独特的选穴配方方案，主方选用百会、印堂、情感区及"腹一区"，同时辨证配穴，穴位选取不拘常穴，施以特定的手法操作，在临床上屡治屡验，疗效卓著。

孙申田指出，神志异常，应以调神为主。中医学认为"神"是生命的主宰，神的物质基础是气血，气血又是构成形体的基本物质，而人体脏腑组织的功能活动以及气血的运行，又必须受神的主宰。神不仅调节改善形体内环境的变化，在调节内外环境协调方面也起着重要的作用。因此，孙申田指出"神"在防治疾病、诊断疾病及疾病的预后中占有极其重要的地位。倡导防病治病先调其神，指出"调神益智法"是治疗疾病的基础。此法不仅对于西医学的多种神经精神科疾病有很好的治疗作用，对其他疾病中所出现的神经精神症状亦有很好的调节和改善作用。

孙申田在临床治疗中特别强调应用针刺的方法在头皮表面对应刺激区选穴，必须经过特殊的手法操作才能使其刺激信号作用于相应的大脑区域而起到调节脑功能的作用，使其功能重组与再建。因此，他在治疗时强调针刺百会穴、情感区的手法，要求小幅度、轻捻转，偶伴提插，捻转速度达200转/分钟以上，连续3～5分钟。施术者必须认真按规定的时间捻转再配以提插手法，也就是说要有一定的刺激时间、刺激频率加刺激强度才能达到一定的刺激量，使其刺激信号能穿透颅骨而作用于大脑额叶结构，这样才能达到治疗疾病的目的。

三、流派名家

孙申田

（一）生平简介

孙申田，出生于1939年，黑龙江呼兰人。黑龙江中医药大学主任医师、教授、博士生导师，黑龙江省针灸学科创始人之一，全国名老中医药专家，黑龙江省名中医，"国务院特贴"获得者。1961年，孙申田毕业于黑龙江中医学院中医专业,任中国针灸学会理事,是全国优秀教师,第一、第二、第三、第四、第五批全国老中医药专家学术经验继承工作指导教师;曾任黑龙江中医学院附属医院针灸科主任、针灸教研室主任,黑龙江中医药大学附属第二医院首任院长即针灸推拿学院院长等职;任中国针灸学会理事,黑龙江针灸学会副会长,临床专业委员会主任委员,东北针灸经络研究会常务理事,黑龙江省中西医结合神经病学会副主任委员,黑龙江省中医学会神经专业委员会主任委员,全国中医中风防治中心主任等职。从医至今,他共发表学术论文百余篇,出版专著十余部,获省部级、厅局级科研奖项20余项;先后在国家级核心期刊发表学术论文百余篇,获全国高校科技进步奖1项,省科技进步奖11项,厅局级奖10余项,曾担任全国统编教材《经络学》副主编,出版《一针灵》《神经系统疾病损害定位诊断及检查方法》《新编实用针灸临床歌诀》《孙申田针灸医案精选》《孙申田针灸治验》等十余部专著。在他辛勤努力带领下,学术继承人学术梯队精诚合作下,黑龙江中医药大学针灸推拿学学科于1988年成为省级重点学科,2000年被确定为省级A类重点学科,2001年被批准为国家中医药管理局重点学科,学科研究工作处于国内领先地位,取得了开创性研究成果,在国内外产生了较大影响。

2017年,孙申田获评首届"全国名中医",此前,除了名中医的称号,他还有一个患者口口相传的响亮名号——"孙一针"。孙老医技精湛,治学严谨,从事针灸临床、教学、科研工作50余载,临证经验丰富。自70年代始,孙申田为揭示头针疗法治疗脑病的机制做了大量的临床及科研工作,从神经领域多系统、多层次对头针治疗机制进行了探讨,采用CT、MRI、mMRI等影像学和体感诱发电位、运动诱发电位、脑电地形图等神经电生理技术,从形态学和功能学等方面对头针治疗脑病的机制进行了系统研究,并组织进行了头穴针刺治疗脑病的神经生理学、病理学、免疫学方面的一系列实验研究,取得了重大成果。其中"经颅重复针刺运动诱发电位的研究"等,提示了头针疗法治疗脑病的研究机制,并提出了"经颅重复针刺法"这一概念。"经颅重复针刺法"是继经颅重复电刺激与经络重复磁刺激之后,又一种治疗脑及周围神经疾病的方法。实际上,它的应用早于经颅重复磁刺激疗法至少15年,是应用传统中医的针刺方法结合大脑皮质在头皮表面相对应的区域,通过一定的手法,使其针刺达到一定刺激量,其积累的刺激强度穿过高阻抗颅骨而作用于相对应的大脑皮质,从而激活和调节大脑神经细胞的功能而起到治疗作用,它的简便、廉价、操作方便、无副作用要优于经颅重复电刺激与经颅重复磁刺激疗法。几十年来,孙申田在脑及神经系统疾病治疗中应用"经颅重复针刺法"取得了可喜的成绩。这对针灸学的发展及更深入、更广泛开展临床治疗疾病产生了深远的影响。

2018年孙申田以个人名义向学院捐资100万元人民币,创立青年人才培养基金,用于扶持和鼓励青年一代传承创新中医药事业。在捐赠仪式上,孙申田与学校师生分享了自己的人生经历和感悟,讲述了捐资创立青年人才培养基金的初衷。他说:"我不是财富上最富有的人,做出这样的选择,源于内心的一种感恩之情,感谢学校的教育培养,为自己今天的成就打下了坚实的基础,感谢学校提供的人才培养平台和学科团队的团结奋斗,感谢家人无条件、无怨言地支持自己圆这样一个回报母校的愿望,圆这样一个为曾经奋斗过、创造过的事业继续做出贡献的愿望。"

孙申田说:"不觉时,已逾古稀。从医逾五十余载。过半生之时都与患者交往,治愈者无数,无效者也有之,治而无效去之者,也皆而有之。喜患者之所喜,忧患者之所忧,毕生经历都融于患者之喜忧哀乐中了";又说"科学之发展若百花盛开,各抒己见,这样才能保持花的不断盛开,促进科学繁荣发展。中医是几千年历史留给我们的财富,继承是必经之路。所以,学者要诵读、精读,进入浩如烟海的书山,从中汲取精华,还要在实践中验证其疗效及理论的华翠,创造出具有中国特色的新医之路"。50余年的临床生涯,经他治好的患者不计其数,虽现已70余高龄,仍每天坚持诊治患者,治愈许多疑难杂症,誉满黑龙江。

孙申田一生教书育人,献身中医事业,为中医药的继承与发展奉献了全部精力,同时也培养出了一批又一批的人才,其已成为中医学术界的精英人物和领军人物。大批的传承人也为黑龙江孙氏针灸流派的发展壮大做出了很大贡献,在国内外产生极大影响。正是这点点滴滴铸就了孙申田的大医形象,同时也形成和壮大了孙氏针灸流派。

(二)学术观点与针灸特色

1. 重诊断,精辨证

孙申田认为,人体是一个有机整体,人的生理机能必须要与自然界相适应，一种疾病可因人、因时、因地等出现不同表现，临床诊断不可同一而论，更不可以偏概全，故运用中医的四诊八纲及现代医学诊断方法，将审察内外、辨证求因，定为其临床诊断疾病之原则。正如《灵枢·邪气脏腑病形篇》中对四诊的论述："见其色，知其病，名曰明；按其脉，知其病，名曰神；问其病，知其处，命曰工。"

孙申田一生精于辨证，尤其重视对经络辨证的应用，以循经辨证诊疗为基础，强调"经脉所过，主治所及"，辅以奇经八脉、经筋辨证，将辨病与辨证结合，制定出一套完整的治疗方案。孙申田曾诊治一名枕神经痛的女性患者，患者1年多前突然出现右耳下跳痛，后时常发作，需服镇痛药缓解，通过经络辨证，孙申田选取右侧昆仑、右侧后溪、右侧颈2夹脊穴为主穴，辅以百会、大椎、神庭、风池治疗，即刻收效。因为患者以右侧后头痛为主，经络辨证属于太阳经，故选取昆仑及后溪，经脉相连汇于头面，经气相通，以疏通太阳经脉，调畅太阳经气血，气血调和，以达到活血止痛的功效。

2. 取穴精，动静合

临床选穴是否恰当，直接影响着治疗效果。孙申田临床选穴精准，配伍得当，主要运用近部、远部及随症经验三部取穴法，其取穴有如下特点：一是取穴少而精，力求精简，有的放矢。如在治疗痛症的取穴选择，常以单穴或者循经远取多见，再根据病因病位病性，分经辨证，合理选穴，疗效显著。二是注重特定穴配伍与运用，根据穴位不同分布特点和作用进行选择，选用如五腧穴、原络穴、八会穴、八脉交会穴，运用原络配穴法，俞募配穴法等进行临床诊疗。

同时，孙申田又提出了"运动针法"一词，在循经远取的基础上，在针刺得气后捻针的同时，令患者活动患处。如病程短，治疗效果较好，则出针；如病程长，则宜留针一段时间，并在捻针同时继续活动患处。这样患者可以根据疼痛及瘫痪程度主动调整相应部位的活动范围，不仅可以减少和避免患者因疾病治疗中被动牵拉而造成的痛苦，还能即时观察针刺是否有效。多年的临床实践也证明，运动针法对治疗疼痛性疾病、骨关节病、运动障碍疾病疗效显著，可使患者建立治愈疾病的信心，而且远期疗效明显。

3. 精针灸，熟方药

孙申田熟读《黄帝内经》《针灸大成》《医宗金鉴》《伤寒论》等经典，有些章节甚至信手拈来，为临床的针药并用打下了坚实的基础。在治疗时，孙申田强调注重针灸与方药灵活使用，根据患者的实际情况，当用针时则用针，当用药时则用药，当针药并举则两者同用，因时因地因人而异，针药结合，双管齐下，充分发挥两者优势，最大限度地提高临床疗效。如孙申田在对中风患者的治疗中，常用针灸以醒脑开窍、疏通经络，同时根据患者四诊辨证选用不同组方，如肝阳上亢者辅以镇肝熄风汤和天麻钩藤饮加减，气虚阳虚者辅以黄芪桂枝五物汤和地黄饮子加减，风痰阻络者辅以化痰通络汤加减，两者结合，疗效显著。

4. 手法精，量效出

孙申田指出，针刺手法是取得疗效的关键。运用针刺补泻手法，必须充分掌握补泻的机制和意义，明确补泻手法的应用原则。如《灵枢·九针十二原》云"凡用针者，虚则补之，满则泄之，菀陈则除之，邪胜则虚"；《素问·调经论》载"刺法言，有余泻之，不足补之"。孙申田提出针刺补泻，关键在于辨证论治，根据辨证结果而应用不同补泻手法、腧穴的双向调节作用，才能更有效地发挥作用。孙申田强调针刺得效在于得气，气至而有效。对于患者而言，毫针刺入腧穴一定深度后，或在针刺局部产生酸、麻、胀、痛、重感，或循经感传，或沿神经传导通路出现触电样的感觉，少数患者还会出现循经性的肌肤震颤等；对于施术者而言，医者刺手亦能体会到针下沉紧、涩滞或针体颤动等反应。针刺的频率、强度及时间也必须要有所考量，有计划地进行调整，才能达到最佳的治疗效果。

临床中，孙申田根据不同部位的腧穴、不同的疾病选用不同的手法进行施术。① 头部腧穴，一般要求快速捻转、长时间刺激，以达到较强的刺激量，尤其是对脑性疾病，脑梗死、脑出血恢复期等。手法要求捻转稍提插相结合，由徐到疾，捻转速度达200转/分钟转以上，持续刺激3～5分钟，休息5分钟后再重复手法操作，反复强刺激3次。② 体部腧穴，一般疾病，仅施以平补平泻手法，要求达到得气为度。③ 对疼痛性疾病，在得气的基础上，还要求采用一定刺激强度的手法，以起到泻实的作用。留针同时，也要运用弹法、飞法以增强针刺感应。④ 对于各种痿证，要求针刺后长时间捻转。手法操作时间越长，所达到的刺激量越大，针感就越强，强刺激后才能发挥治痿之效。

5. 中西配，疗效佳

孙申田提出，作为一名当代中医，不仅要掌握传统中医的理法方药和辨证论治,还要运用中西医结合技术,开创现代中医针灸临床治疗的新途径,不断创新,丰富现代针灸理论。他提出要成为一名良医,必须既能诊脉辨浮、中、沉,三部九候,脏腑虚实;又能熟练应用望、触、叩、听及CT、MRI等先进仪器诊断疾病,这样治病才能有的放矢,心中有数。针灸学科与其他学科不同之处,就在于选穴(包括腧穴部位、取穴方法、腧穴作用、针刺深度及腧穴配方等内容)与操作手法(包括基本手法和补泻手法等),必须有机结合,才能充分证明针灸疗效"神了"之说。孙申田从20世纪70年代始,为揭示头针疗法治疗脑病机制做了大量临床及科研工作,通过"经颅重复针刺运动诱发电位研究""电针运动区不同强度对脑影响"等一系列研究成果,从实践与理论研究证实了大脑机能定位与头皮对应关系选穴正确性,强调手法与疗效的重要性,扩大了头针疗法治疗范围,提出头针疗法是我国自主创新的中西医结合新疗法;首次证实头穴对周围神经损伤治疗作用,他主持的针刺促进神经损伤修复研究,从周围神经损伤、脊髓、脑研究,客观证实了针刺促进神经损伤修复作用机制;在针刺选穴配方基本原则与方法方面,首次提出根据疾病损伤部位与解剖生理学相对应选穴方法,为临床针灸选穴配方提供了新的理论依据。

(三)临证医案

1 脑梗死

赵某,男。

[症状]右侧肢体活动不利,步态笨拙不稳,鼻饲饮食,流涎,语言謇涩,大小便失禁。伴有失眠,记忆力差。既往高血压病史3年,糖尿病病史3年。有家族性高血压病史。面色晦暗,形体适中。神志清楚,语言欠流利,双侧瞳孔等大同圆,对光反射存在,眼球各向运动灵活,伸舌困难,右侧角下垂。舌质淡,苔白,脉弦。

[辨证]此乃因患者年老正气衰弱,气血不足,气虚不能鼓动血脉运行,血行乏力,脉络不畅,气虚血瘀,瘀阻清窍,窍闭神匿,神不导气,发为中风。

[治则]疏通经络,行气活血。

[针灸处方]主穴:运动区双侧,足运感区,情感区。配穴:风府,风池,完骨,翳风,地仓,廉泉,腹二区,肩髃,曲池,手三里,外关,合谷,外劳宫,中渚,髀关,梁丘,阳陵泉,足三里,阴陵泉,悬钟,丘墟,太冲等。

[治法]取穴处常规皮肤消毒,采用0.35 mm×40 mm毫针,运动区、足运感区、情感区手法要求捻转稍加提插,由徐到疾,捻转速度在200转/分钟以上,连续3～5分钟。腹二区针刺时,针尖向外以15°斜刺入皮下1.0～1.5寸深,小幅度提插捻转泻法为主。风池穴针刺时应用长为3.0～3.5寸毫针,从一侧风池穴向另一侧风池穴透刺,当针尖达到另一侧风池穴时,可触及针到达穴位的感觉,然后施以200转/分钟以上快速捻转手法,连续3分钟左右,不留针。双侧翳风、完骨穴针刺时,针尖方向均朝向咽喉部刺入1.5寸。余腧穴常规针刺,施以平补平泻手法。诸穴得气后使用C6805-型电麻仪,连续波刺激20分钟。每日1次,每次40分钟,2周为1个疗程。

[疗效]针灸5个疗程显效。

[按]本案患者乃因年老正气衰弱,气血不足,气虚不能鼓动血脉运行,血行乏力,脉络不畅,气虚血瘀,瘀阻清窍,窍闭神匿,神不导气,发为中风。治宜疏通经络,行气活血。主穴取双侧运动区、采用"拮抗运动针法"针刺双侧大脑运动区,并给予一定的手法刺激,可激发皮质脊髓束的功能,促使其更快地发挥代偿作用,从而促进偏瘫肢体的功能恢复。经颅重复针刺双侧足运感区,手法达到一定的刺激量后,针刺信号可穿过高阻抗的颅骨,作用于大脑皮质二便中枢,以调节和改善其二便功能。经颅重复针刺情感区,手法达到一定的刺激量后,以调神益智改善情志。配以双侧风池穴,可达豁痰利窍、通经活络之效。风池穴针刺时要透向对侧风池穴,方法是应用长3.0～3.5寸的针,从一侧风池向另一侧风池穴透刺,当针尖达到另一侧风池穴时,可触及针到达穴位的感觉,然后以200转/分钟以上快速捻转的手法,连续捻转3分钟左右,不留针,只有按此操作,方可获显效。双侧完骨穴位于耳后乳突下后方,该穴双侧取穴加以通电,其电场正好作用于小脑顶核部位,可增加脑血流量,改善脑血管弹性,对脑缺血有很好的治疗作用。双侧翳风穴对治疗吞咽困难、发音障碍均有较好的治疗作用,其针刺时针尖方向双侧均向咽喉方向刺入1.2～1.5寸深后加电针治疗。三穴相配,共达疏经通络、利咽开窍之效。腹二区以调控血压,维持血压之平衡。配患侧肢体局部取穴,以行气活血、通经活络。诸穴合用,使病得缓。

2 延髓麻痹

宋某,男。

[症状]吞咽困难,声音嘶哑,口角流涎,右侧肢体活动尚可。伴多寐倦怠,大便干燥。既往高血压病史6年,脑梗死病史4年。有家族遗传性高血压病史。神志清楚,面色少华,形体适中,插鼻饲管。语利,声音嘶哑,双侧瞳孔等大同圆,对光反射存在,眼球各向运动灵活,伸舌右偏,右侧咽反射减弱,发"啊"声时悬雍垂偏向左侧。四肢肌力、肌张尚可,右侧下肢膝腱反射活跃,病理征(+),右侧肢体浅感觉减弱。舌质暗淡,舌苔白腻,脉沉迟。

[辨证]患者肝肾不足,内伤积损,精气亏虚,日久脏腑功能失调,气血运行受阻,津液输布失常,导致痰浊瘀血内停,经络受阻,蒙闭清窍,发为中风;痰瘀阻络,关窍受阻,咽喉闭塞不通,故见吞咽困难。

[治则]调神通络,祛痰利窍。

[针灸处方]主穴:百会,情感区,完骨,风池。配穴:地仓,金津,玉液,廉泉,哑门,腹二区,内关,通里。

[治法]取穴处常规皮肤消毒,采用0.35 mm×40 mm毫针,百会、情感区手法要求捻转稍加提插,由徐到疾,捻转速度在200转/分钟以上,连续3～5分钟。金津、玉液点刺不留针。腹二区针刺时,针尖向外以15°斜刺入皮下1.0～1.5寸深,以小幅度提插捻转泻法为主。哑门点刺不留针。风池穴针刺时,透向对侧风池穴。其余腧穴常规针刺,施以平补平泻手法。诸穴得气后使用C6805 Ⅱ型电麻仪,连续波刺激20分钟。每日1次,每次40分钟,4周为1个疗程。行针40分钟后,患者可以少量饮水而无呛咳,流涎减少。

[疗效]针十八诊显效,患者饮食、饮水、说话已恢复正常。

[按]延髓麻痹也是中风病常见的并发症,表现为吞咽困难、饮水反呛、声音嘶哑,是后组颅神经Ⅸ、Ⅹ、Ⅻ对颅神经损害所致,归属于中医学"暗痱"范畴。本案患者系因肝肾不足,内伤积损,精气亏虚,日久脏腑功能失调,气血运行受阻,津液敷布失常,导致痰浊瘀血内停,经络受阻,蒙闭清窍,发为中风;痰瘀阻络,关窍受阻,咽喉闭塞不通,故见吞咽困难。治宜调神通络,祛痰利窍。取百会、情感区以调神通络,利咽开窍。风池穴透对侧风池穴,方法是应用长为3.0～3.5寸的针,从一侧风池穴向另一侧风池穴透刺,当针尖达到另一侧风池穴时,可触及针到达穴位

的感觉,然后以快速捻转的手法,每分钟大约200次左右,连续捻转3分钟左右,不留针。双侧完骨穴针刺时,针尖朝向咽喉方向刺入1.2～1.5寸深后加电针治疗,可疏经通络,调畅气血。地仓、廉泉、哑门三穴相配,可祛痰利咽,开窍发音。内关为八脉交会穴,经脉循行联系喉咙,为治咽之要穴。通里是手少阴心经络穴,络脉为病,则不能言,取之可通经活络,开窍利音;配腹二区达降低血压之效。

3 脑梗死伴抑郁神经症

张某,男,52岁。

[症状]左上肢活动不灵活,握拳无力,不能持物,左下肢痿软无力,不能行走。伴沉默少言,善悲欲哭,不思饮食,小便正常,大便2～3日一行。既往高血压病史10余年,有家族遗传高血压史。察其神志清楚,精神不振,面色无华,左侧口角下垂,形体适中,抱入病室。双侧瞳孔等大同圆,对光反射存在,眼球各向运动灵活,左上肢抬举无力,上肢远端手指功能活动尚可,左下肢肌力Ⅲ级,肌张力正常,腱反射活跃,病理征(+)。舌质紫暗,舌苔黄腻,脉弦滑。

[辨证]此乃因患者平素嗜食肥甘,酗酒无度,日久脾失健运,聚湿生痰,痰郁化热,扰动肝风,致气血运行失调,痰瘀内结,阻于脑络,故发为中风;痰瘀互结,蒙蔽清窍,脑失所养,则见沉默少言,善悲欲哭,不思饮食之症。

[治则]调神益智,通经活络。

[针灸处方]主穴:运动区双,情感区,印堂,腹一区。配穴:完骨,地仓,廉泉,腹二区,肩髃,曲池,手三里,外关,合谷,外劳宫,中渚,伏兔,阴市,阳陵泉,足三里,阴陵泉,悬钟,丘墟,太冲。

[治法]取穴处常规皮肤消毒,采用0.35 mm×40 mm毫针,运动区、情感区、印堂穴手法要求小幅度、轻捻转,偶伴提插法,捻转速度达200转/分钟以上,连续3～5分钟。腹一区针刺时要求与皮肤表面呈15°平刺入腧穴,切勿伤及内脏,手法以小幅度捻转为主,不提插,得气为度。腹二区针刺时,针尖向外以15°斜刺入皮下1.0～1.5寸深,以小幅度提插捻转泻法为主。其余腧穴常规针刺,施以平补平泻手法。诸穴得气后使用G6805-Ⅱ型电麻仪,连续波刺激20分钟,强度以患者耐受为度。每日1次,每次40分钟,2周为1个疗程。行针3分钟后,患者患侧肢体可抬离床面,嘱家属将患者扶坐床边,患者可自行站立。行

针5分钟后,患者可自行走动,倍感高兴。行针40分钟后,测血压已降至140/85 mmHg。行针结束,患者自己走出诊室。

[疗效] 针灸2个疗程痊愈。

[按] 中风后抑郁严重地影响了中风患者的康复。抑郁症的临床表现为情绪低落、消沉、悲观,对康复不主动配合,对疾病缺乏恢复的信心,并伴有焦虑、心烦、失眠、易激惹等。常伴有躯体不适症状,如头痛、肢体酸痛、胃不适、腹泻或便秘,个别患者有癔症倾向、自杀念头。但患者有自制力,不伴有明显的精神运动抑郁和精神病症状。

本案患者因平素嗜食肥甘,酗酒无度,日久脾失健运,聚湿生痰,痰郁化热,扰动肝风,致气血运行失调,痰瘀内结,阻于脑络,故发为中风;痰瘀互结,蒙蔽清窍,脑失所养,则见沉默少言,善悲欲哭,不思饮食之症。治宜调神益智,通经活络。对于患者情志障碍的治疗,根据现代神经解剖学与脑功能定位可知,大脑额叶额极区与情志密切相关,通过针刺该区施以一定的手法,达到一定的刺激量后,针刺信号可穿过高阻抗的颅骨而作用于大脑相应的额极部位,起到调节大脑功能、改善情志的作用。情感区、印堂穴即为额叶及额极在大脑皮层表面对应区域,针刺后可影响大脑额叶的功能活动,以调神益智,明显改善患者的抑郁状态。对于患者运动障碍的治疗,根据足少阳胆经之"维筋相交"理论,结合现代神经解剖学与脑功能定位,运用"经颅重复针刺法"针刺双侧大脑运动区,施以经颅重复针刺法后,可激发皮质脊髓束的功能,促使其更快地发挥代偿作用,从而促进偏瘫肢体的功能恢复,即刻效应明显;并据"治痿独取阳明"之理,配地仓、廉泉、患侧肢体阳明经腧穴,以疏通经络,调畅气血,改善肢体瘫痪之功能状态,促病恢复。

4 面神经麻痹

[症状] 3日前无明显诱因晨起后自觉右侧面部肌肉活动不灵活,右眼不能闭合,洗脸时发现右侧刷牙漏水,口角下垂,吃饭时咀嚼食物不灵活,并作有耳根后部剧烈疼痛,遂到校医院就诊,诊断为面神经麻痹,给予抗病毒药物静点,肌内注射维生素B$_1$、维生素B$_{12}$,口服维生素B$_1$、维生素B$_{12}$等治疗,症状未见减轻,今特来我门诊采用针灸治疗。现右侧面部肌肉瘫痪,口角下垂,歪向健侧,进食时食物滞留患侧,耳后疼痛。既往健康,无家族史。察其神志清楚,面色淡白,右侧口眼㖞斜。静止状态下,右侧面部表情肌瘫痪,眼裂扩大,鼻唇沟变浅,口角下垂,㖞向左侧。面部表情运动时,额纹消失,不能做皱眉、蹙额、闭目、露齿、鼓腮等动作,眼睑闭合不全,耳后压痛明显,痛处皮肤无红肿,无疱疹,皮温正常。味觉及听力无影响。舌质淡,舌苔白,右脉弦而有力,左寸脉弱。

[辨证] 此乃因正气不足,脉络空虚,卫外不固,邪客面络,致面部气血痹阻,经筋功能失调,面肌失于约束,遂现口眼㖞斜。

[治则] 祛风通络,活血舒筋。

[针灸处方] 主穴:百会,翳风(右),下关(右)。配穴:攒竹(右),阳白(右),四白(右),迎香(右),地仓(右),颊车(右),合谷(左)。

[治法] 在首次针刺之前,先用拇指指腹点按翳风穴区,手法由轻至重,以患者最大耐受量为度,勿用指甲切压,以防局部皮肤破损,时间3～5分钟。针刺时,百会穴手法要求捻转稍加提插,由徐到疾,捻转速度在200转/分钟以上,连续3～5分钟。其余腧穴常规针刺,诸穴得气后使用G6805-Ⅱ型电麻仪,先用断续波治疗10分钟,攒竹、阳白为一对通电组,四白、迎香或四白、地仓为一对通电组,通电后使面部肌肉被动牵拉,出现额纹上抬、口角上提等动作时效果最佳,刺激强度以患者耐受量为度,后静留针30分钟。每日1次,每次治疗40分钟,2周为1个疗程。揉按翳风穴区3～5分钟后,患侧额纹即有显现,口角略能活动。行针40分钟后,自觉患侧面肌力量增强,额纹增多,口角活动幅度增大。

[疗效] 针灸十五诊痊愈。

[按] 按本案患者系由正气不足,脉络空虚,卫外不固,邪客面络,致面部气血痹阻,经筋功能失调,面肌失于约束,遂现口眼㖞斜。治宜祛风通络,活血舒筋。在针刺前,应先点按翳风穴区,有判断预后的意义,具体操作为:用拇指的指腹点按患侧翳风穴区3～5分钟,手法由轻至重,达患者可以耐受的程度,勿用指甲切压,以防局部皮肤破损。揉按后可见患侧耳郭明显变红充血,额纹即刻显现,口角有所活动等表现,由此判断该患者在2周左右即可恢复新针刺时选取百会穴以补益中气、扶正祛邪,如捻转百会穴3～5分钟,面部活动明显改善者,一般情况下大约在1个月左右均能治愈,其具有一定的判断预后的作用;翳风、下关穴以祛风散邪,活血通络,配攒竹、阳白、四白、迎香、地仓、颊车、健侧合谷以疏通气血、祛

风通络。同时针刺诸穴得气后，要以攒竹、阳白为一对通电组，四白、迎香或四白、地仓为一对通电组，加以电针断续波治疗，通电达到一定刺激强度时，可明显看到额肌及口角被动牵拉上提等表现，据此亦可判断其面瘫预后较好。

5 书写痉挛症

张某，男，46岁。

[症状] 4年前因工作紧张出现书写困难，每当拿笔时自觉右手手指不灵活、不协调，手部肌肉即出现痉挛性收缩，持笔困难，写字颤抖、书写潦草不能连续书写，严重时感觉整个右上肢酸胀疼痛不适，无法握笔与书写。越是紧张，越怕字写不好，痉挛就越明显。而做其他活动如持碗筷、用剪刀等均不受影响，活动自如，无痉挛发生，左手无异常。伴有失眠、心烦、记忆力差等症状。曾到多家医院就诊，血尿便常规、生化检查均正常，颈椎正侧位片、头部CT颈椎及头部MRI未见异常改变，右上肢肌电图正常。诊断为书写痉挛症，给予药物及心理治疗，症状改善不明显。查一般状态良好，心肺、脊柱、四肢检查均未见异常，神经系统检查（－），右手肌力、肌张力正常。既往健康，无家族史。察其神志清楚，持笔困难，书写痉挛，字体潦草，不连贯。舌质淡，舌苔白，脉弦。

[辨证] 此由长期精神紧张，耗伤精血，以致水不涵木，风阳内动，筋脉失养，故痉挛颤动、心烦、失眠；精血不足，不养清窍，则记忆力差。

[治则] 祛风活络，疏通筋脉。

[针灸处方] 主穴：百会，情感区，头维（双），风池（双）。配穴：小海（右），曲池（右），手三里（右），外关（右），八邪（右）。

[治法] 头维、百会、情感区，手法要求小幅度、轻捻转，偶伴提插法，捻转速度达200转/分钟以上，连续3～5分钟。风池穴进针时要求针尖朝向对侧风池穴处，施以泻法。其余腧穴常规针刺。诸穴得气后使用G6805-Ⅱ型电麻仪，连续波刺激20分钟，强度以患者耐受为度。每日1次，每次40分钟，2周为1个疗程。嘱百会、情感区及头维穴长时间留针，达8小时以上，晚睡前拔针。

[疗效] 针灸十诊而痊愈。

[按] 按西医学认为，书写痉挛症是一种手部的局限性肌张力障碍疾病。其确切病因目前尚不清楚，大都认为与大脑基底节区的退行性变化有关，亦与精

神因素有关。

根据大脑功能定位与头皮表面对应的关系首选头维穴治疗，其为足少阳经与足阳明经之会，具有祛风通络之功。而且，通过手法操作达到一定的刺激量后，针刺信号能够穿过高阻抗的颅骨，作用于大脑锥体外系区及基底节区，调节其异常状态，发挥治疗作用；同时配合运用调神针刺法，以调神镇静，增强疗效。诸穴相配，共奏祛风活络、疏通筋脉之效，使病得愈。

6 痉挛性斜颈

伊某，女。

[症状] 3年前无明显诱因逐渐出现头颈不自主向右倾斜扭转，伴颈部疼痛。头颈部CT、MRI无异常。现头颈不自主向右倾斜扭转，伴倦怠乏力。既往健康，无家族史。观察其精神萎靡，表情痛苦，面色暗淡，形体适中。左侧胸锁乳突肌痉挛、肥大，头向右下倾斜、扭转，无其他阳性体征。舌质淡，舌苔白，脉弦细。

[辨证] 此乃因感受外邪侵袭，致使太阳经气不利，津液运行不畅，筋脉失之濡养，筋脉强急而发为痉症。西医学一般认为属锥体外系运动障碍性疾病，大多数病因不明，药物治疗效果差。

[治则] 舒筋通络，安神止痉。

[针灸处方] 主穴：百会，舞蹈震颤区（双），情感区。配穴：大椎，风池，C3～C6夹脊穴（双）。

[治法] 应用经颅重复针刺法，百会、舞蹈震颤区、情感区手法要求小幅度、轻捻转，偶伴提插法，捻转速度达200转/分钟以上，连续3～5分钟。风池穴进针时，要求针尖朝向对侧风池穴处，施以泻法。大椎穴直刺1.0～1.5寸深，得气为度，不提插捻转。C3～C6夹脊穴常规针刺，健侧施以补法，患侧施以泻法。诸穴得气后使用G6805-Ⅱ型电麻仪，连续波刺激20分钟，强度以患者耐受为度，患侧不予通电。每日1次，每次40分钟，2周为1个疗程。

[疗效] 针灸2个疗程后，症状明显好转，显效。

[按] 痉挛性斜颈是由颈肌阵发性地不自主收缩，引起头向一侧扭转或阵挛性倾斜。西医学目前认为本病是锥体外系器质性疾患之一，少数属精神性，大多数病因不明，药物治疗效果差。本案患者系因感受外邪侵袭，致使太阳经气不利，津液运行不畅，筋脉失之濡养，筋脉强急而发为痉症。治宜舒筋通络，安神止痉。根据大脑机能定位与头皮表面对应关系

首选舞蹈震颤区治疗，其施以经颅重复针刺手法后，针刺信号能够穿过高阻抗的颅骨，作用于大脑基底节区，调节其异常状态，从而发挥治疗作用；同时配合调神益智法，取百会、情感区以安神止痉，增强疗效。大椎穴为手足三阳与督脉之交会穴，取之以宣通气血，祛邪解肌；风池穴为手足少阳、阳维之交会穴，取之以祛风活络、缓急解痉；C3～C6两侧共4对8穴，取之以舒筋通络、缓解拘挛。诸穴合用，可达祛邪解肌、宣通气血、舒筋通络、安神止痉之效，以促病解。

7 眩晕

刘某，男，81岁。

［症状］7日前在家中无明显诱因突觉头晕，视物时感觉周围事物转，伴恶心欲呕，走路不稳，欲仆倒状，遂立即平卧休息，症状缓解，1小时后症状基本消失，行动如常。3日前傍晚又现头晕之症，当时恶心较重，随后呕吐少量食物，站立及走路困难，家人立即扶其卧床休息，给予眩晕停（地芬尼多）药物治疗，效果不显，随即将其送至他院就诊，诊断为短暂性脑缺血发作，给予药物静点治疗，具体用药不详，症状有所改善。现头晕不适，时感闷胀，伴视物旋转，恶心不欲吐，倦怠乏力，健忘喜卧，饮食尚可，二便正常。既往健康，无家族史。察其神志清楚，面色少华，形体适中。语言流利，双侧瞳孔等大同圆，对光反射存在，眼球各向运动灵活，四肢肌力、肌张力尚可，膝腱反射对称，病理征（－）。舌质红，舌苔白，脉弦细。

［辨证］此乃因年老肾气衰弱，肾精亏耗，髓海不足，脑窍空虚，发为眩晕。

［治则］补肾填精，调神益智。

［针灸处方］主穴：百会，情感区，晕听区。配穴：完骨，太阳，内关，足三里，三阴交，太溪，太冲。

［治法］百会、情感区、晕听区，手法要求捻转稍加提插，由徐到疾，捻转速度达200转/分钟以上，连续3～5分钟。其余腧穴常规针刺，施以平补平泻手法。每日1次，每次40分钟，2周为1个疗程。

［疗效］针灸十八诊痊愈。

［按］短暂性脑缺血发作是指颈内动脉系统或椎动脉系统由于各种原因发生暂时性脑局部供血障碍，导致供血区一过性神经功能缺损而表现出相应的临床症状和体征，每次发作持续数分钟至数小时，一般不超过24小时，症状和体征可全部恢复，但经常反复发作。短暂性脑缺血发作病因尚不完全清楚，其发病

与动脉粥样硬化、动脉狭窄、心脏病、血液成分改变及血流动力学变化等多种病因及多种途径有关。本案患者系因年老肾气衰弱，肾精亏耗，髓海不足，脑窍空虚，发为本病，归属中医学"眩晕"范畴。治宜补肾填精，调神益智。因其病位在脑，脑为髓之海，首选位于头顶之百会穴，入络于脑，配情感区可清利头目、调神益智。同时根据大脑功能定位与头皮表面对应关系，取晕听区以活血通络，调节前庭神经功能，以止眩晕。配完骨、太阳穴可活血通络，改善后脑血液循环，醒脑利窍；配内关、太冲穴可行气通络、降逆止呕；配足三里、三阴交、太溪穴可滋补脾肾、填精益髓。诸穴合用，相得益彰。

8 无脉症

刘某，男，69岁。

［症状］1年前突然发现左侧桡动脉搏动消失，左上肢血压测不出，遂到医院就诊，血沉、心电图等各项检查均正常。血清甘油三酯1.68 mmol/L，总胆固醇5.60 mmol/L，高密度脂蛋白胆固醇1.12 mmol/L，低密度脂蛋白胆固醇3.08 mmol/L。DSA示左锁骨下动脉闭塞，头部CT示多发性腔梗。诊断为脑梗死、无脉症，给予扩血管药物等治疗1个月，无脉症状未见改善，余无其他不适症状。既往高血压病史。察其神志清楚，形体肥胖，呼吸均匀，声音洪亮。左侧桡动脉搏动消失，左上肢血压测不出，右上肢血压180/90 mmHg，心肺听诊正常，颈及腹部未闻及血管杂音，双股动脉搏动正常。舌质暗红，舌苔白，左脉无，右脉弦滑。

［辨证］此由平素嗜酒肥甘，膏粱厚味，嗜盐过盛，似致脾胃受损，健运失司，聚湿生痰，痰浊内蕴；痰浊阻滞，闭阻心阳，血行不畅，气血凝滞，阻塞脉络，以致心脉瘀阻。

［治则］理气散滞，通畅心络。

［针灸处方］主穴：内关。配穴：太渊。

［治法］内关穴行强刺激手法提插捻转3～5分钟，刺激强度以患者能耐受最大量为度，使针感沿前臂上行直达肘关节部。留针过程中采用弹法、飞法以增强针刺感应，每10分钟行针一次，共留针30分钟。太渊穴常规针刺，得气为度。行针3分钟，即可触及患者左桡动脉微弱搏动。行针20分钟，可明显触及左桡动脉搏动。行针30分钟后，左桡动脉搏动应指有力，测左上肢血压220/100 mmHg。

[疗效]针灸三诊痊愈。

[按]无脉症归属中医"脉痹"范畴，早在《黄帝内经》时期就有相应的记载，如"痹在于脉则血凝而不流"，"脉痹不已，复感于邪，内舍于心"，"心痹者脉不通"。内关穴为手厥阴心包经的络穴，通于阴维脉，具有活血化瘀、理气散滞、通畅心络的作用，是行气复脉之效穴。但要特别强调其针刺手法的运用，针刺内关穴治疗无脉症，能否达到治疗效果与手法运用有很大的关系，刺激量不足则疗效不佳。因此，手法要求必须行强刺激提插捻转3～5分钟，刺激强度以患者能耐受最大量为度，使针感沿前臂上行直达肘关节部，在留针过程中采用弹法、飞法以增强针感感应，同时配以脉会太渊穴，这样才能够达到脉复应指的疗效。

在临床中对于高血压病患者，孙申田常常配以"腹二区"治疗，大都可以将血压降至正常，获得满意的疗效。"腹二区"出自孙申田独创的孙氏腹针疗法，其定位在腹正中线上，将剑突至肚脐分成四等份，在第二区段（相当于第二等分）的中间位置，距腹正中线旁开1.5寸，左右各一，具有调节自主神经的功能，对血压、血糖及内分泌紊乱亦有很好的调节和治疗作用。

9 神经性呕吐

吴某，男，27岁。

[症状]半年前因学业压力大，劳累过度，情绪抑郁而出现呕吐症状，食入即吐，当时自认为饮食不节所致，未予治疗。此后每因情志不畅，即发呕吐，家人遂带其至某院就诊，消化道钡餐造影及胃镜检查无异常。诊断为神经性呕吐，给予西药治疗，具体用药不详，疗效不显。半年以来，呕吐之症间断性、反复发作。为求中医针灸治疗，今来我院门诊就诊。现间断性、反复呕吐，时常嗳气吞酸，伴胸胁胀满、胸闷气短、善太息，睡眠欠佳，二便正常。既往健康，无家族史。察其神疲倦怠，面色少华，形体消瘦。胃部触诊无压痛及反跳痛。消化道钡餐造影及胃镜复查亦未见异常，血常规、尿常规等检查也无异常。舌质红，舌苔薄腻，脉弦。

[辨证]此乃所欲不遂，情志不畅，肝失条达，横逆犯胃，胃失和降，胃气上逆，故而发为本病。

[治则]调神益智，降逆止呕。

[针灸处方]主穴：百会，情感区，腹一区。配穴：完骨，内关，中脘，足三里，三阴交，太冲。

[治法]百会、情感区，手法要求捻转稍加提插，

由徐到疾，捻转速度达200转/分钟以上，连续3～5分钟。腹一区针刺时要求与皮肤表面呈15°角平刺入腧穴，切勿伤及内脏，手法以小幅度捻转为主，不提插，得气为度。其余腧穴常规针刺，施以平补平泻手法。诸穴得气后使用G6805-Ⅱ型电麻仪，连续波刺激20分钟。每日1次，每次40分钟，2周为1个疗程。

[疗效]针灸六诊痊愈。

[按]胃神经症，是以胃肠运动和分泌功能紊乱，而无器质性病变为特征的综合征，可表现为神经性呕吐、神经性嗳气和神经性厌食等。本病的发病率较高，多见于青壮年，以女性居多。起病缓慢，病程可积年累月，发病呈持续性或反复发作。多以精神因素为起因，以神经失调为病理，而以胃的功能紊乱为主要表现。临床表现以胃部症状为主，患者常有反酸、嗳气、恶心、呕吐、食后饱胀、上腹不适或疼痛，可同时伴有神经官能症的其他常见症状，如倦怠、健忘、头痛、心悸、胸闷、忧虑等。归属中医学"呕吐"范畴。本案患者系因所欲不遂，情志不畅，肝失条达，横逆犯胃，胃失和降，胃气上逆，发为本病。治宜调神益智，降逆止呕。根据辨证论治的原则，结合大脑机能定位与头皮表面对应关系，主方选取百会、情感区及腹一区，采用经颅重复针刺法可使针刺信号作用于相应大脑皮质的神经细胞，起到调神益智、理气通络的作用。完骨配内关可宁心安神，理气活络；中脘配足三里可和胃降逆，宽中利气；三阴交配太冲可疏肝理气，和胃降逆。诸穴合用，使病得解。

10 膈肌痉挛

王某，男，44岁。

[症状]3日前因和家人生气，自觉胸闷，不久即见打嗝不止，连连做声，自行采取喝水、吃东西等治疗，症状未见改善。夜间入睡困难，睡觉时打嗝消失，次日又现，3日来呃呃连声，症状不减。现打嗝，咽喉间呃呃作声，伴胸胁胀痛，烦闷不舒，眠差，纳差，大便3日未行。既往健康，无家族史。察其神志清楚，面色暗黄，形体适中，咽喉呃呃作声。舌质淡，舌苔白腻，脉弦而有力。

[辨证]此乃因情志所伤，致肝气上乘犯胃，胃失和降，胃气上冲，故呃逆连声；肝脉布两胁，又主疏泄，肝气不舒，故见胸胁胀满，烦闷不舒。

[治则]疏肝和胃，降逆止呃。

[针灸处方]主穴：百会，情感区。配穴：翳风，

内关（双），足三里（双）。

［治法］百会、情感区，施以经颅重复针刺法，手法要求由徐到疾捻转，捻转速度达200转/分钟以上，连续3～5分钟。内关、足三里穴，施以捻转泻法。翳风穴针刺时，针尖朝向喉的方向，刺入1.0寸深，得气为度。诸穴得气后使用G6805-Ⅱ型电麻仪，连续波刺激20分钟。每日1次，每次40分钟，2周为1个疗程。行针5分钟，呃逆明显减轻，间歇时间变长，呃声减小，胸闷减轻。行针40分钟，呃逆消失。

［疗效］一诊即痊愈。

［按］呃逆，又称为"哕"，俗称"打嗝"。本案患者乃因情志所伤，导致肝气上乘犯胃，胃失和降，胃气上冲，故呃逆连声。肝脉布两胁，又主疏泄，肝气不舒，而见胸胁胀满，烦闷不舒。治宜疏肝和胃，降逆止呃。主穴百会、情感区可调神通络，安神理气。据《医宗金鉴·卷八十六》载"足三里穴歌：能除心胁痛，腹胀胃中寒，肠鸣并泄泻……"；《针灸大成》载"中满心胸痞胀……积块坚横胁抢，妇女胁疼心痛，结胸里急难当……疟疾内关独当"，可知内关配以足三里穴针用泻法，可和胃降逆、宽胸利气。诸穴合用，疗效奇佳，呃逆即止。

孙忠人

（一）生平简介

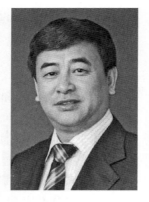

孙忠人，男，出生于1960年，黑龙江延寿县人。1977年8月参加工作，黑龙江中医学院针灸学专业研究生毕业，医学博士，临床医学博士后，主任医师，二级教授，博士研究生导师；教育部中医学类专业教指委委员，国家卫计委有突出贡献中青年专家，国务院政府特殊津贴获得者，国家自然科学奖评审专家，中华中医药学会科技之星；曾任黑龙江中医药大学校长、党委副书记；神经病学教研室主任，国家临床重点中医脑病专科带头人，国家中医药管理局重点学科针灸推拿学学科带头人，黑龙江省重点实验室（科技厅）、黑龙江省教育厅高等学校重点实验室-针灸临床神经生物学实验室主任，黑龙江省

孙忠人（出生于1960年）

领军人才梯队针灸学带头人；省委省政府首批人才培养工程项目"头雁行动计划"——针灸临床创新研究团队带头人；省"535工程"第二层次领军人才梯队带头人；黑龙江省劳动模范、省优秀中青年专家、首批"龙江学者"特聘教授、省"青年五四奖章"获得者，省"五一劳动奖章"获得者，省杰出青年基金获得者、省卫生系统跨世纪优秀拔尖人才、"省教学名师"、"省名中医"、"龙江名医"。黑龙江省优秀教学团队-针灸学教学团队、黑龙江省优秀研究生导师团队——针灸推拿学团队带头人，黑龙江省优秀研究生导师，黑龙江省精品课程——《神经定位诊断学》《神经病学》课程负责人、主讲教师。

孙忠人的社会兼职：中国针灸学会副会长，中国针灸学会常务理事（2011第五届），中国针灸学会学科与学术工作委员会副主任委员（2011首届），中国针灸学会脑病科学专业委员会副主任委员（2007首届），世中联脑病专业委员会副会长，世界中联翻译专业委员会副会长，世界中医药学会联合会中医手法专业委员会第一届理事会副会长（2012），中华中医药学会对外交流与合作委员会副主任委员（2010），中华中医药学会海外中医药师注册认证工作委员会副主任委员（2012），全国中医药高等教育学会副理事长，中国康复医学会理事，黑龙江省针灸学会会长（2012第四届），黑龙江省中医药学会副会长（2006第四届），黑龙江省康复医学会副会长（2005第五届），黑龙江省医师协会副会长（2007第二届）。兼任《Alternative Therapies in Health and Medicine》《Global Advances in Health and Medicine》《中国针灸》《针刺研究》《神经疾病与精神卫生》《中医药学报》《中医药信息》《针灸临床》等杂志编委、评审专家，国务院学位办"全国优秀博士学位论文评选"通讯评议专家（2012），教育部"长江学者遴选"通讯评审专家（2012），《中西医结合学报》杂志稿件通讯审稿专家（2010）。

孙忠人围绕"经穴脏腑关系""针刺促进神经损伤再生修复""针灸防治脑脊髓神经病""针灸治疗慢性疲劳、焦虑、抑郁等功能性神经系统疾病""针灸'治未病'"等研究方向，进行了卓有成效的科学研究工作；先后承担国家科技部"十五"攻关计划项目、国家中医药管理局中医临床诊疗技术整理与研究项目、国家中医药管理局专项基金项目、省杰出青年科学基金项目等，撰写教材、著作11部，发表学术论文400余篇。其研究课题获国家科技进步二等奖1项，中国高校科学技术二等奖1项，中国针灸学会科技奖一等奖1项、二等奖1项、三等奖1项，中华中医药学会科技进步奖二等奖1项，省政府科技进步奖一等奖2项、二等奖7项、三等奖7项，黑龙江省优秀高等教育教学科学研究成果二等奖1项，省教育厅科技进步奖二等奖2项，省中医管理局科技进步奖一等奖5项、二等奖2项，其他厅局级奖项7项。作为博士研究生导师，多年来已经培养了博士62名、硕士143名，这些学生已经成为针灸临床、科研、教学的新一代栋梁。

1998年，孙忠人作为国务院特殊津贴获得者、省优秀中青年专家、省青年五四奖章获得者、省卫生系统跨世纪优秀拔尖人才，被选拔到领导岗位上，成为黑龙江中医药大学附属第二医院最年轻的业务副院长，主抓医疗、科研工作。2004年3月，他又先后被推举到院长、校长助理的岗位上。

孙忠人1982年毕业于黑龙江中医学院，同年留校任教；1994年获得针灸临床医学博士学位，1998年12月，从哈尔滨医科大学临床医学博士后流动站出站，同年获得教授职称并担任黑龙江中医药大学针灸推拿学院暨附属二院副院长，博士生导师，神经病学教研室主任；2004年起担任黑龙江中医药大学针灸推拿学院暨附属二院院长。

孙忠人临床专长于中医针灸科、神经内科，在痛症、神经损伤的治疗等方面具有较高造诣，擅长延髓麻痹、痴呆、帕金森病、中风等疑难病症的诊疗。临床医疗实践工作中，他立足中医经典，注意吸收老专家经验，结合现代医学，从基础研究入手，探求治病机制，倾心探索中医针药治病规律及特点，倡导中西医结合，总结出一系列中医针药治疗脑脊髓神经病经验，形成了"针药结合，辨证处方，少穴快刺"的临证特色；并通过全面系统的临床和基础两方面研究，确定了不同神经损伤患者的针刺选穴、刺法方案，其疗法具有起效快、疗效好、远期疗效满意等优点。

（二）学术观点与针灸特色

孙忠人早年就读于黑龙江中医学院（现黑龙江中医药大学），跟随孙申田学习，在从事针灸临床、教学、科研工作30余年中，孙忠人博极医源，精勤不倦，在中医学术背景中，融入西医理论，在继承孙申田学术思想的同时，又富于创新，积累了丰富的临床经验，逐步形成了自己的学术风格。孙忠人临床专长于中医针灸科、神经内科，立足中医经典，结合现代医学，

从基础研究入手，探求治病机制，在痛症、神经损伤的治疗等方面具有一定造诣；临床医疗实践工作中，他注意吸收孙申田经验，倾心探索中医针药治病规律及特点，倡导中西医结合，总结出一系列中医针药治疗脑脊髓神经病经验，医术精湛，深受同行及患者好评。

1. 中西互参，服务疗效

从医执教30余年，孙忠人提倡中西医结合，既精于望闻问切、四诊合参，又全面掌握视触叩听、辅助检查，将植根于不同理论基础的中医、西医两个科学体系有机结合，全面应用于疾病的诊断、治疗过程中，提倡以中医手段治疗西医疑难杂症，"化腐朽为神奇"，丰富了神经病学、针灸学的理论。同时，将西医学的理论、方法引入到中医针灸的科学研究中，以现代研究手段解读古老中医，取得了骄人的成绩。在机制研究方面，孙忠人揭示了胃经与脏腑的关系，足三里穴特异性及其与中枢递质受体关系；揭示了针刺促进神经损伤再生修复的机制，为从本质上揭示头针治疗中风偏瘫的电生理机制奠定了方法学基础，解决了检测中枢神经系统即锥体束功能的技术难点；首次应用多组学技术揭示慢性压力应激状态下不同腧穴、不同治疗方法的物质调控网络，提出腹部艾灸干预免疫应答新理论。在疾病研究方面，孙忠人提出了夹脊电针治疗脊髓损伤、电针治疗腰椎间盘突出、傍刺治疗皮肤损伤等治疗方法，在孙申田头针理论基础上广泛应用中枢性疲劳、睡眠障碍、认知功能障碍、焦虑症、抑郁状态等功能性疾病，扩大了孙氏头针应用范围，并积极推动眼肌麻痹、假性延髓麻痹针灸治疗方法的推广应用。

2. 辨病辨证，依证组方

孙忠人在临证中，重视辨病，强调辨证论治，以证立法，依法组方。辨证论治是中医的灵魂和精髓，是中医治病必须遵循的原则和准绳。孙忠人临证必望闻问切，四诊合参判断疾病的阴阳、表里、寒热、虚实，综合分析辨别疾病的性质、邪正盛衰及病症类别，进而决定治疗的"理、法、方、药、穴"。其临证推崇《灵枢·九针十二原》"凡将用针，必先诊脉，视气之剧易，乃可治也"，将八纲辨证与经络辨证相结合，明确疾病的性质、归经，遵循"虚则补之，实则泻之"的治疗大法，避免"虚虚实实"之误。

作为学贯中西的神经病学、针灸学专家，孙忠人在神经系统疾病的诊治过程中，提倡借助相关仪器设备，明确疾病的定性、定位及病因诊断，将西医学的辨

病与中医的辨证相结合,使中医的四诊八纲和西医的仪器检测结果相互参考,互为辅助。

3. 取穴精当,重视针法

在多年临床实践中,孙忠人潜心探索针灸治疗神经系统疾病的方法和规律,选穴精当,遵循局部、远端取穴原则,重视特定穴和腧穴特异性,临证选取腧穴时,将西医学神经定位诊断与腧穴的近治、远治作用相结合,完美地体现了"整体性"原则。孙忠人强调腧穴是针灸治疗疾病的作用点,针法是取得疗效的关键,因而孙忠人临证中重视针法的运用,根据证型的寒热虚实,决定手法的补、泻,发挥腧穴的双向调节作用。

4. 针药结合,相得益彰

孙忠人临证,不仅以针、灸治病,还配合药物;不仅有中药,还有西药,不拘一格。他强调辨别疾病性质,掌握穴性、功效,掌握中药性味、西药药理,取其所长,配合得当,只有这样,临证时方能信手拈来,恰如其分。孙忠人言治病不必拘泥于"西医西药""中医中药""中医针灸",只要能治病,即可"携手作战"。

5. 未病先防

多年来,针刺对神经损伤修复的研究一直处在"治已病"的领域,而"治未病"机制研究甚少。孙忠人从临床出发,依据张仲景"未病早防"以及孙思邈"上工医未病之病"的思想提出了"针刺预适应对脑缺血具有保护作用"的理论,借鉴脑缺血预适应现象认识针刺预防缺血性脑卒中的作用机制,首次提出"针刺预适应"的理论,从针刺预防缺血性脑卒中方面阐述脑保护机制,评价针刺效应,探索防治缺血性脑血管疾病的新途径,揭示针刺预处理的本质,同时也丰富和发展了针刺"治未病"的理论。

(三)临证医案

1 痹证

李某,女,42岁。

[症状]5日前行走于冰雪路面时不慎跌倒,臀部坐在地上,随后即感尾骨部持续钝痛,坐尤不能。曾口服非甾体类抗炎药镇痛并卧床休息,疼痛未缓解。查体:尾骶骨压痛(+),无放射痛。舌质红,苔薄白,脉弦滑。X线片提示尾骨挫伤。

[辨证]本病乃因外伤导致筋肉受损,经脉气滞,血行不畅,不通则痛发为本病。

[治则]通调督络,化瘀止痛。

[针灸处方]水沟。

[治法]嘱患者放松,穴位皮肤常规消毒后,医者采用0.35 mm×40 mm杏林牌针灸针(北京天宇恒科技有限责任公司生产),右手持针柄针刺水沟穴,针尖向鼻根方向刺入8~15 mm。针刺得气后,嘱患者做拮抗动作,即做能引起尾骶部疼痛的动作,留针30分钟,留针期间每间隔10分钟行针1次。每日针刺1次,每周针刺6天休息1天,共针刺2周。按上述方法进行治疗,患者针刺留针期间做拮抗动作10分钟后即感疼痛有所减轻,但仍不能端坐,嘱患者继续做拮抗动作,30分钟后自觉疼痛明显减轻,端坐时感疼痛。

[疗效]连针3日后,患者疼痛完全消失,行动自如。半年后随访,未见复发。

[按]尾痛症属中医"痹证"范畴。《杂病源流犀烛·诸痹源流》注曰:"痹者,闭也,三气杂至,壅蔽经络,血气不行,不能随时祛散,故久而为痹。"尾痛症是由外伤或感受风寒等引起局部气血瘀滞、经气不畅致筋脉失养,不通则痛。《难经·二十八难》:"督脉者,起于下极之俞",督脉的循行起于尾骶部,因此尾骶部的疼痛可从督脉论治。张地芬采用针刺督脉后顶穴治疗尾骨痛取得满意疗效,因此孙忠人根据"循经远取"和"下病上取"原则,独取远端的水沟穴。因水沟穴为督脉和手、足阳明经的交会穴,督脉总督诸阳,为"阳脉之海",阳明经为多血之经,故针刺水沟穴配合做拮抗动作,可改善疼痛局部血液循环,鼓舞阳气,推动气血运行,疏通督脉经气,起到"通则不痛"的治疗作用。

2 脊髓空洞症

王某,男,68岁。

[症状]自诉3年前于北京协和医院诊断为颈胸段脊髓空洞症,经多家医院治疗无效,病情逐渐加重。症见:双腿萎软无力,走路困难,痛温觉减退,饮食欠佳,睡眠可,大便干燥,小便费力。舌暗淡,苔白腻,脉细弱。

[诊断]中医诊断:痿证,脾肾不足。西医诊断:脊髓空洞症。

[辨证]脾肾亏损,精血亏损,不能濡养筋骨经脉。

[治则]治疗上选用脾肾双补之法,针药并用。

[中药处方]制附子15 g,熟地黄30 g,山茱萸30 g,龟板25 g,巴戟天25 g,山药30 g,牡丹皮25 g,泽泻20 g,云苓25 g,黄芪30 g,狗脊30 g,水牛角

30 g,薏苡仁30 g,怀牛膝30 g,丹参25 g,白术25 g。7剂,每日1剂,水煎,分2次早晚服。

［针灸处方］百会、风池、夹脊穴(颈胸段)、脾俞、肾俞、承扶、委中、承山、足三里、阴陵泉、阳陵泉、三阴交、昆仑等穴位,选用0.3 mm×40 mm毫针,严格执行无菌操作,针灸得气为度。每日1次,每次30分钟。

［疗效］3次针灸治疗后,诸症已大有好转,停止针灸治疗,中药方剂继续前方巩固治疗。

［按］脊髓空洞症是一种进展缓慢的脊髓病变,可能由于先天发育不良或继发于其他脊髓疾病。目前对于脊髓空洞的成因尚未完全明确,传统学说认为空洞的形成来自颅内压和椎管内压的分离,近年有人提出病因为髓内与邻近的蛛网膜下腔力量不平衡。在治疗上,现阶段的西方医学治疗主要分为保守治疗和手术治疗两类,手术治疗在中老年人群中并非首选,保守治疗的药物主要为B族维生素、腺嘌呤核苷三磷酸、辅酶A、肌苷、镇痛药物等。但对于大多数病例,仍选择以手术为主、保守治疗为辅的治疗方案。但需要注意的是,手术治疗并不能改善疾病的症状,只能减缓或中止疾病发展。因此,从中医方面寻求有效方法,颇具意义。

患者在病情急性加重期,配合针刺治疗,选取百会、脾俞、肾俞等穴,肝脾肾兼顾;同时,百会为督脉穴,汇聚周身经脉气血,于全身气血阴阳调节有特效。风池属胆经,配合百会,可治疗中风所致身体不遂。承扶、承山、昆仑属膀胱经,合用主下肢痿痹疼痛。委中为膀胱下合穴,主腰背急痛,也可治疗下肢不用。阳陵泉属胆经,《难经·四十五难》云"筋会阳陵泉",故筋骨之病,尤其下肢的筋病,阳陵泉为治疗要穴。阴陵泉、三阴交均属脾经,足三里属胃经,一方面"治痿独取阳明",健运中土以行四末;另一方面,阴陵泉与阳陵泉合用调节下肢关节;而三阴交为足三阴经交汇之处,调补肝脾肾三经气血;足三里为胃经合穴,不仅在疾病治疗中可用灸法或针法强健筋骨,在日常生活中也常用于保健养生。

3 眩晕

王某,女,25岁。

［症状］2003年5月初诊,呵欠不止2个月余。患者半年前一氧化碳中毒。经治疗好转,2个月前开始无明显诱因突然出现呵欠不止,精神紧张及劳累后加重,严重影响生活工作。同时伴有头晕,头部昏沉,记忆力下降,神疲乏力,语言欠流利,饮食正常,二便调。舌质淡,脉细弱。

［辨证］患者因外因导致气血亏虚,气虚则清阳不展,血虚则脑失所养,故发眩晕。

［治则］益气养血,调神通络。

［针灸处方］以项七针为主,配以四神聪、神庭、头维、合谷。

［治法］选用1.5寸毫针常规针刺,平补平泻。每日1次,7日为1个疗程。

［疗效］1个疗程后,患者呵欠明显减少,记忆力明显改善。治疗1个月后,诸症消失。

［按］患者所有症状皆由于脑部缺血缺氧所致,宜以改善脑部供血为治疗原则。人体大脑的血液主要由颈内动脉和椎基底动脉两大系统供应。而项七针深层解剖结构主要为椎基底动脉。按照穴位主治的局部和近治作用,针刺项部的穴位可影响深部的椎基底动脉,故能够改善椎基底动脉的供血以增加脑血流,从而改善脑的缺血缺氧状态。四神聪、神庭、头维皆位前头部,针刺可以调节脑神经功能。合谷为远端取穴,属于手阳明大肠经原穴,阳明为多气多血之经,针之可益气活血,故气血通畅,则各症状易于恢复。本法以经络理论为核心,结合现代医学,围绕该病的病因病机前后配伍,远近结合,局部与整体并重,从而最大限度地改善脑的缺血缺氧状态。

4 假性延髓麻痹

李某,男,65岁。

［症状］声嘶、吞咽困难、饮水呛咳3个月余,伴有流涎,时有强哭强笑。检查:神志清楚,表情淡漠,声音嘶哑,鼻音重,咽反射存在,下颌反射增强,掌颌反射(＋),病理反射(＋)。

［辨证］肝肾不足,气血衰少为本;风火相搏,瘀血内停,痰浊阻滞为标。吞咽困难和发音障碍是瘀血和痰浊互结,经络受阻,清窍受蒙的临床表现。本病病位在脑,表现在口舌和咽喉。

［治则］补肝肾,祛瘀血痰浊,标本兼顾。

［针灸处方］项七针,廉泉,金津,玉液,三阴交,太溪。

［治法］项七针常规针刺;廉泉向舌根方向斜刺约1寸,得气后出针;金津、玉液点刺出血;三阴交、太溪用补法。每日2次,7日为1个疗程。

［疗效］治疗3个月后基本恢复正常。

［按］本病属于中医学中风范畴。孙忠人认为，本痛为本虚标实。肝肾不足，气血衰少为本；风火相煽，瘀血内停，痰浊阻滞为标。吞咽困难和发音障碍是瘀血和痰浊互结，经络受阻，清窍受蒙的临床表现。本病病位在脑，表现在口舌和咽喉。治宜标本兼顾。项七针位于后头部，主要穴位属于督脉和胆经，督脉通于脑，胆经循行到达头角，肝胆相表里，肝经又与督脉会于头部，诸经循行均到达头部，按服"经脉所过，主治所及"的原则，对于头部诸症均有较好的治疗效果。廉泉位于咽喉部，金津、玉液位于舌下，针刺可以疏调局部气血；与项七针前后为伍，任督相配，阴阳并调，局部多穴，共奏活血通经、醒神利窍之功。补三阴交、太溪可调补气血，滋养肝肾；同时三阴交为足三阴之会，足三阴经均经过喉舌部，故针刺三阴交又可通利咽喉、疏利舌窍。诸穴配合，补中有泻，共同发挥益气活血、豁痰通络之功。

5 梅尼埃病

张某，女，49岁。

［症状］就诊3日前开始头晕，发作时天旋地转，不敢睁眼，伴有恶心、呕吐、失眠，健忘，耳鸣。每日可发作数次不等，每次持续3～5分钟。面色苍白，神疲，舌淡，苔薄白，脉细。

［辨证］患者气血亏虚，耳窍失于濡养，发为本病。

［治则］益气养血，通络利窍。

［针灸处方］项七针，足三里，内关，神门，三阴交。

［治法］1.5寸毫针，常规刺法，足三里、神门、三阴交采用补法，其余穴位用平补平泻。每日1次，每次留针30分钟，共针5次而愈。

［疗效］治疗5次后基本恢复正常。

［按］本例患者素体虚弱，又因思虑过多，导致心脾两虚，气血生化之源不足，不能上荣于头，脾虚而致本病。孙忠人治疗本病以益气养血为原则，选用头部穴位为主，结合辨证施治。项七针属于局部取穴，可疏调局部气血，醒神益脑定眩。足三里、内关健脾止呕；神门为心经原穴，针之可补心气、宁心神、养心血；三阴交滋补肝脾肾，补气益血。诸穴配合，可培元固本，使元气充盈，髓海得以荣养，而眩晕可平。

6 郁证

患者，女，22岁。

［症状］患者情绪低落、烦闷、失眠2个月。患者2年前因与同事吵架而生闷气，出现胸闷憋气，情绪低落，沉默寡言，悲观厌世，失眠，伴有头晕神疲、多疑、多虑、食欲不振，曾多次到医院就诊体检及治疗，未发现明显阳性体征，服用镇静安眠药收效不大。查体：未见明显异常，舌淡红，苔薄白，脉细缓。

［辨证］肝郁脾虚，脾虚不能生血，心无所养，心血亏虚造成心神不宁，神不守舍。

［治则］疏肝健脾，养血安神。

［中药处方］柴胡15 g，香附、枳壳、陈皮、川芎、芍药各10 g，白术15 g，茯苓、山药、远志各10 g，龙眼肉15 g，合欢花、夜交藤各10 g。

［针灸处方］智三针，合谷，内关，太冲，膻中，百会，四神聪，三阴交。

［治疗经过］常规进针，得气后行补法，行针时使合谷、内关穴针感向上肢放射，引导患者将注意力集中在右手，并耐心向患者解释疾病发生的原因，使患者能以积极、乐观的心态配合治疗。

［疗效］1个疗程后，情绪低落、烦闷、失眠症状明显缓解。2个疗程后，各种临床症状消失，心情愉快出院。

［按］神经症因七情太过、五志被伤，致阴阳失调、气血失和，主要累及心、肾、肝、脾四脏。心气虚，心气不能下交于肾，肾水亏虚，肾阴不能上承于心；或水不涵木，肝阳上亢；或肝气不舒；或思虑过度，劳伤心脾，痰浊内生上扰清窍，从而引发不寐、健忘、心烦易怒、情绪低沉、思想行为感觉异常等系列症状。孙忠人认为，针灸与中药各有所长，故主张针药合治。用药要辨证论治。中医认为，心主神明，脑为元神之府，十四经脉中，督脉入络脑，肝经连接目系，与督脉会合于巅顶。孙忠人治疗郁证常取与心、脑有关的经脉，如心经、心包经、肝经、督脉等经脉的穴位，取合谷、太冲双侧同针以开四关，有启闭解郁、濡养筋脉之功，膻中开胸顺气，内关、神门宁心安神兼以疏通局部经气，百会、四神聪醒神健脑，智三针调节情志，三阴交健脾生血。孙忠人认为，治疗郁证除选穴配方外，还应强调治神。治神包括治医者之神和患者之神。治医者之神，就是医者在针刺全过程全神贯注。治患者之神，就是针刺前后对患者进行心理调节治疗。如孙忠人取合谷、内关穴时，行针针感向上肢放射，使患者注意力集中在手腕部位，同时引导患者正确表达被压抑的情绪，以达到针刺治神的目的。中药与针灸，各显其长，能相辅相成，合奏奇功。

7 习惯性便秘

于某,男,58岁。

[症状]常年排便困难,大便或数周不通,或7~8日行一次,有时虽有便意,但解下困难,排便之时努挣乏力,用力则汗出气短,常年依赖开塞露灌肠排便,或口服泻下药以帮助排便,不用则不便。现排便困难,腹无胀痛,虽有便意,但解下困难,平素腹部并无不适感,伴心悸气短、倦怠乏力。平素汗多,饮食尚可。腹软,肠鸣音弱,无压痛、反跳痛。舌质淡,舌苔白腻,脉沉弱。

[辨证]此乃因患者平素饮食不节,损伤脾胃,运化失司,气血亏虚,气虚则致大肠传导功能减退,糟粕滞留肠道,日久成结,难于排出,发为本病。

[治则]补气养血,润肠通便。

[针灸处方]主穴:百会,天枢,气海。配穴:安眠,支沟,合谷,足三里,照海,太冲。

[治法]取穴处常规皮肤消毒,采用0.35 mm×40 mm毫针,百会穴手法要求捻转稍加提插,由徐到疾,捻转速度达200转/分钟以上,连续3~5分钟。其余腧穴常规针刺,补照海,泻支沟,余穴施以补法。诸穴得气后使用G6805-Ⅱ型电麻仪,连续波刺激20分钟,强度以患者耐受为度。每日1次,每次40分钟,1周为1个疗程。

[疗效]针灸十二诊痊愈。

[按]本案患者因平素饮食不节,损伤脾胃,运化失司,气血亏虚,气虚则致大肠传导功能减退,糟粕滞留肠道,日久成结,难于排出。腹部少有所苦是其特点,治宜补气养血,润肠通便。取百会以补气升阳,扶助正气;天枢为大肠募穴,气海为肓之原穴,两者相配可补气通经、调理肠腑。安眠穴可宁心安神,行气活络。《玉龙歌》载:"大便闭结不能通,照海分明在足中,更把支沟来泻动,方知妙穴有神功。"支沟穴为手少阳三焦经经穴,可宣泄三焦、泻火通便;照海穴为足少阴肾经经穴,八脉交会穴通阴跷脉,具有滋肾水、润肠道之效,故照海配支沟可疏通大肠腑气,腑气通则传导功能恢复如常,便秘自可通畅,具有调和营卫、通利三焦、生津润肠之功效;再配足三里、太冲穴以补气养血、行气通便。

8 抽动秽语综合征(tourette综合征)

陈某,男,9岁。

[症状]近半年来逐渐出现不自主眨眼、噘嘴、鼻动等症状,家长将其送到哈尔滨市儿童医院就诊,诊断为儿童抽动症,给予药物治疗,家长害怕西药副作用影响孩子成长,未予服药。察其神志清楚,挤眉弄眼,噘嘴鼻动,面色少华。脑电图查正常。舌质红,舌苔白,脉弦细。

[辨证]此乃因患儿平素情志不畅,日久导致肝失泄,气机郁滞,化热化火,引动肝风,加之热灼津液,肝肾阴虚,水不涵木,肝阳上亢,虚风内动,故现挤眉弄眼、噘嘴、鼻动等抽动症状。

[治则]息风止痉,镇静安神。

[针灸处方]主穴:百会,神庭,头维。配穴:风池,太阳,迎香,内关。

[治法]嘱患儿仰卧位,取穴处常规皮肤消毒,采用0.35 mm×40 mm毫针,百会、神庭、头维穴手法要求小幅度、轻捻转,偶伴提插法,捻转速度达200转/分钟以上,连续3~5分钟。风池穴进针时要求针尖朝向对侧风池穴处,施以泻法。其余腧穴常规针刺。诸穴得气后使用G6805-Ⅱ型电麻仪,连续波刺激20分钟,强度以患儿能耐受为度。每日1次,每次40分钟,2周为1个疗程。

[疗效]针灸九诊后痊愈。

[按]本案患儿系因平素情志不畅,日久导致肝失疏泄,气机郁滞,化热化火,引动肝风,加之热灼津液,肝肾阴虚,水不涵木,肝阳上亢,虚风内动,故现挤眉弄眼、噘嘴鼻动等抽动症状。治宜息风止痉,镇静安神。在治疗时,一方面通过经颅重复针刺法配调神法,取头维穴以调节大脑功能和神经递质间的平衡,百会配神庭以安神镇静止痉;另一方面结合中医辨证选穴配方,调畅气血,息风通络,使阴阳协调,脏腑功能恢复,则病自愈。

9 磨牙症

李某,男,33岁。

[症状]10年前无明显诱因出现睡中咬牙,醒后自止,晨起常觉两腮及头侧痛,全身疲乏无力。曾服用钙片治疗,磨牙之症有所改善,但停药后症状复现。多年以来,睡中咬牙非但未见缓解,反而进行性加重。家人述其常每隔数十分钟即咬牙一次,略略作响,持续数分钟,伴大便不调,易饥,口中常有异味。既往慢性肠炎病史4年,无家族史。察其神志清楚,面色少华,形体适中牙齿排列整齐,无龋齿及松动,磨牙均有

不同程度的磨损,以右侧为重,面部肌肉张力正常。舌质紫红,舌苔黄,脉滑。

[辨证] 此乃胃热之气走于阳明之络也。

[治则] 清泻胃热,安神止痉。

[针灸处方] 主穴:百会,情感区,合谷,内庭。配穴:下关,颊车,风池。

[治法] 百会、情感区手法要求捻转稍加提插,由徐到疾,捻转速度达200转/分钟以上,连续3～5分钟。合谷、内庭穴直刺入1.0～1.5寸深,施以泻法,刺激强度以患者能耐受最大量为度,使针感直达下颌部,达不到下颌部也要有传导的感觉,留针过程中采用弹法、飞法以增强针刺感应。其余腧穴常规针刺,施以泻法。诸穴得气后使用G6805-Ⅱ型电麻仪,连续波刺激20分钟。每日1次,每次40分钟,2周为1个疗程。

[疗效] 针灸九诊痊愈。

[按] 磨牙症分为夜磨牙症及日磨牙症两种类型。夜磨牙症是指夜间入睡后,咀嚼肌产生不自主的收缩,使上下牙齿发生磨动的现象。长期夜磨牙可造成牙体、牙周、咀嚼肌及颞下颌关节的损害。日磨牙症则指白天上下牙齿发生不自主磨动的现象。磨牙症中医学归属“齿”“齿齘”“啮齿”等范畴,其或因外感风寒之邪客于面络而致,或因心胃火热之邪上扰面络而致。本案患者乃因胃热之气走于阳明之络,故而发病。治宜清泻胃热,安神止痉。根据经脉循行可知,手足阳明经皆行于面口,故在治疗时,取足阳明经之荥穴内庭穴,以清泻胃热;取手阳明经之原穴合谷穴,以清热通络。配百会、情感区以调神益智,安神止痉;配风池穴以疏散热邪,通经活络;配下关、颊车穴以清泻郁热,舒筋活络。诸穴合用,使病得愈。

🔟 足跟痛

陈某,女,47岁。

[症状] 患者1周前无明显诱因下突然出现左侧踝关节肿痛,足跟不敢着地,遇凉痛剧。采用封闭治疗1次,疗效不显。自行局部敷药治疗,效果亦不佳。现左侧外踝足跟部疼痛,不能忍受。伴倦怠乏力,失眠健忘,饮食量少,二便如常。既往6月份时口腔起牙宣,予手术切除,做病理检查疑淋巴瘤,遂到北京会诊,做PET检查确诊。淋巴瘤化疗5次后病愈。察其神志清楚,痛苦面容,面色少华,形体适中。左侧踝关节处敷贴药物,左足跟底部皮色正常,略肿胀,压痛明显,局部拒按。左侧踝关节X线正侧位片显示:钙流失。舌质淡有齿痕,舌苔黄腻,脉沉数。

[辨证] 此乃因先天禀赋不足,肾精亏虚,足跟失养,故作疼痛。

[治则] 补肾益精,舒筋活络。

[针灸处方] 大钟(左侧)。

[治法] 嘱患者放松,针刺入穴位1.0～1.5寸深,行强刺激手法提插捻转3～5分钟,刺激强度以患者能耐受最大量为度,使针感直达足跟部。留针过程中采用飞法,每10分钟行针1次,共留针30分钟。行针5分钟后,患者自觉左侧足跟疼痛消失。行针30分钟后,行走、站立活动自如。

[疗效] 针灸3次痊愈。

[按] 本案患者系因先天禀赋不足,肾精亏虚,足跟失养,故作疼痛。治宜补肾益精,舒筋活络。大钟穴为足少阴肾经络穴,足少阴肾经络脉从络穴发出,当踝后绕跟而行,《灵枢·经脉》原文为“足少阴之别,名曰大钟,当踝后绕跟,别走太阳”,故从经络辨证考虑,本病符合足少阴肾经络脉之病变特点,应取之络穴治之,是其理也。

孙远征

(一)生平简介

孙远征,男,出生于1957年,师从孙申田,从事针灸临床工作30余年。教授,主任医师,医学博士研究生导师;任黑龙江中医药大学附属第二医院针灸二病房主任,“孙远征全国名老中医工作室”负责人,第五、第六批全国名老中医经验传承指导专家,黑龙江省民族医学会第一届理事会副

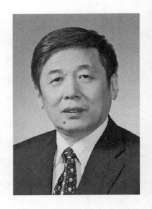

孙远征(出生于1957年)

会长,黑龙江省针灸学会副会长,黑龙江省龙江医派研究会常务理事,黑龙江医师协会针灸临床专业委员会主任委员,中国针灸学会临床分会第三届理事会神经精神疾病学术委员会副主任委员,黑龙江中医药学会第四届理事会理事,黑龙江省委保健委员会干部保健专家,黑龙江省康复医学学会第五届理事会理事,黑龙江省中医第二届神经内科专业委员会副主任委员,黑龙江省医疗事故鉴定委员会委员,中国文化研

究会传统医药学会专业委员会第五届全国委员会委员。由于工作业绩突出，孙远征2002年获"黑龙江省名中医"称号，2018年获"龙江名医"称号；承担教学、科研课题18项，其中包括主持国家中医药管理局科研专项课题3项，国家名老中医临床经验、学术思想传承研究项目1项，省科技厅攻关计划项目1项，省自然科学基金2项，省教育厅科技研究项目4项，省中医管理局科研项目3项，市科学技术局攻关计划项目1项，黑龙江中医药大学科研基金项目3项；获黑龙江中医管理局科技进步奖一等奖1项、三等奖2项，获黑龙江省科技进步奖一等奖1项、二等奖1项、三等奖3项；出版学术著作12部，在国家级核心期刊上发表学术论文180余篇；同时培养硕士100余人，博士16人。孙远征擅长应用针灸、中药治疗脑血管病后偏瘫、运动神经元病、特发性面神经麻痹、外伤性截瘫、延髓麻痹、颈椎病、脊髓空洞症、肩关节周围炎、周围神经病、神经衰弱等疾病。

（二）学术观点与针灸特色

孙远征在继承孙申田的诊疗思想基础上，结合多年的临床经验形成了自己独特的治疗特色。

1. 系统化、个体化的中西医结合治疗中风及其合并症

通过30余年的临床实践总结，孙远征主张中风早期和超早期在对症应用脱水剂、溶栓剂及脑保护的基础上，应尽早开始针灸治疗，充分发挥针灸改善中风后遗症常见的半身不遂、口眼歪斜、言语不利、吞咽困难等症状的优势，从而提高患者的生活质量，帮助患者早日回归社会。

2. 原络通经针法治疗认知功能障碍

认知功能障碍是指由于各种原因导致的不同程度的认知功能损害，是一种持续性的高级神经功能活动障碍，为脑功能失调的一种表现，以智力衰退和行为、人格变化为主要特征。孙远征在临床中应用原络通经针法治疗认知功能障碍取得了较好的近期疗效，在改善症状、提高生活质量、延缓病情发展方面具有独特的优势，主要穴位包括神门（心之原穴）、太冲（肝经原穴）、太溪-飞扬（肾经之原穴-膀胱经之络穴）、太白-丰隆（脾经之原穴-胃经之络穴），配合一定的针灸补泻手法，达到补虚泻实的目的，既符合"心主神明，主血脉""肝主疏泄""肾主生髓，通于脑"以及"脾主运化，为后天之本"的中医传统理论，也在临床收到了较好的效果。

3. 应用循经远取动法治疗痛症

疼痛为诸多疾病常见的症状和表现，既可单独出现，也可见于各种急慢性疾病过程中。循经远取动针法是依据传统经络循行学说、疼痛部位特点和多年的临床经验总结出来的，即在针刺穴位的同时嘱患者做不同的运动来缓解疼痛的方法，包括针刺和运动两个要素。针刺远端输穴有利于患侧肢体的活动，而患部活动又可分为主动运动和被动运动，其运动范围可随疗程和患者承受程度而逐渐加大；两者配合，共同起到镇痛作用。循经远取动针法是以中医的整体观念和辨证论治为依据，调动患者自身的潜在抗病能力，边针刺边进行患部的活动，调节肌肉的活动，使痉挛肌肉松弛，达到气血通畅、恢复功能的目的。患者可根据疼痛程度主动调整疼痛部位的活动范围，其不仅可减少及避免患者因被动牵拉而造成的痛苦，还能够立刻观察到针刺是否有效。循经远取动法针法具有取穴少、操作简便、疗程短、效果显著、安全性高等特点，可以很快缓解患者的痛苦。

（三）临证医案

1 肩痹

王某，男，52岁。

［症状］患者右肩关节疼痛活动受限3个月，加重1周。该患者3个月前于夜间睡觉时肩部感受风寒后出现右肩冷痛不适，渐致关节疼痛，上举及背伸时疼痛加重，伴活动受限，难以忍受。右肩关节X线平片未见明显异常，诊断为肩周炎。给予中药离子导入，TDP照射，后又行局部封闭治疗，疼痛略有缓解，近1周因劳累而病情加重。现患者右侧肩关节疼痛活动受限，关节活动度减小，肩部自觉拘急不适。患侧手臂上举不能过头，背伸手仅到腰部。若被动活动，患肢则有撕裂样疼痛。局部肩髃穴及肩贞穴压痛明显，疼痛向上臂前外侧、后侧放散。舌质暗，舌苔薄白，脉弦紧。

［辨证］风寒之邪气袭留肌肤，经络气血为之凝涩不通，不通则痛，发为痹证。

［治则］行气活血，通经止痛。

［针灸处方］患侧合谷穴，后溪穴。

［治法］患者取端坐位，合谷、后溪穴针刺入0.3～0.5寸深，行提插捻转，得气后嘱患者留针活动患侧肩

部,以上举和背伸运动为主。

[疗效] 针刺得气后,患者觉肩部疼痛减轻,肩部拘急不适感减弱。留针活动时上举幅度明显增加,背伸幅度略有改善,患者大呼神奇,欣喜万分。针刺治疗6次后,患者肩部疼痛基本消失,上举幅度恢复正常,背屈时手可达肩胛骨下角。嘱患者回家后增加主动运动,练习爬格、背伸等训练。继续针刺治疗10次后,患者痊愈。肩关节活动度恢复至正常生理水平,疼痛消失。

[按] 循经远取动法为循经取穴法的变法,是根据经脉循行与疼痛部位的关系采用循经远取并配合活动患侧肢体,用以治疗疼痛的一种方法。由循经取穴和留针运动两个部分组成。本案以经络循行为辨证治疗思路。《灵枢·经脉》载:"大肠手阳明之脉,起于大指次指之端……上臑外前廉,上肩,出髃骨之前廉","小肠手太阳之脉……出肩解,绕肩胛,交肩上。"《灵枢·经脉》云:"大肠手阳明之脉是主津所生病者,目黄、口干、鼽衄、喉痹、肩前髃痛、大指次指痛不用","小肠手太阳之脉……是动则病……肩似拔,臑似折。是主液所生病者……颈颔肩臑肘臂外后廉痛"。主要病证为咽喉痛,腮肿,肩胛及上肢后外侧痛。肩痹病,属中医"肩凝"范畴,多系年老体弱、正气渐虚、卫外不固,又加起居失慎,风寒之邪乘虚而入,痹阻肩部筋脉而发为肩部疼痛。依据中医学理论"经络所过,主治所及"和《灵枢·终始》"病在上者取之下,病在下者取之上,病在头者取之足,病在腰者取之腘",治疗时根据肩部疼痛部位所属经脉选择腧穴,本例痛在肩髃穴及肩贞穴,并向前外侧及后侧放射疼痛,故病在手阳明及手太阳经,因此选取阳明经合谷穴、太阳经后溪穴。阳明经为多气多血之经,合谷是阳明经之原穴,具有行气活血、通经止痛之效;后溪为手太阳经输穴。《难经·六十八难》曰:"输主体重节痛",说明输穴适用于病情时轻时重、时作时止和肢体重者,骨节酸痛者。两穴相组配合活动患侧肢体,共奏疏通阳明经、太阳经气血、通络止痛之效。

2 咽部异感症

赵某,女,35岁。

[症状] 咽喉部有异物感半年,加重1周。半年前与家人发生口角后,出现咽喉部堵塞不适,伴异物感,进食饮水时明显。去当地医院耳鼻喉科就诊,喉镜下未见异常。咽喉部黏膜无充血、水肿、占位性病

变,诊断为神经官能症。口服谷维素,治疗10日后,患者觉堵塞症状昼夜无间断,憋闷呼吸困难,焦虑不安。又口服汤药数十剂,症状略有缓解,咽喉部堵塞感减轻,呼吸顺畅,偶有胸闷。近1周因劳累后,咽部症状又有加重,今来我院。现患者形体略瘦,自述咽喉部堵塞不畅,如有异物存在,咳吐不出,进食、饮水时明显,生气、劳累后加重。平素喜思虑,性格急躁易怒。口苦咽干,耳鸣如蝉,双目干涩,胸胁胀闷,善太息。饮食尚可,二便如常,夜寐差。舌体瘦,质红,苔薄微黄,脉弦细,双尺部细弱。

[辨证] 情志不畅,肝气郁结,同时肝肾阴虚,津液不得输布,凝结成痰,痰气结于咽喉。

[治则] 补益肾精,解郁理气。

[针灸处方] 膻中,合谷,内关,列缺,照海,公孙,太冲。

[治法] 患者取仰卧位,太冲、合谷、公孙、内关、列缺、照海,行捻转泻法;膻中贴胸骨平刺,进针后平补平泻。同时嘱患者做腹式呼吸3～5次,留针30分钟,每隔10分钟行针1次。

[疗效] 针刺当日,留针20分钟时觉胸胁胀闷感减轻。针刺治疗3次后,咽喉部异物感范围缩小,自述原来如鹌鹑蛋大、现减小到如枣核大小。针刺治疗6次后,患者仅在紧张及劳累后略有咽喉部不适。饮食及喝水时均无异物感,夜间睡眠质量提高。继续巩固治疗6次后,痊愈。

[按] 梅核气是因情志不畅,肝气郁结,循经上逆,结于咽喉或乘脾犯胃,运化失司,津液不得输布,凝结成痰,痰气结于咽喉引起。"梅核气"首见于宋代《南阳活人书》,有关病症记载最早却见于战国晚期的《灵枢·邪气脏腑病形》,其曰"心脉大甚为喉营",即咽喉间有物。汉代《金匮要略》描述了妇人"咽中如有炙脔"的症状及治疗。本案患者因与家人发生口角后,怒气伤肝,肝气郁结,上逆于咽喉部。加之平素肾精亏乏,肝木失养,治疗时选取的肾经穴位也是八脉交会穴之一的照海穴补益肾精,配列缺,可疏通肝木、宣肺利咽。膻中、内关、公孙共达疏通心胸郁结、调畅气机之效。太冲、合谷为四关穴,太冲又为肝经原穴,可以直接调达肝经经络。诸穴合用,共达解郁理气之效。

3 神经性耳聋

毕某,男,54岁。

［症状］右耳听力丧失9日。患者于11日前大量饮酒后出现双眼眼底充血，继发右耳听力下降，未经治疗，自行好转。9日前又因搬家劳累大汗淋漓，当晚8点突发右耳听力完全丧失，伴如风吹树叶样低调耳鸣声。次日急去医院就诊。血压135/90 mmHg；ECG示S-T段低平；头MRI未见明显异常；空腹血糖7.54 mmol/L；电测听提示右耳听力80～100 db。诊断为：神经性耳聋、2型糖尿病、冠心病。以神经性耳聋收入院治疗。予以金纳多、丹参注射液、前列地尔静脉滴注，鼠神经生长因子肌肉注射，听力下降未见明显改善，今来我处求中医治疗。现患者右耳听力完全丧失，面色少华，形体适中，性格急躁易怒，胸胁满闷不适，善太息，纳呆，口苦口干，小便频数，大便秘结。舌质红，苔黄，脉弦数。

［辨证］平素肝胆火旺，怒则气上，肝胆之火，循少阳经脉上扰耳窍，致耳窍闭塞，发为耳聋。

［治则］补益正气，清泻肝胆，开窍聪耳。

［针灸处方］主穴：百会，右侧听宫，晕听区，翳风，上关，外关，中渚，侠溪。配穴：后溪，足三里，风池，合谷，太冲。

［治法］患者取仰卧位，侠溪穴、太冲穴、中渚穴、外关穴用泻法，百会穴、足三里穴用补法，余穴平补平泻。听宫穴使针感向耳道内放散。使用电麻仪，将侠溪穴与足三里穴相连，翳风穴与听宫穴相连。用疏波刺激，每日治疗1次，每次治疗30分钟。每周治疗6次，治疗2周为1个疗程。

［疗效］针刺治疗1个疗程后，患者自觉听力恢复程度可达60%。针刺治疗2个疗程后，患者自觉听力恢复80%。去省医院做电测听，右耳听力为15～30 db。患者大喜过望，惊呼针刺神奇之处。

［按］突发性耳聋尚属于中医学"暴聋""耳聋"范畴。本案患者属肾阴亏虚，水不涵木，肝阳郁结于上，又大量饮酒助肝胆之火，肝开窍于目，耳为肾窍，火上扰于清窍，则见双眼眼底充血，突发耳聋。属本虚标实，依据"急则治其标，缓则治其本"的原则，另依据经络辨证。《灵枢·经脉》载："手太阳小肠经其支者，从缺盆循颈，上颊，至目锐眦，却入耳中"；"手少阳三焦经其支者，从膻中上出缺盆，上项，系耳后，直上出耳上角，以屈下颊至䪼；其支者，从耳后入耳中，出走耳前，过客主人，前交颊，至目锐眦"；"足少阳胆经其支者，从耳后入耳中，出走耳前，至目锐后"，故选取足少阳胆经之荥穴侠溪，荥主身热，侠溪穴具

有清泻胆火之作用。肝经原穴太冲，疏导肝木，引肝胆之火下行。手少阳三焦经之中渚穴、外关穴清三焦之郁热，为肝胆之火下降扫清道路。局部取听宫、翳风、风池、上关，起到疏通局部经络气血运行、开启耳窍的作用。选取晕听区，改善局部前庭耳蜗内供血，针对本虚之证，选用胃经合穴足三里补益脾胃。加百会穴，百会穴属督脉，"督脉为阳脉之海，总督诸阳经，通于脑"，而"头为诸阳之会"取之具有交通阴阳、协调十四经气之效。诸穴相配，补益正气，清泻肝胆，开窍聪耳。

4 膈肌痉挛

李某，男，52岁。

［症状］间歇性呃逆2个月，加重10日。患者2个月前与人争吵后出现间歇性呃逆，紧张及生气后加重。自行口服肝胃气痛片未见效。诊查胃镜示胃黏膜散在出血点，伴十二指肠轻度溃疡。血常规无异常，腹部B超诊断无明显异常。诊断为膈肌痉挛，胃、十二指肠轻度溃疡。给予消旋山莨菪碱肌内注射，同时口服胃康灵等药物，治疗过程中呃逆仍反复发作。10日前由于情绪波动，呃逆症状加重。为求治疗，今来我院。现患者形体略瘦，面色少华，呃逆连声较响亮，饮食减少，进食后呃逆加剧，偶有头晕，胸胁胀满，心烦易怒，肢体困倦，口不渴，大便溏。神清语利，面色少华，表情焦虑，呃逆频作，声音较响亮。舌红，苔白略腻，舌体微有齿痕，脉弦细。

［辨证］脾胃虚弱，当情绪激动时，肝木横克脾土，气机升降失调，胃失和降，气逆上冲胸膈而发呃逆。

［治则］疏肝理气，和胃降逆。

［针灸处方］主穴：膻中，中脘，攒竹（双侧）。配穴：内关，列缺，合谷，足三里，照海，太白，公孙，太冲。

［治法］内关、公孙、照海、列缺、太冲、合谷行泻法。同时嘱患者做腹式呼吸2～3分钟。继而针膻中、中脘、攒竹平补平泻。太白、足三里行补法。

［疗效］第1次针刺进针，嘱患者配合呼吸运动，患者觉胸胁胀满症状缓解，留针30分钟期间未发生呃逆，起针回家晚餐后呃逆再次发生。针刺治疗6次后，患者呃逆症状及发作时间均大幅度减小，饮食量增加，焦虑情绪缓解。针刺治疗20次后，患者痊愈。嘱其慎起居，畅情志。

［按］膈肌痉挛属于中医学"呃逆"范畴。中医

学认为,呃逆的基本病机为中焦脾胃虚弱,胃失和降所致。本案患者脾胃虚弱,当情绪激动时,肝木横克脾土,气机升降失调,胃失和降,气逆上冲胸膈而发本病,治疗当疏肝理气、和胃降逆。首先选择治疗呃逆的效穴攒竹及膻中穴,膻中为气会,可调理一身气机,宽胸利膈。又依据八脉交会穴取穴原则,选取公孙、内关,照海、列缺这两组穴位,配以四关穴合谷、太冲,共达宽胸利膈、舒解挛急之效。另选取足三里、中脘、脾经原穴太白补益后天之本、增强脾胃功能。

5 中风合并血管性痴呆

邵某,男,52岁。

[症状] 反应迟钝、左侧肢体活动不利1年。患者1年前患脑梗死,左侧肢体活动不利。头部磁共振示右侧基底节区大面积梗死灶。患者表情淡漠,反应迟钝,查体合作,偶有强哭强笑,烦躁易怒,记忆力丧失严重,不能正确识别家人,定向力差。夜间睡眠差,小便频、偶有失禁,大便2～3日一行。舌红少津,脉细弱。MMSE量表评分11分。双瞳孔等大同圆,对光反射存在。左侧上肢肌力2级,下肢肌力3级。左侧巴氏征(＋),双掌下颌反射(＋)。血压140/100 mmHg。头部MRI示:右侧基底节区大面积陈旧性梗死灶。皮层下白质脑病,脑萎缩。

[辨证] 肝肾阴虚,多由于禀赋不足、劳伐过度等导致元气、精血亏虚,肝肾不足,髓海失充,痰浊瘀血阻碍气机、经络、元气、精血的化生输布障碍。

[治则] 补益肝肾,调神健脑。

[针灸处方] 主穴:百会,情感区。配穴:太冲,光明,太溪,飞扬,神门,支正,大陵,外关。

[治法] 头部穴位施以小幅度高频率捻转补法。其余穴位平补平泻。电针疏波连接情感区。

[疗效] 针灸治疗20次后,右侧上肢肌力3级,下肢4＋级。MMSE量表评分为17分。记忆力及定向力有所恢复。治疗40次后,患者计算力有所恢复,夜间睡眠良好,血压稳定。

[按] 血管性痴呆(VD)是一种严重影响老年人生活能力和身心健康的常见疾病,随人口老龄化和脑血管病发病率增高,其发病也有上升趋势。发病机制多由于血管因素造成与记忆、智能有关机构的破坏,并导致与记忆有关的神经递质降低。本病属于中医学"痴呆"范畴。病位在脑,病机责之于心、肝、脾、肾。本案患者属于肝肾阴虚型。多由于禀赋不足、劳伐过度等导致元气、精血亏虚,肝肾不足,髓海失充,痰浊瘀血阻碍气机、经络,元气、精血的化生输布障碍。头针选取情感区,经临床观察,情感区相当于大脑的额极部,可以调神益智,对于脑血管痴呆有较好的疗效。另临床观察该区对于脑病引起的精神障碍,如焦虑、抑郁、强迫等治疗也有良好的效果。又肾主骨、生髓、通于脑,心主神明,治疗本病时采用原络通经针法,选取病变所在脏腑肝经、肾经、心经、心包经的原穴及相表里经胆经、膀胱经、小肠经、三焦经的络穴,和诸阳之会百会穴,交通阴阳,通调十二经络,达到补益肝肾、调神健脑之效。

6 腱鞘囊肿

周某,女,45岁。

[症状] 右手拇指掌指关节囊肿10日。患者长期从事针织工作,半个月前因工作量较大,出现右手拇指掌指关节酸疼不适,10日前右手拇指掌指关节出现一个肿块,为求治疗,今来我院。患者右手拇指掌指关节背侧面有一囊肿,如弹珠样大,质地坚硬,边界清晰,触之活动度较好,轻微压痛。患者否认既往高血压、糖尿病、风湿病病史。月经节律,平素偶有口干,夜间睡眠质量好。舌质略黯,苔白,脉沉。自带右手骨关节X线片,无明显异常。

[辨证] 因长期劳损,经气不利,血行不畅,瘀血内停,致筋脉积聚,发为本病。

[治则] 疏经通络,活血化瘀。

[针灸处方] 阿是穴。

[治法] 穴位局部常规消毒,选取一次性无菌针灸针,采用围刺法,以囊肿处为中心,沿着囊肿基底部,针尖略向上穿透囊壁,刺入囊肿中心,两针两侧对刺。不留针,起针后用棉球揉按囊肿,再用消毒纱布加压包扎,嘱患者右手不可持重物。每日1次,每周6次。

[疗效] 针刺1次,起针后揉按囊肿时,可见针孔处渗出无色较黏稠液体。第2次针灸时,患者发现囊肿明显缩小。治疗3次后,囊肿完全消失。巩固治疗2次痊愈。

[按] 腱鞘囊肿为关节囊内结缔组织蜕变而导致的疾病,多与关节劳损有关,囊内为无色透明或淡黄色黏液,较为浓稠,属于中医"筋结"范畴。中医辨证多认为由于关节劳损,损伤经络,气血运行不畅,瘀血内停,筋脉聚结所致。治疗时采用患处阿是穴围刺

法，疏通局部经络，活血化瘀，通筋散结，具有立竿见影的效果。

7 肩颈部筋膜炎

赵某，男，45岁。

[症状] 颈肩部疼痛不适3个月。患者于3个月前出现颈肩部酸痛不适，伴拘紧感。颈椎胸椎X线未见明显异常，风湿因子（－），血常规白细胞略升高。现患者颈肩背部肌肉酸痛不适，伴上肢麻木，肩部肌肉僵硬，活动肩部时伴肩胛骨内侧缘弹响。饮食减少，夜寐不安。舌红，苔薄白，脉弦紧。触诊可于肩胛骨内侧缘及下角探及压痛点。

[辨证] 气血瘀滞，致少阳筋脉拘急，不通则痛，故功能活动障碍。

[治则] 通络止痛。

[针灸处方] 双侧C4～T7夹脊，膀胱经第一侧线大杼穴至膈俞穴，膀胱经第二侧线附分穴至膈关穴。

[治法] 于第4颈椎至第7胸椎棘突旁开0.5寸处进针0.3～0.5寸，针尖向下，于膀胱经第一侧线大杼穴到膈俞穴，第二侧线附分穴至膈关穴，沿皮平刺0.8～1.0寸。进针得气后，行捻转提插手法。以针体所在皮肤附近出现明显红晕为佳。再选用电麻仪于C4～T7同侧夹脊穴，膀胱经第一侧线大杼穴与膈俞穴，第二侧线附分穴与膈关穴分别连接电针。采用密波，以患者耐受为度。留针30分钟。

[疗效] 患者针刺治疗10次后，觉颈肩部酸胀消失，拘紧不适感明显减轻，肌肉紧张度下降，颈肩部活动范围加大。肩胛骨内侧缘弹响及压痛点均有减少。继续针刺治疗10次后，痊愈。

[按] 颈肩部筋膜炎属于中医"痹病"范畴，多因感受寒邪或跌扑损伤局部经络受损，气血运行不畅所致疼痛。《灵枢·九针十二原》载："以痛为腧，以知为度。"当选取局部所过经络。足太阳膀胱经经过颈肩部"膀胱足太阳之脉，其直者，从巅入络脑，还出别下项，循肩膊内……其支者，从膊内左右别下贯胛"，故而选取颈部夹脊穴、膀胱经第一侧线及第二侧线上的穴位，沿皮肤平刺结合电针，增强针刺感传，通行局部气血，达通络止痛之效。

8 踝扭伤

金某，男，27岁。

[症状] 1日前因打篮球奔跑跳跃，左踝关节扭挫，疼痛难忍，不能站立及行走，伴踝关节肿胀，冰块冷敷后被家人背入诊室，痛苦貌，略作活动则大呼疼痛，左踝关节正侧位X线片未见明显异常。形体适中，面色少华。左踝关节肿胀拒按，丘墟穴附近疼痛剧烈。舌红，苔薄白，脉弦紧。

[辨证] 活动不慎，损及筋骨，经气不利，瘀阻脉络，致经脉失养，不通则痛。

[治则] 疏经通络，活血止痛。

[针灸处方] 左侧瞳子髎。

[治法] 患者取端坐位，进针得气后行捻转泻法，嘱患者活动患侧踝关节，留针30分钟，每隔10分钟行手法1次，以增强针刺感应。

[疗效] 针刺入瞳子髎行手法后，患者左踝关节疼痛即止，喜笑颜开，自行试探活动左踝关节。10分钟后再行捻转催气手法时，患者即可站立，试探缓慢行走，众人惊愕，惊呼神奇。30分钟后，可正常行走，左踝关节略微肿胀，巩固治疗2次即痊愈。

[按] 此例为循经远取动法治疗急性扭伤比较具有代表性的病例。本案患者左踝关节扭伤，关节肿胀活动不利，且具有丘墟穴附近疼痛之特点，经络辨证当属跌仆损伤后足少阳经气血瘀滞不通，不通则痛。依据中医学理论"经络所过，主治所及"和"病在上者取之下，病在下者取之上，病在头者取之足，病在腰者取之腘"，选取足少阳胆经远端瞳子髎穴行较强手法刺激，同时嘱患者活动患处，疏通经络，疼痛立止。

9 偏盲

陈某，女，65岁。

[症状] 双眼同向性偏盲、视野缺损10日。患者于2015年8月4日无明显诱因下突然出现头晕、恶心、呕吐，呕吐物为胃内容物，伴视物昏花，走路不稳，行走需人搀扶，不伴头痛及肢体无力、麻木。在当地医院进行治疗，症状未见好转，遂转往哈医大一院神经内科，经头部核磁共振及弥散像检查提示右侧枕叶及小脑半球梗死，给予降纤、改善循环、营养神经、清除自由基等对症治疗，头晕、恶心、呕吐缓解，但遗留同向性偏盲、视野缺损症状。血压110/70 mmHg；神清语利；双眼球各向运动不受限，双瞳孔等大同圆、约3 mm，对光反射存在；双侧鼻唇沟对称，伸舌居中。四肢肌力5级，肌张力尚可；四肢腱反射对称存在，病理征阴性；感觉系统查体未见异常；双眼同向性偏盲；共济失调检查未见异常。舌红少苔，脉弦细。实

验室检查：颈部CTA、主动脉弓CTA未见异常。多普勒检查：双下肢深静脉多普勒未见异常；全脑血流多普勒示发泡试验阳性，支持先天性卵圆孔未闭（大量，固有型）。头MRI示：右侧枕叶及小脑半球梗死。双眼视野检查：双眼左侧四分之三象限缺损。

[辨证]中风病责之肝肾，肾主骨、生髓、通于脑、开窍于耳，肝开窍于目，目系耳窍入脑络，肝肾不足，则目不得濡养。

[治则]滋补肝肾，益髓明目。

[针灸处方]针刺：视区，风池，完骨，天柱，四白，球后，攒竹，鱼腰，丝竹空，光明，三阴交；穴位注射：复方樟柳碱2 mL，双侧太阳穴各1 mL。

[治法]头部视区进针后行小幅度快速捻转，频率200 r/分，捻转3～5分钟，使刺激直接穿过高抗阻力颅骨作用于枕叶，电针疏波连接视区。余穴位进针后平补平泻。每次留针30分钟，10次为1个疗程。

[疗效]治疗2个疗程后，患者视物缺损症状明显减轻，复查双眼视野，由双眼左侧四分之三象限缺损变为仅二分之一不完全性缺损。治疗5个疗程后，患者可独自阅读报纸，语言亦较前流利，生活基本自理。

[按]本案患者枕叶梗死后出现同向性偏盲、视野缺损，是中风后的重要并发症之一，现代医学中因脑卒中引起的此证，称之为偏盲，属中医"视瞻昏渺"范畴，系"目外别无证候，但自视昏渺蒙昧不清也"。焦氏头针中的视区，其下为枕叶皮质（视觉皮质中枢），针刺视区可治疗皮层性视力障碍。后枕部血液供应主要靠双侧椎基底动脉，针刺项部穴位风池、完骨、天柱可改善后枕部的缺血状态，从而有利于视野的恢复。针刺眼部周围穴位四白、球后、攒竹、鱼腰、丝竹空能促进眼球局部微循环及组织代谢，从而改善眼面部血供。光明有明目之功，对视觉系统传导通路整合也有一定的影响。本案患者中风病责之肝肾，肾主骨、生髓、通于脑、开窍于耳，肝开窍于目，目系耳窍入脑络，加之脾为后天生化之源，故取三阴交滋补肝肾、补精填髓。诸穴合用，共奏益髓明目之功。另复方樟柳碱穴位注射双侧太阳穴，可加速恢复眼缺血区血管活性物质的正常水平，缓解血管痉挛，维持脉络膜血管的正常紧张度及舒缩功能，增加血流量，改善血流供应，促进缺血组织迅速恢复。

10 喉返神经损伤

荆某，女，38岁。

[症状]患者声音嘶哑3周。患者1个月前行甲状腺切除术，3周前无明显诱因出现声音嘶哑，饮食及饮水无异常，诊断为喉返神经损伤，建议针刺治疗，今来我院。现患者步入诊室，面色少华，焦虑烦躁，咽喉部无疼痛，饮食无异常，声音嘶哑，发声无力。舌胖大，苔薄白，脉沉。

[辅助检查]喉镜示：黏膜无充血，无水肿。左侧声带收缩无力。

[辨证]由于外伤损伤局部经络，气血运行不畅，局部筋脉失养而致。

[治则]疏通经络，利咽开音。

[针灸处方]颈部夹脊穴，廉泉，列缺，合谷，照海，太冲。

[治法]廉泉向舌根部进针，余穴位常规针刺，行平补平泻手法。留针30分钟，1日1次。

[疗效]针刺治疗半个月后，声音嘶哑程度减轻，说话音量有所增大。针刺治疗1个月后，患者自觉音量音色恢复如常。

[按]一侧喉返神经损伤临床多表现为声音嘶哑。双侧损伤则见饮水呛咳，吞咽困难，呼吸障碍。本案患者由于甲状腺术后，损伤一侧喉返神经而致，属于中医学"喑哑"范畴。由于外伤损伤局部经络，气血运行不畅，局部筋脉失养而致。治疗时，选择局部穴位廉泉、颈部夹脊疏通局部经络，运行气血；四关穴调气血通经络，依据八脉交会穴选择照海、列缺利咽开音。诸穴合用，疏通经络，利咽开音，疗效较好。

11 强直性脊柱炎

王某，女，37岁。

[症状]脊柱疼痛，活动受限2个月。患者2个月前因腰部扭伤，自觉腰椎及骶髂关节酸痛不适，腰椎X片示：腰椎骨质略疏松，椎体小关节模糊。进一步做腰椎CT示：腰椎间盘纤维环及前纵韧带钙化。骶髂关节CT示：骶髂关节炎Ⅱ期。血常规示：白细胞5.2×10^9/L，淋巴细胞增高，血沉27 mm/h。HLA-B27（＋）。诊为强直性脊柱炎。给予糖皮质激素、甲氨蝶呤、雷公藤多苷等药物治疗。患者陆续出现颈项及胸椎僵硬不适，呼吸及夜间睡眠改变体位时颈胸椎疼痛，骶髂关节胀痛并向下肢外侧放散。患者为求治疗，今来我院。现患者步入诊室，面色少华，形体适中，头部微前屈，行走姿势略僵硬。自述脊柱僵硬不

适,晨起加重,活动后略有缓解,左右转头及后仰时颈项部疼痛并向腋下放散,夜间翻身时胸椎节段疼痛明显,双骶髂关节疼痛,常因疼痛而无法入睡。饮食及二便无明显异常。脊柱各方向活动范围缩小。舌质淡苔白,脉沉细。

[诊断] 外邪侵犯人体,痹阻关节,经络气血不通而发为本病。

[治则] 疏经通脉,调理血气。

[针灸处方] 督脉,膀胱经第一侧线,第二侧线透刺。

[治法] 督脉、膀胱经第一侧线及第二侧线由上向下透刺,进针后施以平补平泻手法,每条线最上和最下两个穴位以电针密波纵向相连。

[疗效] 针刺治疗20次,颈、胸椎疼痛感减轻,颈椎活动度增大,可左右转头,后仰时仍有疼痛。晨起僵硬感减弱,夜间睡眠翻身时偶有疼痛,骶髂关节仍觉酸胀。治疗2个月后,明显好转。

[按] 本病属于中医学"痹病"范畴,主要表现为脊柱的僵硬,疼痛。本病与风、寒、湿、热等邪气侵及人体正气不足有关。诸邪侵犯人体,痹阻关节,经络气血不通而发为本病。《素问·痹论》载:"风寒湿三气杂至,合而为痹也。"《素问·举痛论》云:"经脉流行不止,环周不休,泣而不行,脉中则气不通,故卒然而痛。"治疗时当通经脉、调血气,依据循经取穴原则,选取循行经过背部的足太阳膀胱经和督脉进行治疗。针刺时,采用透刺法,因为透刺时一针多穴,可以沟通、加强经络之间联系,促进经气运行协调脏腑功能,调整机体气血阴阳。另透刺可一针多穴,刺激量大,有助于循经感传,使得气至病所,提高临床疗效。

主要参考文献

[1] 李晓雷,刘延祥,吴滨江,等.张氏针灸学术流派研究[J].中医学报,2019,34(03):521-527.

[2] 谈太鹏,张静,张缙.张缙教授学术思想渊源及启示[J].中医学报,2017,32(09):1648-1650.

[3] 刘志学,刘高峰."大临床"思想:一代针灸大师的不懈追求——记黑龙江省中医药科学院首席科学家张缙教授[J].中国医药导报,2017,14(14):1-3.

[4] 张缙.练针的意义及二十四式单式手法[J].中国针灸,2014,34(03):253-256.

[5] 尚艳杰.张缙教授针刺单式手法精要[J].中国针灸,2010,30(10):853-855.

第十六章
山西针灸流派

第一节　师怀堂新九针学术流派

一、流派溯源

新中国成立之初,中医行业逐渐复苏,针灸也在临床上得到了广泛的运用。但囿于常用的针具针法仅为毫针、锋针两种,针灸的治疗范围及疗效大打折扣。

"九针"是我国劳动人民智慧的结晶。《黄帝内经》首次记载了有关九针的论述,《灵枢·九针十二原》《灵枢·官针》《灵枢·九针论》《素问·针解》中均可见到大量有关九针内容。晋代皇甫谧《针灸甲乙经》之"九针九变十二节五刺五邪第二"一文中,归纳综合了有关九针的来源、形状、长度和作用。元代杜思敬《针灸摘英集》首次绘制了古九针模拟图。明清众多的医学家也对九针有所论述,并绘制了不同式样的"九针式图",如张景岳的《类经图翼》、杨继洲的《针灸大成》。清代吴谦编撰的《医宗金鉴》也收录了古九针的大量内容。近代民国医家孙祥麟等著《针灸传真》对古九针也有详述。然古九针虽然在历代医书中均有记载,其形状、大小也略有不同,但其临床作用、医案验案论述极少,以至于后人对九针技术难以继承,从应用规模到临证操作始终未能有突破性进展。古九针中除毫针外,其他针具的使用技术几乎失传,以至于近代形成了单一毫针独揽局面的境地。

为了全面地继承和发展我国中医针灸的宝贵遗产,山西省针灸研究所师怀堂带领的研究团队,对2 000年前就广为临床使用、针具种类丰富、治疗病种多样的"古九针"进行了深入细致的考证及研究,结合现代技术,大胆革新,于1983年改制出最初的新九针针具。该针具包括师氏镵针、师氏磁圆梅针、师氏锃针、师氏锋勾针、师氏铍针、师氏火针、师氏梅花针、师氏员利针以及师氏毫针,并创制了每种针具的独特针法,称为"新九针疗法"。相较于"古九针","新九针"针具材质精细,外形精致,临床运用更加简验效廉,打破了针灸治疗中传统的单一制毫针或单一针具施治的局限性,强调发挥不同针具的特异性、整体性治疗作用。

师怀堂研究团队改制古九针,创制新九针,总结新九针疗法,其作为山西省针灸研究所的立院之本,历经以祁越、乔正中、师爱玲、冀来喜等为突出代表的四代人40年的不懈努力,在临床、教学与科研方面得到了持续发展与创新。临床上,形成了以新九针疗法为主的颈椎病、腰椎间盘突出症、膝关节骨性关节炎、中风病、肩周炎、类风湿关节炎、强直性脊柱炎等医院优势病种特色诊疗规范,相继出版了《九针新义》《中医临床新九针疗法》《新九针实用技术》等临床著作。科研上,主要从新九针针具开发、新九针特色技术、新九针优势病种、新九针技术标准、新九针临床疗效等方面进行研究,成立新九针研究室,申报山西省师氏新九针学术思想传承工作室,研发了刀勾针并获得专利,申报了国家级、省级课题20项,出版论著部17部,论文60余篇。教学上,通过课堂讲授、临床实践指导、举办国家中医药管理局新九针继续教育项目、国际针灸班、中国针灸学会新九针专业委员会学术会议等多种方式,传承新九针学术思想,推广新九针特色技术,培养新九针临床医生。

师怀堂"新九针"的问世,填补了我国针具改革史上的一项空白,也是山西针灸学的一大特色。新九针针具及其疗法,不仅扩大了针灸的治病范围,而且明显提高了临床疗效。现经临床试验验证,"新九针"对内、外、妇、儿、骨伤、皮肤、五官等科160种病症均有疗效,对30余种疑难病症有明显效果。在师老先生的不懈努力下,"新九针"不仅我国乃至全世界人民均受益,还受到国内以及世界各国针灸专家的赞誉。全国新九针专业委员会的成立,是首次以起源于山西的针灸疗法成立的全国性针灸专业委员会,将在新九针针具标准化和疗法研究中发挥引领作用。这就意味着,缘起山西的新九针疗法将大步走向全国乃至全世界。

二、流派传承

(一)传承谱系

新九针传承工作室对其流派传承谱系进行了梳理,总结绘制了四代传承谱系,并遴选每代的代表性传承人,进行了深入挖掘和总结,使传承脉络逐渐清晰,为以后的流派传承工作奠定了基础。师怀堂新九针学术流派传承谱系如图16-1。

(二)传承工作

1.总结流派学术特色

（1）改制器具,推陈出新

师怀堂改制的"新九针"针具虽源于古九针,但在外形、针法及适应范围等方面都与古九针有较大的区别。除毫针和三棱针未作改动外,其他如镵、圆、锓、铍、员利、大针都分别进行改制成为新型的各种针具。

师氏镵针:根据古镵针研制。全长4 cm,末端延伸为直径0.5 cm的菱形锋利针头。师氏镵针适合黏膜、耳郭、体穴等处的划割刺激,具有泻热解毒、活血祛瘀、调理肠胃的作用;亦可用于瘊、疣等赘生物的割治。

师氏磁圆梅针:师怀堂的独创。外形呈"T"形,似斧锤,由针体与针柄两部分组成,针体继而分为针身与针头两部分,针身中部为圆柱形,两端形成一定锥度,针头连接于针身两端,其中一端为绿豆大的球形名曰"磁圆针",另一端形似梅花针针头,名曰"磁梅花针"。针柄分两节,两节间由螺旋丝口衔接,前节较细、长12 cm,后节较粗、长10 cm。针体与针柄由螺旋丝口连接成"T"形。该针具集员针、梅花针、磁疗三类治疗作用为一体,临床适应证广泛,且优势病种主要集中在骨科、外科和神经科中。

师氏锓针:针体的末端呈球形或圆柱形。针具除可对穴位、经络等进行按压外,还可采用常温或高温烧灼的方法,应用于一些外科、皮科疾病的治疗中,形成了火锓针治疗慢性咽炎特色技术。

师氏锋勾针:师怀堂的独创。针身硬挺,针身末端呈锋利的钩尖。师氏锋勾针在施治时,是通过在阿是穴、病变局部等部位进行刮钩刺激或挑割断皮下纤维和脂肪从而激发经气、活血化瘀。该疗法刺激量较大,对于痛证及顽固性疾病疗效显著。

师氏铍针:根据古铍针研制。针体末端针头为扁平的宝剑形,边缘有锋利的刃,可直接用于外科、皮科疾病的治疗,也可烧灼后切割病变局部,且切割的部位无须包扎、愈合快,不易感染和留瘢。

师氏火针:根据古大针研制,是师怀堂临床使用最广的一种针具。师氏火针形状多样,有单头、三头、平头等,共有6种型号。该针具针刺方法比古大针丰

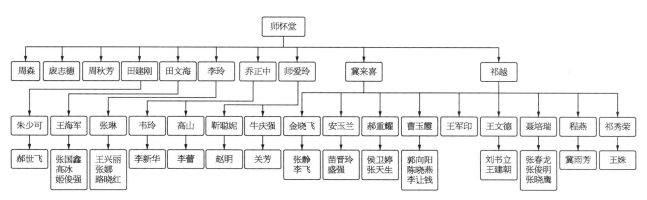

图16-1　师怀堂新九针学术流派传承谱系

富得多,且对寒、热、瘀、痛证疗效确切,适用于内、外、妇、儿、皮肤等科约近百种病证。应用火针治疗热证提出了"火郁而发之"的治疗思想。此外,师怀堂在火针美容、火针治疗肛肠疾患亦颇有心得。

师氏梅花针: 古九针中无梅花针之称,是后世根据《黄帝内经》中的浅刺手法而创制。该针具由针体、针座、针柄三部分组成。针体由七支较粗圆的毫针组成,被捆绑在一起镶嵌在针座内,针柄由弹性良好的尼龙制成,三部分通过螺丝口衔接,拆卸非常方便,便于消毒和保存。师氏梅花针的针头圆钝而集中,针柄有弹性,操作轻巧顺手,属于浅刺疗法,临床应用率很高,对于许多疑难杂病有较好的疗效。

师氏三棱针: 根据古锋针研制。针体由针身和针尖组成,针身比传统的要长,约2.8 cm,且由三棱锥形改为鱼腹状三棱锥形,针柄由圆柱改为六棱锥体,这样的改进更便于操作。

师氏员利针: 外形与古员利针区别较大,整体结构与毫针相似,只是比毫针更加粗大。该针具分针体与针柄两部分,针体粗长,针尖呈松针状,此与古员利针的针尖锐、中部膨大、针身细小不同。师氏员利针刺激量较大,刺针讲究速度和深度,多不留针,常用于急症、重症和顽症等。

(2)创立疗法,因材施治

"九针之宜,各有所为,长短大小,各有所施也"。根据"新九针"创立的独特治疗方法被称为"新九针疗法",亦称为"中国怀堂九针疗法"。师怀堂不仅创制了"新九针"的针具,还在古籍记载的基础上对"新九针"治疗作用及其刺法进行了创新,从而扩大了"九针"主治疾病范围,如梅花针"一虚一实弹刺法""火锃针滑烙刺法""细火针硫黄刺法"等。

新九针疗法中火的应用: 火针,亦称为"燔针""焠刺""烧针""白针"等。火针疗法,源远流长,始于春秋战国时期,秦汉以来一直为用。在新九针的创立与使用过程中,火针疗法是将特制火针烧红后刺入或点灼皮肤或烙割、熨烫病变组织用以治疗疾病的一种独特治疗方法。在继承了古火针的基础上,增加了火针的类型,使之更适应临床疾病的治疗。师怀堂的火针疗法治疗适应证广泛,对内、外、妇、儿等各科的近百种病证均有确切疗效,还开创了火针美容、火针治疗肛肠疾患等新的治疗领域。随着火针的灵活运用,师怀堂把火的应用引入到锃针、铍针、镵针、三棱针中,创造了火锃针刺法、火铍针-火锃针联合刺法等前人所未有的独特刺法,用以治疗外科疾患,疗效显著。

新九针手法的创新: 根据"凡刺有九,以应九变""凡刺有十二节,以应十二经""凡刺有五,以应五脏"等论述,师怀堂认为九针的不同刺法对疗效的影响不容小觑,因此在临床实践中创造了一种独特的运针手法——滞针手法。这一手法可以持续地产生并保持强烈针感,提高疗效,采用滞针手法时,针与肌肉组织缠得很紧,用手提拔针柄,可感到针下沉紧,不能拔出。但与意外事故不同的是,手法滞针,只有针尖部与周围组织缠住。浅刺吊针是师怀堂在治疗面肌痉挛时摸索出来的一种新手法,同一穴位,同时刺入三根针,一直二斜,入针3 mm,刺入甚浅,针体下垂,随身体活动而摇摆,故名"吊针"。另外,"毫针刺血"治疗血肿效果奇好,三根毫针并在一起,针头对齐,患处点刺出血,作用可替代三棱针,但痛楚较小,对小儿及痛阈较低者适用。

新九针中的针灸优势技术组合疗法: 针灸优势技术组合是冀来喜根据30余年临床工作经验,形成的以具有山西地域特色的"新九针"疗法为主的多种针灸技术的综合运用。冀来喜提出"根据病情需要选择治疗手段",倡导临床治病"以效为宗",形成了"针药结合、中西医融汇"的特色疗法,适用于慢性顽固性便秘、痛经、周围性面瘫、强直性脊柱炎等病症,疗效确切。

开拓针灸治疗新领域: 新九针疗法的一大特点就是对许多目前尚不明了发病机制而治疗乏术的疾病,对一些中西医难以治愈的病证疗效独特。如镵针治疗口腔黏膜白斑;火针治疗痹证、外阴白斑;梅花针治疗脑血管系统疾患;毫针"滞针手法"治疗术后肠粘连等。磁圆梅针治疗下肢静脉曲张,为非手术治疗静脉曲张增添了一种新的治疗方法。铍针的外治法也为开拓现代针灸外科这一新的治疗领域,提供了十分宝贵的治疗手段。锋勾针可同时产生两种功能和作用,一是刺血的治疗作用,二是割治的治疗作用,对头痛及肩关节周围炎有特殊疗效。还有铍针等的外治法都为开拓现代针灸外科这一新的治疗领域,提供了十分宝贵的治疗手段。火针浅点祛斑消痣灭疣,扎耳孔干脆利索,不出血,不感染,开拓了针灸美容新领域,并对皮肤科疾患如牛皮癣、白癜风、神经性皮炎、带状疱疹均有独特的疗效。新九针疗法辨证施针,针分主辅,合理配伍,系统治疗,对160余种病证具有显著疗效,这一疗法在很大程度上扩展了针灸的治疗范围,填补了针灸治疗方面的某些空白;开拓了针灸外科、针灸美容,对一些中西医难以治愈的病证具有独特的疗效。

新九针疗法以其有效性、安全性、广泛性、适应性、易行性、经济性被医患双方广为接受,具有较高的临床使用率和推广率。

2. 学术思想总结,优势病种及特色技术研究

师怀堂新九针学术流派研究工作注重学术思想总结,优势病种研究及特色技术研究,对师怀堂、乔正中、祁越、冀来喜等代表性传承人的学术经验及特点进行了总结,形成了膝痹、腰痛、肩凝症、中风、大偻、尪痹、白浊等优势病种诊疗规范;凝练特色技术,形成单针特色技术与针方特色技术,拓宽了治疗思路和治疗范围。单针特色技术包括新九针磁圆梅针诊疗静脉曲张技术、新九针梅花针治疗斑秃技术、新九针锋勾针治疗肩周炎技术、新九针火锟针治疗慢性咽炎技术、新九针火针治疗带状疱疹技术、新九针芒针"秩边透水道"技术等。针方特色技术包括新九针针方治疗脾胃病技术,新九针针方治疗哮喘技术,新九针针方治疗中风病技术,新九针针方治疗骨关节病技术,新九针针方治疗失眠症技术,新九针针方治疗泌尿生殖病技术,新九针针方治疗皮肤病技术等。

3. 新九针学术思想和特色技术的推广

新九针自研制成功以来,一直注重新九针学术思想的推广,广泛地开展全国范围内的宣传,师怀堂在云南举办了15期培训班,乔正中、祁越在广州、深圳等地方进行演讲、办班培训、交流经验,传播和发扬新九针。山西省针灸研究所承担多期国家中医药管理局新九针继续教育项目,申报了山西省师氏新九针学术思想传承工作室、新九针研究室、并成立了中国针灸学会新九针专业委员会,使新九针技术及学术思想得到大力传承和发展。从1996年至今,举办40余期新九针培训班,培养全国各地数几百名医师,可以熟练掌握新九针针具的操作及使用。从1998年至今,已举办国际针灸班20期,为20余个国家千余名学员

讲授与临床带教新九针疗法,使新九针疗法普及与推广,我国乃至全世界人民均受益。目前新九针疗法已收入第七版《针灸治疗学》正规教材中,成为中医学院针灸专业学生必修课。

4. 传承成果

新九针疗法在针灸界具有良好的学术地位及影响,取得一系列学术成果及研究技术成果。新九针疗法从针具形质的改进与丰富、现代科学技术的结合、火的应用、手法创新及针灸治疗新领域的开拓体现了自身独具特色的学术思想。临床应用以"辨证施针,针分主辅,合理配伍,系统治疗"为特点,强调在针灸治疗过程中根据疾病发展的不同阶段,合理选用不同的针具,发挥不同针具的特异性、整体性治疗作用,达到整体综合调治目的,正可谓:"九针之宜,各有所为,长短大小,各有所施也。"在针灸临床针具单一、病种萎缩的今天,新九针各种针具和针法既各自独立,又相互联系,成为一个统一的整体的治疗体系。对扩大针灸治疗疾病范围,提高针灸疗效有着重要的现实意义。

在学术成果方面,1990年第一部新九针著作《九针新义》出版发行,1998年《全国九针疗法培训教材》出版,2002年师怀堂主编《中医临床新九针疗法》出版发行,2006年《新编九针疗法》出版,为新九针的进一步的推广应用与研究打下了坚实基础。2003年开展两项新九针技术临床研究"'秩边透水道'针法治疗非菌性前列腺炎、前列腺痛"和"磁圆针治疗单纯性下肢静脉曲张",2007年冀来喜主持"新九针针具系列研究与应用"研究并发表一系列九针针具研究论文,周然主持"食管癌等疾病的治疗技术"中的六项新九针技术以及随后10余年间各项新九针相关著作出版,临床研究及基础研究课题的进行,相关论文的发表,使新九针进一步完善了基础理论,把临床经验逐步上升为科学研究,新九针正在实现从理论到实践,临床到科研的转换和提高。研究成果初具规模如表16-1。

表16-1　传承研究成果

年份	研究成果
1983	"新九针"通过了山西省科技厅的成果鉴定而被正式认定
1990	祁越主编《九针新义》出版,是第一部新九针专著,内容包括"新九针"临床运用的初步总结
1993	"新九针"及针具申请了发明专利,确认山西省针灸研究所"新九针"的知识产权

年份	研究成果
1998	组织编写《全国九针疗法培训教材》,积极推动"新九针"技术的推广和普及
1999	冀来喜主讲的"新九针"电视教学片出版
2000	国家中医药管理局将"新九针的临床应用"列为国家继续教育项目,这是新九针普及与发展的重要里程碑
2002	"'秩边透水道'针法治疗非菌性前列腺炎、前列腺痛"和"磁圆针治疗单纯性下肢静脉曲张"两项新九针技术获得国家中医药管理局的资助,这两项课题的立项标志着新九针从临床的经验积累逐步上升为科学研究 《中医临床新九针疗法》出版,是新九针创始人师怀堂对新九针从基础到临床的一次全面总结,形成了完整的新九针疗法学术思想,对指导以后的新九针临床和科研有着积极的作用
2007	田文海《新九针火针疗法》与田建刚《新九针疗法》出版,进一步完善和提高"新九针"理论 冀来喜"新九针针具系列研究与应用"获国家科技部十一五支撑计划资助 周然的国家科技部十一五支撑计划"食管癌等疾病的治疗技术"中有六项新九针技术获省卫生厅资助
2009	冀来喜的《新九针实用技术》出版,这是对"新九针"从临床到科研,从基础理论到实用技术的一次提高性的总结 张卫东"新九针火针疗法对类风湿关节炎大鼠抗炎保护效应的研究",标志新九针科学研究由临床研究到基础研究的转化
2010	冀来喜的《九针治疗疼痛性疾病》出版,是九针治痛专著,对中医针灸及疼痛业医者具有较高的临床指导价值 曹玉霞"锋钩针疗法治疗肩周炎的临床应用研究",张天生"新九针治疗颈椎病的临床研究"开始了新九针专病临床研究
2011	祁越《新九针临证实录》出版 冀来喜"秩边透水道"针法治疗慢性前列腺炎非菌性前列腺炎和前列腺痛型的临床疗效评价获得山西省科技进步二等奖
2013	冀来喜、王文德出版的《九针治杂病》是《九针治疗疼痛性疾病》姊妹篇,注重临床实用性;《九针专家治疗精华集》总结了19位新九针医者的临床经验和学术思想,为新九针传承代表著作 冀来喜国家科级支撑项目"基层卫生适宜技术标准体系和评估体系的构建及信息平台建设研究和示范应用"纳入了多项新九针适宜技术内容 曹玉霞"新九针学术流派传承工作室"申报成功,揭开了新九针学术流派传承工作的序幕
2014	周然中医优势治疗技术丛书囊括了《新九针》《磁圆梅针》《火针》《三棱针》《秩边透水道》《梅花针》等内容 王海军"基于热能变化的火针疗法机制研究" 冀来喜的"秩边透水道"针法治疗慢性前列腺炎非菌性前列腺炎和前列腺痛型的临床疗效评价获得中华中医药学会科学技术三等奖
2018	冀来喜的《针灸适宜病种优势技术组合治疗》出版,提出了以新九针为主的针灸优势技术组合治疗的临床理念 曹玉霞"新九针技术开发与应用研究"、张天生"火针对甲状腺功能减退症大鼠血清心肌酶及Hcy影响的研究"、李让钱"火针'温通法'治疗膝关节骨性关节炎的临床研究"立项
2019	王海军《九针新悟》出版,"秩边透水道针法影响子宫内膜异位症大鼠内膜细胞自噬相关基因的研究"立项 曹玉霞《新九针技术操作规程》地方标准制修订项目获批,标志新九针标准化建设工作的开始 "火针联合穴位埋线治疗顽固性功能性便秘的临床研究"、火针"通调法"治疗肝气犯胃型慢性非萎缩性胃炎的临床疗效观察、火针联合自血疗法治疗神经性皮炎的临床疗效观察
2020	曹玉霞《新九针锋勾针治疗肩周炎技术操作规程》地方标准制修订项目获批,新九针标准化建设项目继续推进

三、流派名家

师怀堂

（一）生平简介

师怀堂(1922—2012年)，男，汉族，山西长子县大堡头镇人。山西省针灸研究所原所长、教授、主任医师，享受国务院政府特殊津贴；多年来曾担任国家卫生部针灸针麻专题委员会委员，中国针灸学会理事，山西省针灸学会理事长，山西中医学会副理事长，山西中医高级职称评委，山西省政协委员等。

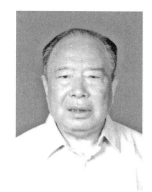

师怀堂（1922—2012年）

师怀堂幼承庭训，研习岐黄，耽嗜医学，弱冠即悬壶济世；1946年在本县第一联合诊所任所长，1951年在北京学习针灸，师从著名针灸专家朱琏，1952年在北京中央卫生针灸实验所学习半年；1953年元月任山西省省直机关公费医院针灸科主任科长，1973年下放插队本省芮城县古仁公社陈长大队；1973年调本省艺阳县医院副院长，1977年调山西省中医研究所任副所长；1978年调任山西省针灸研究所所长，任名誉所长；1997年经省卫生厅批准成立新九针研究门诊部法人代表及所长；2010年获中国中医药学会终身成就奖，同年荣获山西针灸学会授予"针灸泰斗"荣誉称号。多年来，师怀堂精勤不辍，殚精竭虑，探微索奥，勤求古训，博览群书，致力发展针灸针具的改革与发展。他创制新九针、精于临床并积累了丰富的实践经验，形成了独特的新九针学术思想体系，以精湛的医术、高尚的医德赢得了广泛的赞誉。

20世纪80年代以来，师怀堂就致力于"新九针"器具的研究开发和临床推广，广泛地开展全国范围内的宣传，桃李满天下，很多学生为新九针的临床应用和研究做出贡献。新九针的研制，使针灸事业在国内、国际上的学术地位得到很大提高，临床上解除了数以万计患者的病痛，其中火针、梅花针、磁圆针等的应用取得了极佳的临床疗效。师怀堂创立发挥了新九针疗法，并在全国推广应用，发表了数十篇有价值的学术论文与专著，有《实用针灸学》《中医临床新九针疗法》等。

（二）学术观点与针灸特色

1. 针不同形，作用有别

师怀堂认为不同的针具有不同的作用和主治，即"新九针"的特异性，临证前必须熟练掌握各种针具的用法与主治，才能根据病情，灵活应用合适的针具进行治疗。

（1）同病异针，异病同针：当面对同病异针和异病同针的辨证用针时，对各针具功效与主治的掌握与运用格外重要。如肩周炎初期若为风寒痹阻，经络不通，以疼痛为主症，可用毫针、磁圆梅针、火针为主治疗，温经散寒，通痹止痛；而后期由于筋脉挛缩，屈伸不利出现肩凝症时，则以锋勾针为主，配合功能锻炼舒筋通络，恢复关节功能。又如治疗头痛症时，若为实证热证、瘀血头痛，则以锋勾针为主，配合梅花针、毫针疏泄风热、化瘀通络。若为虚寒证时，则以火针为主，配合磁圆梅针、毫针温经散寒。反之，异病则可同治，如由痰饮流注引起的眩晕、痹证、外阴白色病、瘰疬、脉管炎等不同病症，因其病机相同，则均可用火针治疗。

（2）虚实寒热，九针调之：师怀堂根据"虚实之要，九针最妙，补泻之时，以针为之"，指出临证时要根据患者的寒热虚实，分别选用不同的针具而调之。师怀堂在运用"新九针"调理寒热虚实证方面有自己的独特见解。如梅花针与磁圆梅针，虽同为作用于肌肤而治病，但二者功效却大相径庭。梅花针具有疏风解表、通经活络作用，主治表实热证，是以泻邪为主，凡因风、热、瘀、火实邪所致之病症均可用之；而磁圆梅针则具有调理气机、升提下陷、疏通经络作用，主治里虚寒证，是以补虚为主，一般用以治疗中气下陷和下焦固摄无权的病症效果较好。师怀堂还善用锋勾针与火针治疗不同性质的痛症，如锋勾针一般常用于治疗实证、热证、痉挛性疼痛，具有疏泄风热、活血止痛、舒筋通络的作用；而火针多用于治疗虚寒性、劳损性的疑难顽痛病症，具有温经散寒、行痹止痛作用。归纳可知，师怀堂临证多以锋勾针、梅花针、铍针、三棱针治疗表实热证，以火针、磁圆梅针、镵针治疗里虚寒证。毫针则虚实病症皆可调之，但须依据病情之需要选择针具，对证施治，达到调节寒热、平衡阴阳的目的。

2. 刺法独特，因病施治

师怀堂认为，不同疾病应选用不同针具，不同针具亦应采用不同刺法,临证需胸中有数,灵活运用,因病施治。在治疗过程中,手法熟练极其重要。如梅花针、磁圆梅针在叩打时,需用腕力,轻重缓急,迎随补泻,叩之有序,得心应手;火针点刺要求将针烧至通红发亮,快速刺入,如蜻蜓点水,毫无阻力,或留或去游刃有余。师怀堂在毫针运用方面更有自己的独到之处。如治面肌痉挛,常采用轻浅刺,一穴多针的吊针法;治疗神经性皮炎、丹毒等可运用围刺法;治疗面瘫时则多以透穴法,如颊车透地仓、阳白透鱼腰、攒竹、丝竹空、迎香透四白等。此外,为了加强针感,提高疗效,师怀堂还把滞针作为一种手法,应用于临床:滞针即根据疾病虚实补泻有意识地将针朝一定方向捻转,直至针下产生一种沉紧感后,将针留住,以达到补虚泻实之目的。

3. 善用火针,疗效显著

师怀堂辨证施治,善用火针,临床运用火针的经验十分丰富。师氏火针治疗适应证广泛,凡寒、湿、痰、瘀所致病症均有较好的疗效。此外,师怀堂还用粗火针或火铍针加热点刺排脓,治疗热毒蕴结于肌肤所致之乳痈、痈疖等脓已成而未溃者,不仅无伤津耗液之弊,而且通过排脓解毒,还有促进愈合保护体液作用。

4. 多针配合,以求实效

师怀堂临证善于多针配合以求取得速效、实效。他认为用针如用兵,不同的针有各自的特异性,同时又有相互配合、相互协同的整体性特点,因此以熟悉各种针具的性能与用途为前提,根据辨证施治原则,选取不同针具,使它们相互配合,相得益彰,以此达到最佳的治疗效果。经师怀堂50余年的临床实践验证,多针配合使用确实比单一针具治病范围更广、治疗效果更快,且明显提高了疗效,减少了患者的痛苦,特别是对一些急症患者,具有立竿见影之效,对减少并发症、后遗症,降低死亡率等也具有重要意义。

(三) 临证医案

1 慢性前列腺炎

张某,男,53岁。

[症状] 尿频、排尿不畅2年。患者来诊时诉少腹胀满,会阴部下坠隐痛,尿频、排尿不畅。舌质淡,苔薄白,脉沉细。

[辨证] 脾肾两虚。

[治则] 健脾益肾。

[针灸处方] 秩边(双),三阴交(双),肾俞(双),脾俞(双)。

[治法] ① 毫针深刺双侧秩边穴约4寸左右,针尖平向内侧与骶椎正中呈60°左右角度,并采用"滞针"手法以加强针感,使针感向阴茎、会阴、肛门及少腹部位放射,留针30分钟。同时配针三阴交、肾俞、脾俞等穴。② 以细火针烧红点刺肛门周围的皮肤,速刺不留针,进针约1～1.5寸,每侧刺3～5针。隔日治疗1次。

[疗效] 治疗1次,症状即明显减轻,共治疗6次,诸症消失。随访2年,未见复发。

2 尿失禁

郭某,女,57岁。

[症状] 患尿失禁3年余。有时刚站起,小便就自行排出,每当咳嗽时亦有少量尿液外溢,伴四肢无力、怕冷、大便溏。舌质淡、有齿痕,舌苔薄白,脉沉细无力。

[辨证] 脾肾阳虚。

[治则] 温阳益气,健脾益肾,佐以固涩。

[针灸处方] 秩边(双),中极,关元,气海,脾俞(双),肾俞(双),膀胱俞(双)。

[治法] ① 毫针深刺双侧秩边穴约4寸,针尖斜向内稍偏下,使针感传至外生殖器及会阴部,并用"滞针"手法加强针感,不留针。② 以细火针点刺中极、关元、气海、脾俞、肾俞、膀胱俞等穴,速刺不留针,腹部穴刺2～5分,背部穴刺1～3分。隔日治疗1次。

[疗效] 经上法治疗3次,症状明显减轻,共治疗12次后诸症消失。随访3年,未复发。

3 鼻衄

张某,男,62岁。

[症状] 由于过度疲劳而致鼻出血不止,当时患者精神不振,面色苍白,纳呆,呼吸不畅,脉沉细弱。

[辨证] 肾虚证。

[治则] 补肾,调阴阳。

[针灸处方] 隐白(双),至阴(双),少商,商阳,关冲(双),上星。

[治法] 毫针中度刺激,留针20分钟。

[疗效] 针后次日去掉鼻腔压迫物,血止。随访3年未复发。

4 痹证

邓某,男性,31岁。

[症状]四肢关节疼痛,肿胀1年。来诊前,四肢关节疼痛较甚,伴肿胀,活动受限。化验提示:抗"O"阳性,血沉70 mm/h。类风湿因子(-)。

[辨证]寒湿袭络,气血阻滞。

[治则]温经活络,祛寒渗湿。

[针灸处方]背部夹脊穴,肩周穴,曲池(双),手三里(双),足三里(双)。

[治法]火针点刺。

[疗效]治疗5次,疼痛基本控制,肿胀消失。又针5次,化验:血沉35 mm/h,抗"O"阴性。又经治疗5次后,上述诸症消失,下蹲、行走自如,化验血沉正常。

5 肌强直

李某,男,29岁。

[症状]四肢活动不灵10余年。于10余年前在部队劳动中因雨淋后感冒,发现半身不灵活。以后劳作时便出现左上肢动作迟缓,活动不灵,只能步行100米左右。查体:神志清楚,动作缓慢,表情淡漠,发笑后不能及时收敛笑容。全身肌肉强直,肢体僵硬,叩击肌肉即收缩呈"肌球状",持续一定时间才消失。舌淡,苔白,脉细略弦。

[辨证]筋痹。

[治则]补养血液,通经活络。

[针灸处方]第1个疗程取穴:一组为隐白,公孙,商丘,期门,太冲,大敦;二组为三阴交,阴陵泉,血海,箕门,阴廉,中都。第2个疗程取穴:一组为睛明,天柱,风门,环跳,阳陵泉,悬钟;二组为秩边,承山,肾俞,风池,光明,足窍阴。

[治法]两组交替针刺,每日1次,10日为1个疗程。与此同时,每日用磁圆梅针从手太阴肺经开始叩击,按十二经循行线路叩击至足厥阴肝经止,叩击方法与梅花针方法相同。经上法治疗2个月余。

[疗效]2个月后肢体活动灵活,能行走,能骑自行车25公里。叩击肌肉时"肌球状"征消失。肌强直的发病机制目前尚未明确,部分与遗传有关。本例是因风寒湿邪壅滞经络,致气血运行不畅,筋脉受病,日久伤阴血,使全身肌肉筋脉失去荣养,而出现全身僵硬,动作缓慢。治宜补养血液,通经活络。因肝藏血,脾统血,取肝脾经穴以补养阴血,取膀胱经穴以通调筋脉。

6 岔气

赵某,男,25岁。

[症状]患者于当日上午篮球训练时,因活动剧烈,不慎胸部扭伤,即感右胸部发紧疼痛,胸闷不适,牵掣右侧背部亦痛,不能左右活动,咳嗽、深呼吸及大声说话均使疼痛加剧。检查:患者呈现痛苦面容,局部无红肿、青紫,右侧胸背部自觉疼痛难忍,叩压无明显固定痛点。X线胸部拍片及心电图检查均无异常。

[辨证]气血阻滞。

[治则]行气血,通经络。

[针灸处方]胸部疼痛区。

[治法]用梅花针在胸部疼痛区以中等力度从内至外,均匀叩击20分钟,以局部充血或皮肤呈轻微出血状为度。叩击时,嘱患者间断做胸胁扭转活动、咳嗽及长吸气动作。叩刺10余分钟后,患者即觉胸部轻松,咳嗽及长吸气亦不觉痛。叩刺完毕后,辅以局部拔火罐10分钟。

[疗效]起罐后,局部拔出黑紫血块数块。患者欣然告愈,诸症消失。

7 腋臭

张某,女,22岁。

[症状]患者自幼两腋下散发出一种难以名状的臊臭味,随年龄增长,其味愈来愈强烈,尤其在天气较热时更为明显。

[针灸处方]腋窝。

[治法]细火针点刺1次,隔1日1次。

[疗效]治疗1次后其味明显减轻,又针治2次后,狐臭味消失。随访2年,再无复发。

8 痛经

张某某,女,23岁。

[症状]痛经9年。近年痛势加重,并伴有乳房胀痛,经色紫黯、有血块,月经周期正常。患者曾多方医治,效不甚显。此次经期将至,腹痛难忍2日,两乳肿痛不可触摸。舌色紫黯、边有瘀点,苔薄白,脉弦。

[辨证]气滞血瘀。

[治则]行气通经,活血止痛。

[针灸处方]秩边(双)。

［治法］毫针深刺双侧秩边穴约4寸，针尖斜向内上方，使针感放射至子宫及少腹部，并用"滞针"手法加强针感。少顷，将针提至天部，改针尖斜向外下方深刺，使针感向腿及足趾放射，捻转数呼吸后即可出针。

［疗效］患者经上法治疗，疼痛即止。隔日又针1次，经血畅行，未痛。次月经前约4日左右开始针刺，隔日1次，共治疗3次，经行未痛。为巩固疗效，第3次经行前又如法治疗，共3次，再未痛经。随访5年，未复发。

9 帕金森氏综合征

崔某，男，44岁。

［症状］四肢、头部震颤7年余，加重2年。症见语言低微含糊，四肢、头部震颤，心情紧张时加重。表情呆板呈"面具脸"，不呈节律性震颤，如搓丸样动作。四肢肌张力增高，膝关节弯曲，走路呈慌张步态，书写困难。

［辨证］肝风内动。

［治则］滋肝肾，息内风，疏经活络。

［针灸处方］第1个疗程取穴：一组为风池，章门，阳陵泉，风市，悬钟，带脉，天柱，委中，承筋，飞扬，肝俞，肾俞；二组为华佗夹脊（双）。第2个疗程取穴：一组为睛明，阳陵泉，至阳，肝俞，肾俞；二组为秩边，委中，至阳，太溪，金门，足窍阴，百会。

［治法］第1个疗程火针每周1～2次，毫针隔日1次。以上穴位针刺10次为1个疗程。第2个疗程两组交替使用，不留针，同时配梅花针循经叩打，以疏通经络。1个月为1个疗程。

［疗效］共治疗6个疗程后，四肢、头部震颤减轻，语言清晰，生活可以自理，肌张力正常。

10 支气管哮喘

乔某，女性，30岁。

［症状］喘咳，胸憋3年多。咳嗽气促，呼吸困难，痰多色白，动则喘甚，遇冷或异味刺激则发作。舌淡，苔白，脉沉细弱。

［辨证］肺失宣降，咳痰喘逆。

［治则］宣肺化痰，降逆止喘。

［针灸处方］定喘（双），肺俞（双），丰隆（双），膻中，内关（双），三间（双），背部夹脊穴及膀胱经。

［治法］锋勾针勾刺定喘（双）、肺俞（双）；毫针针刺丰隆（双）、膻中、内关（双）、三间（双）；梅花针叩刺背部夹脊穴及膀胱经。

［疗效］经上法配合交替治疗8次，诸症缓解。又治疗10次后，哮喘未再发。

乔正中

（一）生平简介

乔正中，男，出生于1939年，山西平遥人。主任医师，教授。任职于山西省针灸研究所、山西中医学院附属三院。曾任中国针灸学会耳穴诊治专业委员常委，山西省主任委员，中国传统医学仪器学会经络电信息研究会副会长、秘书长。

乔正中1964年大学毕业以后即致力于中医针灸

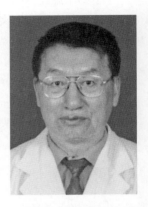

乔正中（出生于1939年）

学的临床应用研究，目前已从事医学临床与教研50余年，临床经验丰富，又先后跟随著名针灸学家、新九针创始人师怀堂及国医大师、中国工程院院士程莘农系统学习，对针灸学有比较深入的研究；并与针灸泰斗谢锡亮和贺普仁共业30余年，对各种疑难杂症以及常见疾病的治疗和预防都有独到的见解和方法；临床上中西医结合，针药并用，擅长新九针及经络电冲击疗法；由其改进、创新的九针外科疗法，被业界众多医家称之为"新九针大师"。乔正中与钟新淮、郭德芷共同研制、创立了"中国经络诊疗仪"及"经络电冲击疗法"。"经络电冲击疗法"不仅具有无创伤、无痛苦、无副作用等特点，而且见效快、疗效好，因而此项技术于1990年获得了第二届国际专利新技术产品展览会银奖；乔正中的另一项技术——耳穴电信息疗法，因其具有诊断、治疗的双重作用，在国内外引起了同行的极大关注。

乔正中撰写《耳穴电冲治疗耳鸣耳聋的疗效观察》《耳穴压丸治疗顽固性头痛125例的疗效观察》等20余篇论文，其中4篇获优秀论文奖；多次参加国内外学术交流，其双手进针手法独特，灵巧似医技表演，凡经治者，因其快而无痛，令人有"美"的享受，多次被聘在国内讲学，学术研究成果均获国内外学者的一致好评；荣获1996—1997年度全国中医血疗学术研究、临床观察突出贡献临床应用优秀奖,获山西省"康宝杯"卫生系统优秀医务人员称号,被聘为山西省中医药高级技术职务审委、国家标准耳穴名称与部位评审专家;其传略业绩入编《中国大陆名医大典》《世界优秀医学家人才名典》《世界名人录》《中国名医名术大典》等典籍。

(二)学术观点与针灸特色

1.另辟蹊径,善用经络电冲击疗法

乔正中除了擅长新九针外,还研发了经络电冲击疗法。经络电冲击疗法基于针灸学,通过对于循经变阻点(治疗点)的低频脉冲电冲击而达到疏通经络的作用。经络电冲击疗法探查局部经络变阻点(治疗点),当循经穴移动探查电极时,仪器提示点为变阻点,当仪器未探查到变阻点时,在与疾病相关穴位附近予以一定量脉冲电流后,麻颤而无疼痛处为治疗点。对于变阻点(治疗点)进行脉冲治疗,患者可自觉发热,有向外扩散的电麻感。经络电冲击疗法能促进机体释放内源性吗啡样物质、兴奋神经肌肉组织、改善局部血液循环等,达到有效减轻患者疼痛,恢复和改善瘫痪肢体功能的目的。经乔正中的临床验证,经络电冲击在镇痛、改善神经症状等方面取得良好疗效。

2.推陈出新,丰富耳穴疗法

乔正中推崇耳穴疗法,基于经络和生物全息观点,验证尉迟静对于耳穴定位的认识:在耳背和耳郭前均有经络及穴位的分布。同时,乔正中融会贯通,开创耳穴电信息疗法,在耳穴上运用电冲击刺激,丰富了我国耳穴诊治工作的多样性。耳穴电信息疗法以其诊断、治疗的双重作用,博得同行关注。乔正中临床运用耳穴电冲击疗法治疗耳聋耳鸣、头痛、经带胎产等疾病均取得良好疗效。

(三)临证医案

1 周围型面瘫

陈某,男,55岁。

[症状]左面部表情活动障碍50余日,曾服用泼尼松、烟酸、地巴唑等营养神经药物10余日,面瘫稍好转。查体:左额纹较对侧浅而少,左眉下垂,左眼闭合不全,不能吹哨及鼓腮。舌淡,苔白腻,脉滑。

[辨证]风痰阻络。

[治则]祛风、化痰、通络。

[针灸处方]耳穴:面颊部;体穴:翳风,下关,四白,牵正,太阳,丝竹空,颊车,地仓。

[治法]经络电冲击90~100 Hz疏密波,每穴3分钟,每日1次。

[疗效]治疗3次,患者自觉左面部僵木感消失。治疗7次,额纹增加,鼻唇沟变深,能吹哨鼓腮。治疗18次,诸症均缓解。随访半年,已痊愈。

2 头痛

案1 王某,男,23岁。

[症状]头痛1个月余,加重半月。患者1个月前感冒发热后遗留头部阵发性疼痛,疼痛点位于左后枕颈部。服用止痛药能稍缓解,但近半月来服药效果欠佳,夜间痛剧。X线片未见颈椎明显异常。舌淡红,苔白,脉浮紧。

[辨证]风寒阻络。

[治则]疏风散寒,通络止痛。

[针灸处方]风池(左),耳穴头颈区。

[治法]经络电冲击90~100 Hz疏密波,每穴5分钟,每日1次。

[疗效]治疗1次,患者疼痛好转明显,夜寐安。治疗5次,诸症均缓解。

案2 李某,女,20岁。

[症状]受凉后头痛1个月余。患者1个月前因受凉感冒发热后遗留头痛,枕部尤甚,伴颈项部不适,畏寒肢冷。舌淡红,苔白,脉沉紧。

[辨证]风寒阻络。

[治则]疏风散寒,通络止痛。

[针灸处方]耳穴肺,膀胱,枕,神门。

[治法]经络电冲击90~100 Hz疏密波,10~30分钟,每日1次。

[疗效]治疗3次,患者疼痛消失。半年后随访,未复发。

3 滞产

刘某,女,38岁。

[症状]分娩产程1日。患者分娩1日,宫缩不规律,时间短而间歇长,神疲乏力,气短心悸。查体:宫口扩张不完全,胎儿未能如期下降。舌淡,苔薄白,脉沉细弱。

[辨证]气血两虚。

[治则]调理气血,迫胎外出。

［针灸处方］耳穴肾（左），肝（右），内生殖器（双）。

［治法］经络电冲击疏密波，强度以能耐受为度，持续冲击至分娩结束。

［疗效］治疗30分钟后，产妇宫缩时间长而间歇时间多。治疗2小时，顺利分娩。

4 产程缓慢

杜某，女，25岁。

［症状］分娩产程缓慢。患者足月临产，产程缓慢，宫缩16小时，患者紧张，思虑重。查体：胎位不下降。舌淡，苔薄白，脉大而虚。

［辨证］惊恐气滞。

［治则］安神理气。

［针灸处方］耳穴肾，神门，内生殖器。

［治法］经络电冲击疏密波，强度以能耐受为度，持续冲击至分娩结束。

［疗效］治疗30分钟后，产妇情绪平稳，宫缩阵阵。治疗约2小时，顺利分娩。

5 负压吸引人工流产疼痛

王某，女，24岁。

［症状］孕期40日，行负压吸引人工流产术，术中患者扩宫疼痛，酸胀强烈，面色苍白，大汗出。舌淡，苔薄白，脉弦紧。

［辨证］气滞血阻。

［治则］舒调气血，通络止痛。

［针灸处方］耳穴内生殖器。

［治法］经络电冲击疏密波，5～10分钟，强度以能耐受为度。

［疗效］疼痛减轻，轻度不适，扩宫顺利。

6 结膜炎

李某，男，65岁。

［症状］右眼结膜红肿20余日。患者右眼结膜红肿伴下垂20余日，结膜突出眼睑外，右眼无法完全闭合。舌红，苔薄黄，脉弦。

［辨证］风热上扰。

［治则］祛风明目，清热止痛。

［针灸处方］右侧太阳，阳白，承泣，四白。

［治法］经络电冲击90～100 Hz疏密波，治疗20分钟。

［疗效］治疗5次后痊愈。

7 高血压

李某，男，60岁。

［症状］头痛眩晕1周。患者1周前无明显诱因下出现头痛眩晕，无明显恶心呕吐、视物旋转。查血压160/90 mmHg，诊断为原发性高血压2级。舌淡黄，苔薄白，脉弦。

［辨证］肝阳上扰。

［治则］平肝潜阳。

［针灸处方］耳穴角窝上，神门，降压沟。

［治法］间日交替毫针针刺，锋勾针勾刺出血3～5滴。

［疗效］治疗10次后，血压降至130/80 mmHg。

8 痛经

刘某，女，45岁。

［症状］经期腹部疼痛2年余。患者月经期间腹痛，伴心悸。曾服用非甾体抗炎药，效果欠佳，平素畏寒。舌淡紫，苔薄白，脉细涩。

［辨证］寒凝血瘀证。

［治则］祛寒活血，通络止痛。

［针灸处方］耳穴内生殖器，内分泌，肝，肾，神门，盆腔。

［治法］梅花针叩刺内生殖器、内分泌1～2分钟，毫针针刺肝、肾、神门、盆腔。

［疗效］治疗3次后，诸症缓解。

9 小儿脑性瘫痪

王某，男，3岁。

［症状］中枢性瘫痪伴智力低下、惊厥，脑瘫步态。确诊为小儿脑性瘫痪。舌淡白，苔薄白，脉弱。

［辨证］精血不足。

［治则］益精补血。

［针灸处方］夹脊，风府，哑门，颞三针，百会，四神聪，合谷，三间，外关，绝骨，三阴交，醒脑，丘墟，太冲，足三里，绝骨，至阳。

［治法］师氏梅花针叩刺内头三阳经、夹脊穴10分钟，强度以皮肤微微潮红为度，毫针针刺风府、哑门、夹脊等穴，留针40分钟，间隔20分钟行针1次。每日1次，30次1个疗程。

［疗效］治疗1疗程后，患者惊厥发作次数降低，步态较前稍好转。

祁 越

（一）生平简介

祁越，男，出生于1946年，山西神池人。历任山西省针灸研究所门诊部主任，山西中医学院第三中医院关节科主任、九针研究室主任，山西省针灸学会副会长，山西省中医学会常务理事，山西省气功医学研究会理事。

祁越祖传三代行医，独善针灸，追随师怀堂研发新九针，在继承古代九针

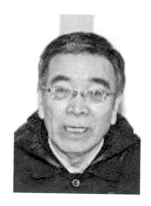

祁越（出生于1946年）

的基础上，沿袭经典，不断创新，发明和完善了"新九针"在针具、针法、临床应用等多方面的细则，推动了"新九针"的发展和发扬；任《三晋名医传心录》《中华效方汇海》编委；著有《九针新义》《新九针临证实录》，其中《九针新义》是第一部新九针临床专著，对新九针临床运用进行了初步总结；发表论文《火针治疗弹响指100例》《火针焠刺法浅探》等32篇，"锋勾针加拔罐治疗肩凝症300例"荣获第三届世界传统医学大会国际优秀奖。此外，祁越总计为医学界培养了1 600逾名新九针临床人才，对新九针的推广做出了积极贡献。

（二）学术观点与针灸特色

1. 继承发扬，长于九针

祁越在继承古代九针的基础上，从针具、针法、临床应用等各方面进行了全面精深的发挥，运用新九针也得心应手，无论是单用一种独建奇功，还是多针组合显神效。如三头火针治皮肤病；火针治疗三叉神经痛；锋勾针治疗头痛；磁圆梅针叩击治静脉曲张；火针、毫针、锋勾针配合治疗骨性关节炎、磁圆梅针、火针、毫针配合治疗根性坐骨神经痛等。

2. 面瘫分期治，尤善脑外伤

多种治疗办法同时进行所取得的治疗效果不只是多种工具的简单相加，必须配合得当，运用得法，才能得到最佳的治疗效果。这就需要灵活掌握分期和分步的治疗程序。祁越治疗面瘫，就很讲究分期和分步。面瘫进展期：祁越先用梅花针，取头面部三阳经

普遍叩刺一遍，重点腧穴叩刺2～3遍，并叩刺颈椎旁夹脊穴，以充血为度。然后用镵针划割患侧齿缝线相对应的颊黏膜，至出血为度。第三步毫针针刺风池、翳风、下关、颧髎、阳白、攒竹、迎香、地仓、颊车，均浅刺，不透穴，留针10～15分钟；若耳内、乳突疼痛，可加刺完骨，均用泻法；远端泻健侧合谷，患侧太冲。第四步穴位注射，抽取2%利多卡因注射液1 mL、维生素B_1注射液100 mg、ATP注射液20 mg、地塞米松注射液5 mg，每次选3穴（阳白、下关、太阳、地仓、翳风、完骨）注射，交替用。另外，祁越十分强调面瘫早期禁用电针和局部按摩，以免加重面神经水肿而使病情加重。面瘫恢复期：祁越同样先用梅花针、镵针作如上治疗，第三步则将毫针改为火针，尤其对于见效慢、病情顽固的患者，火针每周1次，浅而点刺，取穴同毫针；然后取毫针，多用透穴，阳白透鱼腰、攒竹上1寸透攒竹、丝竹空上1寸透丝竹空；太阳向下45°透颧髎、迎香透睛明、针风池、翳风、牵正，泻法，不留针；再取健侧合谷，患侧太冲平补平泻，留针30分钟。还可用灸法，于下关、翳风、阳白、地仓等交替灸，一般灸15分钟。祁越经验认为，发病后1个月应间断健侧取穴，其中太阳透下关、地仓透颊车、颧髎透人中，可提高疗效。此外，祁越主张早期及时静脉滴注消炎、脱水药物，及时消除面神经炎症与水肿，尤其合并中耳炎，乳突炎时。

祁越除对一般针灸适应证应用新九针治疗之外，还在其他的领域进行探索。他对脑外伤综合征的新九针综合治疗，即取得了满意的效果。脑外伤综合征祁氏疗法：① 梅花针普叩头三阳经、手足井穴末梢，疏通根结，作为常规疗法。叩刺外伤着力点，以出血为度，这是治疗本病的关键。② 毫针刺四神聪、太阳透督脉、风池、哑门、太溪、神门、大陵、涌泉。③ 锋勾针刺大椎、天柱，疏通头部经气，调理元神。临床中，祁越发现脑损伤的程度一般与外力的大小成正比，但损伤灶并非总在受力部位。祁越分析颅脑受伤的原因多为直接暴力伤、间接暴力伤、旋转暴力伤三种情况，其中间接暴力伤又叫做"对冲伤"，受伤的部位不在受力点，而在对侧。通过对颅内受伤的精确定位，祁越在受伤相应头部叩刺而取得理想疗效。此外，祁越还配合蒙医治法如足底叩打法、头部牵拉叩打法以提高疗效。

3. 长于火针，善用透穴

火针是九针中使用最为广泛的针具，祁越对火针

的运用经过多年的磨砺可谓达到了炉火纯青的境界。祁越早年运用火针主要治疗痹证，但随着实践的发展，他发现火针功善温通，通可祛壅，壅郁既除，则火热自消。因此，采用火针对外科痈、疔、脓肿、热痛，如乳痈、化脓性关节炎、风湿性关节炎、类风湿关节炎等实热证亦有消瘀散结、拔毒泄热之功。祁越认为，火针针刺的深度是根据病种、体质、部位而定的，他临床常用的针刺方法主要有以下三种。

（1）深而速刺法：用于慢性胃肠炎，慢性结肠炎，风湿性关节炎，类风湿关节炎，退行性、创伤性关节炎，肩周炎，网球肘，腰肌劳损，坐骨神经痛，慢性痢疾，外阴白斑，三叉神经痛，中风后遗症，脊柱结核，骨关节结核，顽固性失眠，阳痿，慢性盆腔炎，痛经，肌肉风湿，各类关节积液，疖肿排脓，乳腺炎排脓，脂肪瘤；皮下囊肿，滑囊炎，甲状腺囊肿，腱鞘炎和腱鞘囊肿（以刺破囊腔和上下壁为度）。瘰疬，甲状腺冷结节刺至核的中心为度。刺鸡眼，要刺致坚硬组织的根部。

（2）浅而点刺法：主要用于各种色素痣，小寻常疣，扁平疣，软疣，小血管瘤，趾、指关节炎，顽固性面瘫，三叉神经痛，耳源性眩晕，眶上神经痛，久治不愈的溃疡，黏膜溃疡，甲癣，皮肤结核，外阴苔藓，末梢神经炎。

（3）慢而烙熨法：主要用于直径大于5 mm的色素痣，类疣赘，久而不愈合的溃疡，下肢静脉曲张的溃疡和老年斑，雀斑，浅表性血管瘤，内痔，瘘管，肛裂，外痔，小片白癜风，慢性咽炎等。一般疾病均以细火针为主。中粗火针：用于各种关节积液，囊肿，小面积黏膜斑，乳痈，囊肿的排脓，脂肪瘤，小面积色素痣，血管瘤，各类疣。火铍针、火镵针：系二针合用，先用火铍针，迅速烙刺，然后以火镵针烙熨修补，可起到强化止血作用，适用于外痔，皮肤赘生物，高突的疣，瘤等。操作时，切割至皮肤相平为度，然后以无菌敷料包扎。火镵针还可以用于浅表溃疡，肛裂，浅表性血管瘤，大面积表痣，老年斑，内痔、慢性咽炎等。三头火针：主要用于中等大小的疣，高出皮肤不超过0.5 mm的疣类，雀斑，老年斑，黏膜溃疡，牛皮癣。

祁越把各种针具发挥得淋漓尽致，对腧穴的运用很讲法度，其透穴疗法应用尤其值得重书。透穴疗法又称过海针、过梁针、过堂针等，就是用较长的毫针，从某一穴位刺入，使针锋沿着一定方向，经过机体某些组织，然后将针锋推至另一穴位之下，从而增强调节经气作用的特殊针法。对于某些疾病，它比一针一穴的刺法临床疗效高。如肩关节扭伤引起颈部疼痛，条口透承山，确为其他针法所不及。

4. 辨证埋线，根治顽疾

慢性顽固性疾病一向使患者痛苦，医者困苦。祁越在多年临床工作中都在观察、总结、改进各种治疗手段与方法，最终发现并验证了对颈椎病等多种常见慢性疾病疗效满意的治疗方法——埋线疗法，以整体观和辨证观为指导，以脏腑、经络、气血等理论为基础，根据病症特点，辨证论治，取穴配方，发挥针刺、经穴和线的综合作用，激发经络气血、协调机体功能，以使气血调和、阴阳平衡、邪去正复，是中医针灸学在临床上的延伸和发展。颈椎病以C3、C5、C7夹脊穴为施术部位，常规消毒并局麻后，用埋线针与皮肤45°～60°进针，埋线于肌层，以靠近神经根更佳，合并头晕可在C3横突加一线，合并手麻则在C7横突加一线。整个治疗过程从定点取穴到术口贴敷，仅仅数分钟时间，术后只需患者注意针眼3日不沾水，清淡饮食，30日1次，连埋3次即多治愈。如此，医者省力省心，患者省时省事。乳腺增生则在膈俞、肝俞行双穴对刺和双侧向下刺、膻中、三阴交向下刺、内关向上刺，20日1次。子宫内膜异位症则十七椎顺次向下透刺，膀胱俞透次髎、中脘向外侧和下侧，中极向下、归来双穴对刺、三阴交向上刺，左右交替，20日1次。强直性脊柱炎则肾俞双穴对刺和双穴向下同刺、骶髂关节和腰3、4夹脊均双穴对称向下刺。除此以外，还可埋线根治哮喘、牛皮癣（银屑病）、前列腺炎（尿浊）、带状疱疹后遗神经痛、慢性胃炎、消化道溃疡、肠易激惹综合征、慢性胆囊炎等。

（三）临证医案

1 头痛

李某，女，36岁。

［症状］头痛20余年，加重8日。患者近20年劳累、生气、夜寐欠安后头痛反复发作，伴恶心、呕吐。近8天，疼痛加重，伴头晕、恶心、呕吐，自觉昏沉。前额、眉棱骨及颞部胀痛，有跳动、抽动感。舌红，苔黄，脉弦。

［辨证］肝阳上亢。

［治则］平肝潜阳，清热止痛。

［针灸处方］大椎，天柱，太阳（双），曲鬓（双），率谷，养老。

〔治法〕锋勾针针刺大椎、天柱、太阳、曲鬓，毫针太阳透率谷、养老，留针30分钟，每日1次。

〔疗效〕治疗1次后患者疼痛缓解，治疗5次后治愈。

2 淋巴结结核

王某，男，45岁。

〔症状〕右侧颈部淋巴结结核，右锁骨上淋巴结结核酿脓期，未溃破。舌紫红，苔黄，脉弦。

〔辨证〕热毒血瘀。

〔治则〕清热解毒，活血化瘀。

〔针灸处方〕肺俞，四花，天井，百劳，臂臑，少海，肘尖。

〔治法〕锋勾针刺肺俞、四花，细火针刺天井、百劳、臂臑、少海、肘尖。细火针围刺脓肿，针尖向脓肿中心，粗火针点刺脓肿中心2～3次。针毕，脓肿局部拔罐吸出脓液，包扎保护。每周1次。

〔疗效〕治疗1个月后，脓肿消除，疮疡已敛。

3 外阴白斑

张某，女，39岁。

〔症状〕外阴反复瘙痒13年，加重1周。患者13年前因外阴瘙痒于医院就诊，确诊为外阴白斑，近13年瘙痒反复，外用补骨脂膏、痛敏膏等止痒，停药后反复。近1周外阴瘙痒加剧，夜间有神。查体：大阴唇萎缩变平，阴唇沟内白斑融合成行，皮肤发皱、粗糙、弹性差、分泌物少。舌红，少苔，脉细。

〔辨证〕肝肾阴虚。

〔治则〕滋阴补肾，敛阴护肝。

〔针灸处方〕秩边，八髎等。

〔治法〕毫针刺秩边（针感传向前阴部），火针刺八髎。外阴消毒，局部浸润麻醉后，用细火针散刺白斑病损区，深度1 cm，针间距2 cm，并用多头火针散刺，深度1～2 mm，针距0.7 cm。每10日1次。

〔疗效〕治疗1次，7日后无明显外阴瘙痒，行毫针刺秩边、三阴交。治疗3次后，外阴部皮肤弹性恢复，皮色转红，分泌物增加，阴道干涩消失。

4 下肢静脉曲张

陈某，女，32岁。

〔症状〕左小腿内侧静脉曲张4年余，左下肢肿胀疼痛加重1周。患者工作环境湿冷，孕期出现下肢静脉曲张，下肢肿胀疼痛并进行性加重。查体：左下肢内侧可见分布不均蚯蚓团样青紫色凸起，左下肢水肿增粗。左下肢浅静脉瓣膜功能试验（＋），交通支瓣膜功能试验（－）。舌尖红，苔薄白、滑润，脉沉涩。

〔辨证〕气滞血瘀。

〔治则〕理气，活血，化瘀。

〔针灸处方〕局部。

〔治法〕左手拇指固定于左下肢曲张静脉团近心上端，右手以磁圆梅针垂直由下至上叩刺静脉团，叩至静脉团局部凸起融合成块。

〔疗效〕治疗1次后，患者左小腿肿胀疼痛减轻，原发部仍有残存静脉曲张团。复治疗1次，治愈。

5 梨状肌综合征

王某，男，40岁。

〔症状〕双侧臀部疼痛伴小腿后外侧放射痛10日。10日前因外伤两侧臀部疼痛，次日伴双侧小腿后外侧放射疼痛。查体：梨状肌紧张试验（＋），直腿抬高试验（＋）。舌淡红，有瘀点，苔薄白，脉涩。

〔辨证〕血瘀证。

〔治则〕活血化瘀。

〔针灸处方〕代秩边穴（髂前上棘与股骨大转子中点连线内的等边三角形中压痛点）。

〔治法〕压痛点处用15 cm员利针75°于皮肤向后进针，四周围刺，每针间距3 cm，以针感向足趾放射为宜，留针30分钟。压痛点穴位注射维生素B_1 100 mg、维生素B_{12} 500 mg、三磷酸腺苷20 mg、地塞米松5 mg、2%利多卡因2 mL；并局部拔罐，留罐10分钟。3～5日1次。

〔疗效〕治疗1次后，患者诸症缓解。治疗4次后，痊愈。

冀来喜

（一）生平简介

冀来喜，男，汉族，出生于1964年，山西保德人。1986年7月参加工作，研究生学历，医学博士，二级教授，博士生导师，享受国务院特殊津贴专家；山西中医药大学副校长、党委委员；1986年本科毕业后在太原市人民医院中医科任医师，1988年9月至1991年7月在南京中医学院（现南京中医药大学）针灸学专业攻读硕士学位，毕业后到山西中医学院（现山西中医药大学）从事针灸学的临床、教学、科研等工作，并在此期间于1995年9月至1998年7月在天津中医学院针灸学专业攻读博士学位。冀来喜1999年11月至2010年6月任山西省针灸研究所、山西中医学院第三中医院主任，2010年1月任山西中医学院副院长，2017年任山西中医药大学副校长。

冀来喜主要从事针灸学的教学、临床及科研工作。擅长"新九针"疗法，独创新九针长针"秩边透水道"针法直达病所，对于慢性前列腺炎的治疗取得良好疗效，现已广泛应用于泌尿生殖系统疾病；提倡"埋线疗法"，一直致力于腧穴处方的规范化工作，注重"根据病情需要选择治疗手段"，倡导临床治病"以效为宗"，形成"针药结合、中西医融汇"特色、具有山西省地域特色的以"新九针"疗法为主的多种针灸技术综合运用的治疗方法。主编、副主编、参编国家级规划教材6部，如《针灸学》《针灸治疗学》等，主编出版专著6部，如《新九针实用技术》《九针治疗疼痛性疾病》《九针治杂病》《针灸适宜病种优势技术组合治疗》《实用新九针治疗学》等。主讲新九针电视教学视频，将新九针内容从文字上升为直观的影像资料。完成及承担国家科技部、国家自然科学基金等国家级课题5项、省部级课题8项；发表科技论文国家级15篇，省级20余篇；主持科技部"十一五"支撑计划课题1项，参与1项；参与科技部"十二五"支撑计划课题1项，主持国家自然科学基金面上项目5项；获省科技进步奖二、三等奖各1项，省教学成果奖二等奖1项，省高校科技进步奖一、二等奖各1项。

（二）学术观点与针灸特色

1. 传承发展，创新技术

冀来喜继承师氏"新九针"学说，并通过临床不断验证，灵活思辨创新，形成了以"新九针"疗法为主的优势技术组合疗法：联合磁圆梅针疗法激发经气、火针疗法温阳通经、埋线疗法祛顽疗瘤、长针"秩边透水道"针法直达病所的优势，治疗痛经，疗效确切。在针灸优势技术组合治疗周围型面瘫时，冀来喜采用梅花针、镵针、针刀、锋勾针、毫针等多种针具配合，发挥各针具之所长，整体综合调治，弥补毫针之不足：梅花针叩刺局部经络腧穴，起到通经络、调气血的作用，改善局部血液循环，恢复肌肉功能；镵针纵向划割患侧颊黏膜可促进气血运行、改善局部代谢，控制疾病在最初阶段的发展。

2. 针药并用，以效为宗

冀来喜在临床治疗中，不拘泥于针法，为达到良好疗效常常针灸与中西药并用，对周围性面瘫、痛经、顽固性便秘、慢性前列腺炎等疾病的治疗有心得和经验；治疗周围性面瘫中西医结合，针药并用，主张早期及时静脉输液，消除面神经水肿，如有合并中耳炎，乳突炎应早期合用抗感染及抗病毒药，必要时给予地塞米松针10 mg冲击治疗3～5日；中药以银翘散加钩藤方加减为主。同时在针刺临证操作时，冀来喜注重"治神""守神"，诊治过程中力求给患者营造安静环境，针刺时自己也全神贯注、目无外视、心无内慕，以求佳效。

3. 腧穴处方，专病专方

冀来喜一直致力于腧穴处方的规范化工作，通过文献筛查、实验研究及临床验证等，提出了腧穴胃病方（中脘、内关、足三里）、肠病方（中脘、天枢、上巨虚）、降脂方（曲池、中脘、丰隆）、降压方（太冲、合谷、曲池）等，力求为针灸临床提供规范取穴、用穴的治疗处方。

（三）临证医案

1 偏头痛

患者，女，34岁。

［症状］患血管神经性头痛6年，以两侧鬓角疼痛为明显，多为胀痛，痛时自觉有搏动感。平素头闷不适，大发作时每日卧床不起，恶心，不愿睁眼视物。曾多次求治，病情无明显好转。

［辨证］气滞血瘀。

［治则］理气化瘀。

［针灸处方］太阳（双），大椎，天柱（双）。

［治法］取三棱针快速点刺两侧太阳穴，出血3 mL；再刺大椎、天柱（双），出血6 mL。隔日1次。

［疗效］针后疼痛明显减轻，自感头部轻松，精神振作。隔日针第2次后，头部胀痛消失，还有发闷不适。又用上法治疗2次，疼痛消失。随访2年，未再复发。

2 皮肤乳头状瘤

患者，女，49岁。

［症状］患者于就诊前1个月自感右乳房外上方生长多年的小瘤，因摩擦而发炎疼痛。某医院建议手

术治疗,因畏惧手术,故来诊治。经检查右乳房外上皮肤处有一乳头状瘤,直径约2.5 cm×2 cm,质柔软,蒂长而细,瘤顶红肿。

〔辨证〕血瘀证。

〔治则〕破血消癥。

〔针灸处方〕病变部位。

〔治法〕用火铍针齐根烙割病变组织,一针即下,术后常规包扎。

〔疗效〕烙割后痛感立即消失。半年后创面平整如初,未留任何瘢痕。

③ 梨状肌损伤

患者,男,30岁。

〔症状〕左侧腰腿痛半年余。患者自诉半年前卸货时不慎将腰扭伤,左侧腰胯疼痛向同侧下肢放射,夜间明显;左腿不能负重,脚外侧麻木。

〔辨证〕气滞血瘀证。

〔治则〕理气舒经,活血通络。

〔针灸处方〕秩边(左)。

〔治法〕采用圆利长针垂直深刺患侧秩边,深度3寸左右,行强刺激,针感至足趾后出针,不留针。隔日治疗1次。

〔疗效〕针5次后,疼痛减轻。又治5次,腰腿痛止,麻木消失。

④ 便秘

患者,男,42岁。

〔症状〕就诊前近20天来大便干硬,每4～5日大便1次,粪块硬结,难以排出。舌质红,苔黄燥,脉沉实。经服各种通便药治疗无效。

〔辨证〕热秘。

〔治则〕清热通利。

〔针灸处方〕大肠俞(双)。

〔治法〕用员利针快速刺入皮下,进针大肠俞1.5寸,行强刺激。隔日治疗1次。

〔疗效〕第1次治疗后当日即排便。治疗1周后,由原4～5日大便1次,转为2～3日1次。继续治疗1周后,大便恢复正常。随访3年,未复发。

⑤ 周围性面神经麻痹

患者,女,32岁。

〔症状〕因左侧口眼歪斜10日就诊。患者10日前晨起刷牙漏水,出现左侧眼睑闭合不全,口角歪向右侧,鼓腮漏气,左侧额纹消失,鼻唇沟变浅,进餐时食物留滞于左齿颊间,左侧耳后疼痛,查体:口角向右歪斜,左侧眼睑闭合不全,左侧额纹消失,鼻唇沟变浅,听觉过敏,味觉减退,左侧耳后乳突区压痛明显,无发热恶寒,无声音嘶哑、吞咽障碍等不适,纳差,眠可,二便正常。舌红,苔黄,脉浮数。

〔辨证〕风热型面瘫。

〔治则〕疏风散热,行气活血。

〔针灸处方〕完骨,阳白,翳风,地仓,颊车,迎香,合谷,内庭,曲池。

〔治法〕① 梅花针治疗:用棉球包裹梅花针针头,轻度叩击面部三阳经15分钟,以患侧为主,每日1次。② 镵针治疗:嘱患者张嘴,医师一手用纱布固定患者嘴唇,另一手用镵针每隔0.5 cm纵向划割患侧齿缝线相对的颊黏膜,微出血为度,2～3周1次。③ 针刀治疗:取左侧完骨穴,常规消毒后,用0.6 mm×50 mm针刀局部松解后拔罐,留罐5分钟。此治疗仅做1次。④ 毫针治疗:取阳白、翳风、地仓、颊车、迎香、合谷、内庭、曲池,采用0.35 mm×40 mm毫针,进针0.5～0.8 cm,早期不行针,留针30分钟,每日1次。⑤ 配合西药治疗:静脉滴注注射液七叶皂苷钠20 mg,每日1次,共7次;阿昔洛韦0.4 g静脉滴注,每8小时1次,共7次;甲钴胺片0.3 mg口服,每日3次,共7次;地塞米松磷酸钠注射液5 mg静脉滴注,每日1次,持续3～5日。7次为1个疗程。

〔疗效〕治疗2个疗程后,患者耳后疼痛明显减轻,症状好转,继续采用梅花针、镵针、毫针治疗,另加灸法治疗(雀啄灸阳白、颧髎穴,以皮肤潮红为度,双侧足三里施温针灸)。隔日1次。患者明显好转,继续治疗2周后面部恢复正常。

⑥ 慢性顽固性便秘

患者,女,67岁。

〔症状〕排便困难10年,近8日未排便。就诊时排便困难,艰涩不畅,粪若羊屎、质干、量少,7～9日一行,伴有腹胀腹痛,排便后可缓解,口干口臭,精神食欲欠佳,睡眠一般。舌红少津,苔黄燥,脉滑微数。

〔辨证〕热秘。

〔治则〕泻热导滞,益气通便。

〔针灸处方〕至阳,胃俞,大肠俞,肾俞,天枢,中脘,上巨虚,三阴交。

[治法]将细火针于酒精灯外焰烧至白亮,快速刺入上述穴位,不留针。2日治疗1次,3次为1个疗程。

[疗效]治疗2个疗程后,患者大便4～5日一行。再予上述穴位埋线巩固治疗,30日一次,经2次治疗后,大便2～3日一行,通畅无阻。随访2个月,其间饮食不节时复发,调整饮食习惯后大便正常。

7 耳大神经痛

患者,男,59岁。

[症状]右侧面部及下颌部间断性放射痛10个月余,加重1个月。患者10个月前无明显诱因下出现右侧面部及下颌部剧烈疼痛,呈放射状,甚时及耳,于当地医院口腔科诊断无异常,头颅MRI检查无异常。随后疼痛发作频繁,就诊于北京301医院,确诊为"耳大神经痛",就诊时患者右侧颌面部间断放射疼痛,甚时及耳和舌根,夜间症状重。查体:外耳道内无疱疹,口腔未见异常,右侧下颌部轻微肿痛,颈部肌肉紧张,右侧风池、下关、颊车穴处压痛。口干,纳可,眠差,二便调。舌红,苔黄腻,脉数。

[辨证]湿热蕴结证。

[治则]清热祛湿止痛。

[针灸处方]风池,下关,颊车,头维,颧髎,下关旁天应穴,大迎,合谷,内庭。

[治法]① 取风池行锋勾针法。② 取下关、颊车行火针疗法。③ 毫针针刺头维、颧髎、下关旁天应穴(颧弓下沿,下关穴前方)、大迎、合谷、内庭、头维、颧髎、大迎、下关旁天应穴行平补平泻,合谷、内庭用泻法,每10分钟行针1次,留针30分钟。以上治疗每周1次,1个月为1个疗程。

[疗效]患者第1次治疗后疼痛明显减轻。连续治疗1个疗程后,未再发生疼痛。随访半年,未复发。

8 白疕

患者,女,18岁。

[症状]全身皮肤起疹1周。现病史:1周前背部、腰部、大腿及上臂出现绿豆大小红色丘疹,表面尖部附有白色鳞屑,夜晚瘙痒,抓后表面有血露。大便干,小便略黄。舌质红,苔黄,脉弦数。

[辨证]血热型。

[治则]祛风泻热,和营止痒。

[针灸处方]肩髃(左),曲池(右),血海,肺俞,膈俞,大椎,夹脊穴(T1～L5)。

[治法]① 肩髃(左)、曲池(右)、血海、肺俞、膈俞、大椎行穴位埋线疗法。② 夹脊穴(T1～L5)行小针刀疗法,达到肌层后纵行切割2～3刀,深度20～25 mm,每2周治疗1次。嘱患者针刀、穴位埋线处3天内勿沾水,治疗期间忌食葱蒜辣椒、酒肉鱼虾,2周后复诊。

[疗效]复诊瘙痒感减轻,丘疹表面鳞屑减少,继续给予小针刀治疗1次。3诊自觉精神状态明显好转,瘙痒症状基本消失,全身丘疹已褪去9成,仅在大腿部有少量丘疹,继续予相同穴位埋线及小针刀治疗。1个月后随访,全身丘疹均消失,无新发丘疹出现,无夜间瘙痒,二便正常,背部皮肤光滑,无丘疹,有少量色素沉着。

9 子宫内膜异位症

患者,女,35岁。

[症状]患者7年前行剖宫产手术,术后每次月经来潮时小腹坠胀疼痛,平素月经持续4～6日,周期为27～29日,经量适中,色暗。曾长期口服布洛芬缓释胶囊,偶尔出现反酸,于当地医院治疗。妇科检查示:子宫增大,子宫直肠窝有触痛,并有鸽子蛋大小囊性包块;彩超检查示:子宫后下方有1.0 cm×2.0 cm的囊性占位。就诊时小腹胀痛明显,月经量偏少,淋漓不畅,血色紫黯,有血块,伴乳房胀甚,偶有反酸,食欲欠佳,睡眠一般。舌暗,苔薄黄,脉弦细。

[辨证]气滞血瘀证。

[治则]理气活血,调经止痛。

[针灸处方]秩边,水道,肝俞(双),肾俞(双),次髎(双),关元(双),足三里,三阴交(双),阳陵泉,血海,太冲。

[治法]磁圆梅针轻度叩刺少腹部任脉、足阳明胃经、腰骶部督脉及足太阳膀胱经的第1、第2侧线,叩刺5次。然后用长针进行"秩边透水道"治疗,以针感传向会阴部为宜,留针30分钟。最后用细火针取肝俞(双侧)、肾俞(双侧)、次髎(双侧)、关元(双侧)、足三里、三阴交(双侧)、阳陵泉、血海、太冲等穴位治疗。速刺不留针。每周3次,治疗5个月。

[疗效]治疗后,患者症状基本缓解。

🔟 顽痹

患者,女,45岁。

[症状]双手第二指关节红、肿、痛,伴双肩、双膝关节疼痛4个月余,加重1周。就诊时患者自诉晨僵,活动后好转,四肢乏力,举上肢、抬下肢时活动受限,影响正常生活。舌红,苔白,脉细数。

[辨证]湿热型。

[治则]清热化湿,活血通络。

[针灸处方]大椎,华佗夹脊穴,风池,曲池,合谷,关元,梁丘,足三里,阴陵泉,内庭,手指关节两侧及中央。

[治法]一诊:将火针的尖部在酒精灯外焰烧至通红快速点刺大椎、华佗夹脊穴、手指第二指关节两侧及中央;毫针针刺风池、曲池、合谷、关元、梁丘、足三里、阴陵泉、内庭,得气后停止施针,留针30分钟。二诊:继用火针治疗,毫针加刺人中、极泉、委中、局部取穴同上。艾灸关元、曲池、足三里。人中,针尖向鼻中隔方向斜刺0.3～0.5寸,用重雀啄法,至眼球湿润或流泪为度;极泉,沿经下移1.0寸,避开腋毛,直刺1.0～1.5寸,用提插泻法,以患侧上肢抽动3次为度;委中,仰卧直腿抬高取穴,直刺0.5～1.0寸,施提插泻法,使患侧下肢抽动3次为度。常规方法艾灸关元、合谷、足三里,至皮肤潮红为度。三诊:火针点刺手指关节两侧改为指关节中间,其他治疗同上,且配合中药治疗。治疗原则为清热利湿,化瘀降浊,通络止痛。

[疗效]一诊治疗后:患者双手第二指关节肿痛症状减轻,仍有晨僵、疼痛、乏力、四肢活动受限;二诊治疗后:患者双手第二指关节红肿消失,晨僵、疼痛、乏力减轻,举上肢、抬下肢时活动受限减轻;针药并用治疗2个月后,患者全身小关节疼痛减轻,手指第二指关节红、肿、晨僵感消失,肢体有力,可进行日常活动。

第二节　谢氏艾灸

一、流派溯源

谢锡亮出身于医学世家,青少年时期在家中受其兄长们的影响,耳濡目染,热爱传统中医药学,师从著名针灸学家、教育家承淡安,以振兴针灸为己任,在其家传针灸的基础上,求学于海内外,博采众长,针灸之术高超,尤善深刺风府和灸法,用药选穴精简有效,从事针灸临床及教学工作60余年,创立了中国针灸专门学校以及针灸实验学校。传至其嫡孙谢延杰,针灸医术已祖传四代,是澄江针灸学派再传弟子,临床擅长直接灸(麦粒灸)、隔物灸(隔药灸)、雷火神针(太乙神针)、悬灸、新铺灸、毫针、火针、针挑、刺血、火罐等自然疗法,并将上述诸法灵活运用,随症加减,疗效显著。谢锡亮毕生研究中医学的志向不衰,为继承师志,弘扬澄江学派针灸医学,发展特色灸法做出了重要贡献;2009年被山西省针灸学会授予"针灸泰斗"称号。为全面传承谢锡亮灸法精髓,2014年在山西省针灸医院成立了"谢锡亮名医传承工作室";2017年10月,"谢氏艾灸"被列入山西省第五批省级非物质文化遗产代表性项目名录。

谢氏艾灸在几代人的不懈努力下,熠熠生辉。谢氏艾灸最大的特点是由四大灸法组成,分别为直接灸(麦粒灸)、间接灸(新铺灸)、实按灸(雷火神针)和悬空灸(温和灸)。谢氏艾灸在一个人身上同时用两种及以上的灸法,目的是为了提高疗效,其集治病、养生、寻病为一体,以取长补短、补泻分明、得气强烈、世守心法为精髓,对治未病、慢性病最为适合。

二、流派传承

(一)传承谱系

第一代:谢锡亮。

第二代:谢国治、谢晋生、关玲、秦宁泰、张长虹、杨占荣。

第三代:谢延杰、闫惠杰。

第四代:杨健行、王燕、杨健儒。

谢锡亮,毕业于开封日文专科学校。1948年随四胞兄学习中医针灸,1951年拜著名针灸学家承淡安为师,受到其亲灸教诲,尽得真传;毕生研究中医学的志向不衰,为继承师志,弘扬澄江学派针灸医学、发展特色灸法做出了重要贡献。

谢国治,15岁随父谢锡亮学习中医艾灸,18岁时每日针灸便有30～50人次,方圆数十里的百姓都前来向他求诊,目前已行医50余年。

谢延杰是澄江针灸学派再传弟子,中国灸届泰斗谢锡亮长孙,省级非物质文化遗产"谢氏艾灸"代表性传承人。他幼承庭训,绍衍祖学,熏陶积渐,自幼随父学习针灸歌诀、医学三字经、汤头歌诀、脉决、药性赋等。谢延杰自1993年侍诊祖父谢锡亮左右,耳濡目染,在其口传心授,精心栽培12余年后尽得真传,临床近30年。

杨健行作为第五代传承人,16岁随父谢延杰学习灸法,2014年考入河南省中医药大学针灸推拿系,毕业后又考入陕西中医药大学硕士研究生。

(二)传承工作

谢锡亮作为承淡安的嫡传弟子,与海内外澄江学派弟子共同继承老师遗愿,大力弘扬和发展针灸。1954年承淡安调入南京工作时,谢锡亮不愿去大城市而未追随,此后一直在县级医院工作,既以临床治疗疾病为主,又不断传道授业解惑于各类学府、讲堂。

在从医60多年时间里,谢锡亮医治了大量的常见病及一些疑难病,尤其善用针灸之术,惯用深刺风府和灸法;主张用药贵专而不在多,取穴宜精而不宜多,简、便、廉、验能治大病方为良医。本着"针所不为,灸之所宜"的原则,谢锡亮认真研究人体免疫性疾病的防治方法。几十年来,他坚持潜心研究中医古籍,对经络腧穴、阴阳五行、子午流注、灵龟八法等进行了深入钻研,设计出许多简便的图表,把深奥难解的古典医学变为通俗易懂的知识传授给学生。除《针灸基本功》《谢锡亮灸法》等广为人知的代表著作,他还曾去中国台湾省《自然疗法》《明通中医药》上宣传针法灸法,引起了国外医学界的高度重视。谢锡亮研制出了外用烧伤药、骨质增生膏、内服中药降软合剂、乙肝胶囊等补治各种神经病、神经麻痹及脑血管意外瘫痪病等药物。谢锡亮为弘扬中医针灸,传播针灸思想和技术,举办过30多期针灸学习班,函授学员海内外达万名以上,面授弟子逾千人,被后人赞为"针学巨擘"。此外,谢锡亮非常重视医德教育,以"大医精诚"为己训,言传身教,事必躬行。

凡聆听过谢锡亮授课的学生以及有幸被其医治的患者,无不为其医道折服。谢锡亮大力提倡针灸基本功的训练、直接灸治疗疑难病症等,更是对传统医学的继承和发扬的典范,在当今针灸界有重要意义。

三、流派名家

谢锡亮

(一)生平简介

谢锡亮(1926—2018年),男,祖籍山西侯马,1926年9月出生于河南省原阳县,是山西省名老中医、著名针灸大家,也是近代针灸教育家、澄江学派的重要代表人物之一。谢锡亮早年毕业于日文专科学校,青少年时期在家中受其兄长们的影响,耳濡目染,热爱传统中医药学,尤其钟爱针灸之术,于1948年

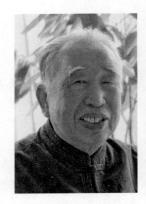

谢锡亮(1926—2018年)

开始潜心医学,博学经典,品学中药,苦练针术;3年得以窥其门径,悬壶出诊,多获良效。然仍感不足,潜心深造,于1950年不远千里,投考苏州中国针灸学研究社实习研究班,拜著名针灸教育学家承淡安为师,在其身边学习多年,刻苦学习,深入钻研,深得其学术思想。秉着服务于基层的热忱,谢锡亮曾在山西省襄汾县人民医院工作30多年,并于1987年创建襄汾县中医医院;历任副主任医师、主任医师、中医医院院长。同时,谢锡亮以振兴针灸为己任,在其家传针灸的基础上,求学于海内外,博采众长,从事针灸临床及教学工作近60年,创立了中国针灸专门学校以及针灸实验学校;历任山西省针灸学会副理事长、山西中医学院客座教授、香港中医针灸协会学术顾问、中国针灸专家讲师团教授、中华自然疗法世界总会顾问、中国澄江学派侯马针灸医学研究所所长。

谢锡亮注重知识和经验的总结、传播,编写了《针灸基本功》《针术要领》《灸法与保健》《实用家庭保健灸法》《灸法(基础、临床)》《特要穴的意义和临床应用》《药性赋注解》《简便验廉有效方》《长寿与三里灸》《小儿麻痹手册》《学习中医与古汉语的关系》《三十年代针灸杂志文选》《天干地支用法说明》等图书和宣传册。针对当时中医界的一些问题,他写了《漫谈影响中药效果的原因》《试谈中医处方用药的失误和弊端》等,发表过《中国传统灸法能治乙型肝炎》等90余篇文章;还设计了简便易用的"子午流注推算盘",及天干地支用法的说明书等。1989年,

他主讲的《中国传统灸法》由山西省电教馆拍成科教片，在全国发行；1993年11月获邀请参加第三届世界针灸大会；1996年9月获邀请参加第四届世界针灸学术大会；2009年被山西省针灸学会授予"针灸泰斗"称号。

（二）学术观点与针灸特色

1. 重视针灸基本功及医德教育

谢锡亮常说："临床医生使用针灸歌诀，犹如演员登场歌唱，相声家说白语一样，必须熟记，能够背诵，说来就来，从容流利，出口成词。否则临用时胸无成竹，茫然失措，再查书本那就来不及了。"谢锡亮认为歌诀是历代医学家经过千百年的临床实践和教学经验总结而来，熟读歌诀是今后从事针灸医学的基本功。在诸多歌诀中，谢锡亮认为《十四经穴分寸歌》尤为重要。读熟《十四经分寸歌》，不仅熟悉了全身穴位的名称，同时也对经脉在体表循行的路线有了概念，并且给循经取穴打下了良好的基础。接下来，勤加练习划经点穴以及针法灸法的操作也就事半功倍了。谢锡亮在恪守《标幽赋》中"取五穴用一穴而必端，取三经用一经而可证"的古训之基础上，总结出了"取穴姿势的三要点"：放松自然、充分暴露、有所依靠。针对每个具体腧穴也总结出了各自的取穴要点。如足三里的取法，并不是简单的犊鼻下三寸，胫骨前棘旁一横指，而是要同时与胫骨粗隆、阳陵泉参照才定。要与胫骨粗隆相距一寸，与阳陵泉也相距一寸，这样反复参详才能定位。此外，在针灸手法上，谢锡亮也提倡基本功，从治神开始，到进针手法、行针手法、出针手法等都有详细而独到的见解，弥足珍贵。比如，谢锡亮总结针刺方向的八条原则：向空虚的方向刺，向组织肥厚的地方刺，根据补泻原则刺，向病灶方向刺，沿经脉循行线刺，向有针感的方向刺，向安全的方向刺，根据穴道部位决定针刺方向等，既好记又实用。如大椎穴的针刺方向要沿着第一胸椎棘突的上缘斜向上刺，既安全又有效。膝眼穴首先要患者正坐屈膝，充分暴露穴位，然后在髌骨外下方找到最深的凹陷，向内斜刺，向空虚处进针，双膝眼的针最后要成为八字形。诸如此类的刺法要求不胜枚举，绝非教材上所言之直刺或斜刺、刺几寸等寥寥数语能比。跟随谢锡亮学习过的学生在其严格的教学下，对腧穴的定位、针灸的操作等皆中规中矩，出手即见严谨之风。

此外，谢锡亮酷爱教学工作，常以韩愈的《师说》、荀子的《劝学篇》以及"囊萤映雪""负薪挂角""头悬梁、锥刺股"的精神勉励学生，提倡刻苦求学，敬业尊师，修养医德，时刻以"大医精诚"严格规范自己，也要求弟子们熟背且付诸实践，以为解百姓之苦为己任，力求在保证治疗效果佳的基础上以最简便效廉的方法施治。他数十年来服务于基层，不断摸索总结经验，编写了不少简单易懂的医疗图书与宣传册以供学习使用，也经常义务下乡提供治疗，在方圆100多里的270个村庄中医治数万人次，尽显大医赤诚之心。

2. 提倡灸法，努力推行直接灸

山西省名老中医谢锡亮以医技精湛、医德高尚载誉三晋大地。谢锡亮临床善用直接灸治疗多种疑难杂症。重视直接灸也叫化脓灸，用精制之药绒（极细艾绒50 g，加白芷2 g、肉桂2 g、细辛2 g、麝香1 g，拌匀，密封备用）每日在穴位上施灸，艾壮如小麦、绿豆大小。根据患者耐受能力决定施灸壮数，一般每穴7～9壮，每壮需燃烧完，不贴淡水膏；或用发泡灸，每穴只灸1壮，艾壮如小麦大小，需燃尽，每3～5日灸1次，待水泡吸收后再灸，痛苦轻，不留瘢痕。

由于市场经济和价值观念的转变，当今许多医院形成重针轻灸的现象。谢锡亮认为，只用针而不用灸，失去针灸的一半作用，贻误患者，浪费医药，实为可惜。灸法简便廉验，最适宜在普通老百姓中间推广。所以，谢锡亮利用学术会议、报纸、杂志大力宣传灸法，曾著有《长寿与三里灸》，深受读者喜爱，印刷数千份，被索取一空。1989年由他主讲的《中国传统灸法》由山西省电视台拍成科教片，发行全国，受益者颇多。经过60余年的行医经历，谢锡亮运用直接灸治疗诸多中医、西医疗效不佳的疾病，积累了很多经验。经谢锡亮亲手治疗或间接治疗的有病毒性肝炎、慢性肾炎、慢性气管炎、哮喘、肺结核、肺门淋巴结核、小儿发育不良、癌症、白血病、红斑狼疮、硬皮症等免疫缺陷和免疫低下的疾病，以及内分泌失调等疾病，都收到了良好的效果。比如乙型肝炎，谢锡亮经过多年的精简提炼，采用灸肝俞、足三里治疗，一般在3个月可以改善症状，阳性体征消失，肝功能恢复正常。由于谢锡亮退休后安身基层，主要是为农村老百姓看病，患者来诊时均化验证实为乙肝，但是治疗好转后满足于症状、体征消失，恢复劳动力，大部分未能遵医嘱再做化验复查。但是从已经收集的复查结果看，只要坚持治疗的患者，6个月至1年可以使乙型肝

炎E抗原转阴，并出现乙型肝炎E抗体，还有一些出现表面抗体。谢锡亮曾深有感触地说："以我一生的经验总结，凡是大病、难治病、古怪病，用艾绒直接灸，都可以有效。这个方法不需要花钱，自己在家就可以治，最适合老百姓使用。而且凡是虚寒衰弱、免疫力低下，处于亚健康状态的人，都可以用灸法治疗、养生和保健。"所以谢锡亮采用农村随处可见的艾叶，带领学生提炼艾绒，制成金黄色的极细艾绒，这样做直接灸时可以减轻疼痛。然后精简用穴，改良灸术，强化技巧，在穴位上施用麦粒灸，患者稍觉灼痛，立即按灭，艾炷由小到大，壮数由少到多，患者初期没有痛苦，容易接受，长期施灸，会有舒适之感。谢锡亮善用直接灸法，注重任督二脉、膀胱经背俞穴和脾肾二脏，另对足三里尤为重视。灸法用穴，大多为强壮穴，任督二脉统领诸经，强壮穴较多，功效较大，主治范围广，也便于取穴施灸。五脏六腑有病皆可取膀胱经背俞穴，该处为脏腑经气输注之处，具有运行气血、濡润周身、抗御外邪等作用。脾为"五脏之母，后天之本"，肾是"一身之根，先天之本"，健脾补肾能强壮机体，对全身之疾病的治疗皆有裨益。足三里为直接灸法最常用穴之一，属足阳明胃经，胃经与脾经互为表里，灸足三里可使胃气旺盛，而胃为水谷之海，荣卫之所出，五脏六腑皆受其气，胃气盛，气血充盈，则"正气存内，邪不可干"，从而达到治病、防病之目的。谢锡亮道出自己精神矍铄、身体硬朗的秘诀是一直保持着直接灸（麦粒灸）足三里的习惯，灸"足三里"后不曾感冒，自觉身心舒适，精力充沛。直接灸"足三里"的意义不仅可以养生保健，对结核病、伤风感冒、肠胃病、高血压、低血压、动脉硬化、冠心病、心绞痛、风心病、肺心病、脑溢血后遗症及其他病症都有防治作用；有健步作用，能加强下肢体力，防治四肢肿满、倦怠、股膝酸痛，软弱无力诸症；还有补益肾气的作用，对耳鸣、眩晕、腰痛、尿频、遗尿、小便不通、遗精、阳痿、早泄、哮喘等有效。头痛、失眠、贫血、神经衰弱、乳痛、气臌、半身不遂等均可灸足三里。其他各种慢性病，如眼疾、视力减退、鼻病、耳病、过敏性疾病都可取用此穴。重直接灸也叫化脓灸（无菌性化脓），一般灸至15日左右才出现化脓，即痂下有分泌物出现（疮发），灸得轻时，分泌物呈白色或淡黄色；重时分泌物呈暗红色，颜色重，效果比较好。如果患者气血虚，免疫功能低下，有时20～30日才会出现分泌物，而且量少，再继续灸，分泌物会增多，气血、免疫功能

得到增强，疾病随之而愈。分泌物越多效果越好，灸的时间越长，分泌物越多。

3. 提倡精穴疏针

谢锡亮认为用针灸治病，虽无多大痛苦，但对大部分患者来说，总是一种精神上和肉体上的负担。因此，要尽量取穴中肯，抓住要害，少刺穴位，做到"精穴疏针"。他常说：精穴疏针比如用兵，兵贵精而不在多；比如打靶，只要瞄准，一发即可中的；比如开锁，只要钥匙对号，一触即开。用药也是这样，古代的经方药味少，如大承气汤只四味药，甘麦大枣汤只三味药；近代中医基础较好，有经验的医生用药也不太多，如宫外孕汤五味药，《蒲辅周医案》上的处方一般也不过十二三味药。由此可见，用药贵精而不在多，何况针灸取穴刺人皮肉，更宜精选了。

谢锡亮根据自己的经验精选了常用的特要穴，编成歌诀，让学生背诵。临床提倡使用原络配穴、俞募配穴、五输配穴、郄穴、八会穴、八脉交会穴等，选穴少而精，临床疗效高。谢锡亮临床治病，对一般成年人普通的疾病只取3～5穴，刺4～8针。谢锡亮的"精穴疏针"，一者体现医者让患者少受痛苦的仁心，二来是医者医疗技术的体现。这和当今有些人治疗面瘫在一侧面部要针刺40多针，治疗偏瘫在一侧肢体和头部甚至要刺上百针相比，实为鲜明对照。谢锡亮反对不讲腧穴的"排刺"法，认为疏针比密针效果好，能用三五针治病，就绝不取三五十针。

4. 深刺风府经验

谢锡亮从20世纪50年代即深刺风府，用于治疗小儿麻痹症、癫症、狂症等脑病，疗效卓著。谢锡亮自己早年在苏州跟随承淡安学习时，每天上午门诊经常深刺风府，主治范围甚广，举凡一切风证皆用风府。从此习以为常，不以为奇，更无恐惧之感。但后来看到田从豁、陈钟舜发表于1956年《中医杂志》上的《论深刺风府》《再论深刺风府》两篇文章，介绍河北保定精神病院深刺风府之经验，才引起进一步研究该穴的兴趣；此期间也读到针刺该穴不当会发生医疗事故伤及人命之报道，从此即提高警惕，审慎从事。谢锡亮后来专程到保定精神病医院拜访深刺风府的专家胡大夫。二人一见如故，促膝畅谈，胡大夫还专门为谢锡亮表演了深刺风府治疗精神病的手法。经过这次学习，谢锡亮解放了思想，此后几年治疗重症精神病，均深刺风府达2寸之深，对个别胖人深达3寸以上，从没出过问题。后来谢锡亮综合数十年的学

习与临床心得,总结出一些体会,撰写成《深刺风府》一文,生动、真实、科学地总结了该经验,常于各种学习班、提高班上传道解惑,尽心授艺。其学生用本法治疗小儿各种瘫痪6 000余例,针刺达1.5寸深,收效颇捷。

谢锡亮总结的深刺风府要领如下。

① 摆放体位:凡深刺风府,患者必须正坐,前面凭几,使有依靠,又须头正颈直,如立正姿势,使穴位暴露,显出陷凹。

② 针具选择:粗细以0.30～0.35 mm(28～30号)为宜,长短以65 mm(2.5～3寸)左右为宜,据患者病情选择。

③ 进针手法分三步:对准穴位,双手同时轻巧用力将针尖刺入皮下2～3 mm(1～2分)深,稍停,然后对准耳垂或鼻尖,向前慢慢地小角度捻转推进;如有阻力,可以徐徐提插,找空隙前进,此时比较安全,可以放心;约进入25 mm(1寸)以后,将右手放松,观察针柄方向,这是第一步。至此,如针柄和原定方向一致,可以向前用极小角度捻转刺入,约到50 mm(2寸)左右,再松开右手看针柄方向,同时观察患者面色表情,此为第二步。稍停,情况正常再向前推进,但不加捻转,约到60 mm(2.5寸)左右时稍停,这是第三步。此时已临近危险区,要注意针下的感觉和患者反应。医者要针不离手,手不离针,凝神静气,慎重从事。

④ 反复行抽刺术二三度,进针如上后,如果情况正常,可以缓慢向上抽出5～7.5 mm(2～3分),再向下轻轻进针5～7.5 mm(2～3分),如此反复2～3次,以加强刺激量,此即所谓“抽刺术”。千万不能乱捣乱捻,防止损伤脊髓和刺破血管,形成深部出血。这时医者要聚精会神,屏住气息,仍然针不离手,手不离针,细细体会针下感觉,并用部分眼光密切注意患者反应。倘若患者尖叫或抖动,或诉说针感沉重,就立即向外轻缓地抽出5～10 mm(2～5分),停留在安全区内,稳定一会儿。如有必要,再轻轻抽刺一二下即可。虽再无以上情况出现,也不宜再多刺。

⑤ 出针手法分三步:第一步,由深部徐徐抽至50 mm(2寸)以下,稍停。第二步,再抽至25 mm(1寸)以下,稍停。第三步,最后不加捻转,直拔而出。要做到在患者不知不觉时已经出针,技术才达高超。拔出针后,立即用棉球稍稍揉按压迫穴位,并轻轻转动几下患者头部,以缓和紧张情绪,揉按力量先由浅

及深,再由深及浅,然后慢慢松开。最后让患者取坐位或卧位休息20～30分钟。重症每日1次,可以连刺3日,以后间日1次,或隔2～3日1次,共计8～10次为1个疗程,须休息10～15日,必要时再刺。谢锡亮用此法治疗脑病,皆获良效。

(三)临证医案

1 滑胎

杨某,女,25岁。

[症状]患者平日月经后期,经量多,血色紫红,时有块。怀孕后,常有头晕心悸,腰膝酸软小腹冷胀,四肢欠温。面色少华,舌淡,苔薄白,脉左寸滑利,右尺沉弱。发育正常,营养欠佳。

[病史]婚后曾孕3次,每次均在4～5个月内流产。此次就诊时,已孕2个月余。患者及家属十分担忧,前来求治。

[辨证]怀孕后常有头晕心悸、腰膝酸软小腹冷胀、四肢欠温。面色少华,舌淡苔薄白,脉左寸滑利,右尺沉弱,中医辨病辨证属滑胎,气血亏虚证,因冲、任、肾三经气血皆虚,不能摄血养胎,胞宫失养而致滑胎。

[治则]温宫固胎,补血益气。

[处方]取穴子宫、阴交、府舍三穴,用麦粒大小艾炷直接施灸,每次每穴各灸5壮,隔2日灸1次,连续灸治5次。自觉腰酸乏力、头晕心悸症状好转,面色转润,因而增强了信心。以后每3日灸1次,直至怀孕超过6个月止。

[疗效]足月顺产一男婴,至今母子均健,合家欢乐。

2 眩晕症

李某,女,30岁,农民。

[症状]5～6日前,突然感到头晕目眩,如乘舟船,天地旋转,恶心呕吐,不能进食。患者双脚软弱,不能独立行走,摇摇欲倒,靠人搀扶步入诊室,面色清瘦,语言无力,呈明显病容。

[病史]平素健康,经常忙于家务和田间劳动。发病后头晕目眩,恶心呕吐,卧床不起。经过输液、注射、吃西药等多种方法治疗,效果不明显。

[辨证]头晕目眩是梅尼埃病主症之一,患者伴恶心呕吐、不能进食,中医辨病辨证属眩晕,湿

浊上扰证,故头晕目眩,肝胆郁热,木伐脾胃而致呕吐。

[治则]清热化湿,疏肝利胆。

[治法]取穴百会、足三里,用麦粒大小艾炷直接施灸。灸百会30壮以清头目,治眩晕;灸足三里以健脾胃,每次每穴7～9壮,每日1次。辅以中药清肝热而化痰浊,凡五诊而愈。

[疗效]第5日能骑自行车来诊。自觉头目清爽,眩晕消除,能进饮食,百会穴恢复感觉。

3 小儿夜尿

蔡某,女,9岁。

[症状]患儿自3岁患"流脑"治愈后,一直夜间遗尿,从未间断,虽经多方医治,收效不大。患儿面色萎黄,形瘦,手指发凉,少气乏力。苔白质淡,舌有齿痕,脉沉细缓。

[辨证]遗尿一证,多因下元虚冷或脾肺气虚所致。患儿自3岁患"流脑"治愈后,一直夜间遗尿,面色萎黄,形瘦,手指发凉,少气乏力。苔白质淡,舌有齿痕,脉沉细缓。中医辨病辨证属小儿夜尿,脾肺气虚证。脾胃为后天之本,其华在皮毛,患儿形瘦、面色萎黄,则脾气虚。肺气不足则上虚不能制下,膀胱摄制无权而致遗尿。

[治则]健脾益气,敛肺缩尿,培元固肾。

[治法]取穴关元、中极、三阴交(双),每穴灸5壮,隔日灸1次,3次后遗尿止,10次后停灸观察。

[疗效]2个月后随访,未有复发。其母说:"自灸后至今,脸色好转,精神活泼,食欲增加,腿脚勤快了。"

[按]身柱穴,为治小儿百病之要穴,长期施灸可以强壮身体,增强体质,防病御邪,旺盛机体新陈代谢;关元、中极属任脉经之要穴,用于泌尿生殖系统及腹部诸疾,对遗尿一证,尤有良效;三阴交具有滋补脾胃,强壮身体之功,属足太阴脾经,为妇科及泌尿系之要穴。诸穴配伍,直接施灸,治疗遗尿,效果显著。

4 男性不育症

陈某,男,26岁。

[症状]婚后3年余不育。患者身体日见衰弱,不能劳动,耳鸣眩晕,消瘦,精神不振,寡言少语,发育营养一般,腹诊无发现异常,精液化验不正常。

[病史]经检查,得知男方有病,精液稀薄,精虫很少。先后去过西安、太原、北京,用药200余剂;以及其他方法治疗,化验结果均不理想。

[辨证]患者结婚3年不育,身体日见衰弱,不能劳动,耳鸣眩晕,消瘦,精神不振,寡言少语。中医辨病辨证属不育症,肾虚证。肾为先天之本,肾藏精,肾虚则身体羸弱、耳鸣眩晕、精神不振,寡言少语。

[治则]温补肾阳,益气涩精。

[治法]取穴关元,用麦粒大小艾炷直接灸。每次20～30壮,每日1次,连灸10日,以后间日1次。1个月后,自觉精力增长,性交时间延长了,又继续施灸1个月。女方停经,50日以后妊娠试验阳性,终止治疗。

[疗效]当年生一子甚壮,合家欢乐。

[按]关元穴主一身之元气,系小肠经之募穴,为足三阴经与任脉之会,又称十二经脉之海,为益肾固本、补益元气、回阳固脱之要穴。用小艾炷直接灸强壮肾气,从而改变精液质量,使不育症在短期内获愈,实为关元穴之功。灸法之效验,治疗此病胜过药物,值得推广。

5 慢性乙型活动性肝炎

张某,男,46岁。

[症状]患者患胃病1年多,近3个月来症状加重。现右胁胀痛,夜间尤甚,全身乏力,不能劳动。食量减少,时有恶心、呕吐。精神不振,面色污秽、青暗、无光泽,呈慢性肝病重病容,活动则气短头晕,不能支持。贫血明显,皮肤巩膜无黄染,见肝掌及蜘蛛痣,上腹部静脉明显,双下肢有可凹性浮肿。

[病史]过去身体很好,是一个强劳力。自前年发现食后不舒,饮食减少,一直按胃病治疗,服用很多胃药无效。

[辨证]从病史症状、体征、血象、肝功、乙肝六项、B超等,诊断为慢性乙型活动性肝炎、肝硬化。患者右胁胀痛,夜间尤甚,全身乏力,不能劳动。食量减少,时有恶心、呕吐。精神不振,面色污秽、青暗、无光泽,呈慢性肝病重病容,活动则气短头晕,不能支持,贫血明显。中医辨病辨证属慢性乙型肝炎,脾虚肝郁证。脾主运化,脾虚则纳差,时有恶心呕吐,脾为气血生化之源,脾虚则气血化生不足,活动则易气短头晕。

[治则]补脾益气,疏肝理气。

[治法]主穴为肝俞、脾俞、足三里(化脓灸);配

穴为中脘、关元(化脓灸)。每日1次,每次7～9壮,前10日每日1次,以后间日,长期坚持施灸。

[疗效]经过80多日施灸,疗效甚好,食量增大,腹水及浮肿消失,体力充沛,精神愉快,面色红润。体重增加8千克,外表一如常人。

6 反复感冒

患者,女,42岁。

初诊:2007年1月17日。

[症状]2年以来经常感冒,近1个月加重,合并支气管炎。临床见咳嗽、痰多,经用抗生素等输液治疗28日,疗效不佳。怕冷,背部发凉,多汗,鼻流清涕,腰背酸困,全身乏力。舌质淡,苔白,脉细。

[辨证]患者咳嗽,痰多,怕冷,背部发凉,多汗,鼻流清涕,腰背酸困,全身乏力。舌质淡,苔白,脉细。中医辨病辨证属感冒,虚寒证。患者既往感冒未愈,现怕冷多汗,鼻流清涕,全身乏力,舌淡苔白,脉细,是典型的虚寒证。

[治则]温中散寒,止咳平喘。

[治法]穴取大椎、肺俞、关元、足三里,每穴7壮。用直接灸法。

[疗效]灸治1次后,多汗、鼻流清涕、腰酸困、全身乏力等症状消失。1个月后,面色红润,精力充沛,食欲增加,痊愈,停止治疗,正常上班。随访3个月,未复发。

[按]本例患者体质虚寒,滥用抗生素以致体质更加虚寒,经常感冒,机体免疫功能低下。大椎为六阳之会,总督一身之阳,能提高机体免疫力与抗病能力;肺俞具有调肺气、清虚热、宣肺、止咳化痰作用;关元补益肾气,鼓舞正气,可提高机体免疫功能;足三里健脾胃,疗虚热,强壮全身。诸穴合用,疗效增强,病遂痊愈。

7 食道癌

患者,女,72岁。

[症状]2004年11月,在某次进食馒头时有哽噎感觉,患者未曾在意,此后日渐加重,感觉明显,以致只能吃流食。2005年3月底,患者到医院做内镜检查后诊断为:食管中上段癌症。病变在门齿向下25～30 cm处,呈菜花样病变。因为是中晚期,病灶靠上,患者年龄大,体质瘦弱,不宜手术,遂拒绝放疗、化疗,也一直未用过抗癌药物。症状逐渐加重。

[辨证]通过患者病程,中医辨病辨证属癌病(肺),气血亏虚型。

[治则]温肾壮阳,补益气血。

[治法]在病灶皮肤上施灸,选取前胸部、胸骨体上段之华盖、紫宫、玉堂等穴,背部相对应处身柱及下肢足三里穴进行直接灸法,每穴9壮,每日2次,共灸治1个月,以后改为每日1次,治疗3个月后改为隔日1次。治疗期间,加强营养,每天饮3袋牛奶(750 mL),食4枚鸡蛋,多吃蔬菜,午餐汤面一大碗。因诊断结果一直对患者隐瞒,仅自以为病重,2005年"五一"期间赴京旅游,亦未曾中断施灸,结果亦未见不适,也不疲乏,旅途愉快。灸至2006年6月共15个月,未有间断。

[疗效]现饮食正常,能做家务劳动,精力充沛,一如常人。目前未做内镜复查,病灶变化不明,仍在继续治疗中。

[按]此病按一般发展规律,病期为8个月到1年。该患者自确诊以后已历15个月,不仅病情不再发展,反而恢复接近正常,此乃灸法之功。日本学者提出在病灶前后对应处找穴施灸,有良效。足三里穴能增强细胞免疫和体液免疫功能,补正气,强壮全身,起到延长寿命、提高生活质量的作用。

8 腰椎间盘突出

患者,女,42岁。

初诊:2006年12月1日。

[症状]患者腰痛、左腿痛2年余,时轻时重,抽筋样疼痛。曾在山东烟台做过2次腰椎微创手术,第1次2005年5月做完后好转,11月复发,痛苦难忍,经西药、中药、封闭、按摩、牵引等治疗不佳。CT检查:L4/L5及骶椎间盘突出。抗链"O"阳性。腰阳关、环跳、承山等穴处有压痛,肌肤麻木,直腿抬高试验阳性。脉沉,舌淡,苔白。

[辨证]患者腰痛、左腿痛2年余,CT检查:L4/L5及骶椎间盘突出。脉沉,舌淡,苔白。中医辨病辨证属腰痹,肝肾亏虚。肝主筋,肝血亏虚,不能濡养,则出现抽筋样疼痛。患者腰痛长久不愈,腰为肾之府,肾亏则腰部气血运行不畅,不通则痛。

[治则]补益肝肾,温通经络。

[治法]穴取腰阳关、命门、大椎、关元,用化脓灸法,每日1次。患侧环跳、承山、阳陵泉、足三里、悬钟等穴用发疱灸,3～5日灸1次。

［疗效］经治疗7日后，腰部及下肢疼痛麻木症状减轻，15日后症状消失。1个月后，已经正常上班。随访5个月，未复发。

⑨ 颈椎病

患者，女，41岁。

初诊：2007年2月9日。

［症状］患者头痛、头晕、失眠、双侧手臂疼痛麻木2年，加重1个月余。每天夜间痛苦不堪，有轻生念头。CT示：颈椎生理曲度变直，C3～C6前缘增生，后缘肥大，钩突关节变尖。舌质淡，苔白，脉沉细。

［辨证］通过上述患者症状与影像学报告，结合患者每天夜间痛苦不堪，舌质淡、苔白，脉沉细，考虑到患者为中年女性，中医辨病辨证属痹证（颈部），肾虚证。

［治则］补肾益精，通络止痛。

［治法］C5、C6椎之间压痛点及大椎穴用直接灸，每日1次；C3、C4椎间压痛点及C4、C5椎间压痛点用发泡灸，每3～5日1次。

［疗效］灸至半月后，上述症状大减。1个月后，自述头不痛不晕，手不麻，睡眠佳，心情舒畅，精力充沛，已正常上班。

主要参考文献

［1］谢锡亮，裴毓，杨占荣.灸法的要诀与技巧［J］.上海针灸杂志，2010，29（08）：492-494.

［2］谢锡亮，谢晋生.深刺风府［C］//纪念承淡安先生诞辰一百周年暨国际针灸发展学术研讨会论文集.中国针灸学会，1998：24-28.

［3］肖杰，王廷峰.谢锡亮教授直接灸法举隅［J］.中国针灸，2008（07）：527-529.

［4］关玲.澄江学派传人谢锡亮先生针灸经验精要［J］.中国针灸，2006（07）：515-518.

第十七章
燕赵针灸流派

高氏针灸学术流派

一、流派溯源

燕赵大地自古名医辈出，从先秦时期的扁鹊，到元代的窦汉卿，再到近现代的贺普仁等都是著名的针灸大家。这些名家对燕赵高氏针灸学术流派的产生和发展有极为深远的影响。燕赵高氏针灸学术流派，是近代河北地区最为重要的针灸流派，其创始人高季培创立了燕赵高氏针灸学术流派，本流派遵循《黄帝内经》《难经》的治疗思想，并传承易水学派李东垣重视脾胃的学术思想，形成独具特色的燕赵高氏针灸学术思想。

燕赵高氏针灸学术流派创始人高季培，曾在大陆银行工作，后辞去工作，考入北平国医学院学习，早年先拜京津名医肖龙友、孔伯华为师，后又拜郭眉臣、王春园门下学习，尽得其传，1937年开始在北平悬壶济世，擅长采用针灸治疗内、外、妇、儿等各科常见病多发病及各种疑难杂症，疗效显著；在治疗中风病上独具特色，强调身心同调，以针御神，以针调气，辨证择时、选穴，兼顾固护脾胃，治病求本，并在长期的临床实践中逐渐形成"燕赵高氏针法"。

燕赵高氏学术思想的核心是重视调整督脉在治疗各种疾病时的作用，讲究治病求本，顾护脾胃，提倡子午流注针法及针药并用，重视未病先防和养生保健。其学术思想有如下特点：辨证论治，辨经辨时；调督诸法，独具特色；健脾和胃，治病求本；子午流注，穴证相合；针药并用，综合治疗。

二、流派传承

（一）传承谱系

本流派创始人为高季培，其女高玉瑃承袭父业，16岁起跟随父亲学习中医，继承了高季培毕生的针灸临床经验。高玉瑃1960年起从事针灸教学及临床工作，1979年任河北省中医院针灸科主任，1983年任河北中医学院针灸系主任。高玉瑃品德高尚，为人低调，重视学习，强于创新，精研经典，总结经验，初步形成了中风、面瘫、头痛等疾病较为完善的治疗方案，经过不懈的努力和实践总结最终形成"燕赵高氏针灸学术流派"。高玉瑃成为燕赵高氏针灸学术流派的第二代代表人物，并对燕赵高氏特色针法不断总结和完善，形成以"调整督脉"和"调和脾胃"为主要内涵的学术思想；在流派传承中通过师承及授课等方式培养了王艳君、崔林华等第三代继承人。王艳君等结合多年临床实践，创立了调督系列针法，并开展临床研究和推广应用；后形成了以张丽华、邢军等为代表，邢潇、李艳红、谢素春等相配合的第四代传承人，继承并创新发展燕赵高氏特色学术思想，并借鉴现代医学手段，对调督系列针法治疗临床优势病种进行深入研究。此后本团队不断壮大，通过研究生教育逐步培养出韩一栩、王晔博、李朋朋、刘威萍、李红奇、许水清、胡雨桐、高美兰、李革飞、孙彬、李宏坤、刘文珊、石芳、兰向东、赵鑫、李佳妮、李妍、孙文娟、闫润润、杨玉凤、王雨辉、周婷婷、杨洁、刘琪、孙明新等二十余名燕赵高氏学术流派第五代传人。第五代传人通过实验研究，开展调督针法治疗临床疾病的机制探索。本流派的五代传人，实现了针对临床优势病种从基础到临床再到机制研究的全方位的探索。燕赵高氏针灸学术流派传承谱系如图17-1。

（二）传承工作

王艳君研究团队近年来主要从学术思想、特色技术、临证经验总结、临床研究等几个方面对燕赵高氏针灸流派进行了传承与发展；团队近年来发表学术论文140余篇，申请国家、省级、厅局级课题30余项，获奖20余项，其中申请国家课题2项、河北省科技厅资助项目4项，河北省中医药管理局资助项目10项，河北省财政厅课题2项，学校课题及创新项目15项，荣获河北省科技厅科技进步奖三等奖1项，中华中医药学会科学技术进步奖二等奖、三等奖各1项，河北省中医药学会科学技术奖一等奖12项、二等奖3项；发表与燕赵高氏相关核心期刊学术论文16篇，出版《高玉瑃临证经验撷英》一部，出版高玉瑃作序《燕赵医家窦材窦默针灸精要》一部。

1. 学术思想研究

（1）调整督脉学术思想：本流派在《黄帝内经》《难经》的针灸学术思想的指导下，通过研究阐明了燕赵高氏"调理督脉治疗诸疾"的核心思想，构建了调理督脉指导下的"特色组方、下针有序"的学术思想体系。其内涵以遵循"督脉腧穴和阴阳，俞原配伍调脏腑"的选穴原则，通过选取督脉腧穴达到通调督脉、调和阴阳的作用，辨证配伍原穴神门、太冲、太溪，背俞穴心俞、肝俞、肾俞，发挥调理脏腑的作用，形成选穴配伍的特色组方。

（2）调和脾胃学术思想：本流派继承易水学派东垣的重视脾胃的学术思想，认为人体以脾胃为根本，脾胃不和则百病由生。在临床选穴组方及治疗过程中，以调和脾胃为主要治疗原则，合穴与募穴共用。内伤与外感疾病要根据病因病机和不同的发展阶段，区分是调补脾胃还是慎补脾胃，并区别针刺手法，尤其在儿科疾病的治疗中，应根据儿童的生理病理特点，采用快速不留针的手法，以避免过度刺激。此外，在正确辨证的前提下，应适当运用时辰医学来调和脾胃，达到"穴证相合，时穴相应"的目的；同时正确识

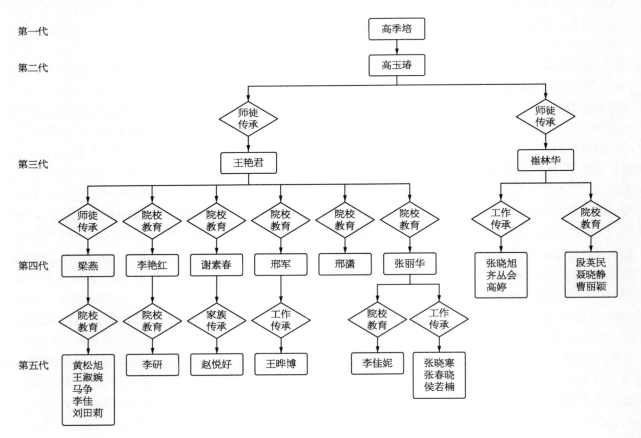

图17-1　高氏针灸学术流派传承谱系

别不同治疗方法之间的差异,在重视针刺的基础上,根据虚实的不同,配合使用艾灸及拔罐等方法以提高疗效。

2. 特色技术研究

（1）选穴组方,特色鲜明:燕赵高氏针灸学术流派,以"调整督脉治疗诸疾"为调督针法的总纲,选取百会、神庭、大椎督脉腧穴,激发一身之阳气,发挥扶正祛邪之效;强调"俞原同用"是调督系列针法的选穴组方原则,根据不同病症,辨证配伍原穴和背俞穴,以起到调和气血,调理脏腑的作用;且强调针刺手法的应用,重视补泻,擅于结合时辰医学治疗疾病。

（2）下针有序,调顺气机:本流派认为用针顺序能够通过对经脉气血运行的引导,直接影响患者气机的升降出入实现针刺效应。首先,针对不同腧穴,制定施针次序。其次,依据不同病症,安排下针顺序。再次,对于不同部位,则根据表里虚实用针,达到调和气血,补虚泻实的效应。

（3）子午流注,穴证相合:在辨证的前提下,应用时间医学即子午流注针法治疗疾病。对于每日发病有时间规律的疾病,宜用纳子之法;对于发病无时间规律特征的疾病,则在子午流注开穴时针刺,其所开穴位须与患者的病证相符或者是有关,由于此时穴位本身气血充盈,能够达到"穴证相合"的目的,也就是穴证相合,按时取穴。

（4）重视补泻,针法严谨:补泻方法是针灸临床中的重要内容,是使针灸能够充分发挥作用而获得良好效果的重要因素。要做到恰当的补泻,一要辨明虚实,即辨清病症的虚实及虚实的部位,方能正确补虚泻实,提高疗效。二要治神得气,"治神"是得气的基础,只有"神定"才能"气随"。三要手法正确,即采用正确的补泻手法并正确掌握补泻时机。

（5）巨刺缪刺,因证施治:巨刺缪刺以经络的左右交通为基础,此两种刺法联系紧密,均是左病刺右、右病刺左,但针刺的部位、深度以及针刺的手法却有很大的差异。缪刺是病在络脉,治疗时多采用在四肢末端针刺或放血的方法。巨刺是病入经脉,针刺部位多在各经腧穴上,并且针刺深度较刺络脉时更深。因此要求在临证应用时辨证应用,方能取得疗效。

（6）出针留针,补泻各异:本流派的出针手法,分为一般出针法、补益出针法、清泻出针法、升提出针法、降逆出针法。治疗时需要根据虚实不同,分别采用补益出针法和清泻出针法,即治疗虚证时采用"补益出针法",而治疗实证时,则采用"清泻出针法"。

3. 临证经验总结

团队通过文献研究、案例总结等方式,整理燕赵高氏针灸学术流派的临证经验及诊疗特色,从高季培开始,即开展中风、头痛、面瘫等优势病种的临床观察,从选穴组方、针刺手法、下针顺序等方面形成了完善的治疗方案。此外,在治疗儿科等方面,尤其在治疗小儿高热、小儿咳嗽、小儿食积、不寐和项痹独具特色,现总结如下:在治疗小儿高热时,遵循泻热祛邪,调理脏腑的选穴组方原则,以子午流注针法来达到穴证相合的目的,并擅于针药结合以提高临床疗效。在治疗小儿咳嗽时,要求先辨邪正虚实,外感内伤,再与脏腑辨证相参,尤其要注重对肺、脾、肾诸脏的调节,选穴组方时重视整体观念,重视针刺顺序与人体气机的配合。在治疗小儿食积过程中,遵循消积导滞,调理脾胃的选穴组方原则,强调脾胃功能的调理,重视"治未病"的思想,注重小儿日常调摄。而在治疗项痹重视督脉和脾胃的调理,从选穴组方、下针顺序、巨刺缪刺、脏腑辨证等关键因素入手,以调畅气血、柔养筋骨。在治疗不寐时,则认为不寐乃营卫失和,脾胃不调所致,根据调整督脉镇静宁神、滋水涵木调和心神、健脾和胃安神之本的选穴组方原则,从"督原同用,健脾和胃"论治不寐,讲究下针顺序、补泻手法、出针等特色针法的应用,使选穴处方与特色针法相得益彰,从而提高临床疗效。

4. 创新开展调督系列针法优势病种临床研究

团队在总结儿科疾病、不寐及项痹等的治疗经验的基础上,通过对中风、面瘫、头痛、失眠等疾病进行临床观察,进一步开展对临床优势病种深入研究。

（1）调督针法结合康复训练治疗中风后运动功能障碍疗效观察:本研究发表论文5篇,纳入脑梗死急性期运动功能障碍患者302例,康复训练作为基础治疗,对比调督针法与传统针刺的疗效差异,疗程4周。结果表明:与传统针刺法相比,调督针法能显著改善脑梗死患者的运动功能,提高日常生活活动能力。脑梗死后运动功能障碍是调督针法的优势病种。

（2）调督和胃针法治疗周围性面瘫疗效观察:本研究发表论文5篇,纳入周围性面瘫患者380例,比较调督和胃针法与传统针刺的疗效差异。结果表明:调督和胃针法组面神经功能评价分级量表（House-Brackmann, H-B）、临床疗效、面神经运动诱发动作电位的潜伏期等各项指标均优于普通针刺组,且不易发生面瘫联动症及倒错等后遗症、并发症。

（3）燕赵高氏调督通络针法治疗原发性头痛：本研究发表论文5篇，纳入304例原发性头痛患者，以常规针法做对照，探讨调督通络针法的疗效。结果表明：与常规针刺比较，即刻效果，调督通络针法组优于常规针刺；治疗5日后总效果、远期疗效，调督通络针法组头痛VAS分值下降由于常规针刺，但两者总有效率无显著差异。

（4）调督安神针法治疗失眠的疗效观察：本研究发表论文5篇，纳入失眠患者308例。比较调督安神针法与西药艾司唑仑的疗效差异。结果表明：调督安神针刺组治疗后匹兹堡睡眠质量指数（pittsburgh sleep quality index，PSQI）的总分明显低于药物组。针刺组睡眠质量、睡眠效率、睡眠障碍及日间功能障碍评分均低于药物组。针刺组愈显率高于药物组。针对不同证型，肝火扰心型、心脾两虚型患者治疗组在入睡时间、睡眠时间及睡眠质量方面优于对照组。

（5）调督通脑针法治疗针灸优势病种的临床研究：本研究发表论文16篇，纳入196例中风后抑郁患者，比较调督通脑针法与口服草酸艾司西酞普兰片（丹麦灵山制药，商品名：来士普）的效果差异。结果表明，治疗8周后，调督通脑针法组在改善中风后抑郁患者抑郁状态（汉密尔顿抑郁量表、蒙哥马利抑郁量表评分）、焦虑状态（焦虑自评量表、汉密尔顿焦虑量表评分）及日常生活活动能力方面（Barthel指数评定量表评分）与口服艾斯西酞普兰疗效相当，且不良反应少；对中风后抑郁合并焦虑患者的焦虑状态（HAMA评分）、运动功能（FMA评分）方面优于口服艾斯西酞普兰。

三、流派名家

高季培　高玉瑲

（一）生平简介

高季培（1908—1987年），是燕赵高氏针灸学术流派的创始人，生于1908年，原籍浙江绍兴，生长于北京。青年时喜爱京剧、武术、擅长书法，曾在大陆银行工作；由于对中医药的向往，毅然辞去银行工作，考入北平国医学院学习。毕业后先拜北京名医肖龙友、孔伯华为师，后又拜温病专家郭眉臣、针灸专家（北平国医学院教师）王春园为师。1937年开始在北

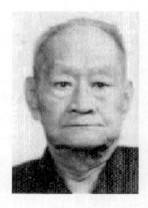

京悬壶，"七七事变"后迁居天津继续行医直到1949年新中国成立；后响应中央政府号召，组建中医针灸实验联合诊所，并在天津中医进修学校学习现代医学。1955年在天津中医门诊部工作任针灸科副主任，同年受聘为天津西医离职学习中医研究班教师。1957年成立天津中医学校，高季培

高季培（1908—1987年）

担任针灸组组长；1958年天津中医学校、天津中医门诊部与天津中医进修学校合并成立天津中医学院，高季培仍担任针灸组组长；1969年迁居河北石家庄后，任河北新医大学针灸教员组组长兼任河北新医大学626门诊部（现河北中医学院前身）针灸组组长，担任教学和临床负责人。后由于身体原因，高季培在家病休，虽在休养期间，仍继续为患者医治，手不释卷，钻研医术。高季培著有《针灸横竖标准取穴法》一书，供学院内部使用，未公开发表。另在全国统一高等教材出版之前编写针灸学教材供学院教学使用（学院自印）。

高季培的女儿高玉瑲（出生于1930年）继承其针灸学术，16岁起跟随父亲高季培学习中医，1953年考取卫生部中医师资格证书，独立应诊；1955年从针灸实验联合诊所调至天津河北区门诊部任针灸科医师，1958年于北京中医学院教学研究班学习；在继承其父针灸临床经验的基础上

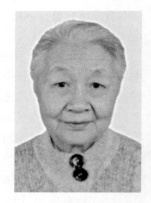

高玉瑲（出生于1930年）

勤求古训，高玉瑲研读《黄帝内经》《难经》《伤寒论》《金匮要略》等，博采众长，深入思考，勤于临床。高季培1960年在天津中医学院针灸教研组开始执教，1969年至石家庄后任河北新医大学针灸教研组组长、河北新医大学附属医院针灸科主任；从事临床与教学工作60多年，临床经验丰富，临证重视调理脾胃和调整督脉；擅长治疗中风、面瘫、头痛、眩晕（高血压病）、不寐；对于针灸时间医学造诣很高，对腧穴特异性、辨证取穴等有深入的研究，并擅于使用子午流注针法和

瘢痕灸法治疗各种疑难症；1979年，任河北省中医院针灸科主任，1983年任河北中医学院针灸系主任。

高玉瑃先后任中国针灸学会理事，河北省针灸学会副会长，张仲景国医大学名誉教授，天津振兴针灸函授学院顾问，河北省中医研究所学术委员会委员，河北省中医学院专家委员会委员，河北省内丘县扁鹊针灸医院顾问，中国人民政治协商会议河北省教科文委员会成员，河北省针灸学会针灸实验所负责人。高玉瑃主要著作有《子午流注讲义》（1960年作为天津中医学院教材，1982年重修后，作为河北省针灸提高班教材），并参与编写河北医学院试用教材《针灸学讲义》，著有《燕赵当代名中医》《中医学问答》《当代中国针灸临证精要》和《北方医话》等。

（二）学术观点与针灸特色

高季培早期主要从事针灸治疗中风病的临床研究工作，总结出较为完善的中风病治疗方案；主张中风病要分期治疗，并根据不同的兼证，如神志不清、半身不遂、言语謇涩、口眼歪斜等采用不同的针刺处方；根据疾病的虚实和分期，采用不同的针刺顺序等；曾有论文《针灸治疗中风症192例临床初步观察》，发表于1957年的中医杂志。

高玉瑃继承父亲毕生所学，逐步形成以下学术观点与临证特色。

1. 学术观点

（1）调整督脉，治疗诸疾：高玉瑃遵循《黄帝内经》和《难经》的针灸诊疗思想，在60余年的临证过程中，积累了丰富的针灸临床经验，提出重视督脉选穴，治疗多种疾患的治疗思路。临证配穴时以督脉对穴为主，脏腑经络辨证为辅，治疗不同疾病还需重视穴位组方、针法操作、留针出针等特色技术的应用。临证治疗时除考虑选穴组方因素外，针法操作强调下针有序，调顺气机；重视补泻手法，实现补虚泻实；倡导出针留针，调补泻三者兼施。此外，高玉瑃善用子午流注针法，以求穴证相合。

（2）健脾和胃，治病求本：高玉瑃传承东垣培补脾胃的治疗理念，在临床治疗时非常重视调理中焦脾胃，认为脾胃居于中土，是气血生化之源和后天之本，疾病的发生多责于脾胃，脾胃不和则百病始生，而调理脾胃可补益气血，扶正祛邪，治愈疾病。在临证时还需注意以下几点：内伤杂病，需调和脾胃；外感疾病，则慎补脾胃；还可以根据时间针法，调整脾胃。

2. 临证特色

（1）下针有序，调顺气机：高玉瑃认为，正确的用针顺序对调节患者的气机有至关重要的作用，是取得疗效的关键要素之一。下针顺序对气机的影响主要体现在以下几个方面：首先，以针领气，气随针动。高玉瑃常讲针刺的顺序就是引导气血运行的方向。一般疾病的下针顺序多遵循先上后下、先中间后两边、先左后右的顺序。当患者体质较弱，气虚下陷而引起低血压、胃下垂、子宫脱垂、脱肛等疾病时，应采用先下后上的进针顺序，将下陷之气向上引导。其次，因势利导，调顺气机。高玉瑃认为顺序进针，有序运针，因势利导，可提高疗效。如肝阳上亢头痛，先用针刺太冲透涌泉，并进行较强刺激，之后再针刺头部穴位，因势利导，引气血下行，缓解头痛。再次，调和气血，补虚泻实。当需要不同部位进行治疗时，同样需要考虑针刺顺序，以调和气血，补虚泻实。如"气郁于内"的患者，需从阴引阳，即先针腹部腧穴再针背部腧穴；"阳虚内寒"的患者，要从阳引阴，即先针背部腧穴再针腹部腧穴。

（2）出针有法，补虚泻实：关于出针手法，高玉瑃分为一般出针法、补益出针法、清泻出针法、升提出针法、降逆出针法。治疗时需要根据虚实不同，分别采用补益出针法和清泻出针法。治疗虚证时采用"补益出针法"，而治疗实证时，则采用"清泻出针法"。补益出针法操作时针刺和出针手法皆宜轻柔，最主要的是出针时尽量让患者局部产生"后遗感"，出针后即以棉球按压，闭合针孔并防止出血。清泻出针法即留针时间宜长，使用针具宜粗，可用重手法、强刺激，针刺期间可反复施术，保持较强针感。出针时微提其针，如无沉紧涩之感，即可摇大针孔而随即出针。关键是出针时不要求出现后遗感，对留针时间已到，而仍有针感者，亦可采用以下方法清除，一可延长针刺时间，使针感消失后再出针；二可将针轻提一半，以加速消除针感。

（3）子午流注，穴证相合：高玉瑃16岁开始跟父学医，家传有子午流注针法。高老认为子午流注针法在理论来源于《黄帝内经》，即"理真"，而应用得当确有良效，即"效实"。高玉瑃认为子午流注针法的优势主要体现在可提高治疗效果，能治疗疑难疾病和可加快治疗进程三个方面。高玉瑃运用子午流注针法的临床经验有以下几个方面：首先，发病有时，宜用纳子之法。高玉瑃认为对于每日发病有时的疾病，运用子午流注纳子法疗效可靠。其次，穴证相合，需要按穴取时。对于发病无时间规律特征的疾病，高玉瑃认为在子午流注开穴时针刺，由于此时穴位本身气血充盈，因此可大大提高该穴的治疗效果，也就是说，子午流注所开穴位需与患者的病症相符或者是有关，这样往往能够获得惊人的疗效，高玉瑃教授称之为"穴证相合"。

（4）补泻为重，针法严谨：补泻方法是针灸临床中的重要内容，是使针灸能够充分发挥作用而获得良好效果的重要因素。要做到恰当的补泻，首先要辨明病症虚实，其次要辨明虚实的部位，分经论治。治神得气，高玉瑃认为这是针灸操作的基础条件，要想获得良好的针灸效果，就要将治神放在首位。至于得气，高玉瑃认为这也是针灸治疗能够取得良效的关键因素之一。"治神"是得气的基础，只有"神定"才能"气随"。再次，手法正确。高玉瑃善用各种补泻手法，如呼吸补泻、迎随补泻、开阖补泻等，掌握这些方法的关键是对补泻时机的捕捉和对补泻方法的深刻理解。

（5）巨刺缪刺，辨证施治：高玉瑃十分重视巨刺缪刺的使用。她认为，首先，经络的左右交通是巨刺缪刺的基础。其次，高玉瑃认为巨刺与缪刺两种刺法原理相近，联系紧密，其共同点都是左病刺右，右病刺左，但针刺的部位、深度以及针刺的手法却有很大的差异。因缪刺是病在络脉，治疗时多采用在四肢末端针刺或放血的方法。而巨刺是病入经脉，针刺部位多在各经腧穴上，并且针刺深度较刺络脉时更深。故在临床当辨病位深浅，施以不同治法。

（三）临证医案

1 中风

刘某，男，50岁。

[症状] 主因突发右侧偏瘫，言语不利就诊。查体：右侧偏瘫、失语，无意识障碍。舌红，苔黄，脉弦数。

[辨证] 中风，中经络。

[治则] 息风化痰通络。

[针灸处方] 百会，哑门，风池，神庭，地仓，颊车，金津，玉液，上廉泉，肩髃，曲池，手三里，合谷，通里，伏兔，风市，足三里，三阴交，太溪，太冲。

[治法] 哑门、上廉泉、金津、玉液快刺，不留针；

其他穴位先针健侧，后针患侧，泻健侧，补患侧，针刺顺序，由上而下，留针20分钟，起针顺序同进针顺序。每日1次，10次为1个疗程。

[疗效] 3个疗程结束时，患者基本自理，能发单音节的字。

2 头痛

黄某，男，48岁

[症状] 患者诉近半个月，每日凌晨4点左右后头及颈项部疼痛发作，之后辗转难眠至6点多起床后方能自行缓解。患者饮食可，小便正常，大便秘结。舌淡，苔薄黄，脉数。头颅MRI检查未见明显异常，颈椎X片示颈椎生理屈度变直，无椎动脉受压异常。

[辨证] 太阳经头痛。

[治则] 通腑泻热，宣肺解表。

[针灸处方] 双侧列缺。此例患者为寅时头痛，寅时为肺经所主，按一般子午流注的选穴实证应在寅时，取其子穴尺泽泻之，虚证则在卯时补其母穴太渊。本例可在5点到7点之间泻尺泽穴，很明显此时不方便治疗，因此可在其他时间选用肺经的原穴或输穴用泻法治疗，而肺经的原穴和输穴太渊易补不易泻。考虑到患者便秘，苔黄可知阳明有热，肺与大肠相表里，故选择肺经的络穴列缺，该穴别走手阳明大肠经，一穴两用标本兼治。

[治法] 泻法，强刺激。5分钟行针1次，留针40分钟。

[疗效] 针刺后，患者疼痛症状消失。次日复诊，疼痛即未发作，又针支沟、列缺、中脘、天枢、关元、大肠俞、上巨虚、照海等穴以善后。

3 小儿高热

陈某，男，1岁4个月。

[症状] 间断发热5日伴口腔溃疡2日，间断给予退热、刮痧、拔罐及内服中药煎剂治疗，无效。查患儿体态适中，精神尚可，面色微黄，舌面及口腔溃疡多处，近几日纳差，大便少，体温39℃，指纹已临近气关，颜色深红。

[辨证] 小儿高热，胃热型。

[治则] 泻血退热，健脾和胃。

[针灸处方] 大椎，耳尖，十宣，中脘，天枢，上巨虚，四缝。

[治法] 先予大椎、耳尖、十宣放血，后中脘、天

枢、上巨虚、四缝点刺,不留针。

[疗效]隔日复诊,患儿热势较前减低,因于上午辰时来诊,根据子午流注纳支法,此时开厉兑,高玉瑃认为"如用泻法开井穴时,可用荥穴来代替",故采用内庭穴点刺泻胃经实热,同时中脘、天枢、足三里、四缝点刺顾护脾胃,注意饮食控制。隔日三诊,患儿已不发热,继续给予上述穴位针刺。后随访,患儿痊愈。

4 周围性面瘫

患者,男,81岁。

初诊:2014年5月7日。

[症状]1周前在某市级医院诊断为周围性面瘫,给予西药(具体药物不详)治疗。刻诊:左侧面部活动不利,左侧额纹消失、左眼睑闭合不全,眼裂0.4 cm,口角歪向右侧、左鼻唇沟平坦,鼓腮漏气,纳可寐安,二便调。舌暗淡,苔薄微黄,脉沉细滑。面神经功能分级Ⅳ级,症状体征量化表评分18分。

[辨证]脾胃不和,湿热内蕴证。

[治则]和胃运脾,疏调阳明。

[针灸处方]承泣,四白,地仓,颧髎,颊车,迎香,牵正,合谷(均为患侧);解溪,足三里,天枢,中脘;大椎,耳尖,十宣;中脘,天枢,上巨虚,四缝。

[治法]每日1次,每周治疗6次,2周为1个疗程。先予大椎、耳尖、十宣放血,后中脘、天枢、上巨虚、四缝点刺,不留针。面部采用0.35 mm×25 mm毫针针刺,手法轻柔徐缓,得气为度;四肢及躯干腧穴以0.35 mm×40 mm毫针针刺,每穴均匀提插捻转0.5分钟,频率60次/分,总以轻柔浅刺为主,留针15分钟。

[疗效]二诊(2014年5月21日):患者左侧额纹浅显,左眼仍闭合不全,眼裂0.2 cm,面神经功能分级Ⅲ级,症状体征量化表评分9分。针灸取穴同前,针刺手法:面部用0.35 mm×25 mm毫针针刺,每穴均匀提插捻转0.5分钟;四肢及躯干腧穴操作同前,留针15分钟。三诊(2014年6月4日):患者左侧额纹恢复,眼睑闭合有力,双侧基本对称,仅留左唇收缩无力。继续原方治疗,针刺手法:面部同前,四肢及躯干腧穴行均匀提插捻转0.5分钟,其中解溪穴及足三里穴行针1分钟,留针15分钟。经过6周治疗,面瘫各种症状消失,患者痊愈。

5 头痛

患者,女,45岁。

初诊:2013年3月20日。

[症状]因患者与他人争吵出现剧烈头痛,一夜未眠,而来就诊。患者体型适中,面红,头痛间歇发作,发作时疼痛剧烈,闭目羞光。舌瘦边红,苔白,脉弦数。头颅核磁共振检查未见异常。

[辨证]肝气上逆。

[治则]和胃运脾,疏调阳明。

[针灸处方]太冲,涌泉。

[治法]太冲透涌泉(双侧,强刺激泻法)。每5分钟行针1次,留针40分钟。

[疗效]针刺后疼痛症状消失。次日复诊,诉昨日治疗后已无剧烈头痛,能够入睡,但睡眠轻浅,左侧头部仍偶有隐痛。处方:外关(左)、太冲(右)、足临泣(右)、太溪(右)、足三里(双)、风池(双),施平补平泻(轻刺激),留针15分钟。隔日1次,治疗3次后诸症消失。

6 胃脘不适

患者,45岁。

[症状]身体消瘦,胃脘不适,面色萎黄,纳差不寐,大便秘结。舌红,少苔,脉细数。

[辨证]胃阴不足,气血两虚。

[治则]益气养血,健脾和胃。

[针灸处方]中脘,气海,天枢,足三里,公孙,胃俞,脾俞,照海,太冲,太溪,安眠穴。

[治法]患者每日上午来诊。

[疗效]经过一段时间的针刺治疗,症状时好时坏,疗效不稳定。于是要求患者每日上午来诊,所选穴位遵循原治疗方案不变,结果患者病情很快得到明显改善。

[按]此例病案中并未直接根据子午流注选穴,只是将治疗时间固定到上午,即辰时和巳时。这两个时辰分别是子午流注纳子法中胃经和脾经当值之时,因此可以加强针灸对脾胃的调理作用,故而取得良效,高玉瑃称为"借力"。这正是高玉瑃对子午流注针法的活学活用的体现。

7 小儿咳嗽

案1 患某,男性,1岁7个月。

初诊:2007年2月19日。

[症状]因2日前外出时感寒,后出现打喷嚏,流清涕,无汗。1日前出现咳嗽,夜间加重,无痰,而来就

诊。患儿体型适中,面色微黄,山根处略显青筋,指纹已过风关,鲜红表浅,舌体偏胖,后半部苔腻。通过询问家属,此儿平日食量大,喜食肉食,大便日1次,成形偏干,小便略黄。

[辨证]风寒咳嗽。

[治则]疏风散寒,宣肺止咳。

[针灸处方]大椎,定喘,肺俞,天突,尺泽,列缺。

[治法]随刺随起,未予留针,未予补泻。针刺时患儿哭闹,汗出。嘱家属应汗退身凉后离开,勿汗出当风,以免加重病情。

[疗效]隔日复诊,患儿自治疗后偶发咳嗽,再次予前方针刺1次。建议家属咳嗽治愈后,再给予针刺以调理脾胃。隔日再来复诊,咳嗽痊愈,后给予针刺调理脾胃。

[按]患儿于春寒料峭之计,外出时感寒,指纹已过风关,鲜红表浅,皆表明属于外感寒邪之咳嗽。再看收集到的其他资料,患儿面色微黄,山根处略显青筋,《幼幼集成》云"山根,足阳明胃脉所起"。山根青筋出现,一般反映小儿脾胃薄弱的体质状况,并常伴见太阳穴青筋、唇四白青灰等。此类患儿消化力弱,常有积滞,易于外感而痰嗽偏胜。这与患儿平素爱食肉食,食量偏大有关,导致脾胃损伤,形成积滞,积滞日久便生内热,而见大便偏干,小便偏黄。高玉瑃临床诊断外感病时遵循"正气存内,邪不可干",此患儿系平素常有内热,感寒后,卫外不固,肺为邪侵,失于宣降,发为咳嗽;其病位在肺,涉及脾胃。根据标本缓急的中医理论,采用"急则治其标、缓则治其本"原则,先治其咳嗽表证,待咳嗽治愈后,再治疗其脾胃虚弱之本。选用均处上焦之穴位:大椎、定喘、肺俞、天突、尺泽、列缺,共同起到了疏风散寒、宣肺止咳之疗效。加之针灸之时,小儿哭闹出汗,也起到了麻黄汤发汗解表之功效。首诊、次诊皆以祛邪为主,给邪以出路,中病即止。

案2 患某,女性,4岁半。

初诊:2006年12月11日。

[症状]半年前外感后咳嗽,初起时咳嗽重,曾给予抗生素、止咳糖浆等口服,近1个月咳嗽减轻,但仍天天咳嗽,以早晚为多,痰少,无明显发喘,纳差,日夜汗均多。检查:精神可,营养中,咽红,双侧扁桃体Ⅰ°肿大,微红,耳后淋巴结稍大。舌稍红,苔薄白,脉细。

[辨证]阴虚咳嗽。

[治则]滋阴清热,宣肺止咳。

[针灸处方]列缺,照海,大椎,定喘。

[中药处方]沙参麦冬汤加减口服。

[治法]针刺顺序为:列缺(右侧),列缺(左侧),照海(右侧),照海(左侧),大椎,定喘(双侧)。

[疗效]隔日复诊,家属自述咳嗽减轻,针刺双侧大椎、定喘、合谷、太溪。继续口服中药,针刺隔日1次。共治疗5次后,患儿诸证尽除,咳嗽痊愈。

[按]首诊日为甲戌日,患儿来诊时逢己巳时,子午流注纳甲法开穴:隐白;灵龟八法开穴:申脉;飞腾八法开穴:列缺。高玉瑃认为:运用时穴法,一必须根据病情,适应配穴,才可发挥时穴的疗效。针对本证,故选用列缺。二应先刺时穴,再刺他穴。如运用八脉交会穴时,则先刺完对穴后,再刺他穴。三遵循左主气,右主血,男主气,女主血,故女子在运用时穴时应先刺右侧开穴,再刺对侧,故本证针刺顺序为:患儿列缺(右侧)、列缺(左侧)、照海(右侧)、照海(左侧)、大椎、定喘(双侧)。方中八脉交会穴既治奇经,又治正经,其取穴方法,其实也是根结本标的临床应用。根据经脉气血交会相通关系,用以治疗全身疾病;取穴操作方便,疗效显著。列缺此穴为手太阴肺经络穴,通行表里阴阳之气,邪气在表时可借宣散肺气之功祛风解表,邪气入里时又可借表经之道,引邪外出,故具有疏风解表、宣肺理气、止咳平喘之效。照海:照,照射也;海,大水也。该穴名意指肾经经水在此大量蒸发,具有滋阴清热、通调三焦之功效。二穴相配共奏滋阴清肺,止咳平喘之功。二诊选用合谷为大肠经原穴,具有宣泄气中之热、升清降浊、疏风散表之功。太溪为肾经之输穴、原穴,既为肾经经水传输之处,又具彰显肾经气血本源特性。二穴合用以滋阴清热。本证治疗无论针、药皆以为大法,谨守病机,治疗得当,病自去也。

8 小儿高热

患者,女性,5岁。

初诊:2008年8月10日。

[症状]患儿2日前,无明显诱因下突发高热,鼻塞,流浊涕,头痛、咽痒、口渴喜饮,体温39.8℃,自行口服健儿清解液,并用小儿退热栓肛纳,患儿体温下降,症状未缓解。第2日下午,患儿热势上升,体温40℃,咽痛明显,出现咳嗽声重,无痰,大便干,小便黄,重复上述治疗,热退,但子时后热势开始上升。于

发病第3日来诊,查看患儿可见扁桃体红肿,咽部充血,不恶风反恶热,舌苔薄黄或黄厚,舌质红,脉浮而快,体温38.9℃。

［辨证］小儿高热,风热型。

［治则］发散风热,宣肺解表。

［针灸处方］大椎,耳尖,少商,商阳,大椎,尺泽,合谷。

［中药处方］银翘散加生石膏、知母、鱼休。

［治法］随即给予大椎、耳尖、少商、商阳点刺放血,后针刺大椎、尺泽、合谷。随证给予中药汤剂银翘散加生石膏、知母、鱼休口服。嘱患儿家属,勿使患儿贪凉,也不要过热,饮食宜消化为主。

［疗效］隔日复诊,患儿体温正常,咽痛症状消失,偶有咳嗽,查看扁桃体红肿较前减轻。考虑余邪未尽,再次给予针刺大椎、尺泽、合谷1次,并嘱继续口服汤药2剂巩固治疗,后痊愈。

［按］患儿发病正值长夏之季,此时夏季室外闷热,室内空调较为凉爽,室内室外温度不定,也易感受风热邪气而患病。《诸病源候论·风热候》云"风热病者,风热之气,先从皮毛入于肺也。肺为五脏上盖,候身之皮毛,若肤腠虚,则风热之气,先伤皮毛,乃入肺也",故见鼻部堵塞流浊涕、咳嗽声重,或有黏稠黄痰、头痛、口渴喜饮、咽红、咽干或痛痒等症,治宜辛凉解表、发散风热。针对本证,除选用大椎、耳尖放血以疏风清热退热,还选用少商、商阳放血以泻热治疗咽喉肿痛,后给予大椎、尺泽、合谷共奏发散风热、宣肺解表;并给予中药汤剂口服以加大疏风清热之功效,事实证明治疗效果颇佳。

⑨ 小儿食积

案1　患者,女,5岁。

初诊:2014年6月20日。

［症状］因昨夜随父母吃自助餐,食肉过多,加之食冰淇淋一个。晚10点开始发热38.5℃,其母给予小儿退热颗粒口服后,患儿汗出,热退。晨4点,再次发热,给予温水擦浴。夜间睡眠差。来诊时体温37.8℃,无咳嗽咳痰,腹胀,未大便,不思饮食。患儿体型适中,面色黄赤,指纹紫滞,舌体红苔薄黄。通过询问家属,此儿平日食量大,偏爱肉食,大便日1次,成形偏干,小便略黄。查血常规,未见明显异常。

［辨证］乳食积滞。

［治则］健脾和胃,消食导滞。

［针灸处方］足三里,内庭,四缝。

［治法］患儿经常因食积、咳嗽等行针灸治疗,故经沟通后可予留针。给予足三里、内庭留针20分钟。起针后用30号0.5寸芒针点刺四缝穴,点刺后挤出少量黄白色透明样黏液和血液,以食指为多。针刺完毕后,嘱患儿家属,近两日以小米稀粥、面片汤、挂面汤为主,不要进食蛋白质类食物及生冷油腻,以免加重脾胃负担,影响恢复。

［疗效］通过1次治疗,加饮食调摄已治愈。

［按］患儿于暴饮暴食后出现发热、腹胀、不思饮食,指纹紫滞,舌体红苔薄黄,皆表明属于食积证中乳食积滞证。此患儿平素偏爱肉食,食量偏大,损伤脾胃,导致脾胃动能减退,暴饮暴食之后,脾胃再次受到重创,不能运化水谷精微,积滞于中焦,壅塞气机,而见腹胀、大便秘结之症。"气有余便是火",故见发热。选用足三里、内庭治其本,四缝治其标,使消中有调、降中有升,穴位配伍相得益彰。

案2　患者,女,6岁。

初诊:2015年3月21日。

［症状］望小儿身体消瘦,面色萎黄,舌苔白腻,闻小儿口气酸腐,切脉细弱无力。详细询问患儿家长,患儿自上幼儿园后,出现纳差症状,近1年逐渐加重,并伴腹胀,精神倦怠,不爱活动,夜间睡眠时磨牙,大便难等症。因患儿长期如此,导致生长发育迟缓,在幼儿园同龄孩子中身高偏低,故才带其来就诊。

［辨证］脾胃虚弱证。

［治则］补中益气,健脾和胃。

［针灸处方］中脘,足三里,四缝。

［治法］给予中脘、足三里点刺,随刺随起。起针后用30号0.5寸芒针点刺四缝穴,点刺后挤出少量黄白色透明样黏液和血液,四指皆有。针刺完毕后,嘱患儿家长,不要给患儿投喂零食,特别是糖果、冰糕及膨化食品,更不要在非饭点给患儿零食,鼓励患儿定时吃饭,饭食近期以稀粥、面片汤等易消化食物为主。

［疗效］隔日行针,患儿家长述病情略有好转,尤其表现在精神状态上,较前活跃。针刺处方同前。针刺至第5次时,患儿家长述患儿食欲明显增强,在放学回家的路上开始觅食。针刺1个疗程10次后,患儿食欲可,精神好,无明显腹胀,磨牙明显减轻,大便每日1次。后随访,患儿未再发。

［按］李东垣《脾胃论》中指出:元气充足,皆由脾胃之气无所伤,而后能滋养元气,若胃气之本弱,饮

食自备，则脾胃之气即上，而元气亦不能充，由此诸病从生。患儿诸多表现，皆因食积所致，不仅影响食欲，也影响睡眠。中医理论认为"胃不和，则卧不安"，患儿正是由于食欲差、睡眠差，才导致营养不良，发育不如同龄儿童，故以调理脾胃为治病之本。选用中脘既可通达四经，又可通理三焦；选取足三里，既可升清，又可降浊，两穴配伍共奏补中益气，健脾和胃之功效。加点刺四缝穴，穴位配伍发挥消积导滞、调理脾胃、补益中气之作用，起到了攻补兼收之功效。

王艳君

（一）生平简介

王艳君，女，出生于1962年，汉族，河北邢台人，中共党员。河北省中医院副院长，主任医师，医学博士，中西医结合博士后，二级教授，博士生导师；全国首届杰出女中医师，河北省省管优秀专家，河北省有突出贡献中青年专家，河北省优秀科技工作者、河北省首届好中医；"十二五"国家中医药管理局中西医结合重点学科后备学科带头人，"十三五"国家中医药管理局康复能力建设项目学科带头人。王艳君的主要学术兼职有：中国针灸学会理事、世界中医药联合会肺康复学会副会长、世界中医药联合会慢病管理学会副会长、中华中医药学会慢病管理分会第一届委员会副主任委员、中国医师协会"第二届中医住院医师规范化培训专家委员会"副主任委员、中医住培第一届监督评估专门委员会主任委员、中国医师协会毕教委评估工作委员会委员、中国针灸学会第二届学术流派研究与传承专业员会常务委员、世界中医药联合会治未病专业委员会常务理事、中国针灸学会减肥美容专业委员会常务委员、河北省针灸学会副会长、河北省生物医学工程学会副会长、河北省针灸学会康复专业委员会主任委员。王艳君是《中国针灸》编委、《中国医药导报》编委、《河北中医》编委、《现代中西医结合杂志》编委。

王艳君多年来致力于燕赵高氏针灸学术思想的研究，2014年申报河北省中医药管理局"燕赵高氏针灸学术思想研究"立项课题，总结凝练提出了调整督脉与"调和脾胃"，是其主要学术思想，系统整理高玉瑃临证医案，出版《高玉瑃临证经验撷英》一书。之后，王艳君带领研究团队开展调督系列针法的临床研究，如调督安神治疗失眠，调督和胃治疗面瘫，调督通络治疗头痛，调督息风治疗眩晕（高血压病），调督理筋治疗痹证，获得多项科研成果，指导临床实践疗效显著，如"燕赵高氏针灸学术思想研究及其调督系列针法的传承创新与临床应用"获河北省科技厅科学技术进步奖三等奖，"燕赵高氏调督系列针法的传承创新与临床应用"获中华中医药学会科学技术奖二等奖，"燕赵高氏针灸学术思想研究""调督通脑针法治疗针灸优势病种的临床研究"均获河北省中医药学会科学技术奖一等奖；近年来承担各级科研课题17项，近5年来以第一作者和通讯作者发表的学术论文96篇，出版著作10部，教材5部，代表作如《高玉瑃临证经验撷英》《燕赵古代医家针灸学术思想集萃》《燕赵医家窦材窦默针灸精要》《针灸康复技术优势病种临床应用》《实用中西医结合骨伤诊疗学》《常见脑病的针灸治疗与康复》等；作为第一承担人于2020年获得中华中医药学会科学技术进步奖二等奖，2018年获得中华中医药学会科学技术进步奖三等奖，河北省科学技术进步奖三等奖；2015—2017、2019四次获得河北省中医药学会科学技术奖一等奖。

此外，作为河北省针灸学会副会长、河北省中医院针灸学科带头人，王艳君积极开展学术交流和适宜技术培训，对该流派的学术传播和推广应用起到了一定的促进作用。本流派与燕赵医学的发展密不可分，王艳君出版的《燕赵古代医家针灸学术思想集萃》系统整理古代燕赵十大医家扁鹊、窦材、刘完素、张元素、李东垣、窦汉卿、王好古、罗天益、王清任、张锡纯的学术思想，汲取了燕赵古代医家针灸学术思想精髓，不断创新发展，使该流派的学术思想底蕴更加深厚；出版的《燕赵医家窦材窦默针灸精要》主要整理燕赵著名针灸名家窦材和窦默的学术思想和临证医案，汲取二者针灸思想精华，不断发展，丰富该学派的临床思维；同时参与出版《当代燕赵——针灸名家学术荟萃》，如此使燕赵古今针灸学术思想获得全面系统的整理，为燕赵医学尤其是燕赵高氏针灸学术思想的传承研究做出了突出贡献。

（二）学术观点与针灸特色

王艳君带领研究团队，通过调研访谈、文献阅读、专家亲授等方式系统研究燕赵高氏针灸学术思想，总结燕赵高氏"调整督脉"和"调和脾胃"主要学术思想，在此基础上创新提出调督系列针法，并开展调督系列针法临床研究与应用，在治疗中风及中风后抑郁、面瘫、痹证、高血压、痤疮等疾病效果显著。其学术观点及临证特色总结如下。

1. 学术观点

（1）调理督脉，俞原同用：王艳君认为督脉不仅是"阳脉之都纲"，还为"阳脉之海"，总领诸经，为十二经之纲领及动力，可调节阴阳，是全身经络、脏腑气血转输的枢纽。王艳君临证，重用督脉穴位，以激发一身之阳气，又创新发展，提出以督脉穴为核心，辨证配伍原穴和背俞穴，原穴为原气流经之处，背俞穴为脏腑之气输注所在，俞原通用，可调和阴阳继而调和脏腑。此外，她还根据不同的疾病，佐以相应的合穴治疗，如在治疗痹证时将督脉穴与脾胃合穴共用，可理筋止痛；而在治疗眩晕（高血压病）时，以督脉穴为主，配伍肝肾原穴与脾胃合穴，息风止眩效果极佳。

（2）阳明论治，调和脾胃：王艳君传承了燕赵高氏重视脾胃的学术思想，认为疾病的发生多责于脾胃，故在临床治疗时非常重视调理中焦脾胃。不仅对于慢性顽固性疾病，强调顾护脾胃，而且在疾病早期或治疗初期，当以固护脾胃功能激发脾胃经气为治疗原则，提出"从阳明论治"的思路，避免后期脾胃功能失调，导致预后不佳，病情反复。如治疗面瘫时从阳明论治，以调和阳明为主，既有手足阳明经健侧局部选穴、浅刺调整阳明经筋，又取手足阳明经远端腧穴调和经脉，兼用大肠、胃之募穴，从经筋、经脉、脏腑等不同层次调整阳明经气，使气血精微充沛，筋脉得养而面瘫痊愈。

（3）针药并用，综合施治：王艳君认为针药并用，综合施治方能提高临床疗效，针刺为外治法，中药为内治法，针药结合可内外兼治，发挥协同增效作用。针对不同疾病，可采用多种治疗方法综合施治，外治法可采用针刺、艾灸、拔罐、穴位贴敷，内服中药时讲究辨病和辨证治疗，如治疗痤疮时应采用刺络拔罐清热泻火、活血化瘀，中药复方化毒散结，内外兼治疗效甚佳；治疗痛经时，以四物汤合失笑散加减，调和气血，化瘀止痛，针对不同辨证，或针或灸，内外兼治与中药复方配合施治，疗效显著，安全实用。

2. 临证特色

（1）调督安神，治疗失眠：王艳君在燕赵高氏学术思想之重视督脉基础上，创新发展，提出"调督安神针法"，常用百会、神庭、四神聪、安眠、神门、太冲、太溪、中脘、天枢、阴陵泉等穴配伍应用。操作时首先针刺天枢、中脘、阴陵泉，然后针刺百会、神庭、四神聪、安眠，最后针刺神门、太冲、太溪等原穴。以百会、神庭、中脘，调督为主，兼用任脉，意在调和营卫安神；通过针刺心肝肾三经原穴神门、太冲、太溪，发挥滋水涵木、调和心神的作用。同时，王艳君认为长期失眠的患者，多有气血不足，中脘、天枢、阴陵泉均为调理脾胃的要穴，刺之可使中焦健运，气血生化得源。因此，调督安神针法整体通过调整督脉、镇静宁神，滋水涵木、调和心神，健脾和胃、安神之本，实现调理脏腑镇静安眠的作用。

（2）阳明论治，治疗面瘫：王艳君借鉴"治痿独取阳明"的原则，认为周围性面瘫是痿证的一种表现形式，在"治痿独取阳明"思想指导下，进行辨证论治。临证取穴以承泣、四白、太阳、丝竹空、颧髎、颊车、地仓、迎香、牵正等为主，均取患侧；配伍中脘、天枢、合谷、足三里、解溪等。操作时首先针刺天枢、中脘，激发阳明经气；其次针刺头面腧穴，以调整阳明经筋、疏散阳明之邪；最后针刺四肢腧穴，调理脾胃功能，壮气血生化之源。"从阳明论治面瘫"其内涵一则重视全身阳明经穴即局部的、躯干的、四肢远端的、双侧的阳明经穴的组方配伍使用。二则重视下针顺序，意在激发阳明经气，利于疏散病邪。三则重视辨证论治，重用阳明并非独取阳明。

（3）调督理筋，治疗痹证：王艳君认为"督脉者，起于下极之俞，并于脊里……"，说明痹证与督脉有着密切的关系，调督理筋针法通过调理督脉使气血畅达。此外，她在治疗过程还重视督脉与脾胃腧穴的配伍应用，临证时选取大椎、后溪振奋阳气，通阳御邪蠲痹；配伍中脘、足三里补益脾胃、运化痰湿，以除着痹；兼用绝骨、阳陵调补肝肾、壮骨柔筋益髓，通经活络、缓急止痛。同时在操作时，她强调"痛有定处，施以巨刺"，早期施以巨刺，通过针刺健侧气血来调动患侧，使患侧气血畅通；治疗中期，针刺患侧，使患病部位气血调和；治疗后期应左右对称施针，以平衡左右之气血，使人体功体恢复正常。

（4）调督息风，治疗眩晕：王艳君系统总结整理燕赵高氏针灸学术思想，创立调督系列针法，将调督息风针法运用于高血压等心脑血管疾病中。《黄帝内经》云"诸风掉眩，皆属于肝"，《类证治裁》云"高年肾液已衰，水不涵木"，故王艳君认为高血压病与肝、肾关系密切，故治疗时在调督基础上，重视健脾补肾以息风，并秉承李东垣重视脾胃的思想，注重补养脾胃。取穴选择神庭、百会、大椎穴点刺，以泻法为主，直折冲逆之势，起到缓解压力的作用；曲池、中脘、足三里能调理脾胃、补益气血、交通上下；肝肾经原穴太溪、太冲，与督脉穴相配达到调补肝肾、息风止眩的治疗目的。采用远端取穴与局部取穴相结合，以快速减轻患者症状。

（5）清肺和胃，治疗痤疮：王艳君认为，痤疮乃肺胃热盛所致。肺为娇脏，易受外邪侵袭，且"肺在体合皮"，若肺失宣降，水谷精微瘀滞化热，经曰"热之所过，则为痈肿"，可见肺热血瘀，痤疮始发。而胃主受纳腐熟水谷，如果饮食不节，日久痰湿遂生，气血运行不畅成瘀，或感寒血脉拘挛凝滞成瘀，或感热血热互结成瘀。胃气受损，痰瘀浊毒之气不降反升，导致痤疮的发生。因此，遣方用药当遵循肺胃同治，化毒散结的学术观点。对于轻度痤疮，临床用药多选用银翘散加减，清热解毒，疏风透表；而中度痤疮用药多选用银翘散结合四物汤加减，清热解毒兼有补血和血，从血论治；重度痤疮用药多选用银翘散结合四君子汤加减，清热解毒兼有健脾益气，补泻兼施。此外，还选用珍珠粉外敷和刺络拔罐外治法进行治疗。

（三）临证医案

1 顽固性面瘫

郭某，女，52岁。

[症状] 左侧口角歪斜3个月余就诊。经西药治疗1周，无效，又针灸治疗1个月，仍无显著效果。刻下患者表情焦虑，患侧面部麻木，额纹浅，左眼闭合不全，左鼻唇沟浅，口角右偏，进食时食物停留在颊部，流口水，失眠，食欲下降。舌质紫暗，苔白，脉弦细。H-B面神经功能分级Ⅴ级。

[辨证] 周围性面神经麻痹，证属气滞血瘀。

[治则] 理气活血，健脾和胃。

[针灸处方] 中脘，天枢；阳白（左），攒竹（左），承泣（左），四白（左），颧髎（左），地仓（左），颊车（左），迎香（左），足三里，合谷，太冲，肝俞，脾俞。

[其他治疗] 于阳白、颊车、翳风等处温和灸，可根据病情交替取穴，每穴3～5分钟。拔罐：取阳白（左）、颧髎（左）、颊车（左）、翳风（左）等穴刺络拔罐，也可交替取穴。

[治法] 从阳明论治：先针中脘、天枢，然后针面部局部穴位，之后四肢穴位，留针40分钟，起针后针背俞穴，不留针。针后给予温和灸，最后刺络拔罐。

[疗效] 治疗4周后症状明显减轻，额纹接近对称，患侧眼睑能闭合，运动时口角略向右偏，兼证消失。又依前法巩固治疗4周，共治疗8周，患者病情显著好转，H-B面神经功能分级Ⅱ级。

2 痛经

患者，女，21岁。

初诊：2017年3月17日。

[症状] 患者末次月经是2017年2月20日。患者14岁初潮，月经基本正常，17岁时出现痛经，并且有加重趋势，近半年来经行少腹疼痛，喜温，经色暗红有血块，面色苍白，形寒畏冷，倦怠乏力。苔白，质暗淡，脉沉细。患者平素喜冷饮，经期也不忌食生冷。腹部彩超显示，无妇科器质性病变。曾服用中药，效果不显。

[辨证] 寒凝血瘀。

[治则] 温肾散寒，健脾和胃，调补气血。

[针灸处方] 中脘，天枢，关元，归来，足三里，地机，三阴交。

[治法] 先针下肢穴位，再针刺腹部穴位，常规针刺用平补平泻法。

[疗效] 针两次后于3月19日月经来潮，当月未出现痛经。连续重复治疗3个月，随访未复发。

[按] 患者平素嗜食生冷之品，寒客血室，血行不畅，痹阻胞脉，则不通则痛，日久损伤脾阳，故辨证为寒凝血瘀型痛经。西医诊断为原发性痛经。患者就诊时为经前3日，故治疗"以防为治"。针刺具体顺序为：足三里、地机、三阴交、中脘、天枢、关元、归来。行经时用地机、三阴交镇痛，"以痛为治"。月经后用足三里、三阴交、中脘、天枢、气海、关元培本为治。

3 痤疮

患者，男，22岁。

初诊：2018年9月4日。

[症状] 主诉：痤疮反复发作半年。现病史：患者面部痤疮6个月，微痒，反复发作，偶有大便秘结，便秘不畅时面部痤疮加重，便后痤疮稍有减轻，小便短赤，平素嗜食辛辣刺激性食物。查体：两侧颜面散在芝麻大小红色丘疹，硬结囊肿数个，肿硬疼痒，皮肤粗糙，凹凸不平。舌暗红，苔黄腻，脉数。

[辨证] 痰瘀凝结。

［治则］活血祛瘀，祛风泻热。

［针灸处方］大椎，心俞，肺俞，膈俞。

［中药处方］金银花15 g，连翘12 g，荆芥穗10 g，白芷10 g，地龙10 g，蝉蜕10 g，当归12 g，丹参10 g，川芎10 g，茯苓15 g，薏苡仁15 g，瓜蒌15 g，清半夏5 g，火麻仁10 g。

［治法］对患者进行耳部放血，大椎及心俞、肺俞、膈俞等膀胱经穴位进行拔罐治疗，嘱患者用珍珠粉调糊敷于面部。中药5剂，每日1剂，分两次早晚饭后30分钟服用，每次200 mL。

［疗效］二诊（2018年9月10日）：患者诉便秘好转，面部痤疮也有所改善。舌红，苔黄腻，脉数。上方加徐长卿10 g，5剂，继续服用，服法同前。于患者耳部放血，大椎及心俞、肺俞、膈俞等膀胱经穴位进行拔罐治疗，嘱患者用珍珠粉调糊敷于面部。三诊（2018年9月15日）：用药后，痤疮明显减轻，颜色变淡。患者要求巩固治疗，继予上方7剂，服法同前。于患者耳部放血，大椎及心俞、肺俞、膈俞等穴位进行拔罐治疗4次，嘱患者用珍珠粉调糊敷于面部。

［按］患者嗜食辛辣，肺胃蕴热，予金银花、连翘清热解毒；荆芥穗解表散邪，疏上焦风热；白芷入肺胃经，祛风止痒、消肿排脓；患者面有囊肿硬结为湿阻痰结血瘀造成，予丹参、川芎、当归活血化瘀，茯苓、薏苡仁运脾祛湿，瓜蒌、清半夏化痰散结，地龙、蝉蜕活血祛瘀、祛风泻热，火麻仁通便以泻肺热。结合耳部放血、拔罐和珍珠粉敷贴的外部疗法，痤疮得以治愈。

4 脑梗死

贾某，女，72岁。

初诊：2011年4月15日。

［症状］患者因右侧肢体活动不利1日来我院就诊，头颅CT确诊为脑梗死，收住院治疗。经常规神经内科药物治疗2日，生命体征平稳。查体：神清语利，无明显认知功能障碍。口角轻度右偏，伸舌偏左，余颅神经无异常。左侧上肢肌力Ⅰ级，左手握力0级，左下肢肌力Ⅱ级，左足背屈不能。左侧肢体肌张力低，左侧巴氏征阳性，不能保持独立坐位。左侧偏身浅感觉减退，闭目难立征检查不合作。心肺腹功能无异常。辅助检查：头颅CT显示右侧基底节区片状低密度影，边缘模糊。

［辨证］肝气上逆。

［治则］和胃运脾，疏调阳明。

［针灸处方］百会，神庭，风府；双神门，太冲，太溪；双心俞，肝俞，肾俞；双肩髃，曲池，外关，合谷，风市，足三里，阳陵泉，绝骨。

［治法］俯卧位：风府、心俞、肝俞、肾俞。每穴平补平泻1分钟后起针；仰卧位：先针刺百会、神庭，其次针刺肢体穴位，患肢肌张力≤Ⅱ级时，先针健侧穴，后针患侧穴，而每一侧又遵循从上到下的顺序；患肢肌张力＞Ⅱ级时，先针患侧穴，后针健侧穴，同样遵循从上到下的顺序；进针后用提插捻转平补平泻法，得气后留针20分钟。出针遵循先针先起，后针后起的原则。

［疗效］治疗2周后，上肢肌力达Ⅲ级，左手握力Ⅱ级，左下肢肌力Ⅳ级，左足出现微弱主动背屈，左侧肢体肌张力正常。能独立站立，并能室内短距离独立步行。治疗4周后，左上肢肌力达Ⅳ级，左手握力Ⅲ级，左下肢肌力Ⅴ级，足主动背屈但较健侧略差，能独立进食、穿衣及步行，出院后回家继续康复治疗。

5 胃痛

案1 苑某，女，34岁。

初诊：2004年10月5日。

［症状］因胃脘胀满、疼痛6个月、加重1周而入院。入院时见胃脘胀满、伴嗳气，偶有腹痛，恶心、呃逆，烦躁易哭，不能食，大便秘结，小便调。舌质红，苔黄根腻，脉弦。入院后查电子胃镜显示无明显异常，B超检查肝胆脾胰未见异常。

［辨证］肝气郁结。

［治则］疏肝解郁，理气止痛。

［针灸处方］中脘，足三里，太冲，神门，阳陵泉，内关，气海，膻中。

［治法］太冲透涌泉（双侧，强刺激泻法）。每5分钟行针1次，留针40分钟。

［疗效］每日1次，每次留针20分钟，针刺10天后休息3日，继续下1个疗程。治疗2个疗程后，患者胃脘胀满及疼痛明显好转，恶心消失。治疗3个疗程后，患者可进食，情绪较平稳，大便2日1次，病情好转而出院。出院后随访1年，病情无发作。

案2 刘某，女，41岁。

初诊：2005年4月15日。

［症状］因胃脘胀满疼痛4个月、加重5日而入院。入院时患者胃脘胀痛不舒，嗳气频频，偶有恶心，心烦善怒，胸闷，纳差，睡眠不安，大便3日未行，小便

可。舌质红,苔薄腻,脉弦。入院后查电子胃镜显示无明显异常,B超肝胆脾胰未见异常。

[辨证]肝气郁结。

[治则]宽中理气,扶正抑木。

[针灸处方]中脘,足三里,神门,太冲,内关。

[治法]每日1次,每次留针30分钟。

[疗效]治疗1个疗程后,患者胃脘胀满及疼痛明显好转,恶心消失。治疗2个疗程后,患者饮食可,夜寐安,情绪较平稳,大便每日一行,病情好转而出院。随访6个月,未见复发。

6 呃逆

案1 患者,男,46岁。

初诊: 1999年5月4日。

[症状]患者自述呃逆已1年2个月,系因与邻居争吵后生闷气,饮酒入睡所致。经数家医院多方治疗,效果不明显,故来我门诊求治。现症:自觉有一股气,沿左乳内侧起向下走于脐左,抵至脐下,复从脐右下方上行,至右乳头内侧,窜即打呃,必须频频吐气,吐后则感舒适,否则胸腹发胀。自觉这股气时聚时散,每日呃逆600次左右,食眠尚可,大便时干时溏,干多溏少。闻其除"呃呃"声外,呼吸语声正常。望面色红润,舌苔薄白润,舌淡绛,两脉弦细。

[辨证]肝郁气滞,肝旺脾虚,阳明经气随肝逆上冲,以致呃逆不止。

[治则]宽中理气,扶正抑木。

[针灸处方]天突,膻中,中脘,内关,天枢,足三里,三阴交。

[治法]选用平补平泻手法,留针30分钟,日1次。嘱灸气海穴20分钟,每日2次。

[疗效]5月6日二诊,患者感到胸脘舒适,以上穴位去天突。5月10日就诊,自述打呃吐气已减少一半,治疗在原穴的基础上加期门。依此方法针灸11次,症消告愈。

[按]呃逆2年,中气渐虚,但患者体质素健,气盛肝郁,忍怒睡眠,郁结胸膈,发为此症,所以治疗以驱邪为主,佐以扶正,针取内关、足三里、三阴交、天突、期门等穴,以理气宽中、降逆止呃;继以温中益气,针中脘,灸气海以健脾养胃,终获奇效。

案2 患者,男,60岁。

[症状]患者素有高血压病史10余年,同时自感心慌,气短,近3~4年加重,血压经常持续在210~

220/108~120 mmHg,于2000年12月25日突然头痛剧烈,语言不清,右面部轻度麻痹,神志尚清楚,精神不振。血压190/108 mmHg,经检查诊为高血压、动脉硬化,脑血管痉挛,CT确诊为多发性脑梗死。2001年1月2日下午患者突然呃逆不止,睡时可缓解,呃逆后,胃脘胀满而痛,进食即吐,精神萎靡。血压180/108 mmHg,服用西药后呃逆仍不止,持续4日之久,服用中药及针灸治疗均无效,遂来门诊就医。现症:患者呃逆频作已达7日之久,每于呃逆后,胃脘疼痛作胀,食后即吐,纳少,大便日行1次偏干,小便正常。闻其声怯,呃逆频作,声低无力。望其面色萎黄,精神不振,右面部轻度麻痹,舌向右歪,舌质淡红,苔白微腻,脉弦细。

[辨证]阴虚肝旺,肝克脾土,中气虚衰,胃气上逆。

[治则]降逆宽中,利膈止呃。

[针灸处方]章门(左侧),合谷(右侧)。

[治法]采用平补平泻手法,留针30分钟。

[疗效]1月11日来诊,述针后呃逆稍缓解,唯不能巩固,仍频作不已,饮食略增,精神好转,舌淡红苔白,脉细弦。治以大补元气、扶土抑木为主,佐以降逆宽中、利膈止呃。取穴:章门(左侧),合谷(右侧),攒竹,鸠尾,中脘,关元,采用平补平泻手法,留针30分钟;膈俞点刺;灸中脘、关元日3次,每次20分钟。1月13日就诊,述针后呃逆逐渐停止,昨晚9点呃逆两声,现未发作,亦未吐,精神好转,食欲增加,苔白,脉细弦。针穴同上,去攒竹。于1年后随访,呃逆一直未发。

[按]中医学认为,呃逆症的病位在胃,正如《灵枢·口问》曰:"谷入于胃,胃气上注于肺。今有故寒气与新谷气,俱还入于胃,新故相乱,真邪相攻,气并相逆,复出于胃,故呃逆矣。"膈居于肺胃之间,若肺胃之气失于和降,使膈间气机不畅,逆气上出于喉间,以致呃逆不止,所以调畅上、中二焦气机,治以宽中理气、降逆止呃为治疗呃逆症的基本法则。由于引起此症的病因不同,症状表现亦有差异,在治疗时要结合患者体质强弱,病程的长短、病势的缓急辨证论治,才能取得好的疗效。患者突然呃逆,发病时间短,但患者有高血压病史已10余年之久,体虚肝旺,肝风时时欲动,且年已六旬,气血两亏,肝旺势必克制脾土,中气虚衰,虚阳上逆,风从内动,风中于经络,故出现口舌歪等症。虚气上逆,直冲于上,故呃逆不止,且有中

土将败之象。本证以虚为主,在治疗上以补虚着手,急以大剂温补,以回元阳之气,补土抑木,以扶正气。

取关元、中脘并灸之;另一方面取膈俞、合谷、章门等穴,以宽中利膈、降逆止呃。针灸4次,即告痊愈。

主要参考文献

［1］ 王艳君,崔林华,袁军,等.高玉瑃治疗面瘫经验撷要［J］.中国针灸,2015,35(5):479-482.

［2］ 崔林华,邢潇,薛维华,等.高玉瑃教授针灸治疗头痛经验撷要［J］.中国针灸,2015,35(12):1285-1287.

［3］ 邢潇,王艳君,崔林华,等.高玉瑃应用子午流注针法经验撷要［J］.广州中医药大学学报,2016,33(4):612-615.

［4］ 梁燕,李艳红,邢潇,等.高玉瑃教授治疗小儿咳嗽经验介绍［J］.中国中医急症,2016,25(1):76-79,482-484.

［5］ 梁燕,李艳红,王艳君,等.高玉瑃教授治疗小儿高热经验介绍［J］.中国中医急症,2016,25(9):1702-1704,1745.

［6］ 许水清,胡雨桐,李革飞,等.王艳君教授治疗原发性痛经的经验撷要［J］.中国中医急症,2019,28(3):531-533,536.

［7］ 刘文珊,孙彬,李宏坤,等.王艳君针药并用治疗痤疮经验［J］.中华中医药杂志,2020,35(6):2935-2938.

［8］ 赵亚萍,丁敏,王艳君.针刺治疗胃肠神经官能症40例［J］.四川中医,2006(3):101-102.

［9］ 丁敏,赵亚萍,张振伟,等.调神理气针法治疗胃肠神经官能症疗效观察［J］.辽宁中医杂志,2006(8):1023-1024.

［10］ 王永梅,王艳君.针灸辨治呃逆症二则［J］.山东中医杂志,2003(6):375-376.

第十八章
新疆针灸流派

徐氏针灸流派

一、流派溯源

新疆徐氏针灸流派的创始人为徐占英。

20世纪60年代,徐占英于北京中医学院(即今北京中医药大学)毕业后,即响应党的"到边疆去"的号召,来到新疆工作,运用所学之中医针灸知识和技术,为边疆各族人民解除病痛,同时也为新疆中医针灸教育做出了重要贡献。在数十年的临床、教学、科研工作中,逐步形成了对针灸理论与临床实践的独到见解,通过嫡传、师承和研究生培养的方式传之后代,徐氏针灸流派得以产生并稳步发展。徐氏针灸流派临证强调治病求本,整体调节;注重辨病、辨证与辨经相结合;善用经络辨证诊治疾病;注重奇经八脉的临床运用;推行灸之大术的思想,尤其是以神阙为中心十字取穴的临床应用,形成了针灸治疗各科病症的基础构架,对治疗各种疑难杂症提供了一个行之有效的思路,亦为未病先防、既病防变、保健抗衰等方面奠定了坚实的基础。

二、流派传承

(一)传承谱系

新疆徐氏针灸流派主要学术继承人介绍如下。

徐世洪,系徐占英长女,医学学士,副主任医师,中医针灸高级教师,新疆针灸学会理事。从事针灸教学、临床、科研工作30余年。发表教学、临床论文20余篇,参与编写书籍3部。多次在哈萨克斯坦国交流讲学。2009年荣获"新疆维吾尔自治区职业教育名师"称号。擅于运用徐占英的以神阙为中心十字取穴法及一针多穴透刺法等,并以此为基础作为治未病和各种疑难杂症的基础方,针灸并重,疗效显著。

徐世芬,系徐占英次女,医学博士,主任医师。徐占英既是她的父亲,又是她的硕士生导师,其学术思想和操作技能深受父亲的影响,后考取广州中医药大学博士,并在美国马里兰大学医学院研修,后在上海市中医医院针灸科工作,现任科室主任,研究生导师,先后入选"上海市医学领军人才","上海市中医药领军人才",获得"上海市巾帼建功标兵""上海市最美女医师"等荣誉称号。兼任上海市针灸学会常务理事,中华中医药学会外治法分会青年专业委员会副主任委员,上海市针灸学会海派专业委员会副主任委员,针灸治疗眼耳鼻喉科疾病专业委员会副主任委员,针灸戒烟专业委员会副主任委员等,上海海派陆氏针灸传承人;在国内外核心期刊发表论文120余篇,先后主持20项国家级省局级科研课题,授权专利8项,主参编著作9部。徐世芬领衔的"调督安神解郁"法针灸治疗抑郁症、失眠等做了大量的临床与机制研究,先后获得了上海市科技奖、中华中医药科技奖以及上海中医药科技奖等奖项;主要研究方向为针灸治疗脑病的临床与机制研究,并善用多种针灸特色疗法调理亚健康和治疗各种痛症。

李国稳,系徐占英外甥女,副主任医师。自工作起就跟随徐占英左右，从事针灸临床20年，受徐占英的影响颇深。临床善用埋线疗法治疗妇科病及神经系统疾病。

李蔚，系徐占英外孙女，受外公的影响选择了传承祖国医学的道路，医学博士。毕业于广州中医药大学，后为复旦大学中西医结合系博士后，主要研究方向为针刺对抑郁症及痛症的影响。参与多项国家自然科学基金项目的研究，完成了抑郁症的相关发病机制及针刺的作用原理的系列研究内容；擅于运用徐占英的针、灸结合，一针多穴透刺法治疗咳喘及针灸治疗神经系统疾病，并擅于运用手法及针刺手法调理亚健康及延缓衰老。

米勇，系新疆首批名老中医徐占英教授针灸学术传承人，跟师10余年。新疆维吾尔自治区中医医院针灸科二科主任，党支部书记，硕士生导师，主任医师。国家中医区域诊疗（针灸）中心新疆分中心负责人，兼任中国针灸学会盆底功能障碍专业委员会副主任委员，中国针灸学会睡眠健康管理专业委员会常务委员，上海合作组织特色专科联盟副主任委员，中国中医药研究促进会疑难杂症分会常务理事，中国针灸学会火针专业委员会常委，中国针灸学会针灸与民族疗法分会第一届委员会常委，中国民族医药学会教育分会常务理事，中国民族医药学会疼痛分会常务理事，中国中医药信息研究会临床研究分会常务理事，新疆针灸医学学会副会长，新疆针灸医学学会第一届专家委员会专家组成员，乌鲁木齐市基层卫生协会副

会长，中国中医药研究促进会治未病与亚健康分会副会长；曾被多次评为院级先进工作者，获得自治区中医医院第二批师承工作名老中医优秀继承人称号；曾先后主持参与国家级、省部级课题项目5项，发表论文50余篇，参编论著4部；擅长治疗中风病、面瘫、带状疱疹及后遗神经痛、耳鸣耳聋，各型颈椎病、腰椎间盘突出症、肩关节周围炎，类风湿关节炎、强直性脊柱炎及焦虑状态、抑郁、睡眠障碍等疾病。

骆芳，系新疆首批名老中医徐占英针灸学术传承人，跟师10年，硕士生导师，副主任医师，中国针灸学会会员，新疆针灸学会理事兼副秘书长。从事针灸临床工作、教学科研工作28年。国家核心期刊发表学术论文5篇，省级刊物发表学术论文10余篇。主持省部级课题1项，参与校级课题3项，国家"十一五"支撑课题1项，参与国家自然科学基金课题1项。秉承徐占英的学术思想，注重辨证论治及整体调理；研究方向为针灸治未病及亚健康状态调理，以及针灸治疗眼系疾病。新疆徐氏针灸流派传承谱系如图18-1。

（二）传承工作

1.徐氏针灸流派学术总结和传播

1991年参加编写《单穴临床集锦》一书（副主编）。1994年获首届"医圣杯"三等奖。曾对小儿哮喘、小儿腹泻、中风、肝炎、强直性脊柱炎、类风湿、消化系统疾病等进行研究，撰有《耳压治疗急性肝炎64例》《针灸治疗中风后遗症经验》《耳压治疗乙型肝

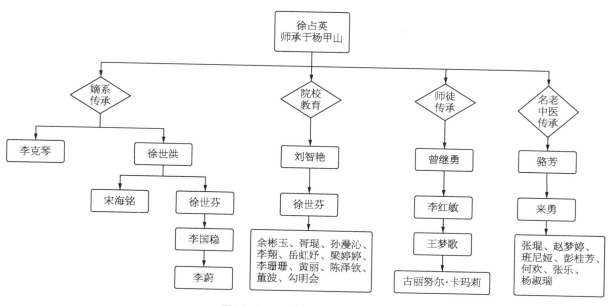

图18-1　徐氏针灸流派传承谱系

炎53例》《针灸治疗晚期强直性脊柱炎5例》《针灸治疗消化系统慢性病经验》等多篇论文在省级以上刊物上发表。1998年获"全国医药界精英"荣誉称号。1992年8月8日的《新疆日报》以"名医、银针徐占英教授"为题报道其从医业绩。近年来跟随他的徒弟们将徐占英的学术思想运用于临床，将治疗体会进行总结，发表了30余篇论文，如徐世洪撰写的《徐占英教授调督任冲三脉治未病思路》《试述督任冲三脉的临床治疗作用》《徐占英教授以神阙穴为中心十字取穴法的临床应用》《徐占英教授治疗小儿腹泻经验》；骆芳撰写的《不同取穴法针刺治疗急性脑梗塞50例》《治督健脑法针刺治疗中风疗效观察》《治病求本在针灸临床中的应用》《徐占英教授学术经验——针刺深度论》；李蔚撰写的《徐占英教授针灸治疗咳嗽临床体会》《针灸辅助治疗结核性肺空洞典型个案》；米勇撰写的《异病同治法在针灸临床中的应用》《徐占英教授经验——针刺调阴阳论》《徐占英教授针灸治疗临床思路》；徐世芬撰写的《头穴动留针治疗抽动-秽语综合征30例疗效观察》《健脑调卫针刺治疗失眠的时效性临床观察》《维筋相交理论的临床应用——治疗急性脑梗塞近期疗效研究》《电针百会印堂为主治疗抑郁症的临床疗效评价》等近百篇论文在国内核心期刊发表。徒弟们将徐占英的学术思想、典型病例及发表的文章搜集起来编辑成书——《徐占英教授针灸临床治验集》，于2016年6月正式出版。

2. 徐氏针灸流派的贡献

（1）为新疆培养了一批中青年针灸专业技术人才：徐占英1980年底调入新疆中医学院（原新疆中医学校），任针灸学教师。为了能教好中医班的针灸学，他主动要求去附属医院进行针灸临床实践，一边教学一边临床，用实践验证理论，用理论指导临床。3年的临床工作，明显促进了徐占英教学的效果，课堂上讲的都是自己亲身经历的真实病案，着实提高了学生的学习兴趣。3年期间，徐占英每年都改写教案，总结新的内容。通过不断实践和总结，提出了学习针灸学的四点要素：① 记经络要把经络循行刻画于脑；② 记腧穴，要把腧穴的取穴法铭记于心；③ 练手法，要在进入临床实习就苦练手法，操作必须娴熟；④ 试临床，尽早地接触临床，而且要多临床。很多学生在学习了针灸课程后，就可以自己给家人朋友进行针灸治疗，取得了好的疗效，同时也提高了学生的自信心。

1983年学校决定开办针灸推拿专业，当时徐占英

是唯一针灸学专职教师，创建针推专业的重担自然而然地落在他的身上，同时还肩负着培养青年医师的重任。在1984—1986年3年期间，徐占英跑遍了北京、上海、南京、天津、成都、陕西、甘肃、安徽等地的中医院校，学习开办针推专业的经验，了解所用教材、辅助资料及教师上课情况等，再根据学习自身情况编写教学大纲，1984年学校将中药大专班改为针推大专班，又招了一个卫生系统子女中专班。他带着青年教师就上阵了，第一轮课由徐教师自己讲，下一轮由青年教师讲，集体备课，集体指导学生实践，亲自安排临床实习，亲自带教。3年后两个班毕业了，学生的专业知识都非常扎实，临床操作技能都非常熟练。1986年学院正式招收针推本科班，从此针推专业走上了正规化道路。徐占英送年轻教师到全国各大中医院校进修学习，或参加全国举办的针推助教进修班，按照针灸基础、针灸临床、针灸古籍、实验针灸、推拿学等分为五个教研室，培养了数十名专业教师，在他退休时，教师梯队已经形成。

1994年新疆中医学院（现新疆医科大学中医学院）与上海中医药大学联合招收硕士研究生，徐占英被聘为研究生导师。1998年新疆中医学院与医学院合并成立新疆医科大学，1999年开始独立招生针推专业研究生。徐占英为新疆针推硕士点的建立立下了汗马功劳。

徐占英对培养少数民族中医针灸人才特别注重，他培养的第1个少数民族班是针83级，第2个是针86级。针83级是创建针灸专业第1个班，也是少数民族班，他除了亲自上课、亲自带教，还成了学生们的保健医生，学生只要出现身体不适，第一个找到的都是敬爱的徐老师。无论是节假日还是深夜，他都会第一时间为学生进行针灸治疗，同学们发现自己的病就在1～2次的针灸治疗下痊愈了，更加增强了他们学习的兴趣。他经常和学生谈心，关心学生们的生活，这批学生毕业后分布在天山南北，全心全意为各族人民服务。1988年学院组织专家到全疆调查毕业生工作情况，汇报时提到了3个工作出色的毕业生，居然都是针83级的学生，这让徐老师非常欣慰。针86级是第一个少数民族本科班，他特别争取到做这个班的政治辅导员，除了精心授课、临床带教等，关心学生们的生活、思想变化更是他的工作重点，学生都亲切的喊他"徐爸爸"。那以后每2年会招收一届民族班，全疆各地都有少数民族自己的针灸医生为各族人民服务。

需要特别提到的是，新疆的盲人针推医生的培养，徐占英也倾注了很多心血。1980年，他应乌鲁木齐市盲人学校的邀请，为盲人讲授针灸学课程，一上就是十多年，前后十多个班，共培养了百余名盲人医生。他总结出一套适合盲人的学习方法，如在讲授《经络腧穴》时，提出摸经点穴法，手把手地教学生边摸边点，反复触摸骨性标志以及周围组织，并给学生在穴位贴上胶布，让学生带回家，自己反复练习；讲授《刺法灸法》时，先教学生在纸垫和棉花包上练习，熟练了，再在自己身上练，最后在老师身上试针。经过徐占英的培养，打破了盲人只能做推拿、不能针灸的观念。现在为止，全疆各地有几十名盲人医生坚持从事针灸临床，收到患者好评，也得到卫生部的认可。

（2）独特的方法为治疗疑难杂症提供了思路：通过长期的临床实践，在治病的取穴原则、组方配穴、手法等，徐占英均有独到之处。在治病思路上，他强调整体调节以达到治病求本的目的，因此"神阙十字交叉取穴"的创立及临床应用，形成了针灸治疗各科病症的基础构架。这一思路打破了教科书里的旧规及传统的组方配穴，为疑难杂病的针灸治疗奠定了基础。辨病、辨证与辨经相结合也是整体调节，治病求本的体现，针灸治病是根据脏腑、经络学说，运用四诊和相关理化指标，将收集的各种症状、体征和客观指标进行综合分析，以明确疾病的病因、病机，辨出病位在脏腑还是经络，寒热、虚实、表里、阴阳等分析出属何种性质的病症，制定治法和选穴，治疗最终达到通调经络、补虚泻实、扶正祛邪，平衡阴阳的目的。这其中经络辨证又是诊治疾病的核心，要根据经络的循行和功能分析说明所出现的临床表现，并得出诊断和辨证结果。由于经络内连脏腑外络支节，一主内一主外，内在的变化是根本，外在的变化是表现，故功能上二者不可分。病理上脏腑功能失调会通过经络反应于体表；相反，在外的病理也可以通过辨证归经，找出发病的经络和脏腑，所以在分析临床症状时，必然要涉及脏腑机能，要用脏腑机能说明临床表现，但不能因此就以脏腑理论淹没经络理论。临证诊疗时要根据经络病候的特点，络属关系和循行部位，通过审证分经而确定病位。在组方配穴中的灵活应用以及重视奇经八脉等，都体现其独特的诊治思路。操作中强调针刺深度，很多穴位的针刺深度均超出教科书中所列深度，起到"直达病所"的目的，尤其对疑难病症，一些特殊穴位的特殊深度起到了立竿见影，事半功倍的效果。

（3）教学上提出临床实践与理论学习并重：在30多年的教学生涯中，徐占英一直强调临床实践是至关重要的。无论在理论学习前、中、后，均应该进行临床实践。徐占英在制订学习计划时，要求临床带教的课时要占总课时数的1/3，而且在课间实习最后2～3次给学生提供动手操作的机会。在《经络腧穴学》《刺法灸法学》的教学中，基本上一半的时间是课堂讲授，一半的时间是动手操作，让学生分组在自己及同学身上点经、点穴；针刺的操作先在棉垫上练习，再在自己身上针刺，最后同学之间互相针刺等。《针灸治疗学》的教学1/3的课时数都是在医院针灸科带教的。除此以外，在教学中，他还模拟应用病案场景，让学生作为医生从诊断、治疗思路、组方配穴、针刺操作等全部完成。通过理论与实践的紧密结合，以及在制定考核指标中，均很大程度地融入了实际操作，使学生切实掌握并熟练了操作，一方面极大地调动了学生的学习积极性与信心，另一方面有效地提高了教学质量，使学生终身受益。

徐占英带过的学生，工作后在临床工作岗位上均是优秀的针灸医生，操作娴熟、临床诊疗思路明确，临床疗效好，受到广大患者及领导的好评。

（4）为针灸"治未病"研究出行之有效的方法：为贯彻全国中医药工作会议精神，做好乌鲁木齐市中医"治未病"工作，在中心实施中医"治未病"健康工程以来，徐占英通过研究任督冲三脉的循行分布规律、功能主治特点，总结出一套理论过硬、行之有效的"治未病"思路，取穴方便简单，针、灸结合，达到益气血、调气机、平阴阳的目的，用于亚健康、免疫力低下及癌症化疗、放疗的人群。同时，徐占英还注意筛选推广应用预防保健、养生、疾病康复等中医药适宜技术，坚持发扬中医特色、发挥名医作用。每年，徐占英根据时令季节开展如"三伏贴""三九贴"等，对预防、控制慢性支气管炎、风湿病等起到了积极的作用。在他坚持不懈的推广和影响下，新疆的各大医院都开始在三伏天及三九天开展"冬病夏治"及"冬病冬治"的艾灸和敷贴特色治疗项目，在针灸治未病"未病先防，已病防变"方面做出了积极贡献。

（5）针灸成了与邻国人民建立友好关系的桥梁：徐占英带教了不少包括哈萨克斯坦、俄罗斯、巴基斯坦等国家的留学生。他们慕名来找徐占英学习针灸临床，经过短期的带教培训，回国后都从事针灸工作。

徐占英对小儿脑瘫的针灸治疗，积累了丰富的经验，潜心研究出"通督健脑"疗法，提倡头针、体针相结合，取得了较好的疗效。哈萨克斯坦及俄罗斯等国的家长带着患儿纷纷慕名而来，他们在乌鲁木齐一住就是几个月，企盼针灸治疗能给他们的家庭带来希望。经过一段时间治疗，孩子的认知能力有所提高，肢体功能明显改善，有的甚至可以生活自理，家长们看到了疗效，对针灸治疗方法更加信任，他们在当地奔走相告，来就诊的国外患儿越来越多。每年在天暖时节，每天都有十余名国外脑瘫孩子进行针灸治疗，这些外国人见证了这位老中医的仁爱之心、无比的耐心以及娴熟的技能，也证实徐氏针灸架起了中外友谊的桥梁。

三、流派名家

徐占英

（一）生平简介

徐占英，出生于1941年，河北泊头人，自幼过继到叔父家，在北京读书。家中老幼重病缠身者不在少数，他从小立志要学习医学，为患者解除病痛；1960年考入北京中医药大学中医专业，在学习和实习期间得到了杨甲三的耐心指导和传授；1967年响应党的号召，他来到了新疆博尔塔拉蒙

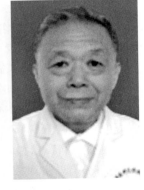

徐占英（出生于1941年）

古自治州温泉县种蓄场，运用所学中医针灸为各族农牧民治疗疾病。由于地处偏远的农牧区，缺医少药、患者居住分散，徐占英成为内、外、妇、儿、伤各科疾病的杂家，被当地农牧民誉为"神针"。

1980年，徐占英调到新疆中医学校任教，1981年担任针灸教研室主任职务。1986年新疆中医学院（现新疆医科大学中医学院）成立，徐占英担任教学部副主任职务。在针灸教学、临床医疗和科研工作中，在经络、腧穴教学中运用杨甲三的"三边""三间"教学方法，直观易懂地调动了学生的学习兴趣。1990年，徐占英担任针推系主任职务，除管理外，还担任《针灸学》《经络学》《腧穴学》《针法灸法学》《针灸治

疗学》《针灸医籍选》等课程的教学工作；1986年，创建中医学院直属医院针灸科，兼针灸科主任职务。在临床实践中，他注重以经络为核心的诊病治病方法、注重以五输穴为主的取穴运用以及注重奇经八脉理论的研究与运用等，在多年临床和教学中积累了丰富的经验。

1994年，徐占英成为新疆针灸第一个硕士研究生导师，他带教严谨，一丝不苟，带着研究生学针灸经典，深入临床实践，为完成课题的研究，充分利用大医院、大研究所的设备与资源；曾到地方病研究所、新疆医科大学第一附属医院联系业务；为采集大样本，亲自到基层为地方甲状腺肿大患者治疗。他专心做事，潜心研究，不计得失的精神永远是教育、科研工作者学习的榜样。他的努力为新疆医科大学中医学院建立针灸硕士站奠定了基础，2名研究生刘智艳、徐世芬在新疆、上海成为针灸界优秀的专家。徐占英于1996年被选为全国高等中医院校针灸教学研究会理事，新疆针灸学会副会长；1998年为新疆中医、民族医高级职称评委，2009年他成为新疆首批师带徒导师。

（二）学术观点与针灸特色

徐占英从事针灸教学、针灸临床及科研47年，至今年逾80，临床经验丰富，以善治疑难病症著称；曾亲聆杨甲三、石学敏、贺普仁、师怀堂、杜毓来等全国知名针灸专家授课，亲睹其临床操作，博采众长，并经过长期临床实践，开拓创新，形成了独特的学术思想和临证特色。

1. 以神阙为中心的十字取穴法是"治病求本、调和阴阳"精髓的体现

人体是一个有机的整体，生理上相互联系，病理上相互影响，经络系统内属于脏腑，外络于肢节，反映着疾病的发生及发展过程。因此，治疗局部病变应从整体出发，治病求本。徐占英认为人体得病，虽表现为不同的症状，但其根本原因均是阴阳失调，脏腑功能偏盛偏衰。正如《注解伤寒论·辨脉法》所言"一阴一阳为之道，偏阴偏阳为之疾"，《景岳全书·传忠录》亦云"凡诊施治，必须先审阴阳，乃为医道之纲领，阴阳无谬，治焉有差"，因此，调整阴阳、平衡脏腑功能可达到治病求本的目的。

经过多年的临床实践，徐占英总结出"针刺调阴阳论"以调节人体阴阳偏盛偏衰，即以"神阙为中心十字取穴"。临床以此法为主方，随病症不同配穴治

疗,取得了满意疗效。具体来说,徐占英认为:针灸具有三大治疗作用,即调和阴阳、扶正祛邪、疏通经络,三者相互联系、相辅相成,通过疏通经络而起到扶正祛邪,最终达到调和阴阳的目的。阴阳失调得以恢复,则可以制止疾病的发生及发展,达到预防及治愈疾病的目的。

以神阙为中心的十字取穴,又称"腹八针",包括:中脘、下脘、气海、关元、天枢、大横。其理论依据可从以下几方面进行阐释。

首先,从经络角度分析:中脘、下脘、神阙、气海、关元皆为任脉穴,天枢为胃经穴,大横为脾经穴。督、任、冲"一源三歧",督脉的分支与任脉并行,督脉"总督诸阳""督领经脉之海""阳脉之海";任脉"总任诸阴",为"阴脉之海",故取此纵行的诸穴,可达沟通、协调阴阳的目的。冲脉与任脉并行,又与督脉相通。其脉气在头部灌注诸阳,在下肢渗入三阴,因此,容纳来自十二经脉五脏六腑的气血,成为十二经脉、五脏六腑之海。冲脉与足阳明会于气冲穴,又与足少阴经并行(《难经》中提及与足阳明并行),与胃和肾相关联。胃为"后天之本""水谷之海";肾为"先天之本""原气之根"。此外,冲脉起于胞中,又称"血海",妇女月经与冲脉功能有密切关系,与任脉共主妊、产、胎、育。根据督、任、冲三脉的循行特点与生理功能以及肾(后天之本)、脾胃(水谷之海、后天之本)的生理特点,从督、任、冲、胃经、脾经五脉进行调理,便可起到对机体整体调理的作用。五穴同用,可调整督、任、冲脉及脏腑功能,从而起到先后天同治的整体调节作用。

其次,从腧穴角度分析:中脘属任脉,为胃募,又为八会穴之一——腑会,有健脾和胃、调理胃肠之功能。下脘、中脘、气海为任脉穴,可升阳益气、补肾固精、行气化湿。关元属任脉,为足三阴经与任脉交会穴,小肠之募穴,有温阳固脱、通调三阴、益肾保健、泌别清浊的功能。中脘、下脘位居中焦,以调理中焦为主,具有健脾和胃、理肠功能。气海、关元位居下焦,皆系先天肾气,以调理下焦为主,具有培元固本、补肾益气的作用。天枢是足阳明胃经穴,大肠之募穴,能调理胃肠、行气活血,位居身之中,可调中下二焦。大横属足太阴脾经,为足太阴、阴维脉交会穴,有健脾益气、通调肠胃功能。神阙、天枢、大横都有健脾理气、通调肠胃的功能。诸穴合用,可调节中下二焦脏腑功能,健脾和胃,培元固本,先后天同调。

第三,从"调气机,平阴阳"角度分析:徐占英认为"人身之道,阴阳而已矣;阴阳之道,升降而已矣"。脾胃阴阳之变化,气机之升降为一身之枢纽,脾胃为中土,土旺则升降有常,阳升阴降,营卫周流,百骸康泰。徐占英常在治疗诸多内科杂症之时,先行"腹八针"调其中焦之气机,再行辨证之配穴。他常说:"脾胃不只是一身之根蒂,亦是百病之枢纽。"调脾胃便可治沉疴顽疾,脾胃健运,食纳改善,气血得补,阳得升阴得长也。

通常情况下,人们治疗腰背部与脑部疾患只局限于督脉的作用,治疗胸腹部与生殖疾患只局限于任冲脉的作用,很少根据任督冲三脉独特的循行特点而融会贯通,综合考虑。鉴于三脉,遍布周身,维系机体气血的正常运行,并且其循行部位都经腹正中及其两旁以及与足阳明胃经、足少阴肾经相联系,故在任督冲三脉理论指导下,徐占英提出"以神阙为中心十字取穴法",通过针刺腹部穴位以达到调理阴阳、扶正祛邪和整体调节的治疗目的。此组方配穴既可用于各科病症整体调理的基本处方,也可以用于预防保健、未病先防、养生抗衰。这一思路打破了教科书里的陈规和传统的组方配穴法,为疑难杂病的针灸治疗奠定了基础。

2. 辨病、辨证与辨经相结合

徐占英针灸治病是根据脏腑、经络学说,运用四诊和相关理化检查的方法,将收集来的各种症状、体征和客观指标进行综合分析,以明确疾病的病因、病机、辨出病位在脏腑还是在经络;寒热、虚实、表里、阴阳分析出属何种性质的病症,制定治法和选穴,治疗以通经活络、补虚泻实、扶正祛邪、平衡阴阳,从而达到治疗疾病的目的。

"病"是对疾病全过程的特点与规律所作的概括,注重从贯穿疾病始终的根本矛盾上认识病情。辨病是医生在中医学理论指导下,根据患者的病史、自觉症状以及整体状况,并结合各种理化影像检查所获得的客观指标,对疾病的病种做出判断,得出病名诊断的思维过程,可谓是"异中求同"。"证"是对疾病当前阶段的病位、病性等所作的结论,主要是从机体整体反应状况上认识病情。辨证是在中医学理论的指导下,对患者的各种临床资料进行分析、综合,从而对疾病当前阶段的病位与病性等本质做出判断,并概括为完整证名的诊断思维过程,可谓是"同中求异"。

辨病与辨证两者都是认识疾病的过程。辨病即是对疾病的辨析,以确定疾病的诊断为目的,从而为治疗提供依据；辨证是对证候的辨析，以确定证候的原因、性质和病位为目的，从而根据证来确立治法，据法处方以治疗疾病。辨病与辨证都是以患者的临床表现为依据，区别在于：一为确诊疾病，一为确立证候。一种病包括几种证，如失眠病可包括肝郁化火证、痰热内扰证、阴虚火旺证、心脾两虚证等多种证型。针对失眠病的治疗大法就是调和阴阳、宁心安神，取穴为神门、内关、百会、安眠。然而，又根据不同的证型，在大法的基础上按照证型的特点予以配穴，肝郁化火者加行间、太冲平肝降火，痰热内扰者加中脘、丰隆、内庭清热化痰、和胃安神，心虚火旺者加太溪、照海、太冲滋阴降火、宁心安神，心脾两虚者加心俞、脾俞、三阴交补益心脾、益气养血。

辨经是根据经络的循行分布（包括经络的交接、交叉、交会）、属络脏腑、联系器官、生理功能、病后特点等来确定疾病的经络归属，而选择相应的经络取穴治疗的方法。徐占英在临床实践中体现辨证归经法、辨位归经法、诊察归经法，最终判断出病经及与病经相关的他经，为治疗取穴奠定基础。

徐占英认为辨病、辨证与辨经三者在诊治过程中是密不可分的。医者必须首先对疾病要有一个总的认识，通过四诊的分析，判断出属何病，再根据当下所表现的主要症状及体征判断出属于何种证型，然后再根据不同证型的典型表现判断出归属何经。这是一个针灸诊治的思维过程，三者都是重要的环节，缺一不可。

辨证论治作为指导临床诊治疾病的基本法则，能辨证地看待病和证的关系，既可看到一种病可以包括几种不同的证，又看到不同的病在其发展过程中可以出现同一种证，因此在临床治疗时，采取"同病异治"或"异病同治"的方法来处理。不同疾病在发展过程中由于出现了相同的病机，因而也采用同一种治疗，这就是"异病同治"。比如久痢脱肛，子宫下垂等是不同的病，但如果均表现为中气下陷，就都可以用一种提升中气的方法治疗。因此治病主要不是着眼于"病"的异同，而是着眼于病机的区别。相同的病机可用基本相同的治法，不同的病机就必须用不同的治法，所谓"病同治亦同，证异治亦异"，实质上是由于证的概念中包含病机在内的缘故。如前述的以"神阙为中心十字取穴"在临床上用于多种病的治疗，正是体现了异病同治的运用。而同一种疾病在不同的发展阶段则采用不同的治法，即同病异治。如徐占英

在治疗面瘫时，急性期以面部少针浅刺，多以四肢取穴为主疏散风邪，这是由于病邪表浅，针刺太深，易引邪入里，恢复期时可适度增加面部取穴，采用穴位透刺，针刺手法逐渐增强，并加用电针刺激。到后遗症期，则要气血双补，重用灸法，同时可采取巨刺疗法。因此，辨证首先着眼于证的分辨，其次要结合病性、经络属性，然后才能正确施治。

3. 经络辨证是诊治疾病的核心

徐占英认为，经络学说是针灸学的理论核心，经络辨证是针灸诊治的特色，因此无论从辨证论治，还是取穴治疗，都应以经络为基础，以体现针灸学的特点。经络与脏腑是相互联系、密不可分的，但经络与脏腑并不等同，经络证候也不等同于脏腑证候。如肺病脏腑辨证，分为风寒束肺证、热邪壅肺证、痰热阻肺证、肺气不足证和肺阴不足证五型，在任何一型中都没有提到《灵枢·经脉》中所记载的"是动则病……缺盆中痛，甚则交两手而瞀，此为臂厥。是主肺所生病者……臑臂内前廉痛厥，掌中热。气盛有余，则肩背痛，风寒汗出中风，小便数而欠；气虚，则肩背痛、寒，少气不足以息，溺色变"诸多具体生动的临证表现。十二经脉的症候描述皆与相应的脏腑证候有差别，可以说它包含了脏腑病症，其范围已不仅单指"脏腑辨证"，故"经络辨证"不能被"脏腑辨证"所取代。

所谓经络辨证，就要根据经络的循行和功能分析说明所出现的临床表现，并得出诊断和辨证结果。由于经络内连脏腑，外络肢节，一主内一主外，内是变化的根本，外是变化的表现，故功能上二者密不可分。病理上脏腑功能的失调会通过经络反映于体表；相反，在外的病理变化也可以通过辨证归经，找出发病的经脉和脏腑。所以在分析临床证候时，必然要涉及脏腑功能，要用脏腑功能说明临床表现。但是不能因此就以脏腑理论淹没经络理论。徐占英认为当病邪侵袭人体时，受邪的脏腑经络便会出现相应的病候。但由于病邪的性质，以及侵犯经络的深浅、部位不同，加之患者的年龄、体质、情志及气候环境等因素影响，经络反映的病候就有轻重之分、深浅之别，可出现于局部或一经，也可能是多经或整体的，故临证时应根据经络病候的特点，络属关系和循行的部位，通过审证分经而确定病位，其经验特色在于以下几方面。

（1）依据病变部位而辨别病属何经：如《灵枢·经脉》所描述的小肠经的循行："小肠手太阳之

脉,起于小指之端,循手外侧上腕,出踝中,直上循臂骨下廉,出肘内侧两骨之间,上循臑外后廉,出肩解,绕肩胛,交肩上,入缺盆,络心,循咽下膈,抵胃,属小肠。其支者:从缺盆循颈,上颊,至目锐眦,却入耳中。其支者:别颊上出页,抵鼻,至目内眦(斜络于颧)。"

从外经分析凡属小指尺侧、手背外侧(第五掌指关节尺侧)、腕部(第五骨基底部、钩骨、三角骨、尺骨茎突)、前臂外侧后缘、肘部(尺骨鹰嘴与肱骨内上髁之间)、上臂外侧后缘、肩关节(腋后纹头、肩胛冈、冈下窝、冈上窝)、肩颈部(第一胸椎棘突下旁开3寸、第七颈椎棘突下旁开2寸)、颈部(胸锁乳突肌后缘)、面颊部、目眶下、鼻旁、目外眦、耳中、目内眦等均为手太阳小肠经分布所过之处。凡出现上肢外侧后缘麻木、疼痛和肩关节、颈椎活动受限、疼痛不疏及面、鼻、耳、目的病变,均属手太阳小肠经经病。如临床常见颈椎病,尤其是六七颈椎椎体出现增生或颈椎间盘突出压迫脊神经根,出现颈部僵硬、屈伸不利,伴有上肢外侧尺侧缘至小指端的麻木、拘急不适,治疗取穴当取小肠经穴为主。

(2)根据十二经病候特点辨别病在何脏腑:如《灵枢·经脉》篇:"足太阴脾……是动则病舌本强,食则呕,胃脘痛,腹胀善噫,得后与气,则快然如衰,身体皆重。"脾经连舌本,散舌下,脾失健运,气机升降失调,故见呕恶、胀满、疼痛,矢气后会有减轻,湿困脾土,故见身重乏力。以上诸症均与脾的功能失调有关,可辨别病位在脾,治疗当取足太阴脾经穴位为主。再如手厥阴心包经的病候,《灵枢·经脉》篇"是动则病……甚则胸胁支满,心中澹澹大动,面赤,目黄,喜笑不休",描述了一组以心系症状为主的症候群。张介宾说"皆本经之脉所及。手厥阴出属心包,循胸出胁故也。澹,动而不宁貌。面赤目黄,心之华在面,目者心之使,故病则面赤目黄……喜笑不休,心在声为笑",张隐庵说"经气之病于外也,盖甚则从外而内,其有余于外也",故临床所见胸胁支满、心中悸动不安、面赤目黄、喜笑不休的证候均归属于手厥阴心包经,治疗当取手厥阴心包经穴为主,如内关、大陵以宽胸除满、宁心定志。

十二经所主病候包括"是动病"和"所生病",包括外经病候与脏腑病候。各经病候就是各条经脉所循行部位和所联系的脏腑器官在病理情况下出现的症候群的概括。病候与本经腧穴的关系,可视为经穴

主治范围的归纳和总结。因此,十二经的病候和经脉循行一样重要,必须熟练掌握,在临证中如能将循经辨证与经络病候相结合,就将经络辨证运用自如。

(3)依据证候群及经络属络关系辨别病性、病位:疾病的发生和发展是错综复杂的,同一种病在不同的阶段,可出现不同的症状;不同的病由于经络的直属和络属的关系,也会出现相同的症状,因此临床上必须根据经络的特点和脏腑的病机进行辨证,例如咳嗽、上气症状,可见于肺经,也可见于肾经病变。肺气宣降失常而咳嗽,并可见经脉循行部位如缺盆,上肢内侧前缘痛;而足少阴经脉从肾上贯膈入肺,主纳气,如肾虚不纳气也可出现喘咳,但此症状往往出现在耳鸣、腰酸浮肿之后,并可见"心如悬"及经脉循行部位脊骨内后廉痛等症,通过脏腑经络辨证,便可对类同的症状加以区别。《灵枢·经脉》篇中有"经脉者,所以决死生,处百病,调虚实,不可不通",说明经络辨证在疾病的病因病机、诊断治疗中的重要性。因此,熟悉各条经脉、经筋、经别的循行路线,生理功能及其"是动所生病"等,是掌握经络辨证的基本功。根据"经脉所通,主治所及"以及各经的病候特点,把握疾病的本质和选穴治疗疾病。如腰痹(腰椎间盘突出症)之治疗,病机因年老肾虚,气血不足,不能濡养经脉,不荣则痛,或因寒凝、劳累伤及腰部,导致局部经络受损,气血运行不畅,久则成瘀,阻于腰部经络,导致经脉不通,不通则痛,发为腰痹,涉及脏腑-肾脏、膀胱。涉及经脉足少阳胆经、足太阳膀胱经,故治疗时以足少阳胆经之环跳、阳陵泉、绝骨穴治疗、足太阳膀胱经之秩边、委中、承山、昆仑治疗。

4.探求组方配穴基本规律

徐占英认为,针灸在经过严谨的辨证后虽得出的证型与治则跟中医药有相同之处,而在组方配穴上却大相径庭。它是以整体观念为基础,在经络学说指导下,根据脏腑经络的病候,通过四诊八纲的分析,归纳推求病因确定属何脏何经,而定出相应的治则治法。针灸治疗作用的点是散布在经脉上的穴位,而穴位又是脏腑经络气血流注、传输、聚会于体表的所在,由于经穴和脏腑经络在生理上息息相关,在病理上有密切联系。因此,古代医学家在长期的医疗实践中,通过对脏腑经络和穴位主治作用的观察,根据"经脉所通,主治所及"的客观规律总结出取穴的原则。由于脏腑的功能不同,因此不同的穴位主治作用不同,即使同一经的穴位于经气流注,聚会不同,其主治作用

也有区别。针灸论治时多种配穴方法，正是根据穴位相对特异性总结出来的，因而具有一定的规律性。

（1）循经取穴：循经取穴是在明确辨证或确定病变部位归属何经的前提下，直接在此经脉上取穴的方法。当一经有病时，其内联脏腑与体外循行部位均会表现出相应的症状或体征，治疗取穴当以本经穴为主。临床以取本经上的特定穴为多。如五输穴、原穴、络穴、郄穴、交会穴等。如咳嗽以取手太阴肺经穴为主，取中府（肺之募穴）、太渊（肺经原穴）、列缺（肺经络穴）、孔最（肺经郄穴）；偏头痛以取手足少阳经穴位为主，取率谷（交会穴）、风池（交会穴）、侠溪（五输穴之荥穴）。

■ 循经局部取穴

循经局部取穴是最直接的取穴方法。对于病变部位比较明确、病症比较局限的采取局部取穴。以病变部位为核心，根据"腧穴所在，主治所在"的特点，而选取病部循经所过的穴位，直接疏通病部经络气血，达到"通则不痛"的治疗目的。如网球肘，取曲池、手三里等；如踝关节扭伤，取丘墟、申脉等；胃脘痛，取中脘、梁门、下脘等；面瘫病，阳明经在面部分布并交会，当病邪阻滞面部经络时，当取手足阳明经穴治疗，取地仓、颊车、四白、下关、迎香、合谷、内庭等，以调理手足阳明经气血、通经活络。

■ 循经邻近取穴

根据病变的部位在其邻近处进行取穴，以循经扩大治疗范围，加强对局部病症的治疗作用。如膝关节痛，配阳陵泉、足三里、阴陵泉、血海、梁丘等；耳聋耳鸣，配风池、率谷等。

■ 循经远道取穴

经脉内联脏腑，外络肢节，通过经络辨证确定病在何经，在病变部位循经远端取穴的方法。根据"经脉所过，主治所及"的特点，以腧穴所归属的经脉确定其主治的病症，即腧穴归属何经，何经经过何处，何处有何病变的推理思路。在病位远端取穴。如牙痛病，手阳明经脉"贯颊，入下齿中"，足阳明经脉"下循鼻外，入上齿中"，可取合谷、内庭。治疗脏腑病症以取本经特定穴为主，如胃脘痛取足阳明胃经的足三里穴（胃经之合穴、下合穴）；肝阳上亢头痛可取太冲（肝经之原穴）。

（2）表里经同治取穴：这是根据经脉的互相络属关系。十二经脉中，每条经脉都有与其相应的相表里的经脉，体现出"表里相合"。因此，在经络辨证

时，某经出现病症，除本经穴位治疗外，还可以取相应的表里经的腧穴进行治疗。如咽喉肿痛，根据经络辨证，此为手太阴肺经病，治疗可以用三棱针点刺手阳明大肠经的商阳穴放血以消肿祛瘀；脾虚泄泻，可以取表里经足阳明的足三里治疗；目赤肿痛，除选取肝经穴位太冲或行间外，还可以选取相表里经胆经的侠溪；风寒咳嗽，可取肺经太渊和大肠经合谷；胃病，取胃经足三里和脾经的公孙穴。

（3）同名经同治取穴：十二经脉手足三阴、三阳在经气循行流注上均有密切的联系，因而在治疗上有互相协助的作用。除表里经体现"表里相合"的理论，治疗要相互兼顾外，同名经的"同名经之气相通"也不能忽视。如手足阳明经，在病候表现和取穴治疗方面都是相互联系的。前额疼痛，主要为足阳明所过，但治疗时除取足阳明穴位外，还取手阳明的合谷；腰部扭伤，经络辨证为足太阳膀胱经的病候，取穴治疗时除膀胱经的穴位外，还要取手太阳小肠经的后溪；胃火牙痛，可取足阳明的内庭和手阳明的合谷；肝气郁结引起胸胁痛，可刺手厥阴内关、和足厥阴太冲等。因此，同名经兼顾在经络辨证中是重要的部分。

（4）子母经同治取穴：在经络辨证中，除本经、表里经、同名经外，子母经也是不可缺少的内容。根据病变部位，先确定其病变所属经脉，在调其本经气血的基础上，根据"虚则补其母，实则泻其子"的原则，调其子母经。如有一患者，胃脘部不适，疼痛，大便秘结，口渴，口苦，舌边红，苔黄腻，脉数，此为明显的胃经病变，属实热证，除胃经本经穴外，还取商阳点刺放血，因为胃经的子经为大肠经，取大肠经的商阳以泻子经来调理本经病，患者治疗一次就有明显好转。

（5）左右交叉取穴：十二经的循行是左右对称的，保持着相对的平衡，但也有左右交叉循行的特点，如手足三阳经都在大椎穴左右交叉。另外，人体左右虚实的变化也会失去平衡，产生病态，造成一侧虚弱不足而另一侧强盛有余，可用左右配穴实现补虚泻实的目的，采用"左病取右，右病取左"的交叉取穴方法，古代称为"巨刺"和"缪刺"。临床常见患侧有病取健侧的方法，如左侧肩周炎取对侧的条口透承山。

（6）经验穴的运用

条口透承山：治疗肩周炎的经验穴。取3寸毫针，对准条口穴，双手进针，透向承山穴皮下，边提插，边嘱患者活动肩部。

尺泽下：治疗前臂部麻木、屈伸无力的经验穴。常用于中风后遗症患者。取1.5寸毫针，在前臂部，尺泽下2寸处进针，行提插手法，有向手部放射感后留针。

鸠尾透日月：治疗胆囊炎、胆石症的经验穴。鸠尾：任脉穴，仰卧位，在上腹部，前正中线上，当胸剑结合部下1寸。日月：胆经穴，仰卧位，在上腹部，当乳头直上，第七肋间隙，前正中线旁开4寸。取3寸毫针，对准鸠尾穴，快速透皮进针，针尖向右侧日月方向延皮透刺，切勿斜刺，以免损伤内脏。

颈椎穴：治疗颈椎病的经验穴。手微微握拳，在第4、第5掌指关节后缘，紧贴第5掌骨边缘进针，边捻转，边嘱患者活动颈椎。

郄门：治疗出血的经验穴。郄门为手厥阴心包经之郄穴，在前臂掌侧，当曲泽与大陵的连线上，腕横纹上5寸，掌长肌腱与桡侧腕屈肌腱之间。直刺1～1.2寸，得气后留针。

大陵：治疗足跟痛的经验穴。手厥阴心包经之原穴。在腕横纹的中点处，当掌长肌腱与桡侧腕屈肌腱之间。直刺0.3～0.5寸。边捻转，边嘱患者踩脚后跟。

5. 注重奇经八脉理论的临床应用

徐占英认为奇经八脉在经络系统中占有极为重要的作用，对十二经脉起广泛的联系作用，并有主导调节全身气血盛衰的作用，故他在临证中非常重视对奇经八脉的应用。

（1）沟通，联络作用：奇经八脉在其循行分布过程中，与其他各经相互交会，沟通了各经络之间的关系。例如阳维联络各阳经交会于督脉的风府、哑门，阴维脉联络各阴经交会于任脉的天突、廉泉；手足三阳经交会于督脉的大椎；足三阴经交会于任脉的关元、中极；督脉任脉、冲脉之间又互相沟通；冲脉还与足少阴、足阳明相联系，称为十二经脉之海；带脉横绕腰腹，联系着纵行于躯干的各条经脉。这些都说明，奇经八脉对十二经脉和有关脏腑起着各种不同性质的联系作用。前述的以"神阙为中心十字取穴"已对督脉、任脉、冲脉的循行及治疗有详述。

■ 阳跷、阴跷脉循行

《难经·二十八难》：阴跷脉者，亦起于跟中，循内踝上行，至咽喉，交贯冲脉；阳跷脉者，起于跟中，循外踝上行，入风池。徐占英认为：跷脉的"跷"字有足跟和矫捷的含义。因跷脉从下肢内、外侧上行头面，具有交通一身阴阳之气、调节肢体运动的功用，故

能使下肢灵活矫捷；又因为阴阳跷脉交会于目内眦，入属于脑，《灵枢·经筋》"足少阳之筋，其病……从左之右，右目不开，上过右角，与跷脉并行，左络于右，故伤左角，右足不用，命曰维筋相交"；《太素》经筋注"跷脉至于目眦，故此筋交巅，左右下于目眦，与之并行也。筋既交于左右，故伤左额角，右足不用，伤右额角，左足不用。足少阳之筋与跷脉维筋相交"，充分体现了现代医学左右脑交叉支配肢体运动之说。这也体现在徐占英治疗中风的过程中，取健侧的头针顶颞前斜线、顶颞后斜线、颈三针、颞三针，治疗患侧肢体运动及感觉障碍。

■ 阳跷、阴跷脉病证及应用

《难经·二十九难》："阴跷为病，阳缓而阴急；阳跷为病，阴缓而阳急"，就是说阴跷脉气失调，会出现肢体外侧的肌肉弛缓而内侧拘急；阳跷脉气失调，会出现肢体内侧肌肉弛缓而外侧拘急的病证，这再次说明跷脉于下肢运动功能有密切关系。而在八脉交会中，申脉通于阳跷，据经脉所通，主治所及，其主治证有腰背强直、腿肿、恶风、自汗、头痛、目赤痛、眉棱骨痛、手足麻痹、拘挛厥逆、耳聋、癫痫、骨节疼痛、遍身肿、满头出汗等；照海通于阴跷，其主治证有咽喉气塞、小便淋漓、膀胱气痛、反胃、大便艰难、腹中积块、胸膈嗳气、梅核气等，尤在中风后期治疗中出现足内翻，乃为阳缓而阴急，说明阴跷脉气失调，故取照海用泻法以纠正足内翻。

《灵枢·寒热病》有"阳气盛则瞋目，阴气盛则冥目"的叙述。《灵枢·脉度》还说："男子数其阳，女子数其阴，当数者为经，其不当数者为络也"，意指男子多动，以阳跷为主；女之多静，以阴跷为主；卫气的运动主要是通过阴阳跷脉散布全身。卫气行于阳则阳跷盛，主目张不欲睡；卫气行于阴则阴跷盛，主目闭而欲睡，说明跷脉的功能关系到人的活动与睡眠，故取照海可治疗失眠。

■ 阴维、阳维脉循行及功能

《难经·二十八难》："阳维起于诸阳会也；阴维起于诸阴交也。"维脉的"维"字含有维系、维络的意思。《难经·二十八难》"阳维，阴维，维络于身，溢蓄不能环流灌溉诸经者也"，说明阳维有维系、联络全身阳经的作用；阴维有维系、联络全身阴经的作用。在正常的境况下，阴阳维脉互相维系，对气血盛衰起调节溢蓄作用，而不参与环流；如果功能失常，则出现有关病证。

■ 阴维、阳维脉病症

《难经·二十九难》"阳维为病苦寒热",故阳维脉发病,出现发冷、发热、外感热病等表症;"阴维为病苦心痛",故阴维脉发病,则出现心痛、胃痛、胸腹痛等里证。张杰古解释说:"卫为阳,主表,阳维受邪为病在表,故苦寒热;营为阴,主里,阴维受邪为病在里,故苦心痛";《脉经》王叔和说"诊得阳维脉浮者,暂起目眩,阳盛实者,苦肩息,洒洒如寒","诊得阴维脉沉大而实者,苦胸中痛,肋下支满,心痛",以上都说明,阳维脉主表证,阴维脉主里证。《素问·刺腰痛篇》也有"阳维之脉令人腰痛,痛上怫然肿,刺阳维之脉"的记载。

■ 阴维、阳维脉应用

阳维脉维络诸阳经,交会于督脉的风府、哑门;阴维脉维络诸阴经,交会于任脉的天突、廉泉。外感病的治疗,以外关、风池、风府为基本处方,外关通阳维脉,而风池、风府为阳维脉交会穴。治疗甲状腺疾病时,取天突、廉泉、内关、筑宾、内关通阴维;筑宾为阴维之郄,天突、廉泉为阴维脉交会穴。体现在中风治疗中出现言语不利者取廉泉、哑门调节阴维、阳维脉气,同时醒神开窍利咽。而在八脉交会穴中,外关通于阳维,其主治症有肢节肿疼、膝部有冷感、四肢不遂、头风、背胯内外骨筋疼痛、头项疼痛、眉棱骨痛、手足热、发麻、盗汗、破伤风、脚跟肿、眼目赤痛、伤寒自汗、表热不解等。内关穴通于阴维,其主治症有中满、心胸痞胀、肠鸣泄泻、脱肛、食难下膈、腹中积块坚横、胁肋攻撑疼痛、结胸里急、伤寒、疟疾。因此,在治疗中,外关主治一身之表,内关主治一身之里,临床应用相当广泛,几乎可以涵盖所有病证。

（2）统率、主导作用:奇经八脉将性质作用相类似的经络组合在一起,并起统帅和指导作用。督脉为"督领经脉之海""阳脉之海",任脉为"阴脉之海",冲脉为"十二经脉之海""血海"。因督脉是人体诸阳之脉的总汇,同时与肾、脑、肝系有密切联系,故其功能是督领阳气和真元。任脉具有妊养和总调阴经脉气的功能。因人身以气为阳,血为阴,妇女胎、产、经、带诸病与阴血关系密切,故有"任主胞胎"之说,说明任脉对诸阴经起主导和统率作用。冲脉起于胞中,对十二经脉五脏六腑有密切关系,故又称"十二经脉之海"和"五脏六腑之海"。督脉主一身之阳气,任脉主一身之阴气,对五脏六腑、十二经脉均有重要影响;带脉则有约束躯体纵行经脉、调节其经气的功能。阴

阳跷脉主身体两侧之阴阳,阳跷主持阳气,阴跷主持阴气,对各分部于下肢内、外侧的阴经和阳经有着统率和调节的作用。阴阳维脉有"维系""维络"人身阴经和阳经的功能,阳维脉主宰一身之表,阴维脉主宰一身之里,奇经八脉主要通过其对十二经脉的组合而起到统率和主导作用。

（3）渗灌、调节作用:奇经八脉纵横交错循行于十二经脉之间,当十二经脉和脏腑之气旺盛时,奇经则加以储蓄;当十二经脉生理功能需要时,奇经又能渗灌和供应,因此奇经起调节和溢蓄正经脉气的作用。《难经·二十八难》曾用湖泊与河流的关系作比喻:"比于圣人图设沟渠,沟渠满溢,流于深湖,故圣人不能拘通也。而人脉隆盛入于八脉而不环周,故十二经亦不能拒之。"《素问·痿论》说:"冲脉者经脉之海也,主渗灌溪谷。"溪谷,概指肌肉间的穴位,可见冲脉在渗灌全身气血中起重要作用。李时珍《奇经八脉考》还说:"其流溢之气,入于奇经,转相灌溉,内温脏腑,外濡腠理。"以上均说明奇经有溢蓄调节十二经气血渗灌于周身组织的作用。冲任二脉又能涵蓄肾气,《黄帝内经》论述肾气旺盛,则"任脉通,太冲脉盛,月事以时下","血气盛时充肤热身,血独盛则澹渗皮肤、生毫毛"。冲脉上行则"渗诸阳""灌诸精",下行则"渗三阴"及"诸络",以及阴维脉和阳维脉能"灌溉诸经"等,都说明奇经的灌溉和调节气血的作用。徐占英擅长应用奇经八脉理论分析证候,同时结合脏腑理论来推究病机,判断病情,确定针灸治疗方案,常获良效。

6. 重视针刺深度

针刺深度,是指针刺刺入腧穴皮肉的深浅度。徐占英在治疗中对部分穴位的针刺深度超出了腧穴教材中规定的深度,这是徐占英多年的一大经验。他说:掌握针刺的深度要做到三点:一是对个体、病情、腧穴要有精准的判断;二是针下必须有得气感;三是不伤及周围组织器官。徐占英在很多疾病的治疗中,都强调针刺的深度要适当,有的必须针到病所。可见,针刺的深浅对于疗效的取得是至关重要的。以下举出几例别于教材规定的针刺深度和刺法的穴位。

（1）夹脊穴:经外奇穴。在背腰部,当第2颈椎至第5腰椎棘突下两侧,后正中线旁开0.5寸,一侧23个,针刺深度0.3～0.5寸;而徐占英通常的进针深度为1.2～寸。适应证为颈腰椎病。操作要点:俯卧位,直刺,针尖朝向脊柱,颈椎病一般取1.5～2.0寸

针,腰椎病取2.5寸针,针刺深度直达椎体间隙,提插时有摩擦音,针感为强烈的酸胀沉紧感,针腰夹脊时,有时会有放电感传至下肢。治疗这类疾病时,不同的针刺深浅程度对疾病的疗效是有差别的,如果针尖能达到这种深度,或者说到达病灶部位,常常能立竿见影,事半功倍。

（2）气海俞,大肠俞,关元俞:分别在第3、第4、第5腰椎棘突下,旁开1.5寸,常规针刺深度0.8～1寸,而徐占英的针刺深度为2.5～4寸。操作要点:侧卧或俯卧位,直刺。治疗便秘,针感为强烈的酸胀沉紧感;治疗腰椎病时,针感必须有放电感传至足底,这是由于刺激坐骨神经根,可减轻神经根压迫,消除炎性水肿,改善局部血运,减轻症状,缩短疗程。

（3）副哑门穴:经外奇穴。位于项部正中线,后发际中点直下五分处,第2～3颈椎间,常规针刺深度0.5～1寸,而徐占英针刺深度为1.5～2.5寸。操作要求:操作要快慢针结合,先嘱患者取坐位,略低头,选用直径0.30 mm的2.5寸或3寸毫针,精确定位副哑门穴后,快速进针,然后沿下颌方向缓慢刺入2寸,施以缓慢的提插捻转手法,至手下有针感为度,患者往往表现为一瞬间的电麻感,此时立即出针,压迫针孔。由于此穴比哑门穴远一个颈椎,深刺很容易对大脑皮层以及中枢神经形成有效刺激,同时由于避开了延脑,安全系数大,治疗效果与哑门穴相同。如把握不好,可能会伤及脊髓,但疗效卓著,尤其适用于各种脑病,如言语不利、神志病、癫痫、脑瘫等。

（4）天突穴:在颈部,当前正中线上,胸骨上窝中央。常规针刺深度0.5～1寸,而徐占英针刺深度为2～2.5寸。操作要求:取仰头坐位或仰卧位,用2.5寸毫针,以左手示指第一节指腹按于胸锁关节胸骨切迹上,示指甲所指之处为进针点,先直刺进针2分,穿透皮肤,后左手大拇指压于针身,右手竖直针身,缓慢刺入2～2.5寸,针身在胸骨柄后缘与气管前缘之间,针感为局部酸胀感、憋闷或前胸部窒息感,捻转10秒后出针。适应证:咽痒咽痛、咳嗽、哮喘、梅核气等。

（5）大椎刺法:督脉穴。俯伏坐位,在后正中线上,第七颈椎棘突下凹陷中。常规针刺为斜刺0.5～1寸,而徐占英的针刺深度是2.5～3寸。操作要求:常规消毒,医者取3寸0.30毫针快速透皮进针,使针尖朝下平刺,边提插捻转,边下压透向淘道、身柱,当针体进到2.8寸时,做捻转手法,得气后留针。适应证:免疫力低下、虚劳、咳嗽、哮喘。

（6）大杼刺法:膀胱经穴。在背部,当第一胸椎棘突下,旁开1.5寸。常规针刺深度为向中线斜刺0.5～0.8寸,而徐占英针刺深度为向下平刺3寸,透向风门、肺俞、厥阴俞。操作要求:嘱患者采取坐位或伏卧位,医者持3～4寸0.30毫针,针尖对准大杼穴,快速透皮,进针后改变针尖方向,自上而下边捻转边进针,沿膀胱经第一侧线透刺,到达一定深度后,做提插捻转手法,得气后留针。适应证:免疫力低下、虚劳、咳嗽、哮喘。

（7）鸠尾刺法:任脉穴。在上腹部,前正中线上,当胸剑结合部下1寸。常规针刺深度为向下斜刺0.3～0.6寸,而徐占英的针刺深度为2.5～3寸。操作要求:嘱患者仰卧位,双手抱头,深吸气憋住以使内脏上提,取0.30、75 mm毫针快速透皮进针,针尖略向下倾斜,持续5秒提插泻法,后出针。适应证:神志病,癫痫,癔病。

（8）廉泉刺法:任脉穴。仰靠坐位,在颈部,当前正中线上,喉结上方,舌骨上缘凹陷处。常规针刺方法为针尖向咽喉部刺入0.5～1寸。而徐占英的针刺深度为2～2.5寸。操作要求:仰卧位下颌向上抬起,充分暴露穴位并便于操作,取3寸0.30毫针,对准廉泉穴,快速进针,达到2寸时行提插捻转使得气,施"合谷刺"手法,退至浅层在依次向两旁斜刺,斜刺角度20°～30°,得气后出针,不留针。适应证:五迟不语,中风失语,舌根后缩,声带麻痹等。

《灵枢·九针十二原》强调:"刺之要,气至而有效。"由此可见,得气是影响针刺疗效的关键环节。徐占英认为,每个穴位在针刺至不同的深度时,其针感是不同的,一般进皮时为轻微的刺痛感,继续刺入,针感开始为酸胀、沉重,逐渐加强,甚至出现电麻感,或凉,或热,或为水波感等感传,此段为最佳针感区,可认为其即腧穴的深度。但徐占英针刺以上穴位均已超过取穴正常范围,疗效也是出奇制胜,更胜一筹。深针刺时医患均需凝神静气,医者守神,患者治神,悉心体会针感,中则即止,以防意外。

7. 针所不为,灸之所宜及针灸并重

新疆地处我国西北部,寒冷的气候在一年中几乎占据了一半,加上人们的生活习惯和发病特点,善用灸法已成了徐占英在治疗中的一个不可缺少的组成部分。徐占英认为灸疗的范围很广,灸术乃医之大术,尤其是对于针药治疗后效果不佳者,采用灸术治疗,其效令人惊叹不已。

徐占英擅长用的几种灸法。

（1）艾炷化脓灸：徐占英认为："灸穴不准，灸量不到，灸疮未成，枉费灸术。"每当施灸前，他都是亲自给患者摆体位、定穴位、数壮数，准备工作做好后，才开始施灸。对于灸疮不发的患者，徐占英总是对其体质及灸量进行一个重新的考量，决定是否增加壮数。采取化脓灸的治疗时间多在三伏天。在选定的穴位处涂抹大蒜汁，放置做好的艾炷，用线香点燃，当患者出现灼热感时，医生双手指端在附近周围做叩击动作，以分散注意力，减轻疼痛。按照前法反复施灸，一般灸7～9壮，灸完后，将局部擦拭干净，再涂上一层大蒜汁，用消毒过的锡纸贴附在创面上，再行大胶布固定，3日清洁换药一次，脓液较多时可一日清洁换药一次。1个月后逐渐结痂脱落，局部留有瘢痕。常用施灸穴位有：大椎、肺俞、膏肓俞、足三里。临床多用于治疗慢阻肺、哮喘、肺心病、慢性胃肠炎、发育障碍、体质虚弱等。

（2）直接麦粒灸：采用麦粒大小的艾炷在穴位上施灸的方法。先在穴位上涂少许凡士林，然后将艾炷黏附在皮肤上，用线香点燃后，当有灼痛时根据需要决定是待其着完还是将其压灭。为了减轻疼痛，也可轻轻拍打穴位周围以减轻灼痛。一般灸5～7壮，灸后将局部清理干净，再涂上少许凡士林。常施灸的穴位有：隐白、大敦、百会、足三里等。临床常用于治疗崩漏、眩晕、气血虚弱等。

（3）隔物灸：将新鲜的生姜切成约0.2～0.5 cm厚的薄片，中心处用针穿刺数个小孔，放置在穴位或病变部位上，上置艾炷，当患者感到灼痛时，可将姜片少许上提，使之离开皮肤片刻，随即放下，再行灸治，反复进行，直到局部皮肤潮红为止。生姜味辛，性微温，具有温经、散寒、解表、温中、止呕的功效。徐占英运用较多的是在治疗面瘫后遗症期。

（4）借助灸盒：准备单孔、双孔、三孔灸盒若干个，根据病情需要，插入点燃的艾条，将灸盒放置在穴位上或病变部位上的方法。常施灸的腧穴有：神阙、气海、关元、中脘、肺俞、膏肓俞、肾俞、命门等。有的穴位带针施灸、有的穴位在针刺得气后起针施灸。

（5）温针灸：在针刺得气后，将2～3 cm的艾条在中间用锐器捅一个小眼，套到针柄上，距离皮肤3～4 cm，然后在近端点燃，待艾条燃尽，取下灰烬即可。常用施灸的穴位有：足三里、三阴交、内外膝眼、阳陵泉等。临床常用于气血亏虚、阴阳偏衰的病证。

8. 针刺补泻的观点

徐占英认为，针刺补泻法是建立在中医的阴阳五行、脏腑经络、营卫气血等基础理论之上的针刺方法。探求针刺补泻的道理，必须熟知经络气血运行之规律，因为经络本身有阴阳、内外、顺逆、终始、开阖的不同，所以治疗手法必然不同，有迎随、徐疾、提插、捻转、呼吸、开阖等。针刺之所以能够治疗疾病，就是因为它能够作用于经脉之气，并调动经气、疏通营卫、调和阴阳。因此，了解针刺补泻的原理，实质上就是了解经气与补泻作用之间的关系。另外，针刺补泻效果产生的条件，取决于患者针刺当时的机能状态、所选经穴是否具有作用的相对特异性，以及医生娴熟的针刺技术和操作方法，三者相辅相成，缺一不可。徐占英常说：针刺气不至无效；针刺不至病所无效。气至者，勿谈补泻；针不到者，勿谈手法。

（三）临证医案

1 咳嗽

梁某，男，50岁。

[症状] 咳嗽，咳痰，流涕1周。患者因天气突变，出现咳嗽、咯痰、痰多色白，同时伴有流清涕症状1周。经口服消炎药、化痰药、抗感冒药后，咳嗽、咳痰未得缓解。由于患者述平素易感冒，并且每次感冒过后遗留咳嗽，病程长达2～3个月。患者咳嗽，咳痰，痰量多，色白，胸痛、胸闷、纳谷不香。听诊肺部呼吸音正常。苔白腻，脉弦滑。

[辨证] 风寒袭肺。

[治则] 疏风散寒，宣肺止咳，健脾化痰。

[针灸处方] 大椎，风门，中脘，下脘，天枢，大横，气海，关元，内关，孔最，列缺，合谷，阴陵泉，足三里，丰隆。

[操作] 患者先行坐位，针刺大椎、风门（双侧）三穴，选用0.30 cm×75 cm毫针，进针后将针身放倒，行透刺法，大椎透陶道至身柱；风门透肺俞至厥阴俞有针感后留针并将患者缓缓放倒仰卧，再行腹部八穴、四肢的针刺，手法均为平补平泻，留针25分钟。起针后大椎再行刺络拔罐，10分钟后取罐。

2 哮喘

宋某，女，62岁。

[症状] 哮喘，反复发作1年余，加重1周。1年前

因受凉后开始咳嗽、气喘,用药后得到缓解,遇冷空气或嗅到刺鼻味道后咳喘加重。就诊时面色㿠白,精神欠佳,胸闷,气憋,咳嗽,气喘,吐白痰,量多,伴有后背疼痛。胸部CT示:左肺下叶靠近斜裂不规则囊性病灶,肿瘤性病变不能排除。舌质暗淡,舌体胖大,苔薄白,脉弦滑。

〔辨证〕风寒壅肺。

〔治法〕宣肺止咳,健脾化痰。

〔针灸处方〕大椎,肺俞,心俞,膈俞,天突,孔最,内关,合谷,足三里,三阴交,丰隆,太溪。

〔操作〕先俯卧位针刺,取3寸毫针由大椎向陶道透刺,肺俞向膈俞透刺,并行灸盒在肺俞、心俞、膈俞处施灸30分钟。再行仰卧位针刺,天突穴垂直进针后改变方向,针身紧贴前颈部,沿胸骨后缘进针,行提插捻转手法,得气后出针,不留针。其他穴位均行平补平泻法,得气后留针30分钟。

3 胃脘痛

案1 郑某,女,52岁。

〔症状〕胃脘隐痛2年余。胃部不适,经常隐隐作痛,伴全身困乏无力,月经量逐月减少。胃镜检查示:广泛性糜烂、十二指肠球部溃疡。精神欠佳,面色萎黄,胃脘隐痛,纳差,小便可,大便干,2日1次。舌质红,苔薄白,脉濡。

〔辨证〕胃阴不足。

〔治法〕养阴清热,益胃止痛。

〔处方〕中脘,下脘,神阙,气海,关元,天枢,大横,内关,足三里,三阴交,太溪、照海。

〔操作〕均用0.3 cm×40 cm毫针,行提插捻转手法,其中太溪、照海、三阴交用补法,其余穴位均为平补平泻,留针30分钟。

案2 李某,男,40岁。

〔症状〕因"上腹疼痛饱胀不适10余年,加重1个月"前来门诊。刻下症:精神欠佳,面色少华,消瘦,胃脘隐痛,喜暖喜按,纳差,食后脘腹胀满,呕吐清水,大便时溏。舌质淡,苔白,脉沉细。胃镜检查结果:萎缩性胃炎。经多方求治,效果不显,故来针灸治疗。

〔辨证〕脾胃虚寒。

〔治法〕健脾和胃,温中止痛。

〔针灸处方〕中脘,下脘,气海,关元,天枢,大横,神阙,内关,足三里。

〔操作〕气海、关元、足三里行补法,余穴平补平泻,神阙温灸。留针30分钟,每日1次,10次为1个疗程。

〔疗效〕治疗3次,胃脘隐痛、食后脘腹胀满减轻,食欲增加。继续治疗2个疗程,已无不适感,体重增加4 kg。随访半年,未复发。

4 呃逆

赵某,78岁,男。

〔症状〕打嗝1周。1周前无明显诱因在晚饭后开始打嗝,膈声连连,声音低而频,脘腹胀满不适,经热水袋热敷或饮热水后,症状稍作缓解,反复发作,时好时坏。近日症状较前加重,腹部胀满不思饮食。舌质淡,苔厚腻,脉沉弱。

〔辨证〕脾胃阳虚。

〔治法〕温中健脾,和胃降逆。

〔针灸处方〕上脘,中脘,下脘,气海,关元,天枢,大横,攒竹,足三里,三阴交,太冲,内关。

〔操作〕攒竹向眶上切迹针刺,针刺得气后加电针,在上脘、中脘处加温灸盒,其他穴位针刺手法以平补平泻,留针30分钟。

5 呕吐

李某,男,24岁。

〔症状〕恶心伴呕吐7日。注射乙肝疫苗3日后开始出现恶心伴呕吐症状,严重时想到吃饭就恶心,食后不久即吐,晨起自觉胃中有气上行,刷牙、吃饭时恶心欲吐感增强。查肝功各项指标正常。曾服药左氧氟沙星片、奥美拉唑无效。患者精神欠佳,自述恶心,但未见呕吐及呕吐物,心情急躁,纳差,夜寐欠安,二便可。舌红,苔薄白,脉弦细。

〔辨证〕肝气犯胃。

〔治法〕理气和胃,降逆止呕。

〔针灸处方〕中脘,下脘,气海,关元,天枢,大横,上脘,内关,合谷,足三里,三阴交,公孙,太冲。

〔操作〕用0.3 cm×40 cm毫针,进针后行提插捻转手法,其中太冲用泻法,其余均为平补平泻,留针30分钟。

6 三叉神经痛

王某,男,73岁。

〔症状〕左侧面部发作性抽痛5日。劳累后出现左侧面颊部闪电样掣痛,连及左上齿、上唇,咀嚼时或遇寒风或碰触后易引发疼痛,持续数分钟左右,以颧骨和下颌处为重。上齿部疼痛,纳差,夜寐欠安,二便调。拍片未见异常。舌质红,苔黄腻,脉沉细。

〔辨证〕湿热蕴结。

〔治法〕清利湿热,通经活络。

〔处方〕迎香(左),颧髎(左),下关(左),听会(左),颊车(左),三间,合谷,太冲,内庭,夹承浆。

〔操作〕进针后行提插捻转手法,其中内庭、三间用泻法,其余均用平补平泻手法,留针30分钟。

7 癫痫

患者,男,52岁。

〔症状〕昏扑、不省人事、四肢抽搐间作10年。自10年前因"脑外伤"后出现突然昏扑,不省人事,四肢抽搐,口吐白沫,牙关紧闭,颜面青紫,小便失禁,1~2分钟清醒,之后约1个月发作1次,当地医院予口服德巴金(丙戊酸钠),症状未控制,近日感发作频繁。患者神情疲惫,面色㿠白,饮食尚可,睡眠欠佳,小便正常,大便干,每日1次。舌质暗,苔薄腻,脉弦细。视频脑电图示:异常脑电图。

〔辨证〕血瘀阻络。

〔治法〕活血通络,醒神止搐。

〔针灸处方〕上星,百会,四神聪,印堂,风池,本神,副哑门,内关,神门,足三里,鸠尾,腰奇,三阴交,丰隆,照海,太冲。

〔操作〕患者先俯卧位,在副哑门处(副哑门属经外奇穴,位于项部正中线,后发际中点直下五分处,第2~3颈椎间),用30号2.5寸毫针直刺,缓慢捻转进针,患者有向上肢或下肢放射样感觉即出针。嘱患者仰卧位,局部常规消毒,用30号2.5寸毫针行上星透百会,四神聪针尖对向百会,百会施灸。对准鸠尾穴,嘱患者双手抱头深吸气进针,针尖稍稍向下斜刺,进针2.5寸,呼气时出针。印堂上0.5寸,行提捏进针法针尖由上而下。腰奇穴(在骶部,当尾骨端直上2寸,骶角之间凹陷中),向上平刺2寸,提插捻转强刺激后出针。其余穴常规进针,得气后留针30分钟。以上穴位取双侧,留针30分钟,平补平泻,每日1次,10次1个疗程。

8 淋证

张某,男,74岁。

〔症状〕小便困难10小时。不慎从轮椅上滑落,出现小便自出,立刻扶到床上平躺,后现小便困难、点滴难下,小腹胀满不适,神志清,精神尚可,语言流利,夜间不能入睡,纳食可,小便点滴难下,小腹胀满不适,大便畅。舌质淡红,苔薄腻,脉细。已行留置导尿。

〔辨证〕湿热下注。

〔治法〕清热利湿通淋。

〔针灸处方〕水分,气海,关元,中极,大赫,归来,水道,足三里,阴陵泉,照海。

〔操作〕平补平泻,每次留针30分钟,辅以电针,归来用3寸毫针,针尖向中极方向,有放电感传至尿道,每日1次。

9 胁痛

王某,女,71岁。

〔症状〕右侧肋间区疼痛半个月余。半个月前无明显诱因于晨起时自觉右侧肋间区疼痛,疼痛持续,绵绵不休。患者精神欠佳,躯体向右侧蜷缩,胁肋部疼痛,局部未见红肿,局部皮肤未触及疼痛,劳累后加重,两目干涩。有时头晕目眩,咽干舌燥。舌质暗红,苔少,脉弦细沉。

〔辨证〕肝肾阴虚。

〔治法〕温补肝肾,滋阴养血,疏肝理气。

〔处方〕中脘,下脘,气海,关元,天枢,大横,攒竹透鱼腰,太阳,风池,支沟,足三里,三阴交,阳陵泉,太溪,照海,太冲,丘墟。

〔操作〕进针后行提插捻转手法,其中太冲、支沟用泻法,其余穴位用平补平泻法,留针30分钟。

10 不寐

案1 于某,女,39岁。

〔症状〕夜寐欠安近2年,加重1月。不明诱因出现失眠症状,夜寐欠安,梦多,并伴有抑郁症状,口服右佐匹克隆片、黛力新(氟哌噻吨美利曲辛片)未见明显效果。患者精神可,神志清,神情略显焦虑,未见头疼、头晕、目眩,双眼未见血丝,未见恶心呕吐,纳食可,二便调。舌红,苔薄,脉沉细。

〔辨证〕心肾不交。

〔治法〕滋肾水,清心火,宁心安神。

〔针灸处方〕神门,内关,百会,安眠,神庭,本神,风池,印堂,合谷,中脘,下脘,天枢,大横,气海,关元,阳陵泉,足三里,三阴交,太溪,太冲。

［操作］针刺平补平泻，艾灸神阙、三阴交温针灸，每日1次，留针30分钟。

案2　赵某，女，54岁。

［症状］因"失眠反复发作1年，加重2周"来诊，多方求治效不佳。刻下症：精神不振，面色少华，神疲乏力，时有头晕，失眠，每晚睡2～4小时，伴心烦易怒，胸闷气憋，纳差。舌红苔薄黄，脉细数。

［辨证］气血两虚。

［治法］健脾益气，养心安神。

［针灸处方］中脘，下脘，气海，关元，天枢，大横，神阙，百会，安眠穴，膻中，内关，神门，足三里，三阴交，照海。

［操作］中脘、下脘、天枢、内关、神门、膻中、大横行平补平泻，气海、关元、足三里、三阴交、照海行补法，百会、神阙温灸。每日1次，每次30分钟，10次为1个疗程。

［疗效］治疗1次，当晚睡至5小时，治疗1个疗程后，心烦易怒、心慌胸闷减轻，睡眠明显好转，每晚睡至6～7小时。巩固2个疗程，诸症皆除，连续随访3个月，睡眠均良好。

11 崩漏

张某，女，22岁。

［症状］主诉月经间期出血半年。患者每次月经经期7天，经量较多，色暗。近半年来，每次月经后1周即有血性白带，月经后2周开始少量出血，色暗，白带多，伴有小腹及腰部疼痛，肠鸣音增多。舌体微胖，舌苔薄白，脉细。

［辨证］脾肾亏虚。

［治法］健脾补肾，理气止血。

［针灸处方］以神阙为中心的十字取穴（中脘、下脘、关元、气海、天枢、大横），中极，郄门，足三里，阴陵泉，三阴交，内关，太冲，交信，地机。

［操作］神阙温罐灸，温针灸足三里、地机、三阴交、关元、气海。治疗每日1次，留针20分钟，10次为1个疗程。

［疗效］经治疗1个疗程后，患者月经恢复正常，诸症消失。

［按］中脘、下脘、气海、关元皆属任脉穴，亦可认为是任督交会穴，可协调阴阳之失衡；又中脘为胃募腑会，下脘亦是治胃病的要穴，关元为小肠募穴，天枢为大肠募穴，大横为脾经穴，此几穴合用可调脾

胃，以固后天之本；气海，关元为真元之气所系，有补肾固本之作用，以固先天之本。中极为任脉穴，膀胱经之募穴，主治月经不调。足三里为胃经合穴、三阴交为肝脾肾三经交会穴，两穴合用以健脾胃。地机为脾经郄穴、郄门为心包经郄穴，阴经的郄穴主治血症，在此有止血作用；交信为肾经穴，从其名可知，此穴有调理月经不调的作用。太冲为肝经输穴和原穴、内关为心包经络穴，两穴合用以疏肝理气，治疗月经前腹胀，太冲还可调理肝藏血功能。阴陵泉、三阴交利湿止带。诸穴合用，共奏健脾补肾、理气止血之功。

12 泄泻

宋某，男，45岁。

［症状］因"腹泻时作3年余"就诊。刻下症：精神欠佳，面色㿠白，消瘦，腹痛腹泻、每日2～4次，粪质为糊状、混有黏液，纳寐差，伴腰膝酸软，性欲减退。舌体瘦小，质淡，苔白，脉沉细无力。查体：左下腹触及枣粒大小一包块，压痛明显。乙状结肠镜示：慢性非特异性溃疡性结肠炎。曾服中西药疗效不显，故来针灸治疗。

［辨证］脾肾两虚。

［治法］温补脾肾，调理胃肠。

［针灸处方］中脘，下脘，气海，关元，天枢，大横，神阙，内关，足三里，三阴交，太溪。

［操作］中脘、下脘、天枢、内关、大横、气海、关元、足三里、三阴交、太溪行补法，神阙温灸。每日1次，每次30分钟，10次为1个疗程。

［疗效］经治疗1个疗程，大便正常，腹痛减轻，左下腹包块缩小，压痛减轻。再治疗2个疗程，诸症皆除，乙状结肠镜显示正常。

13 脏躁

王某，女，48岁。

［症状］因"心烦易怒伴胸闷气憋3个月，加重1周"来诊。刻下症：精神不振，面色少华，心烦易怒，伴胸闷气憋，时有头晕汗出，纳寐差。舌淡，苔白，脉细缓。既往体健，已于半年前停经。各项检查均无异常。

［辨证］气血不足。

［治法］调任冲，益心脾。

［针灸处方］中脘，下脘，气海，关元，天枢，大横，神阙，膻中，内关，神门，足三里，三阴交。

［操作］中脘、下脘、天枢、内关、神门、膻中、大横行平补平泻,气海、关元、足三里、三阴交行补法,神阙温灸。每日1次,每次30分钟,10次为1个疗程。

［疗效］经治疗1个疗程,心烦易怒、心慌胸闷减轻,睡眠好转。2个疗程,诸症皆除。为巩固疗效又治1个疗程。随访半年,未复发。

⑭ 郁病

宋某,女,35岁。

［症状］因"情绪低落,少言寡语1年,加重1月"来诊。患者于1年前无任何诱因下出现双手发抖,哭泣无常,沉默不语,纳少不寐,未予重视。后病情加重,整日心烦嗜睡,少气懒言,时又喃喃自语,双目直视,答非所问。纳寐差,舌淡,苔薄黄,脉弦细。服中西药效果不佳,遂来针灸治疗。

［辨证］痰湿阻络。

［治法］健脾化痰,开窍醒神。

［针灸处方］中脘,下脘,气海,关元,天枢,大横,神阙,百会,上星,印堂,内关,神门,合谷,足三里,三阴交,丰隆,太冲。

［操作］上方加百会、上星、印堂、内关、神门、合谷、足三里、三阴交、丰隆、太冲、合谷用泻法,隐白艾条灸。每日1次,每次30分钟,10次为1个疗程。

［疗效］经治疗1次,当晚睡眠安好,自语停止。经治疗1个疗程后,眼神恢复正常,纳食增加。续治疗2个疗程,已基本如常人。

主要参考文献

［1］韩丽凤,米勇.徐占英针灸治疗月经病的辨证思想及临证经验[J].新疆中医药,2013,31(6):37-38.

［2］米勇,骆芳,马骏麒.徐占英教授经验——针刺调阴阳论[J].新疆中医药,2012,30(4):59-60.

第十九章
新安针灸流派

第一节　周氏梅花针灸

一、流派溯源

梅花针灸学派又称"周氏梅花针灸"，源于我国针灸界泰斗周楣声家传"梅花派"针灸技术，已有300余年历史，迄今传承9代。周老祖父周树冬是梅花针灸学派第四代传人，周树冬儒而能医，通诸家言，尤长于针灸，自成门户。他平生素喜画梅及咏梅，故将其在针灸方面的心得以"梅花派"名之，"我今新谱梅花诀，梅花沁心能去疾。年年寂寞在深山，不以无人花不发……光绪壬寅春王月天长沂湖，周丙荣树冬撰"（《金针梅花诗钞·诗序》）。

梅花针灸学派的学术传承，1979年以前在安徽省天长市以周楣声家传、单传为主；1979年，周楣声来安徽中医学院工作后，学术活动自然转到了合肥，在合肥开枝散叶，传播到世界各地。合肥，古称庐州、庐阳，因此梅花针灸学派又称"庐阳梅花针灸"。2014年庐阳梅花针灸入选合肥市第五批非物质文化遗产目录。2017年入选安徽省非物质文化遗产第五批名录。2021年入选安徽省首批中医流派并成立了流派工作室。

梅花针灸学派在其发展过程中，形成了鲜明的流派特点。

（1）重视"神"的作用：首先强调守神和治神的重要意义。不仅要求患者守神与治神，而且对医者本身也同样如此。医者神充气足，精力充沛，方能从不病之身，治有病之人。

（2）熟知针灸禁忌：强调对人身禁针禁灸诸穴要熟知，包括什么部位禁灸，什么部位禁针，什么时期什么部位禁针，什么部位禁深针。

（3）选穴求异求同：认症必须明确，选穴方能中肯。"求异求同"实为梅花派认症选穴思想精华。书中说："在认症之时，如欲提纲挈领，则应异中求同；如欲条分缕析，则须同中求异。"选穴之际，亦应如此。

（4）左右同时进针：进针是针刺的第一关，这不仅在于无痛，而更重要的是在于得法。而梅花派之在左右单手同时进针法，尤为独创。

（5）直针贯穿多穴：梅花针灸学派认为："人身之经脉既是纵横交叉，而孔穴更是鳞次栉比，或前后相对，或彼此并排，相对者则直针可贯也，并排者则斜针或串也，常于一针或一针两经时用之。"

（6）兼顾针刺深浅：针刺是否得效实取决于入穴之深浅，而宜深宜浅之间，不仅因经因穴而不同，且亦因人因时而各异。

（7）候针得气有法：下针得气与否是针刺成功的关键。梅花派候气法，其一是静以久留；其二是如待之而仍不至，可将针尖向前后左右频频移动，不必出针别刺；其三是如仍不能得气者，即须将针抽至皮下，另行改换方向刺入，切忌操持太急，乱捻乱捣。

（8）辅针导气相助：经气不至，在于候气，经气已至，在于导气。而导气之要则在于辅针，辅针者使针能为我用，针与气血相依辅也。

（9）重视出针时机：梅花派十分强调出针时机与方法。出针时机是根据医者针下寒热虚实的针感，患者脉象软坚和精神状态变化,适时出针。梅花派有三指两用之进针法,同样也有三指两用之出针法,即用拇指、示指轻轻转动针柄,中指按压在针孔旁之肌肉上,再逐步或一次外提,再用中指按压或不按压针孔,简便安全,无须双手配合。

此外,梅花针灸学派传人还非常注重灸具研制和革新,获得国家专利80余项。

承载梅花针灸学派学术观点、针灸特色及临床经验的针灸著作影响深远、见解精辟、立论新颖,在国内外享有极高声誉。

二、流派传承

(一)传承谱系

周氏梅花针灸有三个传承途径,即家传、师承和私淑。在第六代传人周楣声之前为家传,自周楣声开始广开传承之门,通过教学、师承、秘书公开等方式,使更多的人得以学习。梅花针灸学派传承谱系的记载首见于1982年周楣声《金针梅花诗钞·前记》:"先祖周丙荣,字树冬,生于清末(1862—1915年),入泮后即弃儒习医,受业于乃叔又渠公。通诸家言,犹长于针灸。"

周树冬(1862—1915年),梅花针灸学派第四代传人,受业于乃叔又渠公。

周楣声(1918—2007年),梅花针灸学派第六代传人,主任医师,全国首批名老中医。

蔡圣朝(出生于1957年),梅花针灸学派第七代传人,主任医师,博士研究生导师,周楣声学术继承人,全国第五、第六、第七批老中医药专家学术经验继承工作指导老师,安徽省名中医,首届安徽江淮名医,"周氏梅花针灸"省级非遗项目代表性传承人。他于2010年成立了梅花针灸研究团队,2012年成立国家中管局蔡圣朝名医传承工作室,出版著作5部,获省级科技奖励6项,专利30项。

梅花针灸学派门人弟子遍布世界各地。如周子洋(周楣声之孙,现在美国),魏从建(学术继承人,现在瑞士),其他方式继承周楣声教授学术精髓者不计其数,遍布世界各地。周氏梅花针灸传承谱系如图19-1。

(二)传承工作

1. 办学授徒,桃李满天下

周楣声既是一位勤勤恳恳耕耘于临床一线的针灸医生,又是热心传播中医针灸学术的医学教育家,

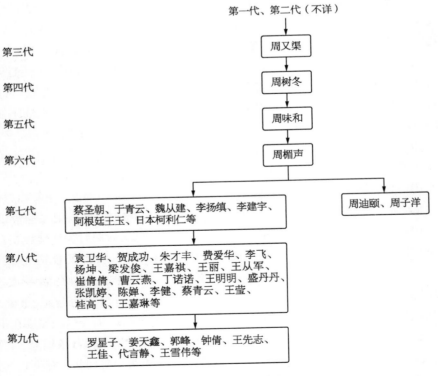

图19-1 周氏梅花针灸传承谱系

他通过临床带教、举办继教班、应邀在全国各地和海外讲学、出版中医针灸著作等方式传承中医学术、传播中医文化，门人弟子遍布世界各地，如蔡圣朝（学术继承人）、周子洋（周楣声之孙，现在美国）、魏从建（学术继承人，现在瑞士）。其他方式继承周周楣声学术精髓者不计其数，遍布世界各地，如日本的柯利仁、阿根廷的王玉。

2. 举办继教班，传授针灸学术

从1984年冬季至1987年夏季连续4届全国灸法学习班，共有140余名来自全国各地20多个省市自治区的教学、科研、临床工作者及灸法爱好者参加学习，使古老的灸法进一步为人们所了解和重视。

首届全国灸法学习班于1984年11月20日开学，学员来自19个省、市、自治区，学习时间为10周。1985年10月举办全国第二届灸法讲习班共有42人，11月10日结束，共40天。1986年5月28日在合肥举办了全国第三届灸法讲习班，7月5日结束，为期40天，来自全国33名学员。第四届全国灸法讲习班1987年夏天在合肥举行。

周楣声讲授灸法基础理论和传授灸法临床经验为主要内容，同时还邀请了有关专家讲课及安排了有关学术讲座，通过学习，要求学员对灸疗的理论及方法能熟练掌握，每人完成一篇灸疗的学习论文，结业时发结业证书。学员系统地学习了灸法理论并以针灸医院作为实习基地进行了实际操作。

讲习班的教材以周楣声自编的《灸绳》为主，全书约30万字，共分为灸论、灸赋与灸例三大部分，内容新颖，说理详明，对目前针灸学说某些不够贴切之处，多有阐明。该书在内部发行以来，颇受好评，在第四届教材中还增加了灸法对流行性出血热的效果观察，进一步证明了热症宜灸与热症贵灸。

1987年10月20日举行"全国灸法研究学术交流会"上，周楣声向来自全国25个省市自治区143名参会代表讲授了梅花针灸学派特色灸法。

1987年至1990年，周楣声应邀在中国中医研究院针灸研究所举办过三届全国灸法讲习班，在国际针灸班与多届全国针灸专长班上，讲授过灸法课程，可谓是桃李满天下。

3. 著书立说，传播学术

周楣声著述颇丰，一生致力于传播针灸学术，特别是灸法，为推广灸法曾自费出版了两期《针灸之声》，每期500～600份，宣传针灸学术动态，因经费原因而没能坚持出版。1992年，周楣声发起成立了安徽省灸法研究会，是全国第一个也是唯一一个省级灸法研究会。周楣声幼承家学，古文功底深厚，著述颇丰，先后出版了《周楣声脉学》《针灸穴名释义》《针铎》《金针梅花诗钞》《针灸经典处方别裁》《灸绳》《灸法治疗流行性出血热》等书籍。

针法书籍：《金针梅花诗钞》《针铎》《针灸经典处方别裁》。灸法专著：《灸绳》初稿始于1958年，1968年文稿初具雏形，曾在1985年至1987年四届全国灸法讲习班作为讲稿教材，经多次修订、完善于1998年青岛出版社第一次出版，后又多次出版发行。本书内容收录在2012年6月出版的《周楣声医学全集》。

新编著作：《灸治疗法》（2004；蔡圣朝，李扬缜）、《蔡圣朝临证治验》（2017；蔡圣朝）、《周氏梅花针灸》（2020；贺成功）、《针灸互动式体验实训教学法》（2021；贺成功，龙红慧）、《蔡圣朝通脉温阳灸治疗经验》（2021；贺成功）、《梅花灸学学术思想与临床经验集》（2022；蔡圣朝）。

三、流派名家

周楣声

（一）生平简介

周楣声（1918—2007年），生于安徽天长县。出身于中医世家，幼承家学，通《黄帝内经》《难经》及诸家言，精于灸法，弱冠即行医乡里。新中国成立前后在多地行医，直到1979年，调入安徽中医学院第二附属医院工作。

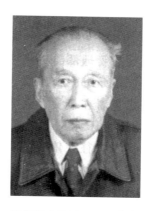

周楣声（1918—2007年）

周楣声从医70余年，毕生弘扬中医，学术上精益求精，临床中攻坚克难，特别是在针灸学的实践与研究中推陈致新，独辟蹊径，提出真知灼见，总结传世经验，在灸法的传承与振兴、研究与临床应用方面造诣颇深，贡献尤大，蜚声中外。他对金石书画，均有涉猎，古典文学基础深厚，能诗能文，及从事刀圭以后，乃慨然曰："虽能撷气苑之精华，然饥不可食，寒不可衣；莫若入轩岐之堂室，则既可利己，亦可利人"，故寝馈于斯，数十年如一日。中年以后，周楣声专事针灸，对灸法尤为擅长。他治学严谨，思路开阔；曾获全国卫生文明先进工作者、全国名老中医称号，享受国务院特殊津贴；曾兼任中国针灸学会针法灸法学会顾问，安徽省灸法学会会长。周楣声针法学术著作有《金针梅花诗钞》（1982），腧穴专著《针灸穴名释义》（1985）、《针灸经典处方别裁》（1992）、《灸法治疗流行性出血热》（1992），脉学专著《周楣声脉学》（1994）、《针铎》（1998），灸法专著《灸绳》（1998）、《填海录》（2000），以及研究道家医学著作《黄庭经医疏》（1991）。2012年，《周楣声医学全集》出版。

（二）学术观点与针灸特色

周楣声认为学好中医须谨记以下几点：学好古汉语，熟读、研读古典医籍，多读书、读杂书，学习传承张仲景、孙思邈等大医良医医德，练好书法。治学之道，若能坚持隔反、间得、会通、三勤四大要领，则何患无成乎！隔反者即举一反三之谓。间得就是古人所说的"读书贵在得间"，间是孔隙，意为读书贵在找窍门，不能读死书。会通，是说对某一问题的探索与理解，要把各家学说贯穿在一起，以决定适从和取舍。三勤是指手勤，要勤做笔记和文摘；眼勤，要目光敏锐，捕捉对自己有用的素材；脑勤，要对自己的目标与方案反复思考。正是这种治学之道与读书学习方法，使周楣声博采众家之长，长期与自己的临床实践经验相互印证，形成了独特的学术风格。

1. 学术观点

（1）以人治人：《灵枢·本神》有云："凡刺之法，先必本于神。"周楣声认为，在针灸治疗过程中不仅患者要守神，医者也要治神，"以人治人"是梅花针灸学派针法的突出特点，强调"以医者健康之身治患者有病之躯""修身守神"，医者首先要有一个强健的体魄、充沛的精力，才能更好地完成各种针法操作。《金针梅花诗钞》曰："针道至精妙，是以人治人。针效在补泻，其用在平衡"，"能治神者可治针，治神之要在修身。识得玄微通造化，全形保命刺方真"。

（2）热证贵灸：艾灸疗法因其温热特性，一直以来用于治疗寒证。如张从正云"热证用灸是两热相搏，犹投贼以刃，以热投热，毋乃太热"，朱丹溪认为热证禁灸。新安医家汪机主张"热证可灸"，周楣声

根据《黄帝内经》"热病二十九灸"的记载，结合自身临证实践，在热证可灸基础上更进一步提出"热证贵灸"，并在其著作《灸绳》中系统论述。《灸绳》还特别强调了热证用灸的注意事项，如"用灸退热过程中有退热后须连续施灸方可巩固，也有灸时或灸后不久热度反升的表现，均为热证用灸的有效表现""热证宜灸，并非针对所有高热均应为唯一的治疗手段，应根据发热的类型单独或配合使用艾灸"，认为热证用灸应与八纲辨证相互配合指导临证。

（3）灸感三相：周楣声创造性地提出灸量与灸效的相关性。当局部艾灸力量蓄积至一定程度时，穴位感应即离开灸处，开始向病处及其他地方传导，这就是感传。

第一相（定向传导期）：针灸的作用强调"气从病所"，所谓第一相即是穴病相连的过程。

第二相（作用发挥期）：第一相后患者即觉患处出现发热发凉、盘旋、蚁行、风吹、芒刺等不同感觉。感应的轻重强弱及时间长短，与病情的轻重缓急大致成正比。当感应到达作用发挥期开始不久和达到预期顶峰时，患者自觉症状即开始有所减轻，如疼痛减轻、体温下降、咳喘平静、舒适感，作用维持了3～4小时，症状又复燃，所以必须连续施治，但无例外，随病情恢复和痊愈，感传亦逐步减弱或消失。

第三相（下降中止与循环经再传期）：当作用发挥期到达顶峰时，感应即逐渐开始下降，到此次灸治结束。下次灸治间隔时间多在3～4小时后，感应方可再现。

2. 针灸特色

（1）针刺手法

■ 梅花双尊选穴法

梅花针灸学派选穴精而简，一般以两针为主穴，故称双尊。双尊法选穴原则：即一穴为主，一穴为客；一穴治本，一穴治标；一穴取阴，一穴取阳；一穴为远，一穴为近；一穴为补，一穴为泻。用针虽简而取义则备，也可融合其他选穴诸法于其中，则法简义明。

■ 进针法

进针是针刺手法的第一步和基础，是针刺成功的关键，主要的要求是入穴和无痛，《灵枢·邪气脏腑病形》曰："必中气穴，无中肉节。中气穴则针游于巷，中肉节则皮肤痛。"《诗钞》总结了进针过程中的十个方面，即端静、调息、神朝、温针、信左、正指、旋捻、斜正、分部、中的。梅花针灸学派三指两用进针法独具

特色：以拇指、示指夹持针体，微露针尖二三分，置中指尖在应针孔穴之上，反复揣摩片刻，发挥如同左手的作用，使患者先有酸麻及舒畅之感；然后将示指尖爪甲侧紧贴在中指尖内侧，将中指第一节向外弯曲，使中指尖略行离开孔穴之中央，但中指爪仍紧贴在孔穴边缘；随即将拇指、示指所夹持之针沿中指尖端迅向孔穴中央刺入，不施旋转，极易刺进，针入孔穴后，中指即可完全离开应针之穴，此时拇指、示指、中指即可随意配合，施行补泻，三指两用，简捷无痛，适宜两手同时进针，在左右两取时尤为适宜。《诗钞》曰："拇食持针中按摩，三者两用见功夫。中指略移针迅进，梅花香到病能除。"

■ 透刺法

《诗钞》曰："人身之经脉既是纵横交叉，而孔穴更是栉次邻比，或前后相对，或彼此并排，相对者则直针可贯也，并排者则斜针可串也，常于一针两穴或一针两经时用之。即今之所谓透针与过梁针是也。"如自液门进针，经过中渚与少府至阳池，一针四穴治疗疟疾有良效。《诗钞》曰："直者可贯针可串，两穴两经一针嗅，用针虽少效用多，娴熟始能操胜算。液门深刺实多功，静以留针疟遁踪，一针四穴前人少，毕竟梅花法不同。"

■ 深浅法

周楣声家传深浅法记载于《金针梅花诗钞》，先浅后深，逐步深入，以祛邪而调谷气。邪气去则针下之紧急自除，谷气调则针之徐和乃见。《诗钞》曰："重深轻浅有来由，谷气深调厥疾瘳，穴浅忌深深忌浅，妄深中脏必招尤。"

周楣声八纲深浅法有以下五法。

阴深阳浅法："春夏为阳当浅取，秋冬属阴可渐深。头面为阳深必慎，髀股为阴浅少能。"春夏阳气盛，人之阳气亦盛趋向于浅表，刺亦浅；秋冬阳气渐衰，人之阳气亦减，趋向于里，刺亦深。以经络之阴阳言之，则手足三阳经各行于身之表而上于头，多筋多骨，皮肉浅薄，故宜浅刺；手足三阴各行于神之里而贯于股肱，皮肉丰厚，故可酌宜深刺，亦即肌肉丰厚处可深，浅薄处亦浅。

里深表浅法："疾浅针深良肉损，病深针浅弗能移。但识用针分表里，在皮在骨总相宜。"疾病重者，在里而深也；疾病轻者，在表而浅也，是皆内针之深浅与疾病表里相应之古训也。

实深虚浅法："肥壮邪实宜深刺，瘦弱体虚可浅行。脉有虚实同此理，婴儿疾发无久停。"因人之虚实不同刺之深浅有异，新病邪实脉实者，深刺之；久病正虚脉实者，浅刺之。

寒深热浅法："热则气滑寒则涩，涩宜久留滑速出。刺涩针大而入深，刺滑针小浅为则。"热则气盛，盛则悍而滑，故必须浅刺速出，无使宣泄太过；寒则气滞，滞则凝而涩，故必须深刺久留，使气血宣通。

■ 得气候气法

《针灸大成》曰："用针之法，候气为先……以得气为度。"梅花针灸学派候气三法：一是静以久留，即将针在孔穴中静置片刻，不必急于捻转；二是如待之而气仍不至，可将针尖向前后左右频频移动，不必出针另刺；三是如仍不能得气者，即须将针抽至皮下，另行改换方向刺入，切忌操持太急，乱捻乱捣。《诗钞》曰："易得气者病易痊，气不至者病难愈。候之不至将如何？静置移锋或改道。"

■ 导气法

经气不至，在于候气，经气已至，在于导气，而导气之要则在于辅针，如《灵枢·邪客》曰"辅针导气，邪得淫佚，真气得居"。梅花针灸学派总结前人的经验，创立通、调、助、运四大导气法则，"推之引之谓之通"，疏而决之之义也。经气流通则正气自复，邪气自平；"行之和之谓之调"，缓而抚之，平而衡之义也，以调辅通则刚柔相济矣；"迎之鼓之谓之助"，激而动之，振而扬之之义也，气血不宣，助之自起；"提之纳之谓之运"，御而用之之义也。气能为我驾御，则导气之功备矣。导气法包括通气法、调气法、助气法、运气法。

通气法包含两种手法，分别为推气法和引气法。

推气法：使气自针下向前周流，迫其前进而不后退，以直达病所或流贯全身。下针至地，得气后提针至天部，用慢提紧按，少出多入，不断搓捻。病在上，拇指前进，示指后退；病在下，拇指后退，示指前进，以推气向前。当针逐次深入，达到地部时，如气已能向前传导至病所，即将针再提至天部，卧针朝病，令患者吸气数口，并频频摇摇针柄，一左一右，以推动经气流行。

引气法：将气推至病所时，是针与病已经相通，即应引邪外出。此时乃扶针直插，复至于地，用紧提慢按，多出少入，如抽如拔而又不抽不拔，不断捻转。病在上者，拇指后退，示指前进；病在下者，拇指前进，示指后退，将针提至天部，以引导邪气外出。未应时可反复行之，病轻者在一推一引之后，已衰去大半，即可摇大其门以出针,不必再用他法。如病根深固,或邪去正衰者,再酌情选用后法。

调气法包含行气法及和气法两个组成部分。

行气法:脉气已通,行气更顺。在推气之后,如病久体弱或病根深固,泄邪适足以伤正者,可随其虚而调之,使塞者不滞,闭者能开。即在推气之后不用引气法,以龙虎升降辅之。再提至天复紧按至人部时,可分三次下按;同时大指前进,示指后退,将针向左捻转一圈。慢提时可一次轻轻提起少许,同时拇指后退,示指前进,使针微向右转,如此施行九次,引天部阳气深入。由天至人后,再由人至地,与由天至地相反,即三次紧提至人部;同时示指前进,拇指后退,使针向右旋转一圈,慢按时一次轻轻下按;同时拇指前进,示指后退,使针向左转一圈,如此施行六次,引地部阴气外出,反复升降,使经气流行。

和气法:在推气引气或行气之后,如病气仍有余,则泻之;正气不足,则补之。也可继续使用龙虎交战,即左捻九而右捻六;或平补平泻,即一左一右频频捻针,使气行加速,气血周流,百骸舒畅。

助气法包括迎气法和鼓气法。

迎气法:《灵枢·阴阳二十五人》曰:"其稽留不至者,因而迎之。"迎之法可运用子午流注针法,迎之于时穴之中。即在入针之后可添针时穴,使推、引、行、和、提、纳诸法,更易得效。

鼓气法:配合患者呼吸,促使经气上下出入,内外周流。如欲令气速至病处,当深呼吸以助之,并摇动针柄相配合。呼时按针左转,吸则提针右转,一左一右,一呼一吸,经气自然流行。

运气法包含提气法和纳气法。

提气法:本法可补可泻。在补法时使用,能使陷下之气复升,以祛除顽麻冷痛;在泻法时使用,能提取邪气外出;使正气易于得复。补法是在下针得气之后,即插针深入,直至于地,行烧山火手法,待针下发热时,用拇指、示指、中指紧捏针身,运全身之力于腕底,将针慢慢上提。当针到达天部后,复一次插至地部,再行补法,使针下发热,仍用前法,反复同样行之。泻法是先用透天凉手法,待针下发凉时,如同补法一样,用力将针慢慢上提,并用拇指后退,示指前进,轻微捻转作配合。当针退至天部后,再一次插至地部,仍用泻法,反复同样行之。针下之凉感可迅速扩大,并向远处传布。

纳气法:能使气深入,温脏腑而消积聚。在下针气调之后,将针提起,再用补法使针下发热,即用拇指、示指、中指紧捏针身,聚全身之力于腕底,抵针不动,将针用力缓缓下纳,亦用拇指前、示指后轻微捻转作配合。当针已到极处,复将针上提仍用补法,使针下发热,反复同样行之。此时患者顿觉酸麻加重,针下之气每可迅速向前扩布,使脏腑温暖,积聚消散。

■ 补泻法

包括捻转补泻法、呼吸补泻法、针刺意念补泻法。

捻转补泻法是一种基本操作手法,患者的左右和医者站立的方位不同,让人很难确立捻针补泻操作方向的标准。《诗钞》说:"在进补泻之时,不论是在患者左侧或右侧进针,医者不论是使用右手或左手,均以拇指前进为补,后退为泻。左右手同时实行时,则两手拇指同时前进为补,后退为泻。"因此,捻转的补泻方向是以医者自我为中心,均以手指向内收拢为补,向外推扬为泻。《诗钞》曰:"补泻之妙在手指,自身内外为准则。大指前进补之方,大指后退泻之决。"

呼吸补泻法是在"以人治人"的思想指导下,施术时以医生自己的呼吸与患者的呼吸同步进行,并与提按捻转相配合,即呼吸时将针外捻上提,呼气时将针内捻下按,两者紧密配合,把思想集中在手指上,感应极其明显。《诗钞》曰:"呼吸补泻呼时补,鼻吸宜短口呼长,候呼引针候吸出,泻法反此莫相忘。病者医者同呼吸,补泻分明效更彰。"

针刺意念补泻法是周楣声所创意念运针热补凉泻手法,也是他酌古融今析己意独创的补泻方法,是对针术的一大贡献。在指掌远离针柄的情况下,充分运用意念,能使针体在肉中自行转动,发挥补则热生、泻则凉至的补泻作用。意念即心有所忆与存念不忘之意。在施行补法时,示指、中指等四指均用力向内收拢,同时聚全身之力于掌心之劳宫穴,罩在针柄的上方,存想心如火龙,以推气与纳气进入患者体内,针下即有热感出现。在施行泻法时,示指、中指等四指均用力向外扬展,同时存想气如冰冷,以掌心对准针柄,用力吸拔和提取患者之气外出,则针下即有凉感出现。施行意念行针法是在进行一定气功锻炼的基础上才能达到效果。《诗钞》曰:"针术分阴阳,阴阳化水火。火补热自生,水泻凉可至。"

■ 移光定位针刺法和脏气法时间针法

该法具有完整的理论体系,是一种按日按时与子午流注理论体系相同而具体操作方法又有不同的针刺方法,其作用可"顺阴阳而调气血"。"脏气法时"针法包括2种针法:其一为脏气法时迎随补泻法,其二是脏气法时阴阳调燮法,两者可以互为羽翼,随宜取用。移光定位针灸方法是在《黄帝内经》天人合一与脏气法时的思想指导下,把自然界的阴阳矛盾和生克制约的周期性现象和节律,与人体脏腑经络气血流注的盛衰节律互相配合,同十二经的主要腧穴相联系,按日按时顺阴阳而调气血以取穴治病的方法。《素问·八正神明论》载:"问曰:用针之服,必有法则焉,今何法何则? 答曰:法天则地,合以天光……凡刺之法,必候日月星辰,四时八正之气,气定乃刺之……是谓得时而调之,因天之序,盛虚之时,移光定位,正立而待之。"《素问·六微旨大论》对移光定位一词又加以阐释:光,乃日光和月光;位,乃孔穴的位置,即根据日光和月光移动的规律,而采取相应的孔穴针刺治病,这是符合生物节律与内外界环境统一性的基本规律的。

(2)梅花二十四灸:汇集十四种梅花针灸学派单式灸法和十种复式灸法合称梅花二十四灸。

■ 单式灸法

该法是使用一种艾灸器械或在一个固定部位施灸,为达到艾灸补泻目的,治疗某种疾病而使用的单一灸法,称单式灸法。包括以下几种灸法。

吹灸疗法:是周楣声首次提出的一种具有温泻作用的温灸器灸法,最初用于耳道、肛肠、阴道等腔道疾病的治疗。

点灸笔灸:是周楣声发明的一种用于点灸笔灸法,该法属无烟灸法。点灸笔是由十几味名贵中药精制而成,以治疗急性病和新病见长,取穴数个至几十个不等,每穴隔药纸点按5～7下。万应点灸笔点灸治疗功能性消化不良(痞满)技术已入选国家中医药管理局第一批中医临床适宜技术推广计划项目。

灸架熏灸:是使用周楣声早年发明的灸架熏灸的一种用于温和灸的温灸器灸法。灸架可平放在胸、腹、背、腰等平坦部位施灸,也可使用橡皮带固定在百会或四肢部位水平或垂直施灸。周楣声认为,艾灸时间长久,才能充分发挥作用。灸架的研制,灸时可以根据需要而延长,极大解放手持人力,极大发挥灸法功效。

通脉温阳灸:是在研究"铺灸""督灸"的基础上发展起来的一种温灸器灸法,施灸部位在背腰部大椎穴至腰俞穴之间的督脉、膀胱经第一侧线上,应用不同的治疗器可行全段施灸、分部施灸。

脐腹灸:是指使用脐腹灸灸盒灸治以任脉神阙穴为中心的腹部以治疗胃肠道、泌尿生殖系统疾病的一种温灸器灸法。周楣声认为,在以阴交穴为中心腹部进行灸治具有从阴引阳的作用,可治疗阳证、肢体及脏腑疾病。《灸绳·灸赋》云:"肾为阴,腹为阴,阴中之阴,在阴交之周围。"

胸阳灸:是使用胸阳灸灸盒在前胸和后背部施灸的一种温灸器灸,具有振奋胸中阳气、祛除阴寒邪气的作用,前后配穴用于治疗心肺等中上焦以及头面上肢疾病。头面心肺等多种疾病均可在心俞与至阳上下的胸椎两侧区域内出现不同的病理反应现象及病理反应物,周楣声将这一区域称为"阳光普照区",在这一区域选穴并应用灸针治疗称为"阳光普照法"。

头颈灸:使用头颈灸灸盒在头顶、两颞、后头以及颈项部施灸,用于治疗局部及全身疾病的一种温灸器灸法,称为头颈灸。

按摩灸:是将按摩手法中的点、按、压、擦、推等运用到艾灸操作中,是艾灸和按摩两种治疗方法的结合。按摩灸是伴随着艾条的出现和发展而逐渐兴起的,如《寿域神方·卷三》云:"用纸实卷艾,以纸隔之点穴,于隔纸上用力实按之,待腹内觉热,汗出即差。"

肢体灸:在四肢部使用肢体灸盒、各种吹灸仪、灸架、多功能肢体熏灸盒、足灸盒等艾灸器械施灸的一种温灸器灸法,称为肢体灸。临床应用于治疗肢体局部病、近端的脏腑疾病以及精神神志疾病。

管灸:亦称温管灸、苇管灸,使用台式管灸器熏灸耳道或用吹灸仪吹灸外耳道,是治疗耳道疾病或颞下颌关节炎、周围性面瘫等疾病的一种温灸器灸法。

其他灸法包括足灸、温针灸、化脓灸、隔物灸、罐灸、耳灸、眼灸、鼻灸等温灸器灸法。

■ 组合灸法

上述十四种单式灸法可单独应用,对于病情较复杂者可以选用两种或三种灸法组合应用,称组合灸法。根据部位不同分为远近配穴法、上下配穴法、前后配穴法,共有十种组合变化,与前十四种单式灸法合称梅花二十四灸。

(3)火针代灸:周楣声认为,火针疗效与灸法有相通之处,具有灸法的部分作用,并称之为"火针代灸",在其临床实践过程中,总结火针治疗流行性出血热腰痛、发热等症状以及其他疾病导致的发热、腰痛、头痛等病症,形成了"大椎五针"(大椎及上下左右各1寸)、阴交四穴(阴交、命门、肾俞)和百会五针(百会、四神聪)等经验穴组。

(4)鬃针埋线:周楣声将20世纪50年代的组织疗法与中国传统的割治、穴位结扎、针刺留针等治疗方法相结合,发明了鬃针埋藏法,曾给十几万患者应用治疗,疗效显著。以鬃代针的鬃针埋藏法,较之羊肠线埋藏有许多优越之处。鬃针埋藏是使用家猪鬃横卧于穴位,本法无须麻醉,简单易行,埋藏后立即可沐浴,仅个别患者有微弱芒刺感,别无其他不适。选穴以1~2处为宜,最多也不超过3处。对疼痛及儿童喘息等症,埋藏后之当日即可生效,1周左右效果最佳,2周左右即呈停滞状态。

(5)灸具创新:周楣声毕生致力于灸法振兴,认为关键在于灸法改革,灸具器械的创新。早在1978年,他即研究并生产出节省人力时间且不易烫伤皮肤的艾条熏灸器;之后又发明了周氏万应点灸笔、ADP-B型热流喷灸仪。2004年,他在研究艾滋病的治疗方法过程中又发明了肛灸仪、耳灸仪、汽灸仪。

(三)临证医案

1 外感发热

吴某,女,45岁。

初诊:1985年8月6日。

[症状]发热2日,体温38.8℃伴恶寒,连日疲劳,夏感暑热。下午为重,伴头痛目胀,鼻塞流涕,轻咳。舌红,苔薄黄,脉浮数。

[辨证]暑热外感。

[治则]解暑散热。

[针灸处方]双曲池,合谷。

[治法]艾条灸双曲池,合谷。

[疗效]10分钟后鼻窍通气,头部清爽,全身轻松。灸1小时后未再发热,次日续灸上穴,诸症悉除。

2 痢疾

邓某,男,27岁。

初诊:1984年8月27日。

[症状]来诊前1日因食不洁食物,泻下臭秽物10余次。今晨转赤白痢,里急后重,腹胀腹痛。伴发热,乏力,纳呆。

[辨证]湿热郁阻肠道。

[治则]清利湿热。

[针灸处方]背部压痛点(约当命门穴)。

[治法]艾条灸背部压痛点。

[疗效]灸后15分钟,热感从背部直入腹中,全腹有热感,腹痛肠鸣渐减,里急后重渐除,诸症渐消。复灸压痛点3日,大便成形,饮食如常。

3 高血压病

岳某,男,28岁。

[症状]眩晕、呕吐2日。血压190/120 mmHg。舌苔黄,脉象弦数。

[辨证]肝阳上亢。

[治则]平肝潜阳。

[针灸处方]主穴:百会,太阳(双),风池(双),太冲(双),内关(双),合谷(双),曲池(双);配穴:行间(双),大椎。

[治法]取穴处垫上药纸,采用周氏点灸笔快速点灸5~7次,重点穴位点灸7~10次。

[疗效]治疗后测血压130/80 mmHg,起到了即刻降压、快速缓解的作用。

4 鼻衄

李某,女,45岁。

初诊:1987年3月25日。

[症状]突发右侧鼻孔出血。颧红口干,盗汗。舌绛,少苔,脉细数无力。

[辨证]阴虚内热,迫血妄行。

[治则]养阴凉血止血。

[针灸处方]悬钟(右),三阴交(右)。

[治法]悬钟斜透三阴交,深刺2.5~3寸。

[疗效]15分钟后出血减少,留针2小时后血止。第2日再针1次,未复发。

5 婴幼儿腹泻

胡某,男,1岁。

初诊:1988年11月2日。

[症状]腹泻,呕吐,发热2日。收入某院儿科住院,诊断为小儿肠炎。经抗炎、止泻、补液治疗,疗效不显,腹泻每日10次左右,呈蛋花样绿色水样便。

［辨证］脾失健运。

［治则］健脾止泻。

［针灸处方］阴交穴。

［治法］用固定式艾条熏灸器,固定在所选用的穴位上,点燃艾条,插入熏灸器内,距离以患者可耐受为度,每次1支艾条,时间为1～2小时。

［疗效］第3日腹泻减为3次。又治疗1次后痊愈。

6 遗尿

王某,女,16岁。

初诊: 1986年7月5日。

［症状］自幼遗尿,有时每晚1次,有时每晚3～4次。患者的姐妹都遗尿,同时来诊。患者祖父、父亲、哥哥遗尿均到30多岁才渐渐自愈。

［辨证］肾气不足,下元虚寒,脑髓欠充。

［治则］温补肾气,充养脑髓。

［针灸处方］百会,四神聪,命门,承浆穴。

［治法］百会、四神聪、命门采用火针代灸,承浆穴体针。留针10分钟,每日1次。

［疗效］当晚见效,巩固治疗10次,姐妹同病愈。

7 脱肛

邱某,女,43岁。

［症状］便后直肠脱出3年。履治无效。近日来脱出加重,需手托纳回。消瘦乏力,纳差,便溏。舌淡,苔白,脉沉细无力。

［辨证］肺脾气虚,中气下陷,大肠失于固摄。

［治则］温补脾肺,固摄升提。

［针灸处方］商丘,昆仑。

［治法］以上两穴温和灸。

［疗效］第1次施灸至40分钟后,肛门开始有收缩感,并随施灸的持续而逐渐加强,至施灸60分钟后,肛门收缩感减弱而停灸。依上法施灸3次,症状有所改善,脱出直肠可自动回缩。继续施灸10余次,便时脱肛现象消逝。3个月后随访,脱肛未再发生。

8 五更泻

戚某,女,53岁。

［症状］每至黎明时分泄泻7年余。经中西医多方治疗效果不显。形寒消瘦,偶有腰酸痛,饮食正常。舌淡红,苔薄,脉沉细。

［辨证］肾阳虚弱,命门火衰。

［治则］温补肾阳。

［针灸处方］命门。

［治法］温和灸重灸,每日早晚各1次,每次1根艾条。

［疗效］施灸时温热感可从局部渗透于腹内,并在停灸后可持续1～2小时。经此法治疗1个月余而愈。1年后随访,无复发。

9 盗汗

汪某,男,46岁。

［症状］盗汗3个月余。夜间入睡后汗出,时轻时重,甚则汗出如洗。神疲乏力,时有心悸,舌淡,脉细。

［辨证］心阴心气亏虚,腠理不固。

［治则］益气养阴敛汗。

［针灸处方］阴郄(双)。

［治法］温和灸重灸,两侧同时灸。

［疗效］灸至50分钟后,温热感可沿手少阴心经直达心区,待其灸感减弱后停灸。当夜汗减大半,未全止,隔日未灸汗又再出,后又继续施灸5次,盗汗止。

10 流行性出血热

患者,男,50岁。

［症状］发热4日,体温40.5℃。头痛腰痛难忍,颜面及两耳红紫浮肿,视力模糊,呼吸急促,胸腹饱胀,恶心欲呕吐,肢体沉重酸痛。球结膜水肿充血,上颌充血,有出血点。舌苔白腻秽浊,六脉浮数细弱。

［辨证］发热期阳气怫郁,腠理不宣。

［治则］解表泻热,宣发腠理。

［针灸处方］少商,少泽,中脘,大椎。

［治法］先施以背部刮痧,疏通腠理,再用三棱针点刺左右少商、少泽出血以解表泻热,加灸中脘,以宽中化浊、降逆止呕。上午灸中脘,下午嘱家属灸大椎,夜间继续灸中脘及大椎。

［疗效］体温控制,诸症减轻,病情缓和。

第二节　新安针灸名家

周逸平

（一）生平简介

周逸平，出生于1932年，江苏溧阳人，原名姜绪荣。教授，研究员，博士研究生导师，安徽中医药大学针灸经络研究所名誉所长，中国针灸学会高级顾问；曾任中国中医科学院安徽经脉脏腑相关研究中心主任，安徽中医学院附属针灸医院院长，中国针灸学会经络分会副主任委

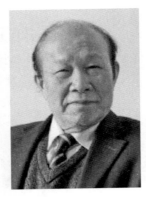

周逸平（出生于1932年）

员，安徽省神经科学学会副理事长，澳大利亚全国中医药针灸联合会高级顾问，美国加州圣克鲁斯五系中医学院客座教授，国家自然基金和科技部"973计划"项目评审专家等。我国针灸经络现代研究的开创者和开拓者之一。周逸平长期从事经络研究，先后参加了循经感传的普查，经穴脏腑相关、针刺麻醉、针刺镇痛原理的研究，提出"经络理论是中医理论核心""经脉脏腑相关是经络理论的核心""经脉脏腑与脑相关研究是中西医理论结合的结合点和突破口"等观点。周逸平创建了全国第一个经络研究所，第一个省级针灸专科医院，全国第一个针灸医、教、研三位一体联合实体，第一个经脉脏腑相关研究中心。周逸平先后获得全国、卫生部、安徽省科技大会奖，教育部科技进步奖一等奖，安徽省科技进步奖三、四等奖四项，中国针灸学会科技进步三等奖；培养了博士、硕士研究生30余名；发表论文论著150多篇（部）；主编《经络与脏腑相关及临床应用》，参编 *Current Research in Acupuncture*；曾应邀多次出访美国、日本、澳大利亚进行学术交流。

周逸平幼年时期家境殷实，于私塾接受教育，少年时期恰逢战乱年代，1949年，随着渡江战役的逐步顺利推进，5月溧阳解放，周逸平便离开家乡，来到常州加入了解放军队伍。其后，周逸平跟随当时的上海东南医学院内迁到安徽怀远，1950年7月开始求学于

东南医学院（现安徽医科大学），从此踏上医学之路。1953年，周逸平参加了中央卫生部主办的上海医学院（现上海医科大学）生理师资班学习。完成学习与培训后，周逸平重回母校继续学习，完成本科学业后的周逸平于中国科学院生理研究所进修。在其求学之路上，周逸平师从多位著名基础研究学家，储备了坚实的基础研究知识和医学理论，为其今后的学术研究及发展奠定坚实基础。

1959年，安徽中医学院成立，周逸平任职于此。在安徽中医学院任职期间，周逸平结识了孟昭威教授，这位亦师亦友的先生对周逸平的针灸研究影响至深。在孟昭威的倡导下，周逸平开展了对正常人及患者的经络感传现象的研究，采用电生理等方法揭示了经络的客观存在，在国内最早提出了经络感传现象与文献记载的经络循行路线"四肢基本相符，躯干部分相符，头面部变异较大"的规律。经过近30年的研究，周逸平认为经络现象是客观存在的，经络"内属于脏腑，外络于肢节"是中医学脏腑、经络学说的核心内容，以利于经络实质的研究和指导临床。季钟朴与其谈到了这个问题："许多经络研究者注意力似乎集中在循经感传线上，急于弄清线的本质，围绕线去寻找新的物质基础。但如果把线与经络脏腑联系调节功能活动分开，孤立地考察其物质基础，结果将越来越偏离经络的本质"，这或许某种程度上促成了从研究经络本质到物质基础与功能活动调节相结合的思路转变，也为周逸平开展"经络——脏腑相关性"研究提供了新思路。

周逸平倡导"经脉脏腑相关是经络理论的核心"，围绕经脉脏腑相关主题，进一步提出三大学术观点，即"膀胱经是十二经脉的核心，背俞穴是联系十二经脉的枢纽""经脉脏腑相关是经络理论的核心"和"经脉脏腑相关与脑相关的研究是中西医学理论必然的结合点和突破口"，并不断深化发展。周逸平学术思想是有理论框架为先导且有实验验证为支撑的，采用"理论-实践-理论"模式，先提出理论框架，后以实验研究加以论证，再丰富其理论内涵。

周逸平学术思想反映了当代针灸学术成就，也为今后针灸科学基础研究以及针灸研究工作者成长成

才提供有益的借鉴作用。周逸平是现代针灸研究学者的典型代表，在"中医科学化"的倡导工作中，做出了杰出贡献。周逸平通过专题讲座等方式，向年轻一辈的学子讲述安徽针灸经络研究所、针灸医院等的建设历程，介绍针刺镇痛、针刺麻醉、经脉脏腑相关、心脑同治等研究成果，并阐述"经络理论是中医理论的核心""从分子生物学和大脑边缘-下丘脑-自主神经系统的研究"等重要理论；提示其学习中医应注意理论和实践相结合，将前沿科学的发展与交叉学科共同融入针灸的现代研究中来，以探求生命本质。

周逸平应邀多次访问和参加国际学术交流会，活跃在国内外学术交流舞台上，为传播针灸文化做出巨大贡献。1988年，他应日本高知县中日友好协会邀请赴日本访问、学术交流；1996年应邀访问澳大利亚，参加澳大利亚国际中医药和针灸学术交流大会；1999年再次应邀访问并参加澳大利亚悉尼中医学院成立十周年和学术交流大会，报告了"经脉脏腑相关是经络理论的核心"论著；2000年应邀访问和参加德国"The Third International Cooperation of GobaTeemedicine Symposium for Extend Studies on Oriental & Occidental Medicine"，宣读了"经脉脏腑相关是经络理论的核心"和"从心肺二经的诊断与治疗学角度探讨经脉脏腑相关"；2010年应美国针灸年会暨庆祝NIH听证会成功10周年邀请，于美国旧金山访问、学术交流，并作大会报告；同年，应首届大洋洲中医药论坛大洋洲中医药联合会成立大会邀请，参加新西兰、奥克兰访问、学术交流；先后多次出席世界针联及全国针灸针麻学术交流会、东西方疼痛研究会、第一届国际传统医学学术讨论会等国际性学术交流会，以及全国生理学和全国生物医学工程学术大会，并宣读了论文。周逸平为促进针灸医术在国际的发展不断努力，为针灸学的现代化和国际化做出了积极的贡献。

（二）学术观点与针灸特色

1. 膀胱经是十二经脉的核心，背俞穴是联系十二经脉的枢纽

在《黄帝内经》时期有关于经脉循行及腧穴数目的记载中，有明确名称的膀胱经穴位19个，是十二经脉中记载穴位数最多的一条经脉，并且膀胱经的循行上达头面，中布背腰躯干，下抵腿足，是十二经中分布最广的经脉，所以早在《黄帝内经》时期，人们就已经认识到膀胱经穴的重要性。现代生理学认为，躯体神经和植物性神经分布与体表脏腑的主要通道和枢纽主要分布在背部。但有关于背俞穴与相应脏腑联系途径及相对特异性的实验研究却甚少，膀胱经与交感神经系统功能和形态联系研究更少。

20世纪70年代，周逸平为首的安徽针灸科研团队开展了背部腧穴和十二经脉的关系、膀胱经背部内侧线、背俞穴与交感干关系、经络敏感人自主神经类型的研究以及人体穴位针感的形态学研究等观察研究。通过解剖发现，膀胱经背部内侧线上的俞穴与相应脏腑之间的解剖位置高度相似，分布在膀胱经第一侧线上的各脏腑背俞穴均有特殊物质沉积，交感干及交脊联系点的体表投影线与各脏腑背俞穴生理解剖位置有着十分密切的联系。

以此为基础，20世纪80年代，周逸平提出了"膀胱经是十二经脉的核心，背俞穴是联系十二经脉的枢纽"的观点，后以家兔、猫等动物做急性心肌缺血等心血管疾病方向的实验研究，均证明了膀胱经第一侧线上心俞的治疗功能与之相对应的心脏功能密切相关。

2. 经脉脏腑相关是经络理论的核心

经络和脏象理论是中医理论的核心。经络理论作为中医基础理论的重要纲领，指导着中医各科的临床实践，贯穿于中医的生理、病理、诊断和治疗等各个方面。《灵枢·经脉》有关于经络的描述："夫十二经脉者，人之所以生，病之所以成，人之所以治，病之所以起；学之所始，工之所止也"，体现了经络理论在中医基础理论中的重要地位。脏象理论认为人的生命活动以五脏为中心，六腑相配于五脏，气血精津液则是脏腑功能产生的物质基础，通过经络系统把五脏六腑、四肢百骸、皮肉筋骨、七窍二阴联系成一个有机的整体。脏与脏、脏与腑、腑与腑之间，在生理上相互依存、相互制约；在病理上相互影响、相互传变。周逸平认为，中医理论要突破，首先经络理论要突破，而经络和经脉脏腑相关研究是最有希望的突破口和结合点。

周逸平始终认为经络研究从经络的功能入手研究似乎更有希望。经脉是联系体表与内脏的通路，既概括了十二经脉总的特点，又说明了十二经脉的重要功能是沟通脏腑与体表肢节的联系，是中医诊疗疾病的重要理论基础。《灵枢·外揣》云"司内揣外，司外揣内"；《丹溪心法》亦云"有诸内者必形诸外"和内

外对应的"司外揣内";《灵枢·海论》曰"夫十二经脉者，内属于腑脏，外络于肢节"。中医学认为，经络是以十四经脉为主体的一个复杂体系，其内属于脏腑，外与肢节相联络，行气血，营阴阳，是人体气血运行的通路，沟通人体内外表里的关系，是人体沟通脏腑与体表肢节的联系，故又将经脉脏腑相互关系称为经脉脏腑相关。

周逸平认为，经脉脏腑相关是经络学说的核心内容之一，这种经脉-脏腑相关的理论是世界上最早提出的躯体内脏相关学说，也是最早的躯体-内脏联系理论，在中医诊断和治疗中起到了重要理论指导作用。现代针灸理论研究认为，人体体表之间、穴位与内脏之间、内脏与体表穴位之间存在着特定的联系，这种"内属腑脏、外络肢节"的经脉-脏腑相关学说构成了经络理论的核心内容。脏腑经络相关理论作为针灸理论体系的重要组成部分，对阐明生命本质、探索病变规律、指导临床实践有着极其重要的意义。

在探索膀胱经与十二经脉关系，背部俞穴与十二经脉的关系、背俞穴与交感干之间的联系，并结合针麻、循经普查等研究后，周逸平在内心初步形成了"经脉脏腑相关是经络理论的核心"的观点。随着科技的发展，先进的科学仪器的出现，经络现象的研究从原始的循经普查进而转向运用先进科学仪器参与经络实质的探究。1999年，以科学院院士 Leroy Hood 教授为代表的科学家提出了"系统生物学"，标志着生命科学研究开始走向系统与总体。此理论体系的提出极大地推动了生物学及医学的发展，将人作为一个统一的整体系统，通过提取各类生物信息，深入研究基因组信息与环境信息的相互作用，系统生物学逐渐成为生命科学研究的前沿。周逸平在此大环境下想到可以运用生物化学、电生理学和分子生物学等方法揭示经络的功能，进而可以接近经络研究的实质，运用现代生物学的技术阐释中医经络理论，对中医经络理论进行科学的解释，借助现代科技，在高度"分析"的基础上再进行"综合"。

20世纪90年代，随着"七五""八五"经络攀登计划不断推进，周逸平团队从不同角度进行经络探索性研究。基于经络是运行气血和复杂的联络调节反应系统，周逸平正式提出了"经脉脏腑相关是经络理论的核心"的论点，并提出从以"经"统率的一经多脏的纵向研究、以"脏"统率的一脏多经的横向研究、经脉脏腑"心与小肠""肺与大肠"表里相关研究、膀胱经背俞穴与相应脏腑联系途径这几个方面开展重点研究。

这四个方面实验研究内容包含了一经多脏、一脏多经、脏与脏、脏与腑、腑与腑、内与外、外与内、上与下、下与上等多方面、多层次、多途径的复杂网络联系，通过实验研究探索经络脏腑相关理论在当时实属创新之举。为解决这些复杂联系，周逸平运用现代科学技术和系统生物学方法，从神经生理、神经生化、形态和分子生物学基因芯片差异基因表达等多方面，围绕心经经脉脏腑相关展开研究，探讨了心经与多个脏腑、心经与小肠表里关系，并论证了心经经脉经穴与肺经经脉经穴间存在相对特异性。

3. 经脉脏腑与脑相关研究是中西医学理论的突破口

周逸平认为应从大脑边缘-下丘脑-自主神经系统着手研究经脉脏腑与脑相关，提出了应用分子生物学方法和脑成像动态技术、量子点技术以及与脑微透析相结合的活体动物的研究方法整合医学课题，进行多学科、多层次的广泛深入研究。

4. 从大脑边缘-下丘脑-自主神经系统研究经脉脏腑与脑相关

周逸平认为，经络虽然不完全等同于神经，但可看出经络与神经系统密切相关。随着经络研究与现代神经学研究接轨，从脑神经入手对经络理论经脉脏腑相关和针灸原理进行研究，是探究经络经脉脏腑相关理论的重要方向。1952年，麦克莱恩教授第一次提出"边缘系统"概念，并指出："边缘系统"包括皮质结构（边缘叶的内环、外环）及皮质下结构。其所属的各种结构，在大脑半球的内侧恰好形成一个闭合的环圈，包括内嗅区、眶回、扣带回、胼胝体下回、海马回、杏仁核群、隔区、视前区、下丘脑、海马和乳头体等部位。此外，中脑被盖部分一些神经核团以及中央灰质，也因与边缘系统联系密切而被称为边缘中脑区。大脑边缘-下丘脑系统，即间脑，是自主神经系统控制内脏活动的最高脑区。自主神经系统的许多功能活动的高级中枢位于大脑边缘-下丘脑系统内，是人体最重要的生命中枢。下丘脑包括许多重要神经核团，并与大脑皮质、海马、杏仁核、垂体后叶以及中脑被盖的"中脑边缘区"、脑干网状结构有密切和广泛的组织学和功能联系，共同调节着内脏的功能。大脑边缘-下丘脑系统把五脏六腑功能活动反馈来的信息经过加工处理后，转换为相应的指令，指挥控制信息，以协调五脏六腑一切生理活动。目前有关经络脏腑相关与体表-内脏联系的机制基本有以下两个学说：自主神经的体表-内脏联系和从胚胎期节段支配的考虑，所谓的经脉-脏腑相关或体表-内脏相关可能与这种联系有关。经脉经穴的相对特异性与这种躯体交感反射的节段性作用有关。躯体交感反射存在有节段性、节段间和脊髓上3种形式的神经生物学联系方式。由于这种调节是自主神经中枢的系统反应，因而也是整体性的、超节段的。当前国内外经脉经穴-脏腑相关研究和针灸内脏疾病治疗研究结果，都提示非特异系统和大脑边缘下丘脑自主神经系统参与。

5. 应用分子生物学探究经脉脏腑与脑相关

21世纪以来，分子生物学技术取得了长足的进步，同时针刺研究也成为国际热门研究领域。此前，经脉脏腑研究虽然取得一定进步，但实验设计中仍有缺陷与不足，实验技术落后，多个研究结果存在矛盾，影响了实验的可重复性，所以周逸平提出应该从多学科、多系统、多方位、多环节、多水平立体交叉探究经脉脏腑相关理论，运用分子生物学基因芯片技术来了解针灸促进基因表达的特点。他的团队在国家科技部重大基础前期研究项目及国家自然科学基金连续资助下，开辟了经脉脏腑相关研究新领域、新途径和新篇章。通过运用基因表达谱芯片，分析心肌缺血后心脏和下丘脑基因表达谱，以及针刺手少阴心经与手太阳小肠经对其的干预作用，并与手太阴肺经对比观察，进而对他们的表达谱特征进行对比分析。研究发现与心肌缺血模型组比较，心肌缺血模型+电针心经组的左心室心肌有329个基因表达上调、455个基因表达下调，其中变化幅度大于2倍的分别有20个和71个，心经组差异表达大于2倍的基因主要是离子通道和运输蛋白相关基因，细胞凋亡和应激反应蛋白相关基因，代谢相关基因，细胞信号和传递蛋白相关基因，DNA结合、转录和转录因子类基因，免疫和炎性反应相关基因等。心肌缺血模型+电针小肠经组变化幅度大于2倍的基因与心肌缺血模型+电针心经组变化幅度大于2倍的基因在数目及分类上较为贴近，而心肌缺血模型+电针肺经组变化幅度大于2倍的基因与心肌缺血模型+电针心经组变化幅度大于2倍的基因在数目及分类上则差距较大。此研究结果表明，无论差异表达基因，还是差异表达大于2倍的基因，均提示心经组和小肠经组的变化趋于一致，而心经组和小肠经组的变化均与肺经组

趋于不同。周逸平从基因组学水平验证心经、小肠经与心脏的相对特异性联系，从而初步论证了经脉脏腑相关的特异性，进一步从基因组水平分析和筛选不同经脉相对特异性的基因，优化临床选穴标准，初步验证心经与小肠经之间的表里相合关系等，并间接阐明针灸作用调节机制。之后，周逸平研究了电针对急性心肌缺血细胞G蛋白信号通路和心肌细胞内信号传导的影响，通过分析电针抗急性心肌缺血的基因表达谱，发现有21个基因与G蛋白信号通路相关，其中Gng 8（G蛋白γ8亚基）和Prkar2b（cAMP依赖型蛋白激酶）在电针抗急性心肌缺血中具有极其重要的作用。周逸平提出可以通过差异基因技术筛选出不同针刺参数、不同刺激部位导致机体不同部位的相关基因群，建立起不同针刺条件下对不同疾病的基因表达图谱，有助于从基因组水平分析和筛选不同经脉相对特异性的基因；还可以通过蛋白组技术，进一步将相关基因组进行克隆，再利用双杂交和免疫共沉淀技术，将研究深入基因组、蛋白组水平，了解基因表达的蛋白质之间的复杂关系，为优化针灸临床选穴标准，从分子水平规范针灸临床，使针刺研究与国际接轨。周逸平认为经脉脏腑相关研究应与当代生命科学研究一样，可深入基因组、蛋白组水平，通过现代科学技术，筛选出针刺或经络的特异性基因可能性很大。

6. 运用脑成像动态技术研究经脉脏腑与脑相关

周逸平认识到中西医学的发展都经历了"从髓到脑""从心到脑"的深入了解与发展，说明了脑相关研究在生命科学研究中的重要地位。周逸平提出："如果说21世纪是生命科学的世纪，那么脑科学则是21世纪生命科学的王冠。"周逸平观察到国内外已经广泛开展应用功能性磁共振成像技术探究针灸机制，如运用功能核磁探究针刺和表面刺激合谷时大脑反应差异，或是观察针刺不同穴位时不同脑区的功能活动差异等。在研究过程中运用功能性磁共振，不仅发现针刺不同穴区会引发不同大脑反应，并发现针刺可以引起边缘系统负激活现象。针刺不仅会加深反相关脑网络的进一步分化，而且会显著增强内感受器-自主神经系统内部核团的交互作用，进而提出了针刺的中枢响应时变概念，将针刺研究由空间一维分析拓展到时空二维分析的层面。

周逸平与安徽中医药大学第一附属医院数字化影像科合作，运用fMRI观察针刺正常青少年左侧太

渊、神门，发现心经神门穴可以激活小脑多个分区，如Ⅳ-Ⅴ区、Ⅵ区、Ⅷ区等区都被明显激活，同侧小脑的Ⅵ区、Ⅶ区也被激活，而同侧的顶下小叶、角回、额叶等脑区则被负激活；肺经太渊穴除激活小脑多个脑区外，还激活了额叶、顶叶和丘脑脑区，而边缘系统的扣带回和前回被负激活。研究提示，针刺心经神门穴和肺经太渊穴时激活的脑区存在明显差异。

周逸平等与北京飞宇星科技有限公司合作，用脑电图（electroencephalogram，EEG）、事件相关电位（event-rela ted brain potentials，ERPs）等新技术研究手针、电针神门和太渊对视觉诱发电位P3a和P3b的影响。ERPs技术的时间分辨率可达到毫秒甚至微秒级，因而可以精确地评价发生在脑内的认知活动过程。研究在针刺穴位之前和之后在不同的时间针刺神门和太渊，采用新异刺激和靶刺激两种诱导模式，分别得出正常人的32导联P3a和P3b电位，P50和MNN通过分析P3a（Fz/FCz/Cz），和P3b（Cz/CPz/Pz）幅度在额区、顶区、中央区和颞区等局部脑区的相对强弱，观察研究针刺心经神门穴与肺经太渊穴前后P300强度分布的变化，探讨针刺不同经脉经穴对大脑注意功能的影响，得到每个被试经脉经穴在每种条件下的ERPs波形，通过测量靶刺激诱发的P3b以及新异刺激诱发的P3a的峰值和峰值潜伏期，研究结果与fMRI相似，提示心经神门穴与肺经太渊穴对额叶、顶叶以及边缘系统的影响有统计学意义的明显差异，说明针刺心经与肺经对脑功能的影响存在相对特异性。周逸平采用ERPs和fMRI的结合进行皮质溯源分析，必将有助于全面了解针刺效应与脑功能联系的神经基础。

7. 微透析和量子点技术在经脉脏腑与脑相关中的应用

微透析是神经化学中的重要研究手段之一。随着认识的深入和材料科学的进步，微透析技术和微量递质检测技术的发展，使活体动物神经递质的在线测量成为可能，采用在体微透析多探头在同一动物进行多部位微透析可以研究不同脑区的功能联系。周逸平整合了微透析探头和氯化银电极，从而可以同时测量同一脑区的细胞外电流和神经递质的释放。运用这一功能进一步探索量子点技术是一种纳米级别的半导体，通过对这种纳米半导体材料施加一定的电场或光压，它们便会发出特定频率的光，而发出的光的频率会随着这种半导体的尺寸的改变而变化，因而通过调节这种纳米半导体的尺寸就可以控制其发出的光的颜色。周逸平认为可以利用量子点的光学电学特性和光化学稳定性，在动态条件下多途径观察针刺之后机体内微量物质变化、神经递质、细胞变化以及信号传导、细胞内成分的运动等，有利于更深层次地揭示经脉脏腑与脑相关理论。

（三）临证医案

1 神经根型颈椎病

张某，女，61岁。

［症状］颈项部不适4个月余，左侧肩颈部疼痛发作5日，颈部活动受限，恶风寒，经治疗未见明显好转。查体：颈5～7棘突有压痛，放射至左上肢，臂丛神经牵拉试验（＋），椎间孔挤压试验（－）。颈椎X线片显示：颈椎第4、第5、第6椎体增生，椎间隙变窄，椎间孔变小。

［辨证］风寒袭络。

［治则］祛风散寒，疏经通络。

［针灸处方］液门。

［治法］巨刺。

2 梅核气

季某，女，42岁。

［症状］半年前与同事生气后出现咽部憋胀，有异物感，咽之不下，咯之不出，饮食无障碍，无吞咽哽噎。每于情绪波动时症状加重。咽部无充血，扁桃体无肿大，颈部无肿块及结节。舌质淡红，苔薄黄，脉弦细。

［辨证］痰气交阻。

［治则］豁痰理气解郁。

［针灸处方］双侧翳风。

［治法］针刺得气后行雀啄术，令针感传至咽部，留针30分钟。

［治疗经过］治疗3次后痊愈。

3 呃逆

杨某，男，52岁。

［症状］脑出血术后出现不自主打呃2个月，昼夜不停，夜寐差。舌淡，苔微腻，脉滑。

［辨证］胃气上逆。

［治则］宽胸利膈。

［针灸处方］翳风,内关,足三里。

［治疗经过］治疗5次后呃逆次数明显减少,10日后症状完全消失。

4 落枕

周某,男,34岁。

［症状］颈部强痛1日。前1日晨起时觉颈项肩背牵掣不适,不能左右转侧回顾,俯仰受限,微恶风寒。舌淡,苔薄,脉浮紧。

［辨证］卧露当风,风寒袭表,太阳经气不利。

［治则］祛风散寒,舒筋活络。

［针灸处方］外关。

［治法］斜向肘部刺入,使针下酸胀感过肘向病所放射,行捻转泻法,行针时令患者慢慢活动颈部,留针20分钟,其间行针2次,每次2分钟。

［治疗经过］治疗后疼痛明显缓解。

5 肠易激综合征

吴某,男,43岁。

［症状］10年前急性肠胃炎暴发腹泻之后,自述大便时常稀烂不成形,每日大便数次,经常腹痛即泻。刻下形体消瘦,面色淡灰,纳差,常作眩晕。舌淡白,苔薄,脉细弱。

［辨证］气血亏虚,肝气郁结。

［治则］益气补血,理气解郁。

［针灸处方］天枢,气海,足三里,上巨虚,三阴交,行间。

［治法］针刺补法,行间穴先予轻缓捻转,渐至较强的刺激量,以患者忍受为度。

［治疗经过］五诊腹痛已可忍受,大便减少至每日1～2次,时有成形。至二十诊,腹痛基本缓解,日解大便1次,偶或2次。

6 带状疱疹后遗痛

潘某,男,76岁。

［症状］左胁背痛5年余。患者5年前因带状疱疹在左胁背部引起局部皮肤疱疹,沿左第五肋间隙遗留长条状瘢痕组织,左胁背部常感刺痛难忍,不可侧卧,不可触摸局部皮肤,甚至穿衣也会因刺激而疼痛。舌红,苔黄腻,脉结代。

［辨证］肝气郁结。

［治则］理气解郁。

［针灸处方］双侧行间,左胸4～6夹脊,左厥阴俞,心俞,第5肋间阿是穴。

［治法］行间采用斜刺,捻转刺激强烈。

［治疗经过］约1个疗程(10次治疗)后,背痛明显减轻,可以用手触摸。2个疗程后,背痛基本消失,左胁部痛减轻,但仍不可触摸。3个疗程后,左胁痛减缓,但有触觉过敏。

7 失眠

冯某,男,45岁。

［症状］5年前因熬夜备课,用脑过度,出现失眠。开始时服用安眠药有效,后效果不佳,即使服药后亦只能睡2～3小时。平素有头晕头痛、心悸、耳鸣、腰酸、健忘、神疲乏力等症状。查体:颧红唇干,手足心热。舌质红,苔少,脉细数。

［辨证］阴虚火旺。

［治则］滋阴降火。

［针灸处方］丝竹空透率谷。

［治疗经过］1个疗程后,患者不需要服用安眠药就已经能睡5小时,2个疗程后已经能睡7小时,其他伴随症状也基本消失,继续治疗以巩固疗效。随访半年,无复发。

8 血管性头痛

高某,女,30岁。

［症状］左颞部发作性疼痛年余,每经针刺及止痛剂而缓解,后再次复发,为阵发性跳痛,甚则放射至同侧头顶,夜间尤甚。口服止痛药无效。

［辨证］气血亏虚。

［治则］调补气血。

［针灸处方］风池,外关,患侧太冲,阳辅,头部痛点。

［治法］患侧太冲、阳辅、头部痛点施以针刺泻法,留针30分钟。之后改为补法,每日针1次。

［治疗经过］针刺泻法,留针30分钟后,疼痛立止。观察1年余,未见复发。

9 眩晕

贾某,女,27岁。

［症状］患者因外伤致头晕心慌,眼前有黑影飘移。曾在当地医院口服西药治疗,诸症未减。症见头晕、眼花、耳鸣,眼前有黑影飘移、日夜不停。舌质紫

暗,苔黄厚,脉弦细。

［辨证］肝阳上亢,阳动化风。

［治则］平肝潜阳。

［针灸处方］行间穴。

［治法］用1寸针针刺双侧行间穴、针尖向上斜,用泻法。

［治疗经过］隔日针刺1次,留针30分钟,连续治疗7次,痊愈而归。

🔟 睾丸鞘膜积液

吴某,男,59岁。

［症状］阴囊肿大1周,如梨子,行走不便,垂坠疼痛。曾在三级医院门诊就诊。诊断为睾丸鞘膜积液,建议行手术治疗。患者惧怕手术,遂转至门诊治疗。

［辨证］寒凝气滞,肝脉受阻,三焦水液代谢失常。

［治则］温经通络,收敛制水,调畅三焦。

［针灸处方］双侧阳池。

［治法］悬灸双侧阳池穴。外洗方每日浸洗约30分钟,每晚浸洗1次,每剂用1次,10剂为1个疗程。

［中药处方］小茴香12 g,肉桂6 g,煅龙骨20 g,五倍子15 g,乌药12 g,枯矾15 g。